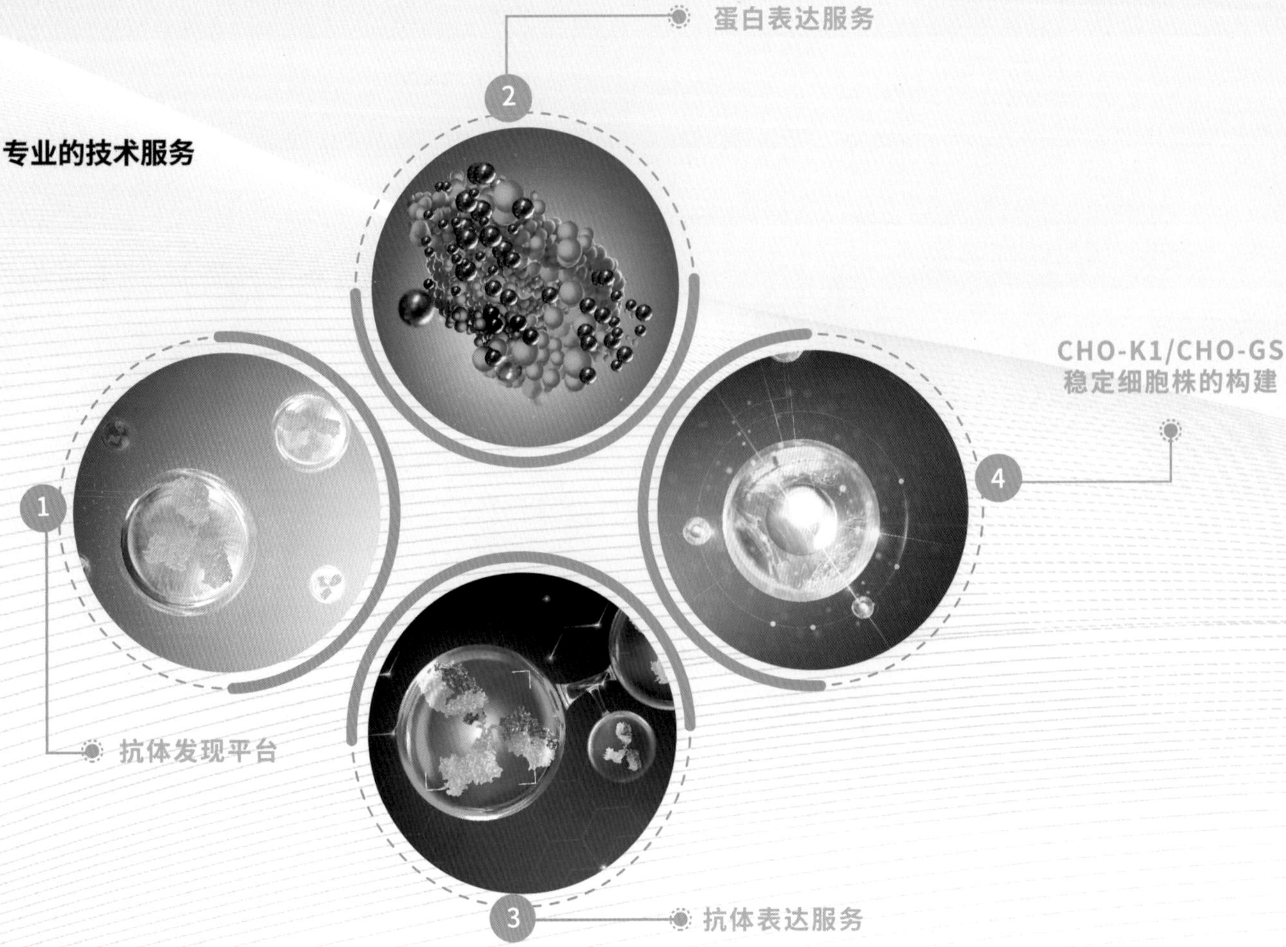

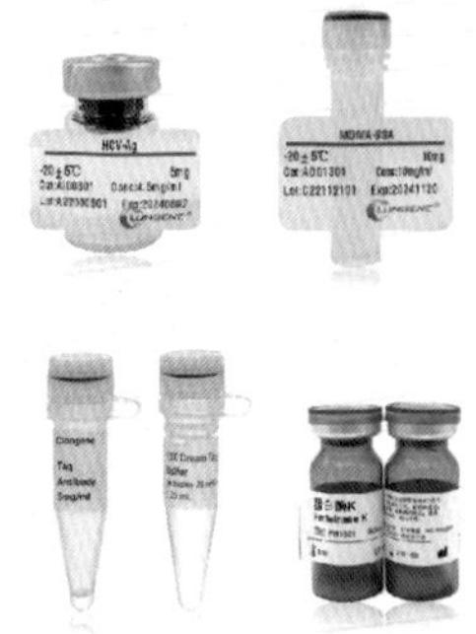

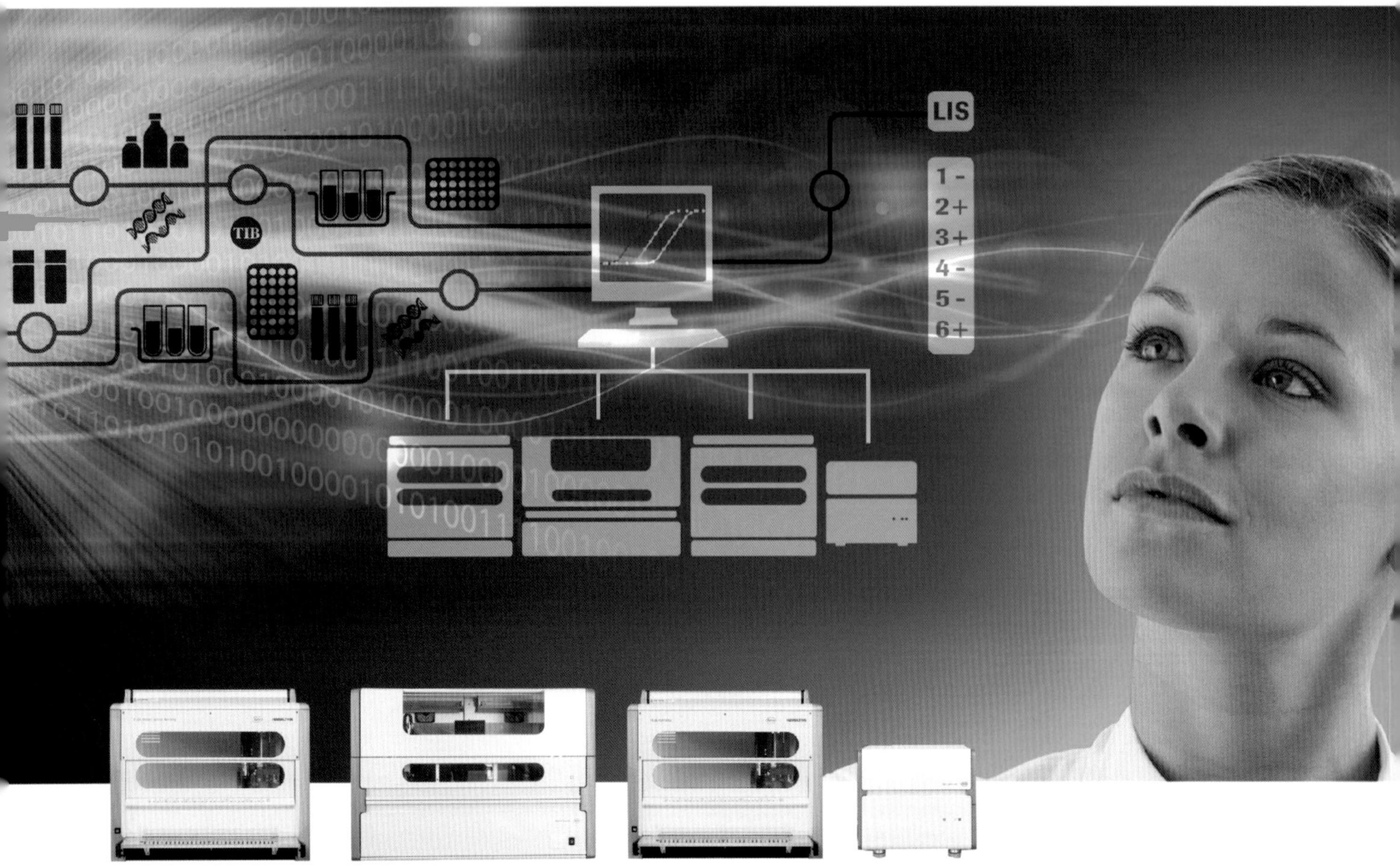

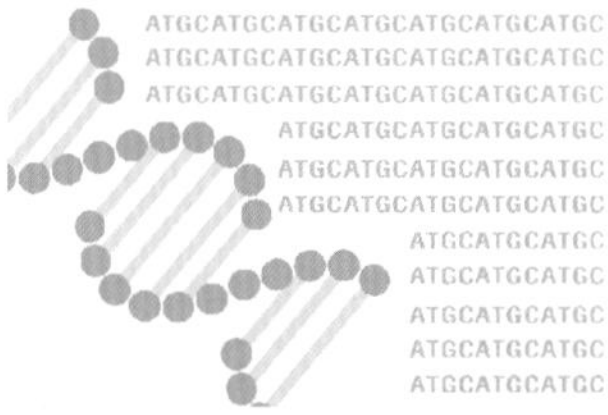

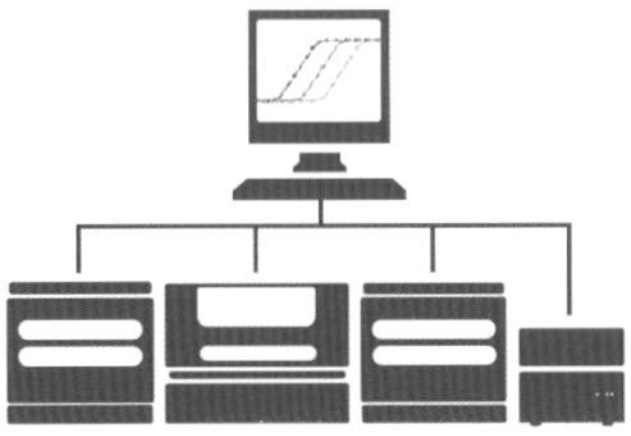

临床检验实验室常用标准汇编

中国标准出版社　编

中国标准出版社

北　京

图书在版编目(CIP)数据

临床检验实验室常用标准汇编/中国标准出版社编.—北京:中国质量标准出版传媒有限公司,2023.10
ISBN 978-7-5026-5214-2

Ⅰ.①临… Ⅱ.①中… Ⅲ.①临床医学—医学检验—实验室—标准—汇编—中国 Ⅳ.①R446.1-33

中国国家版本馆 CIP 数据核字(2023)第 182458 号

中国标准出版社出版发行
北京市朝阳区和平里西街甲 2 号(100029)
北京市西城区三里河北街 16 号(100045)

网址 www.spc.net.cn
总编室:(010)68533533 发行中心:(010)51780238
读者服务部:(010)68523946
中国标准出版社秦皇岛印刷厂印刷
各地新华书店经销
*
开本 880×1230 1/16 印张 56 字数 1 694 千字
2023 年 10 月第一版 2023 年 10 月第一次印刷
*
定价 390.00 元

前　言

为了加强临床检验实验室质量和能力方面的标准化建设，高质、高效地发挥体外诊断试剂在新发、突发重大传染病临床诊疗中的价值，方便各级医疗服务机构、第三方医学检验机构、体外诊断试剂研发生产、招标采购等相关企业对标准的检索，中国标准出版社组织编写了《临床检验实验室常用标准汇编》。

本汇编收录了截至2023年8月底发布的国家标准29项，医疗器械行业标准32项，分为医学实验室质量和能力相关标准、参考测量系统相关标准、体外诊断通用标准、体外诊断常用产品标准四个部分。每个部分按照先国家标准再行业标准的顺序编排，相同类型的标准按照编号由小到大的顺序编排。

本汇编适用于各级医疗服务机构、第三方医学检验机构、体外诊断试剂研发生产企业中从事临床检验相关工作的人员使用，同时可作为高等院校相关专业教师、学生的辅助用书。

编　者

2023年9月

目　录

第一部分　医学实验室质量和能力相关标准

第二部分　参考测量系统相关标准

第三部分　体外诊断通用标准

第四部分　体外诊断常用产品标准

第一部分

医学实验室质量和能力相关标准

ICS 03.120.10;11.100.01
C 30

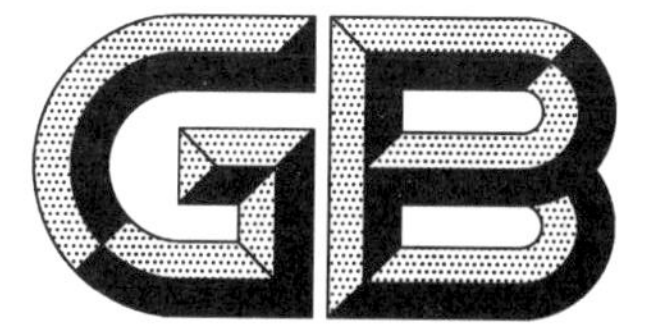

中华人民共和国国家标准

GB/T 22576.1—2018/ISO 15189:2012
代替 GB/T 22576—2008

医学实验室　质量和能力的要求 第1部分:通用要求

Medical laboratories—Requirements for quality and competence—Part 1:General requirements

(ISO 15189:2012,Medical laboratories—Requirements for quality and competence,IDT)

2018-12-28 发布　　2019-07-01 实施

国家市场监督管理总局
中国国家标准化管理委员会　发布

前 言

GB/T 22576《医学实验室　质量和能力的要求》计划由下列部分组成：

——第1部分:通用要求；

——第2部分:临床血液学检验领域的要求；

——第3部分:尿液检验领域的要求；

——第4部分:临床化学检验领域的要求；

——第5部分:临床免疫学检验领域的要求；

——第6部分:临床微生物学检验领域的要求；

——第7部分:输血医学领域的要求；

——第8部分:细胞病理学检查领域的要求；

——第9部分:组织病理学检查领域的要求；

——第10部分:分子生物学检验领域的要求；

——第11部分:实验室信息系统的要求。

本部分为GB/T 22576的第1部分。

本部分按照GB/T 1.1—2009给出的规则起草。

本部分代替GB/T 22576—2008《医学实验室　质量和能力的专用要求》。与GB/T 22576—2008相比,主要技术变化如下：

——修改了标准名称,删去原名称中“专用”；

——修改了范围,扩展了标准的用途；

——增加了术语:警示区间、结果的自动选择和报告结果、能力、文件化程序、实验室间比对、不符合、床旁检验、过程、质量、质量指标、质量方针、质量目标、周转时间、确认、验证(见第3章)；

——删除了术语:测量准确度、实验室能力、测量、量、溯源性、测量正确度、测量不确定度；

——增加了“管理承诺”、细化了“实验室主任”的职责等内容(见4.1,2008年版4.1)；

——修改了“服务协议”(见4.4，2008年版4.4)；

——修改了“记录控制”增加了列举的内容(见4.13,2008年版4.13)；

——修改了“评估和审核”,并增加了“用户反馈的评审”“风险管理”“外部机构的评审”等内容(见4.14，2008年版4.14)；

——修改了“实验室设备、试剂和耗材”增加了对“试剂和耗材”的管理要求(见5.3,2008年版5.3)；

——修改了“检验前过程”并扩展了内容(见5.4,2008年版5.4)；

——修改了“检验过程”并扩展了内容(见5.5,2008年版5.5)；

——修改了“检验结果质量的保证”并扩展和细化了内容(见5.6,2008年版5.6)；

——修改了“检验后过程”并扩展了内容(见5.7,2008年版5.7)；

——修改了“结果报告”,拆分部分内容形成“结果发布”(见5.8、5.9,2008年版5.8)；

——增加了“ 实验室信息管理”(见5.10)；

——删除了附录B“实验室信息系统保护的建议”和附录C“实验室医学伦理学”,将部分相关内容置入标准正文中；

——增加了附录B(资料性附录)本部分与上一版标准章条的对照。

本部分使用翻译法等同采用ISO 15189:2012《医学实验室　质量和能力的要求》。

与本部分中规范性引用的国际文件有一致性对应关系的我国文件如下：

——GB/T 20000.1—2014 标准化工作指南　第1部分:标准化和相关活动的通用术语(ISO/IEC Guide 2:2004,MOD)

——GB/T 27000—2006 合格评定　词汇和通用原则(ISO/IEC 17000:2004,IDT)

本部分做了下列编辑性修改:

——为与现有标准系列一致,将标准名称改为《医学实验室　质量和能力的要求　第1部分:通用要求》。

请注意本文件的某些内容可能涉及专利。本文件的发布机构不承担识别这些专利的责任。

本部分由全国医用临床检验实验室和体外诊断系统标准化技术委员会(SAC/TC 136)归口。

本部分起草单位:北京市医疗器械检验所、中国合格评定国家认可中心、国家卫生计生委临床检验中心、中国人民解放军总医院。

本部分主要起草人:贺学英、翟培军、胡冬梅、陈文祥、郭健、邓新立、丛玉隆。

本部分所代替标准的历次版本发布情况为:

——GB/T 22576—2008。

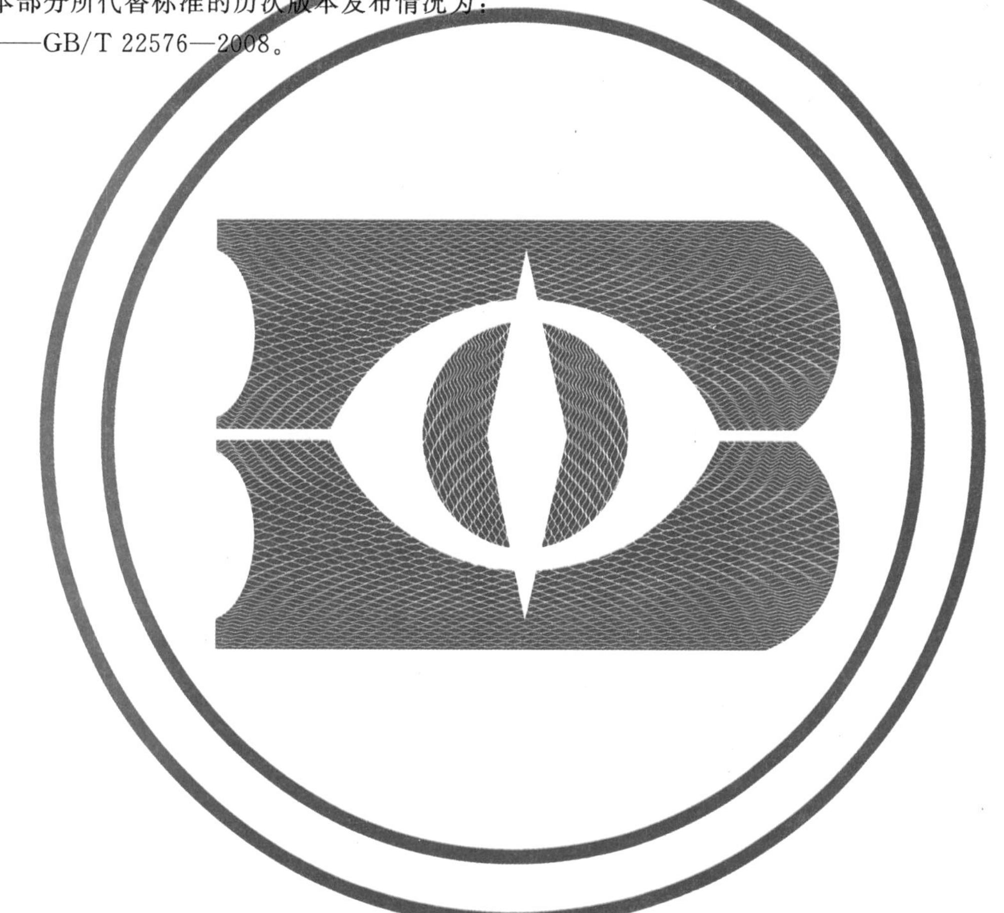

引　言

本部分以 GB/T 27025 和 ISO 9001 为基础，提出了针对医学实验室[1]能力与质量的专用要求。众所周知，在该领域，不同国家对部分或所有专业人士及其行为与职责有其专门的法规或要求。

医学实验室的服务对患者医疗保健是必要的，因而要满足所有患者及负责患者医疗保健的临床人员的需求。这些服务包括受理申请，患者准备，患者识别，样品采集、运送、保存，临床样品的处理和检验及结果的解释、报告以及提出建议；此外，还要考虑医学实验室工作的安全性和伦理学问题。

只要国家法律法规和相关标准要求许可，期望医学实验室的服务包括进行诊断和患者管理，还包括会诊病例中患者的检验和积极参与疾病预防。每个实验室宜为其专业人员提供适宜的教育和科研的机会。

本部分适用于目前公认的医学实验室服务领域内的所有学科；在其他服务领域和学科内，如临床生理学、医学影像学和医学物理学的同类工作也可适用。此外，对医学实验室能力进行承认的机构可将本部分作为其工作的基础。如一个实验室寻求认可，宜首先选择依据 ISO/IEC 17011 运作并考虑医学实验室专用要求的认可机构。

本部分并不意图用作认证目的，尽管医学实验室符合本部分的要求意味着实验室满足持续发布有效技术结果所必需的技术能力和质量管理体系要求。第 4 章的管理要求以适用于医学实验室操作的语言表述，并满足 ISO 9001 的原则，与其相关要求相一致。

本部分全文都有与医学实验室活动相关的环境要求，特别是在 5.2.2、5.2.6、5.3、5.4、5.5.1.4 和 5.7 中。

---

1)　在其他语言中，使用的可能是与英语“clinical laboratories”相对应的等效术语。

医学实验室　质量和能力的要求
第1部分:通用要求

1　范围

GB/T 22576的本部分规定了医学实验室质量和能力的要求。

本部分适用于医学实验室建立质量管理体系和评估自己的能力,也可用于实验室客户、监管机构和认可机构确认或承认医学实验室的能力。

注:国际、国家或地区法规或要求也可能适用于本部分的特定内容。

2　规范性引用文件

下列文件对于本文件的应用是必不可少的。凡是注日期的引用文件,仅注日期的版本适用于本文件。凡是不注日期的引用文件,其最新版本(包括所有的修改单)适用于本文件。

GB/T 27025—2008　检测和校准实验室能力的通用要求(ISO/IEC 17025:2005,IDT)

ISO/IEC 17000　合格评定　词汇和通用原则(Conformity assessment—Vocabulary and general principles)

ISO/IEC 指南2　标准化和相关活动　通用词汇(Standardization and related activities—General vocabulary)

ISO/IEC 指南99　国际计量学词汇　基本和通用概念及相关术语[International vocabulary of metrology—Basic and general concepts and associated terms (VIM)]

3　术语和定义

ISO/IEC 17000、ISO/IEC 指南2和ISO/IEC 指南99界定的以及下列术语和定义适用于本文件。

3.1

认可　accreditation

权威机构对一个组织有能力执行特定工作给出正式承认的过程。

3.2

警示区间　alert interval

危急区间　critical interval

表明患者存在伤害或死亡直接风险的警戒警示(危急)试验的检验结果区间。

注1:此区间可以是仅规定一个阈值的开区间。

注2:实验室为其患者和用户制定合适的警戒警示试验列表。

3.3

结果的自动选择和报告结果　automated selection and reporting of results

患者检验结果送至实验室信息系统并与实验室规定的接受标准比较,在此过程中,在规定标准内的结果自动输入到规定格式的患者报告中,无需任何外加干预。

3.4

生物参考区间　biological reference interval

参考区间　reference interval

取自生物学生物参考人群的值分布的规定区间。

示例：假定健康的男性和女性人群血清钠离子浓度值的中间 95%生物学生物参考区间为 135 mmol/L～145 mmol/L。

注 1：参考区间一般定义为中间 95%区间，特定情况下，其他宽度或非对称定位的参考区间可能更为适宜。

注 2：参考区间可能会取决于原始样品种类和所用的检验程序。

注 3：某些情况下，只有一个生物学生物参考限才是重要的，如上限 x，此时相应的参考区间即是小于或等于 x。

注 4："正常范围""正常值"及"临床范围"等术语意义不清，因此不建议使用。

3.5

能力　competence

经证实的应用知识和技能的本领。

注：在本部分中，所定义的能力的概念是通用的。在 ISO 其他的文件中，本词汇的使用可能更加具体。

[ISO 9000:2005，定义 3.1.6]

3.6

文件化程序　documented procedure

被文件化、实施和维持的、完成一项活动或一个过程的规定途径。

注 1：一个文件化程序的要求可以在一个或一个以上的文件中描述。

注 2：改写 ISO 9000:2005，定义 3.4.5。

3.7

检验　examination

以确定一个特性的值或特征为目的的一组操作。

注 1：在某些学科(如微生物学)，一项检验就是多项试验、观察或测量的总体活动。

注 2：确定一个特性的值的实验室检验称为定量检验；确定一个特性的特征的实验室检验称为定性检验。

注 3：实验室检验也常称为检测或试验。

3.8

实验室间比对　interlaboratory comparison

按照预先规定的条件，由两个或多个实验室对相同或类似的物品进行测量或检测的组织、实施和评价。

[GB/T 27043—2012，定义 3.4]

3.9

实验室主任　laboratory director

对实验室负有责任并拥有权力的一人或多人。

注 1：本部分所指的一人或多人统称为实验室主任。

注 2：国家、地区和地方法规对资质和培训的要求可适用。

3.10

实验室管理层　laboratory management

指导和管理实验室活动的一人或多人。

注：术语"实验室管理层"与 ISO 9000:2005 中的"最高管理者"同义。

3.11

医学实验室　medical laboratory

临床实验室　clinical laboratory

以提供人类疾病诊断、管理、预防和治疗或健康评估的相关信息为目的，对来自人体的材料进行生物学、微生物学、免疫学、化学、血液免疫学、血液学、生物物理学、细胞学、病理学、遗传学或其他检验的实验室，该类实验室也可提供涵盖其各方面活动的各方面的咨询服务，包括结果解释和进一步的适当检查的建议。

注：这些检验也包括确定、测量或其他描述各种物质或微生物存在与否的程序。

3.12

不符合　nonconformity

未满足要求。

[ISO 9000:2005，定义 3.6.2]

注：常用的其他术语包括：事故、不良事件、差错、事件等。

3.13

即时检验　point-of-care-testing;POCT

近患检验　near-patient testing

在患者附近或其所在地进行的、其结果可能导致患者的处置发生改变的检验。

[GB/T 29790—2013，定义 3.1]

3.14

检验后过程　post-examination processes

分析后阶段　postanalytical phase

检验之后的过程，包括结果审核、临床材料保留和储存、样品（和废物）处置，以及检验结果的格式化、发布、报告和留存等。

3.15

检验前过程　pre-examination processes

分析前阶段　preanalytical phase

按时间顺序自医生申请至分析检验启动的过程，包括检验申请、患者准备和识别、原始样品采集、运送和实验室内传递等。

3.16

原始样品　primary sample

标本　specimen

为检验、研究或分析一种或多种量或特性而取出的认为可代表全部的一独立部分的体液、呼出气、毛发或组织等。

注 1：全球协调工作组(GHTF)在其协调指导文件中用“specimen”表示医学实验室检验用生物源样品。

注 2：在某些国际标准化组织(ISO)和欧洲标准化委员会(CEN)文件中，“标本”定义为“来自人体的生物样品”。

注 3：在某些国家，用“标本”代替原始样品(或其分样品)，指准备送至实验室或实验室收到的供检验用的样品。

3.17

过程　process

将输入转化为输出的相互关联或相互作用的一组活动。

注 1：一个过程的输入通常是其他过程的输出。

注 2：改写 ISO 9000:2005，定义 3.4.1。

3.18

质量　quality

一组固有特性满足要求的程度。

注 1：术语“质量”可使用形容词例如差、好或优秀来修饰。

注 2：“固有的”(其反义是“赋予的”)是指本来就有的，尤其是那种永久的特性。

[ISO 9000:2005，定义 3.1.1]

3.19

质量指标　quality indicator

一组内在特征满足要求的程度的度量。

注 1：质量的测量指标可表示为，例如，产出百分数（在规定要求内的百分数）、缺陷百分数（在规定要求外的百分数）、百万机会缺陷数（DPMO）或六西格玛级别。

注 2：质量指标可测量一个机构满足用户需求的程度和所有运行过程的质量。

例：若“要求”为实验室接收的所有尿液样品未被污染，则收到被污染的尿液样品占收到的所有尿液样品（此过程的固有特性）的百分数就是此过程质量的一个度量。

3.20

质量管理体系　quality management system

在质量方面指挥和控制组织的管理体系。

注 1：本定义中的术语“质量管理体系”涉及以下活动：通用管理活动，资源供给与管理、检验前、检验和检验后过程，评估和持续改进。

注 2：改写 ISO 9000:2005，定义 3.2.3。

3.21

质量方针　quality policy

由实验室管理层正式发布的关于质量方面的实验室宗旨和方向。

注 1：通常质量方针与组织的总方针相一致并为制定质量目标提供框架。

注 2：改写 ISO 9000:2005，定义 3.2.4。

3.22

质量目标　quality objective

在质量方面所追求的目的。

注 1：质量目标通常依据实验室的质量方针制定。

注 2：通常对组织的相关职能和层次分别规定质量目标。

注 3：改写 ISO 9000:2005，定义 3.2.5。

3.23

受委托实验室　referral laboratory

样品被送检的外部实验室。

注：受委托实验室是实验室管理层选择转送样品或分样品供检验，或当无法实施常规检验时，送外检的实验室，不是组织或法规要求送检的实验室，如公共卫生、法医、肿瘤登记及中心（母体）机构的实验室。

3.24

样品　sample

取自原始样品的一部分或多部分。

示例：取自一较大体积血清的一定体积的血清。

3.25

周转时间　turnaround time

经历检验前、检验和检验后过程中的两个指定点之间所用的时间。

3.26

确认　validation

通过提供客观证据对特定的预期用途或应用要求已得到满足的认定。

注 1：“已确认”一词用于表明相应的状态。

注 2：改写 ISO 9000:2005，定义 3.8.5。

3.27

验证 verification

通过提供客观证据对规定要求已得到满足的认定。

注 1:“已验证”一词用于表明相应的状态。

注 2:认定可包括下述活动,如:

——变换方法进行计算;

——将新设计规范与已证实的类似设计规范进行比较;

——进行试验和演示;

——文件发布前进行评审。

[ISO 9000:2005,定义 3.8.4]

4 管理要求

4.1 组织和管理责任

4.1.1 组织

4.1.1.1 总则

医学实验室(以下简称“实验室”)在其固定设施、相关设施或移动设施开展工作时,均应符合本部分的要求。

4.1.1.2 法律实体

实验室或其所在组织应是能为其活动承担法律责任的实体。

4.1.1.3 伦理行为

实验室管理层应做出适当安排以确保:

a) 不卷入任何可能降低实验室在能力、公正性、判断力或诚信性等方面的可信度的活动;
b) 管理层和员工不受任何可能对其工作质量产生不利的不正当的商业、财务或其他压力和影响;
c) 利益竞争中可能存在潜在冲突时,应公开且适宜地做出声明;
d) 有适当的程序确保员工按照相关法规要求处理人类样品、组织或剩余物;
e) 维护信息的保密性。

4.1.1.4 实验室主任

实验室应由一名或多名有能力且对实验室提供服务负责的人员领导。

实验室主任的职责应包括与实验室提供服务相关的专业、学术、顾问或咨询、组织、管理及教育事务。

实验室主任可将选定的职能和(或)职责指定给合格的人员,但实验室主任对实验室的全面运行及管理承担最终责任。

实验室主任的职能和职责应文件化。

实验室主任(或指定人员)应具有必需的能力、权限和资源,以满足本部分要求。

实验室主任(或指定人员)应:

a) 根据所在机构赋予的职能范围,对实验室服务实行有效领导,包括预算策划和财务管理;
b) 与相应的认可和监管部门、相关行政管理人员、卫生保健团体、所服务的患者人群以及正式的协议方有效联系并发挥作用(需要时);

c) 确保有适当数量的具备所需的教育、培训和能力的员工，以提供满足患者需求和要求的实验室服务；
d) 确保质量方针的实施；
e) 建立符合良好规范和适用要求的安全实验室环境；
f) 在所服务的机构中发挥作用(适用且适当时)；
g) 确保为试验选择、利用实验室服务及检验结果解释提供临床建议；
h) 选择和监控实验室的供应方；
i) 选择受委托实验室并监控其服务质量(见 4.5)；
j) 为实验室员工提供专业发展计划，并为其提供机会参与实验室专业性组织的科学和其他活动；
k) 制定、实施并监控实验室服务绩效和质量改进的标准；

注：可通过参加母体组织的各种质量改进委员会活动实现上述要求(适用且适当时)。

l) 监控实验室开展的全部工作以确定输出给临床的相关信息；
m) 处理实验室员工和(或)实验室服务用户的投诉、要求或建议(见 4.8，4.14.3 和 4.14.4)；
n) 设计和实施应急计划，以确保实验室在服务条件有限或不可获得等紧急或其他情况下可提供必要服务；

注：宜定期验证应急计划。

o) 策划和指导研发工作(适当时)。

4.1.2 管理责任

4.1.2.1 管理承诺

实验室管理层应提供建立和实施质量管理体系并改进其有效性的承诺的证据：

a) 告知实验室员工满足用户要求和需求(见 4.1.2.2)以及满足法规和认可要求的重要性；
b) 建立质量方针(见 4.1.2.3)；
c) 确保制定质量目标和策划(见 4.1.2.4)；
d) 明确所有人员的职责、权限和相互关系(见 4.1.2.5)；
e) 建立沟通过程(见 4.1.2.6)；
f) 指定一名质量主管(或其他称谓)(见 4.1.2.6)；
g) 实施管理评审(见 4.15)；
h) 确保所有人员有能力承担指定工作(见 5.1.6)；
i) 确保有充分资源(见 5.1、5.2 和 5.3)以正确开展检验前、检验和检验后工作(见 5.4、5.5 和 5.7)。

4.1.2.2 用户需求

实验室管理层应确保实验室服务包括适当的解释和咨询服务，能满足患者及实验室服务使用方的需求(见 4.4 和 4.14.3)。

4.1.2.3 质量方针

实验室管理层应在质量方针中规定质量管理体系的目的。实验室管理层应确保质量方针：

a) 与组织的宗旨相适应；
b) 包含对良好职业行为、检验适合于预期目的、符合本部分的要求以及实验室服务质量的持续改进的承诺；
c) 提供建立和评审质量目标的框架；
d) 在组织内传达并得到理解；
e) 持续适用性得到评审。

4.1.2.4 质量目标和策划

实验室管理层应在组织内的相关职能和层级上建立质量目标，包括满足用户需求和要求的目标。质量目标应可测量并与质量方针一致。

实验室管理层应确保落实质量管理体系的策划以满足要求(见 4.2)和质量目标。

策划并改变质量管理体系时，实验室管理层应确保维持其完整性。

4.1.2.5 职责、权限和相互关系

实验室管理层应确保对职责、权限和相互关系进行规定、文件化并在实验室内传达。此应包括指定一人或多人负责实验室每项职能，指定关键管理和技术人员的代理人。

注：在小型实验室一人可能会同时承担多项职能，对每项职能指定一位代理人可能不切实际。

4.1.2.6 沟通

实验室管理层应有与员工进行沟通的有效方法(见 4.14.4)；应保留在沟通和会议中讨论事项的记录。

实验室管理层应确保在实验室及其利益方之间建立适宜的沟通程序，并确保就实验室检验前、检验、检验后过程以及质量管理体系的有效性进行沟通。

4.1.2.7 质量主管

实验室管理层应指定一名质量主管，不管其是否有其他职责，应具有以下职责和权限：

a) 确保建立、实施和维持质量管理体系所需的过程；
b) 就质量管理体系运行情况和改进需求向负责实验室方针、目标和资源决策的实验室管理层报告；
c) 确保在整个实验室组织推进理解用户需求和要求的意识。

4.2 质量管理体系

4.2.1 总则

实验室应按照本部分的要求，建立、文件化、实施并维持质量管理体系并持续改进其有效性。

质量管理体系应整合所有必需过程，以符合质量方针和目标要求并满足用户的需求和要求。

实验室应：

a) 确定质量管理体系所需的过程并确保这些过程在实验室得到实施；
b) 确定这些过程的顺序和相互关系；
c) 确定所需的标准和方法以确保这些过程得到有效运行和控制；
d) 确保具备所需的资源和信息以支持过程的运行和监控；
e) 监控和评估这些过程；
f) 实施必要措施以达到这些过程的预期结果并持续改进。

4.2.2 文件化要求

4.2.2.1 总则

质量管理体系文件应包括：

a) 质量方针(见 4.1.2.3)和质量目标(见 4.1.2.4)的声明；
b) 质量手册(见 4.2.2.2)；

c) 本部分要求的程序和记录；

d) 实验室为确保有效策划、运行并控制其过程而规定的文件和记录(见4.13)；

e) 适用的法规、标准及其他规范文件。

注：只要方便获取并受到保护，不会导致非授权的修改及不当的损坏，文件的媒介可采用任何形式或类型。

4.2.2.2 质量手册

实验室应建立并维护一份质量手册，包括：

a) 质量方针(4.1.2.3)或其引用之处；

b) 质量管理体系的范围；

c) 实验室组织和管理结构及其在母体组织中的位置；

d) 确保符合本部分的实验室管理层(包括实验室主任和质量主管)的作用和职责；

e) 质量管理体系中使用的文件的结构和相互关系；

f) 为质量管理体系而制定的文件化政策并指明支持这些政策的管理和技术活动。

所有实验室员工应能够获取质量手册及其引用的文件并能得到使用和应用这些文件的指导。

4.3 文件控制

实验室应控制质量管理体系要求的文件并确保防止意外使用废止文件。

注1：宜考虑对由于版本或时间而发生变化的文件进行控制，例如，政策声明、使用说明、流程图、程序、规程、表格、校准表、生物参考区间及其来源、图表、海报、公告、备忘录、软件、画图、计划书、协议和外源性文件如法规、标准和提供检验程序的教科书等。

注2：记录包含特定时间点获得的结果或提供所开展活动的证据信息，并按照4.13"记录控制"的要求进行维护。

实验室应制定文件化程序确保满足以下要求：

a) 组成质量管理体系的所有文件，包括计算机系统中维护的文件，在发布前经授权人员审核并批准；

b) 所有文件均进行识别，包括：

——标题；

——每页均有唯一识别号；

——当前版本的日期和(或)版本号；

——页码和总页数(如"第1页共5页""第2页共5页")；

——授权发布。

注3："版本"(也可使用其他同义词)用于表示不同时间段发布的、带有修改或补充内容的一系列文件中的一个。

c) 以清单方式识别现行有效版本及其发放情况(例如：文件清单、目录或索引)；

d) 在使用地点，只有适用文件的现行授权版本；

e) 如果实验室的文件控制制度允许在文件再版前对其手写修改，则规定修改程序和权限；在修改之处清晰标记、签名并注明日期；修订的文件在规定期限内发布；

f) 文件的修改可识别；

g) 文件应易读；

h) 定期评审并按期更新文件以确保其仍然适用；

i) 对受控的废止文件标注日期并标记为废止；

j) 在规定期限或按照适用的规定要求，至少保留一份受控的废止文件。

4.4 服务协议

4.4.1 建立服务协议

实验室应制定文件化程序用于建立提供实验室服务的协议并对其进行评审。

实验室收到的每份检验申请均应视为协议。

实验室服务协议应考虑申请、检验和报告。协议应规定申请所需的信息以确保适宜的检验和结果解释。

实验室执行服务协议时应满足以下要求：

a) 规定、文件化并理解客户和用户、实验室服务提供者的要求，包括使用的检验过程(见 5.4.2 和 5.5)；

b) 实验室有能力和资源满足要求；

c) 实验室人员具备实施预期检验所需的技能和专业知识；

d) 选择的检验程序适宜并能够满足客户需求(见 5.5.1)；

e) 当协议的偏离影响到检验结果时，通知客户和用户；

f) 说明实验室委托给其他实验室或顾问的工作。

注 1：客户和用户可包括临床医师、卫生保健机构、第三方付费组织或机构、制药公司和患者。

注 2：当患者是客户时(例如：患者有能力直接申请检验)，宜在实验室报告和解释性信息中说明服务的变更。

注 3：在与委托执业者或基金机构的财务安排可引发检验委托或患者委托或影响执业者对患者最佳利益的独立评估时，实验室不宜卷入其中。

4.4.2 服务协议的评审

对实验室服务协议的评审应包括协议的所有内容。评审记录应包括对协议的任何修改和相关讨论。

实验室服务开始后如需修改协议，应重复同样的协议评审过程，并将所有修改内容通知所有受影响方。

4.5 受委托实验室的检验

4.5.1 受委托实验室和顾问的选择与评估

实验室应制定文件化程序用于选择与评估受委托实验室和对各个学科的复杂检验提供意见和解释的顾问。

该程序应确保满足以下要求：

a) 在征求实验室服务用户的意见后(适用时)，实验室负责选择受委托实验室及顾问，监控其工作质量，并确保受委托实验室或顾问有能力开展所申请的检验；

b) 定期评审并评估与受委托实验室和顾问的协议，以确保满足本部分的相关要求；

c) 保存定期评审的记录；

d) 维护一份所有受委托实验室和征求意见的顾问的清单；

e) 按预定时限保留所有委托样品的申请单和检验结果。

4.5.2 检验结果的提供

委托实验室(而非受委托实验室)应负责确保将受委托实验室的检验结果提供给申请者，除非协议中有其他规定。

如果由委托实验室出具报告，则报告中应包括受委托实验室或顾问报告结果的所有必需要素，不应做任何可能影响临床解释的改动。报告应注明由受委托实验室或顾问实施的检验。

应明确标识添加评语的人员。

实验室应考虑周转时间、测量准确度、转录过程和解释技巧的要求，采用最适合的方式报告受委托实验室的结果。当需要受委托实验室和委托实验室双方的临床医生和专家合作才能对检验结果进行正确解释和应用时，应确保这一过程不受商业或财务的干扰。

4.6 外部服务和供应

实验室应制定文件化程序用于选择和购买可能影响其服务质量的外部服务、设备、试剂和耗材(见5.3)。

实验室应按照自身要求选择和批准有能力稳定供应外部服务、设备、试剂和耗材的供应商，但可能需要与组织中的其他部门合作以满足本要求。应建立选择标准。

应维持选择和批准的设备、试剂和耗材供应商清单。

购买信息应说明所需购买的产品或服务的要求。

实验室应监控供应商的表现以确保购买的服务或物品持续满足规定标准。

4.7 咨询服务

实验室应建立与用户沟通的以下安排：

a) 为选择检验和使用服务提供建议，包括所需样品类型(见5.4)、临床指征和检验程序的局限性以及申请检验的频率；
b) 为临床病例提供建议；
c) 为检验结果解释提供专业判断(见5.1.2和5.1.6)；
d) 推动实验室服务的有效利用；
e) 咨询科学和后勤事务，如样品不满足可接受标准的情况。

4.8 投诉的解决

实验室应制定文件化程序用于处理来自临床医师、患者、实验室员工或其他方的投诉或反馈意见；应保存所有投诉、调查以及采取措施的记录(见4.14.3)。

4.9 不符合的识别和控制

实验室应制定文件化程序以识别和管理质量管理体系各方面发生的不符合，包括检验前、检验和检验后过程。

该程序应确保：

a) 指定处理不符合的职责和权限；
b) 规定应采取的应急措施；
c) 确定不符合的程度；
d) 必要时终止检验、停发报告；
e) 考虑不符合检验的临床意义，通知申请检验的临床医师或使用检验结果的授权人员(适用时)；
f) 收回或适当标识已发出的存在不符合或潜在不符合的检验结果(需要时)；
g) 规定授权恢复检验的职责；
h) 记录每一不符合事项并文件化，按规定的周期对记录进行评审，以发现趋势并启动纠正措施。

注：不符合的检验或活动可发生在不同方面，可用不同方式识别，包括医师的投诉、内部质量控制指标、设备校准、耗材检查、实验室间比对、员工的意见、报告和证书的核查、实验室管理层评审、内部和外部审核。

如果确定检验前、检验、检验后过程的不符合可能会再次发生，或对实验室与其程序的符合性有疑问时,实验室应立即采取措施以识别、文件化和消除原因。应确定需采取的纠正措施并文件化(见4.10)。

4.10 纠正措施

实验室应采取纠正措施以消除产生不符合的原因。纠正措施应与不符合的影响相适应。

实验室应制定文件化程序用于:

a) 评审不符合项;

b) 确定不符合的根本原因;

c) 评估纠正措施的需求以确保不符合不再发生;

d) 确定并实施所需的纠正措施;

e) 记录纠正措施的结果(见4.13);

f) 评审采取的纠正措施的有效性(见4.14.5)。

注:为减轻影响而在发现不符合的当时所采取的措施为“应急”措施。只有消除导致不符合产生的根本原因的措施才视为“纠正措施”。

4.11 预防措施

实验室应确定措施消除潜在不符合的原因以预防其发生。预防措施应与潜在问题的影响相适应。

实验室应制定文件化程序用于:

a) 评审实验室数据和信息以确定潜在不符合存在于何处;

b) 确定潜在不符合的根本原因;

c) 评估预防措施的需求以防止不符合的发生;

d) 确定并实施所需的预防措施;

e) 记录预防措施的结果(见4.13);

f) 评审采取的预防措施的有效性。

注:预防措施是事先主动识别改进可能性的过程,而不是对已发现的问题或投诉(即不符合)的反应。除对操作程序进行评审之外,预防措施还可能涉及数据分析,包括趋势和风险分析以及外部质量评价(能力验证)。

4.12 持续改进

实验室应通过实施管理评审,将实验室在评估活动、纠正措施和预防措施中显示出的实际表现与其质量方针和质量目标中规定的预期进行比较,以持续改进质量管理体系(包括检验前、检验和检验后过程)的有效性。改进活动应优先针对风险评估中得出的高风险事项。适用时,应制定、文件化并实施改进措施方案;应通过针对性评审或审核相关范围的方式确定采取措施的有效性(见4.14.5)。

实验室管理层应确保实验室参加覆盖患者医疗的相关范围及医疗结果的持续改进活动。如果持续改进方案识别出了持续改进机会,则不管其出现在何处,实验室管理层均应着手解决。实验室管理层应就改进计划和相关目标与员工进行沟通。

4.13 记录控制

实验室应制定文件化程序用于对质量和技术记录进行识别、收集、索引、获取、存放、维护、修改及安全处置。

应在对影响检验质量的每一项活动产生结果的同时进行记录。

注1:只要易于获取并可防止非授权的修改,记录可以是任何形式或类型的媒介。

应能获取记录的修改日期(相关时,包括时间)和修改人员的身份识别。

实验室应规定与质量管理体系(包括检验前、检验和检验后过程)相关的各种记录的保存时间。记录保存期限可以不同，但报告的结果应能在医学相关或法规要求的期限内进行检索。

注2：从法律责任角度考虑，某些类型的程序（如组织学检验、基因检验、儿科检验等）的记录可能需要比其他记录保存更长时间。

应提供适宜的记录存放环境，以防损坏、变质、丢失或未经授权的访问（见5.2.6）。

注3：某些记录，特别是电子存储的记录，最安全的存放方式可能是用安全媒介和异地储存（见5.10.3）。

记录应至少包括：

a) 供应商的选择和表现，以及获准供应商清单的更改；
b) 员工资格、培训及能力记录；
c) 检验申请；
d) 实验室接收样品记录；
e) 检验用试剂和材料信息（如批次文件、供应品证书、包装插页）；
f) 实验室工作薄或工作单；
g) 仪器打印结果以及保留的数据和信息；
h) 检验结果和报告；
i) 仪器维护记录，包括内部及外部校准记录；
j) 校准函数和换算因子；
k) 质量控制记录；
l) 事件记录及采取的措施；
m) 事故记录及采取的措施；
n) 风险管理记录；
o) 识别出的不符合及采取的应急或纠正措施；
p) 采取的预防措施；
q) 投诉及采取的措施；
r) 内部及外部审核记录；
s) 实验室间比对结果；
t) 质量改进活动的记录；
u) 涉及实验室质量管理体系活动的各类决定的会议纪要；
v) 管理评审记录。

所有上述管理和技术记录应可供实验室管理评审利用（见4.15）。

4.14 评估和审核

4.14.1 总则

实验室应策划并实施所需的评估和内部审核过程以：

a) 证实检验前、检验、检验后以及支持性过程按照满足用户需求和要求的方式实施；
b) 确保符合质量管理体系要求；
c) 持续改进质量管理体系的有效性。

评估和改进活动的结果应输入到管理评审（见4.15）。

注：改进活动见4.10、4.11和4.12。

4.14.2 申请、程序和样品要求适宜性的定期评审

授权人员应定期评审实验室提供的检验，确保其在临床意义上适合于收到的申请。

适用时，实验室应定期评审血液、尿液、其他体液、组织和其他类型样品的采样量、采集器械以及保

存剂的要求，以确保采样量既不会不足也不会过多，并正确采集以保护被测量。

4.14.3 用户反馈的评审

实验室应就所提供服务是否满足用户需求和要求征求用户反馈信息。反馈信息的获取和使用方式应包括：在实验室确保对其他用户保密的前提下，与用户或其代表合作对实验室的表现进行监督。应保存收集的信息以及采取措施的记录。

4.14.4 员工建议

实验室管理层应鼓励员工对实验室服务任何方面的改进提出建议。应评估并合理实施这些建议，并向员工反馈。应保存员工的建议及实验室管理层采取措施的记录。

4.14.5 内部审核

实验室应按计划定期实施内部审核以确定质量管理体系（包括检验前、检验和检验后过程）的所有活动是否：

a） 符合本部分要求以及实验室规定要求；

b） 已实施、有效并得到保持。

注 1：正常情况下，宜在一年内完成一次完整的内部审核。每年的内部审核不一定要对质量管理体系的全部要素进行深入审核，实验室可以决定重点审核某一特定活动，同时不能完全忽视其他活动。

应由经过培训的人员审核实验室质量管理体系中管理和技术过程的表现。审核方案应考虑到过程的状态和重要性、被审核的管理和技术范围，以及之前的审核结果。应规定审核的标准、范围、频率和方法并文件化。

审核员的选择和审核的实施应确保审核过程的客观和公正。只要资源允许，审核员应独立于被审核的活动。

注 2：参见 ISO 19011。

实验室应制定文件化程序，规定策划、实施审核、报告结果以及保存记录的职责和要求（见 4.13）。

被审核领域的负责人应确保识别出不符合时立即采取适当的措施。应及时采取纠正措施以消除所发现不符合的原因（见 4.10）。

4.14.6 风险管理

当检验结果影响患者安全时，实验室应评估工作过程和可能存在的问题对检验结果的影响，应修改过程以降低或消除识别出的风险，并将做出的决定和所采取的措施文件化。

4.14.7 质量指标

实验室应建立质量指标以监控和评估检验前、检验和检验后过程中的关键环节。

示例：不可接受样品的数量、受理时和（或）接收时错误的数量、修改报告的数量。

应策划监控质量指标的过程，包括建立目标、方法、解释、限制、措施计划和监控周期。

应定期评审质量指标以确保其持续适宜。

注 1：监控非检验程序的质量指标，如实验室安全和环境、设备和人员记录的完整性，以及文件控制系统的有效性等，可以提供有价值的管理信息。

注 2：实验室宜建立质量指标，用于系统监控和评估实验室对患者医疗的贡献（见 4.12）。

实验室在咨询用户后，应为每项检验确定反映临床需求的周转时间。实验室应定期评审是否满足其所确定的周转时间。

4.14.8 外部机构的评审

如果外部机构的评审识别出实验室存在不符合或潜在不符合，适当时，实验室应采取适宜的应急措施、纠正措施或预防措施，以持续符合本部分的要求。应保存评审以及采取的纠正措施和预防措施的记录。

注：外部机构评审的示例包括认可评审、监督部门的检查，以及卫生和安全检查。

4.15 管理评审

4.15.1 总则

实验室管理层应定期评审质量管理体系，以确保其持续的适宜性、充分性和有效性以及对患者医疗的支持。

4.15.2 评审输入

管理评审的输入至少应包括以下评估结果信息：

a) 对申请、程序和样品要求适宜性的定期评审(见 4.14.2)；
b) 用户反馈的评审(见 4.14.3)；
c) 员工建议(见 4.14.4)；
d) 内部审核(见 4.14.5)；
e) 风险管理(见 4.14.6)；
f) 质量指标(见 4.14.7)；
g) 外部机构的评审(见 4.14.8)；
h) 参加实验室间比对计划(PT/EQA)的结果(见 5.6.3)；
i) 投诉的监控和解决(见 4.8)；
j) 供应商的表现(见 4.6)；
k) 不符合的识别和控制(见 4.9)；
l) 持续改进的结果(见 4.12)，包括纠正措施(见 4.10)和预防措施(见 4.11)现状；
m) 前期管理评审的后续措施；
n) 可能影响质量管理体系的工作量及范围、员工及检验场所的改变；
o) 包括技术要求在内的改进建议。

4.15.3 评审活动

评审应分析不符合的原因，提示过程存在问题的趋势和模式的输入信息。

评审应包括对改进机会和质量管理体系(包括质量方针和质量目标)变更需求的评估。

应尽可能客观地评估实验室对患者医疗贡献的质量和适宜性。

4.15.4 评审输出

应记录管理评审的输出，包括下述相关管理评审决议和措施：

a) 质量管理体系及其过程有效性的改进；
b) 用户服务的改进；
c) 资源需求。

注：两次管理评审的时间间隔不宜大于 12 个月。然而，质量体系初建期间，评审间隔宜缩短。

应记录管理评审的发现和措施，并告知实验室员工。

实验室管理层应确保管理评审决定的措施在规定的时限内完成。

5 技术要求

5.1 人员

5.1.1 总则

实验室应制定文件化程序，对人员进行管理并保持所有人员记录，以证明满足要求。

5.1.2 人员资质

实验室管理层应将每个岗位的人员资质要求文件化。该资质应反映适当的教育、培训、经历和所需技能证明，并且与所承担的工作相适应。

对检验做专业判断的人应具备适当的理论和实践背景及经验。

注：专业判断的形式可为意见、解释、预测、模拟、模型及数值，并符合国家、区域、地方法规和专业指南。

5.1.3 岗位描述

实验室应对所有人员的岗位进行描述，包括职责、权限和任务。

5.1.4 新员工入岗前介绍

实验室应有程序向新员工介绍组织以及他们将要工作的部门或区域、聘用的条件和期限、员工设施、健康和安全要求（包括火灾和应急事件）以及职业卫生保健服务。

5.1.5 培训

实验室应为所有员工提供培训，包括以下内容：

a) 质量管理体系；

b) 所分派的工作过程和程序；

c) 适用的实验室信息系统；

d) 健康与安全，包括防止或控制不良事件的影响；

e) 伦理；

f) 患者信息的保密。

对在培人员应始终进行监督指导。

应定期评估培训效果。

5.1.6 能力评估

实验室应根据所建立的标准，评估每一位员工在适当的培训后，执行所指派的管理或技术工作的能力。

应定期进行再次评估。必要时，应进行再培训。

注 1：可采用以下全部或任意方法组合，在与日常工作环境相同的条件下，对实验室员工的能力进行评估：

a) 直接观察常规工作过程和程序，包括所有适用的安全操作；

b) 直接观察设备维护和功能检查；

c) 监控检验结果的记录与报告过程；

d) 核查工作记录；

e) 评估解决问题的技能；

f) 检验特定样品，如先前已检验的样品、实验室间比对的物质或分割样品。

注 2：宜专门设计对专业判断能力的评估并与目的相适应。

5.1.7 员工表现的评估

除技术能力评估外，实验室应确保对员工表现的评估考虑了实验室和个体的需求，以保持和改进对用户的服务质量，激励富有成效的工作关系。

注：实施评估的员工宜接受适当的培训。

5.1.8 继续教育和专业发展

应对从事管理和技术工作的人员提供继续教育计划。员工应参加继续教育。应定期评估继续教育计划的有效性。

员工应参加常规专业发展或其他的专业相关活动。

5.1.9 人员记录

应保持全体人员相关教育和专业资质、培训、经历和能力评估的记录。

这些记录应随时可供相关人员利用，并应包括(但不限于)以下内容：

a) 教育和专业资质；

b) 证书或执照的复件(适用时)；

c) 以前的工作经历；

d) 岗位描述；

e) 新员工入岗前介绍；

f) 当前岗位的培训；

g) 能力评估；

h) 继续教育和成果记录；

i) 人员表现评估；

j) 事故报告和职业危险暴露记录；

k) 免疫状态(与指派的工作相关时)。

注：以上所列记录，不要求存放在实验室，也可保存在其他特定地点，但在需要时可以获取。

5.2 设施和环境条件

5.2.1 总则

实验室应分配开展工作的空间。其设计应确保用户服务的质量、安全和有效，以及实验室员工、患者和来访者的健康和安全。实验室应评估和确定工作空间的充分性和适宜性。

在实验室主场所外的地点进行的原始样品采集和检验，例如，实验室管理下的床旁检验，也应提供类似的条件(适用时)。

5.2.2 实验室和办公设施

实验室及相关办公设施应提供与开展工作相适应的环境，以确保满足以下条件：

a) 对进入影响检验质量的区域进行控制；

注：进入控制宜考虑安全性、保密性、质量和通行做法。

b) 应保护医疗信息、患者样品、实验室资源，防止未授权访问；

c) 检验设施应保证检验的正确实施，这些设施可包括能源、照明、通风、噪声、供水、废物处理和环境条件；

d) 实验室内的通信系统与机构的规模、复杂性相适应，以确保信息的有效传输；

e) 提供安全设施和设备,并定期验证其功能。

示例:应急疏散装置、冷藏或冷冻库中的对讲机和警报系统,便利的应急淋浴和洗眼装置等。

5.2.3 储存设施

储存空间和条件应确保样品材料、文件、设备、试剂、耗材、记录、结果和其他影响检验结果质量的物品的持续完整性。

应以防止交叉污染的方式储存检验过程中使用的临床样品和材料。

危险品的储存和处置设施应与物品的危险性相适应,并符合适用要求的规定。

5.2.4 员工设施

应有足够的洗手间、饮水处和储存个人防护装备和衣服的设施。

注:如可能,实验室宜提供空间以供员工活动,如会议、学习和休息。

5.2.5 患者样品采集设施

患者样品采集设施应有隔开的接待/等候和采集区。这些设施应考虑患者的隐私、舒适度及需求(如残疾人通道,盥洗设施),以及在采集期间的适当陪伴人员(如监护人或翻译)。

执行患者样品采集程序(如采血)的设施应保证样品采集方式不会使结果失效或对检验质量有不利影响。

样品采集设施应配备并维护适当的急救物品,以满足患者和员工需求。

注:某些样品采集设施可能需要配备适当的复苏设备。地方法规可适用。

5.2.6 设施维护和环境条件

实验室应保持设施功能正常、状态可靠。工作区应洁净并保持良好状态。

有相关的规定要求,或可能影响样品、结果质量和(或)员工健康时,实验室应监测、控制和记录环境条件。应关注与开展活动相适宜的光、无菌、灰尘、有毒有害气体、电磁干扰、辐射、湿度、电力供应、温度、声音、振动水平和工作流程等条件,以确保这些因素不会使结果无效或对所要求的检验质量产生不利影响。

相邻实验室部门之间如有不相容的业务活动,应有效分隔。在检验程序可产生危害,或不隔离可能影响工作时,应制定程序防止交叉污染。

必要时,实验室应提供安静和不受干扰的工作环境。

注:安静和不受干扰的工作区包括,例如,细胞病理学筛选、血细胞和微生物的显微镜分类、测序试验的数据分析以及分子突变结果的复核。

5.3 实验室设备、试剂和耗材

注1:根据本部分的用途,实验室设备包括仪器的硬件和软件、测量系统和实验室信息系统。

注2:试剂包括参考物质、校准品和质控品;耗材包括培养基、移液器吸头、载玻片等。

注3:外部服务、设备、试剂和耗材的选择和购买等相关内容见4.6。

5.3.1 设备

5.3.1.1 总则

实验室应制定设备选择、购买和管理的文件化程序。

实验室应配备其提供服务所需的全部设备(包括样品采集、样品准备、样品处理、检验和贮存)。若实验室需要使用非永久控制的设备,实验室管理层也应确保符合本部分的要求。

必要时,实验室应更换设备,以确保检验结果质量。

5.3.1.2 设备验收试验

实验室应在设备安装和使用前验证其能够达到必要的性能,并符合相关检验的要求(见 5.5.1)。

注:本要求适用于:实验室使用的设备、租用设备或在相关或移动设施中由实验室授权的其他人员使用的设备。

每件设备应有唯一标签、标识或其他识别方式。

5.3.1.3 设备使用说明

设备应始终由经过培训的授权人员操作。

设备使用、安全和维护的最新说明,包括由设备制造商提供的相关手册和使用指南,应便于获取。

实验室应有设备安全操作、运输、存储和使用的程序,以防止设备污染或损坏。

5.3.1.4 设备校准和计量学溯源

实验室应制定文件化程序,对直接或间接影响检验结果的设备进行校准,内容包括:

a) 使用条件和制造商的使用说明;

b) 记录校准标准的计量学溯源性和设备的可溯源性校准;

c) 定期验证要求的测量准确度和测量系统功能;

d) 记录校准状态和再校准日期;

e) 当校准给出一组修正因子时,应确保之前的校准因子得到正确更新;

f) 安全防护以防止因调整和篡改而使检验结果失效。

计量学溯源性应追溯至可获得的较高计量学级别的参考物质或参考程序。

注:追溯至高级别参考物质或参考程序的校准溯源文件可以由检验系统的制造商提供。只要使用未经过修改的制造商检验系统和校准程序,该份文件即可接受。

当计量学溯源不可能或无关时,应用其他方式提供结果的可信度,包括但不限于以下方法:

——使用有证标准物质;

——经另一程序检验或校准;

——使用明确建立、规定、确定了特性的并由各方协商一致的协议标准或方法。

5.3.1.5 设备维护与维修

实验室应制定文件化的预防性维护程序,该程序至少应遵循制造商说明书的要求。

设备应维护处于安全的工作条件和工作顺序状态,应包括检查电气安全、紧急停机装置(如有),以及由授权人员安全操作和处理化学品、放射性物质和生物材料。至少应使用制造商的计划和(或)说明书。

当发现设备故障时,应停止使用并清晰标识。实验室应确保故障设备已经修复并验证,表明其满足规定的可接受标准后方可使用。实验室应检查设备故障对之前检验的影响,并采取应急措施或纠正措施(见 4.10)。

在设备投入使用、维修或报废之前,实验室应采取适当措施对设备去污染,并提供适于维修的空间和适当的个人防护设备。

当设备脱离实验室的直接控制时,实验室应保证在其返回实验室使用之前验证其性能。

5.3.1.6 设备不良事件报告

由设备直接引起的不良事件和事故,应按要求进行调查并向制造商和监管部门报告。

5.3.1.7 设备记录

应保存影响检验性能的每台设备的记录，包括但不限于以下内容：

a) 设备标识；
b) 制造商名称、型号和序列号或其他唯一标识；
c) 供应商或制造商的联系方式；
d) 接收日期和投入使用日期；
e) 放置地点；
f) 接收时的状态(如新设备、旧设备或翻新设备)；
g) 制造商说明书；
h) 证明设备纳入实验室时最初可接受使用的记录；
i) 已完成的保养和预防性保养计划；
j) 确认设备可持续使用的性能记录；
k) 设备的损坏、故障、改动或修理。

以上 j)中提及的性能记录应包括全部校准和(或)验证的报告/证书复印件，包含日期、时间、结果、调整、接受标准以及下次校准和(或)验证日期，以满足本条款的部分或全部要求。

设备记录应按实验室记录控制程序(见 4.13)的要求，在设备使用期或更长时期内保存并易于获取。

5.3.2 试剂和耗材

5.3.2.1 总则

实验室应制定文件化程序用于试剂和耗材的接收、贮存、验收试验和库存管理。

5.3.2.2 试剂和耗材——接收和贮存

当实验室不是接收单位时，应核实接收地点具备充分的贮存和处理能力，以保证购买的物品不会损坏或变质。

实验室应按制造商的说明贮存收到的试剂和耗材。

5.3.2.3 试剂和耗材——验收试验

每当试剂盒的试剂组分或试验过程改变，或使用新批号或新货运号的试剂盒之前，应进行性能验证。

影响检验质量的耗材应在使用前进行性能验证。

5.3.2.4 试剂和耗材——库存管理

实验室应建立试剂和耗材的库存控制系统。

库存控制系统应能将未经检查和不合格的试剂和耗材与合格的分开。

5.3.2.5 试剂和耗材——使用说明

试剂和耗材的使用说明包括制造商提供的说明书，应易于获取。

5.3.2.6 试剂和耗材——不良事件报告

由试剂或耗材直接引起的不良事件和事故，应按要求进行调查并向制造商和相应的监管部门报告。

5.3.2.7 试剂和耗材——记录

应保存影响检验性能的每一试剂和耗材的记录，包括但不限于以下内容：

a) 试剂或耗材的标识；

b) 制造商名称、批号或货号；

c) 供应商或制造商的联系方式；

d) 接收日期、失效期、使用日期、停用日期(适用时)；

e) 接收时的状态(例如：合格或损坏)；

f) 制造商说明书；

g) 试剂或耗材初始准用记录；

h) 证实试剂或耗材持续可使用的性能记录。

当实验室使用配制试剂或自制试剂时，记录除以上内容外，还应包括制备人和制备日期。

5.4 检验前过程

5.4.1 总则

实验室应制定检验前活动的文件化程序和信息，以保证检验结果的有效性。

5.4.2 提供给患者和用户的信息

实验室应为患者和用户提供实验室服务的信息。这些信息应包括：

a) 实验室地址；

b) 实验室提供的临床服务种类，包括委托给其他实验室的检验；

c) 实验室开放时间；

d) 实验室提供的检验，适当时，包括样品所需的信息、原始样品的量、特殊注意事项、周转时间(可在总目录或检验组合中提供)、生物参考区间和临床决定值；

e) 检验申请单填写说明；

f) 患者准备说明；

g) 患者自采样品的说明；

h) 样品运送说明，包括特殊处理要求；

i) 患者知情同意要求(例如：需要委托检验时，同意向相关医疗专家公开临床信息和家族史)；

j) 实验室接受和拒收样品的标准；

k) 已知对检验性能或结果解释有重要影响的因素的清单；

l) 检验申请和检验结果解释方面的临床建议；

m) 实验室保护个人信息的政策；

n) 实验室处理投诉的程序。

实验室应向患者和用户提供包括需进行的临床操作的解释等信息，以使其知情并同意。需要时，应向患者和用户解释提供患者和家庭信息的重要性(例如解释基因检验结果)。

5.4.3 申请单信息

申请单或电子申请单应留有空间以填入下述(但不限于)内容：

a) 患者身份识别，包括性别、出生日期、患者地点/详细联系信息、唯一标识；

注 1：唯一识别可包括字母和(或)数字的识别号，例如住院号或个人保健号。

b) 医师、医疗服务提供者或其他依法授权的可申请检验或可使用医学资料者的姓名或其他唯一

识别号,以及报告的目的地和详细联系信息;

c) 原始样品的类型,以及原始解剖部位(相关时);

d) 申请的检验项目;

e) 与患者和申请项目相关的临床资料,用于检验操作和解释检验结果目的;

注 2:检验操作和解释检验结果需要的信息可包括患者的家系、家族史、旅行和接触史、传染病和其他相关临床信息,还可包括收费信息、财务审核、资源管理和使用的审核。患者宜知晓收集的信息和目的。

f) 原始样品采集日期,采集时间(相关时);

g) 样品接收日期和时间。

注 3:申请单的格式(如电子或纸质)及申请单送达实验室的方式宜与实验室服务用户讨论后决定。

实验室应制定针对口头申请检验的文件化程序,包括在规定时限内提供申请单(或电子申请单)进行确认。

实验室在澄清用户的申请内容时,应有意愿与用户或其代表进行合作。

5.4.4 原始样品采集和处理

5.4.4.1 总则

实验室应制定正确采集和处理原始样品的文件化程序。文件化程序应可供负责原始样品采集者使用,不论其是否为实验室的员工。

当按照用户要求,文件化采集程序的内容发生偏离、省略和增加时,应记录并纳入含检验结果的所有文件中,并通知适当的人员。

注 1:对患者执行的所有程序需患者知情同意。对于大多数常规实验室程序,如患者携带申请单自行到实验室并愿意接受普通的采集程序如静脉穿刺,即可推断患者已同意。对住院患者,正常情况下,宜给予其拒绝(采集的)机会。

特殊程序,包括大多数侵入性程序或那些有增加并发症风险的程序,需有更详细的解释,在某些情况下,需要书面同意。

紧急情况时不可能得到患者的同意,此时,只要对患者最有利,可以执行必需的程序。

注 2:在接待和采样期间,宜充分保护患者隐私。保护措施与申请信息的类型和采集的原始样品相适应。

5.4.4.2 采集前活动的指导

实验室对采集前活动的指导应包括以下内容:

a) 申请单或电子申请单的填写;

b) 患者准备(例如:为护理人员、采血者、样品采集者或患者提供的指导);

c) 原始样品采集的类型和量,原始样品采集所用容器及必需添加物;

d) 特殊采集时机(需要时);

e) 影响样品采集、检验或结果解释,或与其相关的临床资料(如用药史)。

5.4.4.3 采集活动的指导

实验室对采集活动的指导应包括以下内容:

a) 接受原始样品采集的患者身份的确认;

b) 确认患者符合检验前要求,例如:禁食、用药情况(最后服药时间、停药时间)、在预先规定的时间或时间间隔采集样品等;

c) 血液和非血液原始样品的采集说明、原始样品容器及必需添加物的说明;

d) 当原始样品采集作为临床操作的一部分时,应确认与原始样品容器、必需添加物、必需的处理、样品运输条件等相关的信息和说明,并告知适当的临床工作人员;

e) 可明确追溯到被采集患者的原始样品标记方式的说明；
f) 原始样品采集者身份及采集日期的记录，以及采集时间的记录(必要时)；
g) 采集的样品运送到实验室之前的正确储存条件的说明；
h) 采样物品使用后的安全处置。

5.4.5 样品运送

实验室对采集后活动的指导应包括运送样品的包装。

实验室应制定文件化程序监控样品运送，确保符合以下要求：

a) 运送时间适合于申请检验的性质和实验室专业特点；
b) 保证收集、处理样品所需的特定温度范围，使用指定的保存剂，以保证样品的完整性；
c) 确保样品完整性，确保运送者、公众及接收实验室安全，并符合规定要求。

注：不涉及原始样品采集和运送的实验室，当接受的样品完整性被破坏或已危害到运送者或公众的安全时，立即联系运送者并通知其采取的措施以防再次发生，即可视为满足5.4.5c)的要求。

5.4.6 样品接收

实验室的样品接收程序应确保符合以下条件：

a) 样品可通过申请单和标识明确追溯到确定的患者或地点；
b) 应用实验室制定并文件化的样品接受或拒收的标准；
c) 如果患者识别或样品识别有问题，运送延迟或容器不适当导致样品不稳定，样品量不足，样品对临床很重要或样品不可替代，而实验室仍选择处理这些样品，应在最终报告中说明问题的性质，并在结果的解释中给出警示(适用时)；
d) 应在登记本、工作单、计算机或其他类似系统中记录接收的所有样品；应记录样品接收和(或)登记的日期和时间；如可能，也应记录样品接收者的身份；
e) 授权人员应评估已接收的样品，确保其满足与申请检验相关的接受标准；
f) 应有接收、标记、处理和报告急诊样品的相关说明。这些说明应包括对申请单和样品上所有特殊标记的详细说明、样品转送到实验室检验区的机制、应用的所有快速处理模式和所有应遵循的特殊报告标准。

所有取自原始样品的部分样品应可明确追溯至最初的原始样品。

5.4.7 检验前处理、准备和储存

实验室应有保护患者样品的程序和适当的设施，避免样品在检验前活动中以及处理、准备、储存期间发生变质、遗失或损坏。

实验室的程序应规定对同一原始样品申请附加检验或进一步检验的时限。

5.5 检验过程

5.5.1 检验程序的选择、验证和确认

5.5.1.1 总则

实验室应选择预期用途经过确认的检验程序，应记录检验过程中从事操作活动的人员身份。

每一检验程序的规定要求(性能特征)应与该检验的预期用途相关。

注：首选程序可以是体外诊断医疗器械使用说明中规定的程序，公认/权威教科书、经同行审议过的文章或杂志发表的，国际公认标准或指南中的，或国家、地区法规中的程序。

5.5.1.2 检验程序验证

在常规应用前，应由实验室对未加修改而使用的已确认的检验程序进行独立验证。

实验室应从制造商或方法开发者获得相关信息，以确定检验程序的性能特征。

实验室进行的独立验证，应通过获取客观证据(以性能特征形式)证实检验程序的性能与其声明相符。验证过程证实的检验程序的性能指标，应与检验结果的预期用途相关。

实验室应将验证程序文件化，并记录验证结果。验证结果应由适当的授权人员审核并记录审核过程。

5.5.1.3 检验程序的确认

实验室应对以下来源的检验程序进行确认：

a) 非标准方法；
b) 实验室设计或制定的方法；
c) 超出预定范围使用的标准方法；
d) 修改过的确认方法。

方法确认应尽可能全面，并通过客观证据(以性能特征形式)证实满足检验预期用途的特定要求。

注：检验程序的性能特征宜包括：测量正确度、测量准确度、测量精密度(含测量重复性和测量中间精密度)、测量不确定度、分析特异性(含干扰物)、分析灵敏度、检出限和定量限、测量区间、诊断特异性和诊断灵敏度。

实验室应将确认程序文件化，并记录确认结果。确认结果应由授权人员审核并记录审核过程。

当对确认过的检验程序进行变更时，应将改变所引起的影响文件化，适当时，应重新进行确认。

5.5.1.4 被测量值的测量不确定度

实验室应为检验过程中用于报告患者样品被测量值的每个测量程序确定测量不确定度。实验室应规定每个测量程序的测量不确定度性能要求，并定期评审测量不确定度的评估结果。

注1：与实际测量过程相关联的不确定度分量从接收样品启动测量程序开始，至输出测量结果终止。

注2：测量不确定度可在中间精密度条件下通过测量质控品获得的量值进行计算，这些条件包括了测量程序标准操作中尽可能多而合理的常规变化，例如：不同批次试剂和校准品、不同操作者和定期仪器维护。

注3：测量不确定度评估结果实际应用的例子，可包括确认患者结果符合实验室设定的质量目标，将患者结果与之前相同类型的结果或临床决定值进行有意义的比对。

实验室在解释测量结果量值时应考虑测量不确定度。需要时，实验室应向用户提供测量不确定度评估结果。

当检验过程包括测量步骤但不报告被测量值时，实验室宜计算有助于评估检验程序可靠性或对报告结果有影响的测量步骤的测量不确定度。

5.5.2 生物参考区间或临床决定值

实验室应规定生物参考区间或临床决定值，将此规定的依据文件化，并通知用户。

当特定的生物参考区间或决定值不再适用服务的人群时，应进行适宜的改变并通知用户。

如果改变检验程序或检验前程序，实验室应评审相关的参考区间和临床决定值(适用时)。

5.5.3 检验程序文件化

检验程序应文件化，并应用实验室员工通常理解的语言书写，且在适当的地点可以获取。

任何简要形式文件(如卡片文件或类似应用的系统)的内容应与文件化程序对应。

注1：只要有程序文件的全文供参考，工作台处可使用用作快速参考程序的作业指导书、卡片文件或总结关键信息

的类似系统。

注2：检验程序可参考引用产品使用说明的信息。

所有与检验操作相关的文件，包括程序文件、纪要文件、简要形式文件和产品使用说明书，均应遵守文件控制要求。

除文件控制标识外，检验程序文件应包括：

a) 检验目的；
b) 检验程序的原理和方法；
c) 性能特征(见5.5.1.2和5.5.1.3)；
d) 样品类型(如：血浆、血清、尿液)；
e) 患者准备；
f) 容器和添加剂类型；
g) 所需的仪器和试剂；
h) 环境和安全控制；
i) 校准程序(计量学溯源)；
j) 程序性步骤；
k) 质量控制程序；
l) 干扰(如：脂血、溶血、黄疸、药物)和交叉反应；
m) 结果计算程序的原理，包括被测量值的测量不确定度(相关时)；
n) 生物参考区间或临床决定值；
o) 检验结果的可报告区间；
p) 当结果超出测量区间时，对如何确定定量结果的说明；
q) 警示或危急值(适当时)；
r) 实验室临床解释；
s) 变异的潜在来源；
t) 参考文献。

当实验室拟改变现有的检验程序，而导致检验结果或其解释可能明显不同时，在对程序进行确认后，应向实验室服务的用户解释改变所产生的影响。

注3：依据地方情况，本要求可通过不同方式实现，包括直接邮寄、实验室通讯或作为检验报告的一部分。

5.6 检验结果质量的保证

5.6.1 总则

实验室应在规定条件下进行检验以保证检验质量。

应实施适当的检验前和检验后过程(见4.14.7、5.4、5.7和5.8)。

实验室不应编造结果。

5.6.2 质量控制

5.6.2.1 总则

实验室应设计质量控制程序以验证达到预期的结果质量。

注：在某些国家，本条款所指的质量控制也称为“内部质量控制”。

5.6.2.2 质控品

实验室应使用适宜质控品，质控品对检测系统的反应尽量接近于患者样品。

应定期检验质控品。检验频率应基于检验程序的稳定性和错误结果对患者危害的风险而确定。

注1：只要可能，实验室宜选择临床决定值水平或与其值接近的质控品浓度，以保证决定值的有效性。

注2：宜考虑使用独立的第三方质控品，作为试剂或仪器制造商提供的质控品的替代或补充。

5.6.2.3 质控数据

实验室应制定程序以防止在质控失控时发出患者结果。

当违反质控规则并提示检验结果可能有明显临床错误时，应拒绝接受结果，并在纠正错误情况并验证性能合格后重新检验患者样品。实验室还应评估最后一次成功质控活动之后患者样品的检验结果。

应定期评审质控数据，以发现可能提示检验系统问题的检验性能变化趋势。发现此类趋势时应采取预防措施并记录。

注：宜尽量采用统计学和非统计学过程控制技术连续监测检验系统的性能。

5.6.3 实验室间比对

5.6.3.1 参加实验室间比对

实验室应参加适于相关检验和检验结果解释的实验室间比对计划（如外部质量评价计划或能力验证计划）。实验室应监控实验室间比对计划的结果，当不符合预定的评价标准时，应实施纠正措施。

注：实验室宜参加满足 ISO/IEC 17043 相关要求的实验室间比对计划。

实验室应建立参加实验室间比对的程序并文件化。该程序包括职责规定、参加说明，以及任何不同于实验室间比对计划的评价标准。

实验室选择的实验室间比对计划应尽量提供贴近临床实际的、模拟患者样品的比对试验，具有检查包括检验前和检验后程序的全部检验过程的功用（可能时）。

5.6.3.2 替代方案

当无实验室间比对计划可利用时，实验室应采取其他方案并提供客观证据确定检验结果的可接受性。

这些方案应尽可能使用适宜的物质。

注：适宜物质可包括：

——有证标准物质/标准样品；

——以前检验过的样品；

——细胞库或组织库中的物质；

——与其他实验室的交换样品；

——实验室间比对计划中日常测试的质控品。

5.6.3.3 实验室间比对样品的分析

实验室应尽量按日常处理患者样品的方式处理实验室间比对样品。

实验室间比对样品应由常规检验患者样品的人员用检验患者样品的相同程序进行检验。

实验室在提交实验室间比对数据日期之前，不应与其他参加者互通数据。

实验室在提交实验室间比对数据之前，不应将比对样品转至其他实验室进行确认检验，尽管此活动经常用于患者样品检验。

5.6.3.4 实验室表现评价

应评价实验室在参加实验室间比对中的表现，并与相关人员讨论。

当实验室表现未达到预定标准（即存在不符合）时，员工应参与实施并记录纠正措施。应监控纠正措施的有效性。应评价参加实验室间比对的结果，如显示出存在潜在不符合的趋势，应采取预防措施。

5.6.4 检验结果可比性

应规定比较程序和所用设备和方法，以及建立临床适宜区间内患者样品结果可比性的方法。此要求适用于相同或不同的程序、设备、不同地点或所有这些情况。

注：在测量结果可溯源至同一标准的特定情况下，若校准物可互换，则认为结果具有计量学可比性。

当不同测量系统对同一被测量(如葡萄糖)给出不同测量区间以及变更检验方法时，实验室应告知结果使用者在结果可比性方面的任何变化并讨论其对临床活动的影响。

实验室应对比较的结果进行整理、记录，适当时，迅速采取措施。应对发现的问题或不足采取措施并保存实施措施的记录。

5.7 检验后过程

5.7.1 结果复核

实验室应制定程序确保检验结果在被授权者发布前得到复核，适当时，应对照室内质控、可利用的临床信息及以前的检验结果进行评估。

如结果复核程序包括自动选择和报告，应制定复核标准、批准权限并文件化(见 5.9.1)。

5.7.2 临床样品的储存、保留和处置

实验室应制定文件化程序对临床样品进行识别、收集、保留、检索、访问、储存、维护和安全处置。

实验室应规定临床样品保留的时限。应根据样品的性状、检验和任何适用的要求确定保留时间。

注：出于法律责任考虑，某些类型的程序(如组织学检验、基因检验、儿科检验)可能要求对某些样品保留更长的时间。

样品的安全处置应符合地方法规或有关废物管理的建议。

5.8 结果报告

5.8.1 总则

每一项检验结果均应准确、清晰、明确并依据检验程序的特定说明报告。

实验室应规定报告的格式和介质(即电子或纸质)及其从实验室发出的方式。

实验室应制定程序以保证检验结果正确转录。

报告中应包括解释检验结果所必需的信息。

当检验延误可能影响患者医疗时，实验室应有通知检验申请者的方法。

5.8.2 报告特性

实验室应确保下述报告特性能够有效表述检验结果并满足用户要求：

a) 对可能影响检验结果的样品质量的评估；
b) 按样品接受/拒收标准得出的样品适宜性的评估；
c) 危急值(适用时)；
d) 结果解释，适用时可包括最终报告中对自动选择和报告结果的解释的验证(见 5.9.1)。

5.8.3 报告内容

报告中应包括但不限于以下内容：

a) 清晰明确的检验项目识别，适当时，还包括检验程序；

b) 发布报告的实验室的识别；

c) 所有由受委托实验室完成的检验的识别；

d) 每页都有患者的识别和地点；

e) 检验申请者姓名或其他唯一识别号和申请者的详细联系信息；

f) 原始样品采集的日期，当可获得并与患者有关时，还应有采集时间；

g) 原始样品类型；

h) 测量程序（适当时）；

i) 以 SI 单位或可溯源至 SI 单位，或其他适用单位报告的检验结果；

j) 生物参考区间、临床决定值，或支持临床决定值的直方图/列线图（诺谟图），适用时；

注：在某些情况下，将生物参考区间清单或表格在取报告处发给所有实验室服务用户可能是适当的。

k) 结果解释（适当时）；

注：结果的完整解释需要临床背景信息，而这些信息实验室不一定可获取。

l) 其他注释如警示性或解释性注释（例如：可能影响检验结果的原始样品的品质或量、受委托实验室的结果/解释、使用研发中的程序）；

m) 作为研发计划的一部分而开展的，尚无明确的测量性能声明的检验项目识别；

n) 复核结果和授权发布报告者的识别（如未包含在报告中，则在需要时随时可用）；

o) 报告及发布的日期和时间（如未包含在报告中，在需要时应可提供）；

p) 页数和总页数（例如：第 1 页共 5 页、第 2 页共 5 页等）。

5.9 结果发布

5.9.1 总则

实验室应制定发布检验结果的文件化程序，包括结果发布者及接收者的详细规定。该程序应确保满足以下条件：

a) 当接收到的原始样品质量不适于检验或可能影响检验结果时，应在报告中说明；

b) 当检验结果处于规定的“警示”或“危急”区间内时：

——立即通知医师（或其他授权医务人员），包括送至受委托实验室检验的样品的结果（见 4.5）；

——保存采取措施的记录，包括日期、时间、负责的实验室员工、通知的人员，及在通知时遇到的任何困难；

c) 结果清晰、转录无误，并报告给授权接收和使用信息的人；

d) 若结果以临时报告形式发送，则最终报告总是发送给检验申请者；

e) 应有过程确保经电话或电子方式发布的检验结果只送达至授权的接收者。口头提供的结果应跟随一份书面报告。应有所有口头提供结果的记录。

注 1：对某些检验结果（如某些基因检验或感染性疾病检验），可能需要特殊的咨询。实验室宜努力做到，在未经充分咨询之前，不直接将有严重含意的结果告之患者。

注 2：屏蔽了患者所有识别的实验室检验结果可用于如流行病学、人口统计学或其他统计学分析。

见 4.9。

5.9.2 结果的自动选择和报告

如果实验室应用结果的自动选择和报告系统，应制定文件化程序以确保：

a) 规定自动选择和报告的标准，该标准应经批准、易于获取并可被员工理解；

注：当实施自动选择和报告时，需考虑的事项包括：与患者历史数据比较有变化时需复核的结果，以及需要实验室人员进行干预的结果，如不合理结果、不可能的结果或危急值。

b） 在使用前应确认该标准可以正确应用，并对可能影响功能的系统变化进行验证；

c） 有过程提示存在可能改变检验结果的样品干扰（如溶血、黄疸、脂血）；

d） 有过程将分析警示信息从仪器导入自动选择和报告的标准中（适当时）；

e） 在发报告前复核时，应可识别选择出的可自动报告的结果，并包括选择的日期和时间；

f） 有过程可快速暂停自动选择和报告功能。

5.9.3 修改报告

当原始报告被修改后，应有关于修改的书面说明以便：

a） 将修改后的报告清晰地标记为修订版，并包括参照原报告的日期和患者识别；

b） 使用者知晓报告的修改；

c） 修改记录可显示修改时间和日期，以及修改人的姓名；

d） 修改后，记录中仍保留原始报告的条目。

已用于临床决策且被修改过的结果应保留在后续的累积报告中，并清晰标记为已修改。

如报告系统不能显示修改、变更或更正，应保存修改记录。

5.10 实验室信息管理

5.10.1 总则

实验室应能访问满足用户需要和要求的服务所需的数据和信息。

实验室应有文件化的程序以确保始终能保持患者信息的保密性。

注：在本部分中，"信息系统"包括以计算机及非计算机系统保存的数据和信息的管理。有些要求相对非计算机系统而言可能更适合于计算机系统。计算机系统可包括作为实验室设备功能组成的计算机系统和使用通用软件（如生成、核对、报告及存档患者信息和报告的软件、文字处理、电子制表和数据库应用）的独立计算机系统。

5.10.2 职责和权限

实验室应确保规定信息系统管理的职责和权限，包括可能对患者医疗产生影响的信息系统的维护和修改。

实验室应规定所有使用系统人员的职责和权限，特别是从事以下活动的人员：

a） 访问患者的数据和信息；

b） 输入患者数据和检验结果；

c） 改变患者数据或检验结果；

d） 授权发布检验结果和报告。

5.10.3 信息系统管理

用于收集、处理、记录、报告、存储或检索检验数据和信息的系统应：

a） 在引入前，经过供应商确认以及实验室的运行验证；在使用前，系统的任何变化均获得授权、文件化并经验证；

注：适用时，确认和验证包括：实验室信息系统和其他系统，如实验室设备、医院患者管理系统及基层医疗系统之间的接口正常运行。

b） 文件化；包括系统每天运行情况的文档可被授权用户方便获取；

c） 防止非授权者访问；

d） 安全保护以防止篡改或丢失数据；

e） 在符合供应商规定的环境下操作，或对于非计算机系统，提供保护人工记录和转录准确性的条件；

f) 进行维护以保证数据和信息完整，并包括系统失效的记录和适当的应急和纠正措施；

g) 符合国家或国际有关数据保护的要求。

实验室应验证外部信息系统从实验室直接接收的电子及相关硬拷贝(如计算机系统、传真机、电子邮件、网站和个人网络设备)的检验结果、相关信息和注释的正确性。当开展新的检验项目或应用新的自动化注释时，实验室应验证从实验室直接接收信息的外部信息系统再现这些变化的正确性。

实验室应有文件化的应急计划，以便发生影响实验室提供服务能力的信息系统失效或停机时维持服务。

当信息系统是异地或分包给其他供应商进行管理和维护时，实验室管理层应负责确保系统供应商或操作员符合本部分的全部适用要求。

附 录 A
（资料性附录）
与 ISO 9001:2008 和 GB/T 27025—2008 的相关性

ISO 9000 质量体系系列标准是质量管理体系标准的母体文件。表 A.1 所示是 ISO 9001:2008 与本部分在概念方面的关系。

本部分的格式更类似于 GB/T 27025—2008，以该标准作为结构基础，针对医学(临床)实验室进行了特别的调整。表 A.2 中给出这两个标准的相关性。

表 A.1 ISO 9001:2008 与本部分的相关性

ISO 9001:2008	本部分
1 范围	1 范围
1.1 总则	
1.2 应用	
2 规范性引用文件	2 规范性引用文件
3 术语和定义	3 术语和定义
4 质量管理体系	4.2 质量管理体系
4.1 总要求	4.2.1 总则
4.2 文件要求	4.2.2 文件化要求 5.5.3 检验程序文件化
4.2.1 总则	4.2.2.1 总则
4.2.2 质量手册	4.2.2.2 质量手册
4.2.3 文件控制	4.3 文件控制
4.2.4 记录控制	4.13 记录控制 5.1.9 人员记录 5.3.1.7 设备记录 5.3.2.7 试剂和耗材——记录 5.8.3 报告内容
5 管理职责	4 管理要求 4.1 组织和管理职责 4.1.1 组织 4.1.2 管理职责
5.1 管理承诺	4.1.2.1 管理承诺
5.2 以顾客为关注焦点	4.1.2.2 用户需求
5.3 质量方针	4.1.2.3 质量方针
5.4 策划	4.1.2.4 质量目标和策划
5.4.1 质量目标	4.1.2.4 质量目标和策划
5.4.2 质量管理体系策划	4.1.2.4 质量目标和策划

表 A.1（续）

ISO 9001:2008	本部分
5.5 职责、权限与沟通	4.1.2.5 职责、权限和相互关系
5.5.1 职责和权限	4.1.2.5 职责、权限和相互关系
5.5.2 管理者代表	4.1.2.7 质量主管
5.5.3 内部沟通	4.1.2.6 沟通
5.6 管理评审	4.15 管理评审 4.15.1 总则
5.6.2 评审输入	4.15.2 评审输入 4.15.3 评审活动
5.6.3 评审输出	4.15.4 评审输出
6 资源管理	5 技术要求 5.3 实验室设备、试剂和耗材
6.1 资源提供	
6.2 人力资源	5.1 人员
6.2.1 总则	5.1.1 总则 5.1.2 人员资质 5.1.3 岗位描述 5.1.4 新员工入岗前介绍
6.2.2 能力、培训和意识	5.1.5 培训 5.1.6 能力评审评估 5.1.7 员工表现的评估 5.1.8 继续教育和专业发展
6.3 基础设施	5.2 设施和环境条件 5.2.1 总则 5.2.2.1 实验室和办公室设施 5.2.3 存储设施 5.2.4 员工设施 5.2.5 患者样品采集设施
6.4 工作环境	5.2.6 设施和环境条件
7 产品实现	
7.1 产品实现的策划	4.4 服务协议 4.7 咨询服务
7.2 与顾客有关的过程	
7.2.1 与产品有关的要求的确定	4.4.1 建立服务协议
7.2.2 与产品有关要求的评审	4.4.2 服务协议评审
7.2.3 顾客沟通	
7.3 设计和开发	

表 A.1（续）

ISO 9001:2008	本部分
7.3.1 设计和开发策划	5.2 设施和环境条件;5.3 实验室设备
7.3.2 设计和开发输入	
7.3.3 设计和开发输出	
7.3.4 设计和开发评审	
7.3.5 设计和开发验证	
7.3.6 设计和开发确认	
7.3.7 设计和开发更改的控制	
7.4 采购	4.6 外部服务和供应
7.4.1 采购过程	4.5 受委托实验室的检验 4.5.1 受委托实验室和顾问的选择与评估 4.5.2 检验结果的提供
7.4.2 采购信息	5.3 实验室设备、试剂和耗材 5.3.1 设备 5.3.1.1 总则 5.3.2 试剂和耗材 5.3.2.1 总则 5.3.2.2 试剂和耗材——接受和贮存
7.4.3 采购产品的验证	5.3.1.2 设备验收试验 5.3.2.3 试剂和耗材——验收试验
7.5 生产和服务提供	5.4 检验前过程 5.5 检验过程 5.7 检验后过程 5.8 结果报告 5.9 结果发布
7.5.1 生产和服务提供的控制	
7.5.2 生产和服务提供过程的确认	5.5.1 检验程序的选择、验证和确认 5.5.1.2 检验程序验证 5.5.1.3 检验程序的确认 5.5.1.4 被测量值的测量不确定度
7.5.3 标识和可溯源性	5.4.6 样品接收
7.5.4 顾客财产	5.7.2 临床样品的储存、保留和处置
7.5.5 产品防护	5.10 实验室信息管理
7.6 监视和测量设备的控制	5.3.1.3 设备使用说明 5.3.1.4 设备校准和计量学溯源 5.3.1.5 设备维护与维修 5.3.1.6 设备不良事件报告 5.3.2.5 试剂和耗材——使用说明 5.3.2.6 试剂和耗材——不良事件报告

表 A.1（续）

ISO 9001:2008	本部分
8 测量、分析和改进	4.14 评估和审核
8.1 总则	4.14.1 总则
8.2 监视和测量	
8.2.1 顾客满意	4.8 投诉的解决 4.14.3 用户反馈的评审 4.14.4 员工建议
8.2.2 内部审核	4.14.5 内部审核
8.2.3 过程的监视和测量	4.14.2 申请、程序和样品要求适宜性的定期评审 4.14.6 风险管理 4.14.7 质量指标 4.14.8 外部机构的评审 5.6 检验结果质量保证质量的保证
8.2.4 产品的监视和测量	
8.3 不合格品控制	4.9 不符合的识别和控制
8.4 数据分析	
8.5 改进	
8.5.1 持续改进	4.12 持续改进
8.5.2 纠正措施	4.10 纠正措施
8.5.3 预防措施	4.11 预防措施

表 A.2　GB/T 27025—2008 与本部分的相关性

GB/T 27025—2008	本部分
1 范围	1 范围
2 规范性引用文件	2 规范性引用文件
3 术语和定义	3 术语和定义
4 管理要求	4 管理要求
4.1 组织	4.1 组织和管理职责
4.2 质量体系	4.2 质量管理体系
4.3 文件控制	4.3 文件控制
4.4 要求、标书和合同的评审	4.4 服务协议
4.5 检验和校准的分包	4.5 受委托实验室的检验
4.6 服务和供应品的采购	4.6 外部服务和供应
4.7 服务客户	4.7 咨询服务
4.8 投诉	4.8 投诉的解决

表 A.2（续）

GB/T 27025—2008	本部分
4.9 不符合检验和(或)校准工作的控制	4.9 不符合的识别和控制
4.10 改进	4.12 持续改进
4.11 纠正措施	4.10 纠正措施
4.12 预防措施	4.11 预防措施
4.13 记录的控制	4.13 记录控制
4.14 内部审核	4.14 评估和审核
4.15 管理评审	4.15 管理评审
5 技术要求	5 技术要求
5.1 总则	
5.2 人员	5.1 人员
5.3 设施和环境条件	5.2 设施和环境条件
5.4 检验和校准方法及方法的确认	5.5 检验过程
5.5 设备	5.3 实验室设备、试剂和耗材
5.6 测量的溯源性	5.3.1.4 设备校准和计量学溯源性
5.7 抽样	5.4 检验前程序过程
5.8 检验和校准物品的处置	
5.9 检验和校准结果质量的保证	5.6 检验结果质量的质量保证
5.10 结果报告	5.7 检验后过程 5.8 结果报告 5.9 结果发布
	5.10 实验室信息管理

附 录 B
（资料性附录）
本部分与GB/T 22576—2008章条号的对照

本部分与GB/T 22576—2008章条号的对照见表B.1。

表B.1 本部分与GB/T 22576—2008章条号的对照

本部分	GB/T 22576—2008
前言	前言
引言	引言
1 范围	1 范围
2 规范性引用文件	2 规范性引用文件
3 术语和定义	3 术语和定义
4 管理要求	4 管理要求
4.1 组织和管理职责	4.1 组织和管理
4.1.1 组织	
4.1.2 管理责任	
4.2 质量管理体系	4.2 质量管理体系
4.2.1 总则	
4.2.2 文件化要求	
4.3 文件控制	4.3 文件控制
4.4 服务协议	4.4 合同的评审
4.4.1 建立服务协议	
4.4.2 服务协议的评审	
4.5 受委托实验室的检验	4.5 受委托实验室的检验
4.5.1 受委托实验室和顾问的选择与评估	
4.5.2 检验结果的提供	
4.6 外部服务和供应	4.6 外部服务和供应
4.7 咨询服务	4.7 咨询服务
4.8 投诉的解决	4.8 投诉的解决
4.9 不符合的识别和控制	4.9 不符合的识别和控制
4.10 纠正措施	4.11 预防措施
4.11 预防措施	4.12 持续改进
4.12 持续改进	4.10 纠正措施
4.13 记录控制	4.13 质量和技术记录
4.14 评估和审核	4.14 内部审核
4.14.1 总则	

表 B.1（续）

本部分	GB/T 22576—2008
4.14.2 申请、程序和样品要求适宜性的定期评审	
4.14.3 用户反馈的评审	
4.14.4 员工建议	
4.14.5 内部审核	
4.14.6 风险管理	
4.14.7 质量指标	
4.14.8 外部机构的评审	
4.15 管理评审	4.15 管理评审
4.15.1 总则	
4.15.2 评审输入	
4.15.3 评审活动	
4.15.4 评审输出	
5 技术要求	5 技术要求
5.1 人员	5.1 人员
5.1.1 总则	
5.1.2 人员资质	
5.1.3 岗位描述	
5.1.4 新员工入岗前介绍	
5.1.5 培训	
5.1.6 能力评审评估	
5.1.7 员工表现的评估	
5.1.8 继续教育和专业发展	
5.1.9 人员记录	
5.2 设施和环境条件	5.2 设施和环境条件
5.2.1 总则	
5.2.2 实验室和办公设备	
5.2.3 储存设施	
5.2.4 员工设施	
5.2.5 患者样品采集设施	
5.2.6 设施维护和环境条件	
5.3 实验室设备、试剂和耗材	5.3 实验室设备
5.3.1 设备	
5.3.1.1 总则	
5.3.1.2 设备验收试验	

表 B.1（续）

本部分	GB/T 22576—2008
5.3.1.3 设备使用说明	
5.3.1.4 设备校准和计量学溯源	
5.3.1.5 设备维护与维修	
5.3.1.6 设备不良事件报告	
5.3.1.7 设备记录	
5.3.2 试剂和耗材	
5.3.2.1 总则	
5.3.2.2 试剂和耗材——接受和贮存	
5.3.2.3 试剂和耗材——验收试验	
5.3.2.4 试剂和耗材——库存管理	
5.3.2.5 试剂和耗材——使用说明	
5.3.2.6 试剂和耗材——不良事件报告	
5.3.2.7 试剂和耗材——记录	
5.4 检验前过程	5.4 检验前程序
5.4.1 总则	
5.4.2 提供给患者和用户的信息	
5.4.3 申请表申请单信息	
5.4.4 原始样品采集和处理	5.4 检验前程序
5.4.4.1 总则	
5.4.4.2 采集前活动的指导	
5.4.4.3 采集活动的指导	
5.4.5 样品运送	
5.4.6 样品接收	
5.4.7 检验前处理、准备和储存	
5.5 检验过程	5.5 检验程序
5.5.1 检验程序的选择、验证和确认	
5.5.1.2 检验程序验证	
5.5.1.3 检验程序的确认	
5.5.1.4 被测量值的测量不确定度	
5.5.2 生物学生物参考区间或临床决定值	
5.5.3 检验程序文件化	
5.6 检验结果质量的保证	5.6 检验程序的质量的保证
5.6.1 总则	
5.6.2 质量控制	

表 B.1（续）

本部分	GB/T 22576—2008
5.6.2.2 质控品	
5.6.2.3 质控数据	
5.6.3.实验室间比对	
5.6.3.1 参加实验室间比对	
5.6.3.2 替代方案	
5.6.3.3 实验室间比对样品的分析	
5.6.3.4 实验室表现评价	
5.6.4 检验结果可比性	
5.7 检验后过程	5.7 检验后程序
5.7.1 结果复核	
5.7.2 临床样品的储存、保留和处置	
5.8 结果报告	5.8 结果报告
5.8.1 总则	
5.8.2 报告特性	
5.8.3 报告内容	
5.9 结果发布	
5.9.1 总则	
5.9.2 结果的自动选择和报告结果	
5.10 实验室信息管理	附录 B
5.10.1 总则	
5.10.2 职责和权限	
5.10.3 信息系统管理	
附录 A 与 ISO 9001:2008 和 GB/T 27025—2008 的相关性	附录 A
附录 B 本部分与 GB/T 22576—2008 章条号的对照	附录 B
	附录 C
参考文献	参考文献

参 考 文 献

[1] GB/T 27043—2012 合格评定 能力验证的通用要求(ISO/IEC 17043:2010,IDT)

[2] GB/T 29790—2013 即时检测 质量和能力的要求(ISO 22870:2006,MOD)

[3] ISO Guide 30 Terms and definitions used in connection with reference materials

[4] ISO 1087-1 Terminology work—Vocabulary—Part 1: Theory and application

[5] ISO 3534-1 Statistics—Vocabulary and symbols—Part 1: General statistical terms and terms used in probability

[6] ISO 5725-1 Accuracy (trueness and precision) of measurement methods and results—Part 1: General principles and definitions

[7] ISO 9000:2005 Quality management systems—Fundamentals and vocabulary

[8] ISO 9001:2008 Quality management systems—Requirements

[9] ISO 15190 Medical laboratories—Requirements for safety

[10] ISO 15194 In vitro diagnostic medical devices—Measurement of quantities in samples of biological origin—Requirements for certified reference materials and the content of supporting documentation

[11] ISO/IEC 17011 Conformity assessment—General requirements for accreditation bodies accrediting conformity assessment bodies

[12] ISO 19011 Guidelines for auditing management systems

[13] ISO/IEC 27001 Information technology—Security techniques—Information security management systems—Requirements

[14] ISO 27799 Health informatics—Information security management in health using ISO/IEC 27002

[15] ISO/TS 22367 Medical laboratories—Reduction of error through risk management and continuous improvement

[16] ISO/IEC 80000 (all parts) Quantities and units

[17] Burnett, D., A Practical Guide to Accreditation in Laboratory Medicine. ACB Venture Publications:London, 2002.

[18] CLSI AUTO08-A: Managing and Validating Laboratory Information Systems; Approved Guideline.CLSI: Wayne, PA., 2006.

[19] CLSI AUTO10-A: Autoverification of Clinical Laboratory Test Results; Approved Guideline. CLSI:Wayne, PA.,2006.

[20] CLSI C03-A4: Preparation and Testing of Reagent Water in the Clinical Laboratory—Fourth Edition;Approved Guideline. CLSI: Wayne, PA., 2006.

[21] CLSI C24-A3: Statistical Quality Control for Quantitative Measurement Procedures: Principles and Definitions—Third Edition; Approved Guideline. CLSI: Wayne, PA: 2006.

[22] CLSI C28-A3: Defining, Establishing, and Verifying Reference Intervals in the Clinical Laboratory—Third Edition; Approved Guideline. CLSI: Wayne, PA., 2008.

[23] CLSI C54-A: Verification of Comparability of Patient Results within One Health Care System; Approved Guideline. CLSI: Wayne, PA., 2008.

[24] CLSI EP15-A2. User verification of performance for precision and trueness—Second Edition; Approved Guideline. CLSI: Wayne, PA., 2005.

[25] CLSI EP17-A: Protocols for Determination of Limits of Detection and Limits of Quantitation; Approved Guideline. CLSI, Wayne PA., 2004.

[26] CLSI GP02-A5: Laboratory Documents: Development and Control—Fifth Edition; Approved Guideline.CLSI: Wayne, PA., 2006.

[27] CLSI GP09-A: Selecting and Evaluating a Referral Laboratory—Second Edition; Approved Guideline.CLSI: Wayne, PA., 1998.

[28] CLSI GP16-A3: Urinalysis—Third Edition; Approved Guideline. CLSI: Wayne, PA.,2009.

[29] CLSI GP17-A2: Clinical Laboratory Safety—Second Edition; Approved Guideline. CLSI: Wayne, PA.,2004.

[30] CLSI GP18-A2: Laboratory Design—Second Edition; Approved Guideline. CLSI: Wayne, PA., 2007.

[31] CLSI GP21-A3; Training and Competence Assessment—Third Edition; Approved Guideline. CLSI:Wayne, PA, 2009.

[32] CLSI GP22-A3; Continual Improvement—Third Edition; Approved Guideline. CLSI: Wayne, PA, 2011.

[33] CLSI GP26-A4; A Quality Management System Model for Laboratory Services—Fourth Edition—Approved Guideline. CLSI: Wayne, PA, 2011.

[34] CLSI GP27-A2; Using Proficiency Testing to Improve the Clinical Laboratory—Second Edition; Approved Guideline. CLSI: Wayne, PA, 2007.

[35] CLSI GP29-A2; Assessment of Laboratory Tests When Proficiency Testing is Not Available—Second Edition; Approved Guideline. CLSI: Wayne, PA, 2007.

[36] CLSI GP29-A: Assessment of Laboratory Tests When Proficiency Testing is Not Available—Approved Guideline. CLSI: Wayne, PA, 2007.

[37] CLSI GP31-A: Laboratory Instrument Implementation, Verification, and Maintenance; Approved Guideline. CLSI: Wayne, PA., 2009.

[38] CLSI GP32-A: Management of Nonconforming Laboratory Events; Approved Guideline. CLSI:Wayne, PA.,2007.

[39] CLSI GP33-A: Accuracy in Patient Sample Identification; Approved Guideline. CLSI: Wayne, PA., 2010.

[40] CLSI GP35-P: Development and Use of Quality Indicators for Process Improvement and Monitoring of Laboratory Quality; Proposed Guideline. CLSI: Wayne, PA., 2009.

[41] CLSI GP37-A; Quality Management System: Equipment; Approved Guideline. CLSI: Wayne, PA, 2010.

[42] CLSI H03-A6: Procedure for the Collection of Diagnostic Blood Specimens by Venipuncture—Sixth Edition; Approved Standard. CLSI: Wayne, PA., 2007.

[43] CLSI H04-A6: Procedures and Devices for the Collection of Diagnostic Capillary Blood Specimens—Sixth Edition; Approved Standard. CLSI: Wayne, PA., 2008.

[44] CLSI H18-A4: Procedures for the Handling and Processing of Blood Specimens for Common Laboratory Tests—Fourth Edition; Approved Guideline. CLSI: Wayne, PA, 2009.

[45] CLSI H26-A2: Validation, Verification, and Quality Assurance of Automated Hematology Analyzers,Second Edition; Approved Standard. CLSI: Wayne, PA., 2010.

[46] CLSI H57-A: Protocol for the Evaluation, Validation, and Implementation of Coagulome-

ters; Approved Guideline. CLSI: Wayne, PA., 2008.

[47] CLSI I/LA33-P; Validation of Automated Devices for Immunohematologic Testing Prior to Implementation; Proposed Guideline. CLSI: Wayne, PA., 2009.

[48] CLSI M29-A3: Protection of Laboratory Workers from Occupationally Acquired Infections—Third Edition; Approved Guideline. CLSI: Wayne, PA., 2005.

[49] CLSI X05-R: Metrological Traceability and Its Implementation; A Report. CLSI: Wayne, PA., 2006.

[50] College of American Pathologists., Quality management in clinical laboratories CAP: Northfield, IL, 2005.

[51] College of American Pathologists., Quality management in anatomic pathology CAP: Northfield, IL, 2005.

[52] Convention for the Protection of Human Rights and Dignity of the Human Being with Regard to the Application of Biology and Medicine: Convention on Human Rights and Biomedicine, 1997.

[53] el-nageh, M., linehan, B., CorDner, S., WellS, D. and MCKelvie, h., Ethical Practice in Laboratory Medicine and Forensic Pathology. WHO Regional Publications. Eastern Mediterranean Series 20, WHO-EMRO: Alexandria, 1999.

[54] EN 1614:2006 Health informatics—Representation of dedicated kinds of property in laboratory medicine

[55] EN 12435:2006 Health informatics—Expression of the results of measurements in health sciences

[56] Guidelines for Approved Pathology Collection Centres (2006) NPAAC.

[57] Evaluation of measurement data—Guide to the expression of uncertainty in measurement JCGM 100:2008 (GUM 1995 with minor corrections 2010). BIPM, Sèvres.

[58] International Council for Standardization in Haematology, International Society on Thrombosis and Haemostasis, International Union of Pure and Applied Chemistry, International Federation of Clinical Chemistry. Nomenclature of quantities and units in thrombosis and haemostasis. (Recommendation 1993). Thromb Haemost; 71: 375-394, 1994.

[59] International Union of Biochemistry and Molecular Biology. Biochemical nomenclature and related documents. Portland Press: London, 1992.

[60] International Union of Biochemistry and Molecular Biology. Enzyme nomenclature. Recommendations 1992. Academic Press: San Diego, 1992.

[61] International Union of Immunological Societies. Allergen nomenclature. Bulletin WHO; 64:767-770, 1984.

[62] International Union of Microbiological Societies. Approved list of bacterial names. American Society for Microbiology: Washington, D.C., 1989.

[63] International Union of Microbiological Societies. Classification and Nomenclature of Viruses. Fifth Report of the International Committee on Taxonomy of Viruses. Karger: Basel, 1991.

[64] International Union of Pure and Applied Chemistry, International Federation of Clinical Chemistry.Compendium of terminology and nomenclature of properties in clinical laboratory sciences. The Silver Book. Blackwell: Oxford, 1995.

[65] International Union of Pure and Applied Chemistry. Nomenclature for sampling in analytical chemistry.Recommendations 1990. Pure Appl Chem; 62: 1193-1208, 1990.

[66] International Union of Pure and Applied Chemistry, International Federation of Clinical Chemistry.Properties and units in the clinical laboratory sciences-I. Syntax and semantic rules (Recommendations 1995). Pure Appl Chem; 67: 1563-74, 1995.

[67] JanSen, r.t.P., Blaton. v., Burnett, D., huiSMan, W., Queralto, J.M., Zérah, S. and allMan, B., European Communities Confederation of Clinical Chemistry, Essential criteria for quality systems of medical laboratories, European Journal of Clinical Chemistry and Clinical Biochemistry; 35: 121-132, 1997.

[68] Noble MA, Richardson H. The ISO 15189:2003 Essentials—A practical handbook for implementing the ISO 15189:2003 standard for medical laboratories. Mississauga, Canada. The Canadian Standards Association, 2004.

[69] Requirements for Pathology Laboratories (2007) National Pathology Accreditation Advisory Council (NPAAC).

[70] Requirements for Quality Management in Medical Laboratories (2007) NPAAC.

[71] Requirements for the Estimation of Measurement Uncertainty (2007) NPAAC.

[72] Requirements for the Packaging and Transport of Pathology Specimens and Associated Materials (2007) NPAAC.

[73] Requirements for the Retention of Laboratory Records and Diagnostic Material (2009) NPAAC.

[74] Requirements for Information Communication (2007) NPAAC.

[75] Requirements for the Development and Use of In-house In Vitro Diagnostic Devices (2007) NPAAC.

[76] Requirements for the Packaging and Transport of Pathology Specimens and Associated Materials (2007) NPAAC.

[77] SNOMED Clinical Terms. International Health Terminology Standards Development Organization (IHTSDO), Copenhagen, Denmark, 2008. http://www.ihtsdo.org.

[78] SolBerg, h.e. Establishment and use of reference values. In: BurtiS, C.a., aShWooD, e.r. (eds), Tietz Textbook of Clinical Chemistry and Molecular Diagnostics, Elsevier Saunders.: St Louis, Missouri, 2005.

ICS 03.120.10
CCS C 30

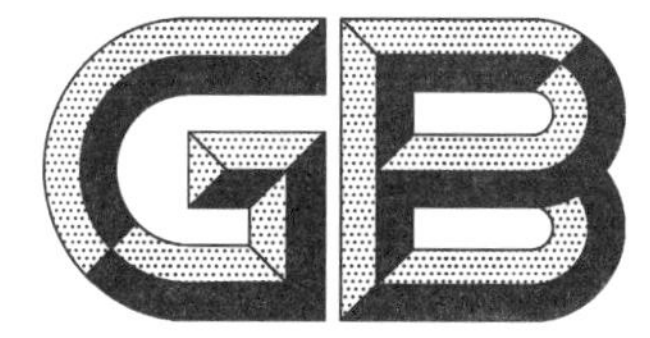

中华人民共和国国家标准

GB/T 22576.2—2021

医学实验室　质量和能力的要求　第2部分：临床血液学检验领域的要求

Medical laboratories—Requirements for quality and competence—Part 2: Requirements in the field of clinical hematological examination

2021-05-21 发布　　2022-06-01 实施

国家市场监督管理总局
国家标准化管理委员会　发布

前　言

本文件按照 GB/T 1.1—2020《标准化工作导则　第 1 部分：标准化文件的结构和起草规则》的规定起草。

本文件是 GB/T 22576《医学实验室　质量和能力的要求》的第 2 部分。本文件与 GB/T 22576.1 配合共同使用。

GB/T 22576 已经发布了以下部分：

——第 1 部分：通用要求；

——第 2 部分：临床血液学检验领域的要求；

——第 3 部分：尿液检验领域的要求；

——第 4 部分：临床化学检验领域的要求；

——第 5 部分：临床免疫学检验领域的要求；

——第 6 部分：临床微生物学检验领域的要求；

——第 7 部分：输血医学领域的要求。

请注意本文件的某些内容可能涉及专利。本文件的发布机构不承担识别专利的责任。

本文件由国家药品监督管理局提出。

本文件由全国医用临床检验实验室和体外诊断系统标准化技术委员会(SAC/TC 136)归口。

本文件起草单位：中国合格评定国家认可中心、国家卫生健康委临床检验中心、上海中医药大学附属龙华医院、中国人民解放军总医院。

本文件主要起草人：彭明婷、周亚莉、翟培军、胡冬梅、李军燕、胡晓波、丛玉隆。

引　言

医学实验室的服务对患者医疗保健是必要的，因而要满足所有患者及负责患者医疗保健的临床人员的需求。这些服务包括受理申请，患者准备，患者识别，样品采集、运送、保存，临床样品的处理和检验及结果的解释、报告以及提出建议；此外，还要考虑医学实验室工作的安全性和伦理学问题。

只要国家法律法规和相关标准要求许可，期望医学实验室的服务包括进行诊断和患者管理，还包括会诊病例中患者的检验和积极参与疾病预防。每个实验室宜为其专业人员提供适宜的教育和科研的机会。

GB/T 22576 规定了医学实验室在目前公认的医学实验室服务领域内的所有学科的能力与质量的要求，拟由 11 个部分构成。

——第 1 部分：通用要求。目的在于规定医学实验室质量和能力的通用要求。

——第 2 部分：临床血液学检验领域的要求。目的在于规定医学实验室质量和能力对临床血液学检验领域的具体要求。

——第 3 部分：尿液检验领域的要求。目的在于规定医学实验室质量和能力对临床尿液检验领域的具体要求。

——第 4 部分：临床化学检验领域的要求。目的在于规定医学实验室质量和能力对临床化学检验领域的具体要求。

——第 5 部分：临床免疫学检验领域的要求。目的在于规定医学实验室质量和能力对临床免疫学检验领域的具体要求。

——第 6 部分：临床微生物学检验领域的要求。目的在于规定医学实验室质量和能力对临床微生物学检验领域的具体要求。

——第 7 部分：输血医学领域的要求。目的在于规定医学实验室质量和能力对输血医学领域的具体要求。

——第 8 部分：实验室信息系统的要求。目的在于规定医学实验室质量和能力对实验室信息系统的具体要求。

——第 9 部分：分子诊断领域的要求。目的在于规定医学实验室质量和能力对分子诊断领域的具体要求。

——第 10 部分：细胞病理学检查领域的要求。目的在于规定医学实验室质量和能力对细胞病理学检查领域的具体要求。

——第 11 部分：组织病理学检查领域的要求。目的在于规定医学实验室质量和能力对组织病理学检查领域的具体要求。

本文件章、条的编号和名称均采用 GB/T 22576.1 中章、条编号和名称，临床血液学检验领域的相关具体要求在对应条款后给出。

医学实验室　质量和能力的要求
第2部分:临床血液学检验领域的要求

1 范围

本文件规定了医学实验室质量和能力的要求在临床血液学检验领域的要求,主要包括血细胞分析、血细胞形态学检查、血液寄生虫检查及出凝血检验的要求。

本文件适用于开展血液学检验的医学实验室。

2 规范性引用文件

下列文件中的内容通过文中的规范性引用而构成本文件必不可少的条款。其中,注日期的引用文件,仅该日期对应的版本适用于本文件;不注日期的引用文件,其最新版本(包括所有的修改单)适用于本文件。

GB/T 22576.1—2018　医学实验室　质量和能力的要求　第1部分:通用要求

WS/T 347　血细胞分析的校准指南

WS/T 359　血浆凝固实验血液标本的采集及处理指南

WS/T 405　血细胞分析参考区间

WS/T 406　临床血液学检验常规项目分析质量要求

WS/T 641　临床检验定量测定室内质量控制

全国临床检验操作规程(第4版)　中华人民共和国国家卫生和计划生育委员会医政医管局

3 术语和定义

GB/T 22576.1—2018 界定的术语和定义适用于本文件。

4 管理要求

4.1 组织和管理责任

应符合 GB/T 22576.1—2018 中 4.1 规定。

4.2 质量管理体系

应符合 GB/T 22576.1—2018 中 4.2 规定。

4.3 文件控制

应符合 GB/T 22576.1—2018 中 4.3 规定。

4.4 服务协议

应符合 GB/T 22576.1—2018 中 4.4 规定。

4.5 受委托实验室的检验

应符合 GB/T 22576.1—2018 中 4.5 规定。

4.6 外部服务和供应

应符合 GB/T 22576.1—2018 中 4.6 规定。

4.7 咨询服务

应符合 GB/T 22576.1—2018 中 4.7 规定。

4.8 投诉的解决

应符合 GB/T 22576.1—2018 中 4.8 规定。

4.9 不符合的识别和控制

应符合 GB/T 22576.1—2018 中 4.9 规定。

4.10 纠正措施

应符合 GB/T 22576.1—2018 中 4.10 规定。

4.11 预防措施

应符合 GB/T 22576.1—2018 中 4.11 规定。

4.12 持续改进

应符合 GB/T 22576.1—2018 中 4.12 以及下列规定。

实验室应统计不合格样品(如样品量不符合要求、样品溶血、样品凝血等)的比率,并与临床科室共同进行原因分析,采取相应措施改进工作质量。

4.13 记录控制

应符合 GB/T 22576.1—2018 中 4.13 规定。

4.14 评估和审核

应符合 GB/T 22576.1—2018 中 4.14 规定。

4.15 管理评审

应符合 GB/T 22576.1—2018 中 4.15 规定。

5 技术要求

5.1 人员

5.1.1 总体要求

应符合 GB/T 22576.1—2018 中 5.1.1 规定。

5.1.2 人员资质

应符合 GB/T 22576.1—2018 中 5.1.2 以及下列规定。

有颜色视觉障碍的人员不应从事涉及辨色的血液学检验。

5.1.3 岗位描述

应符合 GB/T 22576.1—2018 中 5.1.3 以及下列规定。

实验室专业技术人员的岗位职责应包括但不限于以下内容：

——原始样品的采集与处理；

——样品检测；

——质量保证；

——报告的完成、审核与签发；

——检验结果的解释。

实验室的检验人员配置宜满足如下要求：

——血细胞分析复检样品的数量每日在 100 份以下时，至少配备 2 人；

——复检样品量每日在 100 份～200 份时，至少配备 3 人～4 人；

——若采用自动化仪器进行形态学筛检，可适当减少人员数量。

5.1.4 新员工入岗前介绍

应符合 GB/T 22576.1—2018 中 5.1.4 规定。

5.1.5 培训

应符合 GB/T 22576.1—2018 中 5.1.5 以及下列规定。

应有人员培训计划，可包括内部培训、定期学术交流、病案分析等。实验室应选用适用的参考资料，可包括血液细胞形态学图谱及各种专业书籍。

5.1.6 能力评估

应符合 GB/T 22576.1—2018 中 5.1.6 以及下列规定。

应每年评估员工的工作能力。对新进员工，尤其是从事血液学形态识别的人员，在最初 6 个月内应至少进行 2 次能力评估。外周血涂片形态学识别应符合附录 A 规定。

当职责变更时，或离岗 6 个月以上再上岗时，或政策、程序、技术有变更时，应对员工进行再培训和再评估，合格后才可继续上岗，并记录。

5.1.7 员工表现的评估

应符合 GB/T 22576.1—2018 中 5.1.7 规定。

5.1.8 继续教育和专业发展

应符合 GB/T 22576.1—2018 中 5.1.8 规定。

5.1.9 人员记录

应符合 GB/T 22576.1—2018 中 5.1.9 以及下列规定。

血细胞形态学检查技术主管应有专业技术培训(包括进修学习、参加形态学检查培训班等)及考核记录(包括合格证、学分证及岗位培训证等)。其他形态学检查人员应有定期培训及考核记录。

5.2 设施和环境条件

5.2.1 总体要求

应符合 GB/T 22576.1—2018 中 5.2.1 以及下列规定。

实验室应实施安全风险评估，如果设置了不同的控制区域，应制定针对性的防护措施及合适的警告。

5.2.2 实验室和办公设施

应符合 GB/T 22576.1—2018 中 5.2.2 规定。

5.2.3 储存设施

应符合 GB/T 22576.1—2018 中 5.2.3 以及下列规定。

用以保存临床样品和试剂的设施应设置并记录目标温度和允许范围。应有温度失控时的处理措施并记录。

5.2.4 员工设施

应符合 GB/T 22576.1—2018 中 5.2.4 规定。

5.2.5 患者样品采集设施

应符合 GB/T 22576.1—2018 中 5.2.5 以及下列规定。

患者样品采集设施应将接待/等候和采集区分隔开。同时，实验室的样品采集设施也应满足国家法律法规或者医院伦理委员会对患者隐私保护的要求。

5.2.6 设施维护和环境条件

应符合 GB/T 22576.1—2018 中 5.2.6 以及下列规定。

应依据所用分析设备和实验过程的要求，制定环境温湿度控制要求并记录。应有温湿度失控时的处理措施并记录。

必要时，实验室可配置不间断电源(UPS)和(或)双路电源以保证关键设备(如需要控制温度和连续监测的分析仪、冰箱等)的正常工作。

5.3 实验室设备、试剂和耗材

5.3.1 设备

5.3.1.1 总体要求

应符合 GB/T 22576.1—2018 中 5.3.1.1 规定。

5.3.1.2 设备验收试验

应符合 GB/T 22576.1—2018 中 5.3.1.2 规定。

5.3.1.3 设备使用说明

应符合 GB/T 22576.1—2018 中 5.3.1.3 规定。

5.3.1.4 设备校准和计量学溯源

应符合 GB/T 22576.1—2018 中 5.3.1.4 以及下列规定。

应按国家法规要求对强检设备进行检定。应进行外部校准的设备，如果符合检测目的和要求，可按制造商校准程序进行，应至少对分析设备的加样系统、检测系统、温控系统进行校准(适用时)。

血液分析仪的校准应符合 WS/T 347 的要求，包括：

——应对每一台仪器进行校准；

——应制定校准程序，内容包括校准物的来源、名称，校准方法和步骤，校准周期等；

——应对不同吸样模式(自动、手动和预稀释模式)进行校准或比对；

——可使用制造商提供的配套校准物或校准实验室提供的定值新鲜血进行校准；

——应至少 6 个月进行一次校准。

5.3.1.5 设备维护与维修

应符合 GB/T 22576.1—2018 中 5.3.1.5 以及下列规定。

设备发生故障后，应首先分析故障原因。如果设备故障可能影响了方法学性能，故障修复后，可通过以下合适的方式进行相关的检测、验证：

——可校准的项目实施校准验证，必要时，实施校准；

——质控品检验；

——与其他仪器或方法比对；

——以前检验过的样品再检验。

5.3.1.6 设备不良事件报告

应符合 GB/T 22576.1—2018 中 5.3.1.6 规定。

5.3.1.7 设备记录

应符合 GB/T 22576.1—2018 中 5.3.1.7 规定。

5.3.2 试剂和耗材

应符合 GB/T 22576.1—2018 中 5.3.2 规定。

5.4 检验前过程

5.4.1 总体要求

应符合 GB/T 22576.1—2018 中 5.4.1 规定。

5.4.2 提供给患者和用户的信息

应符合 GB/T 22576.1—2018 中 5.4.2 规定。

5.4.3 申请单信息

应符合 GB/T 22576.1—2018 中 5.4.3 规定。

5.4.4 原始样品采集和处理

5.4.4.1 总体要求

应符合 GB/T 22576.1—2018 中 5.4.4.1 规定。

5.4.4.2 采集前活动的指导

应符合 GB/T 22576.1—2018 中 5.4.4.2 规定。

5.4.4.3 采集活动的指导

应符合 GB/T 22576.1—2018 中 5.4.4.3 以及下列规定。

所有类型的样品应有采集说明。

样品采集可按《全国临床检验操作规程》中血液标本采集与处理的要求。

注：一些由临床工作人员负责采集的样品不要求实验室准备详细的采集说明，如骨髓样品的采集，但实验室可提供有关技术方面的说明，如合格样品的要求和运输条件等。

血细胞分析样品的采集应使用 EDTA 抗凝剂，除少数静脉取血有困难的患者（如婴儿、大面积烧伤或需频繁采血进行检查的患者）外，尽可能使用静脉穿刺方式采集样品。

出凝血检验样品的采集应符合 WS/T 359 的要求。

5.4.5 样品运送

应符合 GB/T 22576.1—2018 中 5.4.5 规定。

5.4.6 样品接收

应符合 GB/T 22576.1—2018 中 5.4.6 以及下列规定。

应针对检验项目明确列出不合格样品的类型（如有凝块、采集量不足、肉眼观察有溶血的样品等）和处理措施。

5.4.7 检验前处理、准备和储存

应符合 GB/T 22576.1—2018 中 5.4.7 以及下列规定。

血细胞分析的临床样品宜在采集后 8 h 内完成检测。

出凝血检验的临床样品宜在采集后 4 h 内完成检测；若样品不能在采集后 4 h 内检测，应分离血浆并转移至洁净干燥符合要求的试管中，将试管加盖并保存于－20 ℃，在两周内完成检测。

进行疟原虫检查的静脉血样品应在采集后 1 h 内同时制备厚片和薄片。如果超过 1 h，应提示处理时间。

5.5 检验过程

5.5.1 检验程序的选择、验证和确认

5.5.1.1 总体要求

应符合 GB/T 22576.1—2018 中 5.5.1.1 规定。

5.5.1.2 检验程序验证

应符合 GB/T 22576.1—2018 中 5.5.1.2 以及下列规定。

验证的检验程序性能指标应符合产品声明、预期用途、国家/行业标准或相关规定的要求。血液分析仪的性能验证内容至少应包括本底计数、携带污染率、精密度、可报告范围、正确度、不同吸样模式的结果可比性、实验室内的结果可比性、准确度等，按 WS/T 406。

5.5.1.3 检验程序的确认

应符合 GB/T 22576.1—2018 中 5.5.1.3 以及下列规定。

实验室应制定血细胞分析的显微镜复检程序，在检验结果出现异常计数、警示标志、异常图形等情况时对结果进行确认，复检程序的确认应包括：建立或验证显微镜复检程序的方法和数据；验证结果假阴性率应≤5%。应用软件有助于显微镜复检的有效实施。

显微镜复检涂片至少保留2周。

5.5.1.4 被测量值的测量不确定度

应符合GB/T 22576.1—2018中5.5.1.4规定。

5.5.2 生物参考区间或临床决定值

应符合GB/T 22576.1—2018中5.5.2以及下列规定。

血细胞分析生物参考区间按WS/T 405。

出凝血检验项目，更换新批号试剂时，如试剂敏感度差异明显，应重新验证生物参考区间；试剂敏感度接近时，可使用5份健康人标本进行结果比对，以确认参考区间的适用性。

验证方法举例：确认实验室使用的分析系统与制造商提供生物参考区间的分析系统相同；确认检验项目针对的人群相同；确认检验前过程和分析检测程序一致；每组用20份健康人样品检测后进行验证。

5.5.3 检验程序文件化

应符合GB/T 22576.1—2018中5.5.3规定。

5.6 检验结果质量的保证

5.6.1 总体要求

应符合GB/T 22576.1—2018中5.6.1规定。

5.6.2 质量控制

5.6.2.1 总体要求

应符合GB/T 22576.1—2018中5.6.2.1以及下列规定。

实验室设计的内部质量控制方案，按WS/T 641，至少应包括：

——质控品的选择：宜使用配套质控品，使用非配套质控品时应评价其质量和适用性；

——质控品的浓度水平：至少使用2个浓度水平（正常和异常水平）的质控品；

——质控项目：应尽可能覆盖所有检测项目；

——质控频度：根据检测标本量定期实施，检测当天至少1次。

5.6.2.2 质控品

应符合GB/T 22576.1—2018中5.6.2.2规定。

5.6.2.3 质控数据

应符合GB/T 22576.1—2018中5.6.2.3以及下列规定。

实验室质控数据的分析及管理应符合如下要求。

——质控图：Levey-Jennings质控图或类似的质量控制记录应包含检测质控品的时间范围、质控图的中心线和控制界线、仪器/方法名称、质控品的名称、浓度水平、批号和有效期、试剂名称和批号、每个数据点的日期、操作人员的记录等信息。

——质控图中心线的确定：血细胞分析质控品的测定应在每天的不同时段至少检测3 d，至少使用

10 个检测结果的均值作为质控图的中心线；出凝血检验的质控品至少检测 10 d，至少使用 20 个检测结果的均值作为质控图的中心线；出凝血检验更换新批号试剂或仪器进行重要部件的维修后，应重新确定质控品检测结果的均值；每个新批号的质控品在日常使用前，应通过检测确定质控品检测结果的均值，制造商规定的“标准值”只能作为参考，通常实验室确定的质控品均值宜在配套定值质控品的允许范围内。质控品均值的计算方法见 WS/T 641。

——标准差的确定：标准差的计算方法见 WS/T 641。

——失控判断规则：应规定质控规则，全血细胞计数至少使用 1_{3s}和 2_{2s}规则。

——失控报告：应包括失控情况的描述、原因分析、纠正措施及纠正效果的评价等内容。

——质控数据的管理：按质控品批次或每月统计 1 次，至少保存 2 年。

——记录：实验室负责人或指定人员应至少每月对室内质量控制记录进行审查并签字。

5.6.3 实验室间比对

5.6.3.1 参加实验室间比对

应符合 GB/T 22576.1—2018 中 5.6.3.1 以及下列规定。

应保留参加能力验证/室间质评活动的结果和证书。实验室负责人或指定人员应监控能力验证/室间质评的结果，并在结果报告上签字。

5.6.3.2 替代方案

应符合 GB/T 22576.1—2018 中 5.6.3.2 以及下列规定。

通过与其他实验室(如使用相同检测方法的同级别或高级别实验室)比对的方式确定检验结果的可接受性时，应满足如下要求：

——规定比对实验室的选择原则；

——样品数量：至少 5 份，包括正常和异常水平；

——频率：至少每年 2 次；

——判定标准：应有≥80%的结果符合要求。

5.6.3.3 实验室间比对样品的分析

应符合 GB/T 22576.1—2018 中 5.6.3.3 规定。

5.6.3.4 实验室表现评价

应符合 GB/T 22576.1—2018 中 5.6.3.4 规定。

5.6.4 检验结果可比性

应符合 GB/T 22576.1—2018 中 5.6.4 以及下列规定。

实验室内部结果比对应符合如下要求：

——实验室用两套及以上检测系统检测同一项目时，应有比对数据表明其检测结果的可比性，实验方案可参考 WS/T 407；

——使用不同生物参考区间的出凝血分析仪间不宜进行比对，但应进行医疗安全风险评估；

——应定期(至少每 6 个月 1 次，每次至少 5 份临床样品)进行形态学检验人员的结果比对、考核并记录；应定期进行仪器法间白细胞分类计数正常标本的结果比对；

——比对记录应由实验室负责人审核并签字，记录至少保留 2 年。

5.7 检验后过程

应符合 GB/T 22576.1—2018 中 5.7 规定。

5.8 结果报告

5.8.1 总体要求

应符合 GB/T 22576.1—2018 中 5.8.1 规定。

5.8.2 报告特性

应符合 GB/T 22576.1—2018 中 5.8.2 规定。

5.8.3 报告内容

应符合 GB/T 22576.1—2018 中 5.8.3 以及下列规定。

检验结果应使用规范的测量单位，尽可能使用 SI 单位，例如：白细胞绝对计数的单位为（$\times 10^9$/L）；抗凝治疗监测时，凝血酶原时间（PT）的报告方式使用国际标准化比率（INR）。血涂片检验疟原虫阳性时，应同时报告鉴定结果。

血液分析仪是筛查仪器，检测数据和图形正常且无报警提示时，可直接报告检测结果；结果异常或出现报警提示时，应进行显微镜复检后再报告正确的结果；尤其是白细胞五分类检测，复检后的报告结果应以显微镜检查结果为准。

5.9 结果发布

5.9.1 总体要求

应符合 GB/T 22576.1—2018 中 5.9.1 以及下列规定。

危急值通常用于患者血液或凝血检验的首次结果。

5.9.2 结果的自动选择和报告

应符合 GB/T 22576.1—2018 中 5.9.2 规定。

5.9.3 修改报告

应符合 GB/T 22576.1—2018 中 5.9.3 规定。

5.10 实验室信息管理

应符合 GB/T 22576.1—2018 中 5.10 规定。

附 录 A
（规范性）
外周血涂片形态学识别要求

形态学检验人员应能识别以下细胞及寄生虫。

——红细胞：正常红细胞；异常红细胞（如大小异常、形态异常、血红蛋白含量异常、结构及排列异常等）。

——白细胞：正常白细胞（如中性杆状核粒细胞、中性分叶核粒细胞、嗜酸性粒细胞、嗜碱性粒细胞、淋巴细胞和单核细胞）；异常白细胞（如幼稚白细胞、中性粒细胞毒性变化、Auer 小体、中性粒细胞核象变化、中性粒细胞胞核形态异常、与遗传因素相关的中性粒细胞畸形及淋巴细胞形态异常等）。

——血小板：正常血小板；异常血小板（如大小异常、形态异常、聚集和分布异常等）。

——寄生虫：如疟原虫、丝虫、弓形虫及锥虫等。

参 考 文 献

[1] WS/T 407 医疗机构内定量检验结果的可比性验证指南

ICS 03.120.10
CCS C 30

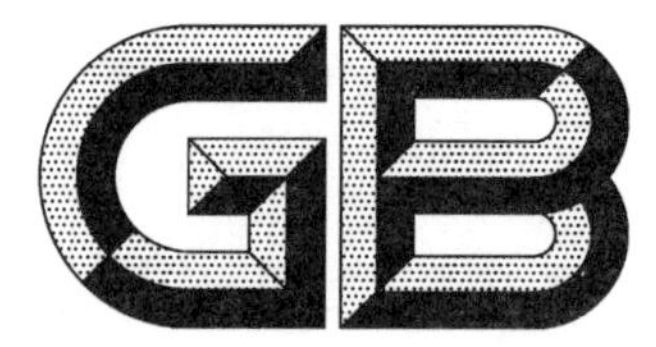

中华人民共和国国家标准

GB/T 22576.3—2021

医学实验室　质量和能力的要求 第3部分:尿液检验领域的要求

Medical laboratories—Requirements for quality and competence—Part 3:Requirements in the field of urine examination

2021-05-21 发布　　2022-06-01 实施

国家市场监督管理总局
国家标准化管理委员会　发布

前　言

本文件按照 GB/T 1.1—2020《标准化工作导则　第1部分：标准化文件的结构和起草规则》的规定起草。

本文件是 GB/T 22576《医学实验室　质量和能力的要求》的第3部分。本文件与 GB/T 22576.1 配合共同使用。

GB/T 22576 已经发布了以下部分：

——第1部分：通用要求；

——第2部分：临床血液学检验领域的要求；

——第3部分：尿液检验领域的要求；

——第4部分：临床化学检验领域的要求；

——第5部分：临床免疫学检验领域的要求；

——第6部分：临床微生物学检验领域的要求；

——第7部分：输血医学领域的要求。

请注意本文件的某些内容可能涉及专利。本文件的发布机构不承担识别专利的责任。

本文件由国家药品监督管理局提出。

本文件由全国医用临床检验实验室和体外诊断系统标准化技术委员会(SAC/TC 136)归口。

本文件起草单位：中国合格评定国家认可中心、中国人民解放军总医院、中国医学科学院北京协和医院。

本文件主要起草人：邓新立、胡冬梅、翟培军、周亚莉、李军燕、张时民、丛玉隆。

引　言

医学实验室的服务对患者医疗保健是必要的，因而要满足所有患者及负责患者医疗保健的临床人员的需求。这些服务包括受理申请，患者准备，患者识别，样品采集、运送、保存，临床样品的处理和检验及结果的解释、报告以及提出建议；此外，还要考虑医学实验室工作的安全性和伦理学问题。

只要国家法律法规和相关标准要求许可，期望医学实验室的服务包括进行诊断和患者管理，还包括会诊病例中患者的检验和积极参与疾病预防。每个实验室宜为其专业人员提供适宜的教育和科研的机会。

GB/T 22576 规定了医学实验室在目前公认的医学实验室服务领域内的所有学科的能力与质量的要求，拟由 11 个部分构成。

——第 1 部分：通用要求。目的在于规定医学实验室质量和能力的通用要求。

——第 2 部分：临床血液学检验领域的要求。目的在于规定医学实验室质量和能力对临床血液学检验领域的具体要求。

——第 3 部分：尿液检验领域的要求。目的在于规定医学实验室质量和能力对临床尿液检验领域的具体要求。

——第 4 部分：临床化学检验领域的要求。目的在于规定医学实验室质量和能力对临床化学检验领域的具体要求。

——第 5 部分：临床免疫学检验领域的要求。目的在于规定医学实验室质量和能力对临床免疫学检验领域的具体要求。

——第 6 部分：临床微生物学检验领域的要求。目的在于规定医学实验室质量和能力对临床微生物学检验领域的具体要求。

——第 7 部分：输血医学领域的要求。目的在于规定医学实验室质量和能力对输血医学领域的具体要求。

——第 8 部分：实验室信息系统的要求。目的在于规定医学实验室质量和能力对实验室信息系统的具体要求。

——第 9 部分：分子诊断领域的要求。目的在于规定医学实验室质量和能力对分子诊断领域的具体要求。

——第 10 部分：细胞病理学检查领域的要求。目的在于规定医学实验室质量和能力对细胞病理学检查领域的具体要求。

——第 11 部分：组织病理学检查领域的要求。目的在于规定医学实验室质量和能力对组织病理学检查领域的具体要求。

本文件章、条的编号和名称均采用 GB/T 22576.1 中章、条编号和名称，尿液检验领域的相关具体要求在对应条款后给出。

医学实验室 质量和能力的要求 第3部分：尿液检验领域的要求

1 范围

本文件规定了医学实验室的质量和能力要求在尿液一般检验领域的要求。

本文件适用于开展尿液有形成分分析、尿液干化学分析及其他尿液成分定性检测的医学实验室。

注：尿液生化成分定量分析的要求见 GB/T 22576.4，尿液免疫学分析的要求见 GB/T 22576.5，尿液微生物学检验的要求见 GB/T 22576.6。

2 规范性引用文件

本文件下列文件中的内容通过文中的规范性引用而构成本文件必不可少的条款。其中，注日期的引用文件，仅该日期对应的版本适用于本文件；不注日期的引用文件，其最新版本（包括所有的修改单）适用于本文件。

GB/T 22576.1—2018 医学实验室 质量和能力的要求

WS/T 348 尿液标本的收集及处理指南

WS/T 641 临床检验定量测定室内质量控制

YY/T 0996 尿液有形成分分析仪（数字成像自动识别）

3 术语和定义

GB/T 22576.1—2018 界定的术语和定义适用于本文件。

4 管理要求

4.1 组织和管理责任

应符合 GB/T 22576.1—2018 中 4.1 规定。

4.2 质量管理体系

应符合 GB/T 22576.1—2018 中 4.2 规定。

4.3 文件控制

应符合 GB/T 22576.1—2018 中 4.3 规定。

4.4 服务协议

应符合 GB/T 22576.1—2018 中 4.4 规定。

4.5 受委托实验室的检验

应符合 GB/T 22576.1—2018 中 4.5 规定。

4.6 外部服务和供应

应符合 GB/T 22576.1—2018 中 4.6 规定。

4.7 咨询服务

应符合 GB/T 22576.1—2018 中 4.7 规定。

4.8 投诉的解决

应符合 GB/T 22576.1—2018 中 4.8 规定。

4.9 不符合的识别和控制

应符合 GB/T 22576.1—2018 中 4.9 规定。

4.10 纠正措施

应符合 GB/T 22576.1—2018 中 4.10 规定。

4.11 预防措施

应符合 GB/T 22576.1—2018 中 4.11 规定。

4.12 持续改进

应符合 GB/T 22576.1—2018 中 4.12 及下列规定。

实验室应统计不合格样品(如样品量不足、污染、储存容器不对、保存条件不当等)的比率,并与临床科室共同进行原因分析,采取相应措施改进工作质量。

4.13 记录控制

应符合 GB/T 22576.1—2018 中 4.13 规定。

4.14 评估和审核

应符合 GB/T 22576.1—2018 中 4.14 规定。

4.15 管理评审

应符合 GB/T 22576.1—2018 中 4.15 规定。

5 技术要求

5.1 人员

5.1.1 总体要求

应符合 GB/T 22576.1—2018 中 5.1.1 规定。

5.1.2 人员资质

应符合 GB/T 22576.1—2018 中 5.1.2 以及下列规定。

有颜色视觉障碍的人员不应从事涉及辨色的尿液检验。

5.1.3 岗位描述

应符合 GB/T 22576.1—2018 中 5.1.3 以及下列规定。

应至少配备 1～2 人进行尿液分析复检样品的检验。

实验室专业技术人员的岗位职责应包括但不限于以下内容：

——原始样品的采集与处理；

——样品检测；

——质量保证；

——报告的完成、审核与签发；

——检验结果的解释；

——指导患者留取合格标本。

5.1.4 新员工入岗前介绍

应符合 GB/T 22576.1—2018 中 5.1.4 规定。

5.1.5 培训

应符合 GB/T 22576.1—2018 中 5.1.5 以及下列规定。

应有人员培训计划，如内部培训、定期学术交流、病案分析等。实验室应选用适用的参考资料，如尿液细胞形态学图谱及相关专业书籍。

5.1.6 能力评估

应符合 GB/T 22576.1—2018 中 5.1.6 以及下列规定。

形态学检验人员应能按附录 A 规定，识别的尿液中有形成分。

应每年评估员工的工作能力。对新进员工，尤其是从事尿液形态识别的人员，在最初 6 个月内应至少进行 2 次能力评估。

当职责变更时，或离岗 6 个月后再上岗时，或政策、程序、技术有变更时，应对员工进行再培训和再评估，合格后才可继续上岗，并记录。

5.1.7 员工表现的评估

应符合 GB/T 22576.1—2018 中 5.1.7 规定。

5.1.8 继续教育和专业发展

应符合 GB/T 22576.1—2018 中 5.1.8 规定。

5.1.9 人员记录

应符合 GB/T 22576.1—2018 中 5.1.9 以及下列规定。

形态学检查技术主管应有专业技术培训(如进修学习、参加形态学检查培训班等)及考核记录(如合格证、学分证及岗位培训证等)；其他形态学检查人员应有定期培训及考核记录。

5.2 设施和环境条件

5.2.1 总体要求

应符合 GB/T 22576.1—2018 中 5.2.1 规定。

5.2.2 实验室和办公设施

应符合 GB/T 22576.1—2018 中 5.2.2 规定。

5.2.3 储存设施

应符合 GB/T 22576.1—2018 中 5.2.3 以及下列规定。

如使用尿干化学试条,其存放条件(如湿度)应符合要求。用以保存临床样品和试剂的设施应设置目标温度和允许范围,并记录。应有温湿度失控时的处理措施,并记录。

5.2.4 员工设施

应符合 GB/T 22576.1—2018 中 5.2.4 规定。

5.2.5 患者样品采集设施

应符合 GB/T 22576.1—2018 中 5.2.5 以及下列规定。

患者样品采集设施应将接待/等候和采集区分隔开。同时,实验室的样品采集设施也应满足国家法律法规或者医院伦理委员会对患者隐私保护的要求。

5.2.6 设施维护和环境条件

应符合 GB/T 22576.1—2018 中 5.2.6 以及下列规定。

应依据所用分析设备和实验过程的要求,制定环境温湿度控制要求并记录。应有温湿度失控时的处理措施并记录。

必要时,实验室可配置不间断电源(UPS)和(或)双路电源以保证关键设备(如需要控制温度和连续监测的分析仪、冰箱等)的正常工作。

5.3 实验室设备、试剂和耗材

5.3.1 设备

5.3.1.1 总体要求

应符合 GB/T 22576.1—2018 中 5.3.1.1 规定。

5.3.1.2 设备验收试验

应符合 GB/T 22576.1—2018 中 5.3.1.2 规定。

5.3.1.3 设备使用说明

应符合 GB/T 22576.1—2018 中 5.3.1.3 规定。

5.3.1.4 设备校准和计量学溯源

应符合 GB/T 22576.1—2018 中 5.3.1.4 以及下列规定。

应按国家法规要求对强检设备进行检定。应进行外部校准的设备,如果符合检测目的和要求,可按制造商校准程序进行。应至少对分析设备的加样系统、检测系统、温控系统进行校准(适用时)。

用于尿液有形成分分析的水平离心机应有盖;应能提供 400 g 的相对离心力(RCF)。应每 12 个月对离心机进行校准。

5.3.1.5 设备维护与维修

应符合 GB/T 22576.1—2018 中 5.3.1.5 以及下列规定。

设备故障后，应首先分析故障原因。如果设备故障可能影响了方法学性能，故障修复后，可通过以下合适的方式进行相关的检测、验证：

——可校准的项目实施校准验证，必要时，实施校准；

——质控品检验；

——与其他仪器或方法比对；

——以前检验过的样品再检验。

5.3.1.6 设备不良事件报告

应符合 GB/T 22576.1—2018 中 5.3.1.6 规定。

5.3.1.7 设备记录

应符合 GB/T 22576.1—2018 中 5.3.1.7 规定。

5.3.2 试剂和耗材

应符合 GB/T 22576.1—2018 中 5.3.2 规定。

5.4 检验前过程

5.4.1 总体要求

应符合 GB/T 22576.1—2018 中 5.4.1 规定。

5.4.2 提供给患者和用户的信息

应符合 GB/T 22576.1—2018 中 5.4.2 以及下列规定。

应针对不同类型的尿液样品规定不同的采集方法和要求。对自行采集样品的患者，实验室或相关医护人员应指导其正确采集样品。有特殊采集要求的样品，应在医生或护士的协助下完成采集。

5.4.3 申请单信息

应符合 GB/T 22576.1—2018 中 5.4.3 规定。

5.4.4 原始样品采集和处理

应符合 GB/T 22576.1—2018 中 5.4.4 以及下列规定。

尿液样品的采集和处理应符合 WS/T 348 的要求。

5.4.5 样品运送

应符合 GB/T 22576.1—2018 中 5.4.5 以及下列规定。

所有尿液样品应用密闭容器运送。

5.4.6 样品接收

应符合 GB/T 22576.1—2018 中 5.4.6 规定。

5.4.7 检验前处理、准备和储存

应符合 GB/T 22576.1—2018 中 5.4.7 规定。

5.5 检验过程

5.5.1 检验程序的选择、验证和确认

5.5.1.1 总体要求

应符合 GB/T 22576.1—2018 中 5.5.1.1 以及下列规定。

对于尿液有形成分分析，实验室可采用尿液干化学分析仪、尿液有形成分分析仪进行筛选，但尿沉渣镜检为其确认方法。尿液沉渣显微镜检查宜实施标准化的镜检方法。

5.5.1.2 检验程序验证

应符合 GB/T 22576.1—2018 中 5.5.1.2 以及下列规定。

验证的检验程序性能指标应符合产品声明、预期用途、国家/行业标准或相关规定的要求。尿液干化学分析仪性能验证的内容至少应包括阴性和阳性符合率。

尿液有形成分分析仪性能验证的内容至少应包括精密度、携带污染率和可报告范围，验证方法可按 YY/T 0996。

5.5.1.3 检验程序的确认

应符合 GB/T 22576.1—2018 中 5.5.1.3 以及下列规定。

如可行，尿液样品应全部进行显微镜有形成分检查；如使用自动化仪器做有形成分筛检，实验室应制定尿液有形成分分析的显微镜复检程序，并进行确认：

——明确显微镜复检程序制定的依据、方法；

——规定验证方法及标准，对复检程序进行验证，假阴性率应≤3%。

5.5.1.4 被测量值的测量不确定度

应符合 GB/T 22576.1—2018 中 5.5.1.4 规定。

5.5.2 生物参考区间或临床决定值

应符合 GB/T 22576.1—2018 中 5.5.2 规定。

应至少使用 20 份健康人尿液样品验证尿液有形成分分析仪检验项目的生物参考区间。必要时，应考虑性别、年龄等因素。

5.5.3 检验程序文件化

应符合 GB/T 22576.1—2018 中 5.5.3 规定。

5.6 检验结果质量的保证

5.6.1 总体要求

应符合 GB/T 22576.1—2018 中 5.6.1 规定。

5.6.2 质量控制

5.6.2.1 总体要求

应符合 GB/T 22576.1—2018 中 5.6.2.1 规定。

5.6.2.2 质控品

应符合 GB/T 22576.1—2018 中 5.6.2.2 以及下列规定。

尿液有形成分分析仪红细胞、白细胞计数检验项目,可按 WS/T 641 进行室内质控。应至少使用 2 个浓度水平(正常和异常水平)的质控品,每检测日至少检测 1 次,应至少使用 1_{3s}、2_{2s}失控规则。

定性尿液检验项目应至少使用阴性和阳性质控品进行室内质控,每工作日至少检测 1 次,测量结果偏差不超过 1 个等级,且阴性不可为阳性,阳性不可为阴性。

5.6.2.3 质控数据

应符合 GB/T 22576.1—2018 中 5.6.2.3 以及下列规定。

尿液有形成分分析仪红细胞、白细胞计数检验项目,应绘制室内质控图。可使用 Levey-Jennings 质控图或 Z 分数图。质控图应标注质控品名称、浓度、批号、效期、检测结果、中心线和控制界线、分析仪器名称和唯一标识、检验方法名称、检验项目名称、试剂和校准物批号、每个数据点的日期和时间、干预行为的记录、检测人员及审核人员的签字。

5.6.3 实验室间比对

5.6.3.1 参加实验室间比对

应符合 GB/T 22576.1—2018 中 5.6.3.1 以及下列规定。

应保留参加能力验证/室间质评活动的结果和证书。实验室负责人或指定人员应监控能力验证/室间质评的结果,并在结果报告上签字,保留时限至少 2 年。

5.6.3.2 替代方案

应符合 GB/T 22576.1—2018 中 5.6.3.2 以及下列规定。

通过与其他实验室(如使用相同检测方法的同级别或高级别实验室)比对的方式确定检验结果的可接受性时,应满足如下要求:

——规定比对实验室的选择原则;

——样品数量:至少 5 份,包括正常和异常水平;

——频率:至少每年 2 次;

——判定标准:应有≥80%的结果符合要求;

——比对结果由实验室负责人审核后,至少保留 2 年。

5.6.3.3 实验室间比对样品的分析

应符合 GB/T 22576.1—2018 中 5.6.3.3 规定。

5.6.3.4 实验室表现评价

应符合 GB/T 22576.1—2018 中 5.6.3.4 规定。

5.6.4 检验结果可比性

应符合 GB/T 22576.1—2018 中 5.6.4 以及下列规定。

实验室内部结果比对应符合如下要求。

——对于尿液干化学分析仪，应至少 6 个月进行结果的比对。在确认分析系统的有效性及其性能指标符合要求后，至少使用 5 份临床样品(至少含 3 份异常水平样品)进行比对；判断标准：定性检测结果偏差应不超过 1 个等级，且阴性不可为阳性，阳性不可为阴性。

——对于尿液有形成分分析仪，应至少 6 个月进行结果的比对。在确认分析系统的有效性及其性能指标符合要求后，至少使用 5 份临床样品(至少含 3 份异常水平的样品，包含高、中、低浓度)进行比对，评价检测结果的符合性。

——对于尿形态显微镜检查，应至少每 6 个月 1 次进行形态学检验人员的结果比对，每次至少使用 5 份临床样品，且至少应含 3 份阳性样品，阳性样品类型应包括细胞、管型、结晶、真菌等不同类型的有形成分，评价检测结果的符合性。

——比对记录应由实验室负责人审核并签字，并应保留至少 2 年。

5.7 检验后过程

应符合 GB/T 22576.1—2018 中 5.7 以及下列规定。

尿液标本的处理应符合生物安全相关要求。

5.8 结果报告

5.8.1 总体要求

应符合 GB/T 22576.1—2018 中 5.8.1 规定。

5.8.2 报告特性

应符合 GB/T 22576.1—2018 中 5.8.2 规定。

5.8.3 报告内容

应符合 GB/T 22576.1—2018 中 5.8.3 以及下列规定。

检验报告中的形态学检验项目，应只报告筛查后的最终唯一结果，必要时可另附相关说明。尿液沉渣显微镜检查宜以每高/低倍视野中的形态数量报告结果。

5.9 结果发布

应符合 GB/T 22576.1—2018 中 5.9 规定。

5.10 实验室信息管理

应符合 GB/T 22576.1—2018 中 5.10 规定。

附 录 A
（规范性）
尿液检验形态学识别要求

形态学检验人员应能识别的尿液中有形成分包括：

——红细胞、白细胞、鳞状上皮细胞、肾小管上皮细胞、移行上皮细胞、吞噬细胞；

——宽管型、肾小管上皮细胞管型、脂肪管型、颗粒管型、透明管型、红细胞管型、蜡样管型、白细胞管型、血液管型；

——细菌、寄生虫、真菌；

——无定形盐类结晶、草酸钙结晶、胆固醇结晶、胱氨酸结晶、磷酸铵镁结晶、尿酸结晶、胆红素结晶、酪氨酸结晶、尿酸铵结晶、磷酸钙结晶、尿酸钠结晶、药物性结晶；

——污染物、黏液丝、精子。

参 考 文 献

[1] GB/T 22576.4 医学实验室 质量和能力的要求 第4部分:临床化学检验领域的要求
[2] GB/T 22576.5 医学实验室 质量和能力的要求 第5部分:临床免疫学检验领域的要求
[3] GB/T 22576.6 医学实验室 质量和能力的要求 第6部分:临床微生物学检验领域的要求

ICS 03.120.10
CCS C 30

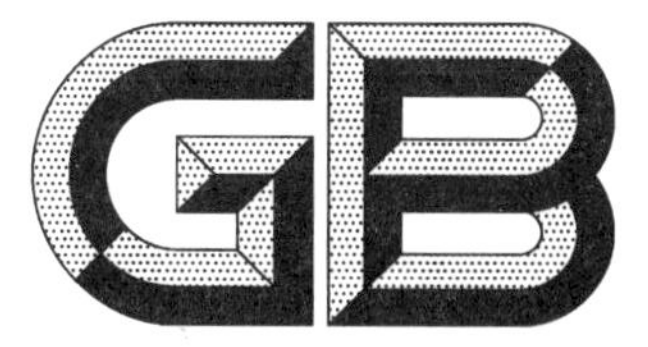

中华人民共和国国家标准

GB/T 22576.4—2021

医学实验室 质量和能力的要求 第4部分：临床化学检验领域的要求

Medical laboratories—Requirements for quality and competence—Part 4: Requirements in the field of clinical chemistry examination

2021-05-21 发布 2022-06-01 实施

国家市场监督管理总局
国家标准化管理委员会 发布

前　言

本文件按照 GB/T 1.1—2020《标准化工作导则　第 1 部分：标准化文件的结构和起草规则》的规定起草。

本文件是 GB/T 22576《医学实验室　质量和能力的要求》的第 4 部分。本文件与 GB/T 22576.1 配合共同使用。

GB/T 22576 已经发布了以下部分：

——第 1 部分：通用要求；

——第 2 部分：临床血液学检验领域的要求；

——第 3 部分：尿液检验领域的要求；

——第 4 部分：临床化学检验领域的要求；

——第 5 部分：临床免疫学检验领域的要求；

——第 6 部分：临床微生物学检验领域的要求；

——第 7 部分：输血医学领域的要求。

请注意本文件的某些内容可能涉及专利。本文件的发布机构不承担识别专利的责任。

本文件由国家药品监督管理局提出。

本文件由全国医用临床检验实验室和体外诊断系统标准化技术委员会(SAC/TC 136)归口。

本文件起草单位：中国合格评定国家认可中心、北京医院、中国人民解放军第三零二医院、中国医学科学院北京协和医院。

本文件主要起草人：郭健、李军燕、翟培军、胡冬梅、周亚莉、毛远丽、邱玲。

引　言

医学实验室的服务对患者医疗保健是必要的，因而要满足所有患者及负责患者医疗保健的临床人员的需求。这些服务包括受理申请，患者准备，患者识别，样品采集、运送、保存，临床样品的处理和检验及结果的解释、报告以及提出建议；此外，还要考虑医学实验室工作的安全性和伦理学问题。

只要国家法律法规和相关标准要求许可，期望医学实验室的服务包括进行诊断和患者管理，还包括会诊病例中患者的检验和积极参与疾病预防。每个实验室宜为其专业人员提供适宜的教育和科研的机会。

GB/T 22576 规定了医学实验室在目前公认的医学实验室服务领域内的所有学科的能力与质量的要求，拟由 11 个部分构成。

——第 1 部分：通用要求。目的在于规定医学实验室质量和能力的通用要求。

——第 2 部分：临床血液学检验领域的要求。目的在于规定医学实验室质量和能力对临床血液学检验领域的具体要求。

——第 3 部分：尿液检验领域的要求。目的在于规定医学实验室质量和能力对临床尿液检验领域的具体要求。

——第 4 部分：临床化学检验领域的要求。目的在于规定医学实验室质量和能力对临床化学检验领域的具体要求。

——第 5 部分：临床免疫学检验领域的要求。目的在于规定医学实验室质量和能力对临床免疫学检验领域的具体要求。

——第 6 部分：临床微生物学检验领域的要求。目的在于规定医学实验室质量和能力对临床微生物学检验领域的具体要求。

——第 7 部分：输血医学领域的要求。目的在于规定医学实验室质量和能力对输血医学领域的具体要求。

——第 8 部分：实验室信息系统的要求。目的在于规定医学实验室质量和能力对实验室信息系统的具体要求。

——第 9 部分：分子诊断领域的要求。目的在于规定医学实验室质量和能力对分子诊断领域的具体要求。

——第 10 部分：细胞病理学检查领域的要求。目的在于规定医学实验室质量和能力对细胞病理学检查领域的具体要求。

——第 11 部分：组织病理学检查领域的要求。目的在于规定医学实验室质量和能力对组织病理学检查领域的具体要求。

本文件章、条的编号和名称均采用 GB/T 22576.1 中章、条编号和名称，临床化学检验领域的相关具体要求在对应条款后给出。

医学实验室　质量和能力的要求 第4部分:临床化学检验领域的要求

1　范围

本文件规定了医学实验室的质量和能力的要求在临床化学检验领域的要求。

本文件适用于开展临床化学检验的医学实验室,也适用于开展临床免疫学定量检验的医学实验室。

2　规范性引用文件

下列文件中的内容通过文中的规范性引用而构成本文件必不可少的条款。其中,注日期的引用文件,仅该日期对应的版本适用于本文件;不注日期的引用文件,其最新版本(包括所有的修改单)适用于本文件。

GB/T 21415　体外诊断医疗器械　生物样品中量的测量　校准品和控制物质赋值的计量学溯源性

GB/T 22576.1—2018　医学实验室　质量和能力的要求　第1部分:通用要求

WS/T 403　临床生物化学检验常规项目分析质量指标

WS/T 407　医疗机构内定量检验结果的可比性验证指南

3　术语和定义

GB/T 22576.1—2018 界定的术语和定义适用于本文件。

4　管理要求

4.1　组织和管理责任

应符合 GB/T 22576.1—2018 中 4.1 规定。

4.2　质量管理体系

应符合符合 GB/T 22576.1—2018 中 4.2 规定。

4.3　文件控制

应符合 GB/T 22576.1—2018 中 4.3 规定。

4.4　服务协议

应符合 GB/T 22576.1—2018 中 4.4 规定。

4.5　受委托实验室的检验

应符合 GB/T 22576.1—2018 中 4.5 规定。

4.6 外部服务和供应

应符合 GB/T 22576.1—2018 中 4.6 规定。

4.7 咨询服务

应符合 GB/T 22576.1—2018 中 4.7 规定。

4.8 投诉的解决

应符合 GB/T 22576.1—2018 中 4.8 规定。

4.9 不符合的识别和控制

应符合 GB/T 22576.1—2018 中 4.9 规定。

4.10 纠正措施

应符合 GB/T 22576.1—2018 中 4.10 规定。

4.11 预防措施

应符合 GB/T 22576.1—2018 中 4.11 规定。

4.12 持续改进

应符合 GB/T 22576.1—2018 中 4.12 规定。

4.13 记录控制

应符合 GB/T 22576.1—2018 中 4.13 规定。

4.14 评估和审核

应符合 GB/T 22576.1—2018 中 4.14 规定。

4.15 管理评审

应符合 GB/T 22576.1—2018 中 4.15 规定。

5 技术要求

5.1 人员

5.1.1 总体要求

应符合 GB/T 22576.1—2018 中 5.1.1 规定。

5.1.2 人员资质

应符合 GB/T 22576.1—2018 中 5.1.2 以及下列规定。

实验室负责人和检验报告签发(审核)人应具有相应资质。特殊岗位工作人员应经过相关培训、合格后上岗。

5.1.3 岗位描述

应符合 GB/T 22576.1—2018 中 5.1.3 规定。

5.1.4 新员工入岗前介绍

应符合 GB/T 22576.1—2018 中 5.1.4 规定。

5.1.5 培训

应符合 GB/T 22576.1—2018 中 5.1.5 以及下列规定。

应实施安全培训和应急预案的演练，并记录演练过程。

5.1.6 能力评估

应符合 GB/T 22576.1—2018 中 5.1.6 以及下列规定。

应每年评估员工的工作能力。当职责变更时，或离岗 6 个月后再上岗时，或政策、程序、技术有变更时，应对员工进行再培训和再评估，合格后才可继续上岗，并记录。

5.1.7 员工表现的评估

应符合 GB/T 22576.1—2018 中 5.1.7 规定。

5.1.8 继续教育和专业发展

应符合 GB/T 22576.1—2018 中 5.1.8 规定。

5.1.9 人员记录

应符合 GB/T 22576.1—2018 中 5.1.9 规定。

5.2 设施和环境条件

应符合 GB/T 22576.1—2018 中 5.2 规定。

5.3 实验室设备、试剂和耗材

5.3.1 设备

5.3.1.1 总体要求

应符合 GB/T 22576.1—2018 中 5.3.1.1 规定。

5.3.1.2 设备验收试验

应符合 GB/T 22576.1—2018 中 5.3.1.2 规定。

5.3.1.3 设备使用说明

应符合 GB/T 22576.1—2018 中 5.3.1.3 规定。

5.3.1.4 设备校准和计量学溯源

应符合 GB/T 22576.1—2018 中 5.3.1.4 以及下列规定。

实验室用分析设备及辅助设备应按国家法规要求，对需要强检的设备进行检定。应进行外部校准的设备，如果符合检测目的和要求，可按制造商校准程序进行，应至少对分析设备的加样系统、检测系统和温控系统进行校准。

实验室应保证检验结果的计量学溯源符合 GB/T 21415 的要求。实验室所用产品校准品的值应可溯源至可获得的国家标准、国际标准、权威专业组织标准或企业标准。

实验室应制定适宜的正确度验证计划，可采用有证参考物质、正确度控制品等进行正确度验证，或与经确认的参考方法进行结果比对。

5.3.1.5 设备维护与维修

应符合 GB/T 22576.1—2018 中 5.3.1.5 以及下列规定。

设备故障修复后，应首先分析故障原因，如果设备故障影响了分析性能，应依据制造商的规定选择以下合适的方式进行相关的检测、验证：

——可校准的项目实施校准验证，必要时，实施校准；

——质控品检测结果在允许范围内；

——与其他仪器的检测结果比较；

——使用留样再测结果进行判断。

5.3.1.6 设备不良事件报告

应符合 GB/T 22576.1—2018 中 5.3.1.6 规定。

5.3.1.7 设备记录

应符合 GB/T 22576.1—2018 中 5.3.1.7 规定。

5.3.2 试剂和耗材

应符合 GB/T 22576.1—2018 中 5.3.2 规定。

5.4 检验前过程

应符合 GB/T 22576.1—2018 中 5.4 规定。

5.5 检验过程

5.5.1 检验程序的选择、验证和确认

5.5.1.1 总体要求

应符合 GB/T 22576.1—2018 中 5.5.1.1 规定。

5.5.1.2 检验程序验证

应符合 GB/T 22576.1—2018 中 5.5.1.2 以及下列规定。

验证的检验程序性能指标应符合产品声明、预期用途、国家/行业标准或地方法规的要求，应符合 WS/T 403 的要求。检验方法和程序分析性能的验证内容至少应包括：正确度、精密度和可报告范围。

5.5.1.3 检验程序的确认

应符合 GB/T 22576.1—2018 中 5.5.1.3 以及下列规定。

如果使用内部程序，如自建检测系统，应有程序评估正确度、精密度、可报告范围等分析性能和生物参考区间，并确认符合预期用途。

5.5.1.4 被测量值的测量不确定度

应符合 GB/T 22576.1—2018 中 5.5.1.4 以及下列规定。

实验室在评估测量程序的测量不确定度时,不确定度分量至少应包括偏倚和中间精密度,宜给出与医学决定水平接近浓度的测量不确定度。适用时,可依据不同测量区间段(如低值区)给出相应的测量不确定度。

5.5.2 生物参考区间或临床决定值

应符合 GB/T 22576.1—2018 中 5.5.2 以及下列规定。

生物参考区间的评审内容应包括:参考区间来源、检测系统一致性、参考人群适用性等,评审过程应有临床医生参加。临床需要时,宜根据性别、年龄等划分参考区间。如果建立参考区间,参考个体数量应不少于 120 例,若分组,每组的参考个体数量应不少于 120 例。验证参考区间时,每组的参考个体数量应不少于 20 例。临床决定值的评审可参考上述要求进行。

5.5.3 检验程序文件化

应符合 GB/T 22576.1—2018 中 5.5.3 规定。

5.6 检验结果质量的保证

5.6.1 总体要求

应符合 GB/T 22576.1—2018 中 5.6.1 规定。

5.6.2 质量控制

5.6.2.1 总体要求

应符合 GB/T 22576.1—2018 中 5.6.2.1 以及下列规定。

应制定室内质量控制程序,可参照 GB/T 20468,内容包括:

——质控品的类型、浓度和检测频度;

——通过实验室实际检测,确定精密度质控品的均值和标准差;

——依据质量指标,设定控制限;

——使用恰当的质控规则,检查随机误差和系统误差;

——更换质控品批号时,应新、旧批号平行测定,获得 20 个以上数据后,重新确定新批号质控品的均值。

5.6.2.2 质控品

应符合 GB/T 22576.1—2018 中 5.6.2.2 规定。

5.6.2.3 质控数据

应符合 GB/T 22576.1—2018 中 5.6.2.3 以及下列规定。

绘制室内质控图,可使用 Levey-Jennings 质控图或 Z 分数图。质控图应标注质控品名称、浓度、批号、效期、检测结果、中心线和控制界线、分析仪器名称和唯一标识、检验方法名称、检验项目名称、试剂和校准物批号、每个数据点的日期和时间、干预行为的记录、检测人员及审核人员的签字。

5.6.3 实验室间比对

5.6.3.1 参加实验室间比对

应符合 GB/T 22576.1—2018 中 5.6.3.1 以及下列规定。

应保留参加能力验证或室间质评的检测结果、回报表和证书。

5.6.3.2 替代方案

应符合 GB/T 22576.1—2018 中 5.6.3.2 以及下列规定。

对尚未开展能力验证/室间质评的检验项目，可通过与其他实验室比对的方式，判断检验结果的可接受性，并应满足如下要求：

——规定比对实验室的选择原则；

——样本数量：至少 5 份/次，包括正常和异常水平；

——检测频率：至少每年 2 次；

——判定标准：没有公认标准时，可依据制造商声明的性能标准而制定，应有≥80%的结果符合要求。

5.6.3.3 实验室间比对样品的分析

应符合 GB/T 22576.1—2018 中 5.6.3.3 规定。

5.6.4 检验结果可比性

应符合 GB/T 22576.1—2018 中 5.6.4 以及下列规定。

实验室用两套及以上检测系统检测同一项目时，应有数据证明其检测结果的可比性，实验方案按 WS/T 407，或比对频次每年至少 1 次，样品数量不少于 20，样品浓度水平应覆盖测量范围；比对结果的偏倚应符合产品声明、预期用途、国家/行业标准，或者在医学决定性水平下的系统误差（偏倚%）＜1/2TEa。

比对结果不可接受时，应分析原因，并采取必要的纠正措施，并评估纠正措施的有效性。比对记录应由实验室负责人审核并签字，并应保留至少 2 年。

5.7 检验后过程

应符合 GB/T 22576.1—2018 中 5.7 规定。

5.8 结果报告

5.8.1 总体要求

应符合 GB/T 22576.1—2018 中 5.8.1 规定。

5.8.2 报告特性

应符合 GB/T 22576.1—2018 中 5.8.2 以及下列规定。

实验室应与临床相关部门协商并制定常规检验、急诊检验、危急值等检验结果的传达方式和时限。

5.8.3 报告内容

应符合 GB/T 22576.1—2018 中 5.8.3 规定。

5.9 结果发布

应符合 GB/T 22576.1—2018 中 5.9 规定。

5.10 实验室信息管理

应符合 GB/T 22576.1—2018 中 5.10 规定。

参 考 文 献

[1] GB/T 20468 临床实验室定量测定室内质量控制指南
[2] WS/T 641 临床检验定量测定室内质量控制

ICS 03.120.10
CCS C 30

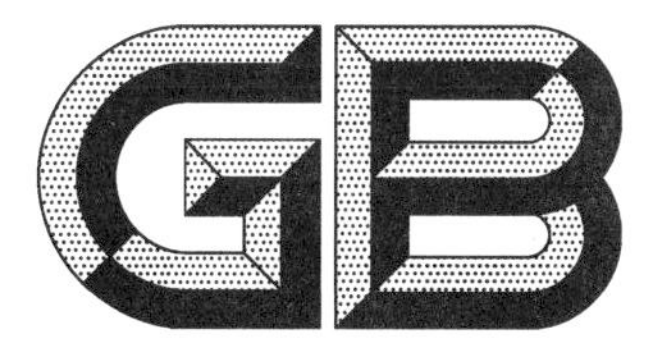

中华人民共和国国家标准

GB/T 22576.5—2021

医学实验室　质量和能力的要求 第5部分：临床免疫学检验领域的要求

Medical laboratories—Requirements for quality and competence—
Part 5: Requirements in the field of clinical immunology examination

2021-05-21 发布　　2022-06-01 实施

国家市场监督管理总局
国家标准化管理委员会　发布

前　言

本文件按照 GB/T 1.1—2020《标准化工作导则　第 1 部分:标准化文件的结构和起草规则》的规定起草。

本文件是 GB/T 22576《医学实验室　质量和能力的要求》的第 5 部分。本文件与 GB/T 22576.1 配合共同使用。

GB/T 22576 已经发布了以下部分:

——第 1 部分:通用要求;

——第 2 部分:临床血液学检验领域的要求;

——第 3 部分:尿液检验领域的要求;

——第 4 部分:临床化学检验领域的要求;

——第 5 部分:临床免疫学检验领域的要求;

——第 6 部分:临床微生物学检验领域的要求;

——第 7 部分:输血医学领域的要求。

请注意本文件的某些内容可能涉及专利。本文件的发布机构不承担识别专利的责任。

本文件由国家药品监督管理局提出。

本文件由全国医用临床检验实验室和体外诊断系统标准化技术委员会(SAC/TC 136)归口。

本文件起草单位:中国合格评定国家认可中心、江苏省临床检验中心、国家卫生健康委临床检验中心、福建医科大学附属协和医院。

本文件主要起草人:许斌、李军燕、翟培军、胡冬梅、周亚莉、李金明、曹颖平。

引　言

医学实验室的服务对患者医疗保健是必要的，因而要满足所有患者及负责患者医疗保健的临床人员的需求。这些服务包括受理申请，患者准备，患者识别，样品采集、运送、保存，临床样品的处理和检验及结果的解释、报告以及提出建议；此外，还要考虑医学实验室工作的安全性和伦理学问题。

只要国家法律法规和相关标准要求许可，期望医学实验室的服务包括进行诊断和患者管理，还包括会诊病例中患者的检验和积极参与疾病预防。每个实验室宜为其专业人员提供适宜的教育和科研的机会。

GB/T 22576 规定了医学实验室在目前公认的医学实验室服务领域内的所有学科的能力与质量的要求，拟由 11 个部分构成。

——第 1 部分：通用要求。目的在于规定医学实验室质量和能力的通用要求。

——第 2 部分：临床血液学检验领域的要求。目的在于规定医学实验室质量和能力对临床血液学检验领域的具体要求。

——第 3 部分：尿液检验领域的要求。目的在于规定医学实验室质量和能力对临床尿液检验领域的具体要求。

——第 4 部分：临床化学检验领域的要求。目的在于规定医学实验室质量和能力对临床化学检验领域的具体要求。

——第 5 部分：临床免疫学检验领域的要求。目的在于规定医学实验室质量和能力对临床免疫学检验领域的具体要求。

——第 6 部分：临床微生物学检验领域的要求。目的在于规定医学实验室质量和能力对临床微生物学检验领域的具体要求。

——第 7 部分：输血医学领域的要求。目的在于规定医学实验室质量和能力对输血医学领域的具体要求。

——第 8 部分：实验室信息系统的要求。目的在于规定医学实验室质量和能力对实验室信息系统的具体要求。

——第 9 部分：分子诊断领域的要求。目的在于规定医学实验室质量和能力对分子诊断领域的具体要求。

——第 10 部分：细胞病理学检查领域的要求。目的在于规定医学实验室质量和能力对细胞病理学检查领域的具体要求。

——第 11 部分：组织病理学检查领域的要求。目的在于规定医学实验室质量和能力对组织病理学检查领域的具体要求。

本文件章、条的编号和名称均采用 GB/T 22576.1 中章、条编号和名称，临床免疫学检验领域的相关具体要求在对应条款后给出。

医学实验室　质量和能力的要求　第5部分:临床免疫学检验领域的要求

1　范围

本文件规定了医学实验室质量和能力的要求在临床免疫学定性检验领域的要求。

本文件适用于开展在免疫学定性检验的临床实验室。

注：临床免疫学定量检验领域的要求见 GB/T 22576.4。

2　规范性引用文件

下列文件中的内容通过文中的规范性引用而构成本文件必不可少的条款。其中,注日期的引用文件,仅该日期对应的版本适用于本文件;不注日期的引用文件,其最新版本(包括所有的修改单)适用于本文件。

GB/T 22576.1—2018　医学实验室　质量和能力的要求　第1部分:通用要求

3　术语和定义

GB/T 22576.1—2018 界定的术语和定义适用于本文件。

4　管理要求

4.1　组织和管理责任

应符合 GB/T 22576.1—2018 中 4.1 规定。

4.2　质量管理体系

应符合 GB/T 22576.1—2018 中 4.2 规定。

4.3　文件控制

应符合 GB/T 22576.1—2018 中 4.3 规定。

4.4　服务协议

应符合 GB/T 22576.1—2018 中 4.4 规定。

4.5　受委托实验室的检验

应符合 GB/T 22576.1—2018 中 4.5 规定。

4.6　外部服务和供应

应符合 GB/T 22576.1—2018 中 4.6 规定。

4.7 咨询服务

应符合 GB/T 22576.1—2018 中 4.7 规定。

4.8 投诉的解决

应符合 GB/T 22576.1—2018 中 4.8 规定。

4.9 不符合的识别和控制

应符合 GB/T 22576.1—2018 中 4.9 规定。

4.10 纠正措施

应符合 GB/T 22576.1—2018 中 4.10 规定。

4.11 预防措施

应符合 GB/T 22576.1—2018 中 4.11 规定。

4.12 持续改进

应符合 GB/T 22576.1—2018 中 4.12 规定。

4.13 记录控制

应符合 GB/T 22576.1—2018 中 4.13 规定。

4.14 评估和审核

应符合 GB/T 22576.1—2018 中 4.14 规定。

4.15 管理评审

应符合 GB/T 22576.1—2018 中 4.15 规定。

5 技术要求

5.1 人员

5.1.1 总体要求

应符合 GB/T 22576.1—2018 中 5.1.1 规定。

5.1.2 人员资质

应符合 GB/T 22576.1—2018 中 5.1.2 以及下列规定。

实验室负责人和检验报告签发人应具有相应资质。特殊岗位(如抗 HIV 初筛、产前筛查、新生儿疾病筛查等)工作人员应取得相应上岗证。

5.1.3 岗位描述

应符合 GB/T 22576.1—2018 中 5.1.3 规定。

5.1.4 新员工入岗前介绍

应符合 GB/T 22576.1—2018 中 5.1.4 规定。

5.1.5 培训

应符合 GB/T 22576.1—2018 中 5.1.5 规定。

5.1.6 能力评估

应符合 GB/T 22576.1—2018 中 5.1.6 以及下列规定。

应每年评估员工的工作能力。当职责变更时，或离岗 6 个月后再上岗时，或政策、程序、技术有变更时，应对员工进行再培训和再评估，合格后才可继续上岗，并记录。

5.1.7 员工表现的评估

应符合 GB/T 22576.1—2018 中 5.1.7 规定。

5.1.8 继续教育和专业发展

应符合 GB/T 22576.1—2018 中 5.1.8 规定。

5.1.9 人员记录

应符合 GB/T 22576.1—2018 中 5.1.9 规定。

5.2 设施和环境条件

应符合 GB/T 22576.1—2018 中 5.2 规定。

5.3 实验室设备、试剂和耗材

5.3.1 设备

5.3.1.1 总体要求

应符合 GB/T 22576.1—2018 中 5.3.1.1 以及下列规定。

实验室应提供用于测量的分析仪器和与检测质量相关的设备的校准清单、工作计划、完成状态。

应有校准物(适用时)和质控品，如为自制质控物应有制备程序，包括稳定性和均一性的评价方案，以及配制和评价记录。

5.3.1.2 设备验收试验

应符合 GB/T 22576.1—2018 中 5.3.1.2 以及下列规定。

仪器和设备新安装时应按法规或制造商建议的性能参数和程序进行校准，并保留性能参数测试结果的记录。设备应有标识卡，信息至少应包括：唯一性编码、校准日期及再校准日期。

5.3.1.3 设备使用说明

应符合 GB/T 22576.1—2018 中 5.3.1.3 规定。

5.3.1.4 设备校准和计量学溯源

应符合 GB/T 22576.1—2018 中 5.3.1.4 以及下列规定。

实验室用分析设备及辅助设备应对实验室用分析设备及辅助设备中需要强检的设备进行检定。应进行外部校准的设备，如果符合检测目的和要求，可按制造商校准程序进行，应至少对分析设备的加样系统、检测系统和温控系统进行校准。

5.3.1.5 设备维护与维修

应符合 GB/T 22576.1—2018 中 5.3.1.5 以及下列规定。

设备故障修复后，应首先分析故障原因，如果设备故障影响了分析性能，应依据制造商的规定选择以下合适的方式进行相关的检测、验证：

——可校准的项目实施校准验证，必要时，实施项目校准；

——质控品检测结果在允许范围内；

——与其他仪器的检测结果比较；

——使用留样再测结果进行判断。

5.3.1.6 设备不良事件报告

应符合 GB/T 22576.1—2018 中 5.3.1.6 规定。

5.3.1.7 设备记录

应符合 GB/T 22576.1—2018 中 5.3.1.7 规定。

5.3.2 试剂和耗材

5.3.2.1 总体要求

应符合 GB/T 22576.1—2018 中 5.3.2.1 以及下列规定。

实验室应选用有国家批准文号的试剂，特殊项目如艾滋病抗体初筛试剂应有批批检定合格证书。应保留制造商提供的试剂性能参数。

5.3.2.2 试剂和耗材——接收和贮存

应符合 GB/T 22576.1—2018 中 5.3.2.2 规定。

5.3.2.3 试剂和耗材——验收试验

应符合 GB/T 22576.1—2018 中 5.3.2.3 以及下列规定。

新批号试剂和(或)新到同批号试剂应与之前或现在放置于设备中的旧批号、旧试剂平行检测以保证患者结果的一致性。比对方案应至少利用一份已知阳性、一份弱阳性样品和一份已知阴性的患者样品(HIV 等特殊项目除外)。

不同批号、相同批号的不同批次试剂盒、同一试剂盒内的不同组分不应混用，如果混用则实验室应提供混用的方法及确认程序和结果。

5.3.2.4 试剂和耗材——库存管理

应符合 GB/T 22576.1—2018 中 5.3.2.4 规定。

5.3.2.5 试剂和耗材——使用说明

应符合 GB/T 22576.1—2018 中 5.3.2.5 以及下列规定。

检验项目校准及校准验证周期应遵循制造商建议，下列情况下应做项目校准：

——试剂批号改变；
——失控原因分析涉及校准时；
——仪器重要部件更换后。

5.3.2.6 试剂和耗材——不良事件报告

应符合 GB/T 22576.1—2018 中 5.3.2.6 规定。

5.3.2.7 试剂和耗材——记录

应符合 GB/T 22576.1—2018 中 5.3.2.7 以及下列规定。

应提供试剂和耗材检查、接收或拒收、贮存和使用的记录。商品试剂使用记录还应包括使用效期和启用日期。非直接用于分析的自配试剂的记录应包括:试剂名称或成分、规格、储存要求、制备或复溶的日期、有效期、配制人。

5.4 检验前过程

应符合 GB/T 22576.1—2018 中 5.4 规定。

5.5 检验过程

5.5.1 检验程序的选择、验证和确认

5.5.1.1 总体要求

应符合 GB/T 22576.1—2018 中 5.5.1.1 规定。

5.5.1.2 检验程序验证

应符合 GB/T 22576.1—2018 中 5.5.1.2 以及下列规定。

验证的检验程序性能指标应符合产品声明、预期用途、国家/行业标准或相关规定的要求。检验方法和程序的分析性能验证内容应参考试剂盒说明书上明确标示的性能参数进行验证,至少应包括:重复性、检出限(适用时)、临界值(CUT OFF 值,适用时)、符合率(采用国家标准血清盘或临床诊断明确的阴阳性样品各 20 份或与其他分析方法比对)。

5.5.1.3 检验程序的确认

应符合 GB/T 22576.1—2018 中 5.5.1.3 规定。

5.5.1.4 被测量值的测量不确定度

应符合 GB/T 22576.1—2018 中 5.5.1.4 规定。

5.5.2 生物参考区间或临床决定值

应符合 GB/T 22576.1—2018 中 5.5.2 规定。

5.5.3 检验程序文件化

应符合 GB/T 22576.1—2018 中 5.5.3 规定。

5.6 检验结果质量的保证

5.6.1 总体要求

应符合 GB/T 22576.1—2018 中 5.6.1 规定。

5.6.2 质量控制

5.6.2.1 总体要求

应符合 GB/T 22576.1—2018 中 5.6.2.1 以及下列规定。

实验室设计的内部质量控制方案应包括以下内容。

——质控品选择:阴阳性质控品为外对照用于监控实验的有效性,实验室在选择时应考虑类型(如选择与实际临床样本相同基质的质控品)、浓度(包括弱阳性质控品和阴性质控品)、稳定性、均一性。

——质控频率:每检测日或分析批。

——质控品位置:宜随机放置且覆盖检测孔位(标本间隔)。

——质控记录宜包括以下信息:检验项目名称,方法学名称,分析仪器名称和唯一标识,试剂生产商名称、批号及有效期,质控品生产商名称、批号和有效期;质控结果、结论。

——质控判定规则:阴、阳性质控品的检测结果分别为阴性和阳性即表明在控,相反则为失控。用数值或量值判定结果时,可以使用统计学质控规则;但阴、阳性质控品的检测结果必须为阴性、阳性。用滴度(稀释度)判定结果时,阴性质控品结果必须阴性,阳性质控品结果在上下 1 个滴度(稀释度)内为在控。

5.6.2.2 质控品

应符合 GB/T 22576.1—2018 中 5.6.2.2 规定。

5.6.2.3 质控数据

应符合 GB/T 22576.1—2018 中 5.6.2.3 规定。

5.6.3 实验室间比对

5.6.3.1 参加实验室间比对

应符合 GB/T 22576.1—2018 中 5.6.3.1 以及下列规定。

应保留参加能力验证/室间质评的检测结果、回报表和证书。

5.6.3.2 替代方案

应符合 GB/T 22576.1—2018 中 5.6.3.2 以及下列规定。

对没有开展能力验证/室间质评的检验项目,应通过与其他实验室比对的方式判断检验结果的可接受性,并应满足如下要求:

——规定比对实验室的选择原则;

——样品数量:至少 5 份,包括阴性和阳性;

——频率:至少每年 2 次;

——判定标准:没有公认标准时,可依据制造商声明的性能标准而制定。应有≥80%的结果符合要求。

5.6.3.3 实验室间比对样品的分析

应符合 GB/T 22576.1—2018 中 5.6.3.3 规定。

5.6.4 检验结果可比性

应符合 GB/T 22576.1—2018 中 5.6.4 以及下列规定。

如果采用手工操作或同一项目使用两套及以上检测系统时，应至少每年 1 次进行实验室内部比对，包括人员和不同方法/检测系统间的比对，至少选择 2 份阴性标本(至少 1 份其他标志物阳性的标本)、3 份阳性标本(至少含弱阳性 2 份)进行比对，评价比对结果的可接受性。出现不一致，应分析原因，并采取必要的纠正措施，及评估纠正措施的有效性。有相应的记录。

比对记录应由实验室负责人或其指定人员审核并签字，并应保留至少 2 年。

5.7 检验后过程

应符合 GB/T 22576.1—2018 中 5.7 规定。

5.8 结果报告

5.8.1 总体要求

应符合 GB/T 22576.1—2018 中 5.8.1 以及下列规定。

特殊检验项目的结果报告应符合相关要求，如：产前筛查报告应由两个以上相关技术人员核对后方可签发，其中审核人应具备副高级以上检验或相关专业的技术职称。

5.8.2 报告特性

应符合 GB/T 22576.1—2018 中 5.8.2 规定。

5.8.3 报告内容

应符合 GB/T 22576.1—2018 中 5.8.3 规定。

5.9 结果发布

应符合 GB/T 22576.1—2018 中 5.9 规定。

5.10 实验室信息管理

应符合 GB/T 22576.1—2018 中 5.10 规定。

参 考 文 献

[1] GB/T 22576.4 医学实验室 质量和能力的要求 第4部分:临床化学检验领域的要求

ICS 03.120.10;11.100.01
CCS C 30

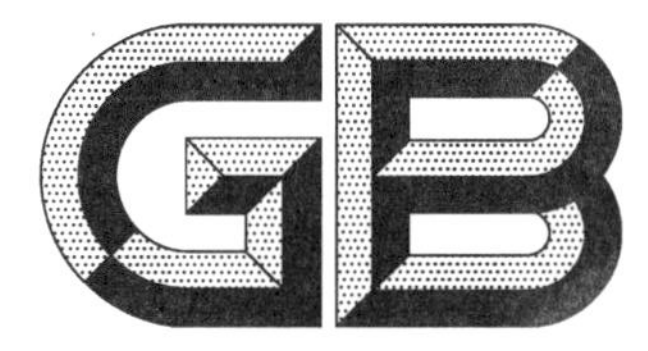

中华人民共和国国家标准

GB/T 22576.6—2021

医学实验室　质量和能力的要求 第6部分:临床微生物学检验领域的要求

Medical laboratories—Requirements for quality and competence—Part 6:Requirements in the field of clinical microbiological examination

2021-05-21 发布　　2022-06-01 实施

国家市场监督管理总局
国家标准化管理委员会　发布

前　言

本文件按照 GB/T 1.1—2020《标准化工作导则　第 1 部分:标准化文件的结构和起草规则》的规定起草。

本文件是 GB/T 22576《医学实验室　质量和能力的要求》的第 6 部分。本文件与 GB/T 22576.1 配合共同使用。

GB/T 22576 已经发布了以下部分:

——第 1 部分:通用要求;

——第 2 部分:临床血液学检验领域的要求;

——第 3 部分:尿液检验领域的要求;

——第 4 部分:临床化学检验领域的要求;

——第 5 部分:临床免疫学检验领域的要求;

——第 6 部分:临床微生物学检验领域的要求;

——第 7 部分:输血医学领域的要求。

请注意本文件的某些内容可能涉及专利。本文件的发布机构不承担识别专利的责任。

本文件由国家药品监督管理局提出。

本文件由全国医用临床检验实验室和体外诊断系统标准化技术委员会(SAC/TC 136)归口。

本文件起草单位:中国合格评定国家认可中心、华中科技大学同济医学院附属同济医院、首都医科大学附属北京友谊医院、国家卫生健康委临床检验中心。

本文件主要起草人:孙自镛、胡冬梅、翟培军、周亚莉、李军燕、苏建荣、胡继红。

引　言

医学实验室的服务对患者医疗保健是必要的，因而要满足所有患者及负责患者医疗保健的临床人员的需求。这些服务包括受理申请，患者准备，患者识别，样品采集、运送、保存，临床样品的处理和检验及结果的解释、报告以及提出建议；此外，还要考虑医学实验室工作的安全性和伦理学问题。

只要国家法律法规和相关标准要求许可，期望医学实验室的服务包括进行诊断和患者管理，还包括会诊病例中患者的检验和积极参与疾病预防。每个实验室宜为其专业人员提供适宜的教育和科研的机会。

GB/T 22576 规定了医学实验室在目前公认的医学实验室服务领域内的所有学科的能力与质量的要求，拟由 11 个部分构成。

——第 1 部分：通用要求。目的在于规定医学实验室质量和能力的通用要求。

——第 2 部分：临床血液学检验领域的要求。目的在于规定医学实验室质量和能力对临床血液学检验领域的具体要求。

——第 3 部分：尿液检验领域的要求。目的在于规定医学实验室质量和能力对临床尿液检验领域的具体要求。

——第 4 部分：临床化学检验领域的要求。目的在于规定医学实验室质量和能力对临床化学检验领域的具体要求。

——第 5 部分：临床免疫学检验领域的要求。目的在于规定医学实验室质量和能力对临床免疫学检验领域的具体要求。

——第 6 部分：临床微生物学检验领域的要求。目的在于规定医学实验室质量和能力对临床微生物学检验领域的具体要求。

——第 7 部分：输血医学领域的要求。目的在于规定医学实验室质量和能力对输血医学领域的具体要求。

——第 8 部分：实验室信息系统的要求。目的在于规定医学实验室质量和能力对实验室信息系统的具体要求。

——第 9 部分：分子诊断领域的要求。目的在于规定医学实验室质量和能力对分子诊断领域的具体要求。

——第 10 部分：细胞病理学检查领域的要求。目的在于规定医学实验室质量和能力对细胞病理学检查领域的具体要求。

——第 11 部分：组织病理学检查领域的要求。目的在于规定医学实验室质量和能力对组织病理学检查领域的具体要求。

本文件章、条的编号和名称均采用 GB/T 22576.1 中章、条编号和名称，临床微生物学检验领域的相关具体要求在对应条款后给出。

医学实验室　质量和能力的要求　第6部分：临床微生物学检验领域的要求

1　范围

本文件规定了临床微生物学检验实验室的质量和能力要求。

本文件适用于临床微生物学检验实验室。

本文件不适用于临床微生物学检验中涉及的病毒血清学检验、基因检验、寄生虫检验。

2　规范性引用文件

下列文件中的内容通过文中的规范性引用而构成本文件必不可少的条款。其中，注日期的引用文件，仅该日期对应的版本适用于本文件；不注日期的引用文件，其最新版本(包括所有的修改单)适用于本文件。

GB/T 22576.1—2018　医学实验室　质量和能力的要求　第1部分：通用要求

3　术语和定义

GB/T 22576.1—2018 界定的术语和定义适用于本文件。

4　管理要求

4.1　组织和管理责任

4.1.1　组织

4.1.1.1　总体要求

应符合 GB/T 22576.1—2018 中 4.1.1.1 规定。

4.1.1.2　法律实体

应符合 GB/T 22576.1—2018 中 4.1.1.2 规定。

4.1.1.3　伦理行为

应符合 GB/T 22576.1—2018 中 4.1.1.3 规定。

4.1.1.4　实验室主任

应符合 GB/T 22576.1—2018 中 4.1.1.4 以及下列规定。

确保实验室生物安全防护水平与所从事的实验活动相适应。应根据生物安全理论和技术的新进展制定、修订相应的生物安全操作规程并进行培训，以减小职业暴露的危险。应根据工作流程及性质定期实施生物安全风险评估，当工作流程及性质发生变动时，应及时实施再评估。

应制定生物安全事故和危险品、危险设施等意外事故的预防措施和应急预案，并对全体人员进行培训。

至少应规定如下安全要求：

a) 不同控制区域的防护措施及合适的警告；

b) 已知或有潜在经空气、气溶胶传播危险的样品或病原体在生物安全柜内操作；

c) 样品安全运送及处理；

注：包括工作人员接种疫苗，戴手套和进行呼吸道防护(适用时)；确保容器密封性；嗅平板时对于潜在危害的防护等。

d) 渗漏样品的处理措施；

e) 工作环境及设备的消毒措施。

4.1.2 管理责任

应符合 GB/T 22576.1—2018 中 4.1.2 规定。

4.2 质量管理体系

应符合 GB/T 22576.1—2018 中 4.2 规定。

4.3 文件控制

应符合 GB/T 22576.1—2018 中 4.3 规定。

4.4 服务协议

应符合 GB/T 22576.1—2018 中 4.4 规定。

4.5 受委托实验室的检验

应符合 GB/T 22576.1—2018 中 4.5 规定。

4.6 外部服务和供应

应符合 GB/T 22576.1—2018 中 4.6 规定。

4.7 咨询服务

应符合 GB/T 22576.1—2018 中 4.7 规定。

4.8 投诉的解决

应符合 GB/T 22576.1—2018 中 4.8 规定。

4.9 不符合的识别和控制

应符合 GB/T 22576.1—2018 中 4.9 规定。

4.10 纠正措施

应符合 GB/T 22576.1—2018 中 4.10 规定。

4.11 预防措施

应符合 GB/T 22576.1—2018 中 4.11 规定。

4.12 持续改进

应符合 GB/T 22576.1—2018 中 4.12 规定。

4.13 记录控制

应符合 GB/T 22576.1—2018 中 4.13 规定。

4.14 评估和审核

应符合 GB/T 22576.1—2018 中 4.14 规定。

4.15 管理评审

应符合 GB/T 22576.1—2018 中 4.15 规定。

5 技术要求

5.1 人员

5.1.1 总体要求

应符合 GB/T 22576.1—2018 中 5.1.1 规定。

5.1.2 人员资质

应符合 GB/T 22576.1—2018 中 5.1.2 以及下列规定。

有颜色视觉障碍者不应从事涉及辨色的微生物学检验。

5.1.3 岗位描述

应符合 GB/T 22576.1—2018 中 5.1.3 规定。

5.1.4 新员工入岗前介绍

应符合 GB/T 22576.1—2018 中 5.1.4 规定。

5.1.5 培训

应符合 GB/T 22576.1—2018 中 5.1.5 以及下列规定。

所分派的临床微生物学领域工作过程和程序。

5.1.6 能力评估

应符合 GB/T 22576.1—2018 中 5.1.6 以及下列规定。

应每年评估员工的工作能力。对新进员工，在最初 6 个月内应至少进行 2 次能力评估。

当职责变更时，或离岗 6 个月后再上岗时，或政策、程序、技术有变更时，应对员工进行再培训和再评估，合格后才可继续上岗，并记录。

5.1.7 员工表现的评估

应符合 GB/T 22576.1—2018 中 5.1.7 规定。

5.1.8 继续教育和专业发展

应符合 GB/T 22576.1—2018 中 5.1.8 规定。

5.1.9 人员记录

应符合 GB/T 22576.1—2018 中 5.1.9 规定。

5.2 设施和环境条件

5.2.1 总体要求

应符合 GB/T 22576.1—2018 中 5.2.1 规定。

5.2.2 实验室和办公设施

应符合 GB/T 22576.1—2018 中 5.2.2 以及下列规定。

实验室内照明应充足，避免阳光直射及反射，适用时，可在实验室内不同区域设置照明控制，以满足不同实验的需要。应有可靠的电力供应和应急照明。

5.2.3 储存设施

应符合 GB/T 22576.1—2018 中 5.2.3 规定。

5.2.4 员工设施

应符合 GB/T 22576.1—2018 中 5.2.4 规定。

5.2.5 患者样品采集设施

应符合 GB/T 22576.1—2018 中 5.2.5 规定。

5.2.6 设施维护和环境条件

应符合 GB/T 22576.1—2018 中 5.2.6 以及下列规定。

应依据所用分析设备和实验过程的要求，制定环境温湿度控制要求并记录。应有温湿度失控时的处理措施并记录。

必要时，实验室可配置不间断电源(UPS)和(或)双路电源以保证关键设备(如需要控制温度和连续监测的分析仪、培养箱、冰箱等)的正常工作。

5.3 实验室设备、试剂和耗材

5.3.1 设备

5.3.1.1 总体要求

应符合 GB/T 22576.1—2018 中 5.3.1.1 以及下列规定。

生物安全柜的类型和安装应满足工作要求；培养箱的数量和种类(如特殊温度范围和气体要求)、冰箱应满足诊断需要。

5.3.1.2 设备验收试验

应符合 GB/T 22576.1—2018 中 5.3.1.2 规定。

5.3.1.3 设备使用说明

应符合 GB/T 22576.1—2018 中 5.3.1.3 规定。

5.3.1.4 设备校准和计量学溯源

应符合 GB/T 22576.1—2018 中 5.3.1.4 以及下列规定。

设备校准、验证等应符合如下要求：

——自动化鉴定仪、血培养仪的校准应满足制造商建议；

——每 6 个月进行检定或校准的设备宜包括浊度仪；

——每 12 个月进行检定或校准的设备宜包括：生物安全柜(高效过滤器、气流、负压等参数)、二氧化碳浓度检测仪、细胞离心机、压力灭菌器、游标卡尺、培养箱、温度计、移液器、微量滴定管或自动分配器；

——保存仪器功能监测记录的设备宜包括：温度依赖设施(冰箱、培养箱、水浴箱、加热块等每日记录温度)、二氧化碳培养箱(每日记录二氧化碳浓度)、超净工作台(定期做无菌试验)、压力灭菌器(至少每个灭菌包外贴化学指示胶带、内置化学指示卡，定期进行生物监测)。

5.3.1.5 设备维护与维修

应符合 GB/T 22576.1—2018 中 5.3.1.5 以及下列规定。

制定预防性维护计划并记录的设备至少应包括：生物安全柜、二氧化碳培养箱、自动化鉴定仪、血培养仪、压力灭菌器、超净工作台、显微镜和离心机。

如果设备故障影响了方法学性能，在设备修复、校准后，实验室可通过检测质控菌株或已知结果的样品的方式进行性能验证。

5.3.1.6 设备不良事件报告

应符合 GB/T 22576.1—2018 中 5.3.1.6 规定。

5.3.1.7 设备记录

应符合 GB/T 22576.1—2018 中 5.3.1.7 规定。

5.3.2 试剂和耗材

5.3.2.1 总体要求

应符合 GB/T 22576.1—2018 中 5.3.2.1 规定。

5.3.2.2 试剂和耗材——接收和贮存

应符合 GB/T 22576.1—2018 中 5.3.2.2 规定。

5.3.2.3 试剂和耗材——验收试验

应符合 GB/T 22576.1—2018 中 5.3.2.3 以及下列规定。

试剂和耗材验收试验应符合如下要求：

——新批号及每一货次试剂和耗材使用前，通过直接分析参考物质、新旧批号平行实验或常规质控等方法进行验证，并记录；

——新批号及每一货次试剂和耗材，如吲哚试剂，杆菌肽，奥普托辛，X、V、XV 因子纸片等使用阴性和阳性质控品进行验证；

——新批号及每一货次的药敏试验纸片使用前以标准菌株进行验证；

——新批号及每一货次的染色剂（革兰染色、特殊染色和荧光染色）使用已知阳性和阴性（适用时）的质控菌株进行验证；

——新批号及每一货次直接抗原检测试剂（无论是否含内质控）使用阴性和阳性外质控进行验证；

——培养基外观良好（平滑、水分适宜、无污染、适当的颜色和厚度，试管培养基湿度适宜），新批号及每一货次的商品或自配培养基应检测相应的性能，包括无菌试验、生长试验或与旧批号平行试验、生长抑制试验（适用时）、生化反应（适用时）等，以质控菌株进行验证；

——一次性定量接种环每批次抽样验证。

5.3.2.4 试剂和耗材——库存管理

应符合 GB/T 22576.1—2018 中 5.3.2.4 规定。

5.3.2.5 试剂和耗材——使用说明

应符合 GB/T 22576.1—2018 中 5.3.2.5 规定。

5.3.2.6 试剂和耗材——不良事件报告

应符合 GB/T 22576.1—2018 中 5.3.2.6 规定。

5.3.2.7 试剂和耗材——记录

应符合 GB/T 22576.1—2018 中 5.3.2.7 以及下列规定。

各种培养基（试剂）的制备过程应有记录，内容至少包括：

——培养基（试剂）名称和类型；

——配制日期和配制人员；

——有效期；

——培养基（试剂）的体积；

——分装体积；

——成分及其含量、制造商、批号；

——最初和最终 pH 值（适用时）；

——无菌措施，包括实施的方式、时间和温度（适用时）。

5.4 检验前过程

5.4.1 总体要求

应符合 GB/T 22576.1—2018 中 5.4.1 规定。

5.4.2 提供给患者和用户的信息

应符合 GB/T 22576.1—2018 中 5.4.2 规定。

5.4.3 申请单信息

应符合 GB/T 22576.1—2018 中 5.4.3 以及下列规定。

应包括临床诊断，必要时说明感染类型和（或）目标微生物，宜提供抗菌药物使用信息。

5.4.4 原始样品采集和处理

5.4.4.1 总体要求

应符合 GB/T 22576.1—2018 中 5.4.4.1 规定。

5.4.4.2 采集前活动的指导

应符合 GB/T 22576.1—2018 中 5.4.4.2 规定。

5.4.4.3 采集活动的指导

应符合 GB/T 22576.1—2018 中 5.4.4.3 以及下列规定。

不同部位样品的采集方法，如：

a) 明确说明并执行血培养样品采集的消毒技术、合适的样品量；
b) 诊断成人不明原因发热、血流细菌感染时宜在不同部位抽血 2 套，每套 2 瓶(需氧、厌氧各 1 瓶)；
c) 痰样品直接显微镜检查找抗酸杆菌或结核分枝杆菌培养，至少送检 2 份痰样品；
   延迟运送时，样品的保存方法。

5.4.5 样品运送

应符合 GB/T 22576.1—2018 中 5.4.5 以及下列规定：

a) 明确规定需要尽快运送的样品；
b) 合适的运送培养基；
c) 安全运送样品的方法(如：密封容器、无样品外漏等)。

5.4.6 样品接收

应符合 GB/T 22576.1—2018 中 5.4.6 以及下列规定。

应制定样品接收标准，如无肉眼可见的渗漏、合适的样品类型/量、预防拭子干燥的措施、适当的运送培养基等。

宜评估样品的质量并反馈评估结果(如：血培养标本的血量、套数、污染率等)。不合格的样品宜尽快通知医生、护士或患者(门诊)，以便重新采集。

5.4.7 检验前处理、准备和储存

应符合 GB/T 22576.1—2018 中 5.4.7 规定。

5.5 检验过程

5.5.1 检验程序的选择、验证和确认

5.5.1.1 总体要求

应符合 GB/T 22576.1—2018 中 5.5.1.1 以及下列规定。

必要时，无菌体液的显微镜检查应采取浓集措施。

检验程序的选择、验证和确认应满足如下要求。

a) 细菌培养和鉴定程序：
   1) 所选择的涂片、染色技术、培养基应能识别、分离出相应病原菌；鉴定方法应符合相关要

求，如：通过血清学、革兰染色、菌落形态、生长条件、代谢反应、生化和酶活性、抗菌药物耐药性谱等特性鉴定；处理组织样品的实验室应具备相应能力。

2) 明确伤口样品培养程序，深部伤口感染至少包括样品采集、需氧菌及厌氧菌的培养及鉴定。如果不具备厌氧培养条件，则应将样品置合格的运送系统迅速送有条件的实验室。宜有适当的检测苛养菌(如放线菌，快速生长的分枝杆菌等)的方法。

3) 厌氧菌培养时间与样品类型、诊断有关，在第一次培养评估之前应有足够的培养时间(至少 48 h)。应有合适的液体培养基及适当的鉴定方法(适用时)。

b) 细菌抗菌药物敏感性试验程序：

1) 应制定常规药敏试验方法的操作程序(含各类病原体和/或样品的检测药物、质控标准、结果解释等)。

2) 抗菌药物敏感性试验方法包括纸片扩散法、稀释法(琼脂稀释法、肉汤稀释法)、浓度梯度扩散法(E 试验)或自动化仪器检测；实验室应提供与服务相适应的抗菌药物敏感性试验。

3) 抗菌药物敏感性试验方法及结果判断宜至少遵循上一年的标准。

c) 分枝杆菌样品应置密闭的防渗漏容器内；某些样品(如：尿液、脑脊液)抗酸染色前应浓缩；除血液分枝杆菌培养外，所有样品培养前宜浓缩。应以密闭试管置密封的离心架内离心。

d) 真菌培养宜使用含和不含抗菌药物的两类培养基。经空气传播有高度感染性的真菌样品、含菌丝体的真菌应在生物安全柜内处理。若采用平皿培养，应封盖。

e) 病毒培养时，应详细记录细胞类型、传代数、细胞来源、培养基及生长状况；应检测并记录培养基和稀释剂的无菌试验和 pH 值；应监测细胞病变效应，以优化培养的最佳时间。应比较未经接种或接种无菌物质的单层细胞与接种临床样品的培养物。

f) 法定传染病病原微生物的检验程序应满足如下要求：

1) 检验程序应至少符合国家/行业标准；

2) 当培养过程中发现人间传染的高致病性病原微生物(依据《人间传染的病原微生物名录》)时，应按相关技术规范进行处理，或送至相应级别的生物安全实验室进行检验。

5.5.1.2 检验程序验证

应符合 GB/T 22576.1—2018 中 5.5.1.2 以及下列规定。

验证的检验程序性能指标应符合产品声明、预期用途、国家/行业标准或相关规定的要求。适用时，检验程序验证内容宜包括精密度、线性、准确度、分析灵敏度、分析特异度、生物参考区间。培养方法的性能特征不包括精密度和线性。

新的鉴定系统使用前，应查阅已发表的评估文献作为性能验证的初级证据，再按优先顺序依次选择标准菌株、质控菌株或其他已知菌株对商业鉴定系统(包括自动、半自动、手工)每种板(条/卡/管)的鉴定/药敏结果的符合性进行验证。

5.5.1.3 检验程序的确认

应符合 GB/T 22576.1—2018 中 5.5.1.3 规定。

5.5.1.4 被测量值的测量不确定度

应符合 GB/T 22576.1—2018 中 5.5.1.4 规定。

5.5.2 生物参考区间或临床决定值

应符合 GB/T 22576.1—2018 中 5.5.2 规定。

5.5.3 检验程序文件化

应符合 GB/T 22576.1—2018 中 5.5.3 以及下列规定。

应包括适宜的培养环境和足够的培养时间。

5.6 检验结果质量的保证

5.6.1 总体要求

应符合 GB/T 22576.1—2018 中 5.6.1 规定。

5.6.2 质量控制

5.6.2.1 总体要求

应符合 GB/T 22576.1—2018 中 5.6.2.1 以及下列规定。

质量控制应满足如下要求。

——使用中的染色剂(革兰染色、特殊染色和荧光染色),宜每周(若检测频率小于每周 1 次,则实验当日)用已知阳性和阴性(适用时)的质控菌株检测。

——凝固酶、过氧化氢酶、氧化酶、β-内酰胺酶,实验当日应做阴性和阳性质控,商业头孢菌素试剂的 β-内酰胺酶试验可遵循制造商的建议。诊断性抗血清试剂,实验当日至少应做多价血清阴性和阳性质控。定性试验试剂每次检测时应至少包括阳性和阴性质控菌株。不含内质控的直接抗原检测试剂,实验当日应检测阳性和阴性质控。

——必要时,宜增加使用中培养基的质控频次,如血平板、巧克力平板等以相应的苛养菌进行质控。

——实验室采用的抗菌药物敏感性试验方法应以质控标准菌株连续检测 20 d～30 d,每一组药物/细菌超出参考范围的频率应≤1/20 或 3/30;也可采用替代质控方案,即连续 5 d,每天对每一组药物/细菌重复测定 3 次,每次单独制备接种物,15 个检测结果中失控结果应≤1 个,若失控结果为 2 个～3 个,则如前述,再进行 5 d,每天 3 次重复试验,30 个检测结果中的失控结果应≤3 个。此后,应每周使用标准菌株进行质控。若检测频率小于每周 1 次,则每个检测日应进行质控。采用自动或半自动仪器检测 MIC 时,应按照制造商的要求进行质控。

厌氧菌:应以有效的方法检测厌氧培养环境(如以亚甲兰试条、厌氧菌或其他适当方法)。

分枝杆菌:宜在实验当日用适当的阴性和阳性质控对抗酸染色进行验证;宜每次实验以阴性和阳性质控对荧光染色进行验证。

真菌:直接染色(如:PAS,吉姆萨染色,墨汁染色)检查患者样品时,宜在实验当日做阴性和阳性质控。某些染色如吉姆萨染色,玻片本身作为阴性质控。KOH 制备的玻片不需要质控。

病毒:连续细胞传代时应定期监测支原体污染,宜监测阴性未传代的质控株,而不是培养支原体;应监测用于细胞生长培养液的动物血清的细胞毒性;应具备相应的细胞株用于病毒培养。

5.6.2.2 质控品

应符合 GB/T 22576.1—2018 中 5.6.2.2 以及下列规定。

药敏用标准菌株的种类和数量应满足工作要求,应保存其来源、传代等记录,并有证据表明标准菌株性能满足要求。

5.6.2.3 质控数据

应符合 GB/T 22576.1—2018 中 5.6.2.3 规定。

5.6.3 实验室间比对

5.6.3.1 参加实验室间比对

应符合 GB/T 22576.1—2018 中 5.6.3.1 以及下列规定。

应保留参加能力验证/室间质评活动的结果和证书。实验室负责人或指定人员应监控能力验证/室间质评的结果,并在结果报告上签字。

5.6.3.2 替代方案

应符合 GB/T 22576.1—2018 中 5.6.3.2 规定。

5.6.3.3 实验室间比对样品的分析

应符合 GB/T 22576.1—2018 中 5.6.3.3 规定。

5.6.4 检验结果可比性

应符合 GB/T 22576.1—2018 中 5.6.4 以及下列规定。

应制定人员比对程序,规定由多个人员进行的手工检验项目比对的方法和判断标准,至少包括显微镜检查、培养结果判读、抑菌圈测量、结果报告,定期(宜每 6 个月 1 次,每次 5 份临床样品)进行检验人员的结果比对,评价比对结果的符合性,并记录。

5.7 检验后过程

应符合 GB/T 22576.1—2018 中 5.7 规定。

5.8 结果报告

5.8.1 总体要求

应符合 GB/T 22576.1—2018 中 5.8.1 以及下列规定。

结果报告应与检验的内容一致,如粪便沙门菌、志贺菌培养,报告为"未检出沙门菌、志贺菌"。血培养阴性结果报告应注明培养时间。

5.8.2 报告特性

应符合 GB/T 22576.1—2018 中 5.8.2 以及下列规定。

血液、脑脊液、国家规定立即上报的法定细菌性传染病显微镜检查或培养阳性结果应立即报告。宜在收到样品 24 h 内报告分枝杆菌抗酸或荧光染色结果。

5.8.3 报告内容

应符合 GB/T 22576.1—2018 中 5.8.3 规定。

5.9 结果发布

5.9.1 总体要求

应符合 GB/T 22576.1—2018 中 5.9.1 以及下列规定。

血液、脑脊液样品的培养鉴定应及时发送分级报告,如样品直接涂片或湿片直接镜检、培养结果的判读等阳性发现。其他无菌部位来源样品宜报告直接涂片镜检的阳性结果。

当同一个血培养、脑脊液培养分级报告间的结果不一致时宜进行原因分析,必要时与临床沟通或反馈,并记录。

应保存抗菌药物敏感性试验资料,至少每年向临床医师报告流行病学分析结果。

5.9.2 结果的自动选择和报告

应符合 GB/T 22576.1—2018 中 5.9.2 规定。

5.9.3 修改报告

应符合 GB/T 22576.1—2018 中 5.9.3 规定。

5.10 实验室信息管理

应符合 GB/T 22576.1—2018 中 5.10 规定。

参 考 文 献

［1］ 卫生部关于印发《人间传染的病原微生物名录》的通知(卫科教〔2006〕15号)

ICS 03.120.10;11.100.01
CCS C 30

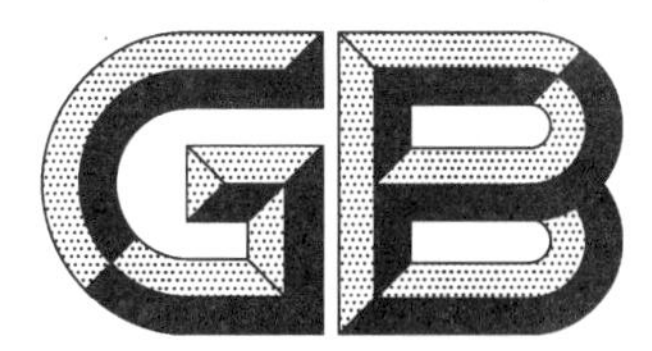

中华人民共和国国家标准

GB/T 22576.7—2021

医学实验室　质量和能力的要求
第7部分:输血医学领域的要求

Medical laboratories—Requirements for quality and competence—
Part 7:Requirements in the field of transfusion medicine

2021-05-21 发布　　2022-06-01 实施

国家市场监督管理总局
国家标准化管理委员会　发布

前　言

本文件按照 GB/T 1.1—2020《标准化工作导则　第 1 部分：标准化文件的结构和起草规则》的规定起草。

本文件是 GB/T 22576《医学实验室　质量和能力的要求》的第 7 部分。本文件与 GB/T 22576.1 配合共同使用。

GB/T 22576 已经发布了以下部分：

——第 1 部分：通用要求；

——第 2 部分：临床血液学检验领域的要求；

——第 3 部分：尿液检验领域的要求；

——第 4 部分：临床化学检验领域的要求；

——第 5 部分：临床免疫学检验领域的要求；

——第 6 部分：临床微生物学检验领域的要求；

——第 7 部分：输血医学领域的要求。

请注意本文件的某些内容可能涉及专利。本文件的发布机构不承担识别专利的责任。

本文件由国家药品监督管理局提出。

本文件由全国医用临床检验实验室和体外诊断系统标准化技术委员会(SAC/TC 136)归口。

本文件起草单位：中国合格评定国家认可中心、中国人民解放军总医院、北京市红十字血液中心、北京医院。

本文件主要起草人：汪德清、周亚莉、翟培军、胡冬梅、李军燕、葛红卫、宫济武。

引　言

医学实验室的服务对患者医疗保健是必要的，因而要满足所有患者及负责患者医疗保健的临床人员的需求。这些服务包括受理申请，患者准备，患者识别，样品采集、运送、保存，临床样品的处理和检验及结果的解释、报告以及提出建议；此外，还要考虑医学实验室工作的安全性和伦理学问题。

只要国家法律法规和相关标准要求许可，期望医学实验室的服务包括进行诊断和患者管理，还包括会诊病例中患者的检验和积极参与疾病预防。每个实验室宜为其专业人员提供适宜的教育和科研的机会。

GB/T 22576 规定了医学实验室在目前公认的医学实验室服务领域内的所有学科的能力与质量的要求，拟由 11 个部分构成。

——第 1 部分：通用要求。目的在于规定医学实验室质量和能力的通用要求。

——第 2 部分：临床血液学检验领域的要求。目的在于规定医学实验室质量和能力对临床血液学检验领域的具体要求。

——第 3 部分：尿液检验领域的要求。目的在于规定医学实验室质量和能力对临床尿液检验领域的具体要求。

——第 4 部分：临床化学检验领域的要求。目的在于规定医学实验室质量和能力对临床化学检验领域的具体要求。

——第 5 部分：临床免疫学检验领域的要求。目的在于规定医学实验室质量和能力对临床免疫学检验领域的具体要求。

——第 6 部分：临床微生物学检验领域的要求。目的在于规定医学实验室质量和能力对临床微生物学检验领域的具体要求。

——第 7 部分：输血医学领域的要求。目的在于规定医学实验室质量和能力对输血医学领域的具体要求。

——第 8 部分：实验室信息系统的要求。目的在于规定医学实验室质量和能力对实验室信息系统的具体要求。

——第 9 部分：分子诊断领域的要求。目的在于规定医学实验室质量和能力对分子诊断领域的具体要求。

——第 10 部分：细胞病理学检查领域的要求。目的在于规定医学实验室质量和能力对细胞病理学检查领域的具体要求。

——第 11 部分：组织病理学检查领域的要求。目的在于规定医学实验室质量和能力对组织病理学检查领域的具体要求。

本文件章、条的编号和名称均采用 GB/T 22576.1 中章、条编号和名称，输血医学领域的相关具体要求在对应条款后给出。

医学实验室　质量和能力的要求
第7部分：输血医学领域的要求

1　范围

本文件规定了医学实验室质量和能力的要求在输血医学领域的要求。

本文件适用于医疗机构的输血相容性检测实验室、血站的血型参比实验室及血液检测实验室的血型及输血相关检测项目。

2　规范性引用文件

下列文件中的内容通过文中的规范性引用而构成本文件必不可少的条款。其中，注日期的引用文件，仅该日期对应的版本适用于本文件；不注日期的引用文件，其最新版本（包括所有的修改单）适用于本文件。

GB/T 22576.1—2018　医学实验室　质量和能力的要求　第1部分：通用要求

3　术语和定义

GB/T 22576.1—2018 界定的术语和定义适用于本文件。

4　管理要求

4.1　组织和管理责任

4.1.1　组织

4.1.1.1　总体要求

应符合 GB/T 22576.1—2018 中 4.1.1.1 规定。

4.1.1.2　法律实体

应符合 GB/T 22576.1—2018 中 4.1.1.2 规定。

4.1.1.3　伦理行为

应符合 GB/T 22576.1—2018 中 4.1.1.3 以及下列规定。

应提供实验室工作人员对受血者、受检者或献血者隐私及结果保密的声明及签字。

4.1.1.4　实验室主任

应符合 GB/T 22576.1—2018 中 4.1.1.4 规定。

4.2　质量管理体系

应符合 GB/T 22576.1—2018 中 4.2 规定。

4.3 文件控制

应符合 GB/T 22576.1—2018 中 4.3 规定。

4.4 服务协议

应符合 GB/T 22576.1—2018 中 4.4 规定。

4.5 受委托实验室的检验

应符合 GB/T 22576.1—2018 中 4.5 规定。

4.6 外部服务和供应

应符合 GB/T 22576.1—2018 中 4.6 规定。

4.7 咨询服务

应符合 GB/T 22576.1—2018 中 4.7 规定。

4.8 投诉的解决

应符合 GB/T 22576.1—2018 中 4.8 规定。

4.9 不符合的识别和控制

应符合 GB/T 22576.1—2018 中 4.9 规定。

4.10 纠正措施

应符合 GB/T 22576.1—2018 中 4.10 规定。

4.11 预防措施

应符合 GB/T 22576.1—2018 中 4.11 规定。

4.12 持续改进

应符合 GB/T 22576.1—2018 中 4.12 规定。

4.13 记录控制

应符合 GB/T 22576.1—2018 中 4.13 规定。

4.14 评估和审核

应符合 GB/T 22576.1—2018 中 4.14 规定。

4.15 管理评审

应符合 GB/T 22576.1—2018 中 4.15 规定。

5 技术要求

5.1 人员

5.1.1 总体要求

应符合 GB/T 22576.1—2018 中 5.1.1 规定。

5.1.2 人员资质

应符合 GB/T 22576.1—2018 中 5.1.2 规定以及下列规定。

有颜色视觉障碍的人员不应从事涉及辨色的输血相容性检测。

5.1.3 岗位描述

应符合 GB/T 22576.1—2018 中 5.1.3 规定。

5.1.4 新员工入岗前介绍

应符合 GB/T 22576.1—2018 中 5.1.4 规定。

5.1.5 人员培训

应符合 GB/T 22576.1—2018 中 5.1.5 规定。

5.1.6 能力评估

应符合 GB/T 22576.1—2018 中 5.1.6 以及下列规定。

应每年评估员工的工作能力;对新进员工,在最初 6 个月内应至少进行 2 次能力评估。

当职责变更时,或离岗 6 个月以上再上岗时,或法规、程序、技术有变更时,应对员工进行再培训和再评估,合格后才可继续上岗,并记录。

5.1.7 员工表现的评估

应符合 GB/T 22576.1—2018 中 5.1.7 规定。

5.1.8 继续教育和专业发展

应符合 GB/T 22576.1—2018 中 5.1.8 规定。

5.1.9 人员记录

应符合 GB/T 22576.1—2018 中 5.1.9 规定。

5.2 设施和环境条件

5.2.1 总体要求

应符合 GB/T 22576.1—2018 中 5.2.1 以及下列规定。

医疗机构的输血相容性检测实验室应有充足空间满足以下要求:

——应有血液入库处置区域;

——应有样品接收、处理区域;

——应有独立检测区;

——宜有污物处理区:污物存放区、洗消区;

——应有夜间值班休息室;

——宜有支持性空间:用于档案存取、库房、示教、参考书籍的存放;

——宜有员工生活区:个人物品放置区、进餐区、卫生间、浴室。

应实施安全风险评估,如果设置了不同的控制区域,应制定针对性的防护措施及合适的警告。适用时,应配备必要的安全设施和口罩、帽子、手套等个人防护用品。

5.2.2 实验室和办公设施

应符合 GB/T 22576.1—2018 中 5.2.2 以及下列规定。

通信设备宜有通话录音功能。

5.2.3 储存设施

应符合 GB/T 22576.1—2018 中 5.2.3 以及下列规定。

应使用专业医用冰箱存储试剂和血液样品，应有证据表明所有储存设备的温度有连续记录，确保温度变化不会超出可接受的温度范围。血液储存设备使用人工监控时应至少每 4 h 监测记录 1 次；使用自动温控管理系统时，应至少每天监控记录 2 次，间隔不小于 8 h。

5.2.4 员工设施

应符合 GB/T 22576.1—2018 中 5.2.4 规定。

5.2.5 患者样品采集设施

应符合 GB/T 22576.1—2018 中 5.2.5 以及下列规定。

患者样品采集设施应将接待/等候和采集区分隔开。同时，实验室的样品采集设施也应满足国家法律法规或者医院伦理委员会对患者隐私保护的要求。

5.2.6 设施维护和环境条件

应符合 GB/T 22576.1—2018 中 5.2.6 以及下列规定。

应依据所用分析设备和实验过程的要求，制定环境温湿度控制要求并记录。应有温湿度失控时的处理措施并记录

必要时，可配置不间断电源(UPS)和/或双路电源以保证关键设备(如需要控制温度和连续监测的分析仪、培养箱、冰箱等)的正常工作。

5.3 实验室设备、试剂和耗材

5.3.1 设备

5.3.1.1 总体要求

应符合 GB/T 22576.1—2018 中 5.3.1.1 以及下列规定。

自制质控品应有制备程序，包括均一性和稳定性的评价方案，以及配制和评价记录。

5.3.1.2 设备验收试验

应符合 GB/T 22576.1—2018 中 5.3.1.2 规定。

5.3.1.3 设备使用说明

应符合 GB/T 22576.1—2018 中 5.3.1.3 规定。

5.3.1.4 设备校准和计量学溯源

应符合 GB/T 22576.1—2018 中 5.3.1.4 以及下列规定。

应对强检设备进行检定。应进行外部校准的设备，如果符合检测目的和要求，可按制造商校准程序进行。应至少对分析设备的加样系统、检测系统、温控系统进行校准(适用时)。

常规使用的温度计应定期(至少1次/年)与检定/校准的温度计进行比对,记录并使用修正值。自动温度监测系统应定期校准监测点的准确性。

应每6个月对血型血清学离心机定时器和离心力/转速进行校准。

5.3.1.5 设备维护与维修

应符合GB/T 22576.1—2018中5.3.1.5以及下列规定。

设备故障修复后,应首先分析故障原因,如果设备故障影响了方法学性能,故障修复后,可通过以下合适的方式进行相关的检测、验证:

——可校准的项目实施校准验证,必要时,实施校准;

——质控品检验;

——与其他仪器或方法比对;

——以前检验过的样品再检验。

5.3.1.6 设备不良事件报告

应符合GB/T 22576.1—2018中5.3.1.6规定。

5.3.1.7 设备记录

应符合GB/T 22576.1—2018中5.3.1.7规定。

5.3.2 试剂和耗材

应符合GB/T 22576.1—2018中5.3.2规定。

5.4 检验前过程

5.4.1 总体要求

应符合GB/T 22576.1—2018中5.4.1规定。

5.4.2 提供给患者和用户的信息

应符合GB/T 22576.1—2018中5.4.2规定。

5.4.3 申请单信息

应符合GB/T 22576.1—2018中5.4.3以及下列规定。

申请单包括检验申请单、输血申请单、无偿献血登记表等。

5.4.4 原始样品采集和处理

5.4.4.1 总体要求

应符合GB/T 22576.1—2018中5.4.4.1规定。

5.4.4.2 采集前活动的指导

应符合GB/T 22576.1—2018中5.4.4.2规定。

5.4.4.3 采集活动的指导

应符合GB/T 22576.1—2018中5.4.4.3以及下列规定。

除通用要求外，实验室对采集活动的指导还应包括以下内容：

——患者或献血者身份的识别；

——特殊患者身份的识别，如昏迷病人、新生儿、没有监护人在场的婴幼儿和儿童病人；小儿应通过父母或监护人识别；

——样品采集过程中患者或献血者出现不良反应的处理。

5.4.5 样品运送

应符合 GB/T 22576.1—2018 中 5.4.5 以及下列规定。

运送人员应接受有关运送过程中的安全及包装要求的培训。

5.4.6 样品接收

应符合 GB/T 22576.1—2018 中 5.4.6 以及下列规定。

将妥协样品（部分不符合标准但继续检测的样品）的有关信息反馈给申请人和样品采集人员以便持续改进样品的质量。

输血相容性检测实验室应建立接收样品的核对管理制度，应至少包括标识、数量、质量及状态等。确保样本与患者的信息一致，同时应核实患者的既往输血资料；血站血液检测实验室应建立接收样品和血液核对管理制度。

急诊用血应建立绿色通道和紧急预案。应有急诊样品处理程序和与临床沟通程序，并有相应记录。对稀有血型样品应有明显的标识。

5.4.7 检验前处理、准备和储存

应符合 GB/T 22576.1—2018 中 5.4.7 规定。

5.5 检验过程

5.5.1 检验程序的选择、验证和确认

5.5.1.1 总体要求

应符合 GB/T 22576.1—2018 中 5.5.1.1 规定。

5.5.1.2 检验程序验证

应符合 GB/T 22576.1—2018 中 5.5.1.2 以及下列规定。

验证的检验程序性能指标应符合产品声明、预期用途、国家/行业标准或相关规定的要求。输血相容性检测至少应对符合性进行验证。

5.5.1.3 检验程序的确认

应符合 GB/T 22576.1—2018 中 5.5.1.3 规定。

5.5.1.4 被测量值的测量不确定度

应符合 GB/T 22576.1—2018 中 5.5.1.4 规定。

5.5.2 生物参考区间或临床决定值

应符合 GB/T 22576.1—2018 中 5.5.2 规定。

5.5.3 检验程序文件化

应符合 GB/T 22576.1—2018 中 5.5.3 规定。

5.6 检验结果质量的保证

5.6.1 总体要求

应符合 GB/T 22576.1—2018 中 5.6.1 规定。

5.6.2 质量控制

5.6.2.1 总体要求

应符合 GB/T 22576.1—2018 中 5.6.2.1 规定。

5.6.2.2 质控品

应符合 GB/T 22576.1—2018 中 5.6.2.2 以及下列规定。

质控物可为商品化质控品或自制质控品。

5.6.2.3 质控数据

应符合 GB/T 22576.1—2018 中 5.6.2.3 以及下列规定。

质控品检测结果与靶值比较,偏差不超过±1 个等级,且阴性不可为阳性,阳性不可为阴性。

5.6.3 实验室间比对

5.6.3.1 参加实验室间比对

应符合 GB/T 22576.1—2018 中 5.6.3.1 以及下列规定。

应保留参加能力验证/室间质评的结果和证书。实验室负责人或指定人员应监控室间质评活动的结果,并在结果报告上签字。

5.6.3.2 替代方案

应符合 GB/T 22576.1—2018 中 5.6.3.2 以及下列规定。

通过与其他实验室(如使用相同检测方法的同级别或高级别实验室)比对的方式确定检验结果的可接受性时,应满足如下要求:

——规定比对实验室的选择原则;

——样品数量:至少 5 份,包括正常和异常水平;

——频率:至少每年 2 次;

——判定标准:血型项目应 100%的结果符合要求;其他输血相关检测项目应有≥80%的结果符合要求。

5.6.3.3 实验室间比对样品的分析

应符合 GB/T 22576.1—2018 中 5.6.3.3 规定。

5.6.3.4 实验室表现评价

应符合 GB/T 22576.1—2018 中 5.6.3.4 规定。

5.6.4 检验结果可比性

应符合 GB/T 22576.1—2018 中 5.6.4 以及下列规定。

应至少每年 1 次进行实验室内部比对，包括人员和不同方法/检测系统间的比对，适当时，至少选择 2 份阴性、2 份弱阳性(不适用于 ABO 血型正定型、RhD 血型鉴定)、1 份阳性样品进行比对，评价比对结果的符合性。

比对记录应由实验室负责人审核并签字，并应保留至少 2 年。

5.7 检验后过程

5.7.1 结果复核

应符合 GB/T 22576.1—2018 中 5.7.1 以及下列规定。

ABO 血型、RhD 血型和抗体筛查结果应与患者或者献血者以前的结果进行比对，如存在差异，实验室应分析原因，采取相应措施，确保结果准确，并记录相关情况。

5.7.2 临床样品的储存、保留和处置

应符合 GB/T 22576.1—2018 中 5.7.2 规定。

5.8 结果报告

5.8.1 总体要求

应符合 GB/T 22576.1—2018 中 5.8.1 以及下列规定。

对所有出现血型定型困难、疑难配血的样品应建立立即报告及记录程序。稀有血型、不规则抗体阳性及配血不相合等应及时报告。

5.8.2 报告特性

应符合 GB/T 22576.1—2018 中 5.8.2 规定。

5.8.3 报告内容

应符合 GB/T 22576.1—2018 中 5.8.3 规定。

5.9 结果发布

应符合 GB/T 22576.1—2018 中 5.9 规定。

5.10 实验室信息管理

应符合 GB/T 22576.1—2018 中 5.10 规定。

ICS 03.120.10;11.100
C 30

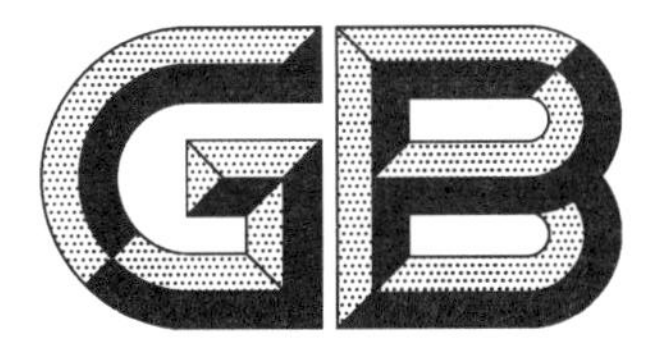

中华人民共和国国家标准

GB/T 29790—2020/ISO 22870:2016
代替 GB/T 29790—2013

即时检验 质量和能力的要求

Point-of-care testing (POCT)—Requirements for quality and competence

(ISO 22870:2016,IDT)

2020-11-19 发布　　2021-12-01 实施

国家市场监督管理总局
国家标准化管理委员会　发布

前　言

本标准按照 GB/T 1.1—2009 给出的规则起草。

本标准代替 GB/T 29790—2013《即时检测　质量和能力的要求》，与 GB/T 29790—2013 相比，主要技术变化如下：

——将标准中“即时检测”修改为“即时检验”；

——修改了标准中部分术语，将“实验室负责人”改为“实验室主任”，“检测限”改为“检出限”，“医护提供者”改为“医护人员”等；

——删除了“GB/T 22576—2008 中 5.1.3 及以下内容适用”的要求(见 5.1.2，2013 年版的 5.1.2)；

——删除了 5.1.3、5.6.4、5.6.7(见 2013 年版的 5.1.3、5.6.4、5.6.7)；

——修改了 5.1.4 中 b)和 d)，加上“发证”相关内容(见 5.1.4，2013 年版的 5.1.5)；

——修改了 5.4“检验前程序”，改为“检验前过程”(见 5.4，2013 年版的 5.4)；

——修改了 5.5“检验程序”，改为“检验过程”(见 5.5，2013 年版的 5.5)；

——修改了 5.6“检验程序的质量保证”，改为“检验过程质量保证”(见 5.6，2013 年版的 5.6)；

——修改了 5.7“检验后程序”，改为“检验后过程”(见 5.7，2013 年版的 5.7)。

本标准使用翻译法等同采用 ISO 22870:2016《即时检验　质量和能力的要求》。

请注意本文件的某些内容可能涉及专利。本文件的发布机构不承担识别这些专利的责任。

本标准由国家药品监督管理局提出。

本标准由全国医用临床检验实验室和体外诊断系统标准化技术委员会(SAC/TC 136)归口。

本标准起草单位：北京市医疗器械检验所、中国合格评定国家认可中心、中国人民解放军总医院第二医学中心、首都医科大学附属北京天坛医院、浙江大学医学院附属第一医院。

本标准主要起草人：宋伟、胡冬梅、邓新立、张国军、杨大干。

本标准所代替标准的历次版本发布情况为：

——GB/T 29790—2013。

引　言

患者体液、排泄物及组织样本的传统检验通常是在某个公认的医学实验室的受管理和控制的环境中进行的。这些实验室引入质量管理体系并获得认可的兴趣日益增长。

技术进步已经使得各种设计紧凑且使用便捷的体外诊断(IVD)医疗器械相继面世，从而使在患者所在地或其附近进行检验成为可能。即时/近患检验有益于患者和医疗机构。

即时检验为患者和机构带来的风险可以被设计良好、全面实施的质量管理体系所控制，该体系可促进：

——全新的或备选的 POCT 设备和系统的评价；

——对终端用户提议及方案的评价和批准；

——设备的购买、安装和维护；

——耗材及试剂的维护；

——POCT 系统操作人员的培训、发证及换证；

——质量控制和质量保证。

对 POCT 实验室能力进行承认的机构可将本标准作为其活动的基础。为其部分或全部活动寻求认可的医疗机构宜选择依据 POCT 专用要求运行的认可机构。

即时检验　质量和能力的要求

1　范围

本标准规定了适用于即时检验(POCT)的专用要求,并与GB/T 22576.1—2018结合使用。本标准的要求适用于在医院、诊所或提供移动性医疗服务的医疗机构所进行的即时检验。本标准可适用于经皮测量、呼气分析及生理学参数的体内监测。

本标准不包括居家或在社区中的进行的患者自测,但本标准的要素可适用。

注:需考虑地方、区域及国家法规。

2　规范性引用文件

下列文件对于本文件的应用是必不可少的。凡是注日期的引用文件,仅注日期的版本适用于本文件。凡是不注日期的引用文件,其最新版本(包括所有的修改单)适用于本文件。

GB/T 22576.1—2018　医学实验室　质量和能力的要求　第1部分:通用要求(ISO 15189:2012, IDT)

3　术语和定义

下列术语和定义适用于本文件。

3.1

即时检验　point-of-care testing;POCT

近患检验　near-patient testing

在患者附近或其所在地进行的、其结果可能导致患者的处置发生改变的检验。

4　管理要求

4.1　组织和管理

4.1.1　GB/T 22576.1—2018中4.1.1.2、4.1.1.3及以下条款适用。

实验室服务的管理层应策划并制定POCT所需的过程。

适用时,应考虑以下内容:

a)　POCT的质量目标和要求;

b)　需要建立POCT专用的过程和文件,并提供资源;

c)　POCT所需的特定验证,确认和监督活动;

d)　提供证明POCT的过程和程序符合要求的记录。

组织管理者应最终负责确保有适当措施以监督在医疗机构内运行的POCT的准确性及质量。

4.1.2　GB/T 22576.1—2018中4.1.2.2及以下条款适用。

4.1.2.1　一个医疗专业团体(如医学咨询委员会)应向管理者负责,确定可提供的POCT范围。这应考虑到POCT的临床需求、财务事宜、技术可行性以及机构满足该需求的能力。

4.1.2.2　实验室主任或其指定人员应指定一个多学科POCT管理组,人员来自实验室、管理部门及临床、护理，对 POCT 的实施提供建议。

4.1.2.3 管理组应确保在组织内对职责和权限进行规定并沟通。

4.1.2.4 管理组应协助评价和选择 POCT 设备和系统。POCT 设备宜考虑其实用性，其性能要求宜包括正确度、精密度、检出限、局限性和干扰。

4.1.2.5 该管理组应考虑关于引入 POCT 产品、设备或系统的所有建议。

4.1.3 GB/T 22576.1—2018 中 4.1.1.1 适用。

4.2 质量管理体系

4.2.1 GB/T 22576.1—2018 中 4.1.2.3、4.1.2.4、4.1.2.6 及以下条款适用。

4.2.2 实验室服务的管理层应建立、文件化、实施及维护质量管理体系并持续改进其有效性。

4.2.2.1 实验室服务的管理层应：

a) 识别整个组织中 POCT 质量管理体系所需的过程；
b) 确定这些过程的顺序及相互关系；
c) 确定所需的标准和方法，以保证这些过程的运行及控制有效；
d) 保证支持这些过程的运行及监督所必需的资源和信息的可获得性；
e) 监督、测量和分析这些过程；
f) 实施必需的措施以使这些过程获得预期结果并持续改进；
g) 指定一名接受过适当培训及有经验的人为质量主管，负责 POCT 的质量，包括审核 POCT 相关的要求。

组织应按照本标准要求管理这些过程。

上述质量管理体系所必需的过程宜包括管理活动、资源提供、服务配置及测量实施。

4.2.2.2 实验室服务的管理层应策划并实施必需的监督、测量、分析及改进过程以证明 POCT 和质量体系的符合性。

4.2.3 质量管理体系文件应包括：

a) 质量方针和质量目标的文件化的声明；
b) 质量手册；
c) 本标准所要求的文件化程序；
d) 组织为确保有效策划、运作及过程控制所需的文件；
e) 本标准要求的记录。

注：在本标准中，术语“文件化程序”是指制定、文件化、实施及维护的程序。

由于下列原因，不同组织的质量管理体系文件内容可能会有所差异：

——组织的规模及活动的类型；
——过程及其相互作用的复杂性；
——人员的能力。

文件可以是任何形式或类型的媒介，并可依据地方、区域或国家的要求在规定的保存时间内进行维护和检索。

4.2.4 GB/T 22576.1—2018 中 4.1.2.3、4.1.2.4 及以下条款适用。

实验室主任或有适当资质的指定人员应确保：

a) 制定 POCT 质量目标且可测量；
b) 进行质量管理体系的策划，以满足服务及质量目标的要求；
c) 策划并改变质量管理体系时，实验室管理层应确保维持其完整性。

4.2.5 GB/T 22576.1—2018 中 4.2.2 及以下条款适用。

组织应制定并维护一份质量手册，其包括：

a） 质量管理体系的范围；

b） 为质量管理体系建立的文件化程序，或其出处；

c） 质量管理体系过程间相互作用的描述。

4.3 文件控制

GB/T 22576.1—2018 中 4.3 适用。

4.4 服务协议

GB/T 22576.1—2018 中 4.4 适用。

4.5 受委托实验室的检验

该条款不适用于本标准。

4.6 外部服务和供应

GB/T 22576.1—2018 中 4.6 适用。

4.7 咨询服务

GB/T 22576.1—2018 中 4.7 适用。

4.8 投诉的解决

GB/T 22576.1—2018 中 4.8 适用。

4.9 不符合的识别和控制

4.9.1 GB/T 22576.1—2018 中 4.9 及以下条款适用。

4.9.2 组织应确保识别出不符合要求的 POCT 并加以控制防止其被非预期应用。应在文件化程序中明确规定控制及处理不符合的 POCT 的责任和权限。

组织应采取下列一种或多种方法来处理不符合 POCT：

a） 采取措施消除已发现的不符合；

b） 授权其使用、发布和接受；

c） 采取措施以限定其最初的预期用途或应用。

应保留不符合的性质及后续采取措施的记录。

4.9.3 组织应确定、收集并分析适当的数据以评价质量管理体系持续改进的有效性，数据应包括来自监测、测量及其他有关来源的数据。

4.9.4 数据分析应提供以下相关信息：

a） 医护人员/患者/客户满意度（见 4.12）；

b） 与 POCT 要求的符合性（见 4.2）；

c） POCT 的特征及趋势，包括预防措施的时机；

d） 供应商。

4.10 纠正措施

4.10.1 GB/T 22576.1—2018 中 4.10 及以下条款适用。

4.10.2 组织应采取措施消除产生不符合的原因，以防止其再发生。纠正措施应与发生的不符合的影响相适应。

4.10.3 应制定文件化程序以规定以下要求：

a) 评审不符合项(包括来自医护人员/患者/客户的抱怨)；
b) 确定不符合的原因；
c) 评价为确保不符合不再发生所采取措施的必要性；
d) 确定并实施所需的措施；
e) 所采取措施结果的记录；
f) 评审所采取的纠正措施。

4.11 预防措施

4.11.1 GB/T 22576.1—2018 中 4.11 及以下条款适用。

4.11.2 组织应确定消除潜在不符合原因的措施，以防止其发生。预防措施应与潜在问题的影响相适应。

4.11.3 应建立文件化程序以规定以下要求：

a) 确定潜在的不符合及其原因；
b) 评价防止不符合发生所采取措施的必要性；
c) 确定并实施所需的措施；
d) 所采取措施结果的记录；
e) 评审所采取的预防措施。

4.12 持续改进

4.12.1 GB/T 22576.1—2018 中 4.12、4.14.6、4.14.7 及以下条款适用。

4.12.2 质量保证计划应定期评审 POCT 的相关益处，监督检测的申请方式，实施审核以确认记录保存，并评审危急值报告。

4.13 质量和技术记录

4.13.1 GB/T 22576.1—2018 中 4.13 及以下条款适用。

4.13.2 应建立并维护记录以提供质量管理体系符合要求和有效运行的证据。记录应清晰、便于识别和检索。应建立文件化的程序以规定记录的识别、存放、保护、检索、保存时间及处置所需的控制。

4.14 内部审核

GB/T 22576.1—2018 中 4.14.1、4.14.5 及以下条款适用：

a) 实验室主任或指定的有适当资质的人员及多学科 POCT 管理组应接收并审核质量保证计划报告。
b) 审核中提出的修改建议，如被批准，应纳入 POCT 的方针、过程及程序中。

4.15 管理评审

4.15.1 GB/T 22576.1—2018 中 4.15 及以下条款适用。

4.15.2 实验室主任或有适当资质的指定人员应实施定期管理评审，包括：

——成本-效益分析及临床需求的评价；
——POCT 活动的临床有效性及成本效率；
——识别改进时机。

注：见参考文献中的[7]。

4.15.3 管理评审输入应包括以下信息：

a) 审核结果；

b) 医护人员/患者/客户反馈；

c) 过程表现及服务的符合性；

d) 预防及纠正措施的状况；

e) 前期管理评审的后续措施；

f) 可能影响质量管理体系的改变；

g) 改进的建议。

4.15.4 实验室主任或指定的有适当资质的人员应根据管理评审的结果修改方针、过程或程序。

5 技术要求

5.1 人员

GB/T 22576.1—2018 中 4.1.1.4、5.1 及以下条款适用。

5.1.1 组织应确定并提供所需的人力资源，以：

a) 实施及维持 POCT 质量管理体系并持续改进其有效性；

b) 确保为所有参与 POCT 服务、项目及部门的人员提供所需的培训；

c) 通过满足客户的要求提高医护人员/患者/客户满意度。

5.1.2 实验室主任或其他有适当资质的人员应负责：

a) 获得、评价及选择所有的 POCT 设备、试剂及系统，包括质控物；

b) 制定文件化质量方针及方案，用于所有 POCT 运行及其相关的质量控制及质量保证。

可指定一名合适的实验室专家全面负责 POCT 工作。

5.1.3 GB/T 22576.1—2018 中 4.1.2.5 及以下内容适用。

管理组应分配职责并指定人员操作 POCT。应在操作程序中规定各组人员的职责和责任分配。

5.1.4 GB/T 22576.1—2018 中 5.1.2、5.1.6、5.1.8 及以下内容适用。

实验室主任或其他有适当资质的人员可以指定一名受过适当培训及有经验的人管理培训及能力评估：

a) 该主管应为所有的 POCT 人员制定、实施并维持一个适当的理论和实践培训计划。

该主管可指定一位适合的技术专家或技术人员负责培训某一个特定的 POCT 设备/系统。

b) 只有已经完成培训并已证明具备能力的人员才应操作 POCT，应保存其培训/考核(或发证)、以及再培训/再考核(或再发证)的记录。

c) 培训计划的内容及知识/技能水平评估过程应形成文件。

知识/技能要求包括：证明了解设备正确使用的能力、测量系统(化学和传感器)原理以及关注分析前环节，包括：

——样本采集；

——临床应用及局限性；

——分析程序的专业技能；

——试剂的贮存；

——质量控制及质量保证；

——设备的技术局限性；

——对超出预定值的结果的响应；

——感染控制操作；

——正确记录及结果的维护。

d) 管理组应制定一个再培训/再发证周期和继续教育计划；

e) 作为质量保证计划的一部分,应监督 POCT 操作人员的工作。

5.2 设施和环境条件

5.2.1 GB/T 22576.1—2018 中 5.2 及以下条款适用。

5.2.2 开展 POCT 的场所及所使用的设备应符合适用的国家法规或区域性、地方性的要求。

5.2.3 组织应规定并管理所需的工作环境使之达到良好的工作条件,同时符合 POCT 的要求及设备制造商的建议。

5.3 实验室设备

5.3.1 GB/T 22576.1—2018 中 5.3、5.9.2、5.10 及以下条款适用。

5.3.2 实验室主任或有适当资质的指定人员应负责设备、耗材及试剂的选择标准及采购:

a) 应保留所有 POCT 设备的详细清单,包括序列号、唯一标识、制造商/供应商、购买日期及使用历史(包括停用日期);

b) 试剂、试剂盒及设备应在常规应用之前进行验证;

c) 应有 POCT 设备维护及操作的书面程序;

d) 如果 POCT 设备或系统不满足关键要求或有安全问题,管理组应建议停用;

e) 应保存购买的 POCT 耗材及试剂的记录,以便于对特定检测进行追踪核查;

f) 应监控和记录设备的定期及不定期维护。

5.4 检验前过程

5.4.1 GB/T 22576.1—2018 中 5.4.1、5.4.4.2 及以下条款适用。

5.4.2 组织应当确保样本的识别及其记录可追溯到患者。

5.4.3 取自患者用于 POCT 的样本由组织控制或为其所用时,组织应悉心保管。组织应识别并保护用于分析的样本。如果样本发生丢失、损坏或被发现已不适宜使用,应向负责的医护人员报告并保留记录。

5.5 检验过程

5.5.1 GB/T 22576.1—2018 中 5.5 及以下条款适用。

5.5.2 所有使用者应能获得每个 POCT 系统的程序手册。

5.5.3 在经过文件评审之后,可以接受制造商关于特定设备系统的质量控制最低要求的建议。

5.5.4 在监管部门认可的情况下,应接受仪器产生的质量控制数据。

5.6 检验过程质量保证

5.6.1 GB/T 22576.1—2018 中 5.6 及以下条款适用。

5.6.2 质量主管应负责设计、实施并运行质量控制以确保 POCT 符合中心实验室的质量标准。应建立并公布实验室和 POCT 数据之间的关系,或需要时可以获得。

5.6.3 质量主管可以指定一位有适当资质的人员负责某一特定的 POCT 设备/系统的质量控制。职责分配后,质量主管仍应就所有 POCT 检验的质量对实验室主任或指定人员负责。

5.6.4 适用时,应要求参加室间质量评价(EQA)(参见 GB/T 27043)。在没有 EQA 计划的情况下,实验室主任或其指定人员宜建立一套室内质量评价计划,包括在实验室内分发样品或重复检测。

5.6.5 实验室主任或其指定人员以及多学科 POCT 管理组应接受并评审外部或内部质量评价数据,评审提出的修改建议应纳入 POCT 方针、过程及程序中。

5.6.6 实验室主任应确认下列服务过程:

a) 质控计划应验证仪器的正确度、精密度,适用时包括线性;
b) 分装患者样本或其他可接受的质控物对多地点使用的 POCT 系统的性能进行验证;
c) 宜规定每台设备的室内质控的频次;
d) 应记录对失控结果采取的纠正措施;
e) 应记录对不符合质控的结果所采取的措施;
f) 应记录质控结果,并由质量主管或其指定人员定期审核;
g) 应记录和监督耗材和试剂的过程控制;
h) 如允许,应监督住院患者用 POCT 设备进行的自测,以确认结果的准确度及其与中心实验室的可比性。

5.7 检验后过程

5.7.1 GB/T 22576.1—2018 中 5.7 及以下条款适用。

组织应根据地方、区域或国家法规安全处理和处置所有的样本、试剂及试剂盒。

5.7.2 当临床需要重复检测时,如有,应使用原始样本;如没有,应采集新样本。

5.8 结果报告

5.8.1 GB/T 22576.1—2018 中 5.8、5.9 及以下条款适用。

5.8.2 应报告 POCT 结果必要的细节。

5.8.3 POCT 结果应被永久性地记录在患者的医疗记录中。

应记录操作人员的身份。

5.8.4 记录应能区分 POCT 结果与中心实验室或其卫星实验室的结果。

参 考 文 献

[1] GB/T 27043—2012 合格评定 能力验证的通用要求(ISO/IEC 17043:2010,IDT)

[2] GB/T 29791.4—2013 体外诊断医疗器械 制造商提供的信息(标示) 第4部分:自测用体外诊断试剂(ISO 18113-4:2009,IDT)

[3] GB/T 29791.5—2013 体外诊断医疗器械 制造商提供的信息(标示) 第5部分:自测用体外诊断仪器(ISO 18113-5:2009,IDT)

[4] EN 13532:2002,General requirements for in vitro diagnostic medical devices for self-testing.

[5] JANSEN, R.T.P., BLATON, V., BURNETT, D., HUISMAN, W., QUERALTO, J. M., ZÉRAH, S. and ALLMAN, B.,European Communities Confederation of Clinical Chemistry, Essential criteria for quality systems of medical laboratories, European Journal of Clinical Chemistry and Clinical Biochemistry, 35, 1997,pp. 123-132

[6] JANSEN, R.T.P., BLATON, V., BURNETT, D., HUISMAN, W., QUERALTO, J. M., ZÉRAH, S. and ALLMAN, B.,European Communities Confederation of Clinical Chemistry, Additional essential criteria for quality systems of medical laboratories, Clinical Chemistry and Laboratory Medicine, 36, 1998, pp. 249-252

[7] JACOBS, E. In: Kaplan and Pesce, eds. POCT In Clinical Chemistry: Theory, Analysis, and Correlation.4th ed. St. Louis: Mosby & Co; 2003

[8] PRICE, C. P., ST. JOHN, A. and HICKS, J. M. Point-of-Care Testing. 2nd ed. Washington DC: AACC Press; 2004

[9] MHRA. Management and Use of IVD Point of Care Test Devices. Medicines and Healthcare Products Regulatory Agency,UK,2013

[10] MHRA. Management of in vitro Diagnostic Medical Devices. Medicines and Healthcare Products Regulatory Agency,UK,2013

[11] BURNETT, D. Accreditation and point-of care testing. Ann Clin Biochem. 37, 2000, pp. 241-243

[12] FREEDMAN, D.B. Clinical governance: Implications for point-of-care testing. Ann Clin Biochem. 39, 2002, pp. 421-423

[13] POCT Guidelines v. 2.0. Jpn J Clin Lab Automation. 33, Suppl 2, 2008

[14] CLSI.Quality Management:Approaches to Reducing Errors at the Point of Care;Approved Guideline.CLSI document POCT07-A.Clinical and Laboratory Standards Institute,Wayne,PA,2010

ICS 11.100.01
CCS C 30

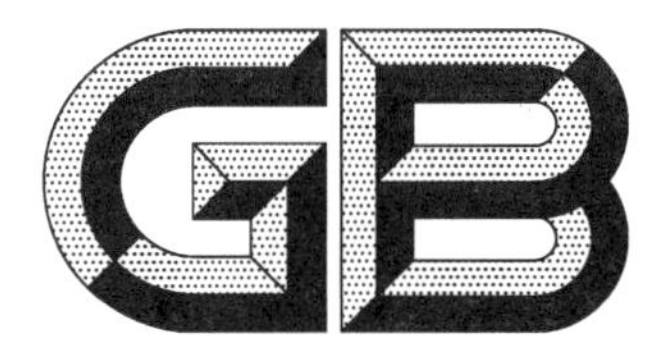

中华人民共和国国家标准

GB/T 42060—2022/ISO/TS 20658:2017

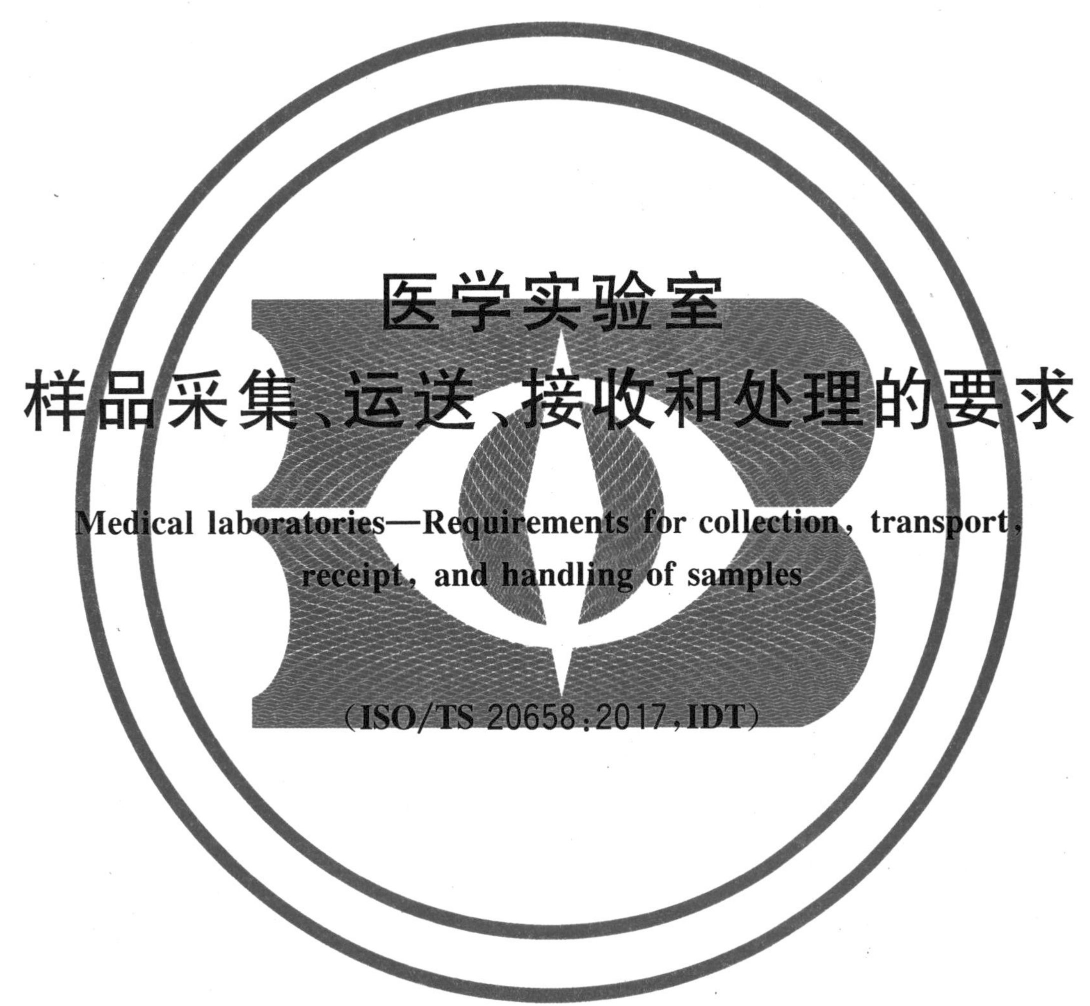

医学实验室 样品采集、运送、接收和处理的要求

Medical laboratories—Requirements for collection, transport, receipt, and handling of samples

(ISO/TS 20658:2017,IDT)

2022-10-12 发布　　　　2023-05-01 实施

国家市场监督管理总局
国家标准化管理委员会　发布

前　　言

本文件按照 GB/T 1.1—2020《标准化工作导则　第1部分:标准化文件的结构和起草规则》的规定起草。

本文件等同采用 ISO/TS 20658:2017《医学实验室　样品采集、运送、接收和处理的要求》,文件类型由 ISO 的技术规范调整为我国的国家标准。

请注意本文件的某些内容可能涉及专利。本文件的发布机构不承担识别专利的责任。

本文件由国家药品监督管理局提出。

本文件由全国医用临床检验实验室和体外诊断系统标准化技术委员会(SAC/TC 136)归口。

本文件起草单位:中国合格评定国家认可中心、中国人民解放军陆军军医大学第一附属医院、北京市医疗器械检验研究院(北京市医用生物防护装备检验研究中心)、国家卫生健康委临床检验中心、广州中医药大学第二附属医院、上海市东方医院(同济大学附属东方医院)、中国人民解放军空军军医大学第一附属医院、复旦大学附属肿瘤医院。

本文件主要起草人:胡冬梅、陈鸣、代蕾颖、彭明婷、陈曲波、吴文娟、李增山、许蜜蝶。

引 言

医学实验室的服务对于患者的医疗和公共卫生都很重要，因而有必要满足患者及负责患者医疗的临床人员的需求。这些服务包括检验申请，患者准备，患者识别，临床样品采集、运送、保存、处理和检验及结果报告，此外，还包括医学实验室工作的安全和伦理方面的相关事宜。

本文件提供的有关样品采集和处理的指导来源于已在检验前过程中应用的良好实验室规范，并符合已发表的文件的要求。本文件用于指导个人和机构样品采集和送检，以确保医学实验室服务的质量并获得更好的公共医疗服务效果。

我国在对本领域的专业人员、人员的活动及职责方面，可能有其特殊的指南或要求。

每个医学实验室或样品采集机构宜确定其遵守本文件中相关要求的程度。管理层宜基于患者和客户需要，可利用的资源，以及当地、区域和国家的强制要求等，首先确定适宜的优先权。

医学实验室
样品采集、运送、接收和处理的要求

1 范围

本文件规定了对医学实验室检验的样品采集、运送、接收和处理的要求和良好规范的建议。

本文件适用于涉及检验前过程的医学实验室和其他医疗服务机构，这些过程包括检验申请检验前过程(如检验申请)，患者准备和识别，样品采集、运送、接收、保存和处理。本文件也可适用于某些生物样本库。

本文件不适用于输血所用的血液及血液制品。

2 规范性引用文件

本文件没有规范性引用文件。

3 术语和定义

下列术语和定义适用于本文件。

3.1

动脉穿刺　arterial puncture

通过穿刺皮肤采集动脉血液的程序(3.13)。

3.2

生物样本库　biobank

开展生物样本保藏(3.3)的合法实体或其部分。

注：生物样本库的组成包括人员、设施和程序(如管理体系)、服务供应商以及生物样本贮存库。

3.3

生物样本保藏　biobanking

生物样本获得和储存过程(3.14)，包括以下部分或全部活动：生物样本及相关数据和信息的收集、制备、保存、测试、分析和分发。

注1：也可能包含下述部分或全部活动：加工、测试和分析。

注2：为了本文件的应用目的，本定义只包括用于诊疗目的的人类样本材料，例如外科病理档案。

3.4

毛细血管穿刺　capillary puncture

通过穿刺皮肤采集毛细血管血液的程序(3.13)。

3.5

清洁　cleaning

去除可见或不可见的各类污染的过程(3.14)。

[来源：GB 19781—2005，3.5]

3.6

去污染　decontamination

去除或减少微生物或毒物，使其感染性或其他有害性不利影响达到一定安全水平的程序(3.13)。

[来源：GB 19781—2005，3.7，有修改]

3.7

消毒　disinfection

减少微生物(通常不包括细菌芽孢)数量的过程(3.14)，无须杀灭或清除全部的微生物。

[来源：GB 19781—2005，3.9]

3.8

检验过程　examination processes

分析阶段　analytical phase

以确定特性的值或特征为目的的一组操作。

注1：实验室检验也常称为检测或试验。

[来源：GB/T 22576.1—2018，3.7，有修改]

3.9

手卫生　hand hygiene

所有手部清洁行为的总称。

[来源：WHO Guidelines on Hand Hygiene in Health care，2009]

3.10

医学实验室　medical laboratory

临床实验室　clinical laboratory

以提供人类疾病诊断、管理、预防和治疗或健康评估的相关信息为目的，对来自人体的材料进行生物学、微生物学、免疫学、化学、血液免疫学、血液学、生物物理学、细胞学、病理学、遗传学或其他检验的实验室，该类实验室也可提供涵盖其各方面活动的咨询服务，包括结果解释和进一步的适当检查的建议。

注：这些检验也包括确定、测量或其他描述各种物质或微生物存在与否的程序。

[来源：GB/T 22576.1—2018，3.11]

3.11

检验后过程　post-examination processes

分析后阶段　post-analytical phase

检验之后的过程，包括结果复核、临床材料保留和贮存、样品(和废物)处置，以及检验结果的格式化、发布、报告和留存等。

[来源：GB/T 22576.1—2018，3.14]

3.12

检验前过程　pre-examination processes

分析前阶段　pre-analytical phase

按时间顺序自医生申请至分析检验启动的过程，包括检验申请、患者准备和识别、原始样品采集、运送和实验室内传递等。

[来源：GB/T 22576.1—2018，3.15]

3.13

程序 procedure

完成一项活动或一个过程(3.14)的规定途径。

[来源:GB/T 19000—2016,3.4.5]

3.14

过程 process

将输入转化为输出的相互关联或相互作用的一组活动。

注:一个过程的输入通常是其他过程的输出,一个过程的输出又通常是其他过程的输入。

[来源:GB/T 19000—2016,3.4.1]

3.15

个体防护装备 personal protective equipment

保护个人免受化学和生物等因素污染的隔离物品材料。

注:包括但不限于实验室工作服、隔离衣、手套、防护面罩和护目镜。

3.16

样品 sample

原始样品 primary sample

为检验、研究或分析一种或多种量或特性而取出的认为可代表体液、呼出气体、毛发或组织等整体的一独立部分的体液、呼出气体、毛发或组织等。

注1:全球协调工作组(GHTF)在其协调指导文件中用“specimen”表示医学实验室检验用生物源样品。

注2:在某些国际标准化组织(ISO)和欧洲标准化委员会(CEN)文件中,“specimen”定义为来自人体的生物样品。

注3:在某些国家,用“specimen”代替原始样品“primary sample”(或其分样品),指准备送至实验室或实验室收到的供检验用样品。

注4:本文件中使用的术语“样品(sample)”既包括原始样品[primary sample(specimen)],也包括样品(分样品)。

[来源:GB/T 22576.1—2018,3.16,有修改]

3.17

样品采集 sample collection

获得原始样品(3.16)的过程。

3.18

静脉穿刺 venipuncture

通过采血针或其他采血装置穿刺静脉采集静脉血的程序(3.13)。

4 质量管理

从事样品采集、处理和送检的机构,为提高客户满意度,宜建立、文件化、实施并维持体系,确保符合客户需求、满足适用的法规要求并持续改进。建立适当的质量管理体系可以促进这些要求的实施。

5 与患者样品相关的检验前过程

5.1 通则

本文件按照样品采集、处理、运送和接收的流程,提供了要求和良好规范建议。图1只对每项活动进行简要描述,详细信息见后续章条。

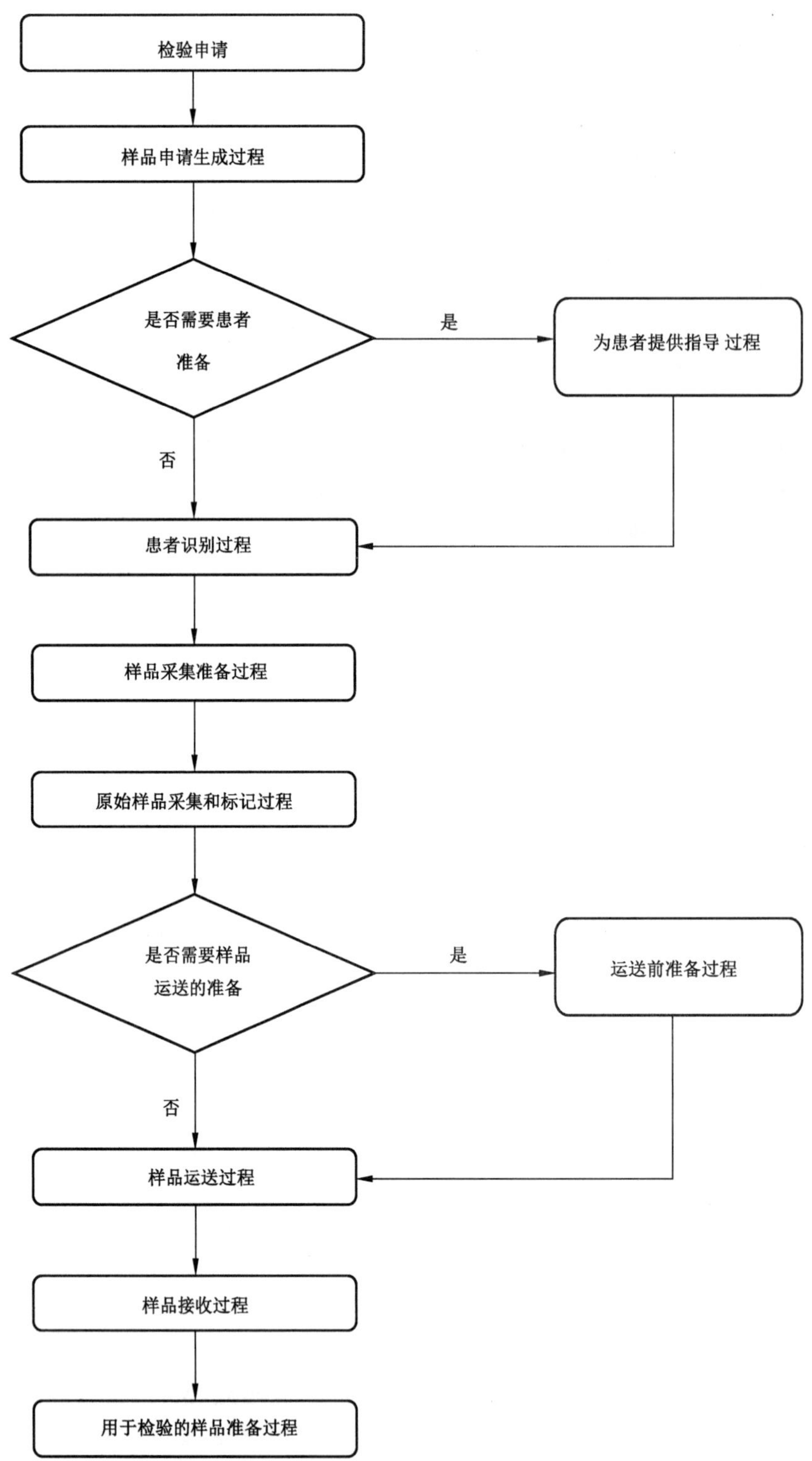

图 1　与患者样品相关的检验前过程

5.2　实验室项目申请的指导

机构应为其服务的所有用户提供如何申请检验的信息。应对填写申请单提供指导(见 10.1 和第 11 章)。

5.3 申请的实施

机构应制定样品采集申请的程序。程序应包括常规和急诊使用的、纸质和电子格式的书面和口头申请(见 11.2)。

5.4 患者指导

机构应制定相应的程序描述提供给患者和从患者获取的信息。申请检验的类型将决定在样品采集前需要满足的特殊要求(见 10.2)。

5.5 患者识别

机构应制定政策和程序,规定在常规和急诊情况下进行样品采集需识别的患者信息。(见 12.2 和 12.3)

5.6 样品采集准备

机构应制定政策和程序,规定感染的预防和控制(见第 8 章)、知情同意书(见 14.2)、患者准备以及偏离的记录。

5.7 原始样品采集和标记

机构应制定适宜的样品采集、标记和处理的程序(见第 13 章,14.3、14.5、14.6)。

5.8 运送的准备

机构应制定程序,用于需要特殊处理的样品,在运送前以及运送到实验室的过程中,保持样品的完整性(见第 15 章)。

5.9 样品运送

机构应制定程序用于样品的包装和运送(见第 16 章)。样品运送应符合法规要求。

5.10 样品接收

机构应制定程序用于样品的接收、评估、处理和贮存。样品接收程序应涵盖该机构接收的所有样品类型(见第 17 章)。

5.11 检验前样品准备

机构应制定检验前样品准备程序。这一过程可在采集机构或样品运送到检测实验室后进行(见第 18 章)。

6 设施和环境条件

6.1 通则

应配置足够的空间用于开展检验前活动,以确保工作质量、人员安全和患者服务等不受影响。材料和设备需足以支持机构的各项活动,并维持良好的功能和稳定的状态。

6.2 设计

6.2.1 通则

样品采集设施的设计应支持高效的运作，并尽量减少伤害和职业病的风险。应保护患者、员工和来访者免受可识别的危害。

在设计样品采集地点时，应考虑患者和员工的可操作性、舒适性、安全性、隐私和保密性。

有国家法规或行业要求时，执行国家和行业的法规和要求。

6.2.2 安全性和可及性

设计时应考虑以下内容：

a) 移动设备易于获取；

b) 紧急情况下疏散的便利性；

c) 地板表面防滑；

d) 配置洗手池，或提供含酒精(或其他成分)的手消毒剂；

e) 采集室以及儿科样品采集的儿童特殊安全事项(例如柜子的儿童安全锁、针头/锐器容器的安全高度和候诊室的安全要求)；

f) 卫生间可用且邻近；

g) 配备符合人体工程学设计的设施家具，方便工作人员和患者进行样品采集，包括出现紧急医疗情况时，供患者躺下的床、有双侧扶手的躺椅或担架；

h) 患者等候区内座位间距适当，降低有症状的呼吸道感染患者飞沫传染其他患者的风险；

i) 需要时，配备复苏设备；有国家法规或行业要求时，执行国家和行业的法规和要求；

j) 紧急救助保障；

k) 公示张贴需要时获得快速医护协助的指导；

l) 提供生物安全工具箱，用于破碎或泄漏样品的安全处理；

m) 对不相容的活动区域进行分隔。

6.2.3 隐私和保密

为了保护患者的隐私和保密，样品采集区域应符合如下要求：

a) 提供足够的隐私保护，以确保为患者保密；

b) 在样品采集期间保证患者的个人隐私(例如在抽血、采集尿样或需脱衣物时)；

c) 需要时，提供安全的存放患者个人财物的区域；

d) 对文件和电子系统中的信息进行保密。

6.2.4 设备、物品和贮存

相关时，设施的设计应能提供：

a) 贮存样品采集所需的所有材料和物品的空间；

b) 样品采集以及样品稳定、运送、贮存所需的材料和设备的空间。

6.3 设备维护和环境条件

工作区域应清洁并维护良好。应设计并验证清洁和消毒过程，并重视感染控制。

专门用于检验前过程的空间需规定规划为无烟区域。

应采取措施确保设施的良好内务,包括去污染的特殊程序,以及对内务工作人员的培训。

6.4 员工设施

应有配备适用、邻近可用的盥洗室,提供饮用水和存放个人防护设备和衣物的设施。

宜考虑员工单独工作时的安全性。

7 设备和物品

7.1 通则

应制定和实施程序,用于选择和使用购买的外部服务、设备和耗材。采购的物品需要持续符合机构的质量要求。

应保护设备(包括硬件、软件)、耗材和试剂,防止其被调整或篡改而使检验前活动或后续的检验结果无效。

注:冰箱、离心机和运输箱是样品采集设施内使用最广泛的设备。

7.2 设备接收测试

设备应在收到和使用前进行验证,以确保其能够达到必要的性能,并符合采购时规定的要求。

每件设备都应有唯一的标签、标记或其他标识。

7.3 检查和贮存

应在接收耗材时进行检查,按机构规定进行接收或拒收,按制造商规定进行贮存。应按机构文件和记录控制体系的要求,在规定期限内保存耗材的接收或拒收记录。有国家法规或行业要求时,执行国家和行业的法规和要求。

应有足够数量的设备和物品,并适合于样品采集、稳定、运输和贮存过程中的预期用途。在选择设备时,宜考虑到能耗和后期处置(即环境保护)。

设备和物品应清洁并维护良好。运输和贮存期间,物品应保持在受控状态。

样品采集设备的选择应考虑当地和地区的安全法规。

应制定和实施程序,用于设备的安全处理、维护、运输、贮存和使用,防止其受污染或老化。

7.4 库存管理

应建立物品库存控制体系以确保:

a) 不应使用过期物品;

b) 具备足够满足工作需要的物品;

c) 有安全数据单。

7.5 设备维护和维修

应有关于设备使用、安全和维护的最新说明,包括设备制造商提供的所有文件。应提供检验前活动中所用设备的正确校准程序。应至少遵循制造商的建议制定预防性维护程序并记录。

用于样品采集、处理和运输的设备,宜采用便于设备内外全面清洁和消毒的设计和制造材料。床、椅子和台面应使用易于清洁和消毒的材料。

当发现设备存在缺陷时,应停止使用,标记清楚并妥善保存,直至修复完毕。宜评估缺陷的影响，并及时采取后续措施。应有记录确认设备在损坏、故障和维修后可以重新使用。在使用、维修或报废前应采取合理的措施对设备去污染。应在安全的工作条件下进行维修，并应提供合适的个人防护装备。废旧设备的去污染和处置应符合法规的要求。

7.6 设备操作

只有培训合格的人员方可操作设备。应为员工提供设备使用和维护说明（包括制造商提供的任何相关手册和使用说明），包括在样品管破裂后对离心机去污染的指导。

应监测和记录冰箱和冰柜的温度，以消除导致结果不可靠的风险。设定的温度范围应满足物品的贮存要求。

应定期核查离心机（含冷冻离心机）的定时功能、转速和内部温度。

设备应保持清洁并维持安全的工作状态，包括检查电气安全和样品采集装置上的紧急停止装置和安全装置，以及授权人员对生物材料的安全处理和处置。应遵循制造商规定的设备预期用途。

7.7 计算机设备

当计算机或自动化检验前设备用于数据的采集、处理和记录时，机构应确保：

a) 计算机软件有成文信息并确认满足使用需求；
b) 制定并实施保护数据完整性的程序；
c) 维护计算机和自动化设备以确保其正常运行并提供维护数据完整性所必需的环境和操作条件；
d) 计算机程序受到保护，防止无意中或未经授权人员的访问、更改或破坏；
e) 软件的所有升级有成文信息，并确认其功能参数和预期用途。

7.8 设备记录

应维护对检验前活动有影响的每台设备的记录，至少应包括以下内容：

a) 设备名称、制造商名称、型号和序列号或其他唯一识别；
b) 供应商或制造商的联系信息；
c) 接收日期和设备投入使用的日期；
d) 当前位置；
e) 接收时的状况（例如新的、使用过的或修复过的）；
f) 制造商的说明；
g) 确认设备首次使用可接受性的记录；
h) 维护记录，实施和计划的服务记录；
i) 设备损坏、故障、修改和维修记录；
j) 预计更换日期（如有）；
k) 制造商召回设备的通知和采取的相应措施。

这些记录应能在设备的整个服务期内或在法规要求的其他时间段内保存和提供。

8 感染预防和控制（生物安全）

8.1 个人防护装备

应为采集和处理样品的人员配备个人防护装备。个人防护装备应适合风险的水平。基本个人防护装备包括实验服或隔离衣和手套。必要时应提供非乳胶手套等低过敏性的个人防护装备,例如非乳胶手套。

防护服应定期更换,以确保清洁,如果被有害物质污染,应立即更换。

如果可能发生样品飞溅以及处理有害物质时,应佩戴经许可的安全眼镜、面罩或其他眼睛和脸部保护装置。佩戴隐形眼镜时,因为隐形眼镜不能防止飞溅,应有额外的护目镜。

8.2 手卫生

至少应在接触患者前后、患者之间及摘除手套后进行手卫生(见附录 A)。当手部疑有污物时,需用肥皂和水清洗;其他情况下,宜使用含酒精的手部消毒剂。

手卫生设施(包括含酒精的手部消毒剂)应便于使用。

注:含酒精的消毒剂对一些胃肠炎病毒(如诺如病毒)以及艰难梭菌(院内感染的主要病原菌之一)无效。这些疾病的疑似患者需用其他适当的消毒方法,如肥皂和流动水。

当患者或员工对含酒精的消毒剂过敏时,宜考虑使用替代品,如含氯己定的产品。

洗手池不可用于处理样品。

8.3 人员规范

工作人员宜避免佩戴人工指甲、戒指和宽松的首饰。指甲宜修短以防划开划破手套。长发应扎起。

应穿戴适合于工作的个人防护装备(PPE),手套、隔离衣和面罩等装备应大小合适。

如使用手套,应在采集每个患者样品后更换。

8.4 安全处置

一次性设备应在每次采集后进行处理。有国家法规或行业要求时,执行国家和行业的法规和要求。

宜使用可安全处理的设备,如带有内置安全装置的针头。

锐器应在使用后立即置于防刺穿容器中并按照适用的法规要求进行处置。

分离医疗废物的最低标准是“三箱体系”,即分类设置传染性废物箱、锐器箱和一般废物箱。

生物危害废物应置于带有相应生物危害标志的指定容器中,并符合适用的法规要求。

8.5 患者保护

样品采集应使用一次性无菌耗材。

压脉带不宜含乳胶,不能确认时应绑在衣物外。

若不能一次性使用,应在两次使用之间对压脉带进行清洁。

当呼吸道病原体在社区中流行时,可向患者提供一次性外科口罩,以减少潜在的呼吸道感染的传播,包括季节性流感或其他经飞沫传播的感染性疾病。

8.6 清洁和消毒

用来盛装物品的盘子或手推车应由可清洁和消毒的材料制成。

为尽量减少污染的风险,样品采集所在的环境应按如下方式清洁:

a) 样品采集区的采血椅、床和水平表面(台面、桌面、柜面、地板等)应至少每天清洁,有污渍时随时清洁;

b) 患者候诊区应至少每天清洁,或根据使用情况,增加清洁次数;

c) 与患者接触的表面(床栏或表面、扶手)应至少每天清洁,有污渍时在两个患者之间也要清洁;

d) 厕所和门把手应每天清洁,根据具体使用情况可增加清洁频次,感染性肠炎疑似患者使用后应立即清洁;

e) 为儿童提供的玩具和其他物品应至少每天清洁。

最常用的消毒剂是乙醇或异丙醇(70%~85%),氯化合物(0.01%~5%)或季铵化合物(0.1%~2%)。在任何情况下都应遵循制造商的使用说明(见附录B)。

8.7 特殊预防措施

对需要采取特别预防措施的患者(如免疫缺陷的患者或需要隔离的患者)采集样品时,应遵守规定程序。

9 人员

9.1 通则

应提供岗位描述,规定所有工作人员的资质和职责。资质应反映适当的教育、培训、经验和所需技能,并适合所承担的工作。

人力资源应足以承担样品的采集、处理和运输工作,并履行机构的质量管理体系功能。

9.2 培训和能力

9.2.1 人员培训

应制定并实施新员工入职程序,其中应包括机构介绍、聘用合同、人事政策、健康和安全要求(包括消防和应急)以及其他职业健康服务。

人员培训应包括:

a) 以下的程序:

——患者和样品的准确识别,

——对于可能遇到的样品类型采用适当的采集技术,

——样品贮存和处理要求,

——不良事件和其他不符合的报告和记录,

——不良事件影响的预防或控制(例如急救培训),

——紧急状况,

——电脑和其他相关信息技术的使用;

b) 保护员工和患者的安全和感染控制程序;

c) 患者的隐私需求和患者信息的保密,有国家法规或行业要求时,执行国家和行业的法规和要求;

d) 分配的工作流程和程序。

对在培人员应始终进行监督指导。

应定期评估培训效果。

9.2.2 能力和继续教育

应评估每一位员工在初始培训后执行所分配的工作的能力,并在此后定期评估。必要时应再培训和再评估。

应为所有员工制定继续教育计划以支持其专业发展和能力。所有员工都应参加继续教育。

需有能力评估和继续教育记录。

9.3 保密和信息获取

所有员工应尊重和维护患者信息的保密。有国家法规或行业要求时，执行国家和行业的法规和要求。

程序文件应确定如下人员授权：

a) 使用电子化的实验室信息系统；

b) 需要了解基础信息时访问患者数据；

c) 输入和修改患者数据；

d) 更正账单；

e) 修改计算机程序。

9.4 人员记录

应保存人员记录并可供授权人员查阅，包括：

a) 教育和专业资质；

b) 所有证书或执照副本(适用时)；

c) 以往工作经历；

d) 岗位描述；

e) 新员工入职培训的证据；

f) 当前岗位培训的证据；

g) 能力评估；

h) 继续教育和成果记录；

i) 员工表现评估；

j) 事故和职业危险暴露的报告；

k) 免疫状态(与分配的工作相关时)。

10 为患者或用户提供的信息

10.1 样品接收实验室需要提供的信息

建议每个实验室向样品采集机构提供以下信息。

a) 选择和申请检验程序必要的信息：

  1) 适宜时，实验室提供的检验信息应包括所需样品类型、原始样品量、特殊预防措施、周转时间、生物参考区间和临床决定值等；

  2) 已知会明显影响检验性能或结果解释的因素；

  3) 对于每个分子遗传检测，应包含以下信息：

    ——预期用途，包括试验预期分析的核酸靶标(例如基因、序列变异)、检测目的、检测的适用范围以及建议的患者人群；

    ——适用的性能参数指标，包括检测的分析有效性和临床有效性的信息；

    ——检测的局限性。

b) 患者准备的相关信息：
   1) 患者准备的指导；
   2) 患者采集样品的指导；
   3) 患者知情同意的要求(例如同意向相关医疗专业人员告知临床信息和家族史)，以符合法规要求。
c) 样品采集，处理和运输的相关信息：
   1) 样品类型，数量或体积以及样品采集容器、设备和系统；
   2) 样品的最低要求；
   3) 样品准备；
   4) 样品保存、稳定和运输条件；
   5) 样品运输说明，包括任何特殊处理需求；
   6) 实验室接受和拒收样品的标准。
d) 实验室及时启动和运行检验程序所需的信息：
   1) 进行检测和解释检测结果所需的患者信息，包括相关的临床信息，适用时，还包括患者的种族/民族信息、家族史和/或血统以及患者知情同意的信息；
   2) 样品采集的日期和时间、贮存条件和运输条件；
   3) 将样品放入10%中性福尔马林缓冲液中的时间。
e) 实验室提供的有关咨询和建议，包括检测选择和申请、样品提交、结果解释和对检测结果含义的理解。
f) 实验室保护个人信息的政策。

注：实验室负责为其服务的用户提供有关其开展检测的信息，以便于进行恰当的检测选择、检测申请、样品采集和处理以及患者护理的管理。这些信息通常以样品采集手册或实验室手册的形式提供，可以是纸质或电子形式。

10.2 提供给患者的信息

应向患者提供信息，使他们了解采集程序的风险、益处和可能的后果。应提供包括对需要执行程序的解释等信息，以确保知情同意。必要时，应向患者解释提供患者和家庭信息的重要性(例如，用于解释遗传检验结果)。

注：遗传咨询也可能检验前就需要进行。

应给予患者清晰和准确的采集要求方面的指导，例如：

a) 采集前禁食的时间段；
b) 采集前所有特殊饮食的种类和时间；
c) 在采集之前不应服用的药物和保健品；
d) 对最后一次服药的特定时间要求；
e) 样品采集之前需要避免进行特定活动的要求；
f) 在准确的时间采集样品的要求。

应提供患者自行采集样品的指导，例如中段尿样品采集、粪便样品采集。

应使用患者能够理解的简明的语言传达信息。在可能的情况下，宜解决语言障碍以确保患者清晰地理解相关信息。可使用书面的指导(以及为患者设计的图示指导)作为言语交流的补充。根据当地人群的需求，还应考虑翻译成其他语言。

11 申请单

11.1 申请单信息

应制定和实施程序用于管理样品采集的申请。

需要足够的信息来识别患者和授权申请者以及相关的临床资料。有国家法规或行业要求时，执行国家和行业的法规和要求。

注 1：在法规允许自己申请的情况下，患者可视为授权申请人。

申请单或相应的电子申请单上应留有空间以填入下述(但不限于)内容：

a) 患者身份识别，包括：

——患者姓名，不可得时使用等同信息，

——患者出生日期和性别，

——患者详细住址或联系方式，

——患者的唯一识别号；

注 2：唯一识别号包括字母和/或数字标识，如住院号、病历号或医疗保险号。

b) 医生或依法有权申请检验或使用医疗信息的人员的姓名或其他唯一识别号；

c) 检验结果发送地址和联系信息，以及用于报告危急结果的紧急联系信息；

d) 原始样品类型，以及原始解剖部位(相关时)；

e) 申请的检验项目；

f) 与患者和申请相关的临床信息。

注 3：检验性能和结果解释所需的信息可包括患者的民族、家族史、旅行和接触史、传染病和其他临床相关信息。

申请单上还可包含其他附加信息，如：

a) 申请单完成日期；

b) 原始样品采集日期和时间；

c) 样品采集者身份；

d) 实验室接收样品的日期和时间。

申请单的格式(如电子或纸质)，以及申请单送达实验室的方式，宜与实验室服务用户咨询后确定。

样品采集机构收到申请表时应检查信息的完整性。任何必需信息的遗漏，应在样品采集前予以补正。

11.2 口头申请

应有程序用于口头检验申请。该程序应明确口头申请在规定时间内以申请单形式（电子或纸质)进行确认。

该程序还应包括实验室收到样品后，附加检测申请所需的措施。

11.3 转录

如果申请表上提供的信息需被转录进记录系统或信息系统，机构应有程序确保信息转录或输入的准确性。

应定期进行数据登录检查，以识别和减少转录错误。

12 患者识别

12.1 通则

患者识别程序应规定在样品采集之前至少使用两个唯一识别号以确定患者身份。

注：为了确认唯一身份，有时可能需要两个以上的识别号。

应有程序用于在常规样品采集和急诊时的患者识别。

患者隐私应在任何时候得到保护，并符合法规的要求。

12.2 常规患者识别

在常规样品采集之前，样品采集者应使用机构规定的至少两个唯一识别号来确认患者身份：

a) 请患者报出姓名，并将患者回答的信息与申请表上的信息和机构规定的唯一识别号进行比较；

注1：匿名采集样品的情况除外，这种情况下，需使用其他识别号。

b) 当出现任何不符合时，都应向相关人员报告，并在样品采集前解决。

当患者无法陈述或提供所需的识别号时：

——可由认识患者且能负责的成年人（如亲属或看护人）来确认患者身份；

——应记录确认患者身份的人的姓名。

注2：不能口头交流的原因包括：患者与卫生保健提供者的语言不通、患者认知障碍、无意识和言语障碍。

12.3 急诊患者识别

在急诊情况下，应给不能确认身份的患者建立临时身份，直至患者身份明确。对于不能立即确认身份的患者，应该：

a) 按照机构的规定为患者指定主标识码（临时的）；

b) 选择适用的申请单并记录主标识码；

c) 通过手工或计算机生成必要的标签，先将标签填在申请单上，完成采集后贴在采集的样品上。

临时主标识码应可追溯到患者身份，以确保患者和检验结果信息的正确识别和关联。

在任何情况下，患者应随身佩戴姓名和永久性或暂时身份识别，无论是通过身份腕带还是其他类似设备，但隔离患者或皮肤损伤如烧伤患者可用病床标签代替腕带。

12.4 婴幼儿患者识别

家庭成员、监护人或经授权的医疗专业人员应提供儿童的姓名和出生日期。应记录确认儿童身份的家庭成员或监护人的姓名及他们与儿童的关系。如果患者是由医护人员确认，应在申请单上记录该人员的姓名及职务。

身份腕带（如果有）应与口头信息和申请单比较，以确认：

a) 儿童的姓名；

b) 儿童的出生日期；

c) 儿童的性别；

d) 儿童的住院号、病历号、个人健康号或其他唯一标识号；

e) 母亲的姓，或入院登记时提供的其他人的姓。

每个机构均应有程序管理多胞胎的身份识别。

只有当所有条件匹配时，才能采集样品。当存在不符合时，需更正并记录。

13 样品识别

应使用唯一的标签识别样品，以确保其可追溯到被采集的患者。在所有标签上要求使用两个识别号。

样品通常可通过纸质或电子申请单追溯到已识别的个体。

应了解样品采集前就在采集容器上贴标签所带来的风险，应对过程进行控制以排除差错。推荐样品采集后在样品容器上贴标签，但也需要进行控制。

患者识别号应包含患者姓名和识别码并应清晰可读。

应在申请表中记录的附加信息包括：

a) 样品采集人员身份；

b) 样品采集的日期，适用时，采集时间。

注：通常使用条形码标记样品，并将要求的信息写入条形码。

在特殊情况下，患者的身份不会透露给实验室。此时需要采取充分的预防措施，以便在所有阶段通过其他方式维持样品的唯一识别。

14 样品采集

14.1 通则

所有负责样品采集的人员都应能获取正确采集和处理样品的程序。

不论何种原因，如出现任何与程序不符合（偏离、减少或增加）的情况，应记录下这些信息，通知到适当人员并应体现在检验结果报告单上。

14.2 知情同意

对患者进行的所有操作均应取得患者的知情同意。对多数常规采集程序，当患者递交采集申请单并愿意接受常规采集程序时，例如伸出手臂准备静脉穿刺采血，可默认患者已同意。宜给予住院患者拒绝的机会。

在紧急情况下，可能无法得到患者同意，此时，只要对患者最有利，并由有资质的医疗专业人员授权后，可以执行必需的程序。有国家法规或行业要求时，执行国家和行业的法规和要求。

推荐操作包括：

a) 样品采集人员使用患者可以理解的语言解释采集程序；

b) 样品采集前已确认患者同意；

c) 任何与样品采集目的有关的对知情同意的疑问都反馈给样品采集申请者；

d) 如果患者不符合法定年龄或没有能力表达同意，可以从陪同家长或法定监护人处获得同意；

e) 如果患者拒绝采集程序，样品采集人员应记录拒绝情况并确保及时通知到检验申请者；

f) 允许患者在样品采集过程中随时撤销同意；

g) 适用时，患者应接受解释并确认同意所采集样品的后续使用，例如用于研究目的。

14.3 采集活动的说明

样品采集程序应包括以下说明：

a) 采集样品的类型；

b) 所需样品的体积或数量(例如:确保血液与抗凝剂最佳比例所需的样品量,检验程序所需的样品量)；

c) 需使用的采集容器或设备(例如:真空采血管,含有专用抗凝剂的采集管,含有无菌组织培养基的专用杯或管,口腔拭子等)；

d) 样品采集的特殊时机,需要时；

e) 样品采集后正确的混匀；

f) 记录采集时间(例如:放入10%中性福尔马林缓冲液中的时间)；

g) 适用时,记录患者人口统计学信息、疾病分期和采样时间(治疗前、中或后),以及距离诊断的时间；

h) 样品采集过程中耗材的安全处置。

14.4 急诊申请处理

应有针对急诊样品标识、处理和处置的说明。

该说明应包括申请表和样品特殊标识、转运方式以及特殊报告要求的详细内容。

14.5 血液样品采集

14.5.1 通则

a) 应使用一次性针头,最好使用带有安全装置的针头。对于其他血液样品采集装置,如试管架和止血带,可能时宜使用一次性装置。

注1：血液采集装置和针头规格的选择是基于静脉的物理特性和血液的采集量。针头规格的选择同时考虑针头的外径和内径,因为外径相同的针头内径可能不同。针头内径影响血液在采血装置中的流速,并可能影响所取样品的质量。

b) 应根据检验要求和实验室要求选择采血管。

注2：优先使用塑料管。

c) 所有添加剂含量应不高于规定采样量的10%。

d) 血液样品采集后,按照制造商规定的次数立即将含有添加剂的试管中的血液样品按照制造商规定的次数轻柔彻底地颠倒混匀。

e) 在将血液注入试管,或将一个试管里的血液转移到另一个试管时,最好不要去掉试管盖子。

f) 应有程序对样品采集过程中出现不良反应的患者进行护理。

14.5.2 抽血顺序

在单次静脉采血或毛细血管采血期间采集多个血液样品时,应遵循机构规定的抽血顺序。

注：抽血顺序通常基于采集管制造商提供的信息,目标是避免血培养样品的污染和管间添加剂的交叉污染。

14.5.3 静脉穿刺的注意事项

静脉穿刺时宜考虑以下情况：

a) 当对检验结果的医学解释至关重要时,宜规定采集前的休息时间;为尽量减少姿势和体力

活动对测试检测结果的影响,建议患者在采血前静坐或休息 15 min;

b) 应确认符合饮食限制,如禁食,或其他患者准备要求;

c) 压脉带的使用时间不宜超过 1 min;

d) 宜避免持续握紧拳头或反复握紧和打开手掌,以防止血钾水平假性升高;

e) 选择静脉穿刺的部位宜尽量减少神经损伤的风险;

f) 尝试静脉穿刺的次数宜有限制;

g) 采集血培养样品时,应进行严格的无菌操作,并遵循制造商对成套的需氧/厌氧血培养瓶的使用说明;

h) 应避开有瘘管的区域;

i) 宜避免出现水肿、血肿、大面积疤痕、新纹身、烧伤、损伤或闭塞静脉的区域;

j) 宜避免在乳房切除同侧或麻醉的手臂采集;

k) 除非采取了适当的预防措施并记录,否则不应从输液的手臂上采集血液。

14.5.4 成人末梢血采集

成人毛细血管穿刺的程序应包括以下说明:

a) 选择合适的穿刺部位;

注:当手指作为穿刺部位时,选择中指或无名指。

b) 应避免如水肿、瘀伤和之前穿刺过的区域;

c) 温暖穿刺部位,加速血流;

d) 清洁和消毒穿刺部位;

e) 在进行采血之前擦掉第一滴血,除非试验有特别的禁忌;

f) 避免挤压、挖或刮擦穿刺部位;

g) 标记样品并记录采集时间;

h) 确认患者已止血后再离开;

i) 正确处理采血针/切口器具和其他污染物质,如纱布和手套。

14.5.5 儿童静脉采血

14.5.5.1 通则

采集两岁以下儿童的样品,应由能够理解并处理采血程序潜在危险和风险的有经验的人员操作。

14.5.5.2 患者准备

对于儿科患者,特殊的护理和考虑是有必要的。

根据儿童的年龄可选择转移注意力和/或皮肤麻醉。

注:某些患儿可能有过激行为风险(例如发育障碍和自闭症),因此不仅需要特殊准备,还需要其他人员协助,以成功并安全采集样品。

14.5.5.3 采集技术

应根据程序选择适当的血液样品采集技术(即静脉穿刺或毛细血管采样),该程序应考虑以下内容:

a) 年龄;

b） 健康状况；

c） 体重和身高，或其他体征；

d） 申请的检验。

采集儿科患者的血液样品时应使用低容量管。

采集程序应尽可能地减少儿童的不适感。过度哭泣可能会影响检验结果，应记录。

应根据体重计算儿童患者的最大采血量。医护人员应在病历上记录易患医源性贫血的儿童患者每次抽取的血液总量。

注：采血量限制指南（24 h内采集总血容量的1%～5%，8周内最多采集总血容量的10%）与对儿童产生“最小风险”的有限证据一致。

建议降低患儿样品采集量，新生儿24 h内最高采集3 mL/kg（总血容量的3.8%）比较合理，尽管每个病例都应根据自身的特点进行判断，但对患有损害血红蛋白减少或血容量降低恢复的疾病的儿童需更加慎重。

14.5.6 小儿末梢血采集

小儿末梢血采集应由经验丰富的人员操作。

选择合适的穿刺部位，未满6个月的婴儿不应选择手指。

注：一岁以下或未开始行走婴幼儿通常选择足跟的足底表面边缘或中间。

不宜使用柳叶刀或针尖长度超过2 mm的采血针，以避免刺伤新生儿的跟骨。

应采用与成人相同的采血程序，详见14.5.4 a)～i)。

14.6 其他样品

应有程序用于规定提交给实验室检验的所有其他类型样品的采集和处理，例如：

a） 拭子；

b） 痰液；

c） 粪便；

d） 尿液；

e） 生育力测试样品（精液）；

f） 脑脊液；

g） 其他体液；

h） 活组织检查和其他组织样品；

i） 细胞学样品（巴氏涂片、细针穿刺、吸出液）。

适用时，应提供患者准备指导，并提供合适的采集容器。

15 样品完整性和稳定性

15.1 样品完整性

为了避免影响样品完整性，进而影响检验结果，宜确保以下内容：

a） 按照制造商说明贮存采集管和容器；

b） 避免使用小口径针头导致溶血；

c） 避免创伤性或反复多次静脉穿刺；

d） 采集后立即充分混匀样品；

e) 避免过度混匀样品；

f) 规定和采集正确的样品量；

g) 样品与添加剂体积比例正确；

h) 使用正确的容器或添加剂。

在检验前，应将样品保存在能确保其完整性的温度和贮存条件下，并在检验后的规定时间段内保存，以备附加检验申请。

接收血液样品检验的实验室应提供样品贮存管的类型说明，并提供检验项目所需的贮存温度信息，包括所有样品的冻融循环以及贮存时间。

对于体液样品，宜记录样品类型、原始容器类型、离心前延迟、离心、离心后和长期贮存的相关信息。

对于实体组织样品，宜至少记录样品类型、采集类型、热缺血时间、冷缺血时间、固定类型和时间，贮存类型和时间。

应对在整个检验前过程中保持样品完整性的程序进行确认并定期审核。

15.2 稳定性

接收检测样品的实验室应提供检验项目相关的样品贮存温度和时间信息。

注1：存储的患者样品的稳定性意味着样品可在规定的时间段内保持指定的特性值在规定限值内。

注2：影响检验样品稳定性的条件包括血细胞代谢、蒸发、化学反应、微生物分解或过度生长、光照、气体扩散、污染、时间、温度和泄漏。

样品稳定性信息可包括时限，超过该时限可能会损害样品或样品中的待测物的稳定性。

15.3 稳定化处理

某些样品在运送到检测实验室之前可能需要经过稳定化处理过程。例如：从血液样品中离心分离出血清，血液学样品制备血涂片，样品贮存在规定温度。

接收样品进行检测的实验室应规定需稳定化处理的样品类型，以及在进行稳定化处理之前样品的存放时间。这些信息应提供给执行稳定化处理的人员。

16 样品运送

16.1 通则

应有程序用于样品包装和运送。样品运送应符合法规要求。

应告知患者或其他样品运送人员样品破损和溢出的危险，以及运送所需的安全、恰当包装和处理方法。

注：为了运送目的，感染性物质指已知含有或合理预知含有病原体的物质。

16.2 样品运送

应按照检测实验室提供的指导送检样品。

a) 应对运送容器进行确认，以确保满足规定要求，包括保证运送过程中适当的温度条件和反复冻融试验。

b) 当样品在机构外运送时，应在运送样品的密封容器表面印有负责人的联系信息和生物危险标识。在紧急情况下，责任人知道与谁联系。有国家法规或行业要求时，执行国家和行业的法规和要求。

c) 样品运送应确保样品的完整性，防止泄漏，并尽量减少样品管的晃动，以降低溶血发生的可能性。当运输条件对检测非常重要时，应规定特殊的运送要求。

d) 为了避免样品泄漏造成的污染，检验申请单和其他相关文件不应直接接触样品。

e) 在运送过程中应保护患者的隐私。

f) 任何与规定环境条件的偏离或时间延误应记录并体现在检验报告中。

16.3 质量监控

应监控样品的运送以确保：

a) 在适合检验申请的时限内运送；

b) 在样品采集和处理的规定温度范围内，使用指定的保存剂以确保样品的完整性和稳定性；

c) 确保样品的完整性，运送人员、公众和接收实验室的安全性，并符合规定要求。

17 样品接收和评估

17.1 通则

样品的接收、评估、处理和贮存程序应包含执行每一过程所需的全部信息。样品接收程序应包含实验室接收的所有样品类型。

应按照实验室接受/拒收样品的标准对实验室收到的所有样品进行系统性的评估（见 17.2）。

样品需通过申请单或标签明确追溯到已知的患者。

17.2 样品接受或拒收标准

样品接收程序应包括样品接受和拒收的标准，当样品不满足接受标准时，宜立即通知检验申请单上的授权申请人。

下述情况可拒收样品：

a) 样品处理或运送不当；

b) 容器上无标签或标签错误；

c) 标签与检验申请单不相符；

d) 标签或检验申请单上无唯一标识；

e) 使用不适当的抗凝剂、血液与抗凝剂比例不正确（加入量不够或过度）、培养基不正确、样品类型不正确；

f) 样品混合或可能被污染，从而可能影响检测结果；

g) 缺乏必要的信息，不能确定样品或所申请的检验项目是否适合解答临床问题；

h) 样品暴露于影响样品稳定性或完整性的极端温度；

i) 样品量不足；

j) 不恰当的容器；

k) 容器破坏或样品溶血；

l) 从样品（如尿液）采集到实验室接收的时间超过规定时限。

应记录每份拒收样品。此信息可用于质量监控。

17.3 样品标签的确认

17.3.1 通则

样品标签上的患者识别信息应与检验申请单上的信息一致。实验室不应接受或处理缺乏患者识别信息的样品。

样品的所有部分或分样品均应可明确追溯至原始样品。

17.3.2 不符合管理

实验室人员接收样品后,不应为无标签、标签错误、标签不完整的样品重新贴标签。

根据机构政策由授权人员所做的任何变更均应记录。记录应包括变更者和授权变更者的姓名。

当样品对临床很重要或不可替代,尽管样品标签有问题,实验室仍选择处理此样品,应在最终报告说明问题的性质,适用时,应谨慎解释结果。为后续检验(如:病毒抗体、临床综合征相关代谢物)留出或贮存的样品也应有正确标识。

17.4 样品接收记录

应在登记本、工作表、实验室信息系统或者其他类似系统中记录实验室接收的所有样品。记录应包括:

a) 患者的身份信息(姓名和唯一识别号);
b) 样品识别号(如登记号),适用时;
c) 样品采集的日期和时间,以及样品采集者的身份;
d) 实验室接收样品的日期和时间;
e) 样品接收人的身份;
f) 接收的样品类型;
g) 体液样品至少包括样品类型以及原始容器类型等信息;
h) 实体组织至少包括样品类型、样品采集方法、热缺血时间、冷缺血时间、固定类型和时间;
i) 必要时,样品质量备注(如:溶血、样品量不足,或是从静脉输液位置以上采集的样品)
j) 拒收样品及拒收原因等信息,适用时。

17.5 样品追溯

样品处理和检验所有阶段的样品和相关记录(工作表、胶片等)均应有唯一标识。

可使用唯一的实验室编号。编号系统的唯一性应考虑样品的贮存时间,并确保两个具有相同编号的样品不能同时出现在实验室中。

实验室收到的检验申请单应在规定期限内保留。有国家法规或行业要求时,执行国家和行业的法规和要求。

17.6 急诊样品

对标记为急诊样品应有接收、标记、处理和报告程序。程序应包括样品和检验申请单上任何特殊标识的详细说明、使用的快速处理方式、样品运送至实验室检验区域的机制,以及应遵循的特殊报告标准。

17.7 监管链

应可确认样品的位置。需有程序和相关的表格,以确保在需要监管记录时能正确识别和处理样品。所有采集的样品都应有完整的审核追踪记录,包括所有处理和转运样品的人的身份,以及所有相关日期和时间的详细信息。这些记录可能会被用作证据,应安全存放。

18 检验前样品存放

需有程序和适当的设施,以防止在存放和准备送往实验室等检验前活动中出现样品变质、丢失和损坏。

实验室应规定样品检测前的存放条件和时限,以允许需要时重测,或者在初始报告结果后申请附加检验。

应按照生物危险废物处理程序的要求保留、存放和处理样品。有国家法规或行业要求时,执行国家和行业的法规和要求。

19 客户满意度

应收集和分析客户期望和要求满意度的数据。可以通过客户对机构的过程和服务的反馈来获取信息。客户可以是被采集样品的患者、申请样品采集的医疗专业人员和/或接收样品进行检测的实验室。

应定期监测客户满意度。

应识别改进和提高客户满意度的机会,并采取适当的措施。

20 不符合的识别和控制

20.1 不符合的识别

机构应有识别和管理不符合的程序。

注:不符合可发生在整个检验前过程,并可通过多种的方式进行识别,包括来自患者或服务客户的投诉,对耗材的检查和员工建议。

该程序应确保:

a) 记录每项不符合,这些记录由机构的管理层定期评审,以发现趋势并启动纠正措施;
b) 指定处理问题的责任人;
c) 规定采取的措施;
d) 考虑不符合的检验前活动的临床意义,适当时,通知检验申请人;
e) 立即采取应急措施,需要时;
f) 进行根本原因分析,需要时采取纠正措施;
g) 评审纠正措施的有效性。

20.2 不符合记录

应记录的信息包括:

a) 不符合发生的日期、时间和地点;
b) 样品受到影响的患者姓名;
c) 检验申请人的姓名;
d) 事件的简要描述(包括不符合类型的分类);

e) 为减少差错造成的不良后果而采取的补救措施的描述；
f) 发送/完成报告者的姓名、日期和时间；
g) 根本原因分析，需要时；
h) 采取的纠正措施，需要时；
i) 采取措施有效性的跟踪。

应建立信息报告系统以确保客观报告，后续调查应关注过程而不是追究个人责任。

21 性能指标

实验室应当建立和监控质量和性能指标。

检验前过程质量指标示例：

a) 标签不正确的样品数量；
b) 患者识别错误的申请单数量；
c) 采样量不足的样品数量；
d) 容器错误的样品数量；
e) 尿培养污染率；
f) 血培养污染率；
g) 溶血的样品数量；
h) 凝血的样品数量；
i) 去向不明或丢失的样品数量；
j) 运送过程中损坏的样品数量。

应在规定时限内收集上述数据，并与以前的性能指标或外部标准进行对比。也应收集不可接受样品的来源，以便在需要时可以采取适当的措施。

22 文件和记录

22.1 通则

应有纸质版和电子版文件和记录的处理和控制的程序。

应规定存档文件和记录的保留期限。当文件保留有国家法规或行业要求时，执行国家和行业的法规和要求。

文件和记录应贮存在适宜的环境中，以防止文件的损坏、变质、丢失或者未经授权的查阅。

22.2 文件

所有文件的控制应确保只有现行授权版本可供使用，并防止误用废止的文件。每份文件均应有唯一识别(例如：标题、日期、作者或索引号)。

注：本文件中，“文件”指任何信息或说明，包括政策声明、教材、程序、规范、图表、海报、通知、备忘录、软件、图纸、计划和外部来源的文件(例如法规和标准)。

22.3 记录

记录可包含但不限于以下内容：

a) 检验申请单；

b) 日志或工作表;

c) 设备维护记录;

d) 供应品批号,供应品文件和证书;

e) 投诉和采取的措施;

f) 事件/事故记录和采取的措施;

g) 个人培训和能力记录。

附 录 A
（资料性）
手卫生的五个时间点

1	**接触患者前**	做什么？	在接触患者前清洁双手。
		为什么？	保护患者免受手上有害菌的感染。
2	**无菌操作前**	做什么？	无菌操作前立即清洁双手。
		为什么？	保护患者免受有害菌的感染，包括患者自身的有害菌进入体内。
3	**暴露于体液后**	做什么？	暴露于体液后（以及摘除手套后）立即清洁双手。
		为什么？	保护自身和医疗卫生环境免受患者携带的有害菌污染。
4	**接触患者后**	做什么？	在接触患者及其物品后立即清洁双手。
		为什么？	保护自身和医疗卫生环境免受患者携带的有害菌污染。
5	**接触患者周围环境后**	做什么？	即使未接触患者，接触过患者周围环境中的任何物品或家具后也应立即清洁双手。
		为什么？	保护自身和医疗卫生环境免受患者携带的有害病菌污染。
注：本表基于世界卫生组织（WHO）相关文献。			

附 录 B
（资料性）
消毒剂

消毒剂用于对工作区域的清洁和去污。

许多不同的消毒剂可用于清洁物体表面和溢出物，包括：

——乙醇；

——氯化合物；

——季铵化合物；

——酚类化合物；

——碘伏化合物。

理想的消毒剂性能包括(见表 B.1)：

a) 广谱，即能广谱抗菌；

b) 速效，即能快速杀菌；

c) 不受环境因素影响，即能在有机物(如血液、痰液、粪便)存在的情况下仍有活性，并能与肥皂、清洁剂和其他常用化学物质兼容；

d) 无毒，即对使用者和患者没有危害；

e) 表面兼容性，即不会腐蚀仪器和金属表面，不会造成布、橡胶、塑料及其他材料的变质；

f) 在处理表面有持续效应，即能在经过处理的表面形成一个抗菌膜；

g) 易于使用，有清晰的标签说明；

h) 无臭，即有香味，或者无味，便于日常使用；

i) 费用合理，即价格不昂贵；

j) 可溶性，即能溶于水；

k) 稳定性，即在浓缩和稀释使用时保持稳定；

l) 清洁力，即应具有良好的清洁能力；

m) 环保，即处理时对环境无害。

表 B.1 常用消毒剂性能

项目	乙醇	氯化合物	季铵化合物
常用形式	乙醇或异丙醇 70%溶液最有效	液体、粉剂、片剂	种类繁多并具有去污剂作用
优点	——无毒 ——价格低 ——速效 ——无色 ——无残留	——价格低 ——速效	——无腐蚀性、无毒、低刺激性 ——清洁力强、常具有去污剂效能

表 B.1 常用消毒剂性能（续）

项目	乙醇	氯化合物	季铵化合物
缺点	——易燃，阴凉通风处保存； ——由于易挥发，难以长时间有效； ——对材料有不同的兼容性（例如：可以使橡胶变硬、腐蚀胶黏剂和塑料）	——溶液有光敏性，宜现配现用，且在避光容器中保存；稀释后宜立即使用； ——对皮肤和黏膜有刺激性； ——对金属有很强的腐蚀性； ——能被有机物中和	——在硬水中活性降低； ——由于其类似去污剂的性能，在有机物存在时效果降低； ——可使表面（包括地板）湿滑，从而产生危害
有效性			
细菌繁殖体	+	+	+
结核分枝杆菌	+	+	−
细菌芽孢	−	+	−
病毒——有包膜	+	+	+
病毒——无包膜	±	+	−
真菌	+	+	+
真菌孢子	−	+	−
作用时间	10 min～30 min	10 min～30 min	10 min～30 min
有效成分浓度	70%～85%	0.01%～5%	0.1%～2%

参 考 文 献

[1] GB/T 19000—2016 质量管理体系 基础和术语(ISO 9000:2015,IDT)

[2] GB/T 19001 质量管理体系 要求 (GB/T 19001—2016,ISO 9001:2015,IDT)

[3] GB 19781—2005 医学实验室 安全要求 (ISO 15190:2003,IDT)

[4] GB/T 22576.1—2018 医学实验室 质量和能力的要求 第1部分:通用要求(ISO 15189:2012,IDT)

[5] CSA Z316.7-12 Primary sample collection facilities and medical laboratories—Patient safety and quality of care—Requirements for collecting, transporting, and storing samples.

[6] CDC. Good Laboratory Practices for Molecular Genetic Testing for Heritable Diseases and Conditions, MMWR R&R, June 12, 2009. Vol 58, NO. RR-6.

[7] CDC. Guideline for Disinfection and Sterilization in Healthcare Facilities. Rutala W.A., Weber D.J,2008.

[8] CLSI. Accuracy in Patient and Sample Identification; Approved Guideline. CLSI document GP33-A. Clinical and Laboratory Standards Institute, Wayne, PA, 2010.

[9] CLSI. Collection, Transport, Preparation, and Storage of Specimens for Molecular Methods; Approved Guideline. CLSI document MM13-A. Clinical and Laboratory Standards Institute, Wayne, PA, 2005.

[10] CLSI. Procedures and Devices for the Collection of Diagnostic Capillary Blood Specimens; Approved Standard—Sixth Edition. CLSI document GP42-A6. Clinical and Laboratory Standards Institute, Wayne, PA, 2008.

[11] CLSI. Procedures for the Collection of Diagnostic Blood Specimens by Venipuncture; Approved Standard—Sixth Edition. CLSI document GP41-A6. Clinical and Laboratory Standards Institute, Wayne, PA, 2007.

[12] CLSI. Procedures for the Handling and Processing of Blood Specimens for Common Laboratory Tests; Approved Guideline—Fourth Edition. CLSI document GP44-A4. Clinical and Laboratory Standards Institute, Wayne, PA, 2010.

[13] CLSI. Quality Management for Molecular Genetic Testing: Approved Guideline CLSI document. MM20-A. Clinical and Laboratory Standards Institute, Wayne, PA, 2012

[14] Howie S.R.C. Blood sample volumes in child health research: Review of safe limits. Bulletin of the World Health Organization Published online, September 2010.

[15] Lindblad B., & Alstrom T. Recommendation for collection of venous blood from children, with special reference to production reference values. Scand. J. Clin. Lab. Invest. 1990, 50:99-104.

[16] Lippi G., & Becan-McBride K. Preanalytical quality improvement: in quality we trust. Clin. Chem. Lab. Med. 2013, 51(1):229-241.

[17] Miller M., Bachorik P.S., Cloey T.A. Normal Variation of Plasma Lipoproteins: Postural Effects on Plasma Concentrations of Lipids, Lipoproteins, and Apolipoproteins. Clin. Chem. 1992, 38(4):569-574.

[18] Miller W.G., & Tate J.R. Harmonization: the Sample, the Measurement, and the Report. Ann. Lab. Med. 2014, 34:187-197.

[19] Ontario Agency for Health Protection and Promotion, Provincial Infectious Diseases Advisory Committee. Best Practices for Environmental Cleaning for Prevention and Control of Infections in All Health Care Settings. 2nd Revision. Queen's Printer for Ontario, Toronto, ON, 2012.

[20] Plebani M. Quality indicators to detect pre-analytical errors in laboratory testing. Clin. Biochem. Rev. 2012, 33:85-88.

[21] Raffick A.R., Bowen A., Remaley T. Interferences from blood collection tube components on clinical chemistry assays. Biochem. Med. 2014, 24(1):31-44.

[22] Sztefko K., & Beba J. Blood loss from laboratory diagnostic tests in children. Clin. Chem. Lab. Med. 2013, 51(8):1623-1626.

[23] Wallin O., & Sonderberg J. Blood sample collection and patient identification demand improvement: a questionnaire study of preanalytical practices in hospital wards and laboratories. Scand. J. Caring Sci. 2010, 24:581-591.

[24] World Health Organization. Use of anticoagulants in diagnostic laboratory investigations and Stability of blood, plasma and serum samples. [viewed August 6, 2016]Available from: http://apps.who.int/iris/handle/10665/65957.

[25] World Health Organization. Your 5 Moments for Hand Hygiene. [viewed August 6, 2016]Available from: www.who.int/gpsc/5may/Your_5_Moments_For_Hand_Hygiene_Poster.pdf.

[26] WHO/CDS/CSR/EDC. 2000.4. Guidelines for the collection of clinical specimens during field investigation of outbreaks. [viewed August 6, 2016]Available from: http://www.who.int/ihr/publications/WHO_CDS_CSR_EDC_2000_4/en/.

[27] World Health Organization. Safe management of wastes from health-care activities [viewed August 6, 2016]Available from: http://www.who.int/water_sanitation_health/medicalwaste/wastemanag/en/.

[28] World Health Organization. Guidelines on hand hygiene in health care. [viewed August 6, 2016]. Available from: http://www.who.int/gpsc/5may/tools/9789241597906/en/.

第二部分

参考测量系统相关标准

ICS 11.100.10
C 30

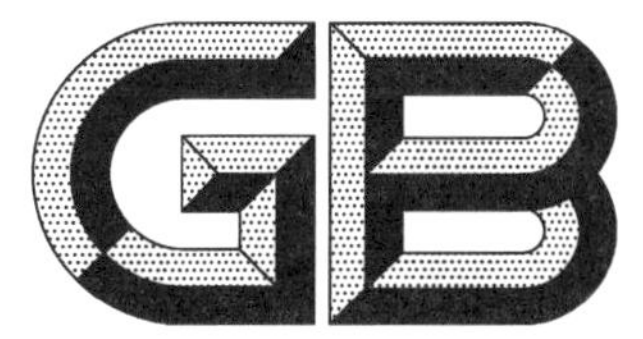

中华人民共和国国家标准

GB/T 19702—2021/ISO 15193:2009
代替 GB/T 19702—2005

体外诊断医疗器械 生物源性样品中量的测量 参考测量程序的表述和内容的要求

In vitro diagnostic medical devices—Measurement of quantities in samples of biological origin—Requirements for content and presentation of reference measurement procedures

(ISO 15193:2009, IDT)

2021-03-09 发布　　2022-04-01 实施

国家市场监督管理总局
国家标准化管理委员会　发布

前　言

本标准按照 GB/T 1.1—2009 给出的规则起草。

本标准代替 GB/T 19702—2005《体外诊断医疗器械　生物源性样品中量的测量　参考测量程序的说明》。本标准与 GB/T 19702—2005 相比，主要技术变化如下：

——增加了范围中“本标准规定了体外诊断医疗器械和医学实验室使用的参考测量程序内容的要求。”和“本标准适用于提供差示值或比例量值的参考测量程序。附录 A 提供了有关名义特性和序量的信息。”(见第 1 章)；

——增加了“分析灵敏度”“检出限”“校准物”的术语和定义(见第 3 章)；

——“质量保证”要素由可选要素修改为必备要素，而“前言”“规范性引用文件”“特殊事项”要素由必备要素修改为可选要素(见表 1)；

——删除了“警告和安全注意事项”中 4.2.2 的内容(见 2005 年版的 4.2.2)；

——修改了条款名称，“4.5 术语”修改为“4.5 术语，定义，符号和缩略语”(见 4.5，2005 年版的 4.5)；

——修改了条款名称，“4.8 试剂”修改为“4.8 试剂和材料”(见 4.8，2005 年版的 4.8)；

——修改了条款名称.“4.16 通过实验室间的研究进行验证”修改为“4.16 参考测量程序的确认”(见 4.16，2005 年版的 4.16)；

——增加了“4.10.2 样品”中“应根据需要的样品容器和/或样品处理步骤，被测量的细微变化(例如，损失和/或污染)规定对原始样品的要求”(见 4.10.2)；

——增加了“4.14.13 中间精密度标准差”内容(见 4.14.13)；

——修改了附录 A 标题，将“除量以外的参数的参考程序”修改为“除差示和比例量以外特性的参考程序”(见附录 A，2005 年版的附录 A)。

本标准使用翻译法等同采用 ISO 15193:2009《体外诊断医疗器械　生物源性样品中量的测量　参考测量程序的表述和内容的要求》。

与本标准中规范性引用的国际文件有一致性对应关系的我国文件如下：

——GB/T 27418—2017　测量不确定度评定和表示(ISO/IEC Guide 98-3:2008，MOD)。

本标准由国家药品监督管理局提出。

本标准由全国医用临床检验实验室和体外诊断系统标准化技术委员会(SAC/TC 136)归口。

本标准起草单位：北京市医疗器械检验所。

本标准主要起草人：杨宗兵、康娟、贺学英、王会如。

本标准所代替标准的历次版本发布情况为：

——GB/T 19702—2005。

引　言

在科学、技术和常规服务工作中，为了获得有用且可靠的测量结果，需有参考测量系统做支持，以使其具有可比性并且最终溯源至最高计量学水平的测量单位和/或测量标准和/或测量程序。在这个计量系统中，参考测量程序起关键作用，因为它们可以用于：

a) 评价测量系统的性能特性、包括测量仪器、辅助设备和试剂；

b) 证明用于测量同一量的不同常规测量程序是否具有功能互换性；

c) 为用于常规测量程序的校准或正确度控制目的的参考物质赋值；

d) 检测患者样品中的分析影响量。

尤其对于医学实验室测量来说，把具有充分可比性、可以重现并且准确的结果报告给临床医生和患者，对于患者诊疗和健康筛查是非常重要的。某些情况下，建议将参考测量程序以标准的形式给出，即当与如下技术要求相关时：

——在标准、技术规范或技术法规等中规定的；

——由供应商声称量值的；

——与产品的性能或过程有直接关系的。

ISO/IEC Guide 15 对制定此类标准的益处进行了说明。

体外诊断医疗器械 生物源性样品中量的测量 参考测量程序的表述和内容的要求

1 范围

本标准规定了体外诊断医疗器械和医学实验室使用的参考测量程序内容的要求。

注 1：本标准期望一个有经验的实验室工作者，按照符合本标准制定的测量程序操作，可获得不超出规定区间的带有测量不确定度的测量结果。

本标准适用于提供差示值或比例量值的参考测量程序。附录 A 提供了有关名义特性和序量的信息。

本标准适用于在检验医学各个学科分支中，需要编写参考测量程序文件的所有个人、机构或研究所。

完整描述的测量方法通常发表在科学文献上，这些充分详细描述的方法可以作为文件化参考测量程序的基础。

注 2：在本标准中，"国际测量标准"被定义为物质标准。术语"国际标准"在 WHO 中被用作参考物质。

2 规范性引用文件

下列文件对于本文件的应用是必不可少的。凡是注日期的引用文件，仅注日期的版本适用于本文件。凡是不注日期的引用文件，其最新版本(包括所有的修改单)适用于本文件。

ISO 15194 体外诊断医疗器械 生物源性样品中量的测量 有证参考物质的要求和支持性文件的内容(In vitro diagnostic medical devices—Measurement of quantities in samples of biological origin—Requirements for certified reference materials and the content of supporting documentation)

ISO/IEC Guide 98-3:2008 测量不确定度表示指南(GUM:1995)[Guide to the expression of uncertainty in measurement (GUM:1995)]

ISO/IEC Guide 99:2007 国际计量学词汇 基础通用的概念和相关术语(VIM)[International vocabulary of metrology—Basic and general concepts and associated terms (VIM)]

3 术语和定义

ISO/IEC Guide 99:2007 和 ISO/IEC Guide 98-3:2008 界定的以及下列术语和定义适用于本文件。

3.1

原始样品 primary sample

从一个系统中最初取出的一个或几个部分采集物，旨在提供该系统信息或作为对该系统状态进行判定的基础。

注：在某些情况下，所提供的信息可以应用于一个更大的系统或一组系统，此时，取样的系统是其中的一个组成部分。

3.2

实验室样品 laboratory sample

实验室接收的或准备送到实验室的用于测量的原始样品或原始样品的一部分。

3.3

分析样品 analytical sample

从实验室样品中制备并可从中取出分析部分的样品。

注：在取出用于分析的部分之前，分析样品可做各种处理。

3.4

分析部分 analytical portion

从分析样品中取出的直接或溶解后用于实际测量的部分物质。

注：如果不需预处理，分析部分直接取自原始样品或实验室样品。有时在上机测量前需将分析部分溶解成分析溶液。

3.5

分析溶液 analytical solution

测量前将分析部分溶解(发生或不发生反应)在液体或固体物质中制备的溶液。

3.6

基质 matrix

(物质系统)一个物质系统中除分析物之外的所有成分。

3.7

参考测量程序 reference measurement procedure

被接受作为提供适合下列预期用途的测量结果的测量程序，预期用途包括评价测量同类量的其他测量程序测得量值的测量正确度、校准或参考物质赋值。

注1：改写 ISO/IEC Guide 99:2007,2.7。

注2：参考测量程序的作用参见 ISO 17511 和 ISO 18153。

注3：在 ISO 术语中，正确度与偏倚、系统效应和系统误差有关，精密度与标准差、随机效应和随机误差有关，而准确度与正确度(与其有关的)和精密度有关。

注4：术语"参考测量程序"意在作为更高级的测量程序被理解。

3.8

分析灵敏度 analytical sensitivity

测量示值变化除以相应的被测量值变化所得的商。

注1：术语"分析灵敏度"不应被用于表示"检出限"。

注2：ISO/IEC Guide 99:2007 使用术语"测量系统的灵敏度"。

3.9

分析特异性 analytical specificity

一个测量程序只对其旨在测量的量进行确定的能力。

3.10

分析干扰 analytical interference

由一个影响量引起测量的系统效应，该影响量自身不产生信号，但它会引起示值的增加或减少。

3.11

影响量 influence quantity

在直接测量中，不影响实际被测量的量，但影响示值和测量结果间关系的量。

注：改写 ISO/IEC Guide 99:2007,2.52。

3.12

被测量　measurand

拟测量的量。

注 1：改写 ISO/IEC Guide 99:2007,2.3。

注 2：术语“分析物”不应被用于表示被测量，分析物是被测量的一个组成部分。

例如，在名称“血-葡萄糖；物质的量浓度”中，把“葡萄糖”称为分析物，相当于组成部分。

3.13

检出限　detection limit;limit of detection

由给定测量程序得到的测得量值，对于此值，在给定错误地声称物质中存在某成分的概率为 α 时，错误地声称不存在该成分的概率为 β。

注 1：IUPAC 建议 α 和 β 默认值等于 0.05。

注 2：缩写 LOD 有时被使用。

注 3：术语“灵敏度”不鼓励用于该概念。

注 4：改写 ISO/IEC Guide 99:2007,4.18。

3.14

校准物　calibrator

用于校准的测量标准。

注：改写 ISO/IEC Guide 99:2007,5.12。

4　参考测量程序的表述

4.1　参考测量程序的要素

一个参考测量程序的内容应至少包括表 1 中所列的必备要素(M)。要素的次序可以更改，适当时可添加其他要素，如摘要。

表 1　参考测量程序内容的要素

要素	类型	本标准中的条号
标题页	M	—
目录	O	—
前言	O	—
警告和安全注意事项	M	4.2
引言	O	4.3
标题	M	—
范围	M	4.4
规范性引用文件	O	—
术语、定义、符号和缩略语	O	4.5
测量原理和方法	M	4.6
核查表	O	4.7
试剂	M	4.8
仪器	M	4.9

表 1（续）

要素	类型	本标准中的条号
采样和样品	M	4.10
测量系统和分析部分的准备	M	4.11
测量系统的操作	M	4.12
数据处理	M	4.13
分析可靠性	M	4.14
特殊事项	O	4.15
实验室间比对确认	M	4.16
报告	M	4.17
质量保证	M	4.18
参考资料(附录)	O	4.19
发布和修订日期	M	4.20
标准中要素类型的符号：M 表示必备要素，O 表示可选要素。		

4.2 警告和安全注意事项

应符合区域、国家和地方的法律和法规。与样品类型、试剂、设备或操作有关的危险都应引起注意，并且应对所有必要的注意事项进行说明，包括废弃物处理方面的警告。

注：如果一个参考测量程序拟作为一个国际标准，可参见 ISO 78-2。

4.3 引言

引言中应包括以下项目，可按照任意次序进行描述：

a) 参考测量程序测量的量的描述，包括系统、成分和量的类及其详述；

b) 适当时，简述该量在医护工作中的作用；

c) 测量方法及其选择的合理性；

d) 将被测量作为所有输入量的函数的测量模型；

e) 在测量程序和校准物等级序列中的位置；

f) 计量溯源性。

4.4 范围

应规定主题和涵盖面，说明所有已知的适用性限制，此要素不应包含要求。

宜包括以下项目：

a) 参考测量程序测量的目标是适合的；

b) 参考测量程序所用样品材料的类型以及是否有限制；

c) 干扰成分，例如，药物、代谢物、添加剂、微生物生长；

d) 注明基础参考测量程序所允许的改变，例如，需要去除不常见的和可以识别的干扰[改变后程序的详细说明宜列为一个单独的章“特殊事项”(见 4.15)]；

e) 测量区间。

4.5 术语、定义、符号和缩略语

4.5.1 概念

适当时，本章应对所有理解参考测量程序所必需的要素进行说明。

注：可以包括如下内容：

a) 相关的概念系统，例如，按照电泳迁移率进行分类的乳酸脱氢酶同工酶；

b) 对某些潜在读者不熟悉的具有特殊意义的术语，例如，以“摩尔”为单位的(“量的类”)“量”“特性”或“物质的量”；

c) 一些术语由于某种给定原因不能被使用，例如，避免使用“百万分之几(ppm)”而使用“质量分数，毫克/千克”或“体积分数，立方厘米/立方米(或微升/升)”(见4.8.4)。

4.5.2 命名

所使用的化合物、生物组分、量、单位和符号的名称应符合现行的国际标准，或适当的国际组织的最新建议。如果权威机构建议的名称多于一个，可选择一个名称。所选择的名称及其同义词应与相关的标准或提出建议的组织一起列出。

4.5.3 通俗名称

如果要使用某个试剂的通俗名称，应在文本中第一次出现的系统名称后面的括号中给出。

4.6 测量原理和方法

4.6.1 应给出测量原理，例如，液体溶液中胆红素物质的量浓度的测量程序中应用了可见光分子吸光原理。

4.6.2 应描述测量方法。适当时应给出选择某一步骤的理由。应列出有助于理解文本或计算方法的主要化学反应。适当时反应应以离子式表示。

4.7 核查表

4.7.1 适宜性

如果含有核查表，应列出进行测量所需的物品和条件。

注：在文件大时核查表非常有用。该表特别适用于试剂(见4.8)和仪器(见4.9)。试剂制备的详细描述和说明可在文本后面或以附录形式给出。

4.7.2 试剂和材料清单

如果核查表中包含试剂，应给出其系统名称或通俗名称。

本章宜按下述有规则的顺序进行编写：

a) 以商品形式使用的产品(溶液除外)；

b) 溶液、悬液或粉末(参考物质除外)及其标示的近似浓度；

c) 校准物，如，有确定浓度的溶液；

d) 指示剂；

e) 溶剂(水、有机溶剂)；

f) 控制物质。

4.7.3 仪器清单

应列出主要仪器，包括型号和特殊要求，例如天平和容量器具等官方校准的仪器。

4.7.4 辅助设备清单

其他不按4.7.3列出的仪器应列出其型号和其他的适当信息，如材料、等级、校准、尺寸和所有其他特殊的性能要求。

4.7.5 特殊的实验室要求清单

应详细规定测量所需物理的、环境的和安全的要求。

4.8 试剂和材料

4.8.1 总则

除非另有说明，只能使用经适当文件规定了分析特性的试剂和溶剂。

当试剂或制备物需进一步规定时，材料、制造商或供应商以及有时批号的描述是有帮助的。

如果某种试剂规定了商标名，宜加一条说明："可以用符合要求的其他品牌试剂代替"。

4.8.2 描述项目

每一种商品试剂和自制试剂视情况而定以专门的段落给出以下信息：

a) 化学文摘服务处注册号(CAS-,CARN-号)；
b) 通俗名称[主要成分和(或)性能]；
c) 对于最终形式制备试剂的每一项特性，应尽可能提供化学系统全称，或以组分名标记的生物学名称、相关特性的类的名称及特性值，可能带有明确的测量不确定度量度，与ISO 15194一致；
d) 必要时，给出自制试剂产品的生产细节：
    1) 对使用的每个原材料
        ——如是化学材料，化学式(包括结晶水)、摩尔质量、分析性能(如纯度、规定的杂质)；
        ——如是生物材料，类型及其来源；
    2) 与其用途相对应的可接受的性能；
    3) 检查程序以及允许区间，例如，无干扰成分；
    4) 器具和特殊的清洗程序；
e) 贮存条件；
f) 保存期；
g) 处置；
h) 以符号、R-类和S-类表示的危险类别(见参考文献[26]和[27])。

如果使用的某种试剂的制备和检查方法是国际标准中的通用方法，应引用该标准(见4.8.1)。

4.8.3 影响量

如对测量很关键，应规定所有影响量，例如容积测量时的温度。

4.8.4 浓度的表示

以滴定法准确地定义了浓度的溶液，浓度应以物质的量浓度(包含基本元素)摩尔每立方米(mol/m^3)或摩尔每升(mol/L)表示。

某些情况下，比如基本单位未知，可以给出质量浓度单位，例如，克每升(g/L)。

不应再使用如ppm(百万分之几；等于10^{-6})和ppb(十亿分之几；等于10^{-9})这样的单位。

量的类术语"当量浓度"和"摩尔浓度"应废止，而以"物质的量浓度"代替，必要时包含组分(分析物)

的基本元素。宜避免使用如“物质浓度”或“量浓度”的名称。

如果某一试剂溶液的组成不能以物质的量浓度表示，应选择其他的表示方法，例如：

a) 质量浓度[单位为千克每升(kg/L)或其他适当的倍数单位表示]；

b) 质量分数[单位为1或千克每千克(kg/kg)]；

c) 体积分数[单位为1或升每升(L/L)]；

d) 催化活性浓度，催化浓度[单位为摩尔每升秒($mol\ L^{-1}\ s^{-1}$)，即卡特每升(kat/L)]。

注：单位U/mL(酶活性单位每毫升)$=16.67\times10^{-6}$ kat/L。

测量的催化活性浓度值取决于测量程序，应予以规定。

4.8.5 稀释

将一定体积的液体加入到一定体积的另一种液体中进行稀释时应表示为：

a) “稀释 $V_1\rightarrow V_2$”：将体积为 V_1 的指定溶液稀释至总体积为 V_2 的最终混合物，例如，稀释25 mL→1 L；或

b) “稀释 V_1+V_2”：将体积为 V_1 的指定溶液加入到体积为 V_2 的溶剂中，例如，25 mL＋975 mL。

不应使用“$V_1:V_2$”或“V_1/V_2”表示，因为它们的使用具有不同的含义。

4.8.6 引用专利项目

例外情况下，如果因为技术原因在制定参考测量程序的过程中使用了专利项目，可能有必要包括警告提请注意的事实即声明遵守参考测量程序所涉及专利的使用。

注：对于一个参考测量程序拟作为一个国际标准，参见ISO/IEC指南，第1部分，2008，2.14，和ISO/IEC指南，第2部分，2004，附录F。

4.9 仪器

4.9.1 描述

每一台仪器均应按如下方式描述：

a) 名称(通用名称)，如有必要，包括类型、制造商、型号、序列号或批次编码；

b) 基本性能特性。

4.9.2 辅助设备

适当时应按照与4.9.1相同的内容以独立条款描述。

4.10 采样和样品

4.10.1 总则

如果已知某些分析前的因素可以改变原始样品的某些特性进而影响到测量结果，应将这些因素及其识别或预防方法一起列出。

注：这些因素包括遗传因素、性别、妊娠、环境因素、饮食、药物、生理锻炼、时机、姿势、静脉采血前的状况、采样部位的预处理和原始样品的处理等。

4.10.2 样品

应根据需要的样品容器和/或样品处理步骤，被测量的细微变化(例如，损失和/或污染)规定对原始样品的要求，包括可接受的材料、所需的量、所需的添加物、运输条件、贮存条件、稳定性、危险和注意事项。

应规定对实验室样品的要求，包括如何获得、可接受材料的类型和量、贮存条件、融化过程和混匀。

应描述制备分析样品的步骤，例如，分离、研磨、混匀、冷冻干燥、贮存和复溶。

4.11 测量系统和分析部分的准备

4.11.1 总则

为了帮助理解和提供概况，可以用表格或流程图或其他图表对测量系统和分析部分准备中的分析步骤进行说明。

4.11.2 仪器的准备

实施测量前如果仪器的准备与制造商使用说明中给定的程序不同，应对其进行规定和描述，适当时包括下列内容：

a) 警告和安全注意事项；

b) 装配；

c) 核查性能量值未超出允许限；

d) 操作模式；

e) 用户进行的预防性维护。

4.11.3 校准

应根据以下内容对所有校准包括的原理、材料和步骤进行详细的描述：

a) 校准程序的类型的选择（校准值的数目，例如，两点、多点；交叉法（见4.11.5）；标准加入法）；

b) 合适的校准物和其所需的所有检查规范，例如，符合ISO 17511或ISO 18153的计量溯源性；

c) 校准物的准备，例如，容量分析和重量分析中稀释的准备或标准加入技术；

d) 校准物的测量；

e) 某一单调（连续递增或递减）校准函数及其参数的测量不确定度计算方法；

f) 根据已建标准判断校准函数的可接受性；

g) 系列（也称为批）内和/或系列间重新校准的时间间隔。

4.11.4 分析样品的类型

应列出并描述所允许分析样品的不同类型。

注：这些样品可以取自原始样品、校准物、控制物质，包括基质物质。

4.11.5 分析序列的结构

如果按顺序排列分析物质，应规定如下顺序和数目的序列（或批）：

a) 校准物（如适用）；

b) 控制物质（如适用）；

c) 空白物质（如适用）；

d) 被分析的“未知”物质。

注：在重复运行中使用低值校准物、未知浓度物质、高值校准物的交叉原则是降低测量结果测量不确定度的有效方法。

应说明防止样品间产生携带污染的方法并规定其最大值。

4.11.6 分析部分

应规定对分析部分的描述，适当时包括所有的危险及预防措施，测量量所需的程序和准确度，所有的预处理步骤。

4.11.7 分析溶液

应描述所有分析溶液的制备方法。

4.12 测量系统的操作

4.12.1 测量步骤的顺序

应明确描述每一个测量步骤(见 ISO 78-2)。应以条或段落的形式明确地安排顺序。

适当时,测量步骤的顺序应包括以下几项:

a) 设备测量功能的性能验证,包括辅助设备;

b) 逐步描述对分析部分的测量;

c) 测量系统示值。

4.12.2 空白

适用时应详细描述分析样品空白和分析试剂空白分析部分的准备。

4.12.3 原始数据的确认

当获得原始数据时,应进行确认。应给出相应的指南,以使操作者能够保证设备功能正常,周围环境理想,对校准物、样品和空白的测量值落在规定区间内。该初始确认工作应分别符合 4.13.1、4.14 和 4.18 中规定的要求。

4.12.4 待机和关机程序

如果是测量最基本的要求,应给出将设备置于待机状态和关机的使用说明。

4.12.5 程序的图表表示

用表格或流程图或其他图表的方式对测量系统使用方法的描述,可以帮助理解和了解概况。

4.13 数据处理

4.13.1 测量结果的计算

计算测量结果的程序应包括:

a) 原始数据的处理(见 4.12.3),包括空白修正、重复的值;

b) 测量函数的构建;

注:测量函数通常是校准函数的反函数。

c) 表示测量结果的量的类和测量单位;

d) 测量量值统计处理的模型;

e) 计算测量结果使用的完整的方程式,仅使用量的符号、数学符号和数字;应在清单中解释符号,并注明符号表示的测量单位;应解释所有数字因数的含义;

f) 使用的所有运算法则的描述;

g) 形成测量函数的最小点数;

h) 计算测量结果必要的重复测量次数,他们的最大允差和所用的公式;

i) 测量结果中有效数字的位数和所有修约程序(见 ISO Guide 33);

j) 测量不确定度的计算。

必要时以一个单独的条款给出数据贮存的建议。

4.13.2 换算公式

应给出测量结果推荐的表示方法和其他量的类和/或测量单位的表示方法之间的换算公式。

示例:将血浆中血红蛋白(铁)的物质的量浓度换算为质量浓度的公式。

4.13.3 与其他测量程序所得测量结果的比较

如果涉及可比性,应将参考测量程序声明适用的不同样品所得的测量结果,与在测量原理、测量方法或测量程序在细节上不同的测量程序所得结果进行比较并给出数据。

4.14 分析可靠性

4.14.1 概念、值及其应用

应注明所有分析性能特性的值及其测量不确定度。

注:一个测量程序的分析可靠性只能由几个分析性能特性来估计。这些特性是评价一个测量程序对指定任务适用性的基本条件。

4.14.2 分析校准函数

应给出分析校准函数。

注:这一基本函数,可以用一个校准曲线(或分析曲线)表示,即测量系统对物质的响应(或输出信号)(Y 轴)和其量的约定值(或输入信号)(X 轴)的曲线。

4.14.3 分析灵敏度

应给出分析灵敏度。

该量为校准曲线(或分析曲线)的斜率。如果校准函数既不呈线性关系,也不能转化为线性关系时,宜给出在不同量值水平上的斜率。

注:术语"分析灵敏度"与通常定义的"检出限"概念不同(见 4.14.15)。

4.14.4 分析测量函数

当把量的测量响应转化为测量值时,应使用分析测量函数。应给出计算测量函数和不同水平测量不确定度的方法。

4.14.5 分析测量曲线的线性或其他形式

适当时,测量曲线的线性部分应被表述为量值的区间。其他情况下,应给出另外已知数学函数适用的区间。

4.14.6 分析影响量

应给出已确定的分析影响量的影响信息。应注明在影响量相关水平和被测量相关水平上量值的对应影响。

示例 1:人血清胆红素浓度测量中由于存在血红蛋白引起测量结果的增加,是影响量的一个例子。

示例 2:在原子吸收光谱法中,磷酸盐干扰钙的信号。

4.14.7 空白测量

适当时,应说明(见 4.12.2)在修正背景影响中空白测量的充分性。

4.14.8 回收测量

相关时,应进行回收测量并注明结果。

4.14.9 测量不确定度

对已知原因每个系统效应的估计应带有正负号被用作修正或被表示为修正因子或更复杂的函数。不可避免的不完善的系统效应的修正引起的测量不确定度应并入不确定度估计(见 ISO/IEC Guide 98-3:2008)。在参考测量程序设计中,应将消除系统效应的所有已知原因作为目标。

一组测量的量值因随机效应而表现出分散性,为了能给出测量不确定度的限值,测量不确定度应通过统计学确定(见 4.14.12 和 4.14.13)。测量不确定度的估计应与规定的精密度条件相关。

测量不确定度是测量程序固有的,应与过失效应相区分。

4.14.10 测量准确度

测量准确度是一个"定性的"概念,不能赋予以数值和测量单位乘积形式表示的值;只能适用主观的标度如"差"和"好"。因此,涵盖了测量正确度和测量精密度的测量准确度,应按照下列一种或两种比例标度测量不确定度的形式表示:

a) 合成测量不确定度 u_c,获得的不确定度估计的输出量;

b) 扩展不确定度 U,包含因子 k,规定如下:

$U=k \cdot u_c$

4.14.11 测量精密度

测量精密度的比例标度量度是标准差,方差和变异系数。每一量度规定如下:

a) 重复性条件,即批内试验条件(见 4.14.12);

b) 中间精密度条件,即在给定实验室内定义的批间试验条件;

c) 重现性条件,几个实验室参加的试验条件(见 4.14.14)。

测量精密度是一个"定性的"概念,不能赋予以数值和测量单位乘积形式表示的测量的量值;只能使用主观的顺序标度如"差"和"好"。

4.14.12 重复性标准差(s_r)

应注明重复性标准差 s_r[见 ISO 5725-2 和 4.14.11a)],最好和测量不确定度一起给出。如果该值随量值而变化,应给出一个表格或函数。

注 1:同义词有批内标准差、序列内标准差。

注 2:重复性的统计学表述在 ISO 78-2 中给出。

4.14.13 中间精密度标准差

应注明中间精密度标准差[见 ISO 5725-3 和 4.14.11b)],如果可能,和测量不确定度一起给出。如果该值随量值而变化,应给出一个表格或函数。

此外应说清楚变化包括精密度条件以及是否包括或扣除了重复性变异(见 4.14.12)。

4.14.14 重现性标准差(s_R)

应注明重现性标准差 s_R[见 ISO 5725-2 和 4.14.11c)],如果可能,和测量不确定度一起给出。如果该值随量值而变化,应给出一个表格或函数。此外应明确是否包括或扣除了重复性变异(见 4.14.12)和中间精密度变异(见 4.14.13)。

注：重现性的统计学表述在 ISO 78-2 以及参考文献[21]和[23]中给出。

4.14.15 检出限

应注明检出限。

注：检出限受分析灵敏度(见 4.14.3)、测量准确度(见 4.14.10)、测量精密度(见 4.14.11)和空白值(见 4.14.7)分布的影响。可以通过分析假阴性和假阳性测量结果的声称概率来计算。见 ISO 5725-4 和参考文献[23]。

4.14.16 测量下限和上限

应注明测量下限和上限。

注 1：其值与分析灵敏度(见 4.14.3)、线性或其他函数(见 4.14.5)、空白测量(见 4.14.7)、回收(见 4.14.8)、测量准确度(见 4.14.10)、测量精密度(见 4.14.11)和检出限(见 4.14.15)有关。

注 2：为了评价一个参考测量程序对给定目的的有效性，尤其是在评价检出限(见 4.14.15)、测量下限和上限是否足够时，注明记载的或在与性别、年龄、生育状况和相关疾病状况等因素相关的个体中可能被发现的最低和最高测量结果是有用的。

注 3："测量下限"的同义词是"定量限"。

4.15 特殊事项

本要素应描述在主要参考测量程序中的所有明确的修改，为了消除存在或不存在不常见的被分析物特定的组分或特性的影响，这些修改是必要的。这些修改应在"范围"中说明(见 4.4)。

每一个特殊事项都应分段给出如下说明：

a) 修改的原则；

b) 所有采样的变化；

c) 修改的程序步骤；

d) 测量结果的计算和/或表示；

e) 4.14 中规定的统计方法。

4.16 参考测量程序的确认

参考测量程序进行确认以表明其符合预期用途。确认应尽可能充分以满足应用领域或特定应用的需求。测量程序应涉及确认方案和报告。

用于确认的技术可以包括但不限于：

——与其他测量程序获得测量结果的比对；

——实验室间比对(见 4.18)；

——使用参考物质进行的性能确认；

——影响结果因素的系统评估；

——基于对方法基础理论的科学理解和实践经验进行的测量不确定度的评估。

4.17 报告

应列出要求的测量报告条款，包括如下分析信息：

a) 样品类型和来源的识别；

b) 采样日期和可能地测量日期；

c) 应用的参考测量方法和/或测量程序；

d) 包含被测量名称、数值和测量单位的结果；

e) 测量不确定度的表述；

f) 样品不常见特性的评论；

g) 关于测量程序异常特征或修改使用的评论；

h) 生理学和临床信息，如相关。

4.18 质量保证

如果包括一个质量保证的条款，应包括与规定程序有关的所有步骤，用于监测或评估由程序获得结果的质量，例如：

a) 室内质量控制；

b) 日志；

c) 实验室间比对(室间质评，能力验证)。

4.19 参考文献

包含附加信息的文件，应在参考文献中列出，但这些信息对运行参考测量程序或计算相关测量结果和统计处理不是必要的。

注 1：参考文献可以采用附录的形式。

注 2：当一个参考测量程序预期成为一个国际标准，参考文献可能包括仅以信息方式被引用参考的文件，它们作为背景材料以及有需要时是可获得的，见 ISO/IEC 指南，第 2 部分。

注 3：出版物的类型可以是，例如法律法规、国家标准、科学组织建议的、科学杂志论文、教科书、实验室间比对报告，以及制造商的信息。

4.20 发布和修订日期

应给出当前版本的日期和所有早期版本的日期。

在实验室质量手册中应说明定期审查和可能修订的要求。

附 录 A
(资料性附录)
除差示和比例量以外特性的参考程序

A.1 总则

A.1.1 本标准规定了对提供差示标度或比例标度测量结果参考测量程序内容的要求,其中测量结果的每一量值是一个数字和测量单位的乘积。

A.1.2 对一个有自然零点的比例标度而言,标度线上比例标度量值之间的比值和差值与量的相应量级之间的比值或差值相对应。对数组而言,可以计算常见的参数统计量,如平均值、标准差、几何均值和变异系数。

A.1.3 对一个在一组正负值中具有任意零点的差示标度而言,标度线上数值之间的差值(非比值)与量的相应量级之间的差值相对应。对数组而言,可以计算平均值和标准差(非几何均值和变异系数)。

A.2 序量和名义特性

A.2.1 对一个序量而言,量值可以用短句或数字表示相应量的量级。其值可以排序,但标度线上差值和比值不具有可比性,例如,用于浸入法读取尿液中白蛋白浓度的5个标度值(0,1,2,3,4),该值可以被解释为(不高、可疑增高、轻微增高、增高、重度增高)。对值集而言,可以计算分位数(包括中位数)以及可以使用一些非参数统计方法检验,如Kolmogorov-Smirnov's、Wilcoxon's和sign tests(符号检验)。

A.2.2 对一个名义特性而言,量值可以用短句或术语(名称)表示,其与相应特性的所有量级无关。例如,用于人血液中存在的白细胞类型的一组术语。对值集而言,可以计算要素的数量和状况(非均值)以及应用非参数统计方法检验,例如 χ^2 和Fisher's exact tests(费舍尔精确检验)。

A.2.3 对序量和名义特性而言,参考检验程序的描述宜尽可能达到本标准中给出的参考测量程序内容的要求,下述情况除外:

a) 术语变化
   1) 对名义特性而言,从"量"到"特性",也可以用复杂术语,如"特性的类";
   2) 对名义特性而言,从"测量"到"检验",也可以用复杂术语,如"检验程序"。

b) 技术变化
   1) 使用A.2.1或A.2.2中所述的值;
   2) 以误分类率表示检验的不确定度;
   3) 不能校准名义特性。

参 考 文 献

[1] ISO 78-2 Chemistry—Layouts for standards—Part 2: Methods of chemical analysis

[2] ISO 3696 Water for analytical laboratory use—Specification and test methods

[3] ISO 4791-1 Laboratory apparatus—Vocabulary relating to apparatus made essentially from glass, porcelain or vitreous silica—Part 1: Names for items of apparatus

[4] ISO 5725-1 Accuracy (trueness and precision) of measurement methods and results—Part 1: General principles and definitions

[5] ISO 5725-2 Accuracy (trueness and precision) of measurement methods and results—Part 2: Basic method for the determination of repeatability and reproducibility of a standard measurement method

[6] ISO 5725-3 Accuracy (trueness and precision) of measurement methods and results—Part 3: Intermediate measures of the precision of a standard measurement method

[7] ISO 5725-4 Accuracy (trueness and precision) of measurement methods and results—Part 4: Basic methods for the determination of the trueness of a standard measurement method

[8] ISO 5725-5 Accuracy (trueness and precision) of measurement methods and results—Part 5: Alternative methods for the determination of the precision of a standard measurement method

[9] ISO 5725-6 Accuracy (trueness and precision) of measurement methods and results—Part 6: Use in practice of accuracy values

[10] ISO 6353-2 Reagents for chemical analysis—Part 2: Specifications—First series

[11] ISO 6353-3 Reagents for chemical analysis—Part 3: Specifications—Second series

[12] ISO 17511 In vitro diagnostic medical devices—Measurement of quantities in biological samples —Metrological traceability of values assigned to calibrators and control materials

[13] ISO 18153 In vitro diagnostic medical devices—Measurement of quantities in biological samples —Metrological traceability of values for catalytic concentration of enzymes assigned calibrators and control materials

[14] ISO/IEC Guide 15 ISO/IEC code of principles on "reference to standards"

[15] ISO Guide 32 Calibration in analytical chemistry and use of certified reference materials

[16] ISO Guide 33 Uses of certified reference materials

[17] ISO Guide 34 General requirements for the competence of reference material producers

[18] ISO/IEC Directives, Part 1, 2008, Procedures for the technical work

[19] ISO/IEC Directives, Part 2, 2004, Rules for the structure and drafting of International Standards

[20] DIN 1333 Presentation of numerical data

[21] IFCC Guidelines (1984) for listing specifications of clinical chemical analysers, in Saris N-E (ed.)

IFCC (International Federation of Clinical Chemistry) Recommendations and related documents 1978-1983, vol.1 (1984), pp.109-113

[22] IUPAC Nomenclature for sampling in analytical chemistry, Recommendations 1990; Pure Appl. Chem.62 (1990), pp.1193-1208

[23] NCCLS/CLSI Evaluation of precision performance of quantitative measurement methods, Approved guideline, second edition, NCCLS/CLSI Document EP5-A2, 24(25)(2004) viii + 39

[24] NCCLS/CLSI Protocols for determination of limits of detection and limits of quantitation, Proposed guideline, NCCLS/CLSI Document EP17-A 24 (34)(2004) viii + 38

[25] Dybkaer, R. Vocabulary for Use in Measurement Procedures and Description of Reference Materials in Laboratory Medicine, Eur. J. Clin. Chem. Clin. Biochem. 35 (2) (1997), pp.141-173

[26] Commission Directive of 14 July 1976 adapting to technical progress the Council Directive of 27 June 1967 concerning the approximation of the laws, regulations and administrative provisions relating to the classification, packaging and labelling of dangerous substances, OJEC, 1976, No L 360, pp.1-424

[27] Commission Directive of July 1983 adapting to technical progress for the fifth time Council Directive 67/548/EEC on the approximation of the laws, regulations and administrative provisions relating to the classification, packaging and labelling of dangerous substances, OJEC, 1983, No L 257, pp.1-33

ICS 11.040
C 30

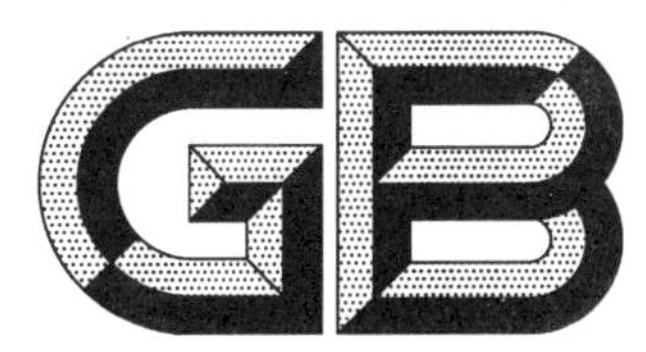

中华人民共和国国家标准

GB/T 19703—2020/ISO 15194:2009
代替 GB/T 19703—2005

体外诊断医疗器械 生物源性样品中量的测量 有证参考物质及支持文件内容的要求

In vitro diagnostic medical devices—Measurement of quantities in samples of biological origin—Requirements for certified reference materials and the content of supporting documentation

(ISO 15194:2009,IDT)

2020-11-19 发布

2021-12-01 实施

国家市场监督管理总局
国家标准化管理委员会 发布

前　言

本标准按照 GB/T 1.1—2009 给出的规则起草。

本标准代替 GB/T 19703—2005《体外诊断医疗器械　生物源性样品中量的测量　参考物质的说明》，与 GB/T 19703—2005 相比，主要技术变化如下：

——引入了 ISO 5725-2、ISO 17511:2003、ISO 18153、ISO Guide 31、ISO Guide 34、ISO Guide 35、ISO/IEC Guide 98-3:2008、ISO/IEC Guide 99:2007 的内容；

——增加了“国际约定校准品”“参考物质”“有证参考物质”的术语和定义（见 3.3、3.4、3.5）；

——增加了“5　有证参考物质的特性、生产和定值”条款内容（见第 5 章）；

——“5　参考物质的说明”修改为“6.4　定值报告”；

——删除了“选择的合理性”条款内容（见 2005 年版的 5.6）；

——“5.9　验证”修改为“6.4.8　定值”；

——“5.12　供应商”修改为“6.4.11　研制机构”；

——删除了“包装插页”条款内容（见 2005 年版的第 8 章）。

本标准使用翻译法等同采用 ISO 15194:2009《体外诊断医疗器械　生物源性样品中量的测量　有证参考物质及支持文件内容的要求》。

与本标准中规范性引用的国际文件有一致性对应关系的我国文件如下：

——GB/T 3102（所有部分）　量和单位[（ISO 31（所有部分）]；

——GB/T 6379.2—2004　测量方法与结果的准确度（正确度与精密度）　第 2 部分：确定标准测量方法重复性与再现性的基本方法（ISO 5725-2:1994，IDT）；

——GB/T 15000.3—2008　标准样品工作导则（3）　标准样品　定值的一般原则和统计方法（ISO Guide 35:2006，IDT）；

——GB/T 15000.4—2019　标准样品工作导则　第 4 部分：证书、标签和附带文件的内容（ISO Guide 31:2015，IDT）；

——GB/T 15000.7—2012　标准样品工作导则（7）　标准样品生产者能力的通用要求（ISO Guide 34:2009，IDT）；

——GB/T 27418—2017　测量不确定度评定和表示（ISO/IEC Guide 98-3:2008，MOD）；

——GB/T 27419—2018　测量不确定度评定和表示　补充文件 1：基于蒙特卡洛方法的分布传播（ISO/IEC Guide 98-3/Suppl.1:2008，IDT）；

——YY/T 0638—2008　体外诊断医疗器械　生物样品中量的测量　校准品和控制物质中酶催化浓度赋值的计量学溯源性（ISO 18153:2003，IDT）。

本标准由国家药品监督管理局提出。

本标准由全国医用临床检验实验室和体外诊断系统标准化技术委员会（SAC/TC 136）归口。

本标准起草单位：北京市医疗器械检验所、中国计量科学研究院、中生北控生物科技股份有限公司、国家卫生健康委临床检验中心、北京利德曼生化股份有限公司。

本标准主要起草人：李胜民、武利庆、金玲、张天娇、任轶昆。

本标准所代替标准的历次版本发布情况为：

——GB/T 19703—2005。

引　言

在科学、技术和常规服务工作中，需要参考测量系统获得有用且可靠的测量结果，以使其具有可比性并最终在计量学上溯源至具有最高计量学水平的测量标准和/或测量程序。

参考物质是用来获得跨时空和不同测量程序之间的计量学溯源性的物质或设备，在一个较高的计量水平校准等级序列上就需要用到有证参考物质。

一个指定的有证参考物质应有一个支持文件，其中包括物质的来源、描述、测量结果、计量学溯源性、使用说明、稳定性数据和贮存条件以及健康和安全警告。本标准规定了这类物质及支持文件的内容的要求。

参考物质用于下述三种主要用途之一：

a）校准一个测量系统量的示值或用于其他参考物质的赋值；

b）验证或控制一个指定实验室或一批实验室所测量的值的正确度；

注：在ISO的术语中“正确度”与“偏差”“系统效应”和“系统误差”相关，而“准确度”与“正确度”和“精密度”有关，“精密度”与“标准差”“变异系数”“随机效应”和“随机误差”有关。

c）评价一个新的测量程序的性能。

一个参考物质赋值结果的最大可接受测量不确定度依赖于包括参考物质在内的测量程序所测得的量值的要求。

由于参考物质的正确使用依赖于对它的描述，所以有必要对参考物质的文件进行规定。

ISO/IEC Guide 15 中列出了有标准可用的优点。

体外诊断医疗器械 生物源性样品中量的测量 有证参考物质及支持文件内容的要求

1 范围

本标准规定了有证参考物质及支持文件内容的要求,以使其被认为具有与 GB/T 21415—2008 一致的较高计量学水平。本标准适用于各类有证参考物质,包括原级测量标准、次级测量标准和用于校准或正确度控制的国际约定校准品。本标准同时提供了如何收集定值用数据,以及如何表示定值结果及其测量不确定度的要求。

本标准适用于赋值结果为差示值或比例量值的有证参考物质。附录 A 提供了有关名义特性和序量的信息。

本标准不适用于作为体外诊断测量系统组成部分的参考物质,但很多要素可能对其有帮助。

2 规范性引用文件

下列文件对于本文件的应用是必不可少的。凡是注日期的引用文件,仅注日期的版本适用于本文件。凡是不注日期的引用文件,其最新版本(包括所有的修改单)适用于本文件。

GB/T 21415—2008 体外诊断医疗器械 生物样品中量的测量 校准品和控制物质赋值的计量学溯源性(ISO 17511:2003,IDT)

ISO 31(所有部分)[1] 量和单位(Quantities and units)

ISO 5725-2 测量方法与结果的准确度(正确度与精确度) 第 2 部分:标准测量方法的重复性和可再现性测定的基本方法[Accuracy (trueness and precision) of measurement methods and results—Part 2:Basic method for the determination of repeatability and reproducibility of a standard measurement method]

ISO 18153 体外诊断医疗器械 生物样品中量的测量 校准品和控制物质中酶催化浓度赋值的计量学溯源性(In vitro diagnostic medical devices—Measurement of quantities in biological samples—Metrological traceability of values for catalytic concentration of enzymes assigned calibrators and control)

ISO Guide 31 标准物质 标准样品证书和标签的内容(Reference materials—Contents of certificates and labels)

ISO Guide 34 标准物质/标准样品生产者能力认可准则(General requirements for the competence of reference material producers)

ISO Guide 35 标准样品 定值的一般原则和统计学方法(Reference materials—General and statistical principles for certification)

ISO/IEC Guide 98-3:2008 测量不确定度表示指南(Guide to the expression of uncertainty in measurement)(GUM:1995)

ISO/IEC Guide 99:2007 国际计量学词汇 基础通用的概念和相关术语(International

---

1) 目前 ISO 31 系列标准已被 ISO 80000 系列标准和 IEC 80000 系列标准所替代。

vocabulary of metrology—Basic and general concepts and associated terms)(VIM)

3 术语和定义

ISO/IEC Guide 99:2007 界定的以及下列术语和定义适用于本文件。

3.1

原级测量标准 primary measurement standard

原级标准 primary standard

量值及其测量不确定度是使用原级参考测量程序建立的测量标准。

示例:物质的量浓度的原级测量标准由将已知物质的量的化学成分溶解到已知体积的溶液中制备而成。

注 1:改写 ISO/IEC Guide 99:2007,5.4。

注 2:原级标准的概念同等地适用于基本量和导出量。

注 3:原级测量标准在校准链中作用的进一步解释参见 GB/T 21415—2008 和 ISO 18153。

3.2

次级测量标准 secondary measurement standard

次级标准 secondary standard

量值和测量不确定度是通过使用同类量的原级测量标准对其进行校准而建立的测量标准。

注 1:次级测量标准与原级测量标准之间的这种关系可通过直接校准得到,也可通过一个经原级测量标准校准过的媒介测量系统对次级测量标准赋予测量结果。

注 2:改写 ISO/IEC Guide 99:2007,定义 5.5。

示例:NIST 1951b 冷冻人血清中的脂类的有证参考物质,是一个次级测量标准,是用 NIST 1911c 已知纯度的胆固醇有证参考物质校准得到的。

注 3:"测量标准"包括"参考物质"。

注 4:校准链中次级测量标准作用的进一步解释参见 GB/T 21415—2008 和 ISO 18153。

3.3

国际约定校准品 international conventional calibrator

国际约定校准物质 international conventional calibration material

量值不能溯源至 SI 单位,但其赋值得到国际公认。

注 1:量的定义与预期用途有关。

注 2:改写 GB/T 21415—2008,3.11。

3.4

参考物质 reference material;RM

在一项或多项特性上具有足够的均匀性和稳定性,用于校准、给其他物质赋值或提供质量保证的物质。

注 1:"参考物质"包括具有量以及名义特性的物质。

注 2:改写 ISO/IEC Guide 99:2007,5.13。

示例 1:仅用于校准的被赋予了胆固醇物质的量浓度的人血清,包含了一个量。

示例 2:含有特定的核酸序列 DNA 的化合物包含了一个名义特性。

注 3:这个定义中,值既包括"量值",也包括"名义特性值"。

注 4:有些参考物质的量值计量溯源到计量单位制以外的某个测量单位。这类物质包含有抗体溯源至世界卫生组织指定的国际单位(IU)。

注 5:参考物质有时与特制装置是一体化的,例如:

——置于透射滤光器支架上的已知光密度的玻璃;

——安放在显微镜载玻片上尺寸一致的小球;

——微孔板阅读仪的校准板。

3.5

有证参考物质　certified reference material;CRM

附有由权威机构发布的文件,提供使用有效程序获得的具有不确定度和溯源性的特性值的参考物质。

注 1:改写 ISO/IEC Guide 99:2007,5.14。

示例:用于校准品或正确度控制物质的在附带证书中给出赋予的量值和测量不确定度的胆固醇人血清。

注 2:在定义中,不确定度既包括“测量不确定度”,也包括“名义特性的不确定度”,例如序列和鉴定,以概率表示。溯源性既包括量值的“计量学溯源性”,也包括“名义特性的追溯性”。

注 3:“有证参考物质”是“参考物质”之下的一个特殊概念。

3.6

基质　matrix

一个物质系统中除被分析物之外的所有成分。

3.7

基质效应　matrix effect

独立于被分析物质存在的对测量和测得的量值产生影响的样品特性。

注 1:某个基质效应的明确的原因即为一个影响量。

注 2:某个基质效应依赖于测量程序中所描述的详细的测量步骤。

示例:样品的黏度可影响火焰发射光度计对血浆中钠离子“物质的量”浓度的测量。

3.8

参考物质的互换性　commutability of a reference material

参考物质的特性,对于给定参考物质的规定量,由两个给定测量程序所得测量结果之间关系与另一个指定物质所得测量结果之间关系的一致程度。

注 1:定义中给定参考物质通常是校准品,而另一指定物质通常是日常用的样品。

注 2:定义中涉及的两个测量程序,依据校准等级关系,通常一个是校准等级中参考物质上一等级的,而另一个是参考物质(校准品)下一等级的。

注 3:改写 ISO/IEC Guide 99:2007,5.15。

3.9

报告　report

给出一个参考物质详细信息的文件,是证书包含内容的补充。

4　有证参考物质支持文件特性的系统化格式

4.1　特性的格式

4.1.1　系统

系统是物质本身或其特定的部分。

示例:复溶后冻干血浆中 17*β*-雌二醇的有证参考物质,复溶后的冻干血浆作为系统,含有认定的物质的量浓度及测量不确定度的 17*β*-雌二醇作为成分;以复溶后冻干溶血液为基质,β 链血红蛋白中 *N*-(1-脱氧果糖-1-基)β 链血红蛋白的有证参考物质,复溶后冻干溶血液作为物质,β 链血红蛋白作为系统,经认定的物质的量分数和测量不确定度的 *N*-(1-脱氧果糖-1-基)β 链血红蛋白作为成分。

4.1.2　成分

系统中任何相关的成分,也称为被分析物,应按照国际上所接受的命名法进行命名,应包括任何必要的标示,相对分子质量或摩尔质量,氧化态,包含的多种组成形式,酶的 EC 号等。

示例:脂肪族羧酸盐(C10 至 C26,非酯化型),纤维蛋白原(340 000),铁($Fe^{2+}+Fe^{3+}$),乳酸脱氢酶(E.C.1.1.1.27)同工酶Ⅰ,碱性成纤维细胞生长因子(人,重组型 DNA)。

4.1.3 量的类型

应对量的类型进行说明，例如质量、物质的量、分数、物质的量浓度等。如果成分和系统之间不能以简单的关系进行说明，则应参照测量程序。

注：ISO 31 和 IFCC、IUPAC 的出版物中给出了“量的类型”的适当名称和符号。

4.1.4 量值

4.1.4.1 如果特性是差示(例如摄氏温度)或者是比例量(例如热力学温度)，其量值应由数值及其测量单位的乘积构成，并伴有测量不确定度。

4.1.4.2 如果测量不确定度的第一个有效数字是 1 或 2，则测量不确定度的有效数字位数保留两位，其他情况下测量不确定度的有效数字位数保留 1 位；同时量值的有效数字位数应与测量不确定度的末位对齐。如果在小数点任一侧的位数多于 4 位数，宜从小数点开始，向左或向右每 3 位数为一组以空格分开。

4.1.4.3 只要可能所选择的测量单位应是 SI 单位或其他国际上接受的测量单位。

4.1.4.4 测量不确定度的计算和表达应与 ISO/IEC Guide 98-3:2008 一致。

4.2 系统命名的结构

一个系统名称和值应由 4.1 中规定要素组成。

示例 1：一个血细胞分析仪用校准品的系统名称可以是校准用次级参考物质(负责机构 NN；产品号 4132)，例如：

——红细胞；数字浓度＝(4.71±0.09)10^{12}/L；平均和扩展不确定度(k＝2，置信水平为 0.95)。

——白细胞；数字浓度＝(6.52±0.25)10^{9}/L；平均和扩展不确定度(k＝2，置信水平为 0.95)。

——血小板；数字浓度＝(240±12)10^{9}/L；平均和扩展不确定度(k＝2，置信水平为 0.95)。

示例 2：有证参考物质(人血清；BCR；CRM303)—钙(Ca^{2+})；物质的量浓度(复溶)c = 2.472 mmol/L(U = 0.019 mmol/L，k＝2)，此处 U 指使用包含因子 k 的扩展测量不确定度。

4.3 通俗名称

通俗名称应由系统名称省略掉对理解有证参考物质在测量中的功能所不必要的要素后的部分组成。

示例：4.2 示例 1 给出的物质的普通形式的通俗名称可以是：

——“校准品(负责机构 NN；产品号 4132)—红细胞、白细胞和血小板”；

——“校准品(负责机构 NN；产品号 4132)—血细胞”。

相应工业产品的通俗名称可以是：

——“校准品(公司 NN；产品号 4132；批号 4132-2)—血细胞。”

5 有证参考物质的特性、生产和定值

5.1 等级

“参考物质”被视为一种类型的“测量标准”，具有较高计量学水平的参考物质应依照测量标准在 GB/T 21415—2008 或 ISO 18153 给出的给定量的参考测量系统中的位置进行分类：

a) 原级测量标准(见 3.1)；

b) 次级测量标准(见 3.2)；

c) 国际约定校准品(见 3.3)。

5.2 特性

有证参考物质应具有计量学、互换性特性，允许在校准等级序列中作为较高等级计量学水平的测量标准,或根据 GB/T 21415—2008 或 ISO 18153 的要求作为较高计量学水平上的正确度控制物质。

5.3 生产和定值

有证参考物质应依据 ISO Guide 34 的质量体系要求进行生产,并依据 ISO Guide 35 进行定值。

有证参考物质作为校准或正确度控制物目的的适宜性应经过评价互换性来评估,其与 6.4.4 和 6.4.9 中所述的预期用途一致。相关的信息应在证书中或支持性文件中给出。

6 支持文件的内容

6.1 支持文件

每一个有证参考物质产品单元的包装应有牢固的标签。

有证参考物质应附有证书,另外有证参考物质可附有定值报告或应从有证参考物质生产者得到完整定值报告的所有适用信息。

6.2 标签

标签上提供的信息宜只为识别有证参考物质服务,宜限制于生产者名称、物质的名称、生产者针对物质的识别代码,若识别代码不能区分批次则应标明批号以及健康与安全相关警示。详见 ISO Guide 31, ISO 18113-2 和现行法律法规中关于危险品标签的规定。

注 1:特性值最好不包含在标签中,以避免在未掌握证书中信息的情况下使用参考物质。

注 2:标签可使用 EN 980 中给出的图形符号。

6.3 证书

证书中宜包括 ISO Guide 31 中规定的项目,至少应包括以下基本项目:

a) 物质的名称;

b) 生产者及生产者为有证参考物质赋予的识别代码,如果可能应包括有证参考物质的一个批识别码;

c) 关于物质的一般性说明;

d) 预期用途,包括与预期用途相关的物质的互换性信息;

e) 运输信息及储存条件、正确操作和稳定性说明;

f) 安全说明;

g) 正确使用说明;

h) 经认定的特性值,每一特性值均应附有测量不确定度说明(如适宜);

i) 任何指示值或建议值;

j) 获得特性值所应用的测量程序(包含量值依赖于测量程序的全部细节);

k) 定值日期和有效期(如适宜);

l) 引用的任何证书报告。

6.4 定值报告

6.4.1 总则

定值报告中的信息应至少包括表 1 中所列的必需要素。

注:表 1 中所列要素的次序可以更改,适用时可以添加附加要素,如摘要。

表 1 有证参考物质定值报告中的主要要素(条款)

要素	类型	章条号
标题页	M	—
目录	O	—
前言	M	—
警告和安全性注意事项	M	6.4.2
引言	O	6.4.3
报告标题	M	—
有证参考物质应用范围	M	6.4.4
术语和定义	M	—
符号和缩略语	M	—
术语	O	6.4.5
一般特性	M	4.1,6.4.6
具体特性	M	4.1,6.4.7
定值	M	6.4.8
预期用途	M	6.4.9
使用说明	M	6.4.10
研制机构	M	6.4.11
参考文献	O	6.4.12
附录	M	6.4.13
发布和修订日期	M	6.4.14
标准中要素类型的符号:M 表示必备要素,O 表示可选要素		

6.4.2 警告和安全性注意事项

6.4.2.1 任何与有证参考物质及其使用有关的危险都应引起注意。应描述所有必要的预防措施(参见 ISO 14971、ISO/IEC Guide 51 和 ISO/IEC Guide 63)。应符合国家和地方的法律和法规。

6.4.2.2 在标准中给出的有证参考物质的警告和安全性注意事项应以粗体进行印刷,具体如下:

a) 如果遇到的危险是由有证参考物质引起的,则应在紧接标准题目的下面写明,例如源于人体的物质原则上具有潜在传染性(尽管 HIV 抗体、乙肝表面抗原和丙肝病毒抗体试验阴性),放射性物质或致癌物;

b) 在使用说明内容的下面作为警告性说明,例如使用平衡气体所做的测量(洞室气溶胶形成)。

警告说明和安全性措施应不编号。

适用时宜引用对健康危害进行说明的源文本。

6.4.3 引言

引言中应包括下述项目,可以按照任何适当的次序进行描述:

a) 按照 4.1 对有证参考物质进行系统性说明;

b) 通过系统、成分、量的类型对有证参考物质预期要使用的测量中量的名称进行说明。

6.4.4 有证参考物质的应用范围

本章应规定主题和所包括的方面,声明适用性的限制。

注：本章可以包括：

a) 当前的参考测量程序或当前普遍应用的常规测量方法或有证参考物质校准的测量程序；

b) 已知的有证参考物质不适用的测量方法或测量程序；

c) 有证参考物质中包含的影响量，例如药物、代谢物、添加剂、微生物生长；

d) 按照特定测量程序，应对在生物学样品当中不必进行的有证参考物质所需的主要的预处理(例如冷冻干燥物质的复溶)进行说明。

6.4.5 术语

6.4.5.1 通则

本要素应对概念和术语的含义和使用方法进行说明，这些概念和术语有特定含义、预期读者不熟悉或是为一个明确的原因而从几种可能中选择其一。

注："术语"章是"术语和定义"章(见表1)，有时也是"符号和缩略语"章(见表1)的补充，这些术语有可能含在二者之一或二者之中。

6.4.5.2 命名

可测量的命名、拼写和结构应按照权威国际组织的最新建议而定。

量的类型的命名及符号和单位应依照国际标准，尤其是ISO 31。

6.4.5.3 通俗名称

使用通俗名称时，应在第一次出现于文本中的系统名称后面的括号里进行注明。

6.4.6 一般特性

6.4.6.1 应说明初始物质的来源和性质。

6.4.6.2 应对影响最终混合物特性的初始物质的相关详细历史资料进行说明，例如捐献者的年龄和性别，血样中血清和凝血块在分离之前一起贮存的温度和时间，分离之后的贮存时间和温度。应包括安全方面的内容，例如对每个来源于人体的捐献物质进行的乙肝表面抗原、丙肝病毒抗体、HIV抗体和其他的法规要求的感染性标记物的检测。

6.4.6.3 必要时为了参考物质的应用，应说明初始物质样品的制备细节。应描述包含杂质鉴定的纯化过程。

6.4.6.4 宜说明任何添加剂中的化合物和浓度或含量。

示例：在临床实验室中使用的有证参考物质中的添加剂包括抗凝剂、抗氧化剂、抗菌制剂、稳定剂、湿润剂和颗粒包被剂。

注：出于对知识产权或专利方面的考虑，有证参考物质的生产者能免于提供全部制备细节或添加剂的详细描述。

6.4.6.5 应对有证参考物质的物理状态和相进行说明，例如冻干血清。

6.4.6.6 应说明估算的样品自身及样品之间的均匀性及最小分析部分(见6.4.8.3)。应说明评估有证参考物质的均匀性所使用的样本量和使用时的最小样本量。

示例：某一有证参考物质由冷冻干燥的组织粉组成，装入小瓶中。从20个小瓶的有证参考物质中各取出3份样品，每份200 mg样品，测定瓶内的均匀性。从冷冻干燥板上不同部位的60个小瓶中各取出一份200 mg样品，测定瓶间变异。使用说明中应说明"建议最小分析部分质量为200 mg"。

6.4.6.7 如果适用，应对有证参考物质的物理形态进行描述，例如形状、尺寸、数目和总量。

示例：某一用于分光光度法的玻璃滤光片有证参考物质，预期作为参考源对分光光度计的吸光度值进行校准。它包括3个独立的滤光片和一个空的滤光片支架，10 mm×10 mm×50 mm。每个滤光片均有一个识别码。滤光片左上角已去除以标明放入金属支架中的正确位置。

6.4.6.8 应对所有使用的灭菌程序进行说明。

6.4.6.9 应规定容器和/或包装的类型、材料、密封性和大气环境。

6.4.6.10 应对有证参考物质的稳定性进行说明。应给出未开封容器的贮存条件,例如温度、湿度和光照。应说明规定条件下不稳定的时限。未来任何稳定性的检查都宜进行说明。有证参考物质在开封后有稳定性方面的限制条件时,应进行说明。

应对未开封容器的保质期进行说明。

注:此类有证参考物质通常包装在密闭包装中。

6.4.6.11 在制备、定值、处理、贮存和发放过程中所遵守的质量体系,应与按照ISO Guide 34、ISO 13485、ISO 15195或ISO/IEC 17025的要求是一致的。

6.4.6.12 应对任何与有证参考物质及其使用有关的危险和适当的详细预防措施进行说明(见6.4.2)。

6.4.7 具体特性

6.4.7.1 如果一个有证参考物质的具体特性会影响任何有确定值的量,则应对其进行说明,说明的信息至少包含/符合6.4.7.2～6.4.7.11的规定。

6.4.7.2 如果可行,应按照4.2的要求对每一相关成分的分子组成、生物学或其生物学功能进行说明。

6.4.7.3 应对被赋值的量进行说明。

6.4.7.4 对一个"纯"有证参考物质中的主要成分的纯度,应在质量分数、体积分数、物质的量分数、或数目分数等几方面进行说明。在成分不稳定的情况下,应将初始量值及变质速率一起进行说明。

6.4.7.5 应对物质的基质进行说明。对于干燥的和冷冻干燥的物质来说,溶剂残留的比例应进行说明。

6.4.7.6 对于被赋值的量,应对其适用系统、成分、量的类型以及各相关细节进行充分说明(见4.1)。

6.4.7.7 应给出可互换性程度的研究资料,例如对特定蛋白浓度的互换性研究资料。

6.4.7.8 应对检验的特性值的测量标度类型进行说明,即它是否为名义标度、顺序标度、差示(也称为区间)或比例标度。

如果需要宜给出可能的值的集合。

示例:一个稳定的血样品能作为对血中的碱基结合基团(剩余碱)的物质的量浓度的差值进行测量的有证参考物质,需要一个差值标度(… −4.2 −4.1 … −0.1 0.0 0.1 … 4.1 4.2 …)mmol/L;而碳酸氢离子的物质的量浓度应以一个比例标度(0.0 0.1 0.2 …)mmol/L进行测量。

6.4.7.9 在可能和适当的情况下应使用SI单位。如果使用自定义单位,则应有国际公认的定义或是由测量程序所描述的定义。

6.4.7.10 应对测量不确定度进行表述,可以合成标准不确定度或由规定了置信水平的扩展不确定度导出的区间来描述。应遵循评定测量不确定度的有效程序,例如ISO/IEC Guide 98-3:2008中的概述。

注:测量不确定度是由物质的不均匀性及其测定、物质的不稳定性及其测定和赋值操作过程造成的。后者往往反映了不同实验室间、操作者间、测量系统的校准间、测量程序间和批间引起的分析变异。这些一起组成了系统性和随机性分量。

示例1:有证参考血清(BCR 348 NN,复溶)—孕酮;物质的量浓度 $c=(40.3\pm1.0)$ nmol/L;给出估计置信水平为0.95时的区间的未加权均值和扩展不确定度($k=2$)。

示例2:某一物质经认证的纯度以物质的量的相对含量表示(实际值/理论值)=0.996 3(0.993 6;0.997 5),即中位数(0.25—和0.75—分位数)。

6.4.7.11 应对有证参考物质赋值的计量学溯源性进行说明。

6.4.8 定值

6.4.8.1 总则

应用技术上有效的程序定值和确认一个有证参考物质。

6.4.8.2 试验设计计划

应对定值研究进行说明。

注:应根据有证参考物质的性质和其使用方式进行研究。通常在考虑为其赋值之前应对其均匀性和稳定性进行研

究。同时有必要确定为赋值所做的测量的最大允许不确定度,因为后者可以影响到研究的设计。

6.4.8.3 均匀性评价

应对有证参考物质样品本身和样品之间的均匀性进行研究,参照 ISO/IEC Guide 35 进行评价和报告。

6.4.8.4 结果的统计学评价

应对研究中所得到的数据进行统计学评价。同时应说明评价方法,并应与 ISO/IEC Guide 35 和 ISO 5725-2 中描述的方法一致。

6.4.8.5 稳定性评价

应按照 ISO Guide 34 和 ISO Guide 35 中评估和报告的要求开展稳定性的评价程序。

注 1:对于有证参考物质来说,稳定性的相关目标是 8 年~10 年的使用期。

对特性的稳定性的影响应量化和记录。

应描述包括校准和准确性控制在内的测量程序。

注 2:在有证参考物质有效期内监测其稳定性的程序包括在有证参考物质使用期间的预定时间间隔内对其特征性的量进行测量,例如对稳定血液参考制备品中的血浆中的血红蛋白的浓度进行测量。

示例:装入小瓶的物质,贮存于−20 ℃、37 ℃、45 ℃和 56 ℃,分别贮存 110 d、244 d 和 604 d 后进行复样测量。如果各测量值与在−20 ℃贮存条件下样品所测得的值相比没有统计学上的显著性改变;而在−20 ℃贮存的样品与−70 ℃贮存的样品相比已证明是稳定的,则该物质可以看作具有充分的稳定性。物质的稳定性将在整个有效期内进行检查。

注 3:检测材料最终稳定性的能力要求测量过程有足够低的重复性变异系数。

6.4.8.6 赋值

应对赋值所用的试验方案和测量程序进行说明。

注 1:见 ISO Guide 34 和 ISO Guide 35。

注 2:应以实验室中充分验证的测量程序为基础对指定量进行赋值。然而,多数情况下,由几个有经验的实验室在某一较高计量学水平进行实验室之间的比对可能会取得更好的效果,如果可能,需使用不同的测量方法甚至不同的测量原理。

6.4.8.7 量值和测量不确定度

应报告每个应用到的测量程序的量值和测量不确定度(以不确定度报告为基础)。

注 1:宜保存一份记录,内容包括实际所做的设备调整与维护,测量程序的验证报告和质控资料。

应报告如下试验要素:

a) 批内试验重复次数;
b) 批次数;
c) 校准次数;
d) 同一测量目的不同测量系统的数目。

注 2:补充性资料参见 ISO/IEC Guide 35 和 ISO 5725-2。

6.4.8.8 区域互认

应列出有证参考物质的所有互认的区域。

6.4.9 预期用途

应说明有证参考物质的预期用途。

有证参考物质的作用可以是下列两者之一:

a) 校准物(校准品):校准指定测量程序(也可校准另外一种参考物质);

b） 控制物：评价一个指定实验室或一批实验室已建立或新建测量程序的测量偏倚或不确定度。

在一个指定实验室的一个指定测量系统中，有证参考物质应只执行以上用途中的一种，特定的校准物(校准品)或正确度控制物。

例如，当预期与一特定领域的测量程序一起使用的校准品或控制物质给出的测量值所需的校正与用于原始物质(互换性评价)的值的校正不同时，应提供已知的适用性限制的文件。使用说明中应包括基于有证参考物质适用性的确认数据的预期用途的说明。当有证参考物质的应用超出其预期用途范围，则意味着有证参考物质的使用者应针对该特定用途进行确认。对每一项预期用途，应对用户所得数据的推荐的统计学处理方法进行说明，至少应通过引用文献进行说明。

示例 1：把对校准品进行测量的次数考虑进去，一个校准方法的测量不确定度可以由校准物质所赋的值的校准不确定度和测量程序重复测量的标准差计算。计算公式见 ISO Guide 33。

示例 2：为了检查一个实验室中所用测量程序的精密度，根据该批假接受概率或假拒绝概率的可接受的概率选择有证参考物质重复测量的次数。正确度评价是由检验数据的平均值与所赋的值相比而进行的，评价时需考虑到二者的测量不确定度。可能需要去除离群值。计算公式见 ISO Guide 33。

示例 3：用对有证参考物质的 4 次测量对每次分析的真实性进行控制时，能使用的一个控制规则是：没有观察值超出$\pm 3s_r$的接受性限值。此时，可以检测到$2s_r$的系统性误差的概率为 0.55，同时错误排除的概率为 0.01。(测量程序的重复性标准差以s_r表示)

6.4.10 使用说明

6.4.10.1 安全

使用说明的第一段应包括所有警告性声明(见 6.4.2)。在使用说明中应包括有关设备、材料、样品和废弃物的安全性注意事项。

6.4.10.2 总则

应提供详细的使用说明，至少应包括下列适当的信息：

a） 接到有证参考物质时所需的贮存条件和稳定性；
b） 容器开启；
c） 打开容器后对有证参考物质的处理要求；
d） 样品制备；
e） 通过混匀进行融化或复溶的技术；
f） 获得最小分析样品和最小分析部分的程序；
g） 测量程序(推荐性或强制性)；
h） 使用后剩余物质的处理。

6.4.10.3 试剂

如果使用说明中包括试剂，则应对每一项进行说明。

6.4.10.4 辅助品

应列出使用有证参考物质所需的特殊辅助品。

6.4.10.5 设备

应列出使用有证参考物质所需的设备。

6.4.10.6 环境

如果有证参考物质需在特殊的环境中进行使用，则应对其进行说明。

6.4.10.7 测量体积

必要时应注明测量体积时的温度(测量气体时应注明压力)。

在一定体积的液体中加入一定体积的另一种液体进行稀释时应表示为如下中的一种:

a) “稀释 $V_1 \rightarrow V_2$”表示将体积为 V_1 的特定液体稀释至总体积为 V_2 的最终混合物,例如:稀释 25 mL→1 L;

b) “稀释 $V_1 + V_2$”表示将体积为 V_1 的特定液体加入到体积为 V_2 的溶剂中,例如:25 mL+975 mL。

不应使用“$V_1 : V_2$”或“V_1/V_2”的表达方式,因为它们具有不同的意义。

6.4.10.8 冷冻干燥有证参考物质的复溶

应给出复溶的细节。

6.4.10.9 引用专利项目

例外情况下,如果因为技术原因起草的使用说明书的条款中使用了专利的条款,在说明书中有必要以通告形式引起使用者注意,使用说明书的同时牵涉到了专利的使用。

注:国际标准中有证参考物质的描述,参见参考文献[13]、[14]。

6.4.11 研制机构

应在支持文件中说明承担责任的研制机构或组织的名称,全部通信地址、电话和传真,可以提供时包括电子邮件地址。

6.4.12 参考文献

有些文件对于有证参考物质预期功能使用是非必需的,但又包含有补充性信息,应列在参考文献中。

注 1:参考文献可采用附录的形式[见 6.4.13d)]。对于在国际标准中有证参考物质的描述,参考文献可能包括仅以信息方式被引用的参考文件、作为背景材料的参考文件和当有需要时可获得的参考文件。另见 ISO/IEC Directives、Part2。

注 2:出版物类型可以包括,例如,区域和国家标准、工业标准、法律法规、国际或区域的科学组织提供的建议、科学杂志、论文、教科书、制造商的标准或产品中使用的文献,以及实验室间的试验报告。

6.4.13 附录

不适宜放在报告中主要部分的数据和信息应以附录的形式给出。

注:附录可以包括如下项目:

a) 均匀性资料(见 6.4.8.3);

b) 稳定性资料(见 6.4.8.5);

c) 赋值资料(见 6.4.8.6 和 6.4.8.7);

d) 参考文献(见 6.4.12)。

6.4.14 发布和修订日期

应给出当前版本和早期版本的日期。

附 录 A
（资料性附录）
名义特性或序量的有证参考物质

A.1 总则

A.1.1 本标准规定了较高计量学水平有证参考物质的要求。预期用于测量程序的、以差示标度或比例标度表达的被赋予物质的每个量值，均以一个数值乘以一个测量单位表示（见 4.1.4），并且随带一个测量不确定度。

A.1.2 其他差示或比例量之外的特性也可以被定义或由物质重现，但所赋的值不能以一个数值乘以一个测量单位表示。此类值见于顺序标度或名义标度。

A.2 序量和名义特性

A.2.1 对于序量来说，表达相应特性程度的值可以是字段或数字。这些值可以根据大小用于分级，但标度的是差示和比例值没有比较的含义。举例来说，为沾取式试纸控制液所赋的“3”或“高”，这样的值是基于 5 级数值水平而给出的尿中白蛋白的浓度（0、1、2、3、4 或不高、可疑升高、轻度升高、高、重度升高）。

A.2.2 对于名义特性，可以是与大小无关的字段或术语（名称）的值。可以以方便的或常用的次序对这些值进行排列。举例来说，表示一个质控血涂片上白细胞类型的一组术语或描述血型的一组值。

A.2.3 对于有证参考物质中序量或名义特性的描述宜尽可能满足本标准中对有证参考物质差示值或比例量值的要求。

例外的情况如下：

a) 术语性改变：
   1) 名义特性的量，也可以表示为组合术语；
   2) 对名义特性检查的测量，也可以表示为组合术语。
b) 技术性改变：
   1) 使用 A.2.1 和 A.2.2 中所述的值；
   2) 以错误分类的数字分数表示检验不确定度；
   3) 不能对名义标度进行校准。

物质的均匀性和稳定性应从相关特性和量的角度来证明。

参 考 文 献

[1] ISO 13485 Medical devices—Quality management systems—Requirements for regulatory purposes

[2] ISO 14971 Medical devices—Application of risk management to medical devices

[3] ISO 15193 In vitro diagnostic medical devices—Measurement of quantities in samples of biological origin—Requirements for content and presentation of reference measurement procedures

[4] ISO 15195 Laboratory medicine—Requirements for reference measurement laboratories

[5] ISO/IEC 17025 General requirements for the competence of testing and calibration laboratories

[6] ISO 18113-2 Clinical laboratory testing and in vitro diagnostic medical systems—Information supplied by the manufacturer (labelling)—Part 2:In vitro diagnostic reagents for professional use

[7] ISO/IEC Guide 15 ISO/IEC code of principles on "reference to standards"

[8] ISO Guide 30 Terms and definitions used in connection with reference materials

[9] ISO Guide 32 Calibration in analytical chemistry and use of certified reference materials

[10] ISO Guide 33 Uses of certified reference materials

[11] ISO/IEC Guide 51 Safety aspects—Guidelines for their inclusion in standards

[12] ISO/IEC Guide 63 Guide to the development and inclusion of safety aspects in International Standards for medical devices

[13] ISO/IEC Directives,Part 1,2008 Procedures for the technical work

[14] ISO/IEC Directives,Part 2,2004 Rules for the structure and drafting of International Standards

[15] EN 980 Graphical symbols for use in the labelling of medical devices

[16] EA-04/14 The selection and use of reference materials,European co-operation for Accreditation,2003

ICS 11.100.99
CCS C 30

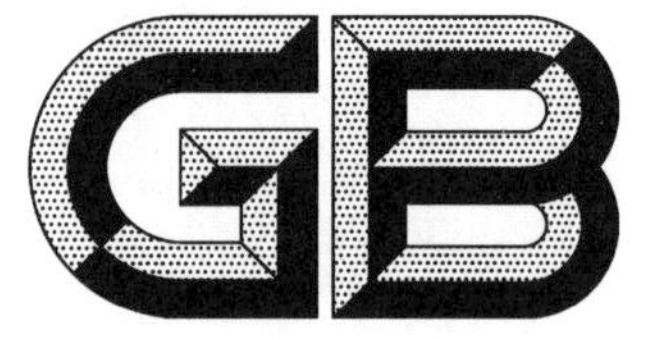

中华人民共和国国家标准

GB/T 21919—2022/ISO 15195:2018
代替 GB/T 21919—2008

检验医学　运行参考测量程序的校准实验室的能力要求

Laboratory medicine—Requirements for the competence of calibration laboratories using reference measurement procedures

(ISO 15195:2018,IDT)

2022-10-12 发布　　　　2023-05-01 实施

国家市场监督管理总局
国家标准化管理委员会　发布

前　言

本文件按照 GB/T 1.1—2020《标准化工作导则　第 1 部分:标准化文件的结构和起草规则》的规定起草。

本文件代替 GB/T 21919—2008《检验医学　参考测量实验室的要求》,与 GB/T 21919—2008 相比,主要技术变化如下:

a) 删除了术语“测量准确度”“有证参考物质”“可测量”“测量精密度”“参考物质”“参考测量实验室”“溯源性”“量的真值”“测量正确度”“确认”“验证”及其定义(见 2008 年版的 3.1～3.6、3.8～3.10、3.12、3.13);

b) 增加了 GB/T 27025—2019 作为规范性引用文件,删减了与 GB/T 27025—2019 重复的条款内容(见第 4～8 章);

c) 更改了“管理系统的要求”和“技术要求”,调整为“通用要求”“结构要求”“资源要求”“过程要求”和“管理要求”(见第 4～8 章,2008 年版的第 4～5 章)。

本文件等同采用 ISO 15195:2018《检验医学　运行参考测量程序的校准实验室的能力要求》。

请注意本文件的某些内容可能涉及专利。本文件的发布机构不承担识别专利的责任。

本文件由国家药品监督管理局提出。

本文件由全国医用临床检验实验室和体外诊断系统标准化技术委员会(SAC/TC 136)归口。

本文件起草单位:北京市医疗器械检验研究院(北京市医用生物防护装备检验研究中心)、中国合格评定国家认可中心、国家卫生健康委临床检验中心、上海市临床检验中心、北京金域医学检验实验室有限公司、深圳迈瑞生物医疗电子股份有限公司、郑州安图生物工程股份有限公司。

本文件主要起草人:康娟、胡冬梅、彭明婷、居漪、陈宝荣、石孝勇、刘春龙。

本文件及其所代替文件的历次版本发布情况为:

——2008 年首次发布为 GB/T 21919—2008;

——本次为第一次修订。

引　言

校准实验室能力的通用要求见 GB/T 27025—2019。本文件是对检验医学领域校准实验室能力的附加要求，这些校准实验室通常也称为“参考测量实验室”。

医学实验室的结果宜溯源到更高级别的参考物质和/或参考测量程序（只要可获得），这对于实现患者样本测量结果在不同测量地点和测量时间的可比性是必要的。

校准实验室提供结果的计量水平宜适合支持医学实验室满足医学要求。医学实验室的专用要求见 ISO 15189。

校准实验室宜实施参考测量程序，出具准确且可溯源至现有国家或国际一级参考物质（适用时）的测量结果。只要有可能，宜建立溯源至复现国际单位制（SI）单位参考物质的溯源性（ISO 17511）。

校准实验室宜对客户提供的参考物质出具可溯源至现有最高水平的参考测量程序或参考物质的值。

多数情况下，由于被分析物的分子结构不明确且其在参考物质中的存在形式可能会不同于人源性的原始样品（例如某种蛋白质的糖化状态），生物源性材料的特性不能用 SI 单位表示。

即使某个生物源性材料的某一特性值不能溯源至 SI 单位，参考测量程序的每一步（例如重量测定、容量测定、温度测定、电位测定）都宜有可以溯源至相应 SI 单位的值。

溯源性的概念，包括其应用性和局限性，在 ISO 17511 中有详细说明。

本文件和 GB/T 27025—2019 中描述的要求是校准实验室充分执行其任务的先决条件。

如校准实验室申请认可运行某参考测量程序的能力，则本文件可以作为认可的基础。

检验医学 运行参考测量程序的校准实验室的能力要求

1 范围

本文件规定了医学校准实验室运行参考测量程序的能力要求。本文件以 GB/T 27025—2019 的要求为规范性参考,列出了校准实验室充分执行任务的附加要求。

本文件与 GB/T 27025—2019 条款的关系总结于附录 A 中。

本文件不包括以名义标度或序数标度报告结果的特性的测量。

本文件不适用于医学实验室。

注：ISO 15189 规定了医学实验室的要求。

2 规范性引用文件

下列文件中的内容通过文中的规范性引用而构成本文件必不可少的条款。其中,注日期的引用文件,仅该日期对应的版本适用于本文件;不注日期的引用文件,其最新版本(包括所有的修改单)适用于本文件。

GB/T 27025—2019 检测和校准实验室能力的通用要求(ISO/IEC 17025:2017,IDT)

ISO/IEC Guide 98-3 测量不确定度 第 3 部分:测量不确定度表示指南[Uncertainty of measurement—Part 3:Guide to the expression of uncertainty in measurement(GUM:1995)]

注：GB/T 27418—2017 测量不确定度评定和表示(ISO/IEC Guide 98-3:2008,MOD)

ISO/IEC Guide 99 国际计量学词汇 基础通用的概念和相关术语[International vocabulary of metrology—Basic and general concepts and associated terms(VIM)]

ISO 15193 体外诊断医疗器械 生物源性样品中量的测量 参考测量程序的表述和内容的要求(In vitro diagnostic medical devices—Measurement of quantities in samples of biological origin—Requirements for content and presentation of reference measurement procedures)

注：GB/T 19702—2021 体外诊断医疗器械 生物源性样品中量的测量 参考测量程序的表述和内容的要求(ISO 15193:2009,IDT)

ISO 15194 体外诊断医疗器械 生物源性样品中量的测量 有证参考物质及支持文件内容的要求(In vitro diagnostic medical devices—Measurement of quantities in samples of biological origin—Requirements for certified reference materials and the content of supporting documentation)

注：GB/T 19703—2020 体外诊断医疗器械 生物源性样品中量的测量 有证参考物质及支持文件内容的要求(ISO 15194:2009,IDT)

ISO 17511 体外诊断医疗器械 建立校准物、正确度控制物质和人体样本赋值计量溯源性的要求(In vitro diagnostic medical devices—Requirements for establishing metrological traceability of values assigned to calibrators, trueness control materials and human samples)

注：GB/T 21415—2008 体外诊断医疗器械 生物样品中量的测量 校准品和控制物质赋值的计量学溯源性(ISO 17511:2003,IDT)

ISO 18153 体外诊断医疗器械 生物源性样品中量的测量 校准品和控制物质中酶催化浓度赋值的计量学溯源性(In vitro diagnostic medical devices—Measurement of quantities in biological samples—Metrological traceability of values for catalytic concentration of enzymes assigned calibrators and control materials)

注：YY/T 0638—2008 体外诊断医疗器械 生物样品中量的测量 校准品和控制物质中酶催化浓度赋值的计量学溯源性(ISO 18153:2003,IDT)

3 术语和定义

ISO/IEC Guide 99 界定的以及下列术语和定义适用于本文件。

ISO 和 IEC 维护的用于标准化的术语数据库地址如下：

——ISO 在线浏览平台:http://www.iso.org/obp;

——IEC 电子开放平台:http://www.electropedia.org/。

3.1

测量不确定度 measurement uncertainty

根据所用信息,表征赋予被测量量值分散性的非负参数。

注1：测量不确定度包含来自系统效应的分量,如与修正和测量标准指定量值相关的分量,以及定义的不确定度。有时估计的系统效应不被修正,而是纳入相关的测量不确定度分量。

注2：此参数不能是负数。此参数可以是如称为标准测量不确定度的标准差(或它的指定倍数),或说明了包含概率的区间的半宽度。

注3：测量不确定度通常由许多分量组成。其中一些分量可采用测量不确定度的A类评定,即由一系列测量测得的量值的统计学分布来评定,并可用标准差来表征。其他一些分量可采用测量不确定度的B类评定,通过基于经验或其他信息的概率密度函数来评定,也可用标准差来表征。

注4：一般认为,对于一组给定信息,测量不确定度与赋予被测量的一个规定量值相关。此值的修改引起相应不确定度的修改。

[来源:ISO/IEC Guide 99:2007,2.26]

3.2

参考测量程序 reference measurement procedure

被接受作为提供适合下列预期用途的测量结果的测量程序,预期用途包括评价测量同类量的其他测量程序测得量值的测量正确度、校准或参考物质赋值。

[来源:ISO/IEC Guide 99:2007,2.7]

注1：当给定的被测量存在多个参考测量程序时,可以根据测量不确定度的大小将其按层次排列。一级参考测量程序有时被称为“决定性测量方法”,但ISO/IEC Guide 99:2007 中无此说法。

注2：国际计量局(BIPM)物质的量咨询委员会(CCQM)已将“一级测量方法”定义为具有最高计量水平的方法,其操作可被完全描述和理解,其完整的不确定度以SI单位表述和记录,其结果不参考同类量的其他计量标准。对于物质的量,以下测量原理被确定为适用于一级参考测量程序:同位素稀释质谱法、库仑法、重量法、滴定法、凝固点下降等依数性测定方法(CCQM,1995)。

注3：国际纯粹与应用化学联合会(IUPAC)的分析化学部门描述了一个相关概念“绝对方法”,其中计算仅基于通用量和基本物理常数。

注4：术语“高级参考测量程序”通常用于强调这些程序在 ISO 17511 中列出的校准层次中的位置。

注5：与体外诊断医疗器械相关的参考测量程序的内容和表述要求见 ISO 15193。

4 通用要求

GB/T 27025—2019 第4章的要求适用,包括所有子条款。

5 结构要求

GB/T 27025—2019 第5章的要求适用,包括所有子条款。

当校准实验室与医学实验室位于同一地点时，机构安排应确保其符合本文件的要求不会受其不利影响。

6 资源要求

6.1 总则

GB/T 27025—2019 中 6.1 的要求适用。

6.2 人员

GB/T 27025—2019 中 6.2 的要求适用，包括所有子条款。

6.3 实验室设施和环境条件

GB/T 27025—2019 中 6.3 的要求适用，包括所有子条款。

6.4 设备

GB/T 27025—2019 中 6.4 的要求适用，包括所有子条款。

实验室应配备正确实施所列参考测量程序所需的全部设备。测量相关的全部设备应能达到要求的测量准确度。当使用经过处理的信号(例如内置微处理器)时，应由制造商或由实验室独立进行校准和转换函数的确认和验证。参考测量程序中使用的所有设备应由授权人员定期检查和维护。应制定设备正常运行校准和验证的程序。应保持相关环境条件。设备操作手册应保持现行有效并易于获取。每台设备都应有唯一标识。每台主要设备的使用和维护应记录在日志中，包括：

——实施的测量、控制或维护程序的类型；

——校准和验证状态；

——测量或维护日期；

——实施测量或维护的操作人员；

——维护原因(预防或故障维修)；

——特定操作条件(相关时)；

——需要调查的异常情况(必要时)。

对于基本的量，如质量、体积和温度等，实验室应配备经校准的装置。实验室应确保这些基本的量的测量结果可溯源至 SI 单位。应在要求的测量不确定度水平下进行校准并记录。应制定校准和验证计划，确保仪器和设备满足规定的测量不确定度要求。

当称量校准必需的参考物质或其他物品的不确定度是合成标准测量不确定度的重要分量时，如与测量结果或其测量不确定度相关，应根据其与测试砝码相关的质量密度对浮力进行修正。相关时，应考虑温度、气压和湿度的影响。

若以称量相应量的水或其他适当液体的方法对容量设备校准，应特别考虑液体在相应温度和气压下的密度。应使用经校准的天平和标准砝码进行称量。

建议使用正排量容积移取设备(如移液器)进行准确的小体积取样，并用称重法对所移取的体积进行校准。

6.5 计量溯源性

GB/T 27025—2019 中 6.5 的要求适用，包括所有子条款。

6.5.1 校准实验室应证明其测量结果在计量上可按照 ISO 17511 的规定，通过不间断的比较链溯源至现有最高等级的参考物质的认定值或参考测量程序的测量结果。

6.5.2 测量和校准的设计和操作应确保测量结果尽可能溯源至 SI 单位。若不能溯源至 SI 单位，则应采用 ISO 17511 描述的可供选择的校准等级。

6.6 参考物质

6.6.1 当可获得完全符合 ISO 15194 要求并满足预期用途的有证参考物质时，校准实验室应尽可能使用。

6.6.2 应按照认定机构提供的预期使用声明来使用有证参考物质。

6.6.3 当不能获得有证参考物质时，校准实验室可按照 ISO 15194 的规定对参考物质进行表征和赋值，并应对这类工作全面文件化。

注：国际检验医学溯源联合委员会(JCTLM)列出了符合 ISO 15194 要求的参考物质。

6.6.4 一个规定用途的参考物质可以用作校准物或质控物，但在一个特定实验室的规定情境下，同一参考物质不应同时用于两种目的。

6.7 外部提供的产品和服务

GB/T 27025—2019 中 6.6 的要求适用，包括所有子条款。

当实验室分包工作时，无论是由于不可预见的原因(例如工作量、需要进一步的专业知识或暂时无能力)，还是持续原因(例如通过永久分包、代理或特许经营安排)，应选择有能力的分包商，例如，相关工作符合本文件的分包商。

7 过程要求

GB/T 27025—2019 第 7 章的要求适用，包括所有子条款。

7.1 要求、标书和合同的评审

GB/T 27025—2019 中 7.1 的要求适用，包括所有子条款。

7.2 参考测量程序

7.2.1 校准实验室应运行为满足声称的测量不确定度水平而设计、描述和应用的文件化参考测量程序，该程序作为符合 ISO 17511 所述适当校准模式之一的校准等级的一部分。

7.2.2 参考测量程序的内容和表述应符合 ISO 15193 的要求。

7.2.3 所有参考测量程序应在使用前进行适当确认。

7.2.4 在向客户提供参考测量之前，实验室应证明其能够正确运行参考测量程序，并使用适当的设备和试剂。

注 1：运行参考测量程序的能力可通过适当方式进行证明，例如：认可，其包括成功参加校准实验室的实验室间比对，以及使用可靠和全面的数据评定测量不确定度。

注 2：校准实验室采用由科学文献发表的参考方法时，需建立并运行参考测量程序并制定相应文件。

注 3：JCTLM 列出已发布的经充分描述的参考测量方法，实验室可以此为基础建立满足 ISO 15193 要求的文件化测量程序。

7.3 样品处理

GB/T 27025—2019 中 7.4 的要求适用，包括所有子条款。

7.4 测量记录

GB/T 27025—2019 中 7.5 的要求适用，包括所有子条款。

测量记录应包括测量日期、测量人员、被测量、样品标识、测量前和测量中特定的观察内容、质控数据、原始数据(例如吸光度值、峰面积或峰高、同位素比值)和测量结果计算。应改正不正确的记录(但仍可识别),改正者应签字或以其他方式标识并注明日期。记录应以可持续使用且易于检索的书面文件或电子媒体形式,按客户规定时限保存。

7.5 测量不确定度的评定

GB/T 27025—2019 中 7.6 的要求适用,包括所有子条款。

每一个报告的测量结果都应附有依据 ISO/IEC Guide 98-3 的要求进行评估和表达的测量不确定度声明。

7.6 确保测量结果的有效性

GB/T 27025—2019 中 7.7 的要求适用,包括所有子条款。

7.6.1 应按照客户的要求明确分析目标并应考虑适当的计量水平以使客户满足医学要求。应制定文件评估质控规则的符合性。每一个分析批应通过测量足够数目的基质质控物进行室内质控,以满足参考测量程序的特定性能要求。

7.6.2 如可行,应使用与待分析样品基质相似的有证参考物质进行正确度控制。质控物测量结果应在“赋值±不确定度”范围内,该不确定度由质控物示值的不确定度和实验室参考测量程序声称的测量结果不确定度计算得出。

7.6.3 实验室应通过参加适宜的相应类型的量的实验室间比对,定期核查其运行情况,作为内部质量控制的补充。

7.7 报告测量结果

GB/T 27025—2019 中 7.8 的要求适用,包括所有子条款。

应以报告或证书的形式发布参考测量的结果。GB/T 27025—2019 中 7.8.2 的所有条款要求适用。此外,报告或证书还应包括:

a) 所用测量程序的明确描述;

示例 1:用 JCTLM 列出的同位素稀释质谱法测量人血清中肌酐物质的量浓度的参考测量程序(JCTLM 数据库识别号 C4RMP1)。

b) 每次测量结果;

示例 2:分别校准的不同分析批得到的测量结果。

c) 报告的参考测量值;

d) 报告值或认定值的计量溯源性声明;

e) 依据 ISO/IEC Guide 98-3 报告的测量不确定度。

8 管理要求

GB/T 27025—2019 第 8 章的要求适用,包括所有子条款。

8.1 总则

实验室管理体系的设计应确保参考测量结果的质量,该结果具有依据 ISO/IEC Guide 98-3 计算得出的校准实验室声称的不确定度水平。

8.2 内部审核

实验室应确保内部审核也验证了测量结果不确定度的影响因素已被充分表征并被正确纳入不确定度的有效评定。

附　录　A
（资料性）
本文件与 GB/T 27025—2019 的关系

表 A.1 列出了本文件对 GB/T 27025—2019 条款的补充条款。

表 A.1　本文件对 GB/T 27025—2019 条款的补充条款

GB/T 27025—2019 条款或子条款	本文件补充条款或子条款
1	1
2	2
3	3
5.4	5
6.4	6.4
6.5	6.5,6.5.1,6.5.2,6.6,6.6.1,6.6.2,6.6.3,6.6.4
6.6	6.7
7.2	7.2,7.2.1,7.2.2,7.2.3,7.2.4
7.4	7.3
7.5	7.4
7.6	7.5
7.7	7.6,7.6.1,7.6.2,7.6.3
7.8	7.7
8.1.1	8.1
8.8	8.2

参 考 文 献

[1] GB/T 22576.1—2018 医学实验室 质量和能力的要求 第1部分:通用要求(ISO 15189:2012,IDT)

[2] ISO 15189:2012 Medical laboratories—Requirements for quality and competence

[3] JCTLM [online database] of higher-order reference materials, measurement methods/procedures and services [viewed 2018-05-20]. Available from http://www.bipm.org/jctlm/

第三部分

体外诊断通用标准

ICS 11.100
C 44

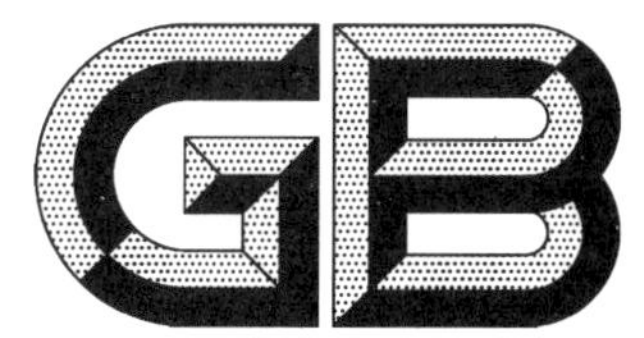

中华人民共和国国家标准

GB/T 21415—2008/ISO 17511:2003

体外诊断医疗器械　生物样品中量的测量　校准品和控制物质赋值的计量学溯源性

***In vitro* diagnostic medical devices—Measurement of quantities in biological samples—Metrological traceability of values assigned to calibrators and control materials**

(ISO 17511:2003,IDT)

2008-01-22 发布　　　　2008-09-01 实施

中华人民共和国国家质量监督检验检疫总局
中国国家标准化管理委员会　发布

前　言

本标准等同采用 ISO 17511:2003《体外诊断医疗器械　生物样品中量的测量　校准品和控制物质赋值的计量学溯源性》。

为便于使用，本标准做了下列编辑性修改：

——本“国际标准”一词改为“本标准”；

——用小数点“.”代替作为小数点的逗号“,”；

——删除国际标准的前言。

本标准由国家食品药品监督管理局提出。

本标准由全国医用临床检验实验室和体外诊断系统标准化技术委员会(SAC/TC 136)归口。

本标准起草单位：北京市医疗器械检验所、罗氏诊断(上海)有限公司。

本标准主要起草人：丛玉隆、冯仁丰、张新梅、胡冬梅、陶源、康娟。

引　言

为了使检验医学量的测量得到正确的医学应用、不论在何时何地都具有可比性，量必须有明确的定义，报告给医生或其他卫生人员及患者的结果必须准确（正确和精密）。

注：在本标准中，“测量准确度”的概念（见3.1）与“测量正确度”（见3.33）和“测量精密度”（见3.23）相联系，而在体外诊断医疗器械指令98/79/EC中，使用术语“准确度”代替“正确度”。

实现“正确的医学应用”不仅涉及溯源链的计量（分析）内容。测量结果最终由医生为患者服务，因此医生还宜收集许多其他的信息，如关于分析前和分析后问题、诊断灵敏度和诊断特异性，以及有关参考区间等内容。本标准只涉及检验医学测量的分析方面问题[另见第1章e)]。

生物样品中量的测量要求参考测量系统包括：

——与测量结果预期医学应用相关的生物样品中分析物的定义；

——人体样品中选定量的参考测量程序；

——适用于选定量的参考物质，如一级校准品和具有互换性的二级具基质校准品。

为某一校准品或正确度控制品的一个指定量所赋的值的测量正确度取决于该值通过不同测量程序和测量标准（校准品）的不间断比较链而具有的计量学溯源性，比较链逐级向上测量不确定度不断减小（见图1）。为一个给定校准品或正确度控制品所赋的值的不确定度则取决于规定的计量学溯源链和与其相关联的合成不确定度。

计量学溯源链的理想终点是国际单位制系统（SI）相关单位的定义，但是，步骤的选择和给定值所处的计量学溯源链的水平，依赖于可以使用的较高等级的测量程序和校准品。目前在许多情况下，没有比制造商选择的测量程序或制造商的工作校准品更高级的计量学溯源性。此时，在有国际公认的参考测量程序和/或校准品可用之前，正确度即指校准级别的水平。

某个被选定的计量学可溯源的校准的目的是将一个参考物质和/或参考测量程序的正确度水平传递至一个具有较低计量学水平的程序，例如常规程序。校准的计量学溯源性要求，参考测量程序和常规测量程序测量的是同一可测量，量的分析物具有相同的相关特性。

这里有必要指出，旨在对同一量进行测量相同量的不同的程序用于测量特定某一样品或参考物质时，实际上可能会得出不同的测量结果。例如当用两个或更多的免疫学程序对某个参考物质中的某激素，如促甲状腺素（甲状腺刺激激素，TSH）的浓度进行测量时就会出现这种情况，因为不同的试剂识别被测物质中的不同抗原决定簇并与其产生不同程度的反应，于是会产生不同的但相互关联的量。

常规通常检验医学可提供400～700类量的结果。其中这些量中的大多数，因为仅由（参考）测量程序组成一个计量上的较高步骤、或因测量程序和（参考）校准品组成两个较高步骤等，终止了产品校准品赋值上计量的可追溯性。原因是许多这样的量通常和具有临床上相关性质的分子种类混合物有关，但是，这些比例各异的分子具有不同的结构和相对分子量，如：糖蛋白。

根据计量学溯源至SI的可能性及测量程序和校准品的不同计量水平的可获得性，证实了有如下五种典型的计量学溯源链的上端。

a)　测量结果可以在计量上溯源至SI的量。

有可用的一级参考测量程序和一个或多个（经认定的）一级参考物质（用作校准品）。达到这样水平的有约25～30个类型的量，具有良好确定的组分，如：一些电解质、代谢物、甾体激素和一些甲状腺激素。在医学实验室提供的常规结果中，这些量占较大部分（见4.2.2，5.2，图1和图2）。

b)　测量结果不能在计量上溯源至SI的量。

1)　有可用的国际约定的参考测量程序（见3.12）（不能称为一级参考测量程序）和一个或多

个由此程序赋值的国际约定校准物(见 3.11)。如 HbA1c(糖化血红蛋白)即是符合该情况的量的组分(见 5.3 和图 3)。

2) 有可用的国际约定的参考测量程序,但没有国际约定校准物。符合该情况约有 30 种类型组分的量,如:凝血因子(见 5.4 和图 4)。

3) 有可用的一个或多个国际约定校准物(用作校准品)和赋值方案,但没有国际约定参考测量程序。符合该情况的量约有 300 多种如使用世界卫生组织(WHO)国际标准的量,如蛋白类激素、某些抗体和肿瘤标记物(见 5.5 和图 5)。

4) 既无参考测量程序又无用作校准的参考物质。制造商自行建立"自用"测量程序和校准品,为产品校准品赋值。符合该情况的约有 300 种组分的量,如抗体和肿瘤标记物等(见 5.6 和图 6)。

GB/T 19702 和 GB/T 19703 对不同的传递方案(校准等级)的原理进行了说明。

检验医学中的计量学目的是,在国际认同的基础上,通过提供目前尚不存在的参考测量程序和参考物质,将 b2)、b3)、b4)所描述的情况下的量的结果的计量学溯源性提高到 b1)的水平。

酶催化浓度值的计量学溯源性特殊问题在 ISO 18153 中进行说明。

体外诊断医疗器械　生物样品中量的测量
校准品和控制物质赋值的计量学溯源性

1　范围

本标准规定了对以建立或确认测量正确度为目的的校准品和控制物质赋值的计量学溯源性进行确认的方法。校准品和控制物质由制造商提供,作为体外诊断医疗器械的一部分或与其一起使用。

由国际公认的参考测量系统或国际公认的约定参考测量系统赋值的、已证实具有互换性的室间质量评价样品适用于本标准。

本标准不适用于:

a)　没有赋值及只用于评价一个测量程序的精密度,即其重复性或重现性的控制物质(精密度控制物质);

b)　用于实验室内质量控制的控制物质,此类物质具有建议的可接受结果值区间,此区间由不同实验室针对某具体测量程序协议制定,其限值无计量学溯源性;

c)　在相同的计量水平下,测量相同量的两个测量程序的测量结果具相关性,但是这样的"水平"相关不提供计量学溯源性;

d)　以不同计量水平的两个测量程序结果间的相关作校准,但是测量的量的分析物特性不同;

e)　常规结果可溯源至产品校准品的计量溯源性及其与医学判断限值的关系;

f)　与名义标度有关的特性,即无量级的特性(例如血细胞分类)。

2　规范性引用文件

下列文件中的条款通过本标准的引用而构成为本标准的条款。凡是注日期的引用文件,其随后所有的修改单或修订版不适用于本标准,然而,鼓励根据本标准达成协议的各方研究是否可使用这些文件的最新版本。凡是不注日期的引用文件,其最新版本适用于本标准(包括修改单)。

GB/T 19702—2005　体外诊断医疗器械　生物源性样品中量的测量　参考测量程序的说明(ISO 15193:2002,IDT)

GB/T 19703—2005　体外诊断医疗器械　生物源性样品中量的测量　参考物质的说明(ISO 15194:2002,IDT)

国际计量学基础和通用术语词汇(VIM),第2版,日内瓦:ISO,1993[1)][2)](International Vocabulary of Basic and General Terms in Metrology, 2nd edition, Geneva: ISO, 1993)

EN 375:2001　制造商为专业用体外诊断试剂提供的信息

ISO 指南 35:1989　参考物质证书　通用和统计学原则(ISO Guide 35:1989, Certification of reference materials—General and statistical principles)

3　术语和定义

下列术语和定义适用于本标准。

1)　本出版物是由以下机构所指派的联合工作组的专家制定的:BIPM 国际计量局、IEC 国际电工委员会、IFCC 国际临床化学和检验医学学会、ISO 国际标准化组织、IUPAC 国际理论和应用化学联合会、IUPAP 国际理论和应用物理联合会、OIML 国际法制计量组织。

2)　本标准中用了缩略语 VIM:1993。

3.1

测量准确度　accuracy of measurement

测量结果与被测量真值之间的一致程度。

[JJF 1001—1998，定义 5.5]

注 1：根据 ISO 5725-1，测量准确度与测量的正确度和精密度有关。

注 2：就被测量而言，准确度不能给出一个数字形式的值，只能根据一个明确的目的描述为“足够”或“不足”。

注 3：从反面衡量准确度的估计是“偏差”，定义为“值减去约定真值”。

注 4：ISO 3534-1 中不使用上述定义中的“真值”的概念，而使用“可接受参考值”，后者可以是理论值(真值)、赋值、公认值或由程序确定的值。

注 5：本标准中，“测量准确度”的概念与测量正确度(3.10)和测量精密度(3.4)相联系，而体外诊断医疗器械指令 98/79/EC 中的术语使用“准确度”代替“正确度”。

3.2

分析物　analyte

可测量名称中示出的组分。

例：在“24 h 尿蛋白量”类型的量中，“蛋白质”是分析物。在“血浆中葡萄糖物质的量”中，“葡萄糖”是分析物。两个例子中的整个短句内容为被测量(见 3.17)。

3.3

分析特异性　analytical specificity

测量程序只测量被测量的能力。

[GB/T 19702—2005/ISO 15193:2002，3.8]

3.4

测量值偏倚　bias of measurements

测量结果期望值与被测量真值之间的差异。

注：一种估计是，“测量的统计抽样偏倚”，等于“平均值减去参考值”。

3.5

校准　calibration

在规定条件下，为确定测量仪器或测量系统所指示的量值，或实物量具或参考物质所代表的量值，与对应的由标准所复现的量值之间关系的一组操作。

[JJF 1001—1998，定义 8.11]

注：此处的术语“标准”是指“测量标准”(见 3.19)，不是书面标准。

3.6

校准传递方案　calibration transfer protocol

传递方案　transfer protocol

使用相同类型量的较高级参考物质，对特定顺序的测量程序进行校准，用于对参考物质进行赋值的过程的详细描述。

3.7

校准品　calibrator

校准物　calibration material

具有在校准函数中用作独立变量值的参考物质。

3.8

有证参考物质　certified reference material，CRM

附有证书的参考物质，其一种或多种特性值用建立了溯源性的程序确定，使之可溯源到准确复现的表示该特性值的测量单位，每一种出证的特性值都附有给定置信水平的不确定度。

[JJF 1001—1998，定义 8.14]

3.9

物质的互换性　commutability of a material

由两个测量程序测量一给定物质的特定量产生的测量结果间的数学关系，与测量常规样品的量得到的数学关系的一致程度。

3.10

影响量　influence quantity

非被测量但可影响测量结果的量。

[JJF1001—1998，定义 4.8]

3.11

国际约定校准品　international conventional calibrator

国际约定校准物　international conventional calibration material

量值不能溯源至 SI，由国际约定予以赋值的校准品。

注：该量按照预期临床用途定义。

3.12

国际约定参考测量程序　international conventional reference measurement procedure

得到的测量值不能溯源至 SI，但由国际约定将该测量值作为某确定量的参考值的测量程序。

注：该量按照预期临床用途定义。

3.13

国际测量标准　international measurement standard

国际标准　international standard

经国际协议承认的测量标准，在国际上作为对有关量的其他测量标准定值的依据。

[JJF1001—1998，定义 8.2]

3.14

物质系统的基质　matrix of a material system

基质　matrix

一个物质系统中除分析物之外的所有成分。

[GB/T 19703—2005/ISO 15194:2002，3.3]

3.15

基质效应　matrix effect

除被测量以外的样品特性，对特定测量程序测定被测量及其测量值的影响。

注 1：某个基质效应的明确原因即为一个影响量。

注 2："基质效应"有时被错误地用于因分析物的变性或加入非真实组分(代用品)以模拟分析物等缺少互换性。

3.16

可测量　measurable quantity

量　quantity

现象、物体或物质可定性区别和定量确定的属性。

[JJF1001—1998，定义 3.1]

注 1：以一个名义标度表达的特性不是可测量。

注 2：不能将"可测量"与"分析物"混淆，见 3.22。

3.17

被测量　measurand

作为测量对象的特定量。

[JJF1001—1998，定义 4.7]

注：见 3.2 的示例。

3.18

测量程序　measurement procedure

进行特定测量时所用的，根据给定的测量方法具体叙述的一组操作。

[JJF1001—1998，定义 4.6]

3.19

测量标准　measurement standard

为了定义、实现、保存或复现量的单位或一个或多个量值，用作参考的实物量具、测量仪器、参考物质或测量系统。

[JJF1001—1998，定义 8.1]

注 1：为某量赋值的给定测量标准，有时作为测量程序的参考物质，产生一个以上类型的量值(例如，胆固醇参考物质也用于测量胆固醇酯，后者水解后以胆固醇的形式被测量)。

注 2：术语“标准”有两种含义：“测量标准”和“书面标准”。可能引起误解时会使用该术语的全称。

3.20

测量方法　method of measurement

进行测量时所用的，按类别叙述的一组操作逻辑次序。

[JJF1001—1998，定义 4.5]

注：由于只是概括性描述，测量方法没有以数字形式规定的性能特征。一个给定的方法可以作为一或多个测量程序的基础，每个测量程序均带有表示其性能特征的数值。

3.21

计量学溯源性　metrological traceability

通过一条具有规定不确定度的不间断的比较链，使测量结果或测量标准的值能够与规定的参考标准，通常是与国家标准或国际标准联系起来的特性。

[JJF1001—1998，定义 8.10]

注 1：通过校准传递方案确定的(参考)测量程序实现每一步比较。

注 2：溯源性有几种类型。本标准使用术语“计量学溯源性”。

3.22

计量学　metrology

关于测量的科学。

[JJF1001—1998，定义 4.3]

注：计量学涵盖科学或技术的所有领域有关测量的理论与实践的各个方面，包括测量的不确定度。

3.23

测量精密度　precision of measurement

在规定条件下，相互独立的测量结果间的一致程度。

[ISO3534-1：1993，3.14]

注 1：测量精密度不能用与被测量有关的数字值表示，在指定目的下只能以“足够”或“不足”进行描述。

注 2：精密度的程度通常用与精密度相反的测量不精密度统计量表示，如标准差和变异系数。

注 3：给定测量程序的“精密度”可以根据特定的精密度条件进行分类。“重复性”与基本不变的条件有关，常称为“序列内精密度”或“批内精密度”。“重现性”与条件改变有关，如：时间、不同实验室、操作者和测量系统(包括不同校准和试剂批号)。

3.24

一级参考物质　primary reference material

具有最高计量特性的参考物质，由一级参考测量程序赋值。

注 1：“一级校准品”的概念从属于“校准品”(见 3.7)和“一级参考物质”。

注 2：见 3.26 的注。

3.25

一级参考测量程序　primary reference measurement procedure

具有最高级计量学特性的参考测量程序，其操作能够被充分描述和理解，可用国际单位制(SI)单位表示完整的不确定度，不必使用测量的量的测量标准为参考，结果即可接受。

注：物质的量咨询委员会(CCQM)使用术语"一级测量方法"，在本标准中，术语"一级参考测量程序"与VIM(见3.19及其注)一致。VIM中不用"决定方法"，但决定方法有时指经充分研究和评价的、具有高准确度的参考测量程序(见3.29)。

3.26

一级测量标准　primary measurement standard

一级标准　primary standard

具有最高的计量学特性，其值不必参考相同量的其他标准，被指定的或普遍承认的标准。

[JJF1001—1998,定义8.4]

注：对于参考物质来说，可以由一级参考测量程序赋值。

3.27

产品校准品　product calibrator

预期用于制造商最终产品的校准品。

3.28

参考物质　reference material，RM

具有一种或多种足够均匀和很好地确定了的特性，用以校准测量装置、评价测量方法或给材料赋值的一种材料或物质。

[JJF1001—1998,定义8.13]

注：词"均一"指肉眼可见的物质的物理均一性，不是分析物分子间的微观不均一性。

3.29

参考测量程序　reference measurement procedure

经过全面分析研究的测量程序，其所产生的值具有与其预期用途相称的测量不确定度，尤其用于评价测量同一量的其他测量程序的正确度和描述参考物质的特征时。

3.30

二级测量标准　secondary measurement standard

二级标准　secondary standard

通过与相同量的一级标准比较而定值的标准。

[JJF 1001—1998,定义8.5]

3.31

量的真值　true value of a quantity

与给定特定量定义一致的值。

[JJF 1001—1998，定义3.19]

注1：这是由完善的测量所获得的值。

注2：真值按其本性是不可确定的。

注3：与给定的特定量定义一致的值不一定只有一个。

注4："给定的特定量的定义"可能需要包括应用的测量程序，因此真值可能依赖于特定的测量程序。

3.32

正确度控制品　trueness control material

用于评价测量系统测量偏倚的参考物质。

3.33

测量正确度　trueness of measurement

大批测量结果的均值与真值的一致程度。

注1：定义引自ISO3534-1:1993,3.12原为“……测量结果和公认的参考值”，这一参考值可以是理论值(真值)、赋值、公认值或是程序确定的值。

注2：关于“真值”，见3.31注2。

注3：“测量正确度”不能用被测量的数字值表示，只能以程度(如足够，不足等)表示。

注4：正确度的程度通常用与正确度相反的统计量偏倚表示，是测量结果的期望值与被测量的真值之差。

3.34

测量不确定度　uncertainty of measurement

表征合理赋予被测量之值的分散性，与测量结果相联系的参数。

[JJF 1001—1998，定义5.9]

注1：此参数可以是标准差或其倍数，或具有规定置信水平的区间的半宽度。

注2：不确定度的组成可以通过对实验结果的统计分布进行估计(A类)，或是通过基于经验或其他信息推测的概率分布来评估(B类)(见[10])。不确定度的所有组分都用标准不确定度表示，最后合并为一。

3.35

确认　validation

通过提供客观证据对特定的预期用途或应用要求已得到满足的认定。

[GB/T 19000—2000/ ISO 9000:2000，3.8.5]

3.36

验证　verification

通过提供客观证据对规定要求已得到满足的认定。

[GB/T 19000—2000/ ISO 9000:2000，3.8.4]

3.37

工作测量标准　working measurement standard

工作标准　working standard

用于日常校准或核查实物量具、测量仪器或参考物质的标准。

[JJF 1001—1998，定义8.7]

4　计量学溯源链和校准等级

4.1　原理

4.1.1　在计量学溯源链建立之前，应根据测量结果在医学决定中的预期用途定义可测量的量(被测量)。定义细节应酌情包括以下方面：

a)　量在特定医学决定中的预期用途[如血浆绒毛膜促性腺激素(hCG)作为肿瘤标记物或对妊娠检出和监控]；

b)　由有关国际科学组织(如IFCC，ICSH)和(或)制造商定义的量，确定的生物样品系统(如人血清)和任何有关组分(如钠离子)；

c)　由国际计量大会(CGPM)、ISO、WHO、国际科学组织和(或)制造商定义的量的类型(如“物质的量的浓度”)；

d)　尽可能使用由CGPM、WHO、国际科学组织和(或)制造商定义的计量单位(如mmol/L)。

4.1.2　计量学溯源的目的，应是使经校准的常规测量程序所得的结果，按现有校准等级最高水平所得值表示。应在开始进行最终测量前建立计量学溯源链，并以相反方向的降序校准等级，即从计量最高参考到终端用户结果进行描述(见图1)。

4.1.3　校准等级的每一水平应是一个测量程序或测量标准，测量标准指测量系统或起校准品功能的参考物质。

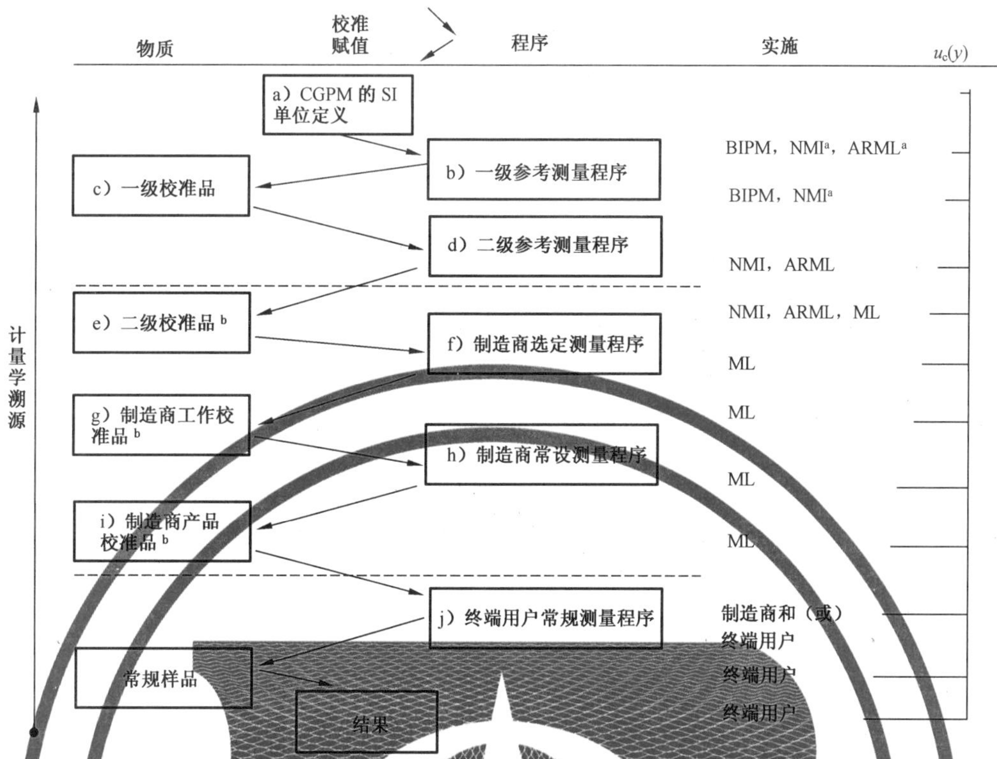

缩写：ARML 认可参考测量实验室(可以是独立实验室或制造商实验室)；BIPM 国际计量局；CGPM 国际计量大会；ML 制造商实验室；NMI 国家计量机构。

符号 $u_c(y)$ 为测量的合成标准不确定度。

最右侧 $u_c(y)$ 下的各水平短线不代表刻度。

详细概念参见 4.2.2a)～j)。

制造商的计量溯源性责任从产品校准品的赋值，到二级校准品或二级参考测量程序(这部分用两条虚线隔开)。制造商还应负责指导使用。

正确度控制品的计量溯源性也相应使用上述校准等级，此时应将 i)项替换为“制造商产品正确度控制品”。

注 1：根据测量程序和校准品的可获得性，计量学溯源链从用户常规测量程序 i)起向上，到可以使用的水平处为止。

注 2：尚无一级或二级校准品的条件下，最高计量特性的校准品最好为国际约定校准品。

注 3：尚无一级或二级参考测量程序的条件下，最高水平的测量程序最好为国际约定参考测量程序。

注 4：完整的校准等级可以按需求减少，省略连续等级中偶数项，但保留 a)、b)和 i)项，仍然可以提供计量上可追溯至 SI。

[a] 经国际科学/医学组织认可，如 IFCC 和 WHO。

[b] 此校准品可以是具有基质的物质，使其相似于终端用户常规测量程序所测量的人体来源的样品。

图 1 完整校准等级和向 SI 的计量学溯源(见 4.2.2)

4.1.4 给定的有赋值的测量标准，应通过传递方案中指定的测量程序，校准下一级较低水平的测量标准。

注：需要多个校准品进行校准时，这些校准品可以来源不同，也可以用一个测量标准制备，如通过稀释。

4.1.5 在给定水平为某测量标准所赋的值应带有测量不确定度，此不确定度应包括所有较高水平校准等级的测量标准和测量程序连续传递的不确定度分量。

注：宜按 GUM 估计选定的不确定度(见第 6 章)。

4.1.6 为保证计量学溯源链的有效性，各水平上的量应相同。所描述的常规程序和较高计量水平的参考测量程序的分析特异性,以及校准品的稳定性和互换性应是已知的或经过论证的。这些内容应在制造商的技术文件中予以说明。

4.1.7 制造商对计量学溯源链的说明应始于制造商产品校准品的值,止于制造商所使用的计量上最高参考标准,此参考标准的不确定度应包括所有更高计量水平的合成不确定度。

4.2 结构和命名

4.2.1 因实际计量学溯源链的结构依赖于计量上的可能性,所以对溯源链中各要素的说明应包括术语定义及有关测量系统和参考物质的计量学性质。

注1:VIM定义的一系列测量标准是基于物理量校准等级的需要。如长度、时间、温度、压力、电位差(电压)、体积和吸光度,包括:

——一级测量标准;

——二级测量标准;

——参考测量标准;

——工作测量标准。

注2:出于实用目的,尤其对于化学量,宜将校准等级中在测量程序中说明并按测量程序操作的测量系统要素,与用于校准测量系统的要素加以区分。后者称为校准物或校准品。在化学测量中,“参考物质”包括“校准品”和“正确度控制品”。

4.2.2 在提供计量上可溯源至SI的给定校准等级中,下列概念应相应予以证实(见图1),也见4.2.3和4.2.4:

a) 测量的SI单位,在计量上应尽可能追溯至SI单位,无论是基本单位或导出单位,例如:摩尔、千克、摩尔/立方米(=毫摩尔/升)、克/千克($=10^{-3}$)。

b) 一级参考测量程序应以已证实具有分析特异性的测量原理为依据,它不参考某相同量的校准品而提供向SI的计量学溯源性,并具有低的测量不确定度。

注1:国际计量委员会(CIPM)在1994年成立了物质的量咨询委员会(CCQM),有条件地确认以下测量原理可能会作为一级参考测量程序:同位素稀释/质谱(ID/MS)、库仑法、重量法、滴定法,用于重量摩尔渗透浓度测定的冰点降低测量等。

注2:一级参考测量程序一般由国际或国家计量机构或国际科学组织批准,不宜发展国家一级参考测量程序。实施该测量程序的实验室宜经权威机构认可。

注3:在一定时间内为一级校准品某给定类型的量赋值时,可以由一个以上的一级参考测量程序(用两个这样的程序对指定被测量得到的值间不宜有显著性差异,均在规定的不确定度内)赋值。

c) 一级校准品是具有最小测量不确定度的测量单位的实物体现。一级校准品应直接用一级参考测量程序赋值,或用适当的分析方法确定该物质杂质后间接赋值。一级校准品一般是高纯度的、物理化学性质明确的分析物,经过稳定性和组成完整性检验,并附有证书(有证参考物质CRM)。

注4:一级校准品的认定通常在具有最高计量学能力的实验室内进行,如国际或国家计量机构。

d) 二级参考测量程序应是一或多个一级校准品校准的测量系统。

注5:可以由国家计量机构、或经权威认可机构认可的参考测量实验室内建立二级参考测量程序。

注6:二级参考测量程序的测量原理可以不同于一级参考测量程序。

e) 二级校准品应由一或多个二级参考测量程序为之赋值,通常附有证书。

注7:二级校准品通常将测量单位从国家计量机构传递至经认可的校准实验室和制造商的校准中心。

注8:二级校准品可以是具有基质的物质,使其相似于终端用户常规测量程序所测量的人体来源的样品。

f) 制造商选定测量程序应是一或多个现有的一级或二级校准品校准的测量系统。

注9:制造商选定测量程序可以是二级参考测量程序[见4.2.2d)]。

g) 制造商工作校准品应由一或多个制造商选定测量程序赋值。此校准品有时称为“制造商主校准品”(或内部校准品),应证明该校准物质在制造商选定测量程序及被校准的测量程序间有互换性。

注10:制造商工作校准品可以是具有基质的物质,使其相似于终端用户常规测量程序所测量的人体来源的样品。

h) 制造商常设测量程序应是由一或多个制造商工作校准品或更高级的校准品校准、并已验证了分析特异性的测量程序。

注 11：制造商常设测量程序的测量分析原理和方法能够与常规测量程序相同，但宜通过诸如大量的重复测定和较严格的控制系统等措施来实现较低的测量不确定度。

i) 制造商产品校准品应由制造商常设测量程序赋值，用于终端用户常规测量程序的校准。

注 12：制造商产品校准品可以是具有基质的物质，使其相似于终端用户常规测量程序所测量的人体来源的样品。

j) 终端用户常规测量程序应是由一个或多个制造商的产品校准品进行校准的测量系统，常由制造商提供。

4.2.3 当校准等级中一对连续的水平被省略时(校准品和测量程序，或相反)，不确定度会降低。原则上，如制造商声明其产品校准品赋值在计量上可溯源至 SI 单位，则 4.2.2a)、b)和 i) 应是必不可少的。

4.2.4 尚无第 4.2.2 中叙述的校准等级的较高水平时，应规定最高计量水平的测量程序或校准品(见 5.3 至 5.6)。某些情况下即是制造商工作校准品[见 4.2.2g)]或制造商常设测量程序[见 4.2.2h)]。

4.2.5 除了在 4.2.2. c)、e)、g)和 i)中的校准品要求外，对给定的校准品，还应进一步依据下列的信息明确特性：

a) 公认水平(如国际级、区域级、国家级)；

b) 发布权威机构(如 WHO、BCR、IRMM、NIST)[3]；

c) 证书情况(有证、无证)；

d) 材料来源(如无机的、人或动物的、植物的、或微生物的等)；

e) 制备(如合成的、天然的、重组的)；

f) 分析物的分子形式或替代物(如氨基酸的空间异构体，或用甘油替代甘油酯)；

g) 基质(如缓冲的牛白蛋白溶液)；

h) 聚集状态(气体、液体、固体)；

i) 物相(溶液、混悬液、冻干品)；

j) 预期用途。

4.2.6 对于可测量的值在计量上不能溯源到 SI 的，不会有一级参考测量程序或一级校准品。其最高水平的测量程序或校准品，若可行，应是经国际计量机构或国际科学组织认可的国际约定参考测量程序(见 3.12)或国际约定校准物(见 3.11)。若可行，这些程序和物质应由提供计量上可溯源至国际水平的计量机构或经认可的参考测量实验室来实施。

注 1：各种传递方案参见 5.3～5.5。

注 2：不能溯源至 SI 的参考测量系统，有必要建立国际约定，以避免不同国家或地区的参考测量系统提供不同的计量学溯源链，使患者样品测量结果不一，因而妨碍跨时空的可比性。

注 3：WHO 生物标准化专家委员会(ECBS)建立了国际生物参考物质，称为“国际标准(IS)”[以前称“国际参考制品(IRP)”]，用于生物和免疫分析程序(见附录 A，WHO)。对于第一批这样的物质，根据其特定的生物学活性，人为地规定该物质的量定义为“国际单位”。以后各批制品由各实验室的协作测量，以原有物质校准。各批依次被称为“第一批 IS”、“第二批 IS”等。这类参考物质尽管是高度纯化的，但是赋值和使用的生物测量程序有关，都不能在计量上溯源至 SI，所以这类物质不能称为一级参考物质(见 3.24)。

注 4：国际约定的校准物质(如 WHO 国际标准)，在研发时已经对临床应用关联的量有明确定义，且物质赋值具有的不确定度在校准常规测量系统时属可接受的前提下，可以作为校准品。有些 WHO 国际标准原先以其生物活性(尤其为治疗目的)为基础作为体内测量程序的校准品。这类物质用于体外免疫测量程序的校准可能会存在一些问题(见 4.3)。

注 5：测量程序提供的结果不能在计量上追溯至 SI 的，仍然需要仪器设备的可追溯性，涉及的如体积、时间、质量、压力等。

3) WHO 世界卫生组织；BCR 欧共体标准局(欧盟)；IRMM 参考物质和测量研究院(欧盟)；NIST 国家标准技术研究院(美国)。

4.3 建立计量溯源性需考虑的问题

4.3.1 建立计量溯源性应考虑到下列易出现的问题：

a) 人体样品中分析物定义不充分。

b) 在实现物质的量的单位摩尔(mole)时的技术问题，即难以获取指定化学化合物的超纯物质。

c) 校准品中分析物的非均一性(异构体、衍生物)，难以阐明其物理-化学性质，如酶、抗体、糖蛋白等情况。

d) 测量程序对给定校准品中的分析物有不同的特异性和选择性。

注1：此问题涉及给定校准等级中的所有测量程序，包括常规测量程序，以及用同一制造商产品校准品校准的一组两个或多个常规测量程序；此问题可致校准品的互换性无效。

注2：此问题是免疫分析程序中的典型问题，不同程序中所用的抗体可能对被测抗原表型的反应活性不同，或作为试剂的抗原可能对被测抗体的反应活性不同。

e) 测量的各人体样品中分析物和校准品分析物间有微小不均一性，如用白蛋白溶液校准双缩脲反应测量血清中的(总)蛋白浓度；免疫化学测量血清铁蛋白浓度时，因分析物的微小不均一性，不同的单克隆抗体对各个异构体的识别程度不同。

f) 人体样品基质与校准品基质不同。

g) 校准品具有不适宜的“替代分析物”。

h) 样品及分析物在测量过程中的物理或化学修饰，如由变性引起的修饰，参见ISO指南35：1989，9.3.1。

4.3.2 如用天然人体样品组作为二级校准品[见4.2.2e)][或作为制造商工作校准品(见4.2.2g)]，通过分析物和基质的相应组成来保证在分析物水平处的互换性，则这些样品组应覆盖实际测量区间。

注1：若需要增加或减少样品中的分析物，需确认处理过样品的互换性。

应使用较高水平的测量程序为每个样品赋值和确定不确定度。这组人体样品应用于校准制造商选定测量程序[见4.2.2f)][或制造商常设测量程序[见4.2.2h)]，后者用于制造商工作校准品[见4.2.2g)][或制造商产品校准品见4.2.2i)]的赋值。

将人体样品组用作二级校准品[4.2.2e)]校准制造商选定测量程序[4.2.2f)]时，为确保计量上的溯源性，制造商工作校准品[4.2.2g)]应另外选择更高水平的测量程序(如用于为人体样品组赋值的测量程序)进行测量。这些测量的结果应记录在与产品相关的技术文件中。

注2：这些测量结果有助于评价制造商选定测量程序的分析特异性，能够评估工作校准品的互换性。

注3：制造商工作校准品[见4.2.2g)]可以是指定的一批有代表性的产品校准品(或真实正确度控制品)，在这种情况下，只有这一批指定的工作校准品需要用更高水平的测量程序直接测量。

当人体样品组用作工作校准品[4.2.2g)]校准制造商常设测量程序[4.2.2h)]时，产品校准品[4.2.2i)][或正确度控制品]应另外用选定的更高水平的测量程序(如用于为这组人体样品赋值的测量程序)进行测量，以保证计量溯源性。这些测量的结果应包括在与产品相关的技术文件中。

注4：当成批产品校准品(或正确度控制品)按照稳定的配方和制备过程成功生产，显示了批间均一性和稳定性时，只需对一批有代表性的产品校准品(或正确度控制品)用选定的较高水平测量程序进行被测量值的直接测量。以后批次的产品校准品[或正确度控制品]，可以根据以往的经验估计其用较高水平测量程序所测量的被测量的值。对这批有代表性的产品校准品(或正确度控制品)在计量上可追溯至较高级校准品程序的说明也适用于以后的连续批次。

不应用同一人体样品组来确认相关校准品(见7.2)的互换性和其赋值的计量学溯源性。

4.4 参考物质的功能

4.4.1 校准品(见3.7)应具有赋值和已知的测量不确定度，其目的应是校准某一测量系统，从而建立此系统测量结果的计量溯源性。

4.4.2 用于评估测量偏倚的正确度控制品(见3.32)的赋值应具有在计量学上可溯源到更高计量学水平的测量程序或校准品。赋值应有已知的、不超过产品校准品的测量不确定度。

4.4.3 给定的参考物质在一个给定的测量系统中只能用作校准品或控制物质，不能兼用。

5 校准传递方案

5.1 可获得性和结构

用已有的参考物质和参考测量程序，从较高计量等级到某一给定参考物质，为某给定量赋值时，应制定一个校准传递方案。对校准传递方案的叙述应包括以下相关内容：

a) 选择参考物质，包括它们的稳定性和互换性的依据；

b) 选择测量程序，包括仪器设备的的依据；

c) 相应的统计学方法；

d) 基质效应和对分析物修饰的评估。

注1：体外诊断医疗器械制造商和用户常遇到的问题是可用的参考物质有限。这些参考物质，无论有证与否，在给定测量系统中显示的分析物和基质行为，与常规人体样品（血液、血浆、血清、尿液等）的分析物和基质行为相似（见4.3）。此外，很多被测量没有参考测量程序。

注2：如果某一给定校准等级水平上现有的参考物质缺乏互换性，可使用一组覆盖整个测量区间的人体样品。

注3：在给定情况下，计量水平的最终选择有赖于最终结果可接受的测量不确定度、测量程序和校准品的可获得性、技术和经济情况。这些因素激发一种活跃态势，其动向是国际承认和向SI的计量学溯源。

注4：从4.2.2和图1中所列举并概括性描述的完整的测量程序和校准品中，选出具有不同校准等级的典型校准传递方案，参见5.2～5.6及图2～图6。

5.2 具有一级参考测量程序和一级校准品，能在计量上溯源到SI的情况

原则上，校准等级以应按如下所述（见图2），适用的分析物的可测量如：电解质、代谢物、葡萄糖、胆固醇、甾体激素及某些甲状腺激素和药物等。

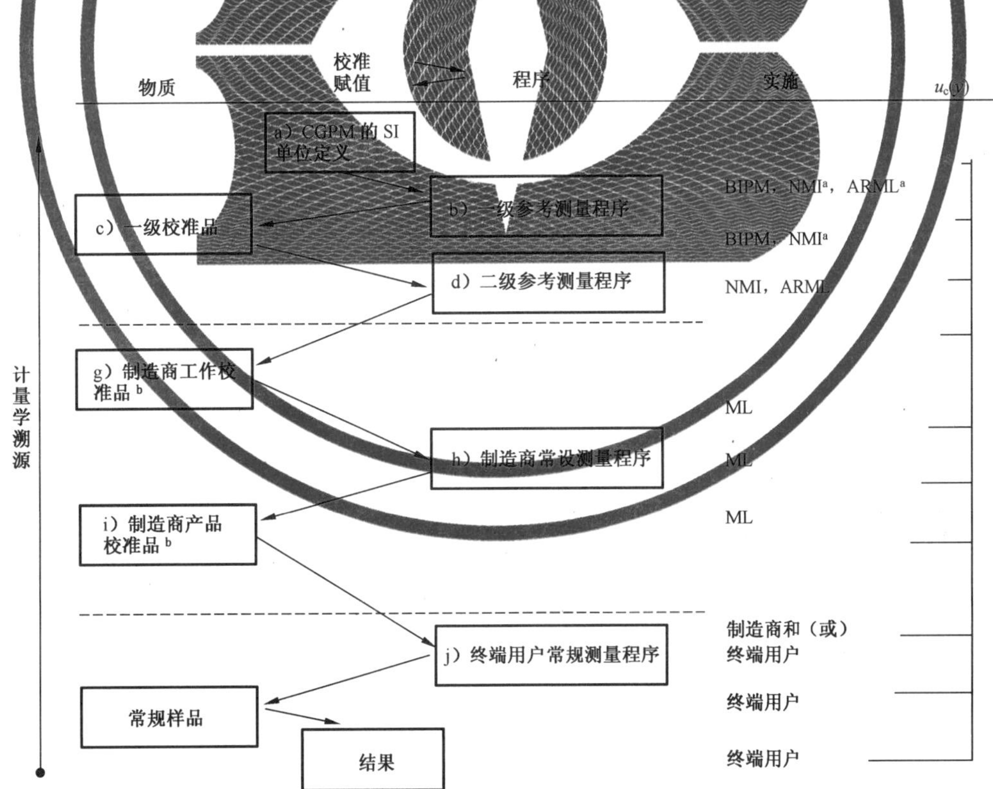

[a] 经国际科学/医学组织认可，如IFCC和WHO。

[b] 此校准品可以是具有基质的物质，使其相似于终端用户常规测量程序所测量的人体来源的样品。

图2 选择的校准等级和向SI的计量学溯源（见5.2和图1）

——一级参考测量程序[见 4.2.2b)]；

例 1：对于血浆中的皮质醇，为重量法结合化学方法杂质分析。

——一级校准品[见 4.2.2c)]；

例 2：美国国家标准技术研究院的胆固醇 SRM911b(NIST，Gaithersburg，MD，US)，质量分数 0.998 ± 0.001，"此纯度和估计的不确定度基于认定过程中对该物质的多种分析试验的科学判断和评估，给出的不确定度约为认定值的两倍标准差。"(因而 0.001 为包含因子 $k=2$ 的扩展不确定度，其置信水平约 0.95)

——二级参考测量程序[见 4.2.2d)]；

例 3：同位素稀释气相色谱质谱法(ID-GC/MS)测量血浆皮质醇浓度。

——制造商工作校准品[见 4.2.2g)]，由制造商确定，用以下两种方法之一赋值：

a) 称量，即称取一级校准品形式的被测物和称取基质，或

b) 测量，即用一级或二级参考测量程序。

——制造商常设测量程序[见 4.2.2h)]；

——制造商产品校准品[见 4.2.2i)]。

5.3 有国际约定参考测量程序(非一级)和国际约定校准品，不能在计量上溯源至 SI 的情况

原则上，校准等级应如下所述(见图 3)，适用于含有如血红蛋白 A1c 这类成分的量。

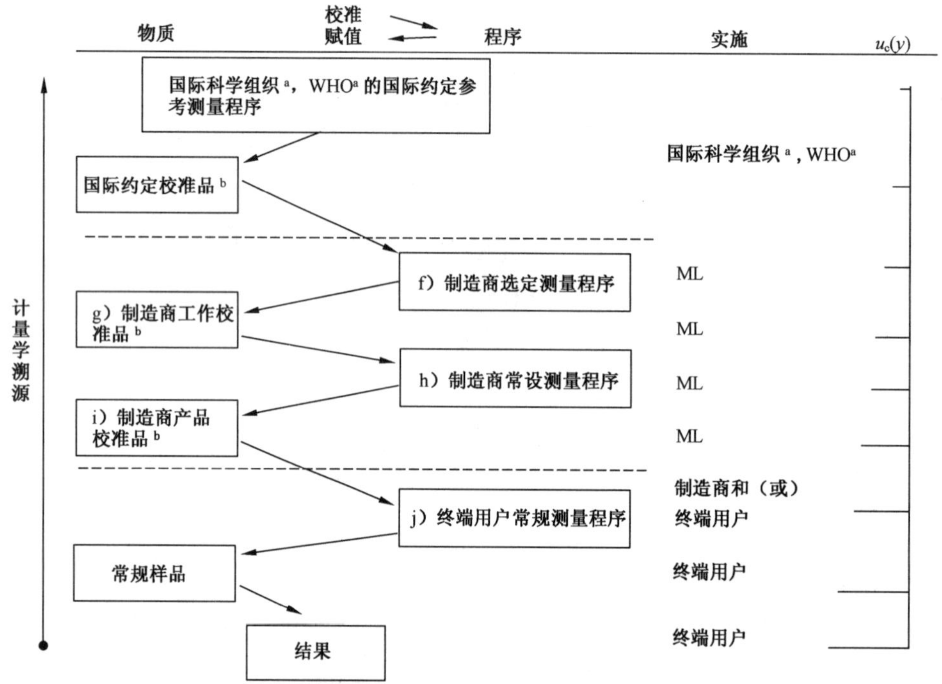

[a] 与 BIPM、NMI、ARML 及制造商合作。

[b] 此校准品可以是替代型的参考物质或人体样品。

图 3 校准等级和向国际约定参考测量程序和国际约定校准品的计量学溯源(见 5.3 和图 1)

——国际约定参考测量程序[见 4.2.6)]；

例 1：候选高效液相色谱质谱法(HPLC/MS)测量血红蛋白中血红蛋白 A1c 的物质的量分数[13]。

——国际约定校准品[见 4.2.6)]；

例 2：对于血液血红蛋白(Fe)的物质的量浓度，其氰化衍生物的分光光度法，由欧共体标准局(EU-BCR)的牛血溶血液氰化血红蛋白[Hi(Fe)CN]参考物质 CRM 522 校准，此参考物质的物质的量浓度[Hi(Fe)CN]为(49.61±0.08) μmol/L，给出的扩展不确定度为 0.95 置信区间的半宽度。

——制造商选定测量程序[见 4.2.2f)]；

——制造商工作校准品[见 4.2.2g)]，由制造商确定，并以下列两种方法之一赋值：

a） 称量，即称取国际校准品形式的被测物和称取基质，或

b） 测量，即用制造商选定参考测量程序。

——制造商常设测量程序[见 4.2.2h)]；

——制造商产品校准品[见 4.2.2i)]。

5.4 具有国际约定参考测量程序（非一级），无国际约定校准品，不能在计量上溯源至 SI 的情况

原则上校准等级应按如下所述(见图 4)，它适用于如 HDL-胆固醇、血细胞和某些凝血因子这类组分的量。

——国际约定参考测量程序[见 4.2.6)]；

例：国际血液学标准化委员会(ICSH)提出的测量人血液红细胞和白细胞数量浓度的测量程序(Clin Lab Haemat 1994；16:131-8)。

——制造商工作校准品[见 4.2.2g)]，由国际参考测量程序赋值；

——制造商常设测量程序[见 4.2.2h)]；

——制造商产品校准品[见 4.2.2i)]。

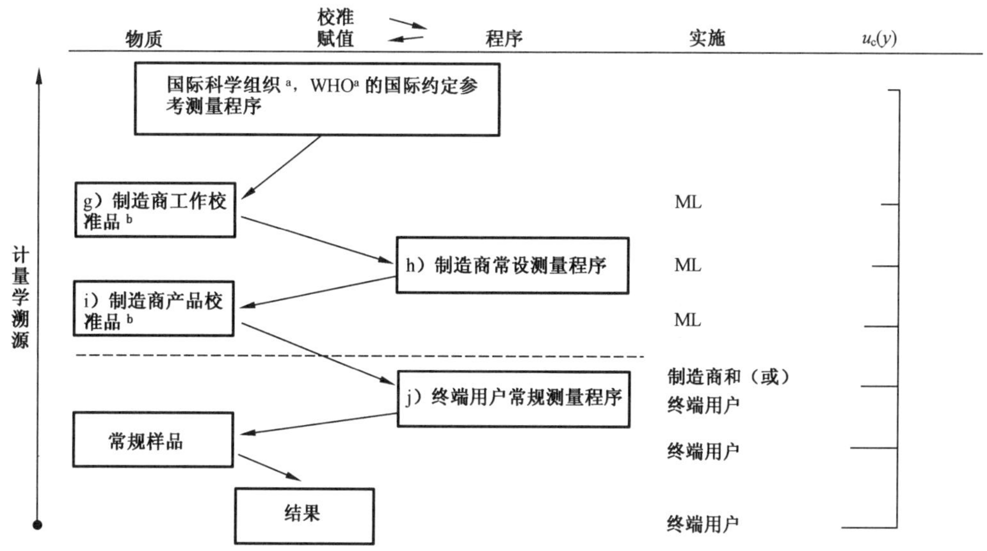

[a] 与 BIPM、NMI、ARML 及制造商合作。

[b] 此校准品可以是替代型的参考物质或人体样品。

图 4 校准等级和无国际约定校准品、向非一级国际约定参考测量程序的计量学溯源(见 5.4 和图 1)

5.5 具有国际约定校准品（非一级），但无国际约定参考测量程序，不能在计量上溯源至 SI 的情况

原则上此种情况的校准等级按如下所述(见图 5)，它适用于如 B 型肝炎表面抗原(ad 亚型)和绒毛膜促性腺激素及其抗体这类组分的量

——国际约定校准品，用国际公认方法(见 4.2.6)赋值，其单位有时是规定的非 SI(如 WHO 国际单位)(生物标准化专家委员会年会报告，WHO 技术报告系列 1969～1997 和 WHO 传染病记录周报 1997～1999)；

注：赋值需附有不确定度。

——制造商选定测量程序[见 4.2.2f)]；

——制造商工作校准品[见 4.2.2g)]，按照 5.3 确定和制备；

——制造商常设测量程序[见 4.2.2h)]；

——制造商产品校准品[见 4.2.2i)]。

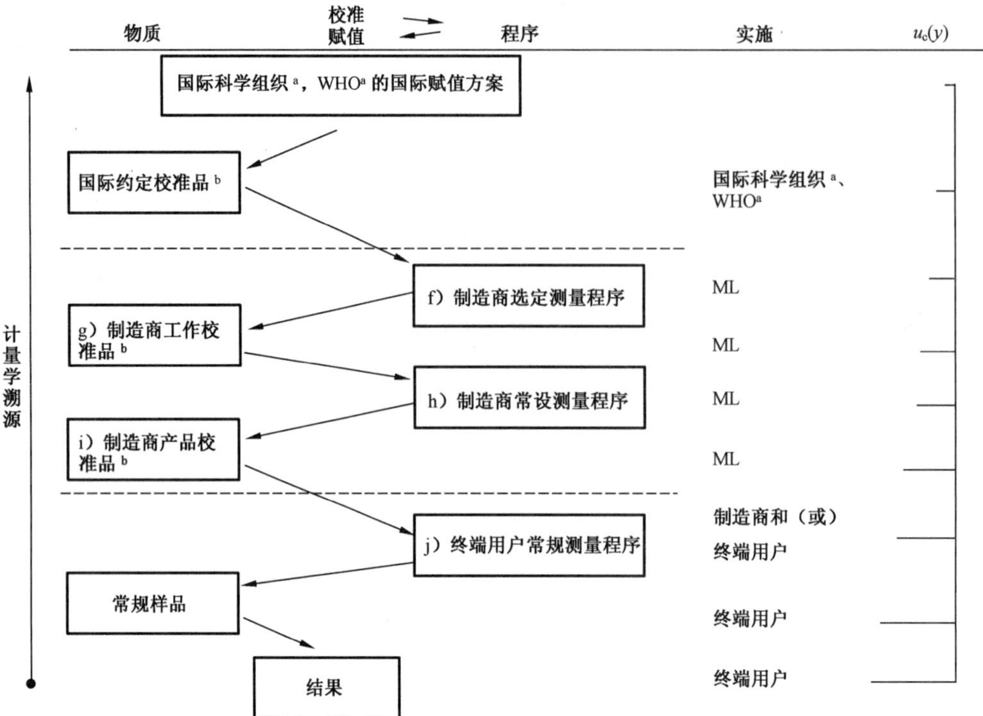

[a] 与 BIPM、NMI、ARML 及制造商合作。

[b] 此校准品可以是替代型的参考物质或人体样品。

图 5　校准等级和无国际约定参考测量程序、向非一级国际约定校准品的计量学溯源

5.6　具有制造商选定测量程序，但既无国际约定参考测量程序，也无国际约定校准品，不能在计量上溯源到 SI 的情况

原则上此种情况下的校准等级应按如下所述(见图 6)，它适用于如纤维蛋白降解产物(*D*-二聚体)、肿瘤标记物如癌抗原 125(CA125)、衣原体抗体等分析物的量：

——制造商选定测量程序[见 4.2.2f)]；

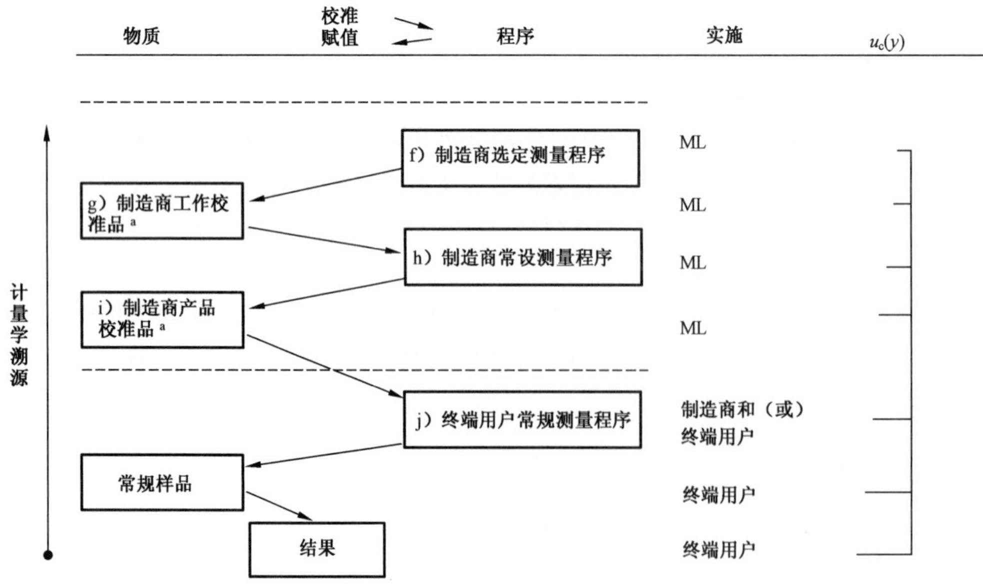

[a] 此校准品可以是替代的参考物质或人体样品。

图 6　校准等级和向非一级制造商选定测量程序的计量学溯源(见 5.6 和图 1)

——制造商工作校准品[见 4.2.2.2g)];

——制造商常设测量程序[见 4.2.2.2h)],有时同制造商选定测量程序;

——制造商产品校准品[见 4.2.2.2i)]。

5.7 正确度控制品

5.7.1 正确度控制品应满足以下要求:

a) 基质应相似于受控的测量程序测量的样品;

注 1:与此相反的是,具有计量上较高水平的参考物质最好是高纯度且较为单一的组分。

b) 与用途相适应的具有测量不确定度的赋值。

注 2:原则上,须使用正确度控制品验证测量正确度;因此,为正确度控制品赋值的传递方案相似于校准品赋值的传递方案。

5.7.2 根据正确度控制品的用途,应使用为相应产品校准品赋值时给定等级或更高水平的赋值方案。

6 测量不确定度表达

和参考物质有关的每个可测量的赋值,应用适当的术语表达测量不确定度。

注:宜遵循“测量不确定度表达指南”中的原则。需说明代表参考物质特性的可测量的赋值 y 及其扩展不确定度 U[或合成标准不确定度 $u_c(y)$],至少需包括以下信息:

(y 的数字值 $\pm$ U 的数字值) 单位

其中,$U = u_c(y) \times k$,包含因子 $k=2$,置信水平约 95%。

7 计量上可溯源校准的确认

7.1 计量上可溯源校准应具备以下条件:

a) 参考测量程序和常规测量程序测量相同的量;

b) 所有有关的人体样品,具有相同的常规程序测量结果与较高等级测量程序测量结果间的数学关系;

c) 用参考程序和常规程序测量某一给定校准品的被测量时所得测量结果的数学关系,与用这些程序测量常规人体样品时测量结果的数学关系一致。这一特点被定义为参考物质的互换性(见 3.9)。

注 1:常规测量程序,如体外诊断医疗器械的测量程序,应用计量上可溯源校准品的目的,是为了使被测量的测量结果与用这些校准品所追溯的参考测量程序测量这些相同样品所得结果的接近程度达到要求。因此,经校准的常规测量程序给出的结果的正确度,若可行,来自参考测量程序。

注 2:当条件 a)、b)和 c)不能应用时,用赋值的制造商产品校准品不能保证常规结果在计量上可溯源至参考测量程序。

7.2 制造商应同时使用参考测量程序[见 4.2.2b)或 d)]和常规测量程序[见 4.2.2j)],测量制造商工作校准品和一组相关的人体样品,评估工作校准品[见 4.2.2g)]的互换性。

如果参考测量程序的结果 x 和常规测量程序的结果 y 的数学关系,对人体样品和制造商工作校准品无明显差别,则可以证明校准品的互换性。

注:如果点(x, y)在回归线上的离散或偏移不可接受,其原因可能是两种测量程序的分析特异性不同。

7.3 应同时使用参考程序和经校准的常规程序测量准备由常规测量程序测量的某类型的一组实际样品,将结果作比较,以证实制造商产品校准品的互换性。

注 1:对于进一步分装的或后续生产的批次,如果产品校准品各部分间的均一性和稳定性得到足够的证明,可以在最初进行全面验证后,减少对后续部分的验证。

样品应是原始的、最好来自各个单一供体的、未添加任何物质的人体样品,它们的值应尽可能分布于被测量特定的测量区间的整个范围。

注 2:只有添加过的样品与实际样品相似,才允许添加。

7.4 应对每个样品用参考和校准的常规程序进行重复测量。为达到计量学溯源性，常规程序的结果应与参考程序的结果相关，如一定的概率下线性回归的斜率为1、截距为零。

注：如果用线性回归，需说明观察到的斜率值及其不确定度。

期望斜率为1，但斜率和1的偏离如在量值给定区间内仍属可容许。在具体情况下，容许限(不同于测量不确定度)依赖于测量方法的成熟程度和测量结果的医学应用。

宜说明观察到的截距值。若截距和0的差异在一定概率下是显著的，但仍然被考虑接受的，应说明理由。如果引入修正，应在需要时提供修正根据及使用方法。如果修正的不确定度有显著意义，则制造商产品校准品赋值的不确定度应相应增大。常规测量程序坐标轴上明显不同于0的截距可能提示两种测量程序的分析特异性不同，使计量学溯源性无效。

可以根据样品数和两种测量程序各自的不确定度，在一定概率下由回归线估计比较的预计变异(预测限)。大于此限的变异提示方法间关系中存在非典型的样品依赖性变异，使某些样品常规结果的计量溯源性无效。也可以由制造商给出参考和校准的常规程序结果间允许的最大相对变异。变异低于和等于这一限度，应说明有恒定的可接受程序间关系。

7.5 如果使用人体样品组作为制造商产品校准品赋值过程的一部分，这组人体样品不应再用于确认计量溯源性。

8 体外诊断医疗器械使用说明中应给出的计量学溯源性信息

EN 375:2001 (特别是5.16) 适用。用户需要、制造商也具备时，制造商应向专业用户提供校准品和正确度控制品赋值的不确定度。

还应提供产品校准品互换性资料，指校准品对于为产品校准品赋值的测量程序和使用该校准品的常规测量程序的互换性。

注：产品校准品的详细传递方案包括在产品技术文件中。

参 考 文 献

[1] EN 12286, In vitro diagnostic medical devices—Measurement of quantities in samples of biological origin—Presentation of reference measurement procedures.

[2] EN 12287:1999, In vitro diagnostic medical devices—Measurement of quantities in samples of biological origin—Description of reference materials.

[3] prEN ISO 18153, In vitro diagnostic medical devices—Measurement of quantities in samples of biological origin—Metrological traceability of values for catalytic concentration of enzymes assigned to calibrators and control materials (ISO/FDIS 18153).

[4] ENV 1614:1995, Health care informatics—Structure for nomenclature, classification, and coding of properties in clinical laboratory sciences.

[5] EN ISO 9000: 2000, Quality management systems—Fundamentals and vocabulary (ISO 9000:2000).

[6] ISO 3534-1:1993, Statistics-vocabulary and symbols—Part 1. Probability and general statistical terms.

[7] ISO 5725-1: 1994, Accuracy (trueness and precision) of measurement methods and results—Part 1: General principals and definitions.

[8] ISO/REMCO 181:1989, Hierarchy and traceability of certified reference materials.

[9] ISO Guide 33:1989, uses of certified reference materials.

[10] ISO Guide 30:1992, Terms and definition used in connection with reference materials.

[11] ISO Guide 32:1997, Calibration in analytical chemistry and use of certified reference materials.

[12] Bland JM, Altman DG. Statistical methods for assessing agreement between two methods of clinical measurement. Lancet 1996; 307-10.

[13] Bland JM, Altman DG. Comparing methods of measurement: why plotting difference against standard methods in misleading. Lancet 1995; 1085-7.

[14] Buettner J. Reference methods as a basis for accurate measuring systems. Eur J Clin Chem Clin Biochem 1991; 29:223-35.

[15] Dybkaer R. Reference materials—A main element in a coherent reference measurement system. Eur J Clin Chem Clin Biochem 1991; 29:241-6.

[16] Directive 98/79/EC of the European Parliament and of the Council of 27 October 1998 on in vitro diagnostic medical devices, OJ, 1998, No L 331.

[17] Eurachem, CITAC. Quantifying uncertainty in analytical measurement. 2nd edit. 2000:ii +120pp.

[18] European cooperation for Accreditation of Laboratories. traceability of measuring and test equipment to national standards. EAL-G12. 1st ed. 1995-11.

[19] European Diagnostic Manufacturers Association. General Aspects of medical and metrological traceability in Laboratory Medicine. Position paper. 2001-03-14, 8pp.

[20] Gramlich JW, Machlan LA, Brltic KA, Kelly WR. Thermal ionization isotope dilution mass spectrometry as a definitive method for the determination of potassium in serum. Clin Chem 1982; 28:1309-13.

[21] Guide to the expression of uncertainty in measurement, 1st edit. , ISO, Geneva, 1993.

[22] Hyltoft Petersen P, StockI D, Blaabjerg O, Pedersen B, Birkemose E, Thienpont L, et, al. Graphical interpretation of analytical data from comparison of a field method with a reference method by use of difference plots. Clin Chem 1997; 43:2039-46.

[23] King B. Metrology in chemistry. Current activities and future requirements in Europe. Brussels: European Commission, DGXII/C/4, 1998-11:31pp.

[24] Kobold U, Jeppsson JO, Dulffer T, Finke A, Hoelzel W, Miedema K. Candidate reference methods for HbA1c based on peptide mapping. Clin Chem 1997; 43:1944-51.

[25] Kose V. Dissemination of units in Europe. Traceability and its assurance in a national and regional context. Metrologia 1994/95;31:457-66.

[26] National Committee for Clinical Laboratory Standards (NCCLS). Terminology and definition for use in NCCLS Documents, Approved Standards; NRSCL8-A. 1998-11.

[27] National Institute of Standards and Technology. (Taylor BN, Kuyatt CE) Guidelines for evaluating and expressing the uncertainty of NIST measurement results. NIST Technical Note 1297. Washington: US Department of Commerce. 1994.

[28] Quinn TJ. Base units of the System International d'Unites, their accuracy, dissemination and international traceability. Metrologia 1994/95; 31:515-27.

[29] Quinn TJ. Primary methods of measurement and primary standards. Metrologia 1997;34:61-5.

[30] Ricos C, Juvany R, Jimenez CV, Perich C, Minchinela J, Hernandez A, et al. Procedure for studying commutability validated by biological variation. Clin Chim Acta 1997; 268:73-83.

[31] Rigg JC, Brown SS, Dybker R, Olesen H. Compendium of terminology and nomenclature of properties in clinical laboratory sciences (IUPAC/IFCC Recommendations 1995). Oxford: Blackwell Science Ltd. 1995:xi+290.

[32] Stokel D, Franzini C, Kratochvila J, Middle J, Ricos C, Siekmann L, Thienpont LM. Analytical specifications of reference methods. Compilation and critical discussion (from the members of the European EQA-organizers Working Group B) [Review]. Eur J Clin Chem Clin Biochem 1996; 34:319-37.

[33] Velapoldi RA, Paule RC, Schaffer R, Mandel J, Machlan LA, Gramlich JW. A reference method for the determination of potassium in serum (special publication 260-60) Gaithersburg: National Bureau of Standards; 1979.

[34] WHO. Guiderlines for the preparation, characterization and establishment of international and other standards and reference reagents for biological substances. Techn Rep Ser 1990; No. 800 (Annex 4):181-214.

ICS 11.100
C 44

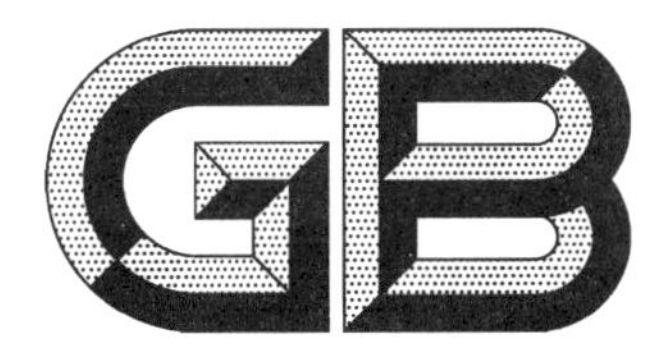

中华人民共和国国家标准

GB/T 29791.1—2013/ISO 18113-1:2009

体外诊断医疗器械　制造商提供的信息（标示）　第1部分:术语、定义和通用要求

In vitro diagnostic medical devices—Information supplied by the manufacturer (labelling)—Part 1:Terms,definitions and general requirements

(ISO 18113-1:2009,IDT)

2013-10-10 发布　　2014-02-01 实施

中华人民共和国国家质量监督检验检疫总局
中国国家标准化管理委员会　发布

前　言

GB/T 29791《体外诊断医疗器械　制造商提供的信息(标示)》分为5部分:

——第1部分:术语、定义和通用要求;

——第2部分:专业用体外诊断试剂;

——第3部分:专业用体外诊断仪器;

——第4部分:自测用体外诊断试剂;

——第5部分:自测用体外诊断仪器。

本部分为GB/T 29791的第1部分。

本部分按照GB/T 1.1—2009给出的规则起草。

本部分使用翻译法等同采用ISO 18113-1:2009《体外诊断医疗器械　制造商提供的信息(标示)　第1部分:术语、定义和通用要求》。

与本部分中规范性引用的国际文件有一致性对应关系的我国文件如下:

——GB 3100—1993 国际单位制及其应用(eqv ISO 1000:1992)

——YY/T 0287—2003 医疗器械　质量管理体系 用于法规的要求(ISO 13485:2003,IDT)

——YY/T 0316—2008 医疗器械　风险管理对医疗器械的应用(ISO 14971:2007,IDT)

——YY/T 0466.1—2009 医疗器械　用于医疗器械标签、标记和提供信息的符号　第1部分:通用要求(ISO 15223-1:2007,IDT)

请注意本文件的某些内容可能涉及专利。本文件的发布机构不承担识别这些专利的责任。

本部分由国家食品药品监督管理局提出。

本部分由全国医用临床检验实验室和体外诊断系统标准化技术委员会(SAC/TC 136)归口。

本部分起草单位:北京市医疗器械检验所。

本部分主要起草人:毕春雷、杜海鸥、贺学英。

引　言

体外诊断(IVD)医疗器械制造商提供给使用者能够安全使用和实现其器械预期性能的信息。传统上,这些信息以标签、包装插页和用户手册形式提供。其形式和详细程度一般取决于预期用途和特定国家法规。

全球协调工作组(GHTF)鼓励在全球对医疗器械法规体系趋向一致,其目标为促进贸易并同时保留参与成员以法规形式提出公共卫生保护的权力。世界范围一致的标示要求可给制造商、使用者、患者和管理当局带来显著益处。消除在辖区法规间的差异可减少获得法规认同所需时间,而可使得患者更易于获得新技术和治疗,见参考文献[36]。本部分提供了协调体外诊断医疗器械标示要求的基础。

GHTF已建立了适用于医疗器械标示的指导原则,见参考文献[36]。这些原则已融入GB/T 29791/ISO 18113系列标准中。特别注意的是,GHTF建议对标签和使用说明的内容、文字和格式的国家特定要求应保持最小程度,并且经过一段时间待机会成熟时消除这些差异。

本部分包含了制定体外诊断医疗器械标示所需的词汇和术语。如果国际上对重要概念的定义达成共识,将很大程度上推进体外诊断医疗器械标示的一致性。虽然目标是体外诊断医疗器械标示中使用的术语在可能程度上标准化,但也认识到当前被国家和地区医学实验室、医护人员、患者和管理当局认同的用法必须被尊重。

在一些国家,体外诊断医疗器械及时性和可承受性的障碍仍然是要求信息要以多种语言出现。在任何实际可行情况下,只要使用者方面不会因降低理解而影响器械的安全使用,GHTF鼓励使用标准化的、国际认可的符号。本标准对使用与GHTF目标一致的符号提供支持。

GHTF也鼓励制造商采用最适合的方式发布信息。直到目前大多数信息被以随附体外诊断医疗器械以印刷材料提供。现代技术使得使用说明和技术信息可以被更有效的方式提供。信息可被数字编码于磁性或光学介质、显示于器械包含的屏幕上、或甚至通过互联网在使用时传送。这些进步给使用者更及时获得关键信息提供了可能,如性能改变,并使得制造商更有效发布信息。

GB/T 29791系列标准规定了对体外诊断医疗器械制造商提供的信息的要求,标准以五部分出版,使得它能以最适当的方式专注于专业使用者和非专业使用者的特定需求。并且,由于制造商为体外诊断试剂和仪器提供不同类型的信息,他们的要求在此系列标准的单独部分中说明。

本部分不意图单独使用,它包含了适用于GB/T 29791所有部分的术语、定义和通用要求。另外在本部分附录A中给出了描述体外诊断医疗器械性能特征术语、定义的指南。这部分信息在GB/T 29791其他部分中不再重复,所以本部分对于GB/T 29791.2、GB/T 29791.3、GB/T 29791.4、GB/T 29791.5的应用是不可缺少的。

GB/T 29791.2规定对专业用体外诊断试剂、校准物和控制物质提供的标签和使用说明的要求。GB/T 29791.3规定对专业用体外诊断仪器提供的标签和使用说明的要求。GB/T 29791.4规定对自测用体外诊断试剂、校准物和控制物质提供的标签和使用说明的要求。GB/T 29791.5规定对自测用体外诊断仪器提供的使用说明的要求。

GB/T 29791第1部分、第2部分、第3部分是医学实验室和其他专业使用需要的标准。GB/T 29791第1部分、第4部分、第5部分是自测用体外诊断医疗器械需要的标准。然而,注意到制造商经常提供一个由仪器和专用试剂组成的系统,这些标准允许以最适当的形式灵活地为预期使用者提供必要信息。例如,整合体外诊断医疗器械系统的单一使用说明书。

体外诊断医疗器械　制造商提供的信息（标示）　第1部分:术语、定义和通用要求

1　范围

GB/T 29791的本部分对体外诊断医疗器械制造商所提供的信息定义概念、建立一般原则并规定基本要求。

语言属于国家法律和法规范畴，本部分不予讨论。

本部分不适用于：

a)　性能评价用体外诊断医疗器械(如仅供研究用)；

b)　仪器标记；

c)　材料安全性数据表。

2　规范性引用文件

下列文件对于本文件的应用是必不可少的。凡是注日期的引用文件，仅注日期的版本适用于本文件。凡是不注日期的引用文件，其最新版本(包括所有的修改单)适用于本文件。

ISO 1000　SI单位及其倍数单位和一些其他单位的应用推荐(SI units and recommendations for the use of their multiples and of certain other units)

ISO 13485 医疗器械　质量管理体系　用于法规的要求(Medical devices—Quality management systems—Requirements for regulatory purposes)

ISO 14971 医疗器械　风险管理对医疗器械的应用(Medical devices—Application of risk management to medical devices)

ISO 15223-1 医疗器械　医疗器械标签、标示和提供信息所用图形符号　第1部分:通用要求(Medical devices—Symbols to be used with medical device labels,labelling and information to be supplied—Part 1: General requirements)

IEC 62366 医疗器械　易用工程学在医疗器械上的应用(Medical devices—Application of usability engineering to medical devices)

EN 980 医疗器械标示中使用的符号(Symbols for use in the labelling of medical devices)

3　术语和定义

对于本部分以及GB/T 29791.2～29791.5，下列术语和定义适用。然而在国家和地区法规中给出的定义应优先使用。并且当采用国际标准中的术语和定义时，体外诊断医疗器械制造商提供的信息中使用的术语和定义应遵守4.6.2的要求。

当有同义词给出时，每一个术语都可以使用，但最好使用第一个术语。

有些定义按照相关体外诊断标示或为了符合ISO术语规则必须进行修改，在此情况下，注释说明定义已被改编并给出出处

有些情况下，对已有的注释需要额外的注释或修改以说明在体外诊断医疗器械上的适用性，以及省略了一些不适用于体外诊断医疗器械的注释，这些情况不认为是对定义的修改并且不被作为“改编”。

通用字典定义适用于非定义概念，例如装置、器械、组分、设备、评价、仪器、幅度、材料、部件、现象、特性、反应、信号、物质和系统。

可被体外诊断制造商用来描述性能指标的附加术语和定义见附录 A。

3.1

附件　accessory

与一个体外诊断医疗器械一起使用的物品，被其制造商指明用于：

——使得体外诊断医疗器械达到其预期用途；或

——增加或扩展体外诊断医疗器械的能力以实现其预期用途。

注：改写自参考文献[37]，5.0 注 3。

3.2

忠告性通知 advisory notice

在医疗器械交货后，机构发布的提供补充信息和(或)建议在下列活动中应采取何种措施的通知：

——医疗器械的使用；

——医疗器械的修改；

——医疗器械返回生产厂；

——医疗器械的拆解。

注：发布忠告性通知可能要求符合国家或地区法规的要求。

[ISO 13485：2003，定义 3.3]

3.3

分析物　analyte

具有可测量特性的样品组分。

示例：在"24 h 尿蛋白质质量"中，"蛋白质"是分析物，"质量"是特性。在"血浆中葡萄糖物质浓度"中，"葡萄糖"是分析物，"浓度"是特性。两个例子中的整个短语代表被测量(3.39)。

注：改写 GB/T 21415—2008，定义 3.2。

3.4

授权代表　authorized representative

受到制造商委托在一国家或辖区内设立的任何自然人或法人，他拥有制造商授权，在制造商责任范围内，代表制造商在该国家或辖区法规下完成特定任务。

注 1：在欧盟，98/79/EC[38] 指令要求如果制造商不在欧盟地区，制造商要在欧盟内设立指派的"欧盟授权代表"；

注 2：改写自参考文献[39]。

3.5

批　batch，lot

由一个过程或一系列过程生产的具有一致特性的规定量的材料。

注 1：材料可以是起始材料、中间材料或终产品。

注 2：改写自 EN 375:2001，定义 3.2。

3.6

批号　batch code，lot number

能明确识别一个批次并使得其制造、包装、标示、运输历史可追溯的特定数字和(或)字母组合。

注：改写自 EN 375:2001 定义 3.3、参考文献[40]，820.3 (c)和参考文献 [41]，第 1 节。

3.7

生物参考区间　biological reference interval

参考区间　reference interval

来自生物参考人群的数值的特定分布区间。

示例：健康成年男性和女性人群的血清钠离子浓度值的 95%生物参考区间是 135 mmol/L 到 145 mmol/L。

注 1:参考区间通常规定为中心 95%区间,在特别情况下其他大小或不对称分布的参考区间可能会更合适;

注 2:参考区间可能依赖于原始样品类型和使用的检验程序;

注 3:在有些情况下,只有一端的生物学参考界限是重要的,通常是上限“x”,相应的生物学参考区间将是小于或等于“x”;

注 4:如“正常范围”“正常值”和“临床范围”等术语含糊不清,因此不鼓励使用;

注 5:改写自参考文献[42]~[45]。

3.8

生物参考人群　biological reference population

参考人群　reference population

一组由处于明确规定的健康或疾病状态的个体组成的人群。

注 1:当制造商在使用说明中提供生物学参考区间时,使用该体外诊断医疗器械的实验室负责验证该生物学参考人群是否代表实验室所服务的人群。

注 2:生物学参考人群可以是一组规定的表观健康个体或具有特定医学情况的个体。适当时,此概念允许参考区间与参考人群的年龄、性别和种族相联系。

注 3:改写自参考文献[42]~[45]。

3.9

校准　calibration

在规定条件下的一组操作,在其第一步建立由测量标准给出的带有测量不确定度的量值与相应的带有测量不确定度的测量示值的关系,在其第二步用这些信息建立由一个示值获得测量结果的关系。

注 1:校准的结果可以是将被测量的值赋于测量仪器给出的测量示值,或是确定测量仪器给出值的修正值。

注 2:校准有时会与测量系统的调整混淆,其常被误称为自校准,或与校准验证(3.10)混淆。

[ISO/IEC 指南 99:2007,定义 2.39]

3.10

校准验证　calibration verification, verification of calibration

确认体外诊断测量系统达到声称的正确度。

注 1:校准验证需要浓度适合预期用途的赋值的参考物质。

注 2:校准验证有时会与校准(3.9)、线性验证或常规质控程序混淆。

3.11

校准物　calibrator

用于体外诊断仪器或系统校准的测量标准。

注:改写自 ISO/IEC 指南 99:2007,5.12。

3.12

组分　component

已制成、包装并贴上标签的体外诊断医疗器械的一个部分。

示例:原材料、物质、部分、零件、软件、固件、标示或组合。

注 1:典型试剂盒组分包括抗体溶液、缓冲液、校准物和(或)控制物质。

注 2:改写自 [40],820.3(c)。

3.13

控制物质　control materials

质控物

被其制造商预期用于验证体外诊断医疗器械性能特征的物质、材料或物品。

[EN 375:2001 定义 3.5]

注:目前在国内,控制物质也通常被称为质控物。

3.14

控制程序　control procedure

具体描述的预期在使用现场监测体外诊断医疗器械性能及实现质量要求的一组操作。

注 1：控制程序可以预期监测体外诊断检验从标本采集到检验结果报告的全过程或其中的一部分。

注 2：改写自 ISO 15198:2004 定义 3.5。

3.15

经销商　distributor

不改变器械及其包装或标示，促进器械从原产地向终用户进行市场推广和(或)销售的人或法人实体。

注：改写自参考文献[46],803.3(g)。

3.16

检验　examination

旨在确定某一特性的值或特征的一组操作。

注 1：在某些学科(如微生物学)中，一项检验是多个试验、观察或测量的总体活动。

注 2：确定某一特性值的实验室检验被称为定量检验；确定某一特性特征的实验室检验被称为定性检验。

注 3：在临床化学领域，实验室检验被称为测定或检测。

[ISO 15189:2007,定义 3.4]

3.17

失效期　expiry date,expiration date

在规定的条件下贮存可以保证物质性能特征的时间区间上限。

注 1：制造商基于试验确定的稳定性特性(见 3.68)设定体外诊断试剂、校准物、控制物质和其他组分的失效期。

注 2：确定体外诊断医疗器械稳定性的指南见 EN 13640。

注 3：改写自 EN 375:2001,定义 3.6。

3.18

图形符号　graphical symbol

独立于语言用于传递信息可通过视觉理解的图形。

[ISO/IEC 80416-1:2001,定义 3.1]

3.19

危害　harm

身体伤害或对人体健康的损害、或是对财产或环境的损害。

[ISO/IEC 指南 51:1999,定义 3.3]

3.20

危险　hazard

危害的潜在来源。

[ISO/IEC 指南 51:1999,定义 3.5]

3.21

危险境况　hazardous situation

人员、财产或环境处于一种或多种危险之中的境遇。

注：错误的体外诊断检查结果可促成患者的危险境况。见 ISO 14971:2007 附录 H。

[ISO/IEC 指南 51:1999,定义 3.6]

3.22

危险废物　hazardous waste

对人类、财产或环境有潜在危害的废物。

示例：用过的人血污染的试剂条、含有叠氮钠的试剂溶液、含有重金属的报废仪器。

注1：包括可燃、易燃、易起火、腐蚀性、毒性、反应性、伤害性或传染性废弃物。

注2：改写自 ISO 15190:2003，定义3.13。

3.23

医护人员　health care provider

经授权给患者提供健康服务的个体。

示例：医生、护士、急救人员、牙医、糖尿病教育者、实验室技师、医学助手、医学专业人员、呼吸护理者。

注：改写自参考文献[41]。

3.24

内包装 immediate container, primary container

保护内容物免受污染和其他外部环境影响的包装。

示例：密封瓶、安瓿或瓶、箔袋、密封塑料袋。

注：不包括包装衬垫。

[EN 375:2001，定义3.7]

3.25

进口商　importer

将商品从一个国家引入到另一个国家，或促成商品从一个国家引入到另一个国家的人或法人实体。

注1：在一些管辖区，包括欧盟和美国，不允许进口商重新包装该商品或改变其容器、包装或标示；

注2：改写自参考文献[46]，803.3(m)。

3.26

体外诊断仪器　in vitro diagnostic instrument

IVD仪器　IVD instrument

被制造商预期用作体外诊断医疗器械的设备或装置。

注：改写自 EN 591:2001，定义3.5。

3.27

体外诊断医疗器械　*in vitro* diagnostic medical device

IVD医疗器械　IVD medical device

单独或组合使用，被制造商预期用于人体标本体外检验的器械，检验单纯或主要以提供诊断、监测或相容性信息为目的，器械包括试剂、校准物、控制物质、样品容器、软件和相关的仪器或装置或其他物品。

注：此定义被 GHTF 采用。见参考文献[47]。

3.28

体外诊断试剂　*in vitro* diagnostic reagent

IVD试剂 IVD reagent

被制造商预期用作体外诊断医疗器械的化学、生物学或免疫学组分、溶液或制备物。

注：改写自 EN 375:2001，定义3.9。

3.29

制造商提供的信息　information supplied by the manufacturer

标示　labelling

——贴于体外诊断医疗器械或其任何容器或包装，或以其他方式提供的；

——与体外诊断医疗器械一起使用的书写，印刷或图示资料。

涉及体外诊断医疗器械的识别和使用，给出技术说明，但不包括货运文件。

示例：标签、使用说明。

注1：在IEC标准中，与医疗器械一起提供的文件被称作“随附文件”，这些文件包含对有关机构和操作者的重要信息，尤其是关于安全的信息。

注 2：产品目录和材料安全性数据表不看做是体外诊断医疗器械的标示。

注 3：改写自 ISO 13485:2003,定义 3.6。

3.30

使用说明　instructions for use

制造商提供的关于安全和正确使用体外诊断医疗器械的信息。

注 1：包括制造商提供的关于体外诊断医疗器械使用、维护、故障排除和处置的说明以及警告和注意事项。

注 2：改写自 EN 376:2002,定义 3.9 和 EN 591:2001,定义 3.3。

3.31

预期用途　intended use

预期目的　intended purpose

体外诊断制造商在技术指标、使用说明和体外诊断制造商提供的信息中给出的关于产品、过程或服务使用的目标意图。

注 1：体外诊断标示中的预期用途说明可包括两部分:关于体外诊断医疗器械功能的说明(例如一个用于检测血清或血浆分析物“x”的免疫化学测量程序)和关于检验结果预期医学用途的说明。

注 2：此定义被 GHTF 采用。见参考文献[36]。

3.32

试剂盒　kit

旨在用于完成一个特定体外诊断检验包装在一起的一组组成。

注 1：试剂盒组成可包括试剂(如抗体、酶、缓冲液和稀释液)、校准物、控制物质和其他物品和材料。

注 2：改写自 EN 375:2001,定义 3.10。

3.33

标签　label

医疗器械或其容器上的印刷、书写或图形信息。

注 1：永久性附于体外诊断仪器上的标签认为是标记(3.37)。

注 2：改写自 EN 375:2001,定义 3.12。

3.34

非专业人员　lay person

未接受过相关领域或学科正式培训的个体。

示例:没有医学教育的进行自测的人。

注：改写自 EN 376:2002,定义 3.13。

3.35

程序的局限性　limitation of the procedure

体外诊断检验程序可能未按预期运行的特定情况。

注 1：影响体外诊断检验程序性能的因素可能是生理源的,也可能是分析源的。

注 2：改写自参考文献[48]。

3.36

制造商　manufacturer

在医疗器械上市和(或)投入服务前,负责医疗器械设计、制造、加工、组装、包装或标示,以及系统装配或改装的自然人或法人,不管上述工作由他们自己完成或由第三方代其完成。

注 1：国家或地区法规可适用于制造商的定义。

注 2：制造商包括那些执行合同灭菌、安装、重新标示、重新生产、重新包装或技术指标制定等功能的人和执行这些功能的国外实体的初始分销商。

注 3：全球协调工作组(GHTF)正在制定“制造商”的统一定义。

[ISO 14971:2007,定义 2.8]

3.37

标记　marking

永久性贴附于医疗器械上文字或图形符号形成的铭记。

注 1：标记是永久性贴附于一个体外诊断仪器(3.26)上的标签；

注 2：改写自 IEC 61010-2-101:2002,定义 3.106。

3.38

材料安全性数据表　material safety data sheet,MSDS

按照职业安全法规要求制定的传递有关危险性化学物质信息的文件。

注 1：通常描述物理特性、健康危险、毒性、燃烧和反应性质,并提供储存和处理警示。

注 2：材料安全性数据表不被认为是体外诊断医疗器械标示的一部分。

注 3：改写自参考文献 [49],1910.1200 (c) 和 1910.1200 (g)。

3.39

被测量　measurand

拟测量的量。

注 1：在检验医学中被测量的规定需说明量类(例如质量浓度)、含有该量的基质(例如血浆)以及涉及的化学实体(例如分析物)。

注 2：被测量可以是生物活性。

注 3：见 3.3 其他体外诊断被测量的例子。

注 4：在化学上,“分析物”,或某种物质或化合物的名称,有时被用作“被测量”的术语。此用法是错误的,因为这些术语不指代量。

[ISO/IEC 指南 99:2007,定义 2.3]

3.40

测量　measurement

通过实验获得并可合理赋予某量的一个或多个量值的过程。

注 1：在化学上,“分析物”,或某种物质或化合物的名称,有时被用作“被测量”的术语。此用法是错误的,因为这些术语不指代量。

注 2：测量具有量的比较或实体计数的含义。

注 3：测量需首先描述与测量结果预期用途相称的量、测量程序及经校准的按特定测量运行的测量系统。

注 4：操作可以自动进行。

[ISO/IEC 指南 99:2007,定义 2.1]

3.41

测量方法　measurement method

对测量中所用操作的逻辑性顺序的一般性描述。

注 1：测量方法用于一个特定的测量程序(3.44)。

注 2：测量方法可以多种方式分类,如直接测量法和间接测量法。更多信息见 IEC 60050-300。

[ISO/IEC 指南 99:2007,定义 2.5]

3.42

测量模型　measurement model

在测量中已知包含的所有量间的数学关系。

示例：在免疫化学测量程序中拟合对校准物浓度 S 型测量示值的四参数 logistic 函数。

注 1：测量模型的通用形式是方程 $h(Y,X_1,K,Xn) = 0$,式中 Y 为测量模型中的输出量,是由测量模型中输入量 X_1,K,Xn 的信息推出的被测量。

注 2：在有两个或多个输出量的更复杂情况下,测量模型由多个方程组成。

注 3：在临床化学上,测量模型也被称为校准模型。

[ISO/IEC 指南 99:2007,2.48]

3.43

测量原理 measurement principle,principle of measurement

作为测量基础的现象。

示例 1:用于钠活性测定的离子选择电极法。

示例 2:用于测量促甲状腺激素(TSH)浓度的抗体亲合法。

示例 3:用于测量地高辛浓度的液相色谱法。

注:现象可以是物理、化学或生物学本质。

[ISO/IEC 指南 99:2007,定义 2.4]

3.44

测量程序 measurement procedure

按照一个或多个测量原理和给定的测量方法,基于一种测量模型,对测量所作的详细描述,包括获得测量结果所必需的任何计算。

注 1:测量程序通常在文件中作足够详细的描述,以使操作者能进行测量。

注 2:测量程序可以包括有关目标测量不确定度的说明。

[ISO/IEC 指南 99:2007,定义 2.6]

3.45

测量结果 measurement result

赋予被测量的一组量值以及任何其他可得到的相关信息。

注 1:在计量学的许多领域,一个测量结果被表达为单一的测得量值和一个测量不确定度。在检验医学中,测量结果通常表达为单一测得量值。

注 2:测量通常提供关于该组量值的信息,这样一些量值比另一些量值更能代表被测量。这可用概率密度函数的形式表示。

注 3:在传统的文献和以前版本的 VIM[81] 中,测量结果定义为赋予被测量的一个值,并且测量结果根据情况是指测量示值、未修正的结果、已修正的结果、几个值的平均值。

[ISO/IEC 指南 99:2007,定义 2.9]

3.46

测量区间 measuring interval

在规定条件下,可由给定测量仪器或测量系统以规定的仪器不确定度测量的相同类量的量值的集合。

注 1:体外诊断医疗器械性能特征已被验证的测量区间被称为可报告范围。

注 2:测量区间的下限不应和检出限(A.3.14)混淆。更多信息见 A.2.8。

注 3:有关"区间"和"范围"间差异的讨论见 A.2.11。

[ISO/IEC 指南 99:2007,定义 4.7]

3.47

医疗器械 medical device

制造商预期用于下列对于人类的一个或多个特定目的的单独或组合使用的仪器、设备、器具、机器、用具、植入物、体外试剂或校准物、软件、材料或者其他相似或相关物品。这些目的是:

——疾病的诊断、预防、监测、治疗或者缓解。

——损伤的诊断、监测、治疗、缓解或者补偿。

——解剖或生理过程的研究、替代、调节或者支持。

——支持或维持生命。

——妊娠控制。

——医疗器械消毒。

——通过对人体样品进行体外检验来提供医疗信息。

它们在人体上或人体内的主要预期作用不以药理学、免疫学或代谢方式实现，但可能借助这些方式。

[ISO 13485:2003，定义 3.7]

注 1："医疗器械"术语包含体外诊断医疗器械。

注 2：此定义已被全球协调工作组(GHTF)采用。见参考文献[37]。

注 3：医疗器械的更多示例见 ISO 13485:2003 第 3 章。

3.48

计量学溯源性　metrological traceability

通过文件规定的不间断的校准链将测量结果与参照联系起来的特性，每次校准均会引入测量不确定度。

注 1：本定义中，参照可以是实际实现的测量单位定义、或包含非序量测量单位的测量程序、或测量标准。

注 2：计量学溯源性需要确立的校准等级关系。用于将测量结果与测量标准相联系的测量标准和校准的顺序被称为溯源链。计量学溯源链用于建立测量结果的计量学溯源性，包括校准物值的溯源性。体外诊断医疗器械相关的溯源链举例见 ISO 17511[16] 和 ISO 18153[18]。

注 3：规定参照的说明中必须包括此参照被用于建立校准等级关系的时间，以及此参照有关的其他任何相关计量学信息，如在校准等级关系中何时进行了第一次校准。

注 4：对于在测量模型中有多于一个输入量的测量，每个量值自身应具有计量学溯源性并且相关的校准等级关系可形成分支结构或网络。为每个输入量建立计量学溯源性所作的努力应与该量对测量结果的相对贡献相适应。

注 5：如果两个测量标准的比较被用于检查以及必要时修正一个测量标准的赋予量值和测量不确定度，此比较可被视为校准。

注 6：缩写形式的术语"溯源性"有时用来指代计量学溯源性，也可指代其他概念，例如样品的溯源性、文件的溯源性、仪器的溯源性或材料的溯源性等，此时是指事物的历史(回溯)。因此，如果有如何混淆的可能，最好采用计量学溯源性的术语全称。

[ISO/IEC 指南 99:2007，定义 2.4.1]

3.49

外包装　outer container

销售包装　sales packaging

用于包装体外诊断医疗器械内包装的材料或包装箱，体外诊断医疗器械可以是单一组件、一个试剂盒或者是一组不同或相同的组件。

注：改写自 EN 375:2001，定义 3.13。

3.50

性能特征　performance characteristic

计量学特性　metrological property

用于说明体外诊断医疗器械性能的参数之一。

示例：检出限、精密度、特异性。

注：通常需要一个以上性能特征的信息以评价一个医疗器械对预期医疗用途的适合性。

3.51

性能声明　performance claim

在制造商提供的信息中给出的体外诊断医疗器械性能特征指标。

注 1：可以基于前瞻性性能研究、现有性能数据或科学文献中发表的研究；

注 2：改写自 EN 13612:2002，定义 2.7。

3.52

性能评价　performance evaluation

对预期成为体外诊断医疗器械的器械，为建立或验证其性能声明而进行的研究。

注：改写自 EN 13612:2002，定义 2.8。

3.53

注意事项 precaution

提醒使用者安全有效使用体外诊断医疗器械所需的特别留意或必要行动,或避免可能由使用(包括误用)引起体外诊断医疗器械损坏的声明。

注 1:警告和注意事项的区别在于危险的可能性和严重性程度。见**警告**(3.74)定义。

注 2:改写自参考文献[50]。

3.54

原始样品 primary sample

标本 specimen

一种体液或组织的独立取出部分,该部分供检验、研究或分析一个或多个量或特征,以便确定其整体的特征。

注 1:GHTF 在其协调的指南文件中使用术语"标本"表示医学实验室用于检验的生物来源**样品**(3.64)。

注 2:改写自参考文献[51]。

3.55

原始样品采集器械 primary sample collection device

标本采集器械 specimen collection device

被体外诊断制造商预期用于获取、盛放或保存供体外诊断检验的体液或组织的装置。

注 1:包括预期用于检验前储存原始样品的器械。

注 2:包括真空和非真空原始样品采集器械。

注 3:改写自参考文献[38],条款 1,2(b)。

3.56

专业用 professional use

指定体外诊断医疗器械预期由经过特定教育和培训,有资格进行体外诊断检验的人员完成。

注:改写自 EN 375:2001,定义 3.14。

3.57

反应成分 reactive ingredient

参加量的检测或测量中化学反应的成分。

示例:抗体、特异性病毒核酸序列、酶底物。

注 1:缓冲液、防腐剂和稳定剂不参加化学反应,因而不被认为是反应成分;

注 2:改写自 EN 375:2001,定义 3.1。

3.58

参考物质 reference material

一种或多种指定特性足够均匀和稳定,已被证明适合在测量过程中或名义特性检验中预期应用的物质。

注 1:具有或没有指定量值的参考物质可用于测量精密度控制,而只有具有指定量值的参考物质可用于校准或测量正确度控制。

注 2:在给定测量中,给定参考物质只能用于校准或质量保证之一。

注 3:参考物质由包含量以及名义特性的物质组成。

包含量的参考物质例子:

示例 1:标明纯度的水、其动态黏度用于校准黏度计;

示例 2:用作校准物的含有标明质量分数的葡萄糖的血浆;

示例 3:对于内在胆固醇浓度没有指定量值的人血清,只用作测量精密度控制的材料。

包含特性的参考物质例子:

示例 4:指示一种或多种特定颜色的色图;

示例 5:含有特定核酸序列的 DNA 化合物;

示例 6:含有 19-雄烯二酮的尿液。

注 4:参考物质有时候会整合到一个体外诊断医疗器械中。

示例 1:在三相点容器中已知三相点的物质;

示例 2:在透射滤光片支架上已知光密度的玻璃片;

示例 3:固定在显微镜载玻片上均一尺寸的微球。

注 5:带有权威机构发布的证书,并指明用于获得带有相关不确定度和溯源性的指定特性值的有效程序的参考物质被称为有证参考物质。

示例:对胆固醇浓度有指定量值和相关测量不确定度的人血清,用作校准物或测量正确度控制物质。

注 6:有些参考物质的量值在计量学上溯源到一个单位系统之外的测量单位。这些物质包括由世界卫生组织指定国际单位(IU)的生物来源测量标准。

注 7:参考物质的性能指标包括其材料的溯源性,说明其来源和处理过程。体外诊断医疗器械参考物质的性能指标要求在 ISO 15194[12]有描述。

注 8:参考物质的用途可以包括测量系统的校准、测量程序的评价、为其他材料赋值及质量控制。参见测量标准(A.3.33)。

注 9:名义特性的检验给出了名义特性的值和相关的不确定度。此不确定度不是测量不确定度。

注 10:由 ISO/ REMCO(参考物质委员会)有个类似的定义,但使用术语测量过程来表示检验(3.16),涵盖测量和名义特性检验两种含义。

[ISO/IEC 指南 99:2007,定义 5.13]

3.59

参考测量程序　reference measurement procedure

被接受作为提供适合其下列预期用途的测量结果的测量程序,预期用途包括评价测量同类量的其他测量程序测得量值的测量正确度、校准或参考物质赋值。

注 1:体外诊断医疗器械参考测量程序的要求在 ISO 15193[11]中描述。

注 2:ISO 17511[16]和 ISO 18153[18]中给出用参考测量程序为体外诊断医疗器械校准物赋值的举例。

注 3:无需与相同类量的测量标准相关而得到测量结果的测量程序被称为原级参考测量程序。见 ISO/IEC 指南 99:2007,定义 2.8[28]。

[ISO/IEC 指南 99:2007,定义 2.7]

3.60

剩余风险　residual risk

采取风险控制措施后仍存的风险。

注:剩余风险在使用说明书中告知给使用者。见 YY/T 0316—2008,附录 H。

[ISO/IEC 指南 51:1999,定义 3.9]

3.61

风险　risk

危害的发生概率与其严重程度的结合。

[ISO/IEC 指南 51:1999,定义 3.2]

3.62

风险控制措施　risk control measure

降低风险或把风险维持在规定水平的措施。

注 1:基于标示的风险控制措施在 ISO 14971:2007 中被称为"安全性信息"并被认为是风险管理优先顺序的最低效果的风险控制选择。意在作为安全性信息的标示包括:

——使用说明(见 3.30);

——程序的限制性(见 3.35);

——注意事项(见 3.53);

——警告(见 3.74)。

注 2：提供安全性信息的通用指南见 ISO 14971:2007 附录 J。作为一种风险控制措施的安全性信息的评估通用指南见 ISO 14971:2007 中 D.7,包括警告的评审和操作说明的评审。

注 3：ISO 14971:2007 附录 H 提供了关于体外诊断医疗器械安全性信息的特定指南。

注 4：改写自 ISO 14971:2007,定义 2.19。

3.63

安全性 safety

免除于不可接受风险的程度。

[ISO/IEC 指南 51:1999,定义 3.1]

3.64

样品 sample

取自某一系统的一个或多个代表性部分,旨在提供该系统的相关信息。

示例:从凝固的血液**原始样品**(3.54)中取出的部分血清。

注：改写自 ISO 15189:2007,定义 3.16。

3.65

自测 self-testing

由非专业人员进行的用于评估个体健康状况的检验。

注 1：通常为在家庭或在医疗机构外的其他场所,没有专业医护人员指导下进行的检验;

注 2：改编自参考文献[38]"自测用器械"中的定义。

3.66

保存期 shelf life

直至失效期的时间段。在此时间段内在制造商规定的贮存条件下体外诊断试剂在其原始包装内保持其稳定性。

注 1：**稳定性**(3.68)和**失效期**(3.17)是相关概念。

注 2：改写自 EN 375:2001,定义 3.16。

3.67

备用件 spare part

拟用于更换仪器或其他装置的相同或相似组件而不影响其功能的组件。

3.68

稳定性 stability

体外诊断医疗器械在制造商规定界限内保持其性能特性的能力。

注 1：稳定性适用于：

——当体外诊断试剂、校准物或控制物在制造商规定的条件下储存、运输和使用时;

——按照制造商使用说明制备、使用和贮存的复溶后冻干材料、工作液和从密闭容器中取出的材料;

——校准后的测量仪器或测量系统。

注 2：体外诊断试剂或测量系统的稳定性通常用时间量化：

——以计量学性能特征发生一定量变化的时间间隔长度;或

——一定的时间间隔内特征的变化。

注 3：改写自 **ISO/IEC** 指南 99:2007[28],4.19 中"测量仪器的稳定性"。

3.69

培训 training

安全和正确使用体外诊断医疗器械所要求的以操作者为中心、依应用而异的指导。

注：改写自 IEC 60601-1-6-2006,定义 2.208。

3.70

正确度控制物质 trueness control material

用于评价测量系统测量偏倚的参考物质。

[ISO 17511:2003,定义 3.32]

3.71

使用错误　use error

产生不同于制造商预定或操作者期望的医疗器械响应的动作或动作缺失。

注 1：使用错误包括疏忽、差错、错误。

注 2：IEC/CDV 62366:2007 附录 B 和 D1.3 中给出了使用错误的讨论和举例。

[IEC 62366:2007,定义 2.12]

3.72

确认　validation

对规定要求满足预期用途的验证。

示例：测量人血清肌酐浓度的程序也能被确认用于人尿中肌酐的测定。

注：GB/T 19000—2008(ISO 9000:2005,IDT)3.8.5 中确认的定义为：通过提供客观证据，多特定预期用途或应用要求已得到满足的认定。

[ISO/IEC 指南 99:2007 定义 2.45]

3.73

验证 verification

为给定项目满足规定要求提供客观证据。

示例 1：对给定参考物质声称的对于其量值和有关测量程序及测量部分小至质量 **10 mg** 的均匀性的证实；

示例 2：对测量系统达到性能特性或法定要求的证实。

示例 3：对目标测量不确定度能够满足的证实。

注 1：给定项目可以是，例如，一个过程、测量程序、物质、化合物或测量系统。

注 2：规定要求可以是，例如，满足制造商声明或技术指标。

注 3：在法定计量中，验证与对测量仪器的检查和标贴和(或)发放验证证书有关。

注 4：验证不应和**校准**(3.9)或**确认**(3.72)相混淆。

注 5：在化学上，对于物质或活性的特征的验证需描述物质或活性的结构式或特性。

注 6：ISO 9000:2005 的 3.8.4 中验证的定义为：通过提供客观证据，对规定要求已得到满足的认定。

[ISO/IEC 指南 99:2007 定义 2.44]

3.74

警告 warning

提醒使用者注意某种情况的说明，若不避免此种情况，使用体外诊断医疗器械有可能造成危险和其他严重不良后果。

注 1：一个危险警示指定为"警告"只限于后果最严重的情况。

注 2：警告和**注意事项**(3.53)的区别在于**危险**(3.20)的可能性和严重性程度。

注 3：使用包括**使用错误**(3.71)和一般可预见的误用。见 ISO 14971 和 IEC 62366 对这些概念的讨论。

注 4：改写自参考文献 [50]。

4　制造商提供的信息的通用要求

4.1　总则

4.1.1　制造商提供的信息的格式、内容、位置和可获得性应适合特定器械及其预期用户。作为设计验证的一部分来评价制造商提供信息的适合性。

4.1.2　标签和使用说明中的信息在器械、附件、试剂盒或组分的预期使用寿命内应易读。作为设计验证的一部分来评价标签和使用说明中的信息的易读性。

注：易读性依赖于印刷质量、字体、字号大小等。

4.1.3 制造商提供的信息应包括一个说明或符号，鼓励使用者在试图使用器械前仔细阅读使用说明。

注：这是日本的一项要求。

4.1.4 本部分标准不意图单独使用。其意在与器械相关的 GB/T 29791.2、GB/T 29791.3、GB/T 29791.4和(或)GB/T 29791.5 联合使用。

4.1.5 本部分标准、GB/T 29791.2、GB/T 29791.3、GB/T 29791.4 和(或)GB/T 29791.5 中声明一项要求时，除非制造商提出正当理由并以文件形式说明该项要求不适用于体外诊断医疗器械，则该项要求适用。

合理理由可基于风险分析、人的因素评估、技术评价或该项要求不适用的文件。

4.2 语言

4.2.1 制造商提供的信息应以体外诊断医疗器械销往国要求的语言书写。

4.2.2 器械的名称和制造商的名称和地址不要求以多国语言表达。

4.3 符号和识别颜色

4.3.1 适当时，应使用图形符号。

4.3.2 当有国际标准时，符号和识别颜色应与之相符合。当使用符号时，ISO 15223-1 和 EN 980 的要求适用。

4.3.3 当没有标准存在时，或符号可能不被预期用户理解时，符号和识别颜色应在制造商提供的信息中描述。

4.4 值和命名

4.4.1 值应以预期使用者通常认可的单位提供，最好按照 ISO 1000。

示例：代表浓度、含量、体积、结果、参考区间、环境参数的数值。

4.4.2 检验程序和分析物应使用预期用户普遍接受的术语命名，最好按照国际认可的来源。

4.5 微生物状态

适当时，应说明微生物状态。

示例：无菌、微生物控制。

4.6 使用说明

4.6.1 应提供使用说明。除非制造商通过风险分析表明体外诊断医疗器械没有使用说明也可按预期安全使用。ISO 14971 的要求适用。

注：国家或地区法规可能要求所有体外诊断医疗器械提供使用说明。

4.6.2 使用说明应以预期使用者易于理解的术语书写。

4.6.3 在使用说明中提供信息的顺序应由制造商确定，并考虑预期使用者。

4.6.4 应给出使用说明发布或最新改版日期以及版本识别号。

4.6.5 使用说明可以在外包装上、操作手册中或合并在相关仪器、试剂或系统的使用说明中。

4.6.6 使用说明，不论是以纸质或非纸质形式，应和体外诊断医疗器械一起提供或独立于器械以其他适合的方式提供给预期使用者。

4.6.7 提供使用说明的其他方式应适合预期使用者。其他提供方式可包括以下：

a) 服务/销售/支持机构；

b) 互联网网站；

c) 回复电传系统；

d) 电子数据库；

e) 在说明书中解释的编码格式。

示例：条形码、计算机芯片。

4.6.8 如果使用说明没有和器械一起提供，制造商应确保使用者具备以下：

a) 关于如何得到信息的指导；

b) 获取使用说明的正确版本；

c) 至少涵盖在使用前安全处置和贮存的信息。

4.7 体外诊断医疗器械的更改

4.7.1 制造商应对体外诊断医疗器械预期用途的任何改变，或任何正确安全使用器械所需信息的改变引起使用者的注意，并告知哪里能找到相应信息。

4.7.2 制造商可以发布忠告通知提供体外诊断医疗器械交货后的补充信息，和(或)建议在使用、改装、返回或拆解体外诊断医疗器械应采取何措施。ISO 13485 的要求适用。

注：国家和地区性法规可适用于发布忠告性通知。

4.8 剩余风险告知

4.8.1 使用者应被告知已知安全性危险和剩余风险。ISO 14971 和 IEC 62366 的要求适用。

示例：警告和注意事项声明、方法局限性。

4.8.2 对可能由使用错误、可合理预见的误用和制造商不推荐的使用而引起的危险境况也应标示。

4.8.3 警告和注意事项可采用符号形式。

4.9 组分识别

4.9.1 组分的名称应在使用说明、外包装、内包装(如适用)中保持一致。

4.9.2 对于试剂盒，每一个组分在所有制造商提供的信息中都应以同样的方式用名称、字母、数字、符号、颜色或图形来予以识别。

4.10 援助

应给予使用者关于如何获得援助的说明。这些说明可告诉使用者何处可获取当地援助的信息，如一个电话号码列表或目录、公司网站或其他类似信息来源。

附 录 A
（资料性附录）
体外诊断医疗器械性能特性

A.1 一般考虑事项

A.1.1 计量学当前趋势

国际计量学基础词汇和通用术语[81]（VIM）已经历重大改版。计量学，测量的科学及其应用，包含检验医学及相关领域的测量。新的 VIM，现在被称为 ISO/IEC 指南 99[28]，已被扩展到论述这些领域的测量，并且包括与计量溯源性、测量不确定度以及名义特性（定性检验程序的主体）相关的概念。

ISO/IEC 指南 99 反映了对待测量的演变，由传统上临床化学使用的误差方法（也称真值方法）到当前基于测量结果不确定度的方法。以下讨论摘自 ISO/IEC 指南 99:2007 引言。

在误差方法中，被测量可由与被测量定义一致的单一真值来描述。测量的目标是确定尽可能接近单一真值的真值估计值。对真值的偏离由随机误差和系统误差组成。此两种误差，认为总是可以区分情况下，应分别对待。不能导出它们如何组成任何给定测量结果总误差的规则，通常进行估计。通常只估计总误差绝对值的上限，有时候被粗略称为不确定度。

在不确定度方法中，测量的目标不是尽可能地确定一个真值，而只是由测量的信息能够赋予被测量合理数值的区间。另外相关信息可能缩小可合理赋予被测量的数值区间范围，但是因为在被测量的定义中有限量的细节信息，即使是最精密的测量也不能缩小该区间至单一值。这样对任何测量不确定度，此定义的不确定度设定了最小界限，此区间可被其值中的一个值来代表，称为测得量值。

不确定度方法在 GUM[82]中有详细描述，GUM 现在被称为 ISO/IEC 指南 98-3[27]。它通过假定被测量可由一个基本上唯一的数值来表征的详细描述的测量模型，关注于测量不确定度的数学处理。为了描述测量的目标，GUM 保留了真值的概念，虽然形容词“真”被认为是多余的。在此附录中也保留来“真值”的概念和术语，因为其被广泛使用。另外 GUM 和 IEC 文件提供了经校准仪器上单一读值情况下不确定度方法的指南，这是在临床检验实验室通常遇到的情况。

对单一读值测量的关注与检验医学特别相关，因为它通过证实测量结果是否相容而使得能够研究量值是否随时间变化。IEC 也关注到不可忽视的定义的不确定度，在体外诊断医疗器械校准中也有这种情况。测量结果的有效性高度依赖于仪器校准体现出来的计量学特性。赋予描述被测量数值区间是能给出相同示值的测量标准的数值区间。

当 VIM 改版时，理所当然地认为不论测量是发生于物理学、化学、检验医学、生物学或是工程学，在测量的基本原则上应该没有根本性差异。ISO/IEC 指南 99 也试图满足如生物化学、食品科学、法医学和分子生物学领域测量的概念性需求。虽然一些用于检验医学中的计量学概念和术语还在过渡中，并且性能特征正在被定义得更加清晰和一致。可以预计用于评价系统误差和偶然误差的误差方法会和更新的不确定度方法共存一段时间。见参考文献[27]、[52]、[53]。

A.1.2 体外诊断标示的方针

测量概念和术语的改变会对体外诊断医疗器械生产厂家带来两难选择。传统的术语和定义还在世界的很多地方被临床实验室使用，甚至有些已被法律和法规规定。此外对自测体外诊断医疗器械，技术概念需要以适合非专业使用者的熟悉的术语来解释。

因为标示的一个基本原则是要求制造商以易于被预期使用者理解的术语提供技术信息（见参考文

献[36]),体外诊断医疗器械产业不能为了和其他产业统一而单方面地采用新术语和定义。变更不仅需要实验室、法规当局和制造商间的意见一致,而且需要最终使用体外诊断检验结果的医生同意。新术语必须小心和系统地引入,并且最终取决于每个制造商来确定适当的标示,并采取必要步骤减小伴随标示变更而来的风险。为达到完全一致同意和实施,一个显著的转变期可能是必需的。

在此附录中,引入了来自不确定度方法的术语和概念,而那些来自传统误差方法的术语和概念也被保留,因为后者仍被检验医学广泛使用。一些熟悉的术语已不赞成使用以避免混淆,并且不鼓励在标示中继续使用。

自测用体外诊断医疗器械制造商当试图以非专业人员理解的术语描述分析性能时面临特别的挑战。尽管专业使用者可能需要理解计量学概念和评价性能数据,对于非专业人员这些信息并不重要,重要的是让他们知道什么时候器械没有正确工作的信息。因此鼓励使用简单的术语来告知非专业人员其器械的预期性能特征,但具体的指南不在此附录的范围。

在此附录中提供的术语、建议和指南用以帮助制造商描述其体外诊断医疗器械的性能特征,同时促进协调制造商提供的信息的目标。在此附录中使用的术语和定义主要来源是(1) ISO 5725-1[5],它描述了测量结果准确度(正确度和精密度)的协调概念;(2) ISO 3534-1[3]和 ISO 3534-2[4]统计学术语的词汇标准;(3) ISO/IEC 指南 99[28],它代表着在计量学,包括临床化学领域的主导国际组织间达成的共识;(4) IEC 60050[20]国际电工词汇,IEV;(5) IUPAC-IFCC 临床化学量和单位术语表[54]和其他 IUPAC 术语纲要,参考文献[55]、[56]、[57]和(6)各种 GHTF 指南文件和 GHTF 成员的法规。

A.2 性能特征

A.2.1 总则

以下各节详述体外诊断医疗器械性能特征间的关系并讨论计量学术语改变对使用说明中特定性能特征使用的影响。其意在帮助体外诊断制造商在描述他们产品性能时确定使用适当的术语。

A.2.2 测量正确度

测量正确度(A.3.34)是代表在一个均匀样品(3.64)的一系列测量结果(3.45)中没有系统测量误差(A.3.54)的性能特征(3.50)。正确度是一个定性概念,但测量偏倚(A.3.25)可以被评估,它是一个与正确度反义的可测量的量。评估偏倚需要可用于确定被测量(3.39)参考量值(A.3.50)的适当参考物质(3.58)或参考测量程序(3.59)。

校准物定值到一参考量值的计量学溯源性(3.48)是一属性,该属性给医学实验室提供保证,保证测量正确度适合其预期用途。测量正确度的声明应附带描述校准物定值计量学溯源性的说明。

关于正确度评估的信息见参考文献[59]。关于在检验医学中计量学溯源性的信息见参考文献[16]、[18]和[60]。

A.2.3 测量精密度

测量精密度(A.3.29)是代表对一个均一样品(3.64)的一系列测量结果(3.45)的随机测量误差(A.3.48)的性能特征(3.50)。精密度是一个定性概念。对于其数字表达,使用术语不精密度。后者是在规定条件下得到的测量结果分散性,以标准差(A.3.52)和(或)变异系数表达。见参考文献[61]。

测量结果的标准差变化幅度依赖于允许哪些因素变化并因此影响测量。在两种极端情况的精密度已定义:当主要可控因素保持恒定时定义为重复性(A.3.30),当主要可控因素允许变化时定义为再现性(A.3.31)。

分析者/操作者、测量仪器、测量方法、试剂批号、校准物质、地点、环境条件和时间是可以变化的因素并影响测量不精密度。

界于极端情况重复性和再现性之间的精密度被称为中间测量精密度(A.3.20)。因为中间精密度标准差依赖于影响测量结果的因素或条件,中间精密度只有在这些因素和条件规定后才是一个有意义的性能特征。

对于医学实验室这些精密度概念并不新,重复性通常被称为批内或序列内精密度,并且再现性被称为实验室间或室间精密度。中间精密度用如方差分析(ANOVA)的统计方法由方差分量来估计。关于测量程序精密度评估的信息见参考文献[62]。

A.2.4 测量准确度

测量准确度(A.3.24)从历史上以两个不同含义在使用。此概念不但被应用于单一测量结果,而且也用于测量系统。由此双重用法产生了模糊与混淆。

在第一种用法中,和单一测量结果(3.45)相关的测量误差(A.3.27)是测量结果与赋予样品的真实量值(A.3.57)之间的差异。这个测量误差包括由测量偏倚(A.3.25)估计的系统测量误差(A.3.48)分量和由标准差估计的随机测量误差(A.3.48)分量。这样一个测量结果的准确度是正确度和精密度的组合。

在第二种用法中,与测量系统相关的测量误差是同一均一物质的大量测量平均值与赋予该物质的真值间的差异。与测量结果平均值有关的误差只包括系统误差分量(偏倚)。因此它只和术语正确度相关。

为解决这种不一致的用法,术语“准确度”应限于单一测量结果使用。准确度是一个定性概念,但一个测量结果的不准确度可以用测量不确定度(A.3.35)来表达。测量不确定度的更多讨论见 A.2.5。

在某些有限情况下,有必要用给出准确结果的总体能力方面描述一个测量系统性能。例如预期用于自测的体外诊断医疗器械的使用者需要一个简单的性能特征来比较体外诊断医疗器械的可用性。一个被称为:“系统准确度”的术语由 VIM 1993 5.18 中的测量仪器准确度衍生出来,它被定义为“测量仪器给出的响应接近真值的能力”。此系统准确度术语在 ISO 15197:2003 的 3.24 中,用来评估血糖监测系统;以及 YY/T 0690—2008 的 3.38 中,用来评估口服抗凝监测系统。并且仅意在用于自测医疗器械。此评估系统准确度的方法基于确定测量结果不确定度。

关于自测体外诊断医疗器械系统准确度评估的信息见 ISO 15197 和 ISO 17593。

A.2.5 测量不确定度

在分析化学实验室中当前一个趋势是报告测得量值并附带以它们测量不确定度(A.3.35)的估计。虽然在医学实验室报告不确定度不是通常做法,ISO 15189[9]要求实验室确定并文件化他们测量结果的不确定度,并且 ISO 17511[16]要求体外诊断校准物制造商确定他们校准物定值的测量不确定度并在用户要求时提供该信息。

在历史上,在检验医学中测量程序的可靠性一直主要用术语随机测量误差(A.3.48)和系统测量误差(A.3.54),分别以不精密度和偏倚来表征。不确定度方法的基本思想是误差的类型对测量结果的使用者来说是不重要的,因为是所有误差的净效应决定测量结果的不准确度。此概念可适用于涉及患者结果与临床参考值比较的情况,如生物参考区间和由临床研究建立的风险临界值。然而,有些情况随机误差比系统误差更为重要,如当一个当前值与同一患者以往值比较,特别是当测量是由同一实验室完成的情况。对于涉及监测诊断标志物随时间变化的情况,医学实验室需要知道哪种类型的误差与他们的测量程序有关,这样他们能够知道什么时候观察到的改变是显著的。

测量不确定度包括可能影响患者样品测量的整个溯源链中的所有变异分量,从参考值的不确定度、加之制造商在为体外诊断医疗器械校准物赋值过程固有的不确定度,以及最终包括由医学实验室检验程序引入的不确定度。此概念在检验医学上相对较新,它在世界范围内完全实施预计需要数年,并需要重大的教育投入。

测量不确定度概念在ISO/IEC 指南 98-3[27]中有描述。见参考文献[52]和[53]中测量结果不确定度计算的指导方针。医学实验室患者结果不确定度计算的指导方针正被逐步形成。见参考文献[19]和[63]。

A.2.6 分析特异性

在检验医学中,术语分析特异性(A.3.4) 被用于描述检测程序在样品中有其他量存在时只检测或测量被测量存在的能力。最好使用分析特异性术语的全称以避免和诊断特异性(见 A.3.16)相混淆。

测量程序的分析特异性一般以评述的潜在干扰量列表来描述,列表中同时给出在医学相关浓度值水平观察到的分析干扰(A.3.2)程度。虽然 ISO/IEC 指南 99 用选择性代替了术语特异性,在本部分中保留了分析特异性作为体外诊断标示首选的术语。

关于评估干扰物质影响及确定干扰量效应的信息见参考文献[64]。

A.2.7 分析灵敏度

分析灵敏度(A.3.3)在检验医学上以两种不同但相关的含义使用:(1)以足够置信度可检测的最小浓度差异,和(2)以指定置信度可检测的最小量。根据国际共识该术语应限于第一种用法,并且第二种用法应使用检出限。见参考文献[28]。

在前一种用法中的术语分析灵敏度对大多数体外诊断医疗器械并不是有重大意义的性能特征,并因此不必要包含在使用说明中,为避免混淆,术语分析灵敏度应避免在体外诊断标示中使用。

如果在体外诊断标示中使用了分析灵敏度,应附带说明其含义是一个测量程序能区分被测量的两个水平的能力,按照 IUPAC 定义[55]分析灵敏度代表校准曲线的斜率。

一些辖区法规中仍然使用旧的术语。例如,在欧盟通用技术规范(CTS)声明"分析灵敏度……可以表达为检出限:也就是可被精确检测出的目标标志物的最小量"——见参考文献[65]。在此情况下,由于分析灵敏度和检出限按照同义词处理,制造商可以在其标示中使用检出限。通用技术规范(CTS)中检出限的定义和 ISO/IEC 指南 99[28]中检出限的定义是一致的。

A.2.8 检出限和定量限

术语检出限(A.3.14)被用于描述一个检验程序以特定置信水平能报告为存在的被测量最低值。它也被用来指最小可检测浓度。

术语定量限(A.3.44)被用于描述一个检验程序以指定的测量不确定度能测量的被测量最低值。它也被用来指测定下限、定量下限、测量下限和功能灵敏度。

术语功能灵敏度被最初引入被用于描述按照其医学用途要求的精密度可测量促甲状腺激素的最低浓度,此精密度被设在 20%(变异系数),见参考文献[66]。功能灵敏度比定量限无任何优势。由于该术语延续灵敏度的不赞成用法,因此不鼓励它在体外诊断标示中的使用。

关于检出限和定量限评估的信息见参考文献[67]。

A.2.9 测量系统的线性

测量系统的线性(A.3.21)描述测量示值(3.28)或测量结果(3.45)相关于样品的指定值符合直线的能力。体外诊断检验程序得到测量结果的线性通常在任意直线化数学运算已应用于测量示值后评价。

非线性是系统性测量偏倚(A.3.25)的贡献因素。没有单一统计量代表非线性可接受程度。

关于测量程序线性的确定和验证程序信息见参考文献[68]。

A.2.10 诊断性能特征

体外诊断检验程序可被诊断特异性 (A.3.16)和诊断灵敏度 (A.3.15) 来表征。诊断特异性指示一个检验能准确地将没有特定疾病或状态的患者归类的有效性。诊断灵敏度指示一个检验能准确地识别有特定疾病或状态的有效性。诊断灵敏度和诊断特异性取决于用于检验的临界值(A.3.13)选择。

体外诊断检验程序可被预测值（A.3.42）来表征。阳性预测值指示一个检验在给定人群中对给定目标条件由假阳性检查结果中区分出真阳性检验查结果的有效性。阴性预测值指示一个检验在给定人群中对给定目标条件由假阴性检验结果中区分出真阴性检验结果的有效性。预测值通常取决于所研究人群中的疾病或状态的患病率。

关于诊断性能特征的进一步讨论见参考文献[71]。关于临界值的选择和诊断特异性、诊断灵敏度和预测值的评估信息见参考文献[61]和[69]。

A.2.11 区间和范围

术语区间和范围以特定含义使用。下面的示例阐明这些概念，复制自 ISO/IEC 指南 99:2007。

术语区间和符号[a,b]一起使用表示实数 x 的集合，$a \leqslant x \leqslant b$，其中 a 和 $b>a$ 为实数。术语区间用于闭区间。符号 a 和 b 表示区间[a,b]的端点。

示例：区间[−4,2]可图示说明如下：

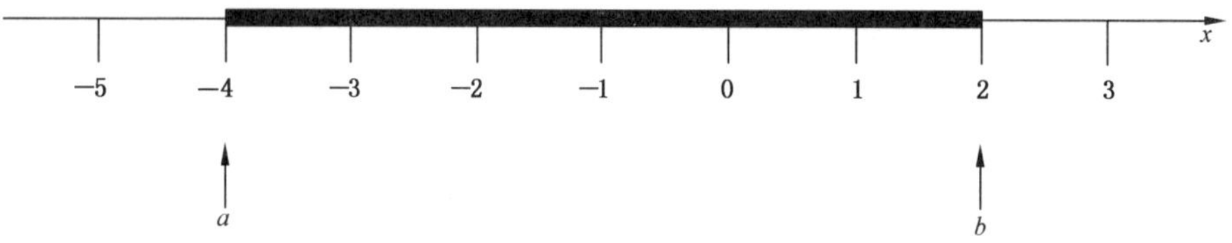

a 端点 $a=-4$；

b 端点 $b=2$。

区间[−4,2]的两个端点 2 和−4 可被表述为−1±3；然而这种表述不表示区间[−4,2]。

区间[a,b]的范围是 $b-a$ 的差，并被表示为 r[a,b]。

示例：范围 $r[-4,2]=2-(-4)=6$，图示如下：

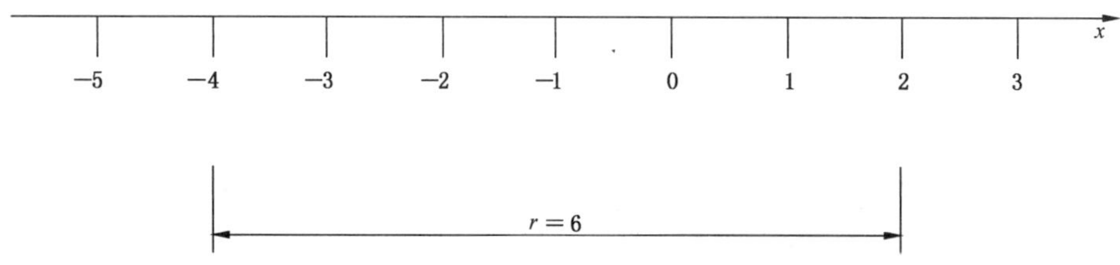

A.3 补充统计和分析术语

下列定义来自国际和国家来源，但有些已被修改以为了明确在体外诊断医疗器械的应用或为了符合 ISO 词汇规则。这些修改不意图改变术语的基本含义。原始定义请参阅引用的参考文献。

本部分标准的定义和术语，以及其形式尽可能符合 ISO 704[1]、ISO 1087-1[2] 和 ISO 10241[8] 拟定出的术语规则。特别是替代原则使得本部分中涉及在别处定义概念的术语时被替换为对应那个术语的定义，避免了引入矛盾和迂回。

允许相同概念的多个术语。如果给出了多于一个术语，通常第一个术语优先用于检验医学。如果两个术语都是黑体字体，两个术语都认为可接受使用。然而在 ISO/IEC 指南 99 中的许多术语现在被附加以限定词，如测量(例如，测量精密度和测量结果)，并且在本部分中术语全称被保留作为优先术语。如果对预期使用者含义清楚。这些术语可被不加限定词使用。

A.3.1

体外诊断仪器调整　adjustment of an IVD instrument

调整　adjustment

为使体外诊断仪器提供相应于给定测量量值的指定测量示值，对其进行的一组操作。

注 1：调整的类型可包括零值调整、偏移量调整和量程调整(有时候称为增益调整)。

注 2：体外诊断仪器的调整不应和校准(3.9)相混淆，校准是调整的先决条件。

注 3：仪器调整后，体外诊断仪器通常必须重新校准。

注 4：改写自 ISO/IEC 指南 99:2007，定义 3.11。

A.3.2

分析干扰　analytical interference

干扰　interference

由一个影响量引起的测量的系统效应，该影响量自身不在测量系统中产生信号，但它会引起示值的增加或减少。

注：对测量结果的干扰与分析特异性(A.3.4)概念相关。测量程序相对于样品的其他成分特异性越好，越不易于受到这些化合物的分析干扰。

[ISO 15193:2002，定义 3.9]

A.3.3

分析灵敏度　analytical sensitivity

测量程序的灵敏度　sensitivity of a measurement procedure

测量示值变化除以相应的被测量值变化所得的商。

注 1：测量程序的灵敏度有可能依赖于被测量值。

注 2：要考察的被测量值改变必须大于分辨率。

注 3：一个测量系统的分析灵敏度是校准曲线的斜率。

注 4：分析灵敏度不应被用于表示检出限(A.3.14)或定量限(A.3.44)，并且不应与诊断灵敏度(A.3.15)混淆。

[ISO/IEC 指南 99:2007，定义 4.12]

A.3.4

分析特异性 analytical specificity

测量程序的选择性 selectivity of a measurement procedure

测量系统的能力，用指定的测量程序，对一个或多个被测量给出的测量结果互不依赖也不依赖于接受测量的系统中的任何其他量。

示例：测量系统用碱性苦味酸程序测量血浆肌酐浓度不受葡萄糖、尿酸、酮体或蛋白浓度干扰的能力。

注 1：缺乏特异性可被称为**分析干扰**(A.3.2)。

注 2：在免疫化学测量程序中缺少特异性可能由于**交叉反应**(A.3.12)。

注 3：测量程序的特异性不应和**诊断特异性**(A.3.16)混淆。

注 4：ISO/IEC 指南 99:2007 对此概念使用术语选择性而不用特异性。

注 5：改写自 ISO/IEC 指南 99:2007，定义 4.13。

A.3.5

空白示值　blank indication

由认为不含关注量或关注量不产生示值的与研究对象相似的现象、物体或物质得到的示值。

[ISO/IEC 指南 99:2007，定义 4.2]

A.3.6

校准曲线 calibration curve

示值与对应被测量值间关系的表示。

注：校准曲线表达一对一的关系，这种关系不提供测量结果，因为它不带有关于测量不确定度的信息。

[ISO/IEC 指南 99:2007 定义 4.31]

A.3.7

校准等级　calibration hierarchy

由参照到最终测量系统之间的校准顺序，其中每一级校准的输出依赖于上一级校准的输出。

注 1：测量不确定度随校准顺序必然增加。

注 2：校准等级的要素为一个或多个测量标准（包括校准物）和按测量程序操作的测量系统。

注 3：对于此定义，“参照”可以是通过其实际实现的测量单位定义，或是测量程序或测量标准。

注 4：如果两个测量标准的比较被用于检查以及必要时修正一个测量标准的赋予量值和测量不确定度，该比较可被视为校准。

[ISO/IEC 指南 99:2007 定义 2.40]

A.3.8

携带污染　carryover

反应混合物中不属于它的材料的引入。

示例：在检验中，样品、试剂、稀释液或洗液的一部分从一个容器或从一个反应混合物转移到另一个。

注：改写自参考文献[55]。

A.3.9

参考物质的互换性　commutability of a reference material

参考物质的属性，指按两种给定测量程序对此物质的指定量所获测量结果的关系与对其他指定物质所获测量结果关系的一致程度。

注 1：所说参考物质通常为校准物，其他指定物质通常是常规样品。

注 2：定义中所指的两个测量程序在校准等级关系中，一个在所述参考物质（校准物）之前，另一个在其后。更多信息见 ISO 17511。

注 3：具有互换性的参考物质的稳定性要定期监测。

[ISO/IEC 指南 99:2007 定义 5.15]

A.3.10

浓度　concentration

物质浓度　substance concentration

组分的物质的量除以系统的体积。

注 1：除非指明质量浓度、体积浓度或数目浓度，术语浓度认为是指物质浓度。

注 2：对于临床化学推荐采用单位“摩尔每升”。对此量不推荐使用术语“摩尔浓度”。

注 3：不赞成使用术语“水平”作为浓度的同义词。

注 4：描述一个量时，浓度必须与含量清楚区分开。

注 5：样品或系统的物质的量是与实际基本实体的数目成比例的物理量。基本实体可以是原子、分子、离子、电子或颗粒，其选择依情境而定，对此须做说明。

注 6：物质的量的国际单位制(SI)单位是摩尔(mol)，它被定义为与 0.012 kg（或 12 g）碳-12 中的原子数目相等的基本实体的物质的量。该数是阿佛加德罗(Avogadro)常数，NA。它的值是 $6.022\ 141\ 79(30) \times 10^{23}\ \mathrm{mol}^{-1}$。

注 7：在一个系统中规定成分的颗粒或基本实体数目除以该系统的体积称为数目浓度。

见参考文献 [54]。

A.3.11

约定量值　conventional quantity value

量的约定值　conventional value of a quantity

为给定目的由协议赋予某量的量值。

示例：给定质量标准的约定量值，$m = 100.003\ 47$ g。

注 1：对此概念有时使用术语“约定真量值”，但不鼓励使用这种用法。

注 2：有时约定量值是真值的一个估计值。

注 3：约定量值通常被公认为具有适当小的测量不确定度，它可能是零。

[ISO/IEC 指南 99:2007 定义 2.12]

A.3.12

交叉反应　cross-reactivity

在竞争结合的免疫化学测量程序中，不是分析物的物质与试剂结合的程度。

示例：抗体结合到分析物的代谢物、结构相似药物等。

注 1：分析特异性(A.3.4)是一相关概念。

注 2：代谢物的交叉反应可能是某些检验程序期望的属性，如对于非法药物存在的筛查。

注 3：重要的是在摩尔每升基础上计算交叉反应。计算交叉反应的指南，见参考文献[70]。

注 4：改写自参考文献[56]。

A.3.13

临界值　cut-off value

用于鉴别样品，作为判断特定疾病、状态或被测量存在或不存在的界限的量值。

注 1：测量结果高于临界值被认为是阳性而低于临界值被认为是阴性。

注 2：测量结果接近临界值可被认为是非确定性。

注 3：临界值的选择决定检验的诊断特异性 (A.3.16) 和诊断灵敏度(A.3.15)。

A.3.14

检出限　detection limit，limit of detection

由给定测量程序得到的测得量值，对于此值，在给定声称物质中存在某成分的误判概率为 α 时，声称不存在该成分的误判概率为 β。

注 1：IUPAC 建议 α 和 β 默认值等于 0.05。

注 2：术语“分析灵敏度”(A.3.3)有时被用于代表检出限，但这样的用法现在不鼓励。更多信息见 A.2.7 和 A.2.8。

注 3：参见定量限(A.3.44)。

[ISO/IEC 指南 99:2007 定义 4.18]

A.3.15

诊断灵敏度　diagnostic sensitivity

体外诊断检验程序可以识别与特定疾病或状态相关的目标标志物存在的能力。

注 1：在目标标志物已知存在的样品中也定义为阳性百分数。关于体外诊断医疗器械诊断性能特征描述的信息见参考文献[71]。

注 2：诊断灵敏度以百分数表达(数值分数乘以 100)。以 100×真阳性值数(TP)除以真阳性值数(TP)加上假阴性值数(FN)的和来计算，或 100×TP/(TP+FN)。此计算基于从每个对象中只取一个样品的研究设计。

注 3：目标状态(A.3.55)由独立于被考察检查程序的标准定义。

注 4：改编自参考文献 [69]，4.5.1。

A.3.16

诊断特异性　diagnostic specificity

体外诊断检验程序可以识别特定疾病或状态相关的目标标志物不存在的能力。

注 1：在目标标志物已知不存在的样品中也定义为阴性百分数。关于体外诊断医疗器械诊断性能特征描述的信息见参考文献[71]。

注 2：诊断特异性以百分分数表达(数值分数乘以 100)。以 100×真阴性值数(TN)除以真阴性值数(TN)加上假阳性值数(FP)的和来计算，或 100×TN/(TN+FP)。此计算基于从每个对象中只取出一个样品的研究设计。

注 3：目标状况(A.3.55)由独立于被考察检查程序的标准定义。

注 4：改写自参考文献 [69]，4.5.1。

A.3.17

高剂量钩状效应　high dose hook effect

在免疫化学测量程序中由相对抗体浓度抗原浓度过量或相对抗原浓度抗体浓度过量时的抗原-抗

体交联减少而引起的负偏倚。

注1：有时候被称为前带现象。

注2：改写自参考文献[72]。

A.3.18

影响量　influence quantity

在直接测量中，不影响实际被测量的量，但影响示值和测量结果间关系的量。

示例：

——在血红蛋白浓度直接测量中人血浆的胆红素浓度；

——在物质的量分数测量中质谱仪离子源的背景压力。

注1：间接测量中包含直接测量的组合，其中每一个测量都可受到影响量的影响。

注2：在GUM中，影响量概念的定义如同以前版本的VIM，不仅涵盖影响测量系统的量，如上述定义，而且包括那些影响实际被测量量的量。此外，在GUM中这个概念不限于直接测量。

[ISO/IEC 指南 99:2007 定义 2.52]

A.3.19

干扰量　interfering quantity

干扰物　interferent

不是被测量但影响测量结果的量。

示例：

——胆红素、血红蛋白、脂质或有色药物对特定比色法测量程序的影响；

——在免疫化学测量程序中的交叉反应代谢物(见交叉反应，A.3.12)。

注1：干扰量可以是影响量，但不限于直接测量。参见分析干扰(A.3.2)。

注2：部分来自定义影响量(A.3.18)。

A.3.20

中间测量精密度　intermediate measurement precision

中间精密度　intermediate precision

在一组测量条件下的测量精密度，这些条件包括相同的测量程序、相同地点并且对相同或相似的被测对象在一长时间段内重复测量，但可包含其他相关条件的改变。

注1：应在实际程度规定改变和未改变的条件，特别是如校准物、试剂批号、设备系统、操作者和环境条件等变量。

注2：在体外诊断医疗器械评价中，一般选择的中间精密度条件代表体外诊断医疗器械在一长时间段内的实际使用条件。

注3：相关统计学术语在ISO 5725-3[6]中给出。

注4：中间精密度可用结果的分散性特征术语定量表达。如标准差、方差和变异系数。

注5：改写自ISO/IEC 指南 99:2007，定义2.22和2.23。

A.3.21

测量系统的线性　linearity of a measuring system

线性　linearity

给出与样品中被测量的值直接成比例的测得量值的能力。

注1：对于体外诊断医疗器械，线性与测量示值(3.28)校正或线性化后给定测量区间(3.46)内的测量结果有关。

注2：线性通过测量包含配方已知或的相对关系已知(不必绝对知道)的被测量样品来评估。当测量结果相对被测量绝对或相对数值作图时，所划曲线对直线的符合程度即线性度的量度。

注3：改写自参考文献[67]和参考文献[73]。

A.3.22

实物量具　material measure

使用时以固定形态复现或提供具有赋值的一个或多个同类量的测量仪器。

示例：有证参考物质、标准砝码、容积量器(提供一个或几个量值，有或没有量值刻度)。

注：实物量具的示值是其赋值。

［ISO/IEC 指南 99:2007,定义 3.6］

A.3.23

测得量值　measured quantity value

测得值　measured value

代表测量结果的量值。

注 1：对于涉及重复测量示值的测量，每个示值可用于提供相应的测得量值。此测得量值的集合可被用于计算最终测得量值，如平均数或中位数，其相关测量不确定度通常减小。

注 2：当认为代表被测量的真量值范围相比测量不确定度很小时，一个测得量值可认为是基本上唯一的真量值的估计值，并且经常是通过重复测量得到单独测得量值的平均数或中位数。

注 3：当认为代表被测量的真量值范围相比测量不确定度不小时，一个测得量值可认为是一组真量值的平均数或中位数的估计值。

注 4：在 GUM 中，对"测得量值"使用术语"测量结果""被测量值的估计"或只是"被测量的估计"，在检验医学中通常只使用术语"测量结果"或只是"结果"。

［ISO/IEC 指南 99:2007,定义 2.10］

A.3.24

测量准确度　measurement accuracy

准确度　accuracy

一个测得量值与被测量的一个真量值间的一致程度。

注 1：概念"测量准确度"不是一个量，并且不给它数字量值。当一个测量给出较小的测量误差时说它较准确。

注 2：术语"测量准确度"不应用于测量正确度，并且术语"测量精密度"不应用于测量准确度，然而测量准确度与两概念都有关。

注 3：测量准确度有时候被理解为被赋予被测量的测得量值间的一致程度。

［ISO/IEC 指南 99:2007,定义 2.13］

A.3.25

测量偏倚　measurements bias

偏倚　bias

系统测量误差的估计值。

注 1：偏倚反相关于正确度。

注 2：偏倚的估计是一系列测量值的平均值减去参考量值(A.3.50)。

［ISO/IEC 指南 99:2007,定义 2.18］

A.3.26

测量修正　measurement correction

对估计的系统效应的补偿。

注 1：见 ISO/IEC 指南 98-3:2008,3.2.3 系统效应的解释。

注 2：补偿可采取不同方式，如加上一个修正值或乘上一个因数，或由表格导出。

［ISO/IEC 指南 99:2007,定义 2.53］

A.3.27

测量误差　measurement error

测得的量值减去参考量值。

注 1：误差概念可用于两种情况：

—— 当有一个单一参考量值作参照时，这发生在如果是通过一个测量不确定度可忽略的测得量值的测量标准来校准，或如果约定量值是给定的情况，在此情况下测量误差是已知的；以及

—— 如果一个被测量假定由一个唯一真值或可忽略范围的一组真值表征，在此情况下测量误差是未知的。

注 2：测量误差不应混淆于产生的错误或差错。

注 3：差值的符号必须指明。

[ISO/IEC 指南 99:2007,定义 2.16]

A.3.28

测量示值　measurement indication

示值　indication

测量仪器或测量系统给出的量值。

注 1：测量示值可用视觉或声音形式表示，或被传送至另一个装置。测量示值给出的方式经常是：模拟输出的显示位置、数字输出的显示或打印的数字、编码输出的编码模式、实物量具上指定的量值。

注 2：测量示值和所测量的量的对应值不必要是同类量的值。

注 3：从仪器显示读出的数值被称为直接示值，它可被乘以一个仪器常数而得出测量示值。

注 4：此量可以是被测量、测量信号或用于计算**测量结果**(3.45)的其他量。

[ISO/IEC 指南 99:2007,定义 4.1]

A.3.29

测量精密度　measurement precision

精密度　precision

在规定条件下，对同一或相似被测对象重复测量得到测量示值或测得量值间的一致程度。

注 1：测量精密度通常由不精密度的量度以数字表达，如规定测量条件下的标准差、方差和变异系数。

注 2：规定的条件可以是，例如，测量的重复性条件、测量的中间精密度条件、或测量的再现性条件（见 ISO 5725-5[78]）。

注 3：测量精密度用于定义测量重复性、中间测量精密度和测量再现性。

注 4：重复测量指在同一或相似样品上以不受以前结果影响的方式得到的结果。

[ISO/IEC 指南 99:2007,定义 2.15]

A.3.30

测量重复性　measurement repeatability

重复性　repeatability

在一组测量条件下的测量精密度，包括相同测量程序、相同操作者、相同测量系统、相同操作条件和相同地点，并且在短时间段内对同一或相似被测对象重复测量。

注 1：在临床化学上，术语批内或序列内精密度有时用于指此概念。

注 2：在评估体外诊断医疗器械时，通常选择重复性条件来代表基本不变的测量条件（被称为重复性条件），此条件产生测量结果的最小变异。重复性信息可对故障排除目的有用处。

注 3：重复性可以用结果分散性特征术语定量表达，如重复性标准差、重复性方差和重复性变异系数。相关统计术语在 ISO 5725-2[77] 中给出。

注 4：改写自 ISO/IEC 指南 99:2007,定义 2.20 和 2.21。

A.3.31

测量再现性　measurement reproducibility

再现性　reproducibility

在包括了不同地点、不同操作者、不同测量系统的测量条件下对同一或相似被测对象重复测量的测量精密度。

注 1：在临床化学上，术语室间精密度有时用于指此概念。

注 2：在评估体外诊断医疗器械时，通常选择再现性条件来代表最大改变的条件（被称为再现性条件），此条件产生独立实验室间比较结果时遇到的测量结果变异，如发生在室间比对计划中（例如，能力比对、外部质量保证或实验室标准化试验）。

注 3：再现性可以用结果分散性特征术语定量表达，如再现性标准差、再现性方差和再现性变异系数。相关统计术语在 ISO 5725-2[77] 中给出。

注 4：不同测量系统可使用不同测量程序。

注 5:应在实际程度上给出改变或不改变条件的说明。

注 6:改写自 ISO/IEC 指南 99:2007,定义 2.24 和 2.25。

A.3.32

测量信号　measurement signal

信号　signal

表示被测量并与该量有函数关系的量。

注:测量信号可以是测量示值(A.3.28)。

见 ISO 指南 30[25]。

A.3.33

测量标准　measurement standard

具有明确量值和相关测量不确定度,用作参照的给定量定义的实现。

示例 1:具有标准测量不确定度为 3 μg 的 1 kg 质量测量标准。

示例 2:指定量值为 7.072 并且相应标准测量不确定度为 0.006 的氢参考电极。

示例 3:每个浓度都具有认定量值和测量不确定度的一组人血清中皮质醇参考溶液。

示例 4:为十种不同蛋白质分别提供具有测量不确定度的质量浓度量值的参考物质。

注 1:测量标准经常作为参照建立同类其他量的量值和相应测量不确定度,由此通过其他测量标准、测量仪器或测量系统的校准建立计量学溯源性。

注 2:给定量定义的实现可由测量系统、实物量具或参考物质提供。

注 3:这里术语“实现”以最普通的含义来使用。它指三种实现程序。第一种存在于测量单位由其定义的物理实现,并且是狭义的实现。第二种,称为复现,不存在于测量单位由其定义的实现但存在于基于一个物理现象设立一个高度可重复的测量标准。第三种程序存在于采用一个实物量具作为测量标准,如在 1kg 测量标准中的例子。

注 4:在英语中有时候使用单词“embodiment”来代替“realization”。

注 5:测量标准的等级包括原级测量标准和次级测量标准。原级测量标准的量值和测量不确定度用原级测量程序建立或通过约定选择的人为创造物。次级测量标准的量值和测量不确定度通过用同类量的原级测量标准校准来指定。其关系可由原级测量标准和次级标准间直接获得,或涉及一个由原级测量标准校准的中间测量系统并给次级测量标准指定一个测量结果。见 ISO/IEC 指南 99:2007,5.4 和 5.5。

示例 5:通过溶解已知量的化学成分物质到已知体积溶液来制备物质的量浓度的原级测量标准。

注 6:被签署者在国际一致认可并且预期服务于世界范围的测量标准被称为国际测量标准,如“绒毛膜促性腺激素,世界卫生组织(WHO)第 4 代国际标准 1999,75/589,650 国际单位/安瓿”。被国家权威部门在国家内认可并且作为国家内的测量标准被称为国家测量标准。见 ISO/IEC 指南 99:2007,5.2。

注 7:在给定组织或给定地点内指定用于给定类型量的工作测量标准校准的测量标准被称为参考测量标准(见 ISO/IEC 指南 99:2007,5.6)。用于常规校准或验证测量仪器或测量系统的测量标准被称为工作测量标准(见 ISO/IEC 指南 99:2007,5.7)。工作测量标准通常用参考测量标准校准。

注 8:与测量标准相关的标准测量不确定度经常是使用测量标准获得的测量结果的合成标准不确定度的一个分量(见 ISO/IEC 指南 98-3:2008,2.3.4),通常这个分量相比合成标准不确定度其他分量较小。

注 9:量值和测量不确定度必须在使用测量标准确定

[ISO/IEC 指南 99:2007,定义 5.1]

A.3.34

测量正确度　measurement trueness

正确度　trueness

无穷多次重复测量所得量值的平均值与一个参考量值间的一致程度。

注 1:测量正确度不是一个量,且因而不能以数字来表达。一致程度的量度在 ISO 5725-3 中给出。

注 2:测量正确度与系统测量误差(A.3.54)反相关,但与随机测量误差(A.3.48)不相关。

注 3:术语测量准确度(A.3.24)不应用于测量正确度,且反之亦然。

[ISO/IEC 指南 99:2007,定义 2.14]

A.3.35

测量不确定度 measurement uncertainty

测量的不确定度 uncertainty of measurement

根据所用信息,表征赋予被测量量值分散性的非负参数。

注 1:测量不确定度包含来自系统效应的分量,如与修正和测量标准指定量值相关的分量,以及定义的不确定度。有时估计的系统效应不被修正,而是纳入相关的测量不确定度分量。

注 2:此参数不能是负数。此参数可以是如称为标准测量不确定度的标准差(或它的指定倍数),或说明了包含概率的区间的半宽度。

注 3:由测量模型中输入量的测量结果得到的标准测量不确定度称为合成标准测量不确定度。合成标准测量不确定度与一个大于数字 1 的包含因子的积在 ISO/IEC 指南 99:2007,2.35 中被称为扩展测量不确定度,在 BIPM 关于不确定度表述工作组中被称为总体不确定度,在 IEC 文件中被简单称为不确定度。

注 4:在 ISO/IEC 指南 99:2007,2.27 中由被测量定义中的有限量细节引起的最小测量不确定度被称为“定义不确定度”,在 GUM 和 IEC 60359[83] 中此概念被称为固有不确定度。

注 5:测量不确定度通常由许多分量组成。其中一些分量可采用测量不确定度的 A 类评定,即由一系列测量的测得量值的统计学分布来评定,并可用标准差来表征。其他一些分量可采用测量不确定度的 B 类评定,通过基于经验或其他信息的概率密度函数来评定,也可用标准差来表征(见 ISO/IEC 指南 99:2007, 2.26,注 3)。

注 6:测量不确定度、该测量不确定度的分量以及它们的计算与合成的说明称为不确定度预估。一个不确定度预估典型地包括测量模型、在该模型中量的估计值和测量不确定度、协方差、所用的概率密度函数、自由度、测量不确定度评定的类型以及任何包含因子(见 ISO/IEC 指南 99:2007, 2.33)。

注 7:一般认为,对于一组给定信息,测量不确定度与赋予被测量的一个规定量值相关。此值的修改引起相应不确定度的修改。

[ISO/IEC 指南 99:2007,定义 2.26]

A.3.36

测量单位 measurement unit,unit of measure

按协约定义和采用的标量,任何其他同类量可与之比较,从而将此两量之比表示为一个数。

注 1:测量单位用约定赋予的名称和符号来表示(见参考文献[23]和[54])。

注 2:对于给定量,缩写术语“单位”经常与量的名称连在一起使用,如质量单位或质量的单位。

注 3:量纲为一的量的测量单位是数。某些情况下这些测量单位被给以专门名称,例如弧度、球面度和分贝。或表示为商,如毫摩尔每摩尔等于 10^{-3},微克每千克等于 10^{-9}。

[ISO/IEC 指南 99:2007,定义 1.9]

A.3.37

测量系统 measuring system

一套组合在一起的,适合给出规定类量规定区间内测得量值的一个或多个测量仪器以及经常和其他器械组成的组合,包括任何试剂和用品。

注:测量系统可以只由一个用于测量的器械组成,它可以是指示测量仪器或一个实物量具,并且它可以单独使用或与辅助器械联合使用(见 ISO/IEC 指南 99:2007,定义 3.1)。

[ISO/IEC 指南 99:2007,定义 3.2]

A.3.38

测量结果的计量学可比性 metrological comparability of measurement results

对于给定种类的量,计量可溯源到同一参照的测量结果间可比较的特性。

示例:来自两个不同的商用临床化学测量系统,当它们都在计量学上溯源至同一原级参考标准(如葡萄糖质量浓度的有证参考物质)时,它们的测量结果可比。

注 1:对于此定义,参照可以是实际实现的测量单位的定义,或是对于非序次量包括测量单位的**测量程序**(3.44),或是**测量标准**(3.33)。

注 2:测量结果的计量学可比性不必要求所比较的测得量值和相关测量不确定度在相同数量级。

[ISO/IEC 指南 99:2007,定义 2.46]

A.3.39

测量结果的计量学相容性　metrological compatibility of measurement results

规定被测量的一组测量结果的特性,该特性为任意一对来自两个不同测量结果的测得量值的差值的绝对值小于该差值标准测量不确定度的某个选定倍数。

注 1: 测量结果的计量学相容性取代传统的落在误差内概念,因为它代表确定两个测量结果是否归属相同被测量的标准。在被测量的一组认为是恒定的测量中,若一个测量结果与其他结果不相容,则或是该测量不正确(如测量不确定度评定过小)或是所测量的量在测量之间发生了改变。

注 2: 测量间的相关性影响测量结果的计量学相容性。如果测量完全不相关,它们差值的标准不确定度等于它们标准测量不确定度的均方根,而对协方差为正时,小于此值,或对协方差为负时,大于此值。

[ISO/IEC 指南 99:2007,定义 2.47]

A.3.40

名义特性　nominal property

现象、物体或物质的特性,该特性没有数量大小。

示例:

——化学中斑点试验的颜色;

——多肽中氨基酸的顺序。

注 1: 名义特性具有一个值,它可被表达为一个词、字母数字编码或其他方式。

注 2: 名义特性的值不要混淆于**名义量值**(A.3.41)。

注 3: 识别名义特性的检验在检验医学中称为**定性检验**(A.3.43)。

[ISO/IEC 指南 99:2007,定义 1.30]

A.3.41

名义量值　nominal quantity value

名义值　nominal value

为测量仪器或测量系统恰当使用提供指导的表征量值,该值为修约值或近似值。

示例:

——一种盐酸(HCl)溶液物质的量浓度以 0.1 mol/L 作为名义量值;

——1 000 mL 作为标于单标线容量瓶上的名义量值;

——−20 ℃作为最高贮存温度。

注: 名义量值和名义值不要混淆于**名义特性值**(A.3.40,注 1)。

[ISO/IEC 指南 99:2007,定义 4.6]

A.3.42

预测值　predictive value

检验结果阳性的人有给定研究状况的概率,或检验结果阴性的人没有给定状况的概率。

注 1: 在筛查检验中,预测值取决于检验程序的**诊断灵敏度**(A.3.15)和**诊断特异性**(A.3.16),以及检验所用状况的患病率。

注 2: 患病率指研究状况在所研究人群的个体(有目标状况的加上没有目标状况的人)总数目中以百分数表达的频率(分数数值乘以 100)。

注 3: 阳性检验结果的预测值[PV(+)]表示一个检验在给定人群中从假阳性检验结果中区分给定**目标状况**(A.3.55)的真阳性检验结果的有效性。

注 4: 阴性检验结果的预测值[PV(−)]表示一个检验在给定人群中从假阴性检验结果中区分给定**目标状况**(A.3.55)的真阴性检验结果的有效性。

注 5: 改写自参考文献[71]。

A.3.43

定性检验　qualitative examination

基于物质的化学或物理特性将其识别或分类的一组操作。

示例:化学反应、溶解性、分子量、熔点、辐射特性(发射、吸收)、质谱、核半衰期。

注:改写自参考文献[56]。

A.3.44

定量限 quantitation limit;limit of quantitation

在规定的测量条件下以指定的测量不确定度能测量的样品中可被测量的最低值。

注 1:在体外诊断标示中,有时候也被用来指检测下限、定量下限、测量下限。指导方针见 A.2.8。

注 2:不鼓励使用术语"功能灵敏度"表示此概念。更多信息见 A.2.8。

注 3:改写自参考文献[67]和[73]。

A.3.45

定量检验 quantitative examination

测量分析物的量或浓度并以适当测量单位的数字量值表达的一组操作。

注 1:定性检验可以在没有定量检验之前进行,但定量检验要求识别要指定数值的分析物。

注 2:改写自参考文献[56]。

A.3.46

量 quantity

可用一个数和一个参照表示大小的现象、物体或物质的属性。

注 1:一般概念的量可被分为几个水平的特定概念,如下表所示。表的左列显示在"量"下的具体概念,它们是表右列的特定量的一般概念。

示例 1:

一般意义上量的举例	特定量的举例
实体 B 的物质的量浓度,C_B	红酒样品 i 中乙醇的物质的量浓度,$c_i(C_2H_5OH)$
实体 B 的数目浓度,C_B	血液样品 i 中红细胞的数目浓度,C (Erys; B_i)

注 2:参照可以是测量单位、测量程序、参考物质或其组合。

注 3:量的符号在 ISO 80000 和 IEC 80000 系列,量和单位[23]中给出。量的符号用斜体书写。一个给定的符号可代表不同的量。

注 4:在检验医学中,IUPAC-IFCC 表示量的首选格式是:系统—成分;量。

示例 2:给定人在给定时间的血浆(血)－钠离子;物质的量浓度等于 143 mmol/L。

注 5:概念量一般可分为,如物理量、化学量和生物学量,或基本量和导出量。

注 6:按照量类区分量的概念在某种程度上是任意的。在英语中术语量经常用于表示量的类(也就是相互可比的量的共同部分,见 ISO/IEC 指南 99:2007,1.2)。

[ISO/IEC 指南 99:2007,定义 1.1]

A.3.47

量值 quantity value

值 value

用数和参照一起表示的特定量的大小。

示例 1:给定物体的质量:0.152 kg 或 152 g。

示例 2:给定样品的摄氏温度:－5 ℃。

示例 3:给定血清样品中 β 球蛋白的质量分数:0.100 g/g 或 0.100。

示例 4:给定血液样品中葡萄糖的摩尔数:5.50 mmol/kg。

示例 5:给定血浆样品中黄体素物质的量指定浓度(WHO 国际标准 80/552):5.0IU/L。

示例 6:在 WHO-标准化测量程序中血液样品凝固时间,相对于正常人群参考值表达:INR2.2。

注 1:依照参照的类型,一个量值要么是:

——一个数和一个测量单位的积(见示例 1、2、3 和 4);测量单位为 1 通常不是指量纲为一的量(见示例 3)或是

——一个数和一个参考物质(见示例 5)或是

——一个数和一个到测量程序的参照(见示例 6)。

注 2：数字可以是复数。

注 3：量值可用多种方式表示。

[ISO/IEC 指南 99:2007,定义 1.19]

A.3.48

随机测量误差　random measurement error

随机误差　random error

在重复测量中按不可预见方式变化的测量误差分量。

注 1：随机测量误差参考量值是对同一被测量无穷多次重复测量结果得到的平均值。

注 2：一组重复测量的随机测量误差形成一个可以由其期望值和方差概括的分布，期望值通常被假定为零。

注 3：随机测量误差等于测量误差减去系统测量误差。

[ISO/IEC 指南 99:2007,定义 2.19]

A.3.49

回收　recovery

通过测量得到的存在于或加入样品中的分析物量的比例。

注 1：通常以加入分析物量的百分数报告。

注 2：改写自参考文献[74]。

A.3.50

参考量值　reference quantity value

参考值　reference value

用作与同类量值比较的基础的量值。

注 1：参考量值可以是被测量的一个真值，在此情况下它是未知的，或是一个约定量值，在此情况下它是已知的。

注 2：具有相应测量不确定度的参考量值通常与以下参照一起提供：

a) 一种物质，例如一个有证参考物质；

b) 一个装置，例如一个稳频激光器；

c) 一个参考测量程序；

d) 测量标准的一种比较。

[ISO/IEC 指南 99:2007,定义 5.18]

A.3.51

测量系统的分辨力　resolution of a measuring system

引起相应测量示值产生可觉察变化的被测量量的最小变化。

注：此分辨力可依赖于，如噪声(内部或外部的)或摩擦。它也依赖于所测量量的值。

[ISO/IEC 指南 99:2007,定义 4.14]

A.3.52

标准差　standard deviation

方差的正平方根。

注 1：可表达为变异系数(CV)，用标准差除以均值乘以 100 计算并以百分数表达。

注 2：以前的术语相对标准差被术语变异系数替代。

[ISO 3534-1:2006,定义 2.37]

A.3.53

标准测量不确定度　standard measurement uncertainty

以标准差表达的测量不确定度。

[ISO/IEC 指南 99:2007,定义 2.30]

A.3.54

系统测量误差　systematic measurement error

系统误差　systematic error

在重复测量中保持恒定或以可预见方式变化的测量误差分量。

注 1：对系统测量误差参考量值是真值，或测量不确定度可忽略的测量标准的测得量值，或约定量值。

注 2：系统测量误差及其来源可以是已知或未知的，对于已知的系统测量误差，可用修正值予以补偿。

注 3：系统测量误差等于测量误差减去随机测量误差。

注 4：对测量仪器的系统误差的估计，参见定义测量偏倚（A.3.25）。

[ISO/IEC 指南 99:2007，定义 2.18]

A.3.55

目标状况　target condition

关注状况　condition of interest

患者的特定疾病、疾病阶段、健康状况或其他可鉴别的状况、事件或特征，包括已知存在疾病的分期、或应促使治疗或其他临床措施的起始、修改或中止的健康状况。

注 1：一个特定被测量可用作与目标状况相关的目标标志物。这些概念的进一步讨论，参见 STARD 声明（诊断准确度研究报告标准）[75],[76]。

注 2：改写自参考文献[75]。

A.3.56

目标测量不确定度　target measurement uncertainty

根据测量结果的预期用途确定的测量不确定度规定上限。

注 1：在 ISO 15197[13] 和 ISO 17593[17] 中系统准确度性能标准基于此概念。

注 2：在检验医学中，目标测量不确定度被称为总允许分析误差。

[ISO/IEC 指南 99:2007，定义 2.34]

A.3.57

真量值　true quantity value

真值　true value

与量的定义一致的量值。

注 1：在描述测量的误差方法中，真值被认为是唯一的，而且实际上是不可知的。不确定度方法则认为由于在量的定义中固有的细节不完整，真值不只有一个，而是与定义一致的真值集合。然而此值的集合在原理上并且在实际上是不可知的。其他方法完全免去真值的概念，并依赖于测量结果计量学相容性的概念来评定其有效性。

注 2：在基本常量这种特殊情况下，此量被认为有单一的真值。

注 3：当被测量定义的不确定度相比于测量不确定度的其他分量被认为可忽略时，被测量可被认为具有基本上唯一的真值。这是 GUM 和相关文件所采用的方式。其中“真”字被认为是多余的。

注 4：英语中不定冠词“a”而不是定冠词“the”和真值一起使用，因为可有很多值与给定特定量的定义一致。

注 5：参见约定量值（A.3.11）。

[ISO/IEC 指南 99:2007，定义 2.11]

参 考 文 献

[1] ISO 704:2000, *Terminology work—Principles and methods*

[2] ISO 1087-1:2000, *Terminology work—Vocabulary—Part 1: Theory and application*

[3] ISO 3534-1:2006, *Statistics—Vocabulary and symbols—Part 1: General statistical terms and terms used in probability*

[4] ISO 3534-2:2006, *Statistics—Vocabulary and symbols—Part 2: Applied statistics*

[5] ISO 5725-1:1994, *Accuracy (trueness and precision) of measurement methods and results—Part 1: General principles and definitions*

[6] ISO 5725-3:1994, *Accuracy (trueness and precision) of measurement methods and results—Part 3: Intermediate measures of the precision of a standard measurement method*

[7] ISO 8601, *Data elements and interchange formats—Information interchange—Representation of dates and times*

[8] ISO 10241, *International terminology standards—Preparation and layout*

[9] ISO 15189:2007, *Medical laboratories—Particular requirements for quality and competence*

[10] ISO 15190:2003, *Medical laboratories—Requirements for safety*

[11] ISO 15193:2002, In vitro *diagnostic medical devices—Measurement of quantities in samples of biological origin—Requirements for content and presentation of reference measurement procedures*

[12] ISO 15194, In vitro *diagnostic medical devices—Measurement of quantities in samples of biological origin—Requirements for certified reference materials and the content of supporting documentation*

[13] ISO 15197:2003, In vitro *diagnostic test systems—Requirements for blood-glucose monitoring systems for self-testing in managing diabetes mellitus*

[14] ISO 15198:2004, *Clinical laboratory medicine*—In vitro *diagnostic medical devices—Validation of user quality control procedures by the manufacturer*

[15] ISO/IEC 17025, *General requirements for the competence of testing and calibration laboratories*

[16] ISO 17511:2003, In vitro *diagnostic medical devices—Measurement of quantities in biological samples—Metrological traceability of values assigned to calibrators and control materials*

[17] ISO 17593:2007, *Clinical laboratory testing and* in vitro *medical devices—Requirements for* in vitro *monitoring systems for self-testing of oral anticoagulant therapy*

[18] ISO 18153, In vitro *diagnostic medical devices—Measurement of quantities in biological samples—Metrological traceability of values for catalytic concentration of enzymes assigned calibrators and control materials*

[19] ISO 25680[1], *Medical laboratories—Calculation and expression of measurement uncertainty*

1) 待出版。

[20] IEC 60050 (all parts), *International Electrotechnical Vocabulary* (IEV) An online version is available at: http://std.iec.ch/iec60050

[21] IEC 60601-1-6:2006, *Medical electrical equipment—Part 1-6: General requirements for basic safety and essential performance—Collateral standard: Usability*

[22] IEC 61010-2-101:2002, *Safety requirements for electrical equipment for measurement, control and laboratory use—Part 2-101: Particular requirements for* in vitro *diagnostic (IVD) medical equipment*

[23] ISO/IEC 80000 (all parts), *Quantities and units*

[24] ISO/IEC 80416-1:2001, *Basic principles for graphical symbols for use on equipment—Part 1: Creation of symbol originals*

[25] ISO Guide 30:1992, *Terms and definitions used in connection with reference materials*

[26] ISO/IEC Guide 51:1999, *Safety aspects—Guidelines for their inclusion in standards*

[27] ISO/IEC Guide 98-3:2008, *Uncertainty of measurement—Guide to the expression of uncertainty in measurement (GUM:1995)*

[28] ISO/IEC Guide 99:2007, *International vocabulary of metrology—Basic and general concepts andassociated terms (VIM)*

[29] EN 375:2001, *Information supplied by the manufacturer with* in vitro *diagnostic reagents for professional use*

[30] EN 376:2002, *Information supplied by the manufacturer with* in vitro *diagnostic reagents for selftesting*

[31] EN 591:2001, *Instructions for use for* in vitro *diagnostic instruments for professional use*

[32] EN 592:2002, *Instructions for use for* in vitro *diagnostic instruments for self testing*

[33] EN 13612:2002, *Performance evaluation of* in vitro *diagnostic medical devices*

[34] EN 13640:2002, *Stability testing of* in vitro *diagnostic reagents*

[35] Global Harmonization Task Force (GHTF), Overview and Mission available at http://www.ghtf.org/about/overview.html

[36] Global Harmonization Task Force (GHTF), *Labelling for Medical Devices*, Final Document GHTF/SG1/N43:2005, 3 June 2005

[37] Global Harmonization Task Force (GHTF), *Information Document Concerning the Definition of the Term "Medical Device"*, Final Document GHTF/SG1/N29R16:2005, 20 May 2005

[38] Directive 98/79/EC of the European Parliament and the Council of 27 October 1998 on *in vitro* diagnostic medical devices, Official Journal of the European Union L331, 7 December 1998

[39] GHTF conformity assessment-GHTF: SG1- N046: 2008, *Principle of conformity assessment for* in vitro *diagnostic (IVD) medical devices*

[40] U.S.Code of Federal Regulations (CFR), Title 21, *Part* 820—*Quality System Regulation*

[41] Health Canada, Medical Devices Regulations, [SOR/98-282], 7 May 1998

[42] CLSI C28-A2. *How to Define and Determine Reference Intervals in the Clinical Laboratory; Approved Guideline—Second Edition*, CLSI: Wayne, PA, 2000

[43] International Federation of Clinical Chemistry, International Committee for Standardization in Haematology. *Approved recommendation* (1986) *on the theory of reference values. Part 1. The concept of reference values*, Clin.Chim.Acta., 167, pp.111-118, 1987

[44] International Federation of Clinical Chemistry, International Committee for Standardization in Haematology, *Approved recommendations* (1987) *on the theory of reference values. Part 5. Statistical treatment of col-*

lected reference values.Determination of reference limits,J.Clin.Chem.Clin.Biochem.,25,*pp*.645-656,1987

[45] POULSEN,O.M.,HOLST,E.and CHRISTENSEN,J.M.,*Calculation and application of coverage intervals for biological reference values (technical report)—A supplement to the approved IFCC recommendation (1987) on the theory of reference values*,Pure Appl.Chem.,69(7),pp.1601-1611,1997

[46] U.S.Code of Federal Regulations (CFR),Title 21,*Part* 803—*Medical Device Reporting Regulation*

[47] GHTF SG1 N045:2008,*Principles of* In Vitro *Diagnostic (IVD) Medical Devices Classification*

[48] FDA,Labelling Requirements—*In Vitro* Diagnostic Devices.Guidance on applicability of 21 CFR 809.10(b),Labelling Requirements for Inserts and Outer Packaging,available at http://www.fda.gov/cdrh/devadvice/332.html,21 July 2000

[49] U.S.Code of Federal Regulations (CFR),Title 29,*Part* 1910.1200—*Hazard Communication*

[50] U.S.Food and Drug Administration,Guidance on Medical Device Patient Labelling; Final Guidance for Industry and FDA,19 April 2001

[51] Global Harmonization Task Force (GHTF),*Essential Principles of Safety and Performance of Medical Devices (including* In Vitro *Diagnostic Devices)*, Final Document GHTF/SG1/N041:2005

[52] EURACHEM/CITAC.*Quantifying Uncertainty in Analytical Measurement*,2nd edition; 2000.http://www.measurementuncertainty.org/mu/QUAM2000-1.pdf

[53] NIST/SEMATECH. e-handbook of statistical methods, 2004. http://www.itl.nist.gov/div898/handbook (Last updated: 7/18/2006)

[54] LEHMANN, H. P., FUENTES-ARDERIU, X., BERTELLO, L. F., eds. *IUPAC-IFCC Glossary of Terms in Quantities and Units in Clinical Chemistry*,Pure Appl.Chem.,68,pp 957-1000, 1996.A hypertext version is available at http://www.labinfo.dk/English/Documents/glossary.htm, January 1996

[55] INCZEDY J.,LENGYEL T.,and URE A.M.,eds.*IUPAC*,*Compendium of Analytical Nomenclature*,3rd edition,1998

[56] MCNAUGHT D.and WILKINSON A.,eds.,*IUPAC Compendium of Chemical Terminology*,2nd edition,Blackwell Science,1997

[57] *IUPAC—Quantities,Units and Symbols in Physical Chemistry* (2nd edition 1993)

[58] Harmonized Terminology Database for Laboratory Medicine, maintained by the Clinical and Laboratory Standards Institute (CLSI) at http://www.clsi.org/AM/Template.cfm? Section=Harmonized_Terminology_Database

[59] CLSI EP9-A2,*Method Comparison and Bias Estimation Using Patient Samples; Approved Guideline*,Second Edition

[60] CLSI X5-R,*Metrological Traceability and Its Implementation; A Report*

[61] CLSI EP12-A2,*User Protocol for Evaluation of Qualitative Test Performance; Approved Guideline*,Second Edition

[62] CLSI EP5-A2,*Evaluation of Precision Performance of Quantitative Measurement Meth-*

ods; *Approved Guideline*, Second Edition

[63] CLSI C51-P, *Expression of Measurement Uncertainty in Laboratory Medicine*

[64] CLSI EP7-A2, *Interference Testing in Clinical Chemistry; Approved Guideline*, Second Edition

[65] Commission Decision of 7 May 2002 on common technical specifications for in vitro-diagnostic medical devices (notified under document number C(2002) 1344) (2002/364/EC)

[66] SPENCER, C. A., *Thyroid profiling for the 1990s: Free T4 estimate or sensitive TSH measurement*, J.Clin.Immunoassay, 12, pp.82-89, 1989

[67] CLSI EP17-A, *Protocols for Determination of Limits of Detection and Limits of Quantitation; Approved Guideline*

[68] CLSI EP6-A, *Evaluation of the Linearity of Quantitative Measurement Procedures: A Statistical Approach; Approved Guideline*

[69] CLSI GP10-A, *Assessment of the Clinical Accuracy of Laboratory Tests Using Receiver Operating Characteristic (ROC) Plots; Approved Guideline*, CLSI: Wayne, PA, 1995

[70] VALDES, J.R.R. and MILLER, J.J., *Importance of using molar concentrations to express cross-reactivity in immunoassays*, Clin.Chem., 41, pp.332-333, 1995

[71] GALEN, R.S., GAMBINO, S.R. *Beyond Normality: The Predictive Value and Efficiency of Medical Diagnosis*, A Wiley Biomedical Publication, 1975

[72] *The Immunoassay Handbook*, 3rd edition, WILD D (ed.). Elsevier, New York, 930 pp., May 2005

[73] World Health Organization (WHO). *Glossary of Terms for Biological Substances Used for Texts of the Requirements*, Expert Committee on Biological Standardization, WHO BS/95.1793, Geneva, 1995

[74] IUPAC/ISO/AOAC, *International, EURACHEM harmonised guidelines for the use of recovery information in analytical measurements*, Pure Appl.Chem., 71, pp 337-348, 1999

[75] BOSSUYT, P.M, REITSMA, J.B, BRUNS, D.E, et al., *Towards complete and accurate reporting of studies of diagnostic accuracy: the STARD initiative*, Clinical Chemistry, 49 (1), pp. 1-6, 2003

[76] BOSSUYT, P. M, REITSMA, J. B, BRUNS, D. E, et al., *The STARD statement for reporting studies of diagnostic accuracy: explanation and elaboration*, Clinical Chemistry, 49(1), pp 7-18, 2003

[77] ISO 5725-2, *Accuracy (trueness and precision) of measurement methods and results—Part 2: Basic method for the determination of repeatability and reproducibility of a standard measurement method*

[78] ISO 5725-5:1998, *Accuracy (trueness and precision) of measurement methods and results—Part 5: Alternative methods for the determination of the precision of a standard measurement method*

[79] ISO 9000:2005, *Quality management systems—Fundamentals and vocabulary*

[80] IEC 60050-300:2001, *International Electrotechnical Vocabulary—Electrical and electronic measurements and measuring instruments—Part 311: General terms relating to measurements—Part 312: General terms relating to electrical measurements—Part 313: Types of electrical measuring instruments—Part 314: Specific terms according to the type of instrument*

[81] *International Vocabulary of Basic and General Terms in Metrology*, BIPM, IEC, IFCC, ISO, IUPAC, IUPAP, OIML, 1993[2)]

[82] *Guide to the Expression of Uncertainty in Measurement*, BIPM, IEC, IFCC, ISO, IUPAC, IUPAP, OIML, 1993[3)]

[83] IEC 60359, *Electrical and electronic measurement equipment—Expression of performance*

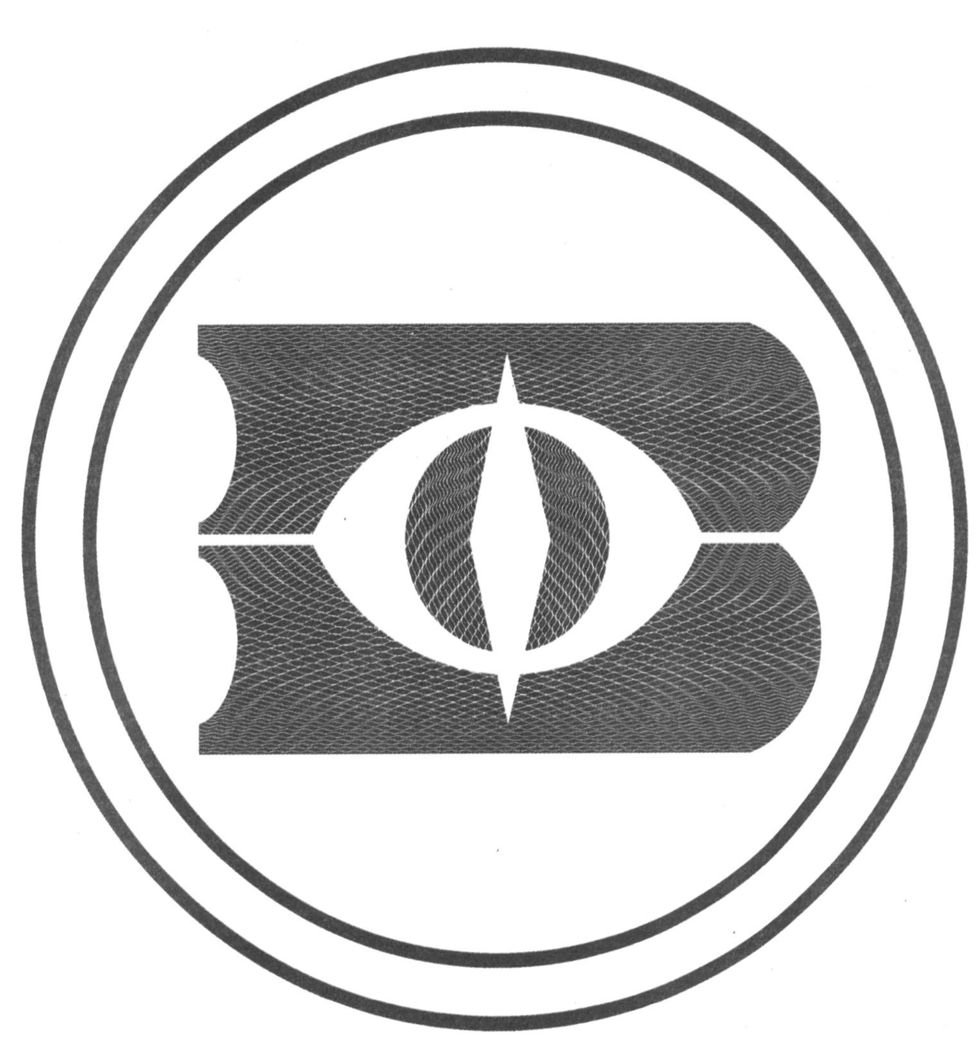

ICS 11.100
C 44

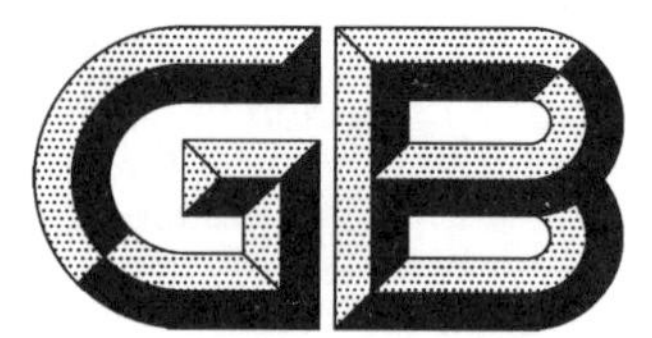

中华人民共和国国家标准

GB/T 29791.2—2013/ISO 18113-2:2009

体外诊断医疗器械 制造商提供的信息(标示) 第2部分:专业用体外诊断试剂

In vitro diagnostic medical devices—Information supplied by the manufacturer (labelling)—Part 2: In vitro diagnostic reagents for professional use

(ISO 18113-2:2009,IDT)

2013-10-10 发布　　2014-02-01 实施

中华人民共和国国家质量监督检验检疫总局
中国国家标准化管理委员会　发布

前　言

GB/T 29791《体外诊断医疗器械　制造商提供的信息(标示)》分为5部分：

——第1部分：术语、定义和通用要求；

——第2部分：专业用体外诊断试剂；

——第3部分：专业用体外诊断仪器；

——第4部分：自测用体外诊断试剂；

——第5部分：自测用体外诊断仪器。

本部分为GB/T 29791的第2部分。

本部分按照GB/T 1.1—2009给出的规则起草。

本部分使用翻译法等同采用ISO 18113-2:2009《体外诊断医疗器械　制造商提供的信息(标示)第2部分：专业用体外诊断试剂》。

与本部分中规范性引用的国际文件有一致性对应关系的我国文件如下：

——GB/T 7408—2005　数据元和交换格式　信息交换　日期和时间表示法(ISO 8601:1998, IDT)

——YY/T 0316—2008　医疗器械风险管理对医疗器械的应用(ISO 14971:2008, IDT)

——YY/T 0466.1—2009　医疗器械　用于医疗器械标签、标记和提供信息的符号　第1部分：通用要求(ISO 15223-1:2007, IDT)

请注意本文件的某些内容可能涉及专利。本文件的发布机构不承担识别这些专利的责任。

本部分由国家食品药品监督管理局提出。

本部分由全国医用临床检验实验室和体外诊断系统标准化技术委员会(SAC/TC 136)归口。

本部分起草单位：北京市医疗器械检验所。

本部分主要起草人：毕春雷、张新梅。

引　言

专业用体外诊断(IVD)试剂制造商提供给使用者能够安全使用和实现其器械预期性能的信息。其形式和详细程度随着预期使用和特定国家法规而变化。

全球协调工作组(GHTF)鼓励在全球对医疗器械法规体系趋向一致。消除在辖区法规间的差异可使得患者更早获得新技术和治疗,见参考文献[9]。本部分提供了协调专业用IVD试剂标示要求的基础。

本部分仅关注为预期专业使用的IVD试剂、校准物和控制物质所提供的信息。本部分旨在与GB/T 29791.1联合使用,该标准包含了制造商提供的信息的通用要求和通用标示概念的定义。

本部分基于EN 375:2001[5]。为了符合ISO/IEC指南第2部分[4],文字上作了修改,但是要求,包括在GB/T 29791.1中的要求,基本等同于最初的欧洲协调标准。本部分旨在支持所有GHTF参与国,以及其他实施或计划实施IVD医疗器械标示规定的国家的基本标示要求。

对于预期作为系统与由同一制造商提供的仪器一同使用的IVD试剂、校准物和(或)控制物质,本部分也预期与GB/T 29791.1和GB/T 29791.3一同使用。

体外诊断医疗器械 制造商提供的信息(标示) 第2部分:专业用体外诊断试剂

1 范围

GB/T 29791 的本部分规定了专业用体外诊断(IVD)试剂制造商提供信息的要求。

本部分也适用于预期与专业用体外诊断医疗器械一起使用的校准物、控制物质制造商提供的信息。

本部分也适用于 IVD 附件。

本部分适用于外包装和内包装标签以及使用说明。

本部分不适用于:

a) 体外诊断仪器或设备;

b) 自测用体外诊断试剂。

2 规范性引用文件

下列文件对于本文件的应用是必不可少的。凡是注日期的引用文件,仅注日期的版本适用于本文件。凡是不注日期的引用文件,其最新版本(包括所有的修改单)适用于本文件。

ISO 8601 数据元和交换格式 信息交换 日期和时间表示法(Data elements and interchange formats—Information interchange—Representation of dates and times)

ISO 14971 医疗器械 风险管理对医疗器械的应用(Medical devices—Application of risk management to medical devices)

ISO 15223-1 医疗器械 用于医疗器械标签、标示和提供信息的符号 第1部分:通用要求(Medical devices—Symbols to be used with medical device labels,labelling and information to be supplied—Part 1:General requirements)

ISO 18113-1 体外诊断医疗器械 制造商提供的信息(标示) 第1部分:术语、定义和通用要求[In vitro diagnostic medical devices—Information supplied by the manufacturer (labelling)—Part 1:Terms,definitions and general requirements]

EN 980 医疗器械标示中使用的符号(Symbols for use in the labelling of medical devices)

3 术语和定义

ISO 18113-1 界定的术语和定义适用于本文件。

4 总则

4.1 基本要求

ISO 18113-1 的要求适用。

对于使用符号,ISO 15223-1 和 EN 980 的要求适用。

4.2 试剂盒组分的识别

对于试剂盒,每一个组分在所有标签和使用说明中应以同样的方式用名称、字母、数字、符号、颜色或图形予以识别。

5 外包装标签的内容

5.1 制造商

应给出制造商的名称和地址。

注:在欧盟,如果法定制造商不在欧盟地区,在外包装标签或使用说明中要给出制造商的"欧盟授权代表"的名称和地址,见参考文献[8]。

5.2 IVD 试剂的识别

5.2.1 IVD 试剂名称

应给出 IVD 试剂的名称。

当名称不能唯一地识别 IVD 试剂时,也应给出额外的识别方式。

示例:目录号,商品编码。

5.2.2 批号

应给出批号。

若试剂盒包含带有不同批号的不同组分,外包装的标出的批号应使得可以从制造商的生产记录中追溯到每个组分的单独批号。

5.3 装量

应标出质量、体积、复溶后的体积和(或)测试数。

5.4 预期用途

如 IVD 试剂的名称不能表明预期用途,应给出简要的预期用途说明或在使用说明中指明。

示例:用于血浆葡萄糖浓度的测量。

5.5 体外诊断用途

应标明试剂的用途为体外诊断。

示例:"供体外诊断使用"或图形符号:"体外诊断医疗器械"。

5.6 贮存和处理条件

应给出未开封状态下保持试剂、校准物和控制物质稳定性的必要贮存条件。

示例 1:2 ℃到 8 ℃或 2 ℃~8 ℃或图形符号;

　　　　−18 ℃或以下或≤−18 ℃或图形符号。

应标明影响稳定性的其他条件。

示例 2:光、湿度。

应规定影响试剂、校准物和控制物质处置或贮存的任何其他条件。

示例 3:易碎。

5.7 失效期

应给出规定贮存条件下的失效期。

失效期应表达为年、月,需要时,给出日。ISO 8601 的要求适用。

示例:"YYYY-MM-DD"或"YYYY-MM"。

若仅给出年月,失效期应为所示月的最后一天。

外包装的标签应标示最早到失效期的组分的失效期,或视情况而定的一个更早的日期。

5.8 警告与注意事项

若体外诊断试剂被认为有危害,外包装标签应包含适当的表示危险的文字或符号。

示例:化学、放射性或生物危险。

对化学危险的情况,若体外诊断试剂的使用说明书中没有适当的风险和安全性说明,这些说明则应在外包装的标签中给出。

国家、地区或区域法规可能要求对特定危险的说明或警告符号。

6 内包装标签的内容

6.1 通用要求

6.1.1 单一包装

如果内包装也是外部包装,第 5 章中规定的要求适用。

6.1.2 小标签

如果内包装标签上的可利用的空间太小,以致于不能包括下面所列的全部信息,有关装量(6.4)、体外诊断用途(6.5)和贮存与处理条件(6.6)信息可以简化或删除。

地方、国家、或地区法规可适用。

6.2 制造商

应识别制造商。制造商的名称或独特的商品名或徽标即可。

6.3 IVD 试剂的识别

6.3.1 IVD 试剂或组分的名称

应确保名称能使使用者正确识别 IVD 试剂或组分。

6.3.2 批号

应给出批号。

6.4 装量

若其他方式没有说明,应说明装量。

示例:应标出质量、体积、复溶后的体积和(或)测试数。

6.5 体外诊断用途

应说明试剂的用途为体外诊断。

示例:“供体外诊断使用”或图形符号:“体外诊断医疗器械”。

6.6 贮存与处理条件

应给出未开封状态下保持试剂、校准物和控制物质稳定性的必要贮存条件。

如果与外包装上不同,应给出影响试剂、校准物和控制物质处置或贮存的任何其他条件。

示例:易碎。

6.7 失效期

规定贮存条件下的失效期应按5.7规定表述。

6.8 警告与注意事项

若体外诊断试剂被认为有危险性,内包装标签应包含适当的表示危险的文字或符号。

示例:化学、放射性或生物危险。

对化学危险的情况,若体外诊断试剂的使用说明书中没有适当的风险和安全性说明,这些说明则应在内包装的标签中给出。

国家,地区或区域法规可能要求对特定危险的说明或警告符号。

7 使用说明书的内容

7.1 制造商

应给出制造商的名称和地址。

注:在欧盟,如果法定制造商不在欧盟地区,在外包装标签或使用说明中要给出制造商的“欧盟授权代表”的名称和地址,见参考文献[8]。

7.2 IVD试剂的识别

应标明IVD试剂的名称。

当名称不能唯一地识别IVD试剂时,也应给出额外的识别方式。

示例:目录号,商品编码。

7.3 预期用途

应适当详细描述预期用途,包括被测量、原始样品类型,以及适当时,患者人群,无论该器械用于定性、半定量或定量检验以及无论是用于监测、筛查和(或)诊断。

适当时,应说明体外诊断医疗器械预期用途方面的益处和局限性。

适当时,可说明医学用途。

示例:

——血清、血浆、或尿中钠离子浓度的测量;

——用于甲状腺疾病的辅助诊断的血清中促甲状腺激素(TSH)浓度测量;

——用于前列腺癌的辅助诊断的50岁以上年龄男性血清中前列腺特异性抗原浓度测量;

——血浆中包柔氏螺旋体IgM抗体浓度的测量。

7.4 检验方法的原理

应描述检验方法的原理,包括反应的类型(例如:化学、微生物学或免疫化学),指示或检测系统和(或)其他相关细节。

7.5 校准物和正确度控制物质赋值的溯源性

应描述校准物和正确度控制物质赋值的计量学溯源性，包括可适用的参考物质和(或)参考测量程序。

注：ISO 17511[1]和 ISO 18153[3]描述了校准物和正确度控制物质赋值向更高级参考物质和(或)参考测量程序的溯源性。

应提供参考测量程序或参考物质相关科学文献或其他可用的文件。

地方、国家或地区法规可适用。

7.6 组分

应提供反应成分的性状、数目、数量、浓度或含量。

示例 1：抗体。

应提供可能影响检验程序的其他成分的相关信息。

示例 2：10 mM 磷酸盐缓冲液。

7.7 额外需要的设备

应列出任何正常运行和安全使用所需要的但制造商不提供的特定设备。

应提供识别与连接特定设备的必要信息，以便能正确使用。

7.8 试剂制备

应描述试剂制备需要的所有步骤。

示例：复溶、混合、孵育、稀释。

7.9 首次开封后的贮存和保存期

如果不同于包装标签应给出的贮存条件和保存期，应提供内包装首次开封后的贮存条件和保存期。

应给出工作试剂、校准物和控制物质的贮存条件和稳定性。

7.10 警告与注意事项

如认为某个 IVD 试剂有危险性，说明书应包含适当的表示危险的文字或符号。

如危险与 IVD 试剂贮存、使用或处置相关，包括可合理预见的误用，应给出使得使用者能够降低风险的信息。

示例：化学、放射性或生物危险。

地方、国家、或地区法规可适用。

ISO 14971 与安全性有关信息的要求适用。

注：使得使用者降低风险的信息称为“安全性信息”。见 ISO 14971。

如 IVD 试剂包含存在传染性风险的人源或动物源性物质，应给出警告。

应提供关于安全操作和处置危险性物质的信息。

如果 IVD 试剂预期一次性使用，应包含适当警告。

7.11 原始样品的采集、处理和贮存

应详细说明所使用的原始样品以及采集、前处理的任何特殊条件和(或)包括贮存时间限制的贮存条件。

应给出原始样品采集前病人的准备的任何特殊的说明。

7.12 检验程序

应提供需要遵从的检验程序的完全、详细描述。

程序应包括准备样品、实施检验和获得结果所需的所有步骤。

7.13 控制程序

应提供关于IVD试剂性能和验证其性能符合要求的方法的足够信息。

注：使用者负责确定其实验室的适当质量控制程序以及遵从适用的实验室规章。

示例：可接受的控制物质的识别、控制物质检验的频率。

7.14 检验结果的计算

适用时，应解释计算检验结果所采用的数学方法。

注：一个示例计算可以帮助使用者理解。

7.15 结果的解释

适当时，应规定体外诊断检验结果的接受和拒绝的标准，以及得到一个特定结果时是否需要做其他补充检验。

示例1：如初始结果为不确定要求重复一次检验。

如果检验程序预期用于提供或者阳性或者阴性的结果，应以规定的临界值明确定义阳性或阴性结果的标准。

应解释所得到检验结果的诊断价值。

示例2：阴性结果排除或不能排除某一特定生物体暴露或感染可能性程度的信息。

如体外诊断检测程序需要对目测结果的解释，应包括判别标准的明确说明，它可以是可能结果的呈现或复制。

示例3：比色反应的颜色表。

7.16 性能特征

7.16.1 分析性能特征

应描述关于预期用途的分析性能特征(见ISO 18113-1附录A)。

示例：对于定量测量程序：可以包括，并不限于，定量限、分析特异性(包括干扰物质)、正确度和精密度(重复性、中间精密度和再现性)。

注：性能可以和市场上已有的IVD试剂相比较。用回归和相关统计学表示的图表可有帮助。

7.16.2 诊断性能特征

对于定性检验程序，应描述关于预期用途的诊断性能特征(见ISO 18113-1附录A)。

示例：诊断灵敏度、诊断特异性、临界值。

7.16.3 测量区间

对于定量检验程序，应给出浓度区间，在此区间IVD试剂性能特征经确认。

示例：5 mmol/L～500 mmol/L。

7.17 生物参考区间

对于定量检验程序，应提供生物参考区间，连同包括研究对象数目的参考人群的描述，以及相关的参考文献。

参考区间的单位应和用于报告检验结果的单位保持一致。

注：关于描述生物参考区间的信息见参考文献[6]、[7]和[10]～[17]。

也可给出相关的医学决定值。

7.18 检验程序的局限性

应描述检验程序的任何局限性，包括如下有关信息：

a) 已知临床相关干扰物质；

b) 不适当的原始样品检验和潜在后果，如已知；

c) 能影响结果的因素和环境，以及避免不正确结果的预防措施；

d) 携带污染的可能。

ISO 14971 与安全性有关信息的要求适用。

注：使得使用者降低风险的信息称为“安全性信息”。见 ISO 14971。

7.19 参考文献

应给出有关参考文献。

示例：测量方法、生物参考区间。

参 考 文 献

[1] ISO 17511, In vitro *diagnostic medical devices—Measurement of quantities in biological samples—Metrological traceability of values assigned to calibrators and control materials*

[2] ISO 18113-3, In vitro *diagnostic medical devices—Information supplied by the manufacturer (labelling)—Part* 3: In vitro *diagnostic instruments for professional use*

[3] ISO 18153, In vitro *diagnostic medical devices—Measurement of quantities in biological samples—Metrological traceability of values for catalytic concentration of enzymes assigned calibrators and control materials*

[4] ISO/IEC Directives, Part 2, *Rules for the structure and drafting of International Standards*

[5] EN 375:2001, *Information supplied by the manufacturer with* in vitro *diagnostic reagents for professional use*

[6] CLSI C28-A2: *How to Define and Determine Reference Intervals in the Clinical Laboratory; Approved Guideline—Second Edition*, CLSI: Wayne, PA, USA, 2000

[7] CLSI GP10-A: *Assessment of the Clinical Accuracy of Laboratory Tests Using Receiver Operating Characteristic (ROC) Plots; Approved Guideline*, CLSI: Wayne, PA, USA, 1995

[8] *Directive* 98/79/*EC of the European Parliament and the Council of* 27 *October* 1998 *on* in vitro *diagnostic medical devices*, Official Journal of the European Union L331, 7 December 1998

[9] Global Harmonization Task Force (GHTF), *Labelling for Medical Devices*, Final Document GHTF/SG1/N43:2005, 3 June 2005

[10] DYBKAER, R. and SOLBERG, H.E., Approved recommendations (1987) on the theory of reference values. Part 6. Presentation of observed values related to reference values, *J. Clin. Chem. Clin. Biochem.*, 25, pp.657-662, 1987

[11] GALEN, R.S. and GAMBINO, S.R., *Beyond Normality: The Predictive Value and Efficiency of Medical Diagnoses*, Wiley Biomedical Publication, 1975

[12] PETITCLERC, C. and SOLBERG, H.E., Approved recommendation (1987) on the theory of reference values. Part 2. Selection of individuals for the production of reference values, *J. Clin. Chem. Clin. Biochem.*, 25, pp.639-644, 1987

[13] POULSEN, O.M., HOLST, E. and CHRISTENSEN, J.M., Calculation and application of coverage intervals for biological reference values (Technical Report)—A supplement to the approved IFCC recommendation (1987) on the theory of reference values, *Pure Appl. Chem.*, 69(7) pp.1601-1611, 1997

[14] SOLBERG, H.E., Approved recommendation (1986) on the theory of reference values. Part 1. The concept of reference values, *Clin. Chim. Acta.*, 167, pp.111-118, 1987

[15] SOLBERG, H.E., Approved recommendations (1987) on the theory of reference values. Part 5. Statistical treatment of collected reference values. Determination of reference limits. *J. Clin. Chem. Clin. Biochem.*, 25, pp.645-656, 1987

[16] SOLBERG, H.E. and PETITCLERC, C., Approved recommendation (1988) on the theory of reference values. Part 3. Preparation of individuals and collection of specimens for the production of

reference values, *Clin.Chim.Acta.*, 177(3), pp.S3-S11, 1988

[17] SOLBERG, H.E. and STAMM, D. Approved recommendation on the theory of reference values. Part 4. Control of analytical variation in the production, transfer, and application of reference values. *Eur.J.Clin.Chem.Clin.Biochem.*, 29, pp.531-535, 1991

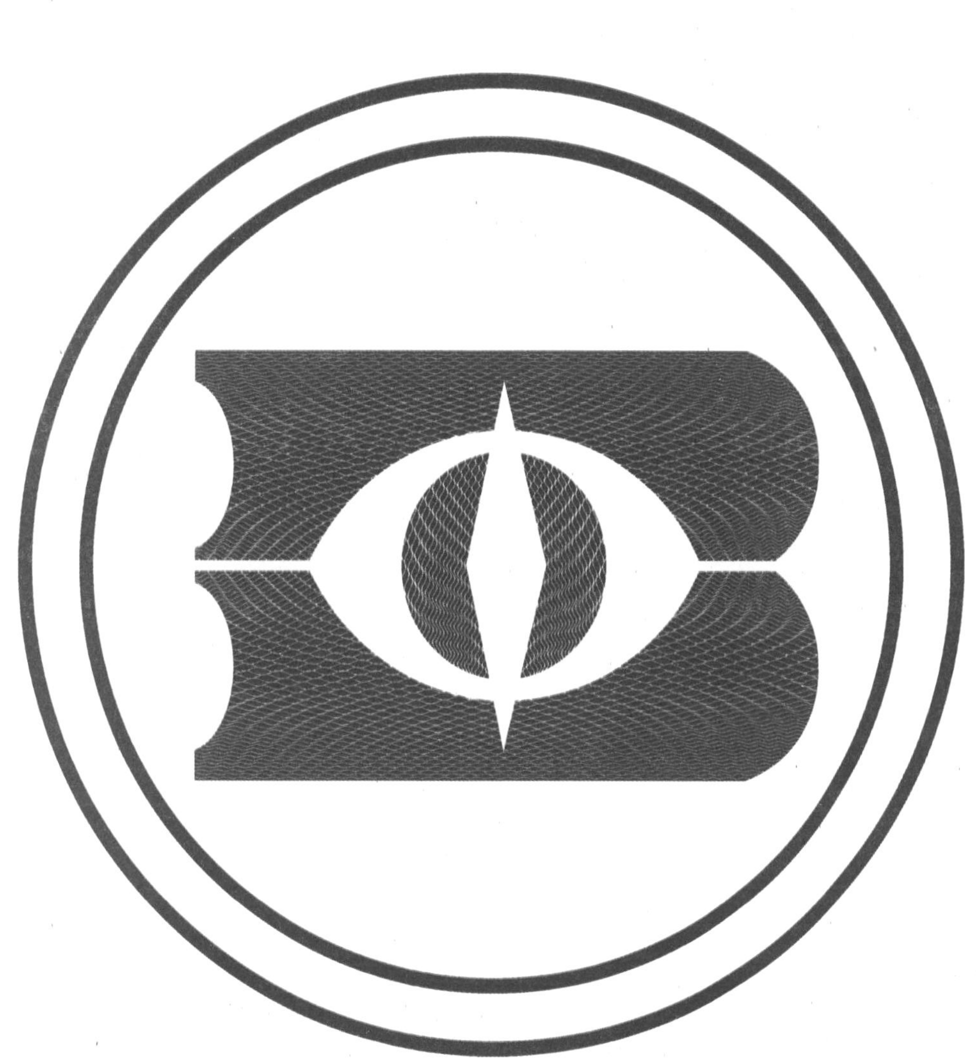

ICS 11.100
C 44

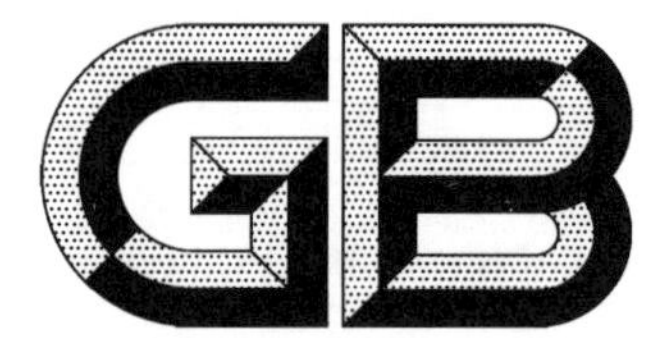

中华人民共和国国家标准

GB/T 29791.3—2013/ISO 18113-3:2009

体外诊断医疗器械 制造商提供的信息(标示) 第3部分:专业用体外诊断仪器

In vitro diagnostic medical devices—Information supplied by the manufacturer (labelling)—Part 3:In vitro diagnostic instruments for professional use

(ISO 18113-3:2009, IDT)

2013-10-10 发布　　　　2014-02-01 实施

中华人民共和国国家质量监督检验检疫总局
中国国家标准化管理委员会　发布

前言

GB/T 29791《体外诊断医疗器械 制造商提供的信息(标示)》分为5部分:

——第1部分:术语、定义和通用要求;

——第2部分:专业用体外诊断试剂;

——第3部分:专业用体外诊断仪器;

——第4部分:自测用体外诊断试剂;

——第5部分:自测用体外诊断仪器。

本部分为GB/T 29791的第3部分。

本部分按照GB/T 1.1—2009给出的规则起草。

本部分使用翻译法等同采用ISO 18113-3:2009《体外诊断医疗器械 制造商提供的信息(标示) 第3部分:专业用体外诊断仪器》。

与本部分中规范性引用的国际文件有一致性对应关系的我国文件如下:

——YY/T 0316—2008 医疗器械风险管理对医疗器械的应用(ISO 14971:2008,IDT)

——YY/T 0466.1—2009 医疗器械 用于医疗器械标签、标记和提供信息的符号 第1部分:通用要求(ISO 15223-1:2007,IDT)

——GB 4793.1—2007 测量、控制和实验室用电气设备的安全要求 第1部分:通用要求(IEC 61010-1:2001,IDT)

——YY 0648—2008 测量、控制和实验室用电气设备的安全要求 第2-101部分:体外诊断(IVD)医用设备的专用要求(IEC 61010-2-101:2002,IDT)

请注意本文件的某些内容可能涉及专利。本文件的发布机构不承担识别这些专利的责任。

本部分由国家食品药品监督管理局提出。

本部分由全国医用临床检验实验室和体外诊断系统标准化技术委员会(SAC/TC 136)归口。

本部分起草单位:北京市医疗器械检验所。

本部分主要起草人:毕春雷、杜海鸥。

引　言

专业用体外诊断(IVD)仪器制造商提供给使用者能够安全使用和实现其器械预期性能的信息。其形式和详细程度随着预期使用和特定国家法规而变化。

全球协调工作组(GHTF)鼓励在全球对医疗器械法规体系趋向一致。消除在辖区法规间的差异可使得患者更早获得新技术和治疗，见参考文献[5]。本部分提供了协调专业用 IVD 仪器标示要求的基础。

本部分仅关注为预期专业使用的 IVD 仪器和设备所提供的信息。本部分旨在与 GB/T 29791.1 联合使用，该部分包含了制造商提供的信息的通用要求和通用标示概念的定义。

本部分基于 EN 591[3]。为了符合 ISO/IEC 指南第 2 部分[2]，文字上作了修改，但是要求，包括在 GB/T 29791.1 中的要求，基本等同于最初的欧洲协调标准。本部分旨在支持所有 GHTF 参与国，以及其他实施或计划实施 IVD 医疗器械标示规定的国家的基本标示要求。

对于预期作为系统与由同一制造商提供的试剂一同使用的 IVD 仪器，本部分也预期与 GB/T 29791.1和 GB/T 29791.2 一同使用。

体外诊断医疗器械 制造商提供的信息(标示) 第3部分:专业用体外诊断仪器

1 范围

GB/T 29791 的本部分规定了专业用体外诊断(IVD)仪器制造商提供信息的要求。

本部分也适用于预期与专业用体外诊断医疗仪器一起使用的装置和设备。

本部分也适用于 IVD 附件。

本部分不适用于:

a) 仪器维修或修理的说明;

b) 体外诊断试剂,包括校准物和用于控制该试剂的控制物质;

c) 自测用体外诊断仪器。

2 规范性引用文件

下列文件对于本文件的应用是必不可少的。凡是注日期的引用文件,仅注日期的版本适用于本文件。凡是不注日期的引用文件,其最新版本(包括所有的修改单)适用于本文件。

ISO 14971 医疗器械 风险管理对医疗器械的应用(Medical devices—Application of risk management to medical devices)

ISO 15223-1 医疗器械 用于医疗器械标签、标示和提供信息的符号 第1部分:通用要求(Medical devices—Symbols to be used with medical device labels, labelling and information to be supplied—Part 1: General requirements)

ISO 18113-1 体外诊断医疗器械 制造商提供的信息(标示) 第1部分:术语、定义和通用要求[In vitro diagnostic medical devices—Information supplied by the manufacturer (labelling)—Part 1: Terms, definitions and general requirements]

IEC 61010-1 测量、控制和实验室用电气设备的安全要求 第1部分:通用要求(Safety requirements for electrical equipment for measurement, control and laboratory use—Part 1: General requirements)

IEC 61010-2-101 测量、控制和实验室用电气设备的安全要求 第2-101部分:体外诊断(IVD)医用设备的专用要求[Safety requirements for electrical equipment for measurement, control and laboratory use—Part 2-101: Particular requirements for in vitro diagnostic (IVD) medical equipment]

IEC 61326-2-6 测量、控制和实验室用电气设备 电磁兼容性要求 第2-6部分:特殊要求 体外诊断(IVD)医疗设备[Electrical equipment for measurement, control and laboratory use—EMC requirements—Part 2-6: Particular requirements—In vitro diagnostic (IVD) medical equipment]

IEC 62366 医疗器械 易用工程学在医疗器械上的应用(Medical devices—Application of usability engineering to medical devices)

EN 980 医疗器械标示中使用的符号(Symbols for use in the labelling of medical devices)

3 术语和定义

ISO 18113-1 界定的术语和定义适用于本文件。

4 基本要求

ISO 18113-1 的要求适用。

5 标签和标记

5.1 总则

IEC 61010-1、IEC 61010-2-101 和 IEC 61326-2-6 有关标签和标记的要求适用。

对于使用符号,ISO 15223-1 和 EN 980 的要求适用。

5.2 IVD 仪器的识别

5.2.1 IVD 仪器名称

应给出 IVD 仪器的名称。

当名称不能唯一地识别 IVD 仪器时,也应给出额外的识别方式。

示例:目录号,商品编码。

5.2.2 序列号

对 IVD 仪器应给出唯一的序列号。

IEC 61010 系列标准覆盖的所有仪器要求有序列号。

当对于和 IVD 仪器一同使用的装置、设备或附件序列号不适宜时,可代之以使用批号。

示例:原始样品容器会被指定一个批号。

5.2.3 体外诊断用途

当法规要求时应标明仪器的体外诊断用途。

示例:“供体外诊断使用”或图形符号:“体外诊断医疗器械”。

6 使用说明的要素

适当时,专业用仪器的使用说明应包括以下:

a) 目录;
b) 操作要素概述;
c) 仪器结构图解;
d) 正文和图解的综合与排列;
e) 警告的图示强调;
f) 如何使用仪器的举例;
g) 操作步骤的图解;
h) 附件清单;
i) 相关科学参考文献;
j) 索引;
k) 版本控制识别与首次使用日期。

可检索的仪器电子版指南可不要求目录或索引。

体外诊断仪器提供的信息至少应涵盖:关于安全性、安装和环境要求。

7 使用说明的内容

7.1 制造商

应给出制造商的名称和地址。

注:在欧盟,如果法定制造商不在欧盟地区,要给出制造商的"欧盟授权代表"的名称和地址,见参考文献[4]。

7.2 IVD仪器的识别

7.2.1 IVD仪器的名称

应给出IVD仪器的名称。

当名称不能唯一地识别IVD仪器时,也应给出额外的识别方式。

示例:目录号、商品编码。

7.2.2 模块和软件识别

单独的仪器模块和/或软件应通过名称和版本(适用时)识别。

7.3 预期用途

应描述体外诊断仪器的预期用途。

示例:使用预期用于此仪器的试剂和校准物,测量生物原始样品中的分析物。

适当时,应说明体外诊断医疗器械预期用途方面的益处和局限性。

7.4 贮存和处理

应提供任何关于特殊的环境要求、处理和(或)贮存条件的说明。

7.5 警告与注意事项

应给出与以下相关的信息:

a) 与体外诊断仪器和(或)附件的安装、操作、维护、运输、贮存或处置相关的残余风险;

示例:处理和处置传染性或潜在性传染物质有关的风险。

b) 已知产生明显的干扰;

c) 电磁兼容性,发射与抗扰度,IEC 61326-2-6的要求适用。

IEC 61010-1、IEC 61010-2-101、IEC 62366和ISO 14971关于安全性信息的要求适用。

注:能让使用者降低风险的信息称为"安全性信息",见ISO 14971。

7.6 仪器安装

7.6.1 概述

当IVD仪器的安装预期由用户完成时,应提供安装说明。

当安装专门由制造商或其代表的人员完成时,这些说明不是必需的。

应提供关于包括正确连接的可使用的附件信息。

示例1:计算机界面、模块、可选择的软件、连接硬件。

应提供特定担保限制或何处可得到这些担保信息的声明。

示例2:用户使制造商的担保无效的行动。

7.6.2 交付活动

应提供如下信息：

a) 拆包装；

b) 检查交付完整性；

c) 检查在运输过程中的损坏。

7.6.3 安装前位置的准备

适当时，应提供如下信息：

a) 正常运行所需要的物理环境；

示例：有关如下的限制：湿度、温度、震动、磁场、外部电气干扰、静电放电、压力、加速度、热引燃源、环境噪声、与空调或热力管道的距离。

b) 空间需求和间距限制；

c) 技术必要条件；

示例：承载能力、适当的公用设施、电压、水压。

d) 尺寸、质量；

e) 制造商设定的基本设置；

f) 消耗值；

示例：电力、水。

g) 仪器产生的噪声水平(以 dB 表示)；

h) 电磁兼容性、发射和抗扰性。

7.6.4 投入运行

应提供如下信息：

a) 设置过程，包括程序步骤(简要描述)；

示例：连接到公用设施、连接到必要组件。

b) 对正确安装的功能检查。

7.7 工作原理

应给出仪器工作所使用技术的基本原理。

7.8 功能

对每个体外诊断仪器特定的功能，应提供以下有关信息。

a) 子系统及其用途；

b) 主要子系统的功能指标。

示例：样品移液器在 5 μL～20 μL 的分配体积的相对体积误差在±2%范围内；试剂移液器在 50 μL～200 μL 分配的 CV 小于 2%。

7.9 IVD 仪器的性能

应提供体外诊断仪器的性能特征信息。

示例：通量、携带、交叉污染、样品体积、试剂体积、测量时间、测量温度、光度计吸光度线性、波长。

7.10 使用的局限性

应提供体外诊断仪器使用的局限性信息。

示例:样品黏度、附件兼容性、计算机连接。

7.11 操作前的准备

适当时,应提供以下有关信息:

a) 使用者必需的任何特定培训;

b) 正常使用体外诊断仪器必需的任何特定的物质和(或)设备;

示例:对于正常操作必需的溶液、稀释液、缓冲液、杯子等。

c) 试剂和消耗品的订购信息;

d) 样品容器的类型;

e) 可接受的原始样品类型;

示例:全血、血清、血浆、尿、脑脊液。

f) 对于安全和正确操作仪器的检查,包括校准;

g) 硬件调整,如果需要。

7.12 操作程序

应提供进行 IVD 检验程序的详细描述,此步骤应包括从开始到结果读取操作的所有阶段。

注:简要操作指南,如附在仪器上的卡片,对使用者会有帮助。

7.13 控制程序

应提供关于 IVD 仪器性能和验证其性能符合要求的方法的足够信息。

注:使用者负责确定其实验室的适当质量控制程序以及遵从适用的实验室规章。

示例:可接受的控制物质的识别、控制物质检验的频次。

7.14 检验结果的计算

当检验结果要被计算时,应提供所采用的数学方法。

注:如果使用者必须进行计算,一个示例计算可以帮助使用者理解。

示例:参数的计算要求解释动态法检测。

7.15 特定功能

适当时,应提供如下有关信息:

a) 特定功能和特定性能的检查;

b) 系统的自动检查;

c) 原始样品识别;

d) 数据输出、注释、储存、安全和传输;

e) 不同于正常操作模式的特殊设置;

f) 界面协议。

7.16 紧急原始样品

适当时,应提供在常规操作中插入紧急原始样品的程序。

7.17 关机程序

应提供的如下有关信息:

a) 把 IVD 仪器置于待机状态;

b) IVD 仪器关机;

c) IVD仪器临时关机。

7.18 处置信息

应提供安全处置危险性废弃物以及报废仪器和附件的信息。

示例:消耗品、用过的试剂或试剂产物(包括混合有原始样品的)、仪器、组件和附件。

制造商应鼓励使用者采用当地废物处理管理当局的特定要求来检查。

7.19 维护

适当时,应提供如下有关信息:

a) 由使用者进行的预防性的维护(种类和频次);
b) 由使用者进行的清洁的说明(适宜的物质、程序、频率);
c) 由使用者进行的灭菌、去污或消毒的指南,保证在供应商或服务人员现场干预之前使用者安全使用;
d) 组件清单,包括相关的工作物质和工具;
e) 服务联系信息;
f) 推荐的由使用者更换的备用件和消耗品。

7.20 故障排除

应提供如下有关信息:

a) 故障信息的解释;
b) 确定常见故障的原因;
c) 可由使用者纠正的故障;
d) 必须打服务电话的故障;
e) IVD仪器的性能特征发生改变的情况下所要采取的措施。

参 考 文 献

[1] ISO 18113-2, In vitro *diagnostic medical devices—Information supplied by the manufacturer (labelling)—Part 2:* In vitro *diagnostic reagents for professional* use

[2] ISO/IEC Directives, Part 2, *Rules for the structure and drafting of International Standards*

[3] EN 591, *Instructions for use for* in vitro *diagnostic instruments for professional* use

[4] Directive 98/79/EC of the European Parliament and the Council of 27 October 1998 on *in vitro* diagnostic medical devices, Official Journal of the European Union L331, 7 December 1998

[5] Global Harmonization Task Force (GHTF), *Labelling for Medical Devices*, Final Document GHTF/SG1/N43:2005, 3 June 2005

ICS 11.100
C 44

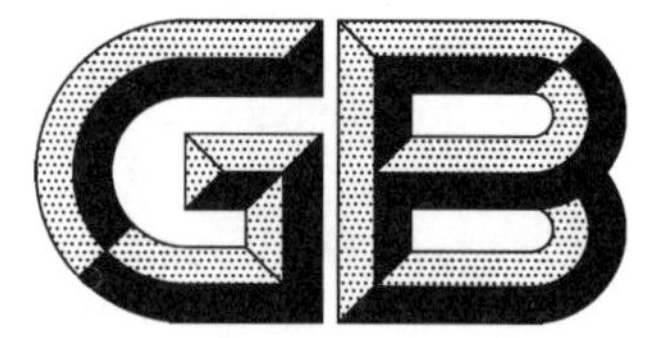

中华人民共和国国家标准

GB/T 29791.4—2013/ISO 18113-4:2009

体外诊断医疗器械　制造商提供的信息(标示)　第4部分:自测用体外诊断试剂

In vitro diagnostic medical devices—Information supplied by the manufacturer (labelling)—Part 4: In vitro diagnostic reagents for selftesting

(ISO 18113-4:2009, IDT)

2013-10-10 发布　　2014-03-01 实施

中华人民共和国国家质量监督检验检疫总局
中国国家标准化管理委员会　发布

前　言

GB/T 29791《体外诊断医疗器械　制造商提供的信息(标示)》分为5部分:

——第1部分:术语、定义和通用要求;

——第2部分:专业用体外诊断试剂;

——第3部分:专业用体外诊断仪器;

——第4部分:自测用体外诊断试剂;

——第5部分:自测用体外诊断仪器。

本部分为GB/T 29791的第4部分。

本部分按照GB/T 1.1—2009给出的规则起草。

本部分使用翻译法等同采用ISO 18113-4:2009《体外诊断医疗器械　制造商提供的信息(标示)　第4部分:自测用体外诊断试剂》。

与本部分中规范性引用的国际文件有一致性对应关系的我国文件如下:

——YY/T 0316—2008　医疗器械风险管理对医疗器械的应用(ISO 14971:2008,IDT)

——YY/T 0466.1—2009　医疗器械　用于医疗器械标签、标记和提供信息的符号　第1部分:通用要求(ISO 15223-1:2007,IDT)

请注意本文件的某些内容可能涉及专利。本文件的发布机构不承担识别这些专利的责任。

本部分由国家食品药品监督管理局提出。

本部分由全国医用临床检验实验室和体外诊断系统标准化技术委员会(SAC/TC 136)归口。

本部分起草单位:北京市医疗器械检验所。

本部分主要起草人:毕春雷、杜海鸥。

引　　言

自测用体外诊断(IVD)试剂制造商提供给使用者能够安全使用和实现其器械预期性能的信息。其形式和详细程度随着预期使用和特定国家法规而变化。

全球协调工作组(GHTF)鼓励在全球对医疗器械法规体系趋向一致。消除在辖区法规间的差异可使得患者更早获得新技术和治疗,见参考文献[9]。本部分提供了协调自测用 IVD 试剂标示要求的基础。

本部分仅关注为预期自测使用的 IVD 试剂、校准物和控制物质所提供的信息。本部分旨在与 GB/T 29791.1联合使用,该标准包含了制造商提供的信息的通用要求和通用标示概念的定义。

本部分基于 EN 376:2002[5]。为了符合 ISO/IEC 指南第 2 部分[4],文字上作了修改,但是要求,包括在 GB/T 29791.1 中的要求,基本等同与最初的欧洲协调标准。本部分旨在支持所有 GHTF 参与国,以及其他实施或计划实施 IVD 医疗器械标示规定的国家的基本标示要求。

对于预期作为系统与由同一制造商提供的仪器一同使用的 IVD 试剂、校准物和(或)控制物质,本部分也预期与 GB/T 29791.1 和 GB/T 29791.5 一同使用。

体外诊断医疗器械　制造商提供的信息(标示)　第4部分:自测用体外诊断试剂

1　范围

GB/T 29791 的本部分规定了自测用体外诊断(IVD)试剂制造商提供信息的要求。

本部分也适用于预期与自测用体外诊断医疗器械一起使用的校准物、控制物质制造商提供的信息。

本部分也适用于 IVD 附件。

本部分适用于外包装和内包装标签以及使用说明。

本部分不适用于:

a)　体外诊断仪器或设备;

b)　专业用体外诊断试剂。

2　规范性引用文件

下列文件对于本文件的应用是必不可少的。凡是注日期的引用文件,仅注日期的版本适用于本文件。凡是不注日期的引用文件,其最新版本(包括所有的修改单)适用于本文件。

ISO 14971　医疗器械　风险管理对医疗器械的应用(Medical devices—Application of risk management to medical devices)

ISO 15223-1　医疗器械　用于医疗器械标签、标示和提供信息的符号　第1部分:通用要求(Medical devices—Symbols to be used with medical device labels, labelling and information to be supplied—Part 1: General requirements)

ISO 18113-1　体外诊断医疗器械　制造商提供的信息(标示)　第1部分:术语、定义和通用要求(In vitro diagnostic medical devices—Information supplied by the manufacturer (labelling)—Part 1: Terms, definitions and general requirements)

EN 980　医疗器械标示中使用的符号(Symbols for use in the labelling of medical devices)

3　术语和定义

ISO 18113-1 界定的术语和定义适用于本文件。

4　总则

4.1　基本要求

ISO 18113-1 的要求适用。

对于使用符号,ISO 15223-1 和 EN 980 的要求适用。

特定 IVD 医疗器械的国际标准也可能包含制造商提供信息的要求。

示例:ISO 15197[1];ISO 17593[2]。

4.2　试剂盒组分的识别

对于试剂盒,每一个组分在所有标签和使用说明中应以同样的方式用名称、字母、数字、符号、颜色或图形予以识别。

4.3 使用说明的表达

4.3.1 使用说明的书写应易于被非专业人员理解和应用，适当时，补充以图和图表。

有些器械要求给医护专业人员独立的信息。

4.3.2 提供的信息应充分，以保证非专业人员安全和正确使用 IVD 试剂，并且理解 IVD 检验的结果。

注：家庭用健康护理医疗器械使用手册编制的建议见参考文献[10]。

5 外包装标签的内容

5.1 制造商

应给出制造商的名称和地址。

注：在欧盟，如果法定制造商不在欧盟地区，在外包装标签或使用说明中要给出制造商的"欧盟授权代表"的名称和地址，见参考文献[8]。

5.2 IVD 试剂的识别

5.2.1 IVD 试剂名称

应给出 IVD 试剂的名称。

当名称不能唯一地识别 IVD 试剂时，也应给出额外的识别方式。

示例：目录号，商品编码。

5.2.2 批号

应给出批号。

若试剂盒包含带有不同批号的不同组分，外包装的标出的批号应使得可以从制造商的生产记录中追溯到每个组分的单独批号。

5.3 装量

应标出质量、体积和(或)测试数。

5.4 预期用途

如 IVD 试剂的名称不能表明预期用途，应以适合非专业人员的术语给出简要的预期用途说明，或在使用说明中指明。

示例：早孕测试。

应明确声明体外诊断试剂预期自测使用。

5.5 体外诊断用途

应以适合非专业人员的术语标明试剂的体外诊断用途。

示例：仅供体外使用。

5.6 贮存和处理条件

应给出未开封状态下保持试剂、校准物和控制物质稳定性的必要贮存条件。

示例 1：2 ℃到 8 ℃或 2 ℃～8 ℃或图形符号；

−18 ℃或以下或≤−18 ℃或图形符号。

应标明影响稳定性的其他条件。

示例 2:光、湿度。

应规定影响试剂、校准物和控制物质处置或贮存的任何其他条件。

示例 3:易碎。

5.7 失效期

应给出规定贮存条件下的失效期。

失效期应以非专业人员通常熟悉的格式表达。

示例:2007-05-01;2007 年 5 月 1 日。

若仅给出年月,失效期应为所示月的最后一天。

外包装的标签应标示最早到失效期的组分的失效期或一个更早的日期。

地方、国家、或地区法规可适用。

5.8 警告与注意事项

若体外诊断试剂被认为有危险性,外包装标签应包含适当的表示危险的文字或符号。

示例:化学和生物危险。

国家、地区或区域法规可能要求对特定危险的说明或警告符号。

6 内包装标签的内容

6.1 通用要求

6.1.1 单一包装

如果内包装也是外部包装,在第 5 章中规定的要求适用。

6.1.2 小标签

如果内包装标签上的可利用的空间太小,以致于不能包括下面所列的全部信息,有关装量(6.4)、体外诊断用途(6.5)和贮存与处理条件(6.6)信息可以简化或删除。

地方、国家或地区法规可适用。

6.2 制造商

应识别制造商,制造商名称或独特的商品名或徽标即可。

6.3 IVD 试剂的识别

6.3.1 IVD 试剂或组分的名称

应确保名称能使使用者正确识别 IVD 试剂或组分。

6.3.2 批号

应给出批号。

6.4 装量

若其他方式没有说明,应说明装量。

示例:质量、体积和(或)测试数。

6.5 体外诊断用途

应以适合非专业人员的术语说明试剂的体外诊断用途。

示例:仅供体外使用。

6.6 贮存与处理条件

应给出未开封状态下保持试剂、校准物和控制物质稳定性的必要贮存条件。

如果与外包装上不同,应给出影响试剂、校准物和控制物质处置或贮存的任何其他条件。

示例:易碎。

6.7 失效期

规定贮存条件下的失效期应按5.7规定表述。

6.8 警告与注意事项

若体外诊断试剂被认为有危险性,内包装标签应包含适当的表示危险的文字或符号。

示例:化学和生物危险。

国家、地区或区域法规可能要求对特定危险的说明或警告符号。

7 使用说明书的内容

7.1 制造商

应给出制造商的名称和地址。

注:在欧盟,如果法定制造商不在欧盟地区,在外包装标签或使用说明中要给出制造商的"欧盟授权代表"的名称和地址,见参考文献[8]。

7.2 IVD试剂的识别

应标明IVD试剂的名称。

当名称不能唯一地识别IVD试剂时,也应给出额外的识别方式。

示例:目录号,商品编码。

7.3 预期用途

应以适合非专业人员的术语适当详细描述预期用途,适当时包括被测量、原始样品类型和患者人群。

适当时,应说明体外诊断医疗器械预期用途方面的益处和局限性。

适当时,应说明医学用途。

示例:胆固醇自测,适合于显示胆固醇升高但不用于其监测。

应明确声明体外诊断试剂预期自测使用。

7.4 检验方法的原理

应以适合非专业人员的术语简要描述检验方法的原理,给使用者提供必要的基本信息。

7.5 组分

应提供反应成分的性状、数目、数量、浓度或含量。

示例:抗体。

应提供可能影响检验程序的其他成分的相关信息。

示例:缓冲液。

7.6 额外需要的设备

应列出任何正常运行和安全使用所需要的但制造商不提供的特定设备。

应提供识别与连接特定设备的必要信息,以便能正确使用。

示例:计时装置、吸附材料、覆盖穿刺部位需要的无菌或清洁巾。

7.7 试剂制备

应描述试剂制备需要的所有步骤。

示例:混合、恢复到室温、自来水(氯气消毒)是否可用。

7.8 首次开封后的贮存和保存期

如果不同于包装标签应给出的贮存条件和保存期,应提供内包装首次开封后的贮存条件和保存期。

应给出工作试剂、校准物和控制物质的贮存条件和稳定性。

7.9 警告与注意事项

如认为某个 IVD 试剂有危险性,说明书应包含适当的表示危险的文字或符号。

如危险与 IVD 试剂贮存、使用或处置相关,包括可合理预见的误用,应给出使得使用者能够降低风险的信息。

示例:化学和生物危险。

地方、国家、或地区法规可适用。

ISO 14971 与安全性有关信息的要求适用。

注:使得使用者降低风险的信息称为"安全性信息",见 ISO 14971。

如 IVD 试剂包含存在感染性风险的人源或动物源性物质,应给出警告。

应提供关于安全操作和处置危险性物质的信息。

如果 IVD 试剂预期一次性使用,应包含适当警告。

7.10 原始样品的采集、处理和贮存

应详细说明所使用的原始样品以及采集前处理的任何特殊条件和(或)贮存条件。

应给出原始样品采集前病人的准备的任何特殊的说明。

7.11 检验程序

应提供需要遵从的检验程序的完全、详细描述。

程序应包括准备样品、实施检验和获得结果所需的所有步骤。

适当时,程序宜用图表、绘图和(或)图片来图解。

7.12 控制程序

应提供关于验证 IVD 试剂性能符合要求的方法的足够信息。

7.13 检验结果的读取

应提供如何读取检验结果的说明。

应以易于被非专业人员理解的方式来表达和显示结果。

应清晰地详细说明阳性或阴性结果。

如果测量程序要求解释“目测”结果，应包括一个清晰的描述，它可以是预期结果的呈现或复制。

注：比色反应的颜色表。

7.14 结果的解释

应解释所得到检验结果的意义。

应给出基于 IVD 检验结果所采取措施的建议，并考虑不正确结果的可能。信息应包括一个声明，指导使用者在没有咨询其医护人员之前不要作任何医疗相关决定。

示例：阴性结果排除或不能排除某一特定生物体暴露或感染可能性程度的信息。

7.15 性能特征

7.15.1 总则

应对非专业人员描述关于预期用途的分析性能特征。

7.15.2 测量区间

对于定量检验程序，应给出浓度区间，在此区间 IVD 试剂性能特征经确认。

示例：5 mmol/L～500 mmol/L。

7.16 生物参考区间

适当时，应以易于被非专业人员理解的方式给出生物参考区间。

参考区间的单位应和用于报告检验结果的单位保持一致。

注：关于描述生物参考区间的信息见参考文献[6]、[7]和[11]～[18]。

也可给出相关的医学决定值。

7.17 检验程序的局限性

应描述检验程序的任何局限性，包括如下有关信息：

a) 已知的，临床相关干扰物质；

b) 不适当的原始样品检验和潜在后果，如已知；

c) 能影响结果的因素和环境，以及避免不正确结果的预防措施。

示例：空腹、药物治疗。

ISO 14971 与安全性有关信息的要求适用。

注：使得使用者降低风险的信息称为“安全性信息”，见 ISO 14971。

7.18 参考文献

应给出有关参考文献。

示例：生物参考区间。

参 考 文 献

[1] ISO 15197, In vitro *diagnostic test systems—Requirements for blood-glucose monitoring systems for self-testing in managing diabetes mellitus*

[2] ISO 17593, *Clinical laboratory testing* and in vitro *medical devices—Requirements for* in vitro *monitoring systems for self-testing of oral anticoagulant therapy*

[3] ISO 18113-5, In vitro *diagnostic medical devices—Information supplied by the manufacturer (labelling)—Part 5*: In vitro *diagnostic instruments for self-testing*

[4] ISO/IEC Directives, Part 2, *Rules for the structure and drafting of International Standards*

[5] EN 376:2002, *Information supplied by the manufacturer with* in vitro *diagnostic reagents for selftesting*

[6] CLSI C28-A2. *How to Define and Determine Reference Intervals in the Clinical Laboratory; Approved Guideline—Second Edition*. CLSI: Wayne, PA, USA, 2000

[7] CLSI GP10-A. *Assessment of the Clinical Accuracy of Laboratory Tests Using Receiver Operating Characteristic (ROC) Plots; Approved Guideline*. CLSI: Wayne, PA, USA, 1995

[8] *Directive 98/79/EC of the European Parliament and the Council of 27 October 1998 on* in vitro *diagnostic medical devices*, Official Journal of the European Union L331, 7 December 1998

[9] Global Harmonization Task Force (GHTF), *Labelling for Medical Devices*, Final Document GHTF/SG1/N43:2005, 3 June 2005

[10] BACKINGER, C.L. and KINGSLEY, P.A., *Write It Right: Recommendations for Developing User Instruction Manuals for Medical Devices Used in Home Health Care*, Rockville, MD, U.S. Food and Drug Administration, Center for Devices and Radiological Health, HHS Pub. FDA 93-4258 (August 1993). Available at: www.fda.gov/cdrh/dsma/897.pdf

[11] DYBKAER, R. and SOLBERG, H.E., Approved recommendations (1987) on the theory of reference values. Part 6. Presentation of observed values related to reference values, *J. Clin. Chem. Clin. Biochem*, 25, pp.657-662, 1987

[12] GALEN, R.S. and GAMBINO, S.R., *Beyond Normality: The Predictive Value and Efficiency of Medical Diagnoses*, Wiley Biomedical Publication, 1975

[13] PETITCLERC, C. and SOLBERG, H.E., Approved recommendation (1987) on the theory of reference values. Part 2. Selection of individuals for the production of reference values, *J. Clin. Chem. Clin. Biochem.*, 25, pp.639-644, 1987

[14] POULSEN, O.M., HOLST, E. and CHRISTENSEN, J.M., Calculation and application of coverage intervals for biological reference values (Technical Report)—a supplement to the approved IFCC recommendation (1987) on the theory of reference values, *Pure Appl. Chem.*, 69(7), pp.1601-1611, 1997

[15] SOLBERG, H.E., Approved recommendation (1986) on the theory of reference values. Part 1. The concept of reference values, *Clin. Chim. Acta.*, 167, pp.111-118, 1987

[16] SOLBERG, H.E., Approved recommendations (1987) on the theory of reference values. Part 5. Statistical treatment of collected reference values. Determination of reference limits, *J. Clin. Chem. Clin. Biochem.*, 25, pp.645-656, 1987

[17] SOLBERG, H.E. and PETITCLERC, C., Approved recommendation (1988) on the theory of reference values. Part 3. Preparation of individuals and collection of specimens for the production of reference values, *Clin. Chim. Acta.*, 177(3), pp.S3-S11 1988

[18] SOLBERG, H.E. and STAMM, D., Approved recommendation on the theory of reference values. Part 4. Control of analytical variation in the production, transfer, and application of reference values, *Eur. J. Clin. Chem. Clin. Biochem.*, 29, pp.531-535, 1991

ICS 11.100
C 44

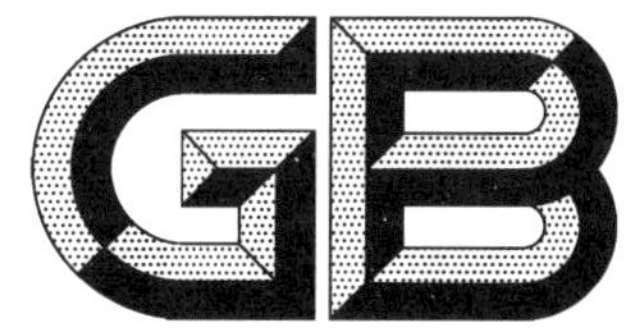

中华人民共和国国家标准

GB/T 29791.5—2013/ISO 18113-5:2009

体外诊断医疗器械 制造商提供的信息(标示) 第5部分:自测用体外诊断仪器

In vitro diagnostic medical devices—Information supplied by the manufacturer (labelling)—Part 5:In vitro diagnostic instruments for selftesting

(ISO 18113-5:2009,IDT)

2013-10-10 发布　　　　2014-02-01 实施

中华人民共和国国家质量监督检验检疫总局
中国国家标准化管理委员会　发布

前　言

GB/T 29791《体外诊断医疗器械　制造商提供的信息(标示)》分为5部分：

——第1部分:术语、定义和通用要求；

——第2部分:专业用体外诊断试剂；

——第3部分:专业用体外诊断仪器；

——第4部分:自测用体外诊断试剂；

——第5部分:自测用体外诊断仪器。

本部分为GB/T 29791的第5部分。

本部分按照GB/T 1.1—2009给出的规则起草。

本部分使用翻译法等同采用ISO 18113-5:2009《体外诊断医疗器械　制造商提供的信息(标示)　第5部分:自测用体外诊断仪器》。

与本部分中规范性引用的国际文件有一致性对应关系的我国文件如下：

——YY/T 0316—2008　医疗器械风险管理对医疗器械的应用(ISO 14971:2008,IDT)

——YY/T 0466.1—2009　医疗器械　用于医疗器械标签、标记和提供信息的符号　第1部分:通用要求(ISO 15223-1:2007,IDT)

——GB 4793.1—2007　测量、控制和实验室用电气设备的安全要求　第1部分:通用要求(IEC 61010-1:2001,IDT)

——YY 0648—2008　测量、控制和实验室用电气设备的安全要求　第2-101部分:体外诊断(IVD)医用设备的专用要求(IEC 61010-2-101:2002,IDT)

请注意本文件的某些内容可能涉及专利。本文件的发布机构不承担识别这些专利的责任。

本部分由国家食品药品监督管理局提出。

本部分由全国医用临床检验实验室和体外诊断系统标准化技术委员会(SAC/TC 136)归口。

本部分起草单位:北京市医疗器械检验所。

本部分主要起草人:毕春雷、杜海鸥。

引　言

自测用体外诊断(IVD)仪器制造商提供给使用者能够安全使用和实现其器械预期性能的信息。充分的使用说明对于安全和正确操作IVD仪器是必需的。其形式和详细程度随着预期使用和特定国家法规而变化。

全球协调工作组(GHTF)鼓励在全球对医疗器械法规体系趋向一致。消除在辖区法规间的差异可使得患者更早获得新技术和治疗，见参考文献[7]。本标准提供了协调自测用IVD仪器标示要求的基础。

本部分仅关注为预期自测使用的IVD仪器和设备所提供的信息。本部分旨在与GB/T 29791.1联合使用，该标准包含了制造商提供的信息的通用要求和通用标示概念的定义。

本部分基于EN 592[5]。为了符合ISO/IEC指南第2部分[4]，文字上作了修改，但是要求，包括在GB/T 29791.1中的要求，基本等同与最初的欧洲协调标准。本部分旨在支持所有GHTF参与国，以及其他实施或计划实施IVD医疗器械标示规定的国家的基本标示要求。

对于预期作为系统与由同一制造商提供的试剂一同使用的IVD仪器，本部分也预期与GB/T 29791.1和GB/T 29791.4一同使用。

体外诊断医疗器械
制造商提供的信息(标示)
第5部分:自测用体外诊断仪器

1 范围

GB/T 29791 的本部分规定了自测用体外诊断(IVD)仪器制造商提供信息的要求。

本部分也适用于预期与自测用体外诊断医疗仪器一起使用的装置和设备。

本部分也适用于 IVD 附件。

本部分不适用于:

a) 仪器维修或修理的说明;

b) 体外诊断试剂,包括校准物和用于控制该试剂的控制物质;

c) 专业用体外诊断仪器。

2 规范性引用文件

下列文件对于本文件的应用是必不可少的。凡是注日期的引用文件,仅注日期的版本适用于本文件。凡是不注日期的引用文件,其最新版本(包括所有的修改单)适用于本文件。

ISO 14971 医疗器械 风险管理对医疗器械的应用(Medical devices—Application of risk management to medical devices)

ISO 15223-1 医疗器械 用于医疗器械标签、标示和提供信息的符号 第1部分:通用要求(Medical devices—Symbols to be used with medical device labels, labelling and information to be supplied—Part 1: General requirements)

ISO 18113-1 体外诊断医疗器械 制造商提供的信息(标示) 第1部分:术语、定义和通用要求(In vitro diagnostic medical devices—Information supplied by the manufacturer (labelling)—Part 1: Terms, definitions and general requirements)

IEC 61010-1 测量、控制和实验室用电气设备的安全要求 第1部分:通用要求(Safety requirements for electrical equipment for measurement, control and laboratory use—Part 1: General requirements)

IEC 61010-2-101 测量、控制和实验室用电气设备的安全要求 第2-101部分:体外诊断(IVD)医用设备的专用要求(Safety requirements for electrical equipment for measurement, control and laboratory use—Part 2-101: Particular requirements for in vitro diagnostic (IVD) medical equipment)

IEC 61326-2-6 测量、控制和实验室用电气设备 电磁兼容性要求 第2-6部分:特殊要求 体外诊断(IVD)医疗设备(Electrical equipment for measurement, control and laboratory use—EMC requirements—Part 2-6: Particular requirements—In vitro diagnostic (IVD) medical equipment)

IEC 62366 医疗器械 易用工程学在医疗器械上的应用(Medical devices—Application of usability engineering to medical devices)

EN 980 医疗器械标示中使用的符号(Symbols for use in the labelling of medical devices)

3 术语和定义

ISO 18113-1 界定的术语和定义适用于本文件。

4 基本要求

ISO 18113-1 的要求适用。

特定 IVD 医疗器械的国际标准也可能包含制造商提供信息的要求。

示例：ISO 15197[1]；ISO 17593[2]。

5 标签和标记

5.1 总则

IEC 61010-1、IEC 61010-2-101 和 IEC 61326-2-6 有关标签和标记的要求适用。

对于使用符号，ISO 15223-1 和 EN 980 的要求适用。

5.2 IVD 仪器的识别

5.2.1 IVD 仪器名称

应给出 IVD 仪器的名称。

当名称不能唯一地识别 IVD 仪器时，也应给出额外的识别方式。

示例：目录号，商品编码。

5.2.2 序列号

对 IVD 仪器应给出唯一的序列号。

注：IEC 61010 系列标准覆盖的所有仪器要求有序列号。

当对于和 IVD 仪器一同使用的装置、设备或附件序列号不适宜时，可代之以使用批号。

示例：原始样品容器会被指定一个批号。

5.2.3 体外诊断用途

当法规要求时应标明仪器的体外诊断用途。

示例："供体外诊断使用"或图形符号："体外诊断医疗器械"。

6 使用说明的要素

应给自测用 IVD 仪器提供易于理解的使用说明

适当时，自测用 IVD 仪器的使用说明应包括以下：

a) 目录；
b) 操作要素概述；
c) 仪器配置的流程图和结构图；
d) 正文和图解的综合与排列；
e) 警告的图示强调；

f) 如何使用仪器的举例；

g) 操作步骤的图解；

h) 附件清单；

i) 索引；

j) 版本控制识别与首次应用日期。

注：家庭用健康护理医疗器械使用手册编制的建议见参考文献[8]。

如果制造商提供一个包含试剂和仪器的完整系统，要求的信息可代之以包括在试剂的使用说明中或在系统的组合说明书中。

7 使用说明的内容

7.1 制造商

应给出制造商的名称和地址。

注：在欧盟，如果法定制造商不在欧盟地区，要给出制造商的“欧盟授权代表”的名称和地址，见参考文献[6]。

7.2 IVD仪器的识别

7.2.1 IVD仪器的名称

应给出IVD仪器的名称。

当名称不能唯一地识别IVD仪器时，也应给出额外的识别方式。

示例：目录号、商品编码。

7.2.2 模块和软件识别

单独的仪器模块和/或软件应通过名称和版本（适用时）识别。

7.3 预期用途

应以适合非专业人员的术语描述体外诊断仪器的预期用途。

应说明体外诊断医疗器械预期用途方面的益处和局限性。

适当时，应说明医疗用途。

示例：对于糖尿病管理的血糖自测。

应明确声明体外诊断仪器预期自测使用。

7.4 贮存和处理

应提供任何关于特殊的环境要求、处理和(或)贮存条件的说明。

7.5 警告与注意事项

应给出与以下相关的信息：

a) 与体外诊断仪器和(或)附件的安装、操作、维护、运输、贮存或处置相关的残余风险；

示例：处理和处置传染性或潜在性传染物质有关的风险。

b) 已知产生的明显的干扰；

c) 电磁兼容性，发射与抗扰度，IEC 61326-2-6的要求适用；

IEC 61010-1、IEC 61010-2-101、IEC 62366和ISO 14971关于安全性信息的要求适用。

注：能让使用者降低风险的信息称为“安全性信息”，见ISO 14971。

7.6 仪器安装

7.6.1 概述

当IVD仪器的安装预期由用户完成时,应提供安装说明。

当安装专门由制造商或其代表的人员完成时,这些说明不是必需的。

应提供关于可使用的附件和正确连接的信息。

示例1:计算机界面、模块、可选择的软件、连接硬件。

应提供特定担保限制或何处可得到这些担保信息的声明。

示例2:用户使制造商的担保无效的行动。

7.6.2 交付活动

应提供如下有关信息:

a) 拆包装;

b) 检查交付完整性;

c) 检查在运输过程中的损坏。

7.6.3 投入运行

应给出提供如下有关信息:

a) 简要描述包括程序步骤的设置过程;

   示例:连接到公用设施、连接到必要组件。

b) 对正确安装的功能检查。

7.7 测量原理

应给出测量基本原理的简短概要。

7.8 IVD仪器的性能

应提供体外诊断仪器的性能特征信息。

7.9 使用的局限性

应提供体外诊断仪器使用的局限性信息。

示例:样品黏度、附件兼容性、计算机连接。

7.10 操作前的准备

适当时,应提供以下有关信息:

a) 使用者必需的任何特定培训;

b) 正常使用体外诊断仪器必需的任何特定的物质和(或)设备;

c) 试剂和消耗品的订购信息;

d) 所使用的原始样品类型;

e) 原始样品采集的任何特定条件,以及贮存条件;

f) 对于安全和正确操作仪器的检查和调整;

7.11 操作程序

应提供运行IVD检验程序的详细描述。

程序的书写应使用易于被非专业人员理解的简单术语。描述应尽量避免使用技术或科学语言。

为便于理解，操作程序应以流程图、屏幕照片和(或)图片作图解。

注：简要操作指南对非专业人员能有帮助。

7.12 控制程序

应提供关于验证IVD仪器性能符合要求的方法的足够信息。

示例：对于血糖仪，可接受的控制物质的识别、控制物质检验的频次、控制数据超出确定的控制限时要采取的行动。

7.13 检验结果的读取

应提供如何读取IVD检验结果的说明。

结果应以易于被非专业人员理解的方式来表达和呈现。

结果应以避免被非专业人员误解的方式来表达和呈现。

应提供可能导致不正确结果的因素以及适当的注意事项。

7.14 特定功能

适当时，应提供如下有关信息：

a) 系统的自动检查；

b) 使用者能够合理验证IVD仪器的程序，该程序使得使用者能够在使用时验证IVD仪器将按照预期运行或已经按照预期运行；

c) 整个系统的简单性能检查。

7.15 关机程序

应提供的如下有关信息：

a) 把IVD仪器置于待机状态；

b) IVD仪器关机；

c) 将IVD仪器临时关机。

7.16 处置信息

应提供安全处置危险性废弃物以及报废仪器和附件的信息。

示例：消耗品、用过的试剂或试剂产物(包括混合有原始样品的)、仪器、组件、附件、已放电的电池。

制造商应鼓励使用者咨询他们的医护人员有关当地废弃物处置的要求。

7.17 维护

适当时，应提供如下有关信息：

a) 由使用者进行的预防性的维护(种类和频次)；

b) 由使用者进行的清洁的说明(适宜的物质、程序、频次)；

7.18 故障排除

应提供如下有关信息：

a) 故障信息的解释；

b) 确定常见故障的原因；

c) 可由使用者纠正的故障；

d) 在控制超出范围的情况下要采取的措施。

7.19 后续措施

应给出基于IVD检验结果所采取措施的建议,并考虑不正确结果的可能。

信息应包括一个声明,指导使用者在没有咨询其医护人员之前不要作任何医疗相关决定。

参 考 文 献

[1] ISO 15197, In vitro *diagnostic test systems—Requirements for blood-glucose monitoring systems for self-testing in managing diabetes mellitus*

[2] ISO 17593, *Clinical laboratory testing and* in vitro *medical devices—Requirements for* in vitro *monitoring systems for self-testing of oral anticoagulant therapy*

[3] ISO 18113-4, In vitro *diagnostic medical devices—Information supplied by the manufacturer (labelling)—Part 4*: In vitro *diagnostic reagents for self-testing*

[4] ISO/IEC Directives, *Part 2, Rules for the structure and drafting of International Standards*

[5] EN 592:2002, *Instructions for use for* in vitro *diagnostic instruments for self-testing*

[6] *Directive* 98/79/*EC of the European Parliament and the Council of* 27 *October* 1998 *on* in vitro *diagnostic medical devices*, Official Journal of the European Union L331, 7 December 1998

[7] Global Harmonization Task Force (GHTF), Labelling for Medical Devices, Final Document GHTF/SG1/N43:2005, 3 June 2005

[8] BACKINGER, C.L. and KINGSLEY, P.A. *Write It Right: Recommendations for Developing User Instruction Manuals for Medical Devices Used in Home Health Care*, Rockville, MD, USA, U.S. Food and Drug Administration, Center for Devices and Radiological Health, HHS Pub. FDA 93-4258 (August 1993). Available at: www.fda.gov/cdrh/dsma/897.pdf

ICS 11.100.10
CCS C 30

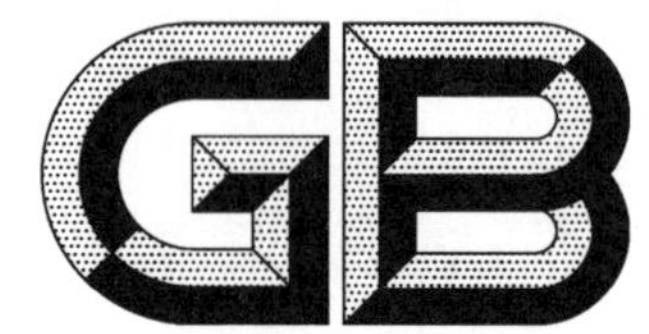

中华人民共和国国家标准

GB/T 42218—2022

检验医学　体外诊断医疗器械 制造商对提供给用户的质量控制 程序的确认

Clinical laboratory medicine—In vitro diagnostic medical devices—Validation of user quality control procedures by the manufacturer

（ISO 15198:2004,MOD）

2022-12-30 发布　　　　2023-07-01 实施

国家市场监督管理总局
国家标准化管理委员会　发布

前　言

本文件按照 GB/T 1.1—2020《标准化工作导则　第 1 部分:标准化文件的结构和起草规则》的规定起草。

本文件修改采用 ISO 15198:2004《检验医学　体外诊断医疗器械　制造商对提供给用户的质量控制程序的确认》。

本文件与 ISO 15198:2004 相比做了下述结构调整:

——删除了 ISO 15198:2004 的 3.3、3.7、3.12、3.16～3.20、3.23;

——将 ISO 15198:2004 的 3.10、3.11 合并为一个术语。

本文件与 ISO 15198:2004 的技术差异及其原因如下:

——删除了规范性引用文件 ISO 3534-1、ISO 5725-1,增加了 GB/T 29791.1、JJF 1001(见第 3 章)。

——将国际计量学基本词汇和通用术语(VIM),BIPM,IEC,IFCC,ISO,IUPAC,IUPAP,OIML,第二版替换为 ISO/IEC 指南 99,以适应我国国情。

——将 3.2、3.4～3.6、3.8～3.11、3.22、3.24～3.26 原引用的术语名称和内容改为 GB/T 29791.1—2013 中的相应术语名称和内容,以适应我国国情。

——3.1、3.14、采用了 JJF 1001—2011 中的术语定义,3.13 采用 ISO 13485:2016 的定义,3.21 采用 ISO 14971:2019 中的定义,以适应我国国情。

请注意本文件的某些内容可能涉及专利。本文件的发布机构不承担识别专利的责任。

本文件由国家药品监督管理局提出。

本文件由全国医用临床检验实验室和体外诊断系统标准化技术委员会(SAC/TC 136)归口。

本文件起草单位:北京市医疗器械检验研究院(北京市医用生物防护装备检验研究中心)、北京金域医学检验实验室有限公司、首都医科大学附属北京天坛医院、山东艾科达生物科技有限公司、北京中关村水木医疗科技有限公司、北京九强生物技术股份有限公司、北京利德曼生化股份有限公司、北京华科泰生物技术股份有限公司、迪瑞医疗器械科技股份有限公司。

本文件主要起草人:杨忠、陈宝荣、张国军、邹迎曙、李健、王军、陈阳、任铁昆、肖燚、常淑芹、陈微。

引　　言

体外诊断医疗器械制造商通常把质量控制程序加进其使用说明书中。质量控制程序的作用是向用户提供该器械按规定运行时的保证，从而使结果符合预期的诊断用途。对某些医疗器械而言，质量控制程序可能是一项基本的风险控制措施。通过对医疗器械质量控制程序的设计，质量控制程序也可通过以下几方面帮助用户确保结果的质量：

a) 验证分析系统(样品、试剂、仪器和/或操作人员)的适配性；

b) 监测测量结果的精密度和正确度；

c) 防止假阴性和假阳性结果出现；

d) 识别可能导致不准确结果出现的故障状态；和/或

e) 排除需采取纠正措施的故障。

除此之外，制造商通常在设计体外诊断医疗器械时，会使其具有发现潜在故障并警告用户采取纠正措施的能力。这些内部控制系统能潜在地降低甚至消除用户运行质量控制样品以监测器械性能的需要。

本文件可作为体外诊断医疗器械制造商设计控制和风险管理程序的一部分。本文件也能使制造商为临床诊断实验室用户提供经过确认的质量控制程序。

本文件描述了制造商如何确认其器械的质量控制程序。确认程序能保证制造商按预期运行质量控制程序，并保证制造商的建议满足某些特殊医疗器械，例如分离系统、内置电子控制器的产品和器械内带有化学和/或生物质控品的产品的需要。有关已确认的质量控制程序的信息能提高用户对器械全面质量保证要求的理解，并对适宜的控制程序作出有见解的选择。

尽管实验室负责人对决定其实验室适宜的质量控制程序承担最终的责任，但是，体外诊断医疗器械制造商有责任在说明书中为用户提供足够的关于器械性能、风险控制方法和性能验证方法的信息。因此，事实上，质量控制是体外诊断医疗器械制造商和用户共同承担的责任。

由于体外诊断医疗器械在设计、技术、功能和预期用途方面存在本质差异，因此，无论现在还是未来都不会有单个质量控制程序能覆盖所有体外诊断医疗器械。数年来已建立的质量控制实践已为实验室的结果有效性提供了某种程度的保证。尽管实验室、监管机构、认可机构已经广泛接受了这些质量控制实践，但是这些实践起源于实验室分析手工操作和实验室自配试剂阶段。就目前的体外诊断医疗器械而言，它们也许并不总是最理想的。因此，当要求有质量控制程序时，制造商有责任设计和确认与器械相适配的质量控制程序。

用于医疗器械制造商的质量体系标准在与时俱进。例如，ISO 13485 和当时大多数法规均包括设计控制和风险管理要求。设计控制要求对设计进行风险分析，并且要求在产品上市前对设计就满足用户要求和预期用途方面得到确认。使用说明书中的质量控制程序被视为体外诊断医疗器械设计不可分割的部分，因此需要对确认的要求进行设计。

检验医学　体外诊断医疗器械 制造商对提供给用户的质量控制 程序的确认

1　范围

本文件描述了体外诊断医疗器械制造商对推荐给用户的质量控制程序的确认过程。质量控制程序的作用是为用户提供器械性能与其预期用途以及制造商声明相一致的保证。

本文件适用于所有体外诊断医疗器械。

2　规范性引用文件

下列文件中的内容通过文中的规范性引用而构成本文件必不可少的条款。其中，注日期的引用文件，仅该日期对应的版本适用于本文件；不注日期的引用文件，其最新版本(包括所有的修改单)适用于本文件。

GB/T 29791.1　体外诊断医疗器械　制造商提供的信息(标示)　第1部分：术语、定义和通用要求(GB/T 29791.1—2013，ISO 18113-1:2009，IDT)

ISO 13485　医疗器械　质量管理体系　用于法规的要求(Medical devices—Quality management systems—Requirements for regulatory purposes)

注：YY/T 0287—2017　医疗器械　质量管理体系　用于法规的要求(ISO 13485:2016，IDT)

ISO 14971　医疗器械　风险管理对医疗器械的应用(Medical devices—Application of risk management to medical devices)

注：YY/T 0316—2016　医疗器械　风险管理对医疗器械的应用(ISO 14971:2007 更正版，IDT)

JJF 1001　通用计量术语及定义

ISO/IEC 指南 99　国际计量学词汇　基础和通用概念及相关术语(VIM)[International vocabulary of metrology—Basic and general concepts and associated terms (VIM)]

3　术语和定义

GB/T 29791.1、ISO 13485、ISO 14971、JJF 1001、ISO/IEC 指南 99 界定的以及下列术语和定义适用于本文件。

3.1

准确度　accuracy

被测量的测得值与其真值间的一致程度。

[来源：JJF 1001—2011，5.8]

3.2

偏倚　bias

系统测量误差的估计值。

[来源：GB/T 29791.1—2013，A.3.25]

3.3

控制物质　control materials

质控物

被其制造商预期用于验证体外诊断医疗器械性能特征的物质、材料或物品。

注：目前在国内，控制物质也通常被称为质控物。

［来源：GB/T 29791.1—2013，3.13］

3.4

控制程序　control procedure

具体描述的预期在使用现场监测体外诊断医疗器械性能及实现质量要求的一组操作。

注1：控制程序可以预期监测体外诊断检验从标本采集到检验结果报告的全过程或其中的一部分。

注2：改写自ISO 15198:2004，定义3.5。

［来源：GB/T 29791.1—2013，3.14］

3.5

检验　examination

旨在确定某一特性的值或特征的一组操作。

注1：在某些学科（如微生物学）中，一项检验是多个试验、观察或测量的总体活动。

注2：确定某一特性值的实验室检验被称为定量检验；确定某一特性特征的实验室检验被称为定性检验。

注3：在临床化学领域，实验室检验被称为测定或检测。

［来源：GB/T 29791.1—2013，3.16］

3.6

制造商提供的信息　information supplied by the manufacturer

标示　labelling

贴于体外诊断医疗器械或其任何容器或包装，或以其他方式提供的与体外诊断医疗器械一起使用的书写、印刷或图示资料。

涉及体外诊断医疗器械的识别和使用，给出技术说明，但不包括货运文件。

示例：标签、使用说明。

注1：在IEC标准中，与医疗器械一起提供的文件被称作“随附文件”，这些文件包含对有关机构和操作者的重要信息，尤其是关于安全的信息。

注2：产品目录和材料安全性数据表不看作是体外诊断医疗器械的标示。

注3：改写自YY/T 0287—2003，定义3.6。

［来源：GB/T 29791.1—2013，3.29］

3.7

使用说明　instructions for use

制造商提供的关于安全和正确使用体外诊断医疗器械的信息。

注1：包括制造商提供的关于体外诊断医疗器械使用、维护、故障排除和处置的说明以及警告和注意事项。

注2：改写自EN 376:2002，定义3.9和EN 591:2001，定义3.3。

［来源：GB/T 29791.1—2013，3.30］

3.8

中间测量精密度　intermediate measurement precision

中间精密度　intermediate precision

在一组测量条件下的测量精密度，这些条件包括相同的测量程序、相同地点并且对相同或相似的被测对象在一长时间段内重复测量，但可包含其他相关条件的改变。

注1：在实际程度规定改变和未改变的条件，特别是如校准物、试剂批号、设备系统、操作者和环境条件等变量。

注 2：在体外诊断医疗器械评价中，一般选择的中间精密度条件代表体外诊断医疗器械在一长时间段内的实际使用条件。

注 3：相关统计学术语在 ISO 5725-3 中给出。

注 4：中间精密度可用结果的分散性特征术语定量表达。如标准差、方差和变异系数。

注 5：改写自 ISO/IEC 指南 99:2007，定义 2.22 和 2.23。

[来源：GB/T 29791.1—2013，A.3.20]

3.9

制造商　manufacturer

以其名义制造预期可用的医疗器械并负有医疗器械设计和/或制造责任的自然人或法人，无论此医疗器械的设计和/或制造是由该自然人或法人进行或由另外的一个或多个自然人或法人代表其进行。

注 1：此“自然人或法人”对确保符合医疗器械预期可用或销售的国家或管辖区的所有适用的法规要求负有最终法律责任，除非该管辖区的监管机构(RA)明确将该责任强加于另一自然人或法人。

注 2：在其他 GHTF 指南文件中说明了制造商的责任。这些责任包括满足上市前要求和上市后要求，比如不良事件报告和纠正措施通知。

注 3：上述定义中所指的“设计和/或制造”可包括医疗器械的规范制定、生产、制造、组装、加工、包装、重新包装、标记、重新标记、灭菌、安装或再制造，或为了医疗目的而将多个器械(可能包括其他产品)组合在一起。

注 4：假如组装或修改不改变医疗器械的预期用途，该医疗器械已经由另一自然人或法人按照使用说明书提供给个体患者，组装或修改医疗器械的任何自然人或法人不是制造商。

注 5：不是以原制造商的名义更改医疗器械的用途或改进医疗器械的任何自然人或法人，使器械以其名义提供使用，宜认为是改进后的医疗器械的制造商。

注 6：不覆盖或改变现有标记，只将自己的地址和联系方式加在医疗器械上或包装上的授权代表、经销商或进口商，不被认为是制造商。

注 7：纳入医疗器械法规要求的附件，负责设计和/或制造该附件的自然人或法人被认为是制造商。

[来源：ISO 13485:2016，3.10]

3.10

测量精密度　precision of measurement

在规定条件下，对同一或相似被测对象重复测量得到测量示值或测得量值间的一致程度。

注 1：精密度的程度用统计学方法得到的测量不精密度的数字形式表示，例如标准偏差和变异系数，它们与精密度负相关。对精密度的定量测量取决于规定的条件。

注 2：根据规定的精密度条件可对给定测量程序下的精密度进行分类。极端条件下的精密度称为重现性和重复性。

[来源：JJF 1001—2011，5.10，VIM，2.15]

3.11

程序　procedure

为进行某项活动或过程所规定的途径。

[来源：GB/T 19000—2016，3.4.5]

3.12

风险分析　risk analysis

系统性地使用可获得的信息以识别危险和估计风险。

[来源：ISO 14971:2019，3.19]

3.13

样品　sample

取自某一系统的一个或多个代表性部分，旨在提供该系统的相关信息。

[来源：GB/T 29791.1—2013，3.64，有修改]

3.14

测量正确度　measurement trueness

正确度　trueness

无穷多次重复测量所得量值的平均值与一个参考量值间的一致程度。

注：测量正确度不是一个量，且因而不能以数字来表达。一致程度的量度在 ISO 5725-3 中给出。

[来源：GB/T 29791.1—2013，A.3.34，有修改]

3.15

确认　validation

对规定要求满足预期用途的验证。

示例：测量人血清肌酐浓度的程序也能被确认用于人尿中肌酐的测定。

注：GB/T 19000—2016 3.8.13 中确认的定义为：通过提供客观证据，对特定预期用途或应用要求已得到满足的认定。

[来源：GB/T 29791.1—2013，3.72]

3.16

验证　verification

为给定项目满足规定要求提供客观证据。

示例 1：对给定参考物质声称的对于其量值和有关测量程序及测量部分小至质量 10 mg 的均匀性的证实。

示例 2：对测量系统达到性能特性或法定要求的证实。

示例 3：对目标测量不确定度能够满足的证实。

注 1：给定项目可以是，例如，一个过程、测量程序、物质、化合物或测量系统。

注 2：规定要求可以是，例如，满足制造商声明或技术指标。

注 3：在法定计量中，验证与对测量仪器的检查和标贴和(或)发放验证证书有关。

[来源：GB/T 29791.1—2013，3.73]

4　质量控制程序

4.1　概要

如果体外诊断医疗器械制造商向用户推荐监测器械性能的质量控制程序，则制造商应在使用说明中描述所有的要求和用户应采取的措施(例如可接受的控制物质、控制物质的检验频率、建立评价测量程序有效性标准的方法、观察到不可接受的质量控制数据后采取措施的指南)。

除此之外，制造商应提供足够的信息，供用户了解推荐的依据。根据制造商推荐的质量控制程序，用户可以使用该器械的特定设置建立全面的质量控制体系。

注：用户根据适用的法规对选择适宜的质量控制程序承担最终的责任。

4.2　风险分析

制造商应在器械的设计和开发过程中进行风险分析。ISO 14971 的要求应适用于本文件。

选择风险分析方法时应考虑器械的预期用途和用户的要求。风险分析应能识别出器械设计或生产工艺控制无法降低的可变性和潜在危险。

应通过保护性措施，包括制造商推荐的质量控制程序，将无法通过设计消除的已识别风险降至最低。质量控制程序应包括检测方法(例如质控物质、电子监测系统或机载化学质控物)，还应包括当重大故障出现时能起决定作用的可接受标准或能决定可接受标准的推荐方法。

应在使用说明书中确定和描述质量控制程序的局限性。

4.3 性能评估研究

当制定质量控制程序时，应考虑内部和外部评估研究的结果。用于该目的的评估数据应尽可能地反映与器械的预期用途相关联的用户环境和样品类型。

5 质量控制程序的确认

5.1 概要

对质量控制程序进行确认的目的是确保质量控制程序能检测出那些不能满足性能指标的结果。

注：性能指标(例如准确度、精密度、正确度、特异性、灵敏度、其他声称)在使用说明书中给出。

5.2 适用范围

本文件适用于首次进入市场以及对现有器械的设计有显著设计更改的体外诊断医疗器械。

根据风险分析的结果，制造商应决定是否需要对质量控制进行确认。

如果风险分析判定质量控制体系失败会对患者造成危害(例如报告结果不准确)，或者质量控制程序是将风险降低至可接受水平的推荐性的保护措施，则应对质量控制程序进行确认。

对于现有的体外诊断医疗器械，常规的统计质量控制程序被认为是足够的，除非风险监测活动的证据表明质量控制程序对于保持风险在可接受的水平是必需的。在上述情况下，应对质量控制程序进行确认。

5.3 确认

5.3.1 确认计划

在设计体外诊断医疗器械时，如果质量控制程序需要确认，制造商应为推荐的质量控制程序制定确认计划。质量控制确认应在制造商的设计控制和风险管理体系内进行。应适用 ISO 13485 和 ISO 14971 的要求。

确认计划应考虑器械设计和开发过程中进行的风险分析的输出以及器械的任何相关经验，其中包括考虑所有可能导致严重故障的条件，以及故障的影响。

5.3.2 确认责任

制造商应授权人员进行确认，应根据不同类型的产品、不同类型的确认事项、不同的项目阶段(计划、方案、执行、评价等)配备具有各领域专业背景的理工科人员。负责确认计划和确认执行的人员的姓名和资历应形成文件。

5.3.3 确认方案

确认方案的设计应证明所推荐的质量控制程序的有效性。

方案应包括风险分析中识别出的实际和(或)模拟的故障情况的考验，这些故障是质量控制程序预期可识别的。

注：若统计控制程序能检测到超出预定限制的结果，则证明文件里不需要引入实际的故障模式。确认可以基于对在常规操作模式下获得的实际性能数据的不精确和/或偏倚的模拟效果的统计评估。见参考文献[17]、[23]、[25]～[30]。

作为设计确认一部分的性能评估应包含质量控制确认研究。

在收集数据前应建立研究设计、统计学分析方法和可接受的标准。统计方法、模拟模型和样本量计算应合理。应说明接受标准的理由(例如与用户要求的关系)。计划的各要素应在确认方案中文件化,并根据制造商设计确认程序通过评价和批准。

5.4 确认研究

确认方案应由有资格的人员编写执行。应对器械和仪器在确认研究开始前进行确认。软件和分析测试方法在使用前进行确认。

试验观察结果和数据应按照既定程序记录和保存。应适用 ISO 13485 的记录保存要求。

方案偏差应事先进行论证和批准。任何确认失败均应依据制造商的设计确认程序进行调查和处理。

5.5 确认报告

确认研究的结果,以及质量控制程序、确认方法、所用材料、相关试验细节和确认人员,应记录在确认报告中。

报告中应有确认目标和数据的纲要,应指明符合所有可接受的标准。

任何方案偏差、不符合和验证失败应进行讨论和证实。

报告应依据制造商的设计确认程序予以批准,并应作为制造商风险管理文件的一部分加以保存。

5.6 再次确认

应适用 ISO 13485 的要求。

应监控质量控制程序的执行情况。制造商应定期评估所推荐的质量控制程序的充分性。

制造商应定期或在下列情形下考虑再次确认质量控制程序的必要性:当医疗器械设计或确认的质量控制程序发生变更、不良事件(例如会引起严重危害的事故、故障)发生时,或者器械纠正和预防措施(corrective and preventive action,CAPA)系统识别出需要进行相应的确认时。上述评估结果应形成文件。

6 给用户的建议

适用时,经确认的质量控制程序应包括:

a) 质量控制程序预期能发现的错误类型;

b) 可能会用到的控制物质;

c) 推荐的分析物浓度;

d) 决定接受标准的指南(控制限);

e) 质量控制程序的已知局限处。

地方、国家或地区要求可适用于本文件。

参 考 文 献

［1］ GB/T 6379.3—2012 测量方法与结果的准确度(正确度与精密度) 第3部分:标准测量方法精密度的中间度量

［2］ GB/T 19000—2016 质量管理体系 基础和术语

［3］ GB/T 19001—2016 质量管理体系 要求

［4］ GB/T 19015—2021 质量管理 质量计划指南

［5］ GB/T 19703—2020 体外诊断医疗器械 生物源性样品中量的测量 有证参考物质及支持文件内容的要求

［6］ YY/T 0287—2017 医疗器械 质量管理体系 用于法规的要求

［7］ ISO 5725-3:1994 Accuracy (trueness and precision) of measurement methods and results—Part 3: Intermediate measures of the precision of a standard measurement method

［8］ ISO/IEC Guide 51 Safety aspects—Guidelines for their inclusion in standards

［9］ EN 375, Information supplied by the manufacturer with in vitro diagnostic reagents for professional use

［10］ EN 376:2002 Information supplied by the manufacturer with in vitro diagnostic reagents for self-testing

［11］ EN 591 Instructions for use for in vitro diagnostic instruments for professional use

［12］ EN 1041 Information supplied by the manufacturer with medical devices

［13］ MIL-STD 1629A, Procedures for Performing a Failure Mode Effects and Criticality Analysis. U.S.Department of Defense, Naval Publications and Forms Center, Philadelphia PA, 1980

［14］ NCCLS EP18. Quality Management for Unit-Use Testing. NCCLS, Wayne, PA, 2002

［15］ NCCLS C24. Statistical Quality Control for Quantitative Measurements: Principles and Definitions.NCCLS, Wayne, PA, 1999

［16］ U.S. Food and Drug Administration. Design Control Guidance For Medical Device Manufacturers. Center for Devices and Radiological Health, Washington, D.C., 1997

［17］ BROOKS, Z. C. Performance-Driven Quality Control. AACC Press, Washington, D. C., 2001

［18］ DESAIN, C. and SUTTON, C.V. Validation for Medical Devices and Diagnostic Manufacturers. Interpharm. Press, Buffalo Grove, IL, 1994

［19］ HARRIS, E. K. Statistical principles underlying analytical goal-setting in clinical chemistry. Am. J. Clin. Pathol., 72, 1979 pp. 374-382

［20］ HOOTEN, F.W., MCDONNELL, E. and REILLY, S.C., eds. Quality System Compendium: GMP Requirements & Industry Practice. Association for the Advancement of Medical Instrumentation, Arlington, VA, 1998

［21］ JURAN, J.M., ed. Juran's Quality Control Handbook. McGraw-Hill, New York, N. Y., 1988

［22］ KAPUR, K.C. and LAMBERSON, L.R. Reliability in Engineering Design. John Wiley & Sons, New York, N.Y,1977

［23］ PARVIN, C. A. Quality-control (QC) performance measures and the QC planning process. Clin Chem.,43, 1997, pp. 602-607

［24］ Rome Air Development Center. The Evolution and Practical Applications of Failure Modes and Effects Analyses. ADA 131-358. National Technical Information Service, Department of Commerce, Springfield,VA, 1983

[25] WESTGARD, J.O. Basic Planning for Quality—Training in Analytical Quality Management for Healthcare Laboratories. Westgard QC, Inc., Madison, WI, 2000

[26] WESTGARD, J.O. EZ Rules—Automatic Selection of Statistical Control Rules for Laboratory Tests.Westgard QC, Inc., Madison, WI, 2000

[27] WESTGARD, J. O. Six Sigma Quality Design and Control. Westgard QC, Inc., Madison, WI, 2001

[28] WESTGARD, J.O. and BARRY, P.L. Cost Effective Quality Control: Managing the Quality and Productivity of Analytical Processes. Washington, D.C., AACC Press, 1997

[29] WESTGARD, J. O., QUAM, E. F. and BARRY, P. L. Basic QC Practices. Washington, D.C., AACC Press, 1998

[30] WESTGARD, J.O., STEIN, B. An automatic process for selecting statistical QC procedures to assure clinical or analytical quality requirements. Clin. Chem., 43, 1997, pp. 400-403

[31] WHITMORE, E. Product Development Planning for Health Care Products Regulated by the FDA. ASQC Quality press, Milwaukee, WI, 1997

ICS 11.100.10
C 30

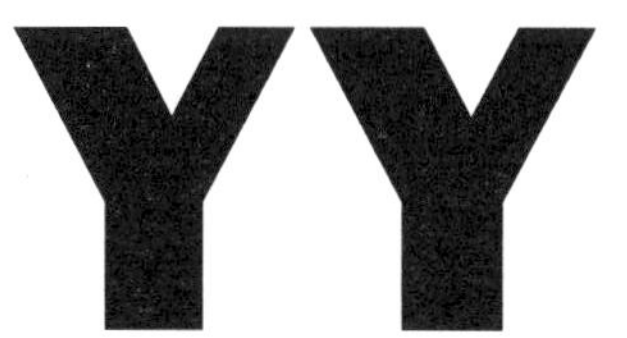

中华人民共和国医药行业标准

YY/T 1789.1—2021

体外诊断检验系统 性能评价方法 第1部分:精密度

In vitro diagnostic test systems—Performance evaluation method—Part 1:Precision

2021-09-06 发布 2023-03-01 实施

国家药品监督管理局 发布

前　言

YY/T 1789《体外诊断检验系统　性能评价方法》,由下列部分组成:

——体外诊断检验系统　性能评价方法　第1部分:精密度;

——体外诊断检验系统　性能评价方法　第2部分:正确度;

——体外诊断检验系统　性能评价方法　第3部分:检出限与定量限;

——体外诊断检验系统　性能评价方法　第4部分:线性区间与可报告区间;

——体外诊断检验系统　性能评价方法　第5部分:分析特异性;

——体外诊断检验系统　性能评价方法　第6部分:定性试剂的精密度、诊断灵敏度与特异性、预测值。

本部分为YY/T 1789的第1部分。

本部分按照GB/T 1.1—2009给出的规则起草。

请注意本文件的某些内容可能涉及专利。本文件的发布机构不承担识别这些专利的责任。

本部分由全国医用临床检验实验室和体外诊断系统标准化技术委员会(SAC/TC 136)归口。

本部分起草单位:北京市医疗器械检验所、美康生物科技股份有限公司、希森美康医用电子(上海)有限公司、深圳市亚辉龙生物科技股份有限公司、北京九强生物技术股份有限公司、中生北控生物科技股份有限公司、北京利德曼生化股份有限公司、北京泛生子基因科技有限公司、山东博科生物产业有限公司、上海科华生物工程股份有限公司。

本部分主要起草人:王军、沈敏、张爽、黄涛、周明、蒋琳、李长泽、程晓蕾、谢清华、彭波。

体外诊断检验系统　性能评价方法　第1部分：精密度

1　范围

YY/T 1789 的本部分规定了体外诊断检验系统的精密度性能评价方法。

本部分适用于制造商对定量检验的体外诊断检验系统进行精密度评价。

本部分不适用于结果报告为名义标度和序数标度的体外诊断检验系统的性能评价，例如用于血细胞鉴定、微生物分型、核酸序列鉴定、尿液颗粒鉴定，结果报告为阴性、阳性或1＋、2＋、3＋的体外诊断检验系统。

本部分不适用于医学实验室精密度性能验证，也不适用于产品型式检验。

2　规范性引用文件

下列文件对于本文件的应用是必不可少的。凡是注日期的引用文件，仅注日期的版本适用于本文件。凡是不注日期的引用文件，其最新版本(包括所有的修改单)适用于本文件。

GB/T 4883—2008　数据的统计处理和解释　正态样本离群值的判断和处理

GB/T 6379.2　测量方法与结果的准确度(正确度与精密度)　第2部分：确定标准测量方法重复性与再现性的基本方法

YY/T 1441　体外诊断医疗器械性能评估通用要求

3　术语和定义

下列术语和定义适用于本文件。

3.1

体外诊断医疗器械　in vitro diagnostic medical device

IVD 医疗器械　IVD medical device

单独或组合使用，被制造商预期用于人体标本体外检验的器械，检验单纯或主要以提供诊断、监测或相容性信息为目的，器械包括试剂、校准物、控制物质、样品容器、软件和相关的仪器或装置或其他物品。

[GB/T 29791.1—2013，定义 3.27]

3.2

体外诊断仪器　in vitro diagnostic instrument

IVD 仪器　IVD instrument

被制造商预期用作体外诊断医疗器械的设备或装置。

[GB/T 29791.1—2013，定义 3.26]

3.3

体外诊断试剂　in vitro diagnostic reagent

IVD 试剂　IVD reagent

被制造商预期用作体外诊断医疗器械的化学、生物学或免疫学组分、溶液或制备物。

[GB/T 29791.1—2013,定义 3.28]

3.4

测量系统　measuring system

一套组合在一起的,适合给出规定类量规定区间内测得量值的一个或多个测量仪器以及经常和其他器械组成的组合,包括任何试剂和用品。

注:测量系统可以只由一个用于测量的器械组成,它可以是指示测量仪器或一个实物量具,并且它可以单独使用或与辅助器械联合使用。

[GB/T 29791.1—2013,定义 A.3.37]

3.5

定量检验　quantitative examination

测量分析物的量或浓度并以适当测量单位的数字量值表达的一组操作。

注:定性检验可以在没有定量检验之前进行,但定量检验要求识别要指定数值的分析物。

[GB/T 29791.1—2013,定义 A.3.45]

3.6

测量精密度　measurement precision

精密度　precision

在规定条件下,对同一或相似被测对象重复测量得到测量示值或测得量值间的一致程度。

注1:测量精密度通常由不精密度的量度以数字表达,如规定测量条件下的标准差、方差和变异系数。

注2:规定的条件可以是,例如,测量的重复性条件、测量的中间精密度条件、或测量的再现性条件(见 GB/T 6379.5)。

注3:测量精密度用于定义测量重复性、中间测量精密度和测量再现性。

注4:重复测量指在同一或相似样品上以不受以前结果影响的方式得到的结果。

[GB/T 29791.1—2013,定义 A.3.29]

3.7

测量重复性　measurement repeatability

重复性　repeatability

在一组测量条件下的测量精密度,包括相同测量程序、相同操作者、相同测量系统、相同操作条件和相同地点,并且在短时间段内对同一或相似被测对象重复测量。

注1:在临床化学上,术语批内或序列内精密度有时用于指此概念。

注2:在评估体外诊断医疗器械时,通常选择重复性条件来代表基本不变的测量条件(被称为重复性条件),此条件产生测量结果的最小变异。重复性信息可对故障排除目的有用处。

注3:重复性可以用结果分散性特征术语定量表达,如重复性标准差、重复性方差和重复性变异系数。相关统计术语在 GB/T 6379.2 中给出。

[GB/T 29791.1—2013,定义 A.3.30]

3.8

中间测量精密度　intermediate measurement precision

中间精密度　intermediate precision

在一组测量条件下的测量精密度,这些条件包括相同的测量程序、相同地点并且对相同或相似的被测对象在一长时间段内重复测量,但可包含其他相关条件的改变。

注1:应在实际程度规定改变和未改变的条件,特别是如校准物、试剂批号、设备系统、操作者和环境条件等变量。

注2:在体外诊断医疗器械评价中,一般选择的中间精密度条件代表体外诊断医疗器械在一长时间段内的实际使用条件。

注3:相关统计学术语在 GB/T 6379.3 中给出。

注4:中间精密度可用结果的分散性特征术语定量表达。如标准差、方差和变异系数。

[GB/T 29791.1—2013,定义 A.3.20]

3.9

测量再现性　measurement reproducibility

再现性　reproducibility

在包括了不同地点、不同操作者、不同测量系统的测量条件下对同一或相似被测对象重复测量的测量精密度。

注 1：在临床化学上，术语室间精密度有时用于指此概念。

注 2：在评估体外诊断医疗器械时，通常选择再现性条件来代表最大改变的条件（被称为再现性条件），此条件产生独立实验室间比较结果时遇到的测量结果变异，如发生在室间比对计划中（例如，能力比对、外部质量保证或实验室标准化试验）。

注 3：再现性可以用结果分散性特征术语定量表达，如再现性标准差、再现性方差和再现性变异系数。相关统计术语在 GB/T 6379.2 中给出。

注 4：不同测量系统可使用不同测量程序。

注 5：应在实际程度上给出改变或不改变条件的说明。

［GB/T 29791.1—2013，定义 A.3.31］

3.10

平衡嵌套设计　balanced nested design

完全嵌套设计　full nested design

嵌入因子的水平为常数的嵌套设计。

示例：下图描述了一个平衡嵌套设计。该设计是一个平衡嵌套设计，因为每个实验室花费两天（因子 B 的水平数是 2），每个实验室每一天得到的两个测量结果（因子 C 的水平个数也是 2）。实验室所选定的日子可能是不同的，因为测量大概是在给定测试时限内随机选择的。

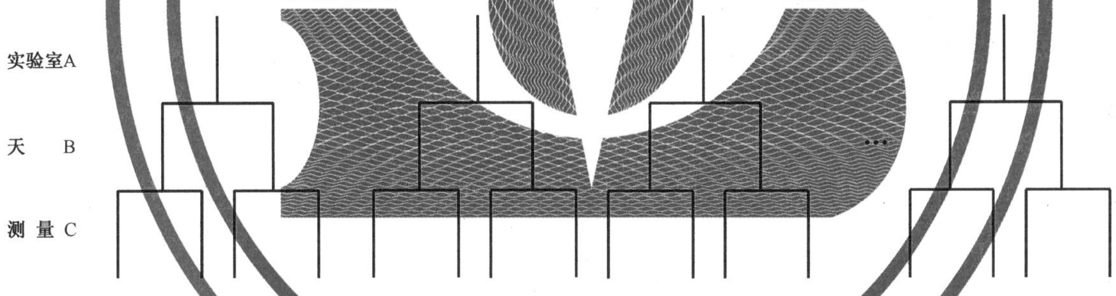

［GB/T 3358.3—2009，定义 2.6.1］

3.11

离群值　outlier

样本中一个或几个观测值，它们离开其他观测值较远，暗示它们可能来自不同的总体。

［GB/T 6379.1—2004，定义 3.21］

3.12

性能评价　performance evaluation

对预期成为体外诊断医疗器械的器械，为建立或验证其性能声明而进行的研究。

［GB/T 29791.1—2013，定义 3.52］

3.13

确认　validation

对规定要求满足预期用途的验证。

注 1：测量人血清肌酐浓度的程序也能被确认用于人尿中肌酐的测定。

注 2：GB/T 19000—2008（ISO 9000：2005，IDT）3.8.5 中确认的定义为：通过提供客观证据，对特定预期用途或应用要求已得到满足的认定。

[GB/T 29791.1—2013,定义 3.72]

4 符号和缩略语

下列符号和缩略语适用于本文件。

ANOVA:方差分析

CV:变异系数

CI:置信区间

CL:置信水平

DF:自由度

EMS:方差分析的均方的期望

MS:方差分析的均方

SS:方差分析的平方和

s:标准差

V:方差

σ:误差

χ^2:卡方

5 总则

5.1 总体要求

制造商在对体外诊断医疗器械进行性能评价时,其计划、实施、评价和文件化等相关过程应符合YY/T 1441的规定。制造商应规定所有管理和实施体外诊断医疗器械性能评估相关人员的责任和相互关系,并确保具备充足的资源。制造商设计评价方案,并进行测试,做好相关记录,所有文件和记录作为该产品技术文件的一部分。性能评价的负责人应对性能评价结果最终评定和审查,并形成评价报告。

5.2 精密度类型

测量精密度代表对一个均一样品的一系列测量结果的随机测量误差的性能特征。操作者、测量仪器、测量方法、试剂批号、校准品批号、地点、环境条件和时间是可以变化的因素并影响测量精密度。重复性(又被称为批内精密度、序列内精密度)和再现性(又被称为实验室间精密度、室间精密度)为两种极端情况的精密度。界于重复性和再现性之间的精密度被称为中间精密度。制造商对体外诊断医疗器械进行精密度性能评价时,视产品情况和应用需求对重复性、实验室内精密度、实验室间精密度进行评价。重复性代表基本不变的测量条件下产生的最小变异。本部分中,为了能够反映实验室多批检测时的批内不精密度,使批内不精密度的估计更加符合日常工作的条件,可以每天检测2批,检测20天,共有40批。每批两个结果(40对)间的差异,就是该样品批内不精密度的具体表现,根据这个结果计算出来的不精密度是改变了重复性条件的批内不精密度。实验室内精密度考虑了体外诊断医疗器械在医学实验室使用过程中的分析批、时间等影响因素,归类为中间精密度的一种情况。实验室间精密度考虑了体外诊断医疗器械在医学实验室使用过程中的设备、操作人员、时间等影响因素。

5.3 样品要求

用于评价精密度的样品,其均匀性、稳定性应能满足评价要求,并能反映医学实验室实际测试样品的特征,一般采用混合的患者样品。当样品不易获得或不稳定时,也可采用商品化的质控品。样品浓度应包括测量区间内低、中、高至少3个浓度水平，适用时，应有医学决定水平附近的测量点。可以采用添加高浓度物质或稀释患者样品来获取高值或低值样品。样品量要足够满足整个精密度评价的需要。适用时，可将样品等分后冷冻保存，以减少外部因素影响。

5.4 待评价产品

待评价产品是试剂、仪器、校准品等组成的特定的测量系统，也可以是在特定使用条件下的体外诊断试剂。应对待评价产品的名称、型号、货号、批号等基本信息进行记录并报告。

5.5 评价流程

5.5.1 流程图

一般情况下，精密度评价流程如图1所示。

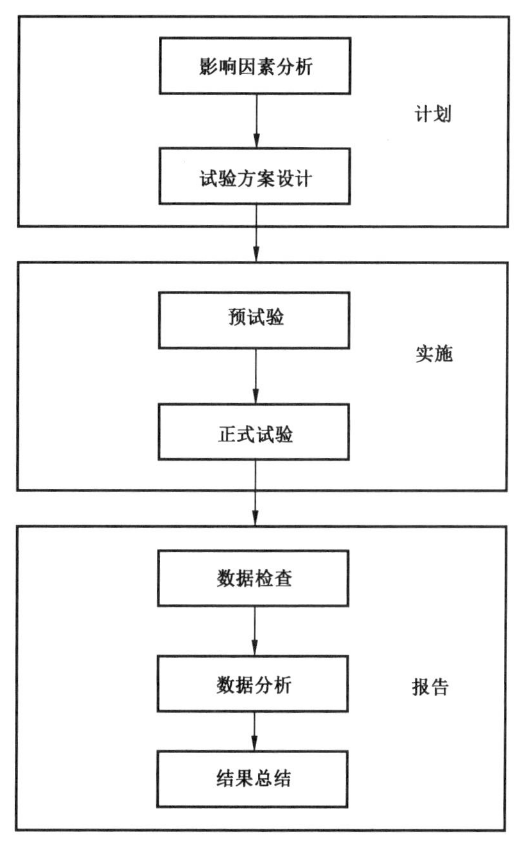

图1 精密度评价流程

5.5.2 影响因素分析

分析天、分析批、试剂批号、校准品批号、校准周期、操作者、仪器、实验室等因素均会对测量结果产生影响。在进行精密度评价前，可通过文献、类似产品的信息、用户反馈、已有经验、风险分析、调研、预试验数据等途径识别潜在的影响因素，并判断哪些因素会对待评价的精密度产生较大影响。一般情况下，没有必要对各个影响因素进行单独评估，本部分所采用的平衡嵌套设计将各相关因素整合在一起进行考虑，例如分析天、分析批中包括校准周期、操作者、试验环境等因素。

5.5.3 评价方案设计

依据 GB/T 6379.2 规定的精密度试验要求，本部分介绍了两种基本的、标准化的试验方案。重复性和实验室内精密度评价设计：在同一个条件下（如同一个实验室，同一台仪器）进行 20 天（可为非连续天）测试，每天 2 个分析批，每批重复测量 2 次，即 20×2×2 试验设计。实验室间精密度评价设计：3 个实验室，进行 5 天（不一定是连续的）测试，每天 1 个分析批，每批重复测量 5 次，即 3×5×5 试验设计。这 2 种试验方案均采用了双因素方差分析模型。一般情况下，应尽可能保证数据集的平衡和完整，对于缺失的数据应及时增加测试天数和（或）重复测试结果，避免出现不平衡的数据集而增大数据处理的复杂性。

精密度评价方案不限于本部分所介绍的试验模型，制造商也可根据产品特点，考虑重要变异因素，设计适合产品的精密度评价模型和数据分析处理方法。

5.5.4 试验注意事项

精密度评价试验的研究者应能正确、熟练操作待评价的产品，及相关的仪器设备、校准品、质控品等。

试验正式开始前，建议先进行预试验，例如进行简单的重复性试验，目的是检查测量系统是否按照预期进行工作。

精密度评价试验的整个过程中，应保证仪器设备稳定运行，可用质控样品进行监测或运行室内质控程序，建议每个分析批均要包含至少 1 个浓度的质控样品。应做好记录，记录包括试验步骤、数据、结果等，对任何与规定程序的偏差、非预期结果应予以关注和记录。

试验过程中应实时检查数据的完整性和有效性。不能没有任何原因就随意剔除数据。但当确认该数据是由于操作失误、仪器异常（如漏吸样）、样品异常（如有气泡）等原因造成的错误数据，则可以剔除，此时要及时重复进行该试验或增加分析批以补充数据。若剔除数据较多时，应评估测量系统性能的稳定性及此时进行性能评价的适宜性。

5.5.5 数据分析

5.5.5.1 离群值检验

在试验结束后，对整套数据进行完整性检测。可通过格拉布斯（Grubbs）检验、极端学生化偏差（ESD）法或其他方法识别统计离群值。需注意的是：

a) 即使被检查为统计离群值，也不一定被剔除；
b) 原则上，离群值剔除越少越好，否则可能会使得精密度评估结果过小，与实际不符；
c) 方差分析时应进行 2 次统计分析，包括离群值剔除前和剔除后；
d) 应对上述过程进行记录和报告。

5.5.5.2 方差分析

在数据为平衡的情况下，可采用方差分析法。

5.5.5.3 置信区间

必要时，给出精密度评价结果（标准差或变异系数）的 95% 置信区间。可采用 χ^2 分布计算置信区间。

5.5.6 结果报告

性能评价的负责人应撰写评价报告。评价报告中应包含精密度评价的方案、数据和评价结果。精密度评价结果可参照表1以表格呈现。

表1 精密度评价结果汇总表

样品描述	样品浓度均值	重复性		实验室内精密度		实验室间精密度	
		s	CV	s	CV	s	CV
样品1							
样品2							
样品3							

6 重复性和实验室内精密度评价

6.1 试验

本部分推荐的试验模型为20×2×2,也可采用其他模型。在同一实验室,由同一(组)操作人员在同一仪器上,使用同一批号的试剂盒,在20天(可为非连续天)对同一测试样品进行测试。每天运行2个分析批,2个分析批间应有一定时间间隔。每个分析批,重复测试2次。评价结束时,获得40对即80个测量结果。试验过程中需注意的是:

——使用同种类、同批号的试剂盒;

——根据制造商推荐的校准频次进行校准;

——在每个分析批,应同时测量质控品,以保证结果是可靠可用的;

——每个分析批结束时,应及时对数据进行检查,若发现错误数据、缺失数据,应及时进行补充。

6.2 数据检查和分析

6.2.1 离群值检验

离群值的检验方法有多种,本部分以格拉布斯(Grubbs)检验为例。将所有结果按大小升序排列成$X_{(i)}(i=1,2,\cdots,p)$,计算格拉布斯统计量G_p:

$$G_p=[X_{(p)}-\overline{X}]/s \qquad \cdots\cdots(1)$$

式中:

$X_{(p)}$——最大观测值;

$\overline{X}$ ——所有结果的算术平均值;

s ——标准差。

当检验最小观测值$X_{(1)}$是否为离群值,则计算检验统计量G_1:

$$G_1=[\overline{X}-X_{(1)}]/s \qquad \cdots\cdots(2)$$

如果检验统计量G_p或G_1大于1%临界值,则该结果视为统计离群值。查临界值表(见GB/T 4883—2008中表A.2),可得临界值3.673。

对于单样品研究,测试数量≥80,统计离群值剔除不应超过2个;而对于多个样品研究,统计离群值个数剔除不应超过测试总数的1%。

6.2.2 计算 *SS*、*MS*

在数据为平衡的情况下,可采用方差分析法。表2为实验室内精密度评价方差分析汇总表。

表 2　实验室内精密度(20×2×2)方差分析汇总表

变异来源	SS	DF	MS
天	SS_{day}	$DF_{day}=n_{day}-1=19$	MS_{day}
分析批	SS_{run}	$DF_{run}=(n_{run}-1)n_{day}=20$	MS_{run}
误差	SS_{error}	$DF_{error}=N-n_{day}n_{run}=40$	MS_{error}
总变异	SS_{total}	$DF_{total}=N-1=79$	

注：
SS_{day} ——平方和-天间；
SS_{run} ——平方和-批间；
SS_{error} ——平方和-批内；
SS_{total} ——平方和-总；
DF_{day} ——自由度-天间；
DF_{run} ——自由度-批间；
DF_{error} ——自由度-批内；
DF_{total} ——自由度-总；
MS_{day} ——均方-天间；
MS_{run} ——均方-批间；
MS_{error} ——均方-批内；
n_{day} ——试验天数；
n_{run} ——每天的分析批数；
N ——总的测试数。

SS 和 MS 可借助统计分析软件直接得出，也可通过以下公式计算，但推荐使用统计分析软件。

$$SS_{total}=\sum_i\sum_j\sum_k(X_{ijk}-\overline{X})^2 \quad\cdots\cdots(3)$$

$$SS_{day}=n_{run}\times n_{rep}\sum_i(\overline{X}_i-\overline{X})^2 \quad\cdots\cdots(4)$$

$$SS_{run}=n_{ij}\times\sum_i\sum_j(\overline{X}_{ij}-\overline{X}_i)^2 \quad\cdots\cdots(5)$$

$$SS_{error}=\sum_i\sum_j\sum_k(X_{ijk}-\overline{X}_{ij})^2 \quad\cdots\cdots(6)$$

$$SS_{total}=SS_{day}+SS_{run}+SS_{error} \quad\cdots\cdots(7)$$

$$MS_{day}=SS_{day}/DF_{day} \quad\cdots\cdots(8)$$

$$MS_{run}=SS_{run}/DF_{run} \quad\cdots\cdots(9)$$

$$MS_{error}=SS_{error}/DF_{error} \quad\cdots\cdots(10)$$

式中：
i ——试验天数($i=1,2,\cdots,20$)；
j ——批次($j=1,2$)；
k ——重复次数($k=1,2$)；
X_{ijk} ——第 i 天第 j 批第 k 次测量的结果；
n_{rep} ——每批重复测试次数(n_{rep} 为 2)；
n_{ij} ——第 i 天的分析批数(n_{ij} 为 2)；
$\overline{X}_i$ ——第 i 天测量结果均值；

$\overline{X}$ ——80 个测量结果的总均值；
$\overline{X}_{ij}$ ——第 i 天第 j 批测量结果均值；
SS_{total} ——平方和-总；
SS_{day} ——平方和-天间；
SS_{run} ——平方和-批间；
SS_{error} ——平方和-批内；
MS_{day} ——均方-天间；
MS_{run} ——均方-批间；
MS_{error} ——均方-批内；
DF_{day} ——自由度-天间；
DF_{run} ——自由度-批间；
DF_{error} ——自由度-批内。

6.2.3 计算 *s* 和 *CV*

s 和 CV 可借助统计分析软件直接得出，也可通过以下公式计算，但推荐使用分析软件。

$$V_{error}=MS_{error} \qquad \cdots\cdots(11)$$

$$V_{run}=\frac{(MS_{run}-MS_{error})}{n_{rep}} \qquad \cdots\cdots(12)$$

式中：
V_{error}——方差-批内；
V_{run} ——方差-批间。
如果 $MS_{run}<MS_{error}$，V_{run}为 0。

$$V_{day}=\frac{(MS_{day}-MS_{run})}{n_{run}n_{rep}} \qquad \cdots\cdots(13)$$

式中：
V_{day}——方差-天间。
如果 $MS_{day}<MS_{run}$，V_{day}为 0。

$$s_R=\sqrt{V_{error}} \qquad \cdots\cdots(14)$$

$$s_{WL}=\sqrt{V_{day}+V_{run}+V_{error}} \qquad \cdots\cdots(15)$$

式中：
s_R ——重复性标准差；
s_{WL}——实验室内精密度标准差。
将 s_R、s_{wL}分别除以总均值，得到重复性 CV、实验室内精密度 CV。

6.2.4 计算置信区间

根据原始 Satterthwaite 方法，计算重复性和实验室内精密度对应的有效自由度。重复性对应的有效自由度为：

$$DF_R=DF_{error}=N-n_{day}\times n_{run} \qquad \cdots\cdots(16)$$

实验室内自由度，不能等同于方差分析的总的自由度 DF_{total}，可通过以下 Satterthwaite 公式的转换式进行计算：

$$DF_{WL}=\frac{(\alpha_{day}\times MS_{day}+\alpha_{run}\times MS_{run}+\alpha_{error}\times MS_{error})^2}{\frac{(\alpha_{day}\times MS_{day})^2}{DF_{day}}+\frac{(\alpha_{run}\times MS_{run})^2}{DF_{run}}+\frac{(\alpha_{error}\times MS_{error})^2}{DF_{error}}} \qquad \cdots\cdots(17)$$

DF、MS 在方差分析总表的右边(见表 2)。α 是系数，对完整的 20×2×2 数据集来说，$\alpha_{error}=0.50$，$\alpha_{run}=0.25$，$\alpha_{day}=0.25$。

在评价精密度时，一般对 95%置信区间感兴趣，显著性水平为 5%，在这种情况下，精确估计的置信区间应计算为：

$$\left(s\sqrt{\frac{DF}{\chi^2_{\alpha/2,DF}}}\ ,\ s\sqrt{\frac{DF}{\chi^2_{(1-\alpha/2),DF}}} \right) \quad \cdots\cdots (18)$$

式中：

s ——精密度估计值；

DF ——自由度；

$\chi^2_{CL,DF}$ ——期望的置信水平和自由度下的卡方值。

6.2.5 示例

重复性和实验室内精密度评价的数据分析示例可参见附录 A。

当数据缺失或存在离群值剔除后，数据就不符合平衡预期，用较为复杂的 ANOVA 分析，例如 REML(限制最大似然估计)、MINQUE(最小范数二次无偏估计)、MIVQUE(最小方差二次无偏估计)。

7 实验室间精密度评价

7.1 试验

当分析评价显示试验地点的变化引起测量结果变异较大时，制造商根据具体产品分析影响因素，确定是否需要进行实验室间精密度评价。本部分推荐的试验模型为 3×5×5，也可采用其他模型，但推荐使用方差分析，以简化评价过程。

在 3 个实验室，使用相同型号的仪器或同一系列的仪器，在 5 天(可为非连续天)对同一测试样品进行测试。每天运行 1 个分析批，每个分析批重复测试 5 次。评价结束时，获得 75 个测量结果。试验过程中需注意的是：

——也可在同一个实验室，使用 3 台仪器进行评价(一个"实验室"被认为是操作人员、测试和测试场所的一个组合，一个测试场所或通常意义的一个实验室可以产生几个"实验室"，只要它能够为几个操作人员提供独立的仪器设备和测试场地)；

——使用同种类、同批号的试剂盒；

——根据制造商推荐的校准频次进行校准；

——在每个分析批，应同时测量质控品，以保证结果是可靠的；

——每个分析批结束时，应及时对数据进行检查，若发现错误数据、缺失数据，应及时进行补充。

7.2 数据检查和分析

7.2.1 离群值检验

同 6.2.1。在每个实验室内部，计算 25 个结果的均值和 s，查临界值表(见 GB/T 4883—2008 中表 A.2)，可得临界值 3.135，若有结果与总均值的差超过 3.135s 时，可视为是离群值。每个实验室的单样品研究，统计离群值的剔除个数不应超过 1 个。对于多样品研究，如果样品数小于 4，每个实验室统计离群值的剔除个数不应超过 1 个；若样品数大于 4，每个实验室统计离群值的剔除个数不超过 2 个。

7.2.2 计算 *SS*、*DF*、*MS*

在数据为平衡的情况下，采用方差分析法。

表 3　实验室间精密度(3×5×5)方差分析汇总表

变异来源	SS	DF	MS
试验地点	SS_{site}	$DF_{site}=n_{site}-1=2$	MS_{site}
天(试验地点)	SS_{day}	$DF_{day}=(n_{day}-1)n_{site}=12$	MS_{run}
误差	SS_{error}	$DF_{error}=N-n_{site}n_{day}=60$	MS_{error}
总变异	SS_{total}	$DF_{total}=N-1=74$	

注：
SS_{site}——平方和-实验室间；
DF_{site}——自由度-实验室间；
MS_{site}——均方-实验室间；
n_{site}——实验室数。

SS、MS 可借助统计分析软件直接得出，也可通过以下公式计算，但推荐使用统计分析软件。

$$SS_{total}=\sum_i\sum_j\sum_k(X_{ijk}-\overline{X})^2 \qquad (19)$$

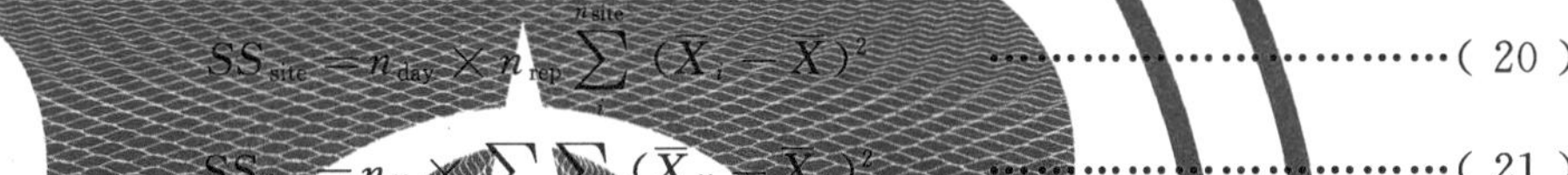

$$SS_{site}=n_{day}\times n_{rep}\sum_i^{n_{site}}(\overline{X}_i-\overline{X})^2 \qquad (20)$$

$$SS_{day}=n_{ij}\times\sum_i\sum_j(\overline{X}_{ij}-\overline{X}_i)^2 \qquad (21)$$

$$SS_{error}=\sum_i\sum_j\sum_k(X_{ijk}-\overline{X}_{ij})^2 \qquad (22)$$

式中：
i ——试验地点($i=1,2,3$)；
j ——天(批)($j=1,2,\cdots,5$)；
k ——重复次数($k=1,2,\cdots,5$)；
X_{ijk} ——第 i 个试验地点第 j 天第 k 次测量的结果；
$\overline{X}$ ——75 个测量结果的总均值；
$\overline{X}_i$ ——第 i 个试验地点测量结果均值；
$\overline{X}_{ij}$ ——第 i 个试验地点第 j 天测量结果均值；
n_{ij} ——第 i 个试验地点的分析天数(n_{ij} 为 5)；
SS_{total}——平方和-总；
SS_{site} ——平方和-实验室间；
SS_{day} ——平方和-天间；
SS_{error}——平方和-批内。

7.2.3　计算 *s* 和 *CV*

s 和 *CV* 可借助统计分析软件直接得出，也可通过以下公式计算，但推荐使用分析软件。

$$V_{error}=MS_{error} \qquad (23)$$

$$V_{day}=\frac{MS_{day}-MS_{error}}{n_{rep}} \qquad (24)$$

式中：
V_{error}——方差-批内；

V_{day} ——方差-天间。

如果 $MS_{day}<MS_{error}$，V_{day} 按 0 计。

$$V_{site}=\frac{MS_{site}-MS_{day}}{n_{day}n_{rep}} \qquad (25)$$

式中：

V_{site}——方差-实验室间。

如果 $MS_{site}<MS_{day}$，V_{site} 按 0 计。

实验室内精密度 s_{WL} 对应于前两个方差分量的总和，再现性标准差 s_{REP} 则对应于三个方差分量的总和：

$$s_R=\sqrt{V_{error}} \qquad (26)$$

$$s_{WL}=\sqrt{V_{day}+V_{error}} \qquad (27)$$

$$s_{REP}=\sqrt{V_{site}+V_{day}+V_{error}} \qquad (28)$$

将 s_{REP} 除以总均值，得到实验室间精密度 CV。

7.2.4 计算置信区间

假设为平衡设计和完整数据集，按以下公式计算实验室间精密度的有效自由度：

$$DF_R=N-n_{site}\times n_{day} \qquad (29)$$

$$DF_{WL}=\frac{(\alpha_{day}\times MS_{day}+\alpha_{error}\times MS_{error})^2}{\frac{(\alpha_{day}\times MS_{day})^2}{DF_{day}}+\frac{(\alpha_{error}\times MS_{error})^2}{DF_{error}}} \qquad (30)$$

$$DF_{REP}=\frac{(\beta_{site}\times MS_{site}+\beta_{day}\times MS_{day}+\beta_{error}\times MS_{error})^2}{\frac{(\beta_{site}\times MS_{site})^2}{DF_{site}}+\frac{(\beta_{day}\times MS_{day})^2}{DF_{day}}+\frac{(\beta_{error}\times MS_{error})^2}{DF_{error}}} \qquad (31)$$

DF、MS 在方差分析总表的右边(见表 3)。α、β 是系数，$\alpha_{day}=0.2$，$\alpha_{error}=0.8$，$\beta_{site}=0.04$，$\beta_{day}=0.16$，$\beta_{error}=0.8$。在评价精密度性能时，一般对 95%置信区间感兴趣，对应于"α"的水平是 5%。在 $1-\alpha=0.95$ 的置信水平，精确估计的置信区间的范围应计算为：

$$\left(s\sqrt{\frac{DF}{\chi^2_{(\alpha/2),DF}}}\ ,\ s\sqrt{\frac{DF}{\chi^2_{(1-\alpha/2),DF}}}\right) \qquad (32)$$

式中：

s ——代表精密度估计值；

DF ——自由度；

$\chi^2_{CL,DF}$——期望的置信水平和 DF 下的卡方值。

7.2.5 示例

实验室间精密度评价的示例可参见附录 B。

当数据缺失或存在离群值剔除后，数据就不符合平衡预期，用较为复杂的 ANOVA 分析，例如 REML、MINQUE、MIVQUE。

附 录 A
（资料性附录）
重复性和实验室内精密度评价数据分析示例(数据平衡情况下)

A.1 试验方案

本示例以检测人血清中25-羟基维生素D的25-羟基维生素D测定试剂盒为例，实验室内精密度评价研究模型为20×2×2。实验室使用一个试剂盒批号进行多个浓度水平样品精密度的评价，每天运行2个分析批，每批每个浓度样品平行测定2次。

A.2 试验数据

本示例以其中一个浓度样品的检测数据为例进行分析，原始数据记录详见表A.1。

表A.1 25-羟基维生素D测定试剂盒精密度评价数据 单位：ng/mL

天	第1批		第2批	
	测试1	测试2	测试1	测试2
1	16.42	16.84	17.72	18.34
2	17.74	17.92	17.68	17.07
3	17.88	17.42	18.87	18.16
4	17.2	16.9	18.45	17.98
5	16.38	16.64	16.48	16.79
6	17.98	16.25	17.29	16.47
7	17.74	16.35	16.97	17.44
8	15.56	15.83	15.12	15.86
9	17.27	16.55	17.16	18.54
10	16.76	16.87	17.84	17.15
11	17.56	16.93	17.37	17.73
12	18.22	17.37	17.58	17.96
13	17.69	17.5	17.09	16.69
14	17.71	16.78	16.18	17.39
15	17.03	16.52	17.56	17.16
16	16.97	17.73	18.00	17.4
17	17.34	17.74	17.60	17.32
18	17.89	16.67	18.24	17.51
19	17.41	17.62	17.36	17.85
20	17.69	17.24	17.59	18.11

表 A.1 中，20 天测试共得到 80 个结果，数据无缺失。

为了观察异常结果，将每天每批每次检测的结果以浓度-天的作图形式表现出来，如图 A.1 所示。图 A.1 中，代表 20 天每天 2 批每批 2 次的检测结果，其中方形的点代表上午分析批，圆形的点代表下午分析批。从图 A.1 中可看出，无明显异常值。数据根据格拉布斯法进行统计分析，也无离群值。

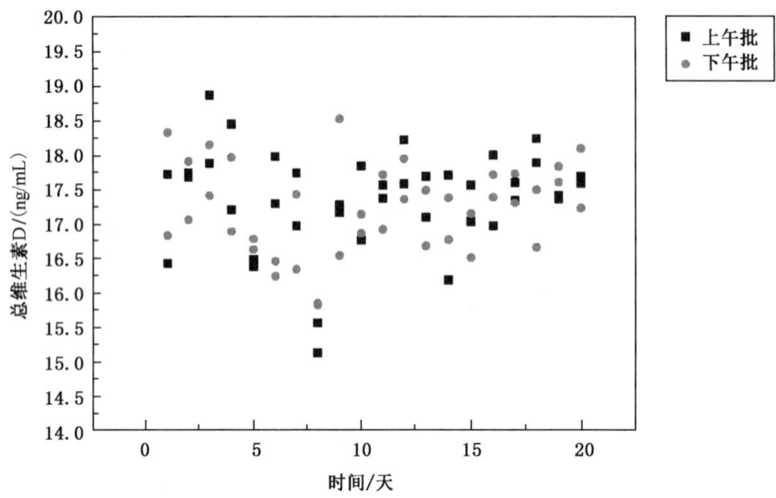

图 A.1 25-羟基维生素 D 测定试剂盒精密度评价数据散点图

A.3 数据分析

根据式(3)～式(10)及表 2 对数据进行统计分析，结果见表 A.2 所示。

表 A.2 25-羟基维生素 D 测定试剂盒精密度 *SS*、*MS*、*DF* 计算结果

变异来源	*SS*	*DF*	*MS*
天	20.606	19	1.085
分析批	7.541	20	0.377
误差	9.899	40	0.247
总变异	38.046	79	

根据式(11)～式(13)计算 V_{error}、V_{run}和 V_{day}，计算如下：

$V_{error}=MS_{error}=0.247$

$V_{run}=(MS_{run}-MS_{error})/n_{rep}=(0.377\ 0-0.247)/2=0.065$

$V_{day}=(MS_{day}-MS_{run})/(n_{run}n_{rep})=(1.085-0.377\ 0)/(2\times 2)=0.177$

以上 3 种变异来源用来计算重复性 s_R 和实验室内 s_{WL}，根据式(14)～式(15)计算如下：

$s_R=\sqrt{V_{error}}=\sqrt{0.247}=0.497$ (ng/mL)

$s_{WL}=\sqrt{V_{day}+V_{run}+V_{error}}=\sqrt{0.177+0.065+0.247}=0.699$ (ng/mL)

80 个测试结果的均值 $\overline{X}$ 为 17.29 ng/mL，变异系数为：

$CV_R=(s_R/\overline{X})\times 100\%=(0.497/17.29)\times 100\%=2.9\%$

$CV_{WL}=(s_{WL}/\overline{X})\times 100\%=(0.699/17.29)\times 100\%=4.0\%$

精密度评价研究结果可用表 A.3 简单概括。

表 A.3　25-羟基维生素 D 测定试剂盒重复性和实验室内精密度

样品信息	均值/(ng/mL)	重复性		实验室内精密度	
		s_R/(ng/mL)	CV_R	s_{WL}/(ng/mL)	CV_{WL}
临床混合血清	17.29	0.497	2.9%	0.699	4.0%

重复性 s_R 的自由度依据式(16)计算为：

$$DF_R = N - n_{day} \times n_{run} = 80 - 20 \times 2 = 40$$

实验室内精密度 s_{WL} 的自由度依据式(17)计算为：

$$DF_{WL} = \frac{(\alpha_{day} \times MS_{day} + \alpha_{run} \times MS_{run} + \alpha_{error} \times MS_{error})^2}{\frac{(\alpha_{day} \times MS_{day})^2}{DF_{day}} + \frac{(\alpha_{run} \times MS_{run})^2}{DF_{run}} + \frac{(\alpha_{error} \times MS_{error})^2}{DF_{error}}}$$

$$= \frac{(0.25 \times 1.083 + 0.25 \times 0.377\,0 + 0.5 \times 0.247)^2}{\frac{(0.25 \times 1.083)^2}{19} + \frac{(0.25 \times 0.377\,0)^2}{20} + \frac{(0.5 \times 0.247)^2}{40}}$$

$$= \frac{0.238\,4}{0.003\,858 + 0.000\,441\,8 + 0.000\,381\,3} = 50.9 \approx 51$$

对该样品测试的精密度估计值(s)及相关 DF、期望的置信水平和自由度下的卡方值(查表)，见表 A.4。

表 A.4　25-羟基维生素 D 测定试剂盒精密度置信区间(95%，α=0.05)

精密度类型	重复性	实验室内精密度
精密度估计值(s)	0.497 ng/mL	0.699 ng/mL
DF	40	51
$\chi^2_{(\alpha/2),DF}$	59.34	72.616
$\chi^2_{(1-\alpha/2),DF}$	24.43	33.162

将表 A.4 中数据代入式(18)，得到重复性精密度、实验室内精密度在置信区间的上下限：

$$0.497 \times \sqrt{\frac{40}{59.3}} = 0.408\ (\text{ng/mL})\ \text{和}\ 0.497 \times \sqrt{\frac{40}{24.43}} = 0.637\ (\text{ng/mL})$$

$$0.699 \times \sqrt{\frac{51}{72.616}} = 0.586\ (\text{ng/mL})\ \text{和}\ 0.699 \times \sqrt{\frac{51}{33.162}} = 0.867\ (\text{ng/mL})$$

以上为标准差形式给出，除以均值(17.29 ng/mL)，得到精密度区间，以 CV 表示，分别为：

重复性：(2.4%，3.7%)；

实验室内精密度：(3.4%，5.0%)。

附 录 B
(资料性附录)
实验室间精密度评价数据分析示例(数据平衡情况下)

B.1 试验方案

本示例以检测人血清中肌酐浓度的肌酐测定试剂盒为例,实验室间精密度评价研究模型为3×5×5。3个实验室均使用相同来源的样品。样品由实验室1统一制备、分装、冷冻后分发给另外两个实验室。样品按浓度增大依次标记为P1、P2、P5,同时3个实验室检测质控品,质控品编号为Q3、Q4、Q6。

B.2 试验数据

原始数据详见表B.1。

表B.1 肌酐测定试剂盒精密度评价研究数据

单位:μmol/L

天	样品	实验室1	实验室2	实验室3	样品	实验室1	实验室2	实验室3	样品	实验室1	实验室2	实验室3
1	P1	50.1	50.9	55.4	Q3	70.1	64.9	69.4	P5	306.6	309.2	312.3
1	P1	49.5	52.1	54.9	Q3	68.7	66.1	68.9	P5	303.9	307.6	311.6
1	P1	48.7	51.9	54.2	Q3	69.1	65.9	68.2	P5	302.8	306.3	309.9
1	P1	46.8	50.7	53.4	Q3	67.3	64.7	67.4	P5	301.1	305.4	310.4
1	P1	49.1	48.3	53.1	Q3	66.6	63.1	67.1	P5	304.2	301.2	312.6
2	P1	48.2	49.7	53.4	Q3	67.5	63.7	67.4	P5	304.3	310.2	309.4
2	P1	47.6	51.4	54.4	Q3	67.3	65.4	68.4	P5	299.8	309.8	308.7
2	P1	46.9	46.8	54.9	Q3	68.4	62.3	68.9	P5	301.2	307.6	309.9
2	P1	48.9	48.4	54.5	Q3	69.5	62.4	68.5	P5	302.6	308.9	310.6
2	P1	49.3	46.0	52.9	Q3	68.9	61.9	66.9	P5	302.9	309.5	311.2
3	P1	50.6	52.1	54.2	Q3	68.7	66.1	68.2	P5	301.2	309.4	312.3
3	P1	49.4	52	54.7	Q3	67.7	66.8	68.7	P5	302.6	308.9	310.4
3	P1	48.8	51.1	54.4	Q3	69.6	65.1	67.3	P5	303.9	309.1	311.2
3	P1	47.9	49.5	53.3	Q3	67.1	63.5	67.5	P5	306.5	310.6	308.4
3	P1	48.7	51.5	53.5	Q3	66.2	66.9	68.4	P5	305.7	311.2	309.1
4	P1	49.5	52.2	54.5	Q3	67.5	66.2	68.5	P5	299.8	312.3	312.3
4	P1	50.4	53.1	53.9	Q3	69.4	67.1	67.9	P5	297.6	310.1	313.4
4	P1	48.1	52.2	52.6	Q3	66.4	66.5	66.6	P5	300.6	309.4	315.6
4	P1	47.9	52.8	53.3	Q3	66.9	66.9	67.1	P5	300.9	306.2	316.2
4	P1	47.5	51.9	53.1	Q3	68.7	65.9	67.6	P5	301.9	308.4	312.5
5	P1	49.7	52.9	54.2	Q3	67.9	67.6	67.9	P5	301.4	309.4	311.4

表 B.1（续）

单位：μmol/L

天	样品	实验室 1	实验室 2	实验室 3	样品	实验室 1	实验室 2	实验室 3	样品	实验室 1	实验室 2	实验室 3
5	P1	50.6	48.7	53.6	Q3	66.3	67.3	67.3	P5	302.3	309.9	309.6
5	P1	48.9	48.4	53.8	Q3	67.2	67.0	66.9	P5	303.1	307.5	313.4
5	P1	49.4	51.2	53.1	Q3	68.1	66.7	64.1	P5	302.8	306.5	315.6
5	P1	47.9	47.9	52.7	Q3	67.4	68.1	65.9	P5	300.9	308.1	314.5
1	P2	99.5	102.8	105.1	Q4	155.1	156.6	166.2	Q6	403.9	410.9	434.5
1	P2	99.4	104.9	104.2	Q4	147.6	157.9	163.5	Q6	404.6	416.5	429.8
1	P2	97.5	103.2	103.9	Q4	149.7	158.2	164.6	Q6	394.9	391.9	425.6
1	P2	96.8	104.1	104.5	Q4	147.8	160.1	165.5	Q6	395.2	392.7	422.4
1	P2	98.4	101.4	102.8	Q4	150.5	160.4	164.2	Q6	394.9	395.6	418.7
2	P2	100.2	105.4	103.8	Q4	147.3	162.9	164.4	Q6	390.6	401.2	429.6
2	P2	100.6	101.6	104.2	Q4	146.8	160.1	167.1	Q6	407.5	404.6	425.1
2	P2	99.5	103.8	103.5	Q4	152.3	157.5	164.8	Q6	383.6	409.2	414.6
2	P2	98.9	104.7	104.7	Q4	150.9	160.9	165.9	Q6	386.2	397.9	419.3
2	P2	97.8	104.7	103.5	Q4	149.6	161.4	164.7	Q6	384.6	399.4	414.2
3	P2	100.3	103.7	103.9	Q4	147.4	160.6	168.1	Q6	393.1	404.1	417.8
3	P2	97.8	105.2	104.2	Q4	148.8	159.7	167.6	Q6	382.7	401.4	419.6
3	P2	99.9	103.5	103.2	Q4	150.6	162.5	170.2	Q6	386.7	405.6	431.1
3	P2	99.4	105.6	104.5	Q4	156.5	158.3	169.4	Q6	405.3	404.2	435.8
3	P2	100.8	104.6	102.9	Q4	148.6	157.4	166.5	Q6	387.9	402.8	422.9
4	P2	100.7	103.6	101.7	Q4	153.3	159.4	170.7	Q6	405.9	408.6	430.8
4	P2	99.1	103.1	102.6	Q4	151.4	161.2	168.4	Q6	404.1	404.5	416.5
4	P2	98.9	102.8	103.8	Q4	149.6	160.9	169.1	Q6	389.4	401.9	416.2
4	P2	100.6	102.6	103.6	Q4	148.2	158.9	166.7	Q6	392.6	402.8	421.9
4	P2	101.1	103.9	102.7	Q4	144.8	161.4	168.3	Q6	388.9	403.9	418.2
5	P2	102.3	103.4	103.5	Q4	146.8	161.3	166.9	Q6	388.9	409.7	415.2
5	P2	99.2	103.9	104.2	Q4	147.9	159.4	167.5	Q6	392.6	408.5	416.4
5	P2	101.1	102.4	104.6	Q4	147.2	158.7	168.2	Q6	394.8	410.6	412.9
5	P2	99.6	106.3	103.8	Q4	145.6	157.6	167.4	Q6	399.6	410.1	410.7
5	P2	101.4	105.4	102.7	Q4	145.1	156.9	169.8	Q6	398.7	409.5	409.8

根据式(19)～式(22)及表 3 对数据进行统计分析，结果见表 B.2。

表 B.2 肌酐测定试剂盒精密度研究 6 个样品 *SS*、*MS*、*DF* 计算结果

样品	均值/(μmol/L)	SS_{site}	MS_{site}	SS_{day}	MS_{day}	SS_{error}	MS_{error}	SS_{total}
P1	51.1	325.647	162.824	50.916	4.243	87.460	1.458	464.023
P2	102.4	286.341	143.171	27.350	2.279	67.296	1.122	380.987
Q3	67.0	86.700	43.350	65.530	5.461	69.720	1.162	221.950
Q4	158.6	4 021.474	2 010.737	127.898	10.658	248.196	4.137	4 397.569
P5	307.5	1 110.401	555.200	153.932	12.828	188.512	3.142	1 452.845
Q6	406.6	9 236.464	4 618.232	995.398	82.950	2 534.868	42.248	12 766.730

利用表 B.2 中各样品的数据，根据式(23)～式(25)计算各样品的 V_{error}、V_{day}、V_{site}，结果如表 B.3 所示。

以 P1 样品为例，根据式(23)～式(25)分别计算 V_{error}、V_{day}、V_{site}，如下所示：

$$V_{error}=MS_{error}=1.458$$

$$V_{day}=\frac{MS_{day}-MS_{error}}{n_{rep}}=\frac{4.243-1.458}{5}=0.557$$

$$V_{site}=\frac{MS_{site}-MS_{day}}{n_{day}n_{rep}}=\frac{162.824-4.243}{5\times5}=6.343$$

P2、Q3、Q4、P5、Q6 的 V_{error}、V_{day}、V_{site}的计算过程同 P1。

表 B.3 肌酐测定试剂盒精密度研究 6 个样品 V 计算结果

样品	均值/(μmol/L)	V_{error}	V_{day}	V_{site}
P1	51.1	1.458	0.557	6.343
P2	102.4	1.122	0.232	5.636
Q3	67.0	1.162	0.860	1.516
Q4	158.6	4.137	1.304	80.003
P5	307.5	3.142	1.937	21.695
Q6	406.6	42.248	8.140	181.411

表 B.3 的数据再经过计算，可得出各实验室的重复性、实验室内精密度、再现性等精密度数据，详见表 B.4，其中实验室间采用的是双因素嵌套方差分析，各实验室间则采用单因素方差分析。

表 B.4 各实验室精密度评价研究结果

样品	均值/(μmol/L)	重复性		实验室内精密度		再现性	
		s_R/(μmol/L)	CV_R	s_{WL}/(μmol/L)	CV_{WL}	s_{REP}/(μmol/L)	CV_{REP}
P1	51.1	1.207	2.4%	1.420	2.8%	2.891	5.7%
P2	102.4	1.059	1.0%	1.163	1.1%	2.644	2.6%
Q3	67.0	1.078	1.6%	1.422	2.1%	1.881	2.8%
Q4	158.6	2.034	1.3%	2.333	1.5%	9.244	5.8%
P5	307.5	1.773	0.6%	2.254	0.7%	5.174	1.7%
Q6	406.6	6.500	1.6%	7.098	1.7%	15.225	3.7%
P1	48.8	1.095	2.2%	1.095	2.2%	实验室 1	
P2	99.6	1.150	1.2%	1.359	1.4%		
Q3	67.9	1.155	1.7%	1.155	1.7%		
Q4	149.2	2.810	1.9%	2.950	2.0%		
P5	302.4	1.746	0.6%	2.188	0.7%		
Q6	394.3	7.568	1.9%	7.599	1.9%		
P1	50.5	1.611	3.2%	2.080	4.1%	实验室 2	
P2	103.9	1.227	1.2%	1.248	1.2%		
Q3	65.5	1.097	1.7%	1.883	2.9%		
Q4	159.6	1.713	1.1%	1.767	1.1%		
P5	308.5	1.900	0.6%	2.294	0.7%		
Q6	404.3	5.651	1.4%	5.973	1.5%		
P1	53.8	0.760	1.4%	0.760	1.4%	实验室 3	
P2	103.7	0.732	0.7%	0.808	0.8%		
Q3	67.6	0.974	1.4%	1.133	1.7%		
Q4	167.0	1.257	0.8%	2.120	1.3%		
P5	311.7	1.664	0.5%	2.278	0.7%		
Q6	421.2	6.126	1.5%	7.599	1.8%		

以 P1 样品为例，根据式(26)～式(28)，计算重复性、实验室内精密度、实验室间精密度，详细如下：

$s_R=\sqrt{V_{error}}=\sqrt{1.458}=1.207(\mu mol/L)$

$s_{WL}=\sqrt{V_{day}+V_{error}}=\sqrt{0.557+1.458}=\sqrt{2.015}=1.420(\mu mol/L)$

$s_{REP}=\sqrt{V_{site}+V_{day}+V_{error}}=\sqrt{6.343+0.557+1.458}=\sqrt{8.358}=2.891(\mu mol/L)$

P1 的 s_R、s_{WL}、s_{REP} 分别除以均值 51.1 μmol/L 得到相应的 $CV_R=2.4\%$、$CV_{WL}=2.8\%$、$CV_{REP}=5.7\%$；P2、Q3、Q4、P5、Q6 各样品的 s_R、s_{WL}、s_{REP} 及相应的 CV 计算过程同 P1。

每个实验室 P1～Q6 的重复性、实验室内精密度计算使用的是单因素方差分析，可通过 Excel 表进行统计分析，以实验点 1 的 P1 样品为例，详细如下：

实验室 1 的 P1 样品经 Excel 中“数据分析”中的“单因素方差分析”后可得到 $MS_{组间}$、$MS_{组内}$，分别如图 B.1 所示。

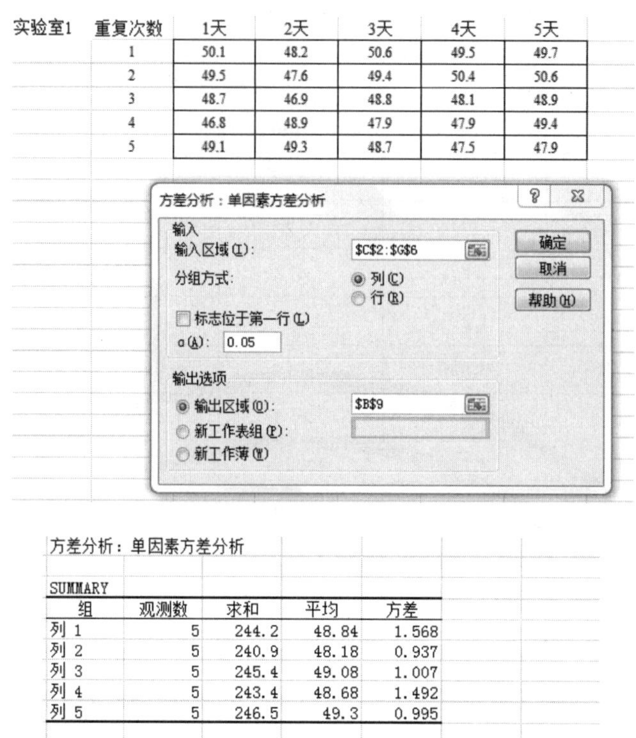

实验室1	重复次数	1天	2天	3天	4天	5天
	1	50.1	48.2	50.6	49.5	49.7
	2	49.5	47.6	49.4	50.4	50.6
	3	48.7	46.9	48.8	48.1	48.9
	4	46.8	48.9	47.9	47.9	49.4
	5	49.1	49.3	48.7	47.5	47.9

方差分析：单因素方差分析

SUMMARY

组	观测数	求和	平均	方差
列 1	5	244.2	48.84	1.568
列 2	5	240.9	48.18	0.937
列 3	5	245.4	49.08	1.007
列 4	5	243.4	48.68	1.492
列 5	5	246.5	49.3	0.995

方差分析

差异源	SS	df	MS	F	P-value	F crit
组间	3.6376	4	0.9094	0.75796	0.564705	2.866081
组内	23.996	20	1.1998			
总计	27.6336	24				

图 B.1　使用 Excel 进行 $MS_{组间}$、$MS_{组内}$ 计算

因 Excel 表中未计算出方差，即 V_B、V_W，可根据以下公式进行计算：

设 $V_W = MS_{组内}$

$V_B = (MS_{组间} - MS_{组内})/n$，如果 $MS_{组间} < MS_{组内}$，则 $V_B = 0$

$$V_{WL} = V_W + V_B \qquad \text{(B.1)}$$

对应的标准差为 s_B、s_R、s_{WL} 分别如以下公式所示：

$$s_R = \sqrt{V_W} \qquad \text{(B.2)}$$

$$s_B = \sqrt{V_B} \qquad \text{(B.3)}$$

$$s_{WL} = \sqrt{V_W + V_B} \qquad \text{(B.4)}$$

其中 s_R、s_{WL} 分别为样品的重复性和实验室内标准差，P1 的 s_R、s_{WL} 计算分别如下：

$V_W = MS_{组内} = 1.199\ 8$

因 $MS_{组间} < MS_{组内}$，则 $V_B = 0$，$V_{WL} = V_W + V_B = 1.199\ 8$

$s_R = \sqrt{V_W} = \sqrt{1.199\ 8} = 1.095(\mu mol/L)$

$s_{WL} = \sqrt{V_W + V_B} = \sqrt{1.199\ 8} = 1.095(\mu mol/L)$

实验室 1 检测 P1 的均值为 48.7 μmol/L，用 s_R、s_{WL} 除以 P1 的均值，得到实验室 1 P1 的重复性 CV(2.2%)、实验室内精密度 CV(2.2%)。

其余每个试验点的样品重复性、实验室内精密度计算同 P1。

表 B.4 最上面 6 行数据再经过计算，可得出 3 个实验室的重复性、实验室内精密度、重现性等精密度数据的 95% 置信区间，详见表 B.5。

以 P1 样品为例，根据式(29)～式(31)，3 个实验室检测 P1 样品的重复性、实验室内精密度、再现性对应的自由度分别为：

$$DF_R = N - n_{\text{site}} \times n_{\text{day}} = 75 - 3 \times 5 = 60$$

$$DF_{\text{WL}} = \frac{(\alpha_{\text{day}} \times MS_{\text{day}} + \alpha_{\text{error}} \times MS_{\text{error}})^2}{\dfrac{(\alpha_{\text{day}} \times MS_{\text{day}})^2}{DF_{\text{day}}} + \dfrac{(\alpha_{\text{error}} \times MS_{\text{error}})^2}{DF_{\text{error}}}} = \frac{(0.2 \times 4.243 + 0.8 \times 1.458)^2}{\dfrac{(0.2 \times 4.243)^2}{12} + \dfrac{(0.8 \times 1.458)^2}{60}}$$

$$= \frac{(0.848\ 6 + 1.166\ 4)^2}{0.060\ 01 + 0.022\ 67} = 49.1 \approx 50$$

$$DF_{\text{REP}} = \frac{(\beta_{\text{site}} \times MS_{\text{site}} + \beta_{\text{day}} \times MS_{\text{day}} + \beta_{\text{error}} \times MS_{\text{error}})^2}{\dfrac{(\beta_{\text{site}} \times MS_{\text{site}})^2}{DF_{\text{site}}} + \dfrac{(\beta_{\text{day}} \times MS_{\text{day}})^2}{DF_{\text{day}}} + \dfrac{(\beta_{\text{error}} \times MS_{\text{error}})^2}{DF_{\text{error}}}} \approx$$

$$= \frac{(0.04 \times 162.824 + 0.16 \times 4.243 + 0.8 \times 1.458)^2}{\dfrac{(0.04 \times 162.824)^2}{2} + \dfrac{(0.16 \times 4.243)^2}{12} + \dfrac{(0.8 \times 1.458)^2}{60}} = 3.28 \approx 3$$

因实验室间精密度的自由度很小，如果进位取 4 时会造成其精密度降低，造成精密度评价过于乐观，本示例仍以 3 为实验室间精密度的自由度。

表 B.5　3 个实验室 P1 样品的 3 个精密度类型对应的自由度及卡方值

精密度类型	重复性	实验室内精密度	实验室间精密度
精密度估计值(s)	1.207 μmol/L	1.420 μmol/L	2.891 μmol/L
DF	60	50	3
$\chi^2_{(\alpha/2),DF}$	83.298	71.42	9.348
$\chi^2_{(1-\alpha/2),DF}$	40.482	32.357	0.216

将表 B.5 的数据代入式(32)，可分别得到 P1 样品重复性、实验室内精密度、再现性的 95% 置信区间的上下限，详细如下所示：

$$1.207 \times \sqrt{\frac{60}{83.298}} = 1.024(\mu\text{mol/L})\text{和 } 1.207 \times \sqrt{\frac{60}{40.482}} = 1.469(\mu\text{mol/L})$$

$$1.420 \times \sqrt{\frac{50}{71.42}} = 1.188(\mu\text{mol/L})\text{和 } 1.420 \times \sqrt{\frac{50}{32.357}} = 1.765(\mu\text{mol/L})$$

$$2.891 \times \sqrt{\frac{3}{9.348}} = 1.638(\mu\text{mol/L})\text{和 } 2.891 \times \sqrt{\frac{3}{0.216}} = 10.774(\mu\text{mol/L})$$

以上计算出来的标准差区间再除以 P1 的 3 个实验室检测结果总均值 51.1 μmol/L 可得到相应的精密度区间。其余 P2、Q3、Q4、P5、Q6 的计算同 P1。最终，各样品精密度及 95% 置信区间见表 B.6。

表 B.6　各样品精密度 95%置信区间

样品	重复性		实验室内精密度		再现性	
	s_R/(μmol/L)	CV_R	s_{WL}/(μmol/L)	CV_{WL}	s_{REP}/(μmol/L)	CV_{REP}
P1	(1.024,1.469)	(2.0%,2.9%)	(1.188,1.765)	(2.3%,3.5%)	(1.638,10.774)	(3.2%,21.1%)
P2	(0.899,1.290)	(0.9%,1.3%)	(0.987,1.417)	(1.0%,1.4%)	(1.498,9.926)	(1.5%,9.7%)
Q3	(0.915,1.313)	(1.4%,2.0%)	(1.156,1.849)	(1.7%,2.8%)	(1.270,3.615)	(1.9%,5.4%)
Q4	(1.726,2.478)	(1.1%,1.6%)	(1.961,2.882)	(1.2%,1.8%)	(4.813,58.691)	(3.0%,37.0%)
P5	(1.504,2.160)	(0.5%,0.7%)	(1.846,2.897)	(0.6%,0.9%)	(2.931,19.429)	(1.0%,6.3%)
Q6	(5.516,7.920)	(1.4%,1.9%)	(6.025,8.650)	(1.5%,2.1%)	(8.625,57.168)	(2.1%,14.1%)

参 考 文 献

[1] GB/T 3358.1—2009 统计学词汇及符号 第1部分:一般统计术语与用于概率的术语

[2] GB/T 3358.2—2009 统计学词汇及符号 第2部分:应用统计

[3] GB/T 3358.3—2009 统计学词汇及符号 第3部分:实验设计

[4] GB/T 6379.1—2004 测量方法与结果的准确度(正确度与精密度) 第1部分:总则与定义

[5] GB/T 6379.2—2004 测量方法与结果的准确度(正确度与精密度) 第2部分:确定标准测量方法重复性与再现性的基本方法

[6] GB/T 6379.3—2012 测量方法与结果的准确度(正确度与精密度) 第3部分:标准测量方法精密度的中间度量

[7] GB/T 6379.4—2006 测量方法与结果的准确度(正确度与精密度) 第4部分:确定标准测量方法正确度的基本方法

[8] GB/T 6379.5—2006 测量方法与结果的准确度(正确度与精密度) 第5部分:确定标准测量方法精密度的可替代方法

[9] GB/T 6379.6—2009 测量方法与结果的准确度(正确度与精密度) 第6部分:准确度值的实际应用

[10] GB/T 26124—2011 临床化学体外诊断试剂(盒)

[11] GB/T 29791.1—2013 体外诊断医疗器械 制造商提供的信息(标示) 第1部分:术语、定义和通用要求

[12] WS/T 492—2016 临床检验定量测定项目精密度与正确度性能验证

[13] JCGM 200:2012 International vocabulary of metrology—Basic and general concepts and associated terms (VIM)

[14] EP05-A3 Evaluation of Precision Performance of Quantitative Measurement Methods;Approved Guideline-Third Edition(定量测定方法的精密度评价,2014年)

[15] EP10-A3-AMD Preliminary Evaluation of Quantitative Clinical Laboratory Measurement Procedures (临床实验室定量测定方法的预评估,2014年)

[16] EP15-A3 User Verification of Precision and Estimation of Bias; Approved Guideline—Third Edition(用户对精密度和偏倚估计的验证,2014年)

ICS 11.100.10
C 30

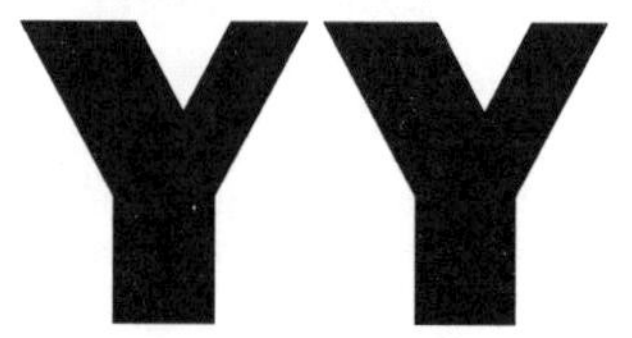

中华人民共和国医药行业标准

YY/T 1789.2—2021

体外诊断检验系统 性能评价方法 第2部分:正确度

In vitro diagnostic test systems—Performance evaluation method—Part 2: Trueness

2021-12-06 发布 2023-05-01 实施

国家药品监督管理局 发布

前　言

YY/T 1789《体外诊断检验系统　性能评价方法》,由下列部分组成:

——体外诊断检验系统　性能评价方法　第1部分:精密度;

——体外诊断检验系统　性能评价方法　第2部分:正确度;

——体外诊断检验系统　性能评价方法　第3部分:检出限与定量限;

——体外诊断检验系统　性能评价方法　第4部分:线性区间与可报告区间;

——体外诊断检验系统　性能评价方法　第5部分:分析特异性;

——体外诊断检验系统　性能评价方法　第6部分:定性试剂的精密度、诊断灵敏度与特异性。

本部分为YY/T 1789的第2部分。

本部分按照GB/T 1.1—2009给出的规则起草。

请注意本文件的某些内容可能涉及专利。本文件的发布机构不承担识别这些专利的责任。

本部分由全国医用临床检验试验室和体外诊断系统标准化技术委员会(SAC/TC 136)归口。

本部分起草单位:北京市医疗器械检验所、美康生物科技股份有限公司、希森美康医用电子(上海)有限公司、上海市临床检验中心、北京市医疗器械技术审评中心、中国食品药品检定研究院、迈克生物股份有限公司、郑州安图生物工程股份有限公司、爱威科技股份有限公司、贝克曼库尔特商贸(中国)有限公司、索灵诊断医疗设备(上海)有限公司。

本部分主要起草人:王军、沈敏、杨宗兵、王华梁、孙嵘、曲守方、孙可其、李忠信、周丰良、杨月娟、王成梅。

引　言

在对体外诊断医疗器械产品进行性能评价时，体外诊断仪器、试剂、校准品等共同参与，反映的是仪器、试剂、校准品等组成的测量系统的性能，因此本系列标准采用系统的概念进行描述。

分析性能的评价是指对测量系统检测患者样品结果可靠性的估计。体外诊断检验系统的分析性能包括精密度、正确度、准确度、检出限与定量限、线性区间与可报告区间、分析特异性等。

测量正确度是评价均匀样品的一系列测量结果中系统测量误差的性能特征。正确度是一个定性概念，但测量偏倚可以被评估。评估偏倚需有可用于确定被测量参考量值的适当参考物质或参考测量程序。正确度要与"准确度"进行区分。准确度是一个测得量值与被测量的真量值间的差异，这个测量误差包括由测量偏倚估计的系统测量误差分量和由标准差估计的随机测量误分量，准确度是正确度和精密度的组合。

一般情况下，对测量系统进行精密度评价且符合要求后，才进行正确度评价。本部分提供了三种正确度评价方法，第一种方法是分析具有被测量参考量值的适当参考物质，第二种方法是使用患者样品进行方法学比对，第三种方法是采用回收试验。对正确度进行评价，估计出偏倚，其目的是知道偏倚的大小并根据需要进行校正。

体外诊断检验系统　性能评价方法
第2部分：正确度

1　范围

YY/T 1789 的本部分规定了体外诊断检验系统的正确度性能评价方法。

本部分适用于制造商对定量检验的体外诊断检验系统进行正确度评价。

本部分不适用于结果报告为名义标度和序数标度的体外诊断检验系统，例如用于血细胞鉴定、微生物分型、核酸序列鉴定、尿液颗粒鉴定，结果报告为阴性、阳性或 1＋、2＋、3＋的体外诊断检验系统的性能评价。本部分也不适用于基于定量测量并通过阈值判断结果的定性体外诊断检验系统（例如酶联免疫吸附法的病原微生物抗原或抗体检测试剂盒）的性能评价。

本部分不适用于医学实验室正确度性能验证，也不适用于产品型式检验。

2　规范性引用文件

下列文件对于本文件的应用是必不可少的。凡是注日期的引用文件，仅注日期的版本适用于本文件。凡是不注日期的引用文件，其最新版本（包括所有的修改单）适用于本文件。

YY/T 1441　体外诊断医疗器械性能评估通用要求

3　术语和定义

下列术语和定义适用于本文件。

3.1

测量偏倚　measurements bias

偏倚　bias

系统测量误差的估计值。

注 1：偏倚反相关于正确度。

注 2：偏倚的估计是一系列测量值的平均值减去参考量值。

［GB/T 29791.1—2013，定义 A.3.25］

3.2

测量正确度　measurement trueness

正确度　trueness

无穷多次重复测量所得量值的平均值与一个参考量值间的一致程度。

注 1：测量正确度不是一个量，且因而不能以数字来表达。一致程度的量度在 GB/T 6379.3 中给出。

注 2：测量正确度与系统测量误差反相关，但与随机测量误差不相关。

注 3：术语测量准确度不应用于测量正确度，且反之亦然。

［GB/T 29791.1—2013，定义 A.3.34］

3.3

参考测量程序　reference measurement procedure

被接受作为提供适合其下列预期用途的测量结果的测量程序，预期用途包括评价测量同类量的其他测量程序测得量值的测量正确度、校准或参考物质赋值。

注 1：体外诊断医疗器械参考测量程序的要求在 GB/T 19702 中描述。

注 2：GB/T 21415 和 YY/T 0638 中给出用参考测量程序为体外诊断医疗器械校准物赋值的举例。

注 3：无需与相同类量的测量标准相关而得到测量结果的测量程序被称为原级参考测量程序。见 ISO/IEC 指南 99:2007,定义 2.8。

[GB/T 29791.1—2013,定义 3.59]

3.4

参考物质　reference material

在一项或多项特性上具有足够的均匀性和稳定性,用于校准、给其他物质赋值或提供质量保证的物质。

注 1："参考物质"包括具有量以及名义特性的物质。

注 2：改编自 ISO/IEC Guide 99:2007,5.13。

示例 1：仅用于校准的被赋予了胆固醇物质的量浓度的人血清,包含了一个量。

示例 2：含有特定的核酸序列 DNA 的化合物包含了一个名义特性。

注 3：这个定义中,值既包括"量值",也包括"名义特性值"。

注 4：有些参考物质的量值计量溯源到计量单位制以外的某个测量单位。这类物质包含有抗体溯源至世界卫生组织指定的国际单位(IU)。

注 5：参考物质有时与特制装置是一体化的,例如：

置于透射滤光器支架上的已知光密度的玻璃,

安放在显微镜载玻片上尺寸一致的小球,

微孔板阅读仪的校准板。

[ISO 15194:2009,定义 3.4]

3.5

正确度控制物质　trueness control material

用于评价特定测量系统的特定量测量偏倚的参考物质。

注 1：正确度控制物质的基质通常与预期检测的临床样品近似。

注 2：应评价并建立正确度控制物质与临床样品的互换性。

注 3：正确度控制物质可被其制造者作为有证参考物质。

[ISO 17511:2020,定义 3.46]

4　总则

4.1　总体要求

制造商在对体外诊断医疗器械进行性能评价时,其计划、实施、评价和文件化等相关过程应符合 YY/T 1441 的规定。制造商应规定所有管理和实施体外诊断医疗器械性能评估相关人员的责任和相互关系,并确保具备充足的资源。制造商设计评价方案,并进行测试,做好相关记录,所有文件和记录作为该产品技术文件的一部分。性能评价的负责人应对性能评价结果最终评定和审查,并形成评价报告。

4.2　正确度评价方法

测量正确度是评价均匀样品的一系列测量结果中系统测量误差的性能特征。正确度是一个定性概念,但测量偏倚可以被评估,它是一个与正确度反义的可测量的量。本部分提供了三种评价方法,第一种方法是分析具有被测量参考量值的适当参考物质;第二种方法是基于用患者样品进行方法学比对并估计偏倚,此种偏倚实际上是两种方法之间的系统误差;考虑到前两种评价方法的可获得性有所限制,因此在有些情况下,可采用第三种方法即回收试验,但要注意的是回收试验评价的不是真正的"偏倚"。

4.3 待评价产品

待评价产品是试剂、仪器、校准品等组成的特定的测量系统,也可以是在特定使用条件下的体外诊断试剂。应对待评价产品的名称、型号、货号、批号等基本信息进行记录并报告。

4.4 试验注意事项

正确度评价试验的研究者应能正确、熟练操作待评价的产品和(或)比较方法,以及相关的校准程序、质控程序、维护程序等。在试验开始时,应对待评价的产品和(或)比较方法进行校准,在试验过程中的校准频率应依照待评价的产品和(或)比较方法的使用说明规定。试验中应运行质控程序,一旦待评价的产品和(或)比较方法出现失控,应重新测定。

应及时检测数据的完整性和有效性。如果因质控原因或其他已识别和确认出的错误来源,影响到数据的真实性时,则剔除错误数据,并及时重复测试以补充数据。若剔除数据较多时,应考虑测量系统性能的稳定性及此时进行性能评价的适宜性。

4.5 数据分析

数据分析不限于本部分介绍的几种方法,制造商也可根据产品特点进行设计。

5 使用参考物质的正确度评价

5.1 参考物质要求

推荐的参考物质包括:

——具有互换性的有证参考物质或国家/国际标准品、参考品;

——具有互换性的正确度控制物质;

——具有互换性的能力验证(PT)物质或室间质量评价(EQA)物质;

——参考方法赋值的临床样品。

所选用参考物质的不确定度应与该产品校准品的不确定度相当。一般情况下,建议选用多个水平的参考物质,覆盖待评价产品的测量区间,适用时,应有医学决定水平附近的测量点。参考物质的复溶、稀释应按照说明书推荐的方式进行。

5.2 测试时间和测试次数

同一浓度水平的样品的一组测试应在重复性条件下进行,即在短时间段内,由同一操作人员测试,重复测试次数一般不小于6。不同浓度水平样品的测试可以不在同一日进行。

5.3 数据分析

5.3.1 偏倚估计

偏倚的估计值 B 由式(1)给出:

$$B=\overline{X}-\mu \qquad \cdots\cdots(1)$$

式中:

$\overline{X}$ ——测试结果的算术平均值;

μ ——参考物质的被测量的标示值。

5.3.2 计算置信区间

必要时,可根据式(2)计算偏倚的置信区间(Confident Interval,CI)。

$$(B-\sqrt{U_X^2+U_{ref}^2}\ ,B+\sqrt{U_X^2+U_{ref}^2}) \quad \cdots\cdots\cdots\cdots(2)$$

式中：

U_X ——重复测量参考物质的不确定度；

U_{ref}——参考物质的不确定度。

5.3.3 示例

数据分析示例可参见附录 A。

6 使用患者样品的正确度评价

6.1 样品要求

应尽可能使用未经处理的样品，样品不应对比较方法和待评价产品产生已知干扰，一般情况下样品数量不少于 100 份，分析物浓度应尽可能在测量区间内均匀分布。应记录样品相关信息(例如是否存在溶血、黄疸、脂血、混浊)。若样品量不够用于重复测定或复测，或测量区间的某些样品难以获得时，可通过混合、添加、稀释等办法进行处理。处理过程可能会引起样品互换性问题，因此使用处理过的样品应进行标注和记录，建议处理过的样品不超过样品总数的 20%。

6.2 比较方法的选择

对比较方法有以下要求：

——具有与待评价产品相同的单位或能够转换成相同的单位；

——比待评价产品更低的不确定度；

——优先选择参考测量程序或标准方法。

6.3 测试时间和测试次数

应尽可能使用当天采集的样品同时使用比较方法和待评价产品进行测试。若使用贮存的样品，应保证样品的稳定性。可在一段时间期限内完成所有样品的测试。无论是比较方法还是待评价产品，每个样品可进行一次测试，也可重复多次测试，重复测试的目的是减小测量的随机误差。

6.4 数据分析

6.4.1 散点图或偏差图绘制

试验结束后，应目测检查数据，其目的是评估样品是否覆盖了预期的测量区间、检测是否存在离群值，并且可以对两种方法的差异有初步了解并决定如何去描述两种方法的差异特点。

绘制散点图或偏差图有助于进行目测检查。散点图用 x 轴表示比较方法测量结果，y 轴表示待评价产品测量结果。偏差图用 x 轴表示被测物浓度，y 轴表示待评价产品与比较方法间的差值。如果比较方法是参考测量程序，则偏差图的 x 轴一般用比较方法的测量结果。如果比较方法不是参考测量程序，则可用待评价产品与比较方法的均值作为 x 轴。x 轴也可为样品按浓度排序的顺序编号(即顺序偏差图)。为了判断两个方法间的差异是否恒定或与浓度成比例，偏差图的 y 轴可以用两个方法的测量结果的差值，也可用差值的百分比。

根据差值的特点，偏差图有以下几种情况：

a) 差值恒定变化(SD 恒定)，即两个方法间的差值是恒定的；

b) 差值成比例变化(CV 恒定)，即两个方法间的差值与浓度成比例；

c) 差值混合变化，通常为低浓度时差值恒定而高浓度时差值与浓度成比例；

d) 偏倚随浓度改变，即两个方法间的差值以线性方式改变；

e) 两个方法间的差值呈非线性。

6.4.2 离群值检验

可用广义极端学生化偏差(Extreme Studentized deviate，ESD)方法检验离群值，离群值的数量不应超过5%，具体步骤为：

a) 根据至少100份样品的测定结果计算 Y_i-X_i 或 $(Y_i-X_i)/X_i$ 的平均值($\overline{d}$)和标准差(s)，并根据 $\overline{d}$ 和 s 计算最大偏倚(ESD_i)，$ESD_i=\max(|d_i-\overline{d}|/s)$。

b) 根据检验统计的样品数量计算临界值(λ_i)；

$$\lambda_i=\frac{t_{\nu,p}(n-i)}{\sqrt{(n-i+1)(\nu+t_{\nu,p}^2)}} \qquad (3)$$

式中：

n ——原始数据组中的样品数量；

i ——1，2…，h，i 为 Y_i-X_i 或 $(Y_i-X_i)/X_i$ 的结果按由大到小顺序排列的位数，即最大的为1，次大的为2往下类推；

$\nu=n-i-1$；

$p=1-\frac{\alpha}{2(n-i+1)}$；

$t_{\nu,p}$ ——t 分布中自由度为 ν、概率为 p 下对应的 t 值；

α ——显著性水平，一般选0.05或0.01。

c) 若 $ESD_1>\lambda_1$，则认为该观察值为离群值，排除后进行第二个($i=2$)最大偏倚比较。

d) 离群值的个数是通过找到最大的 i 使得 $ESD_i>\lambda_i$。

e) 排除离群值后补充数据，达到至少100例样品的数量要求。

6.4.3 偏倚初步估计

对于差值恒定(SD 恒定)或者差值成比例变化(CV 恒定)的偏差图，如果两种程序间的差值成正态分布，则利用差值平均值作为估算的偏倚；如果非正态分布，则用中位数作为估算的偏倚。

6.4.4 回归分析

回归分析类型通常包括线性回归方法(OLR)、加权最小二乘法(WLS)、Deming回归和Passing-Bablok回归分析方法等。应根据方法间差值的变化特性(SD 恒定、CV 恒定、差值混合变化)选择适当的模型拟合。SD 恒定：推荐使用OLR、Deming回归；CV 恒定：推荐使用WLS回归或其他方法(如加权Deming回归)；差值混合变化：推荐使用Passing-Bablok或其他方法(如加权Deming回归)。

6.4.5 医学决定水平处偏倚

医学决定水平处偏倚及其95%置信区间(必要时)的计算，可参见下列公式。

a) 对于OLR回归，计算公式如下：

$$\hat{B}_{\mathrm{md}}=a+(b-1)x_{\mathrm{md}} \qquad (4)$$

$$[\hat{B}_{\mathrm{md,L}},\hat{B}_{\mathrm{md,U}}]=\hat{B}_{\mathrm{md}}\pm t_{(n-2,1-\frac{\alpha}{2})}\cdot S_{y,x}\cdot\sqrt{\frac{1}{n}+\frac{(x_{\mathrm{md}}-\overline{x})^2}{\sum_{i=1}^{n}(x_i-\overline{x})^2}} \qquad (5)$$

式中：

$\hat{B}_{\mathrm{md}}$ ——医学决定水平处偏倚估计值；

a ——回归方程的截距；

b ——回归方程的斜率；

x_{md} ——医学决定水平；

$\hat{B}_{md,L}$，$\hat{B}_{md,U}$——分别为医学决定水平处偏倚 95％置信区间下限、上限估计值；

$t_{(n-2,1-\frac{\alpha}{2})}$ ——t 分布 95％分位数（α 取值为 0.05 时）；

$S_{y \cdot x}$ ——回归标准误，计算公式如下：

$$S_{y \cdot x}=\sqrt{\frac{\sum_{i=1}^{n}(y_i-\hat{y}_i)^2}{n-2}} \qquad (6)$$

b） 对于 WLS 回归，计算公式如下：

$$\hat{B}_{md}=a+(b-1)x_{md} \qquad (7)$$

$$[\hat{B}_{md,L},\hat{B}_{md,U}]=\hat{B}_{md}\pm t_{(n-2,1-\frac{\alpha}{2})}\cdot\sqrt{\frac{1}{\sum_{i=1}^{n}w_i}+\frac{(x_{md}-\bar{x}_w)^2}{\sum_{i=1}^{n}w_i x_i^2-\frac{(\sum_{i=1}^{n}w_i x_i)^2}{\sum_{i=1}^{n}w_i}}} \qquad (8)$$

式中：

$\hat{B}_{md}$ ——医学决定水平处偏倚估计值；

a ——回归方程的截距；

b ——回归方程的斜率；

x_{md} ——医学决定水平；

$\hat{B}_{md,L}$，$\hat{B}_{md,U}$——分别为医学决定水平处偏倚 95％置信区间下限、上限估计值；

$t_{(n-2,1-\frac{\alpha}{2})}$ ——t 分布 95％分位数（α 取值为 0.05 时）；

w_i ——加权值；

$\bar{x}_w$ ——加权平均值。

c） 对于 Deming 回归，计算公式如下：

$$\hat{B}_{md}=a+(b-1)x_{md} \qquad (9)$$

$$[\hat{B}_{md,L},\hat{B}_{md,U}]=\hat{B}_{md}\pm t_{(n-2,1-\frac{\alpha}{2})}\cdot\sqrt{\hat{\sigma}_a^2+x_{md}^2\hat{\sigma}_b^2+2x_{md}\hat{\sigma}_{ab}} \qquad (10)$$

式中：

$\hat{B}_{md}$ ——医学决定水平处偏倚估计值；

a ——回归方程的截距；

b ——回归方程的斜率；

x_{md} ——医学决定水平；

$\hat{B}_{md,L}$，$\hat{B}_{md,U}$——分别为医学决定水平处偏倚 95％置信区间下限、上限估计值；

$t_{(n-2,1-\frac{\alpha}{2})}$ ——t 分布 95％分位数（α 取值为 0.05 时）；

$\hat{\sigma}_a^2$ ——截距方差估计值；

$\hat{\sigma}_b^2$ ——斜率方差估计值；

$\hat{\sigma}_{ab}$ ——截距斜率协方差估计值。

6.4.6 数据分析示例

数据分析示例可参见附录 B。

7 回收试验

7.1 适用条件

当被测量复杂，不能采用参考物质、患者样品进行正确度偏倚估计的情况下，可采用回收试验。回收试验所用高浓度参考物质应有计量学溯源性、互换性，并具有适当的测量不确定度。

7.2 试验方法

预先准备标准溶液作为A液。A液可以直接选用合适的高浓度参考物质，若无参考物质，也可用与被测量一致的纯品进行配制，配制时应采用重量法，以减小配制过程中的不确定度。选择合适浓度的临床样品，作为B液。将不同体积量的标准溶液A加入样品B中，配制成至少3个不同浓度的回收样品，覆盖待评价产品的测量区间。每个浓度重复检测3次。需注意的是：

——为保证样品的基质尽可能接近临床样品，加入的标准溶液体积一般不超过总体积的10%；

——因为标准物溶液加入的体积不到10%，为保证得到不同浓度的回收样品，标准溶液的浓度应足够高；

——为保证加样准确度，可采用重量法；

——至少有一份回收样品的被测物浓度在医学决定水平附近。

7.3 数据分析

根据下列公式计算回收率 R。

$$R=\frac{C\times(V_0+V)-C_0\times V_0}{V\times C_s}\times 100\% \quad \cdots\cdots(11)$$

式中：

R ——回收率；

C ——将标准溶液A加入样品B后的检测浓度均值；

V_0 ——样品B的体积；

V ——标准溶液A的体积；

C_0 ——样品B的浓度；

C_s ——样品A的浓度。

附 录 A
（资料性附录）
使用参考物质的正确度评价数据分析示例

A.1 试验方案

使用3个水平的血清胆固醇国家标准物质进行胆固醇测定试剂盒正确度评价。使用试剂配套校准品进行校准，校准通过后测试配套质控品，当质控品测试结果落在质控范围内后，进行正确度评价试验。试验在重复性测量条件下进行，重复测试6次。

A.2 试验数据

测试结果见表A.1。

表 A.1 正确度评价数据

单位：mg/dL

测量项目	胆固醇		
水平	水平 1	水平 2	水平 3
1	193.2	149.7	120.1
2	192.9	149.5	118.9
3	192.1	150.0	119.2
4	191.6	150.2	119.5
5	192.4	149.3	119.8
6	191.9	150.1	119.5
均值	192.35	149.80	119.50

A.3 评价结果

A.3.1 国家标准物质信息

国家标准物质的赋值及其不确定度见表A.2。

表 A.2 国家标准物质赋值及其不确定度

单位：mg/dL

测量项目	胆固醇		
水平	水平 1	水平 2	水平 3
赋值	197.6	152.4	122.1
不确定度(U_{ref})	2.5	1.9	1.6

A.3.2 计算实验室测量均值及测量不确定度

对每一水平国家标准物质的测量结果均值、标准差、标准不确定度以及扩展不确定度，计算过程中比原始数据多保留一位有效数字，见表 A.3。

表 A.3 测试国家标准物质均值及不确定度

单位：mg/dL

测量项目	胆固醇		
水平	水平 1	水平 2	水平 3
测试均值	192.35	149.80	119.50
标准差(s)	0.61	0.36	0.42
标准不确定度(U_X)[a]	0.25	0.15	0.17
扩展不确定度(U_X)[b]	0.50	0.30	0.34

[a] 标准不确定度为标准差(s)/$\sqrt{n}$。

[b] 扩展不确定度为标准不确定度(U_X)×k，此处 $k=2$。

A.3.3 计算偏倚及其置信区间

实验室测量偏倚及其置信区间的计算结果见表 A.4。

表 A.4 测量偏倚计算结果

单位：mg/dL

测量项目	胆固醇		
水平	水平 1	水平 2	水平 3
国家标准物质赋值	197.6	152.4	122.1
测试国家标准物质均值	192.35	149.80	119.50
偏倚(B)	−5.2	−2.6	−2.6
U_X^2	0.3	0.1	0.1
U_{ref}^2	6.3	3.6	2.6
$CI_{下限}$	−7.7	−4.5	−4.2
$CI_{上限}$	−2.7	−0.7	−1.0

附 录 B
（资料性附录）
使用患者样品的正确度评价的数据分析示例

B.1 试验方案

待评价产品和比较方法线性范围和医学决定水平均相同，线性区间为(10 mg/dL，300 mg/dL)，医学决定水平为 125 mg/dL。

使用分析物浓度在线性区间内均匀分布的至少 100 份人血清样品，在比较方法和待评价产品上同时对每份样本测量 1 次。

B.2 测量结果

测量结果见表 B.1。

表 B.1 正确度评价数据

单位：mg/dL

样品序号	比较方法	待评价产品	样品序号	比较方法	待评价产品	样品序号	比较方法	待评价产品
1	21	23	24	91	87	47	78	81
2	128	130	25	12	13	48	25	21
3	43	40	26	23	28	49	34	35
4	125	128	27	25	30	50	48	52
5	165	163	28	82	88	51	198	204
6	223	228	29	199	207	52	196	203
7	228	242	30	230	245	53	45	54
8	19	20	31	158	152	54	65	69
9	24	21	32	143	147	55	37	32
10	68	72	33	125	128	56	89	84
11	75	76	34	79	88	57	90	95
12	129	125	35	72	75	58	91	95
13	142	137	36	38	42	59	186	195
14	54	51	37	66	67	60	54	57
15	37	35	38	54	56	61	28	27
16	88	94	39	27	30	62	95	99
17	94	87	40	83	87	63	132	138
18	107	113	41	98	95	64	139	142
19	123	128	42	168	172	65	256	260
20	43	41	43	243	250	66	231	253
21	55	52	44	265	272	67	78	83
22	65	69	45	134	138	68	92	95
23	78	75	46	123	128	69	37	39

表 B.1（续）

单位：mg/dL

样品序号	比较方法	待评价产品	样品序号	比较方法	待评价产品	样品序号	比较方法	待评价产品
70	75	79	87	28	24	104	128	132
71	56	52	88	29	26	105	18	15
72	98	104	89	89	94	106	25	23
73	57	65	90	73	75	107	189	194
74	54	56	91	57	56	108	254	267
75	38	42	92	189	194	109	173	180
76	32	37	93	194	199	110	66	69
77	56	59	94	199	209	111	73	78
78	189	189	95	78	83	112	85	89
79	200	213	96	42	44	113	81	85
80	243	255	97	78	82	114	182	188
81	105	107	98	89	94	115	195	204
82	124	127	99	95	100	116	65	67
83	109	112	100	104	109	117	75	75
84	79	83	101	189	192	118	57	59
85	92	95	102	28	25	119	190	199
86	84	90	103	147	150	120	82	86

B.3 数据统计分析

B.3.1 图示分析

B.3.1.1 散点图

以比较方法测量结果为 x 轴，待评价产品测量结果为 y 轴绘制散点图，见图 B.1。

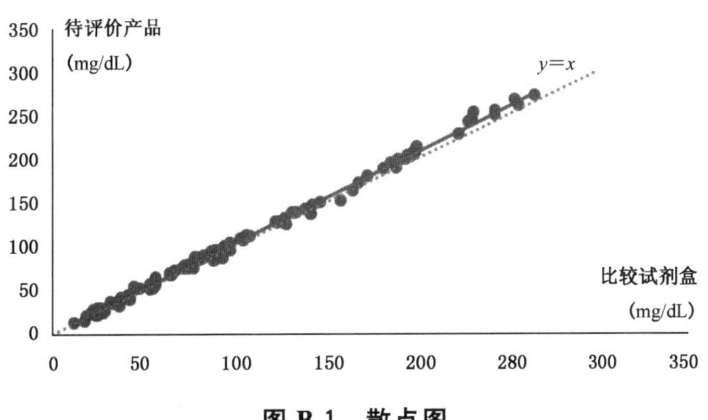

图 B.1 散点图

散点图显示比较方法测量结果和待评价产品测量结果紧密分布在 $y=x$ 的周围，差异与浓度不成比例。

B.3.1.2 偏差图

以比较方法和待评价产品测量结果的平均值作为 x 轴，以待评价产品与比较方法测量结果的差值及差值占比较方法测量结果的百分比分别作为 y 轴绘制偏差图和相对偏差图，见图 B.2 和图 B.3。

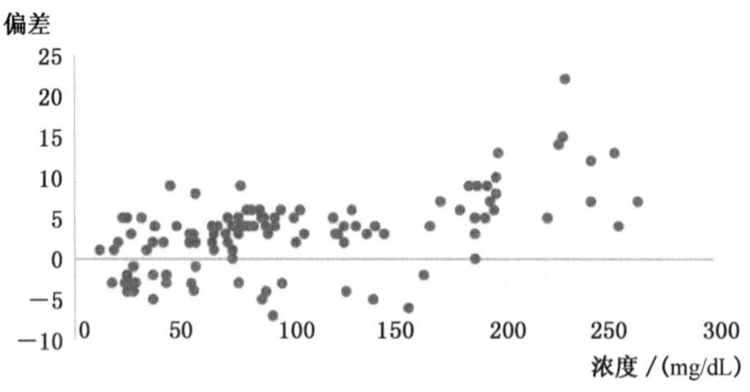

图 B.2 偏差图

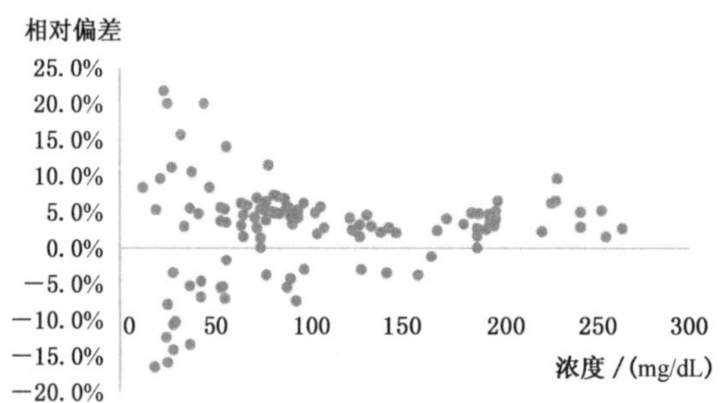

图 B.3 相对偏差图

偏差图显示比较方法和待评价产品测量结果的偏差在低浓度时偏差基本恒定，在高浓度时相对偏差基本恒定，同时看出 100 mg/dL 可以作为偏差分组的临界值。

B.3.2 离群值检验

根据 B.3.1.2 的偏差分布图得知，x 轴数据小于 100 mg/dL 时偏差基本恒定，大于或等于 100 mg/dL时相对偏差基本恒定，因此，将以上数据分为两组，其中小于 100 mg/dL 的有 75 个，大于或等于 100 mg/dL 的有 45 个，分别使用 ESD 法进行偏差和相对偏差离群值检验，检验结果见表 B.2。

表 B.2 离群值检验结果

偏差类型	偏差			相对偏差		
i	1	2	3	1	2	3
平均值	1.827	1.946	1.849	3.00%	3.16%	3.31%
SD	3.633	3.507	3.431	2.52%	2.33%	2.11%
ESD_i	2.430	2.011	2.084	2.695	2.870	3.038
λ_i	3.648	3.638	3.627	3.435	3.415	3.392
偏差	−7.000	9.000	9.000	−3.80%	−3.52%	−3.10%
编号	17	53	34	31	13	12
结果判定	非离群值	非离群值	非离群值	非离群值	非离群值	非离群值

B.3.3 偏倚估计

B.3.3.1 低值区间(＜100 mg/dL)

x 轴数据小于 100 mg/dL 的 75 个数据之间的偏差基本恒定,其偏差分布 *P-P* 图、*Q-Q* 图分别见图 B.4、图 B.5。

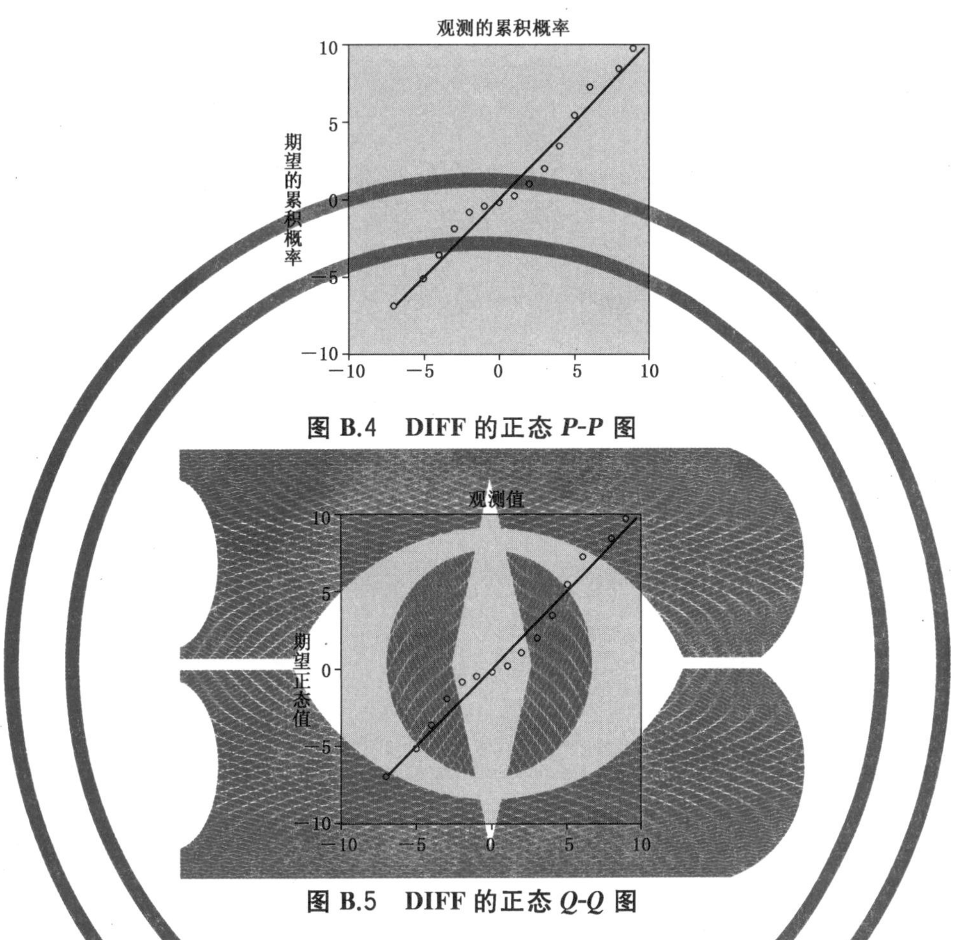

图 B.4 DIFF 的正态 *P-P* 图

图 B.5 DIFF 的正态 *Q-Q* 图

从 *P-P* 图、*Q-Q* 图可以看出数据紧邻对角线,未见明显偏离正态情形;同时进行偏度和峰度检验,检验结果见表 B.3。

表 B.3 正态性检验结果

描述统计量

标题	*N*	极小值	极大值	均值	标准差	偏度		峰度	
	统计量	统计量	统计量	统计量	统计量	统计量	标准误	统计量	标准误
DIFF 有效的 *N*	75 75	−7.00	9.00	1.826 7	3.633 08	−0.463	0.277	−0.600	0.548

偏度和峰度的 u 检验结果均小于 1.96,$P>0.05$,说明该组数据在偏度和峰度上均未偏离正态分布。既然数据分布未偏离正态,则用偏差的平均值作为该区间内偏倚的估计值。

偏倚为 1.8 mg/dL,其 95%CI 为(1.0,2.7)mg/dL。

B.3.3.2 高值区间(≥100 mg/dL)

x 轴数据大于或等于 100 mg/dL 的 45 个数据之间的相对偏差基本恒定，其相对偏差的分布的 P-P 图、Q-Q 图分别见图 B.6、图 B.7。

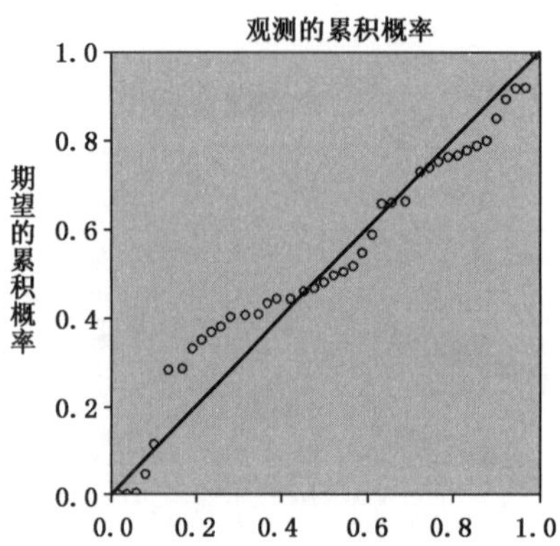

图 B.6 DIFFre 的正态 P-P 图

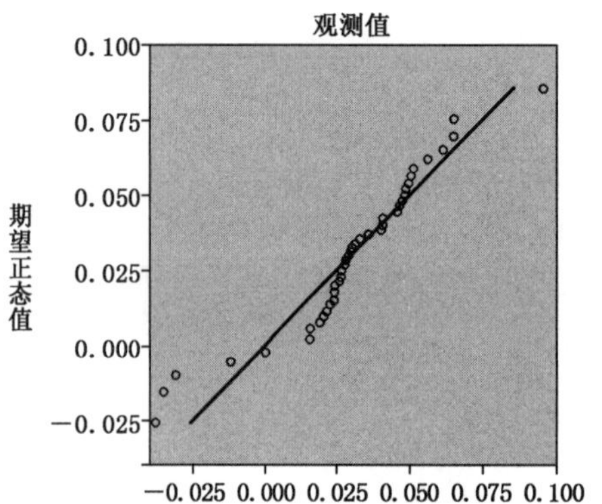

图 B.7 DIFFre 的正态 Q-Q 图

从 P-P 图、Q-Q 图可以看出数据不紧邻对角线，呈一定的离散状态，怀疑数据存在偏离正态情形；使用偏度和峰度检验进行进一步确定，检验结果见表 B.4。

表 B.4 正态性检验结果

描述统计量

标题	N	极小值	极大值	均值	标准差	偏度		峰度	
	统计量	统计量	统计量	统计量	统计量	统计量	标准误	统计量	标准误
DIFFre 有效的 N	45 45	−0.04	0.10	0.030 0	0.025 23	−0.692	0.354	1.994	0.695

偏度和峰度的 u 检验结果分别为 1.95、2.87，峰度检验的 $P<0.01$，说明该组数据在峰度上偏离正态分布。既然数据分布偏离正态，则用偏差的中位值作为该区间内偏倚的估计值。

偏倚为 2.9%，其 95%CI 为(2.6%，4.0%)。

B.3.4 一元一次回归分析

根据偏差的分布选择适合的拟合方式获得回归方程，本例中不考虑偏差分布情况，分别就以下几种回归分别举例。以下公式中 i 表示参与回归样本数量，$i=1\cdots\cdots n$；j 表示重复次数，$j=1\cdots\cdots r$。

B.3.4.1 普通线性回归(OLR)

普通线性回归步骤如下：

a) 方程及参数

方程：$y=a+bx$

均值：$\overline{x}=\frac{1}{n}\sum_{i=1}^{n}x_i$；$\overline{y}=\frac{1}{n}\sum_{i=1}^{n}y_i$；$x_i=\frac{1}{r}\sum_{j=1}^{r}x_{ij}$；$y_i=\frac{1}{r}\sum_{j=1}^{r}y_{ij}$

斜率：$b=\frac{\sum_{i=1}^{n}(x_i-\overline{x})(y_i-\overline{y})}{\sum_{i=1}^{n}(x_i-\overline{x})^2}$；$\sigma_b=\frac{S_{y\cdot x}}{\sum_{i=1}^{n}(x_i-\overline{x})^2}$

截距：$a=\overline{y}-b\,\overline{x}$；$\sigma_a=S_{y\cdot x}\cdot\sqrt{\frac{1}{n}+\frac{\overline{x}^2}{\sum_{i=1}^{n}(x_i-\overline{x})^2}}$

回归标准误：$S_{y\cdot x}=\sqrt{\frac{\sum_{i=1}^{n}(y_i-\hat{y}_i)^2}{n-2}}$

系数 95%CI：系数$\pm t_{(n-2,1-a/2)}\cdot\sigma$

b) 参数计算

按照以上公式计算结果见表 B.5。

表 B.5 OLR 回归结果

模型	系数	标准误差	t	Sig.	95% CI	
					下限	上限
常量	−0.842	0.663	−1.269	0.207	−2.154	0.471
斜率	1.039	0.005	190.100	0.000	1.029	1.050

c) 回归方程

使用 OLR 得到的回归方程为 $y=-0.842+1.039x$。OLR 回归散点图见图 B.8。

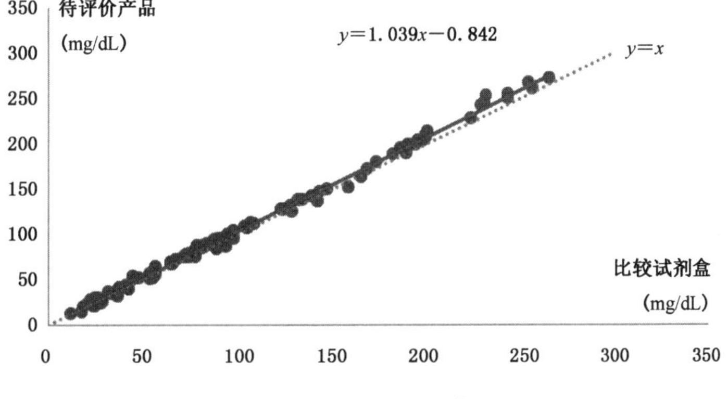

图 B.8 OLR 回归

B.3.4.2 加权的最小二乘法(WLS)

加权的最小二乘法步骤如下：

a) 方程及参数

方程：$y=a_w+b_wx$

权重：$\hat{w}_i=\frac{1}{\sigma_i^2}$；$\hat{\sigma}_i=a_\sigma+b_\sigma x_i$；$\sigma_i=|e_i|$；$e_i=y_i-\hat{y}_i=y_i-(a+bx_i)$

加权均值：$\overline{x}_w=\frac{\sum_{i=1}^n x_iw_i}{\sum_{i=1}^n w_i}$；$\overline{y}_w=\frac{\sum_{i=1}^n y_iw_i}{\sum_{i=1}^n w_i}$

斜率：$b_w=\frac{\sum_{i=1}^n w_ix_iy_i-\frac{\sum_{i=1}^n w_ix_i\sum_{i=1}^n w_iy_i}{\sum_{i=1}^n w_i}}{SSx_w}$；$\sigma_b=\frac{S_{y\cdot x}}{SSx_w}$。其中 $SSx_w=\sum_{i=1}^n w_ix_i^2-\frac{(\sum_{i=1}^n w_ix_i)^2}{\sum_{i=1}^n w_i}$

截距：$a_w=\overline{y}_w-b_w\overline{x}_w$；$\sigma_a=S_{y\cdot x}\sqrt{\frac{1}{\sum_{i=1}^n w_i}+\frac{\overline{x}_w^2}{SSx_w}}$

回归标准误：$S_{y\cdot x}=\sqrt{\frac{\sum_{i=1}^n e_i^2w_i}{n-2}}$。其中 $e_i=y_i-\hat{y}_i=y_i-(a_w+b_wx_i)$

系数95%区间：系数$\pm t_{(n-2,1-\alpha/2)}\cdot\sigma$

b) 参数计算

按照以上公式计算结果见表B.6。

表B.6 WLS回归结果

模型	系数	标准误差	t	Sig.	95% CI	
					下限	上限
常量	−0.700	0.620	−1.129	0.261	−1.927	0.528
斜率	1.038	0.006	179.599	0.000	1.027	1.050

c) 回归方程

使用WLS得到的回归方程为 $y=-0.700+1.038x$。WLS回归散点图见图B.9。

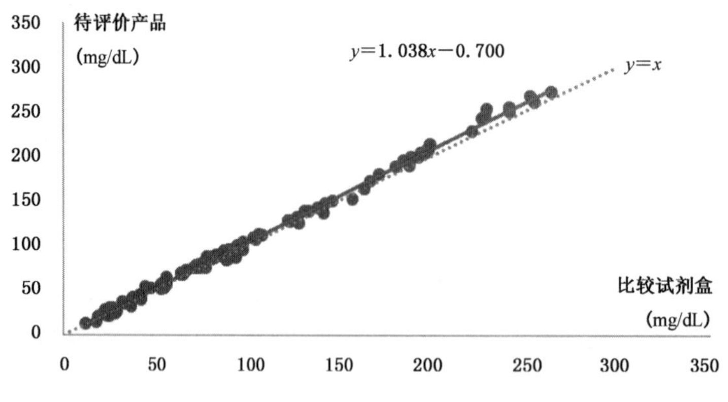

图B.9 WLS回归

B.3.4.3 Deming回归

Deming回归步骤如下：

a) 方程及参数

方程：$y=a+bx$

均值：$\overline{x}=\frac{1}{n}\sum_{i=1}^{n}x_i$；$\overline{y}=\frac{1}{n}\sum_{i=1}^{n}y_i$；$x_i=\frac{1}{r}\sum_{j=1}^{r}x_{ij}$；$y_i=\frac{1}{r}\sum_{j=1}^{r}y_{ij}$

斜率：$b=\frac{\hat{\sigma}_{\overline{y}}^2-\hat{\lambda}\hat{\sigma}_{\overline{x}}^2+\sqrt{(\hat{\sigma}_{\overline{y}}^2-\hat{\lambda}\hat{\sigma}_{\overline{x}}^2)^2+4\hat{\lambda}\hat{\sigma}_{\overline{xy}}^2}}{2\hat{\sigma}_{\overline{xy}}}$；$\hat{\sigma}_b^2=\frac{b^2}{n\hat{\sigma}_{\overline{xy}}^2}(\hat{\sigma}_{\overline{x}}^2\hat{\sigma}_{\overline{y}}^2-\hat{\sigma}_{\overline{xy}}^2)$。其中 $\hat{\sigma}_{\overline{x}}^2=\frac{1}{n}\sum_{i=1}^{n}(x_i-\overline{x})^2$；$\hat{\sigma}_{\overline{y}}^2=\frac{1}{n}\sum_{i=1}^{n}(y_i-\overline{y})^2$；$\hat{\sigma}_{\overline{xy}}^2=\frac{1}{n}\sum_{i=1}^{n}(x_i-\overline{x})(y_i-\overline{y})$；$\hat{\lambda}=\frac{\sum_{i=1}^{n}\sum_{j=1}^{r}(x_{ij}-x_i)^2}{\sum_{i=1}^{n}\sum_{j=1}^{r}(y_{ij}-y_i)^2}$，当 $r=1$ 时假定预期值为 1；$\hat{\sigma}_{ab}=-\frac{\overline{x}b^2}{n\hat{\sigma}_{\overline{xy}}^2}(\hat{\sigma}_{\overline{x}}^2\hat{\sigma}_{\overline{y}}^2-\hat{\sigma}_{\overline{xy}}^2)$

截距：$a=\overline{y}-b\overline{x}$；$\hat{\sigma}_a^2=\frac{1}{n}[\hat{\sigma}_{\overline{y}}^2-2b\hat{\sigma}_{\overline{xy}}^2+b^2\hat{\sigma}_{\overline{x}}^2+\frac{\overline{x}^2b^2}{\hat{\sigma}_{\overline{xy}}^2}(\hat{\sigma}_{\overline{x}}^2\hat{\sigma}_{\overline{y}}^2-\hat{\sigma}_{\overline{xy}}^2)]$

系数 95%区间：系数 $\pm t_{(n-2,1-a/2)}\cdot\sigma$

b) 参数计算

按照以上公式计算结果见表 B.7。

表 B.7 Deming 回归结果

模型	系数	标准误差	t	Sig.	95% CI	
					下限	上限
常量	−1.023	0.658	−1.554	0.123	−2.327	0.281
斜率	1.041	0.005	191.704	0.000	1.030	1.052

c) 回归方程

使用 Deming 得到的回归方程为 $y=-1.023+1.041x$。Deming 回归散点图见图 B.10。

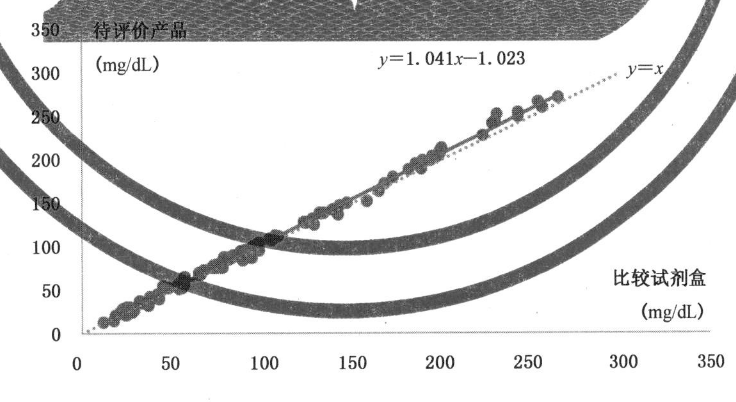

图 B.10 Deming 回归

B.3.4.4 Passing-Bablok 回归

Passing-Bablok 回归步骤如下：

a) 方程及参数

方程：$y=a+bx$

斜率：当 n 为奇数时，$b=S_{(\frac{n+1}{2}+k)}$；当 n 为偶数时，$b=\frac{1}{2}[S_{(\frac{n}{2}+k)}+S_{(\frac{n}{2}+1+k)}]$。其中 n 组排序的

测量数据对中 S_{ij} 为任意两点的斜率，$S_{ij}=\dfrac{(y_i-y_j)}{(x_i-x_j)}$；$k$ 为 S_{ij} 小于 -1 的数量

截距：$a=$中位值$\{y_i-bx_i\}$

系数 95% 区间：$S_{(m1+k)}\leqslant b\leqslant S_{(m2+k)}$；其中 $m_1=\dfrac{n-C_\gamma}{2}$，$m_2=n-m_1+1$，$C_\gamma=Z_{(1-\frac{\gamma}{2})}\sqrt{\dfrac{n(n-1)(2n-5)}{18}}$，$Z_{(1-\frac{\gamma}{2})}$ 为标准正态分布的分位数，γ 为显著性水平

$a_L=$中位值$\{y_i-b_u x_i\}$ $a_U=$中位值$\{y_i-b_L x_i\}$

b) 参数计算

按照以上公式计算结果见表 B.8。

表 B.8 Passing-Bablok 回归结果

模型	系数	95% CI	
		下限	上限
常量	0.025	−0.879	1.012
斜率	1.038	1.025	1.049

c) 回归方程

使用 Passing-Bablok 得到的回归方程为 $y=0.025+1.038x$。Passing-Bablok 回归散点图见图 B.11。

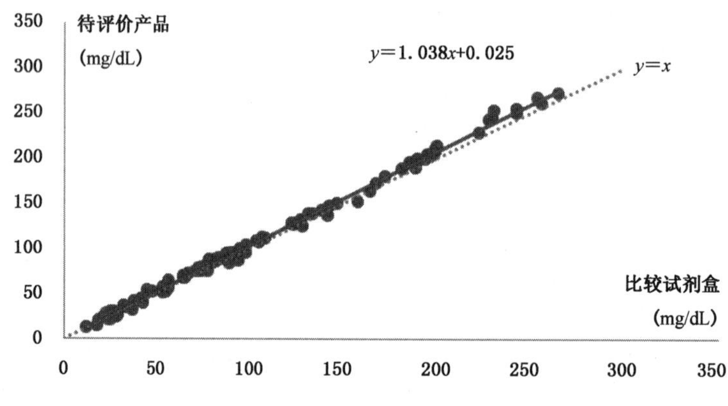

图 B.11 Passing-Bablok 回归

B.3.5 医学决定水平处偏倚

将医学决定水平浓度代入回归方程，按照公式 $\hat{B}_{md}=a+(b-1)x_{md}$，计算其偏倚估计值。

依据式(5)、式(8)、式(10)计算几种不同回归方式对应的偏倚 95%CI，结果分别见表 B.9、表 B.10、表 B.11。

表 B.9 125 mg/dL 处偏倚及其 95%CI(OLR)

类型	偏倚	下限	上限	单位
偏倚	4.1	3.4	4.8	mg/dL
偏倚/%	3.3	2.7	3.9	—

表 B.10　125 mg/dL 处偏倚及其 95%CI(WLS)

类型	偏倚	下限	上限	单位
偏倚	4.1	3.5	4.7	mg/dL
偏倚/%	3.2	2.8	3.7	—

表 B.11　125 mg/dL 处偏倚及其 95%CI(Deming)

类型	偏倚	下限	上限	单位
偏倚	4.1	3.4	4.9	mg/dL
偏倚/%	3.3	2.7	3.9	—

参 考 文 献

［1］ GB/T 3358.1—2009 统计学词汇及符号 第1部分:一般统计术语与用于概率的术语

［2］ GB/T 3358.2—2009 统计学词汇及符号 第2部分:应用统计

［3］ GB/T 3358.3—2009 统计学词汇及符号 第3部分:实验设计

［4］ GB/T 6379.1—2004 测量方法与结果的准确度(正确度与精密度) 第1部分:总则与定义

［5］ GB/T 6379.2—2004 测量方法与结果的准确度(正确度与精密度) 第2部分:确定标准测量方法重复性与再现性的基本方法

［6］ GB/T 6379.3—2012 测量方法与结果的准确度(正确度与精密度) 第3部分:标准测量方法精密度的中间度量

［7］ GB/T 6379.4—2006 测量方法与结果的准确度(正确度与精密度) 第4部分:确定标准测量方法正确度的基本方法

［8］ GB/T 6379.5—2006 测量方法与结果的准确度(正确度与精密度) 第5部分:确定标准测量方法精密度的可替代方法

［9］ GB/T 6379.6—2009 测量方法与结果的准确度(正确度与精密度) 第6部分:准确度值的实际应用

［10］ GB/T 26124—2011 临床化学体外诊断试剂(盒)

［11］ GB/T 29791.1—2013 体外诊断医疗器械 制造商提供的信息(标示) 第1部分:术语、定义和通用要求

［12］ WS/T 492—2016 临床检验定量测定项目精密度与正确度性能验证

［13］ 国家药品监督管理局体外诊断试剂分析性能评估(准确度——方法学比对)技术审查指导原则

［14］ 国家药品监督管理局体外诊断试剂分析性能评估(准确度——回收试验)技术审查指导原则

［15］ BIPM JCGM 200:2012 International vocabulary of metrology—Basic and general concepts and associated terms (VIM)

［16］ CLSI EP09c Measurement Procedure Comparison and Bias Estimation Using Patient Samples(用患者样品进行测量方法比对及偏倚估计,2018年)

［17］ CLSI EP15-A3 User Verification of Precision and Estimation of Bias; Approved Guideline—Third Edition(用户对精密度和偏倚估计的验证,2014年)

［18］ CLSI EP10-A3-AMD Preliminary Evaluation of Quantitative Clinical Laboratory Measurement Procedures(临床实验室定量测定方法的预评估,2014年)

ICS 11.100
CCS C 30

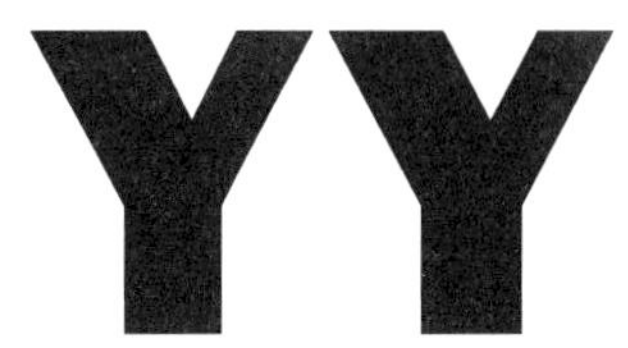

中华人民共和国医药行业标准

YY/T 1789.3—2022

体外诊断检验系统　性能评价方法 第3部分:检出限与定量限

In vitro diagnostic test systems—Performance evaluation method—Part 3:Limit of detection and limit of quantitation

2022-07-01 发布　　2024-01-01 实施

国家药品监督管理局　发布

前　言

本文件按照 GB/T 1.1—2020《标准化工作导则　第 1 部分:标准化文件的结构和起草规则》的规定起草。

本文件是 YY/T 1789《体外诊断检验系统　性能评价方法》的第 3 部分,YY/T 1789 已经发布了以下部分:

——第 1 部分:精密度;

——第 2 部分:正确度;

——第 3 部分:检出限与定量限;

——第 4 部分:线性区间与可报告区间。

请注意本文件的某些内容可能涉及专利。本文件的发布机构不承担识别专利的责任。

本文件由国家药品监督管理局提出。

本文件由全国医用临床检验实验室和体外诊断系统标准化技术委员会(SAC/TC 136)归口。

本文件起草单位:迪瑞医疗科技股份有限公司、北京市医疗器械检验所、上海市临床检验中心、北京中关村水木医疗科技有限公司、科美诊断技术股份有限公司。

本文件主要起草人:孙雅玲、邹迎曙、王华梁、杨宗兵、林曦阳。

引　言

在对体外诊断医疗器械产品进行性能评价时，体外诊断仪器、试剂、校准品等共同参与，反映的是仪器、试剂、校准品等组成的测量系统的性能，因此 YY/T 1789《体外诊断检验系统　性能评价方法》采用系统的概念进行描述。

分析性能的评价是指对测量系统检测患者样品结果可靠性的估计。体外诊断检验系统的分析性能包括精密度、正确度、准确度、检出限与定量限、线性区间与可报告区间、分析特异性等。YY/T 1789 拟由下列部分构成。

——第 1 部分：精密度。目的在于给制造商对定量检验的体外诊断检验系统进行的精密度（包括重复性、实验室内精密度、实验室间精密度）性能评价提供方法指导。

——第 2 部分：正确度。目的在于给制造商对定量检验的体外诊断检验系统进行的正确度性能评价提供方法指导。

——第 3 部分：检出限与定量限。目的在于给制造商对定量检验的体外诊断系统进行的检出限与定量限性能评价提供方法指导。

——第 4 部分：线性区间与可报告区间。目的在于给制造商对定量检验的体外诊断检验系统进行的线性区间与可报告区间性能评价提供方法指导。

——第 5 部分：分析特异性。目的在于给制造商对定量检验的体外诊断检验系统进行的分析特异性性能评价提供方法指导。

——第 6 部分：定性试剂的精密度、诊断灵敏度和特异性。目的在于给制造商对定性检验的体外诊断检验系统的精密度、诊断灵敏度和特异性、预测值评价等性能评价提供方法指导。

检测方法的下限是评价测量系统质量的一个重要性能指标，该指标在很大程度上体现了测量系统的检测能力。尤其是当分析物在低浓度水平有重要临床意义时，检测方法的下限尤为重要。检出限（LoD）与定量限（LoQ）是评估检测方法下限的指标，空白限（LoB）是建立和验证检出限时的必要指标。LoB 永远小于 LoD，而 LoD 则小于或等于 LoQ。本文件提供了 LoB、LoD 和 LoQ 的建立及验证方法。

体外诊断检验系统　性能评价方法　第3部分:检出限与定量限

1　范围

本文件规定了体外诊断检验系统的检出限与定量限性能评价方法。

本文件适用于制造商对定量测定的体外诊断检验系统进行性能评价。

本文件不适用于结果报告为名义标度和序数标度的体外诊断检验系统的性能评价,例如用于血细胞鉴定、微生物分型、核酸序列鉴定、尿液颗粒鉴定,结果报告为阴性、阳性或1+、2+、3+的体外诊断检验系统。

2　规范性引用文件

下列文件中的内容通过文中的规范性引用而构成本文件必不可少的条款。其中,注日期的引用文件,仅该日期对应的版本适用于本文件;不注日期的引用文件,其最新版本(包括所有的修改单)适用于本文件。

YY/T 1441　体外诊断医疗器械性能评估通用要求

3　术语和定义

下列术语和定义适用于本文件。

3.1

空白限　limit of blank;LoB

空白样本可能观察到的最高测量结果(以规定的概率α)。

注:LoB也称为"净状态变量的临界值"。

3.2

检出限　detection limit;limit of detection;LoD

由给定测量程序得到的测得量值,对于此值,在给定声称物质中存在某种成分的误判概率为α时,声称不存在该成分的误判概率为β。

注1:国际纯粹与应用化学联合会(IUPAC)建议α和β默认值等于0.05。

注2:术语"分析灵敏度"有时被用于代表检出限,但这样的用法现在不鼓励。

[来源:GB/T 29791.1—2013,A.3.14]

3.3

定量限　quantitation limit;limit of quantitation;LoQ

在规定的测量条件下以指定的测量不确定度能测量的样本中可被测量的最低量。

注1:在体外诊断标示中,有时候也被用来指检测下限、定量下限、测量下限。

注2:不鼓励使用术语"功能灵敏度"表示此概念。

[来源:GB/T 29791.1—2013,A.3.44]

3.4

被测量　measurand

拟测量的量。

注 1：在检验医学中被测量的规定需说明量类(例如质量浓度)、含有该类量的基质(例如血浆)以及涉及的化学实体(例如分析物)。

注 2：被测量可以是生物活性。

注 3：在化学上，“分析物”，或某种物质或化合物的名称，有时被用作“被测量”术语。此用法是错误的，因为这些术语不指代量。

[来源：GB/T 29791.1—2013，3.39]

3.5

参考量值　reference quantity value

参考值　reference value

用作与同类量值比较的基础的量值。

注 1：参考量值可以是被测量的一个真值，在此情况下它是未知的，或者是一个约定量值，在此情况下它是已知的。

注 2：具有相应测量不确定度的参考量值通常与以下参照一起提供：

a)　一种物质，例如一个有证参考物质；

b)　一个装置，例如一个稳频激光器；

c)　一个参考测量程序；

d)　测量标准的一种比较。

[来源：GB/T 29791.1—2013，A.3.50]

3.6

测量偏倚　measurements bias

偏倚　bias

系统测量误差的估计值。

注 1：偏倚反相关于正确度。

注 2：偏倚的估计是一系列测量值的平均值减去参考量值。

[来源：GB/T 29791.1—2013，A.3.25]

3.7

随机测量误差　random measurement error

随机误差　random error

在重复测量中按不可预见方式变化的测量误差分量。

注 1：随机测量误差参考量值是对同一被测量无穷多次重复测量结果得到的平均值。

注 2：一组重复测量的随机测量误差形成一个可以由其期望值和方差概括的分布，期望值通常被假定为零。

注 3：随机测量误差等于测量误差减去系统测量误差。

[来源：GB/T 29791.1—2013，A.3.48]

3.8

验证　verification

为给定项目满足规定要求提供客观证据。

注 1：给定项目可以是，例如，一个过程、测量程序、物质、化合物或测量系统。

注 2：规定要求可以是，例如，满足制造商声明或技术指标。

注 3：在法定计量中，验证与对测量仪器的检查和标贴和(或)发放验证证书有关。

注 4：验证不应和校准或确认相混淆。

注 5：在化学上，对于物质或活性的特征的验证需描述物质或活性的结构式或特性。

注 6：ISO 9000:2005 的 3.8.4 中验证的定义为：通过提供客观证据，对规定要求已得到满足的认定。

[来源：GB/T 29791.1—2013，3.73]

4　总则

4.1　总体要求

制造商在对体外诊断医疗器械进行性能评价时，其计划、实施、评价和文件化等相关过程应符合

YY/T 1441 的规定。制造商应规定所有管理和实施体外诊断医疗器械性能评估相关人员的责任和相互关系，并确保具备充足的资源。制造商设计评价方案，并进行测试，做好相关记录，所有文件和记录作为该产品技术文件的一部分。性能评价的负责人应对性能评价结果最终评定和审查，并形成评价报告。

4.2 检出限与定量限评价概述

检出限与定量限评价分为建立及验证，检出限的建立方法应根据具体产品的原理、检测结果差异和分布，选择合适的分析方法和数据统计方法进行计算，分析方法有 3 种。定量限的建立应预先确定准确性目标，满足目标的前提下，可以测量的最低被测量浓度即为定量限。准确性目标要求越严格，定量限可能越大。鉴于定量限定义的灵活性，当报告定量限估计时，要求包括其确定时的准确度目标。准确度目标应以不确定度表示，当不确定度不易获得时，准确度目标优先设定为总误差目标。在某些情况下，如无法在合适的低水平待测物浓度下确定不确定度或总误差目标，可采用其他合理的替代方法建立定量限，例如研究试剂精密度达到固定要求时的最低待测物浓度。

相对于建立方法而言，验证方法相对简单，只需要测定一定份数符合要求的空白样本和低浓度样本，考察检测结果是否满足条件，即可判断空白限、检出限和定量限的设置是否合理。

4.3 样本要求

评价检出限和定量限，依赖于空白样本和低浓度水平样本的测试。宜采用独立和天然人源样本。空白样本代表不含被测量的人源样本，对于空白样本的获得，可直接来源于人源样本，或对人源样本进行技术处理得到。如空白人源样本不易获得，也可以寻找可行替代物，例如样本稀释剂、缓冲液、生理盐水、纯水、蛋白质溶液和类似的基质等。天然低浓度水平人源样本不宜获得，可采用稀释或加标样本以便提供期望的被测量水平的低浓度水平样本。所有替代物样本应在测量过程中与天然人源样本表现相似，可通过线性、回收和/或其他适当的测试予以证明。

按方法一建立检出限时，如采用生理盐水、纯水等替代物作为空白样本，可选择 1 个空白样本，增加重复测试次数，保证每批试剂测试空白样本结果数量≥60 个。选择低浓度样本，浓度范围在 1 LoB～5 LoB，LoB 的粗略估计可计算为单个空白样本的 20 个重复测量的最大值，如 LoB 值为零，则低浓度水平样本浓度范围按期望值确定。宜将样本分装并冰冻保存（－20 ℃～－70 ℃），每次试验前取出以保证稳定性和一致性。

按方法三建立检出限时，应使用至少 3 个独立的阳性人源样本，如可获得，则世界卫生组织（WHO）标准物质或其等效标准物质应作为阳性样本。如果被测量具有遗传变异，则应选择足够的样本来代表主要基因型，特别是在测量程序的使用说明书中具体引用的那些，较不常见或较少临床相关的基因型可通过验证测试使用；阴性样本用于评估测量程序的假阳性率和/或评估 LoB，采用本方法应使用天然人源样本，而不是加工过的样本或人工样本。可使用阴性混合样本，但是应测试至少 30 个特定的阴性样本。

以准确度目标评价定量限时，应已知每个样本的标准值。样本可以为参考物质样本，或通过参考测量程序或其他具有可接受准确度的测量程序测定得到具有标准值的低浓度水平样本及其稀释样本。

4.4 待评价产品

待评价产品一般是体外诊断试剂，该试剂与体外诊断仪器、校准品等组成特定的测量系统，评价时，应对包括待评价产品在内的测量系统的名称、型号、批号等基本信息进行记录并报告。

4.5 评价流程

4.5.1 影响因素分析

分析天、分析批、试剂批号、校准品批号、校准周期、操作者、仪器、实验室等因素均会对测试结果产生影响。在进行检出限和定量限评价前,可通过文献、类似产品的信息、用户反馈、已有经验、风险分析、调研、预试验数据等途径识别潜在的影响因素,并判断哪些因素会对评价产生较大影响。一般情况下,没有必要对各个影响因素进行单独评估,本文件所采用的平衡嵌套设计将各相关因素整合在一起进行考虑,例如分析天、分析批中包含校准周期、操作者、试验环境等因素。

4.5.2 评价方案设计

检出限的建立,依赖于对低浓度水平样本的测试与建立的空白限的值。而空白限的建立,依赖于对空白样本的测试,由空白样本的结果确定。试验设计为使用仪器在多天内使用多个试剂批号对空白样本和低浓度水平样本的重复测量,并满足最少测试结果要求和最小设计要求。例如,对于经典法要求保证每个试剂批号得到至少60个空白样本测试结果和60个低浓度水平样本测试结果,最小设计要求为:1个仪器系统、2个试剂批号、3个测试日、4个空白样本、4个低水平浓度样本(浓度范围为1 LoB～5 LoB)、每个样本重复测试2次(每个试剂批号、仪器系统和测试日的组合)。

定量限的建立,需要根据临床需求和厂家选定的性能规范的允许误差来设定准确度目标,最常见的是设定总误差(TE)目标值,并预先确定预期的定量限的目标浓度,在该浓度下制备多个低浓度水平样本。使用多个试剂批号,一个或多个仪器系统在多天中重复测试样本。根据测量结果计算每个试剂批号的TE。如果每个试剂批号的TE满足预定目标,则平均浓度报告为测量程序的定量限。要求保证每个试剂批号得到36个低浓度水平样本测试结果,并满足最小设计要求:1个仪器系统、2个试剂批号、3个测试日、4个独立的已知被测量浓度的低浓度水平样本、每个样本重复测试3次(每个试剂批号、仪器系统和天的组合)。

上述最小设计均不能满足每个试剂批测试结果的总数要求,可通过添加更多设计因素(例如校准品批、校准循环、操作者)和/或增加重复次数以提供足够数量的测量结果,增加哪些因素的选择取决于特定的测量程序、用于测试的可用资源和具体的严格性要求。

4.5.3 试验注意事项

检出限与定量限评价试验前,研究者应能正确、熟练操作待评价的产品,以及相关的仪器设备、校准程序、质控程序、维护程序等。评价试验的整个过程中,应保证仪器设备稳定运行,依照待评价产品的使用说明中的校准频率进行校准,并运行质控程序,一旦待评价产品出现失控,应重新测定。准备完成设计测试所需要足够的试剂量和样本份数,并保证每份样本量充足,足够按设计需求等分试样,并能提供额外等分试样以备可能的测试错误或处理故障。

试验过程中应实时检查数据的完整性和有效性。如果因质控原因或其他已识别和确认出的错误来源,影响到数据的真实性时,则剔除错误数据,并及时重复测试以补充数据。若剔除数据较多时,应考虑测量系统性能的稳定性及此时进行性能评价的适宜性。

4.5.4 数据分析

检出限与定量限建立试验,有两条数据分析的路径。第一条路径用于使用2个或3个试剂批号的研究,则对每个试剂批号的数据独立计算得到每个试剂批号的检出限或定量限值,并选择最大值作为测量程序的报告检出限或定量限值;第二条路径用于使用4个或更多个试剂批号的研究,则对组合数据集计算得到组合数据的检出限或定量限值,作为测量程序的报告检出限或定量限值。值得注意的是仅有2个或3个试剂批号的研究可能会受到显著的试剂批号间变异性的影响。这种预期变异性在使用4个或更多个试剂批号时会得以减弱。在数据统计分析中,如果试剂批间或样本间检测结果变异性过大,应首先查明原因,进而决定是否采用其他试验方法重新进行评价。

4.5.5 结果报告

性能评价的负责人应撰写评价报告。评价报告中应包含检出限与定量限评价的方案、数据和评价结果。

5 检出限建立方法

5.1 方法一

5.1.1 试验

使用方法一评价检出限(LoD),依赖于对低浓度水平样本的测试与已经建立的空白限(LoB)的值。本文件推荐采用同时对一组空白样本和一组低浓度水平样本进行测量,选择参数或非参数数据统计分析,评价检出限。

推荐的试验模型为:采用1个仪器系统、2个试剂批、3个测试日、5个空白样本、5个低浓度水平样本(不同浓度)、每个样本进行4次重复测量,满足每个试剂批号的空白样本与所有低浓度水平样本测试结果数量≥60个。依据试验设计,制定测试计划,每个测试日,根据测试计划进行每个样本的指定数量的重复测试。

注:本文件中所有试验均可采用其他模型,如当样本的稳定性较差,不能实现多天重复测试时,可不考虑最小设计要求中测试天数的要求,减少测试天数,增加每日重复测试数量,保证最终测试结果数量即可。

5.1.2 数据检查

每个分析批结束时,检查测量结果,以便发现可能的处理错误或结果缺失。识别潜在离群值并分析可能的离群原因(例如样本不足、仪器处理错误、样本识别混淆)。除了测量程序本身的分析误差之外,由上述可能的离群原因引起的异常值可重新测试并代入数据,尽量在同一日完成重新测试。任何此类重新测试应与原始测试结果一起记录。如果任何一个试剂批号的所有样本结果中存在5个以上确定原因的异常值,则需要进行重新测试。确保在测试结束时有足够的测量结果进行数据分析。最终测试结果可通过格拉布斯(Grubbs)检验统计离群值,允许剔除1个离群值,否则应重新测定。

5.1.3 数据分析

5.1.3.1 空白限计算

5.1.3.1.1 正态分布判定

对测试结果进行统计学分析,判断测试结果是否为正态分布,进而确定使用参数分析法或非参数分析法计算空白限。可利用商业软件进行正态分布判定。

5.1.3.1.2 参数分析法计算空白限

若数据呈正态分布,适用参数分析法计算空白限,按式(1)和式(2)计算。

$$\mathrm{LoB} = \overline{X} + kSD_{\mathrm{K}} \qquad \cdots\cdots(1)$$

$$k = \frac{1.645}{1 - \left[\frac{1}{4(n-N)}\right]} \qquad \cdots\cdots(2)$$

式中：

LoB ——空白限；

$\overline{X}$ ——空白样本测试结果的均值；

k ——正态分布的第95百分位数的乘数(1.645表示从$\alpha=0.05$的正态分布的第95百分位数。如果选择不同的α值作为LoB估计的基础，则该乘数将需要相应地改变)；

SD_K ——空白样本测试结果的标准差；

n ——空白样本的测试次数；

N ——空白样本的数量；

$n-N$ ——估计的SD_K的自由度。

5.1.3.1.3 非参数分析法计算空白限

若数据呈非正态分布，适用非参数分析法计算空白限，采用非参数分析法计算空白限，方法如下：将数据按大小升序排列：$X_{(1)}$，$X_{(2)}$，…，$X_{(i)}$，依据排列好的数据估计p百分位数所在位置的值，如果这个值为非整数则进行线性插入。p百分位数按式(3)计算。

$$RP=N(p/100)+0.5 \qquad (3)$$

式中：

RP——排位；

N ——测试结果的个数；

p ——合适的百分位数，通常为95。

示例：$N=40$，95百分位数为38.5，则LoB$=X_{(38)}+0.5[X_{(39)}-X_{(38)}]$；如$N=45$，95百分位数为43.25，则LoB$=X_{(43)}+0.25[X_{(44)}-X_{(43)}]$。

5.1.3.2 检出限计算

首先对低浓度水平样本测试结果进行统计学分析，判断其是否为正态分布，同时开展方差齐性检验。若低浓度水平样本的测试结果呈正态分布且方差齐，则按参数分析法计算检出限。具体方法：由多个低浓度水平样本的测试结果计算出合并标准差SD_Z。多个低浓度水平样本的合并标准差按式(4)～式(6)计算。

$$SD_Z=\sqrt{\frac{\sum_{i=1}^{N}(n_i-1)SD_i^2}{\sum_{i=1}^{N}(n_i-1)}} \qquad (4)$$

$$k=\frac{1.645}{1-\left[\frac{1}{4(L-N)}\right]} \qquad (5)$$

$$LOD=LOB+kSD_Z \qquad (6)$$

式中：

SD_Z ——N个低浓度水平样本的合并标准差；

n_i ——第i个低浓度水平样本的结果数；

SD_i ——第i个低浓度水平样本的标准差；

k ——正态分布的第95百分位数的乘数(1.645为$\beta=0.05$时，正态分布的第95百分位数的界值，如果β改变，该数值随之变动)；

N ——低浓度水平样本的数量；

L ——所有试剂批号中所有低浓度水平样本结果的总数；

$L-N$ ——估计的SD_Z的自由度。

若低浓度水平样本的测试结果呈非正态分布,可将数据转化成其他形式(例如对数形式)再进行统计分析。如果转化后的数据也呈现非正态分布,则使用非参数分析计算法检出限。具体方法为将各批号试剂低水平样本检测结果分别统计并排序,如果满足低于 LoB 值的结果的百分比小于期望的Ⅱ类错误(β),则该试剂批的 LoD 即为低水平样本检测结果分布的中位数。例如,典型的 $\beta=0.05$ 类型Ⅱ错误要求意味着不超过 5%的低水平样本分布结果低于 LoB。如果一个或多个试剂批号的结果不能满足Ⅱ型错误要求,则使用新一组较高的测量浓度的低水平样本重复该研究。不需要重复研究的 LoB 部分,直到每个试剂批号分布均满足Ⅱ型错误要求。其中,Ⅱ型错误(β)是指当实际上物质存在预指定水平,错误地接受其不存在的零假设的概率,即假阴性结果。与之相关的Ⅰ类错误(α) 是指当一个物质存在时,错误地拒绝其不存在的零假设的概率,即假阳性结果。α 和 β 默认值等于 0.05。

5.2 方法二

5.2.1 试验

当假定检出限(LoD)附近的变异很大,或者临床实验室未对 LoD 进行明确估计,期望获得更宽测量浓度范围的情形时,使用精密度特征曲线来建立 LoD。

推荐的试验模型为:1 个仪器系统、2 个试剂批、5 个测试日、5 个低浓度水平样本、每个样本每个试剂批每天重复测试 8 次,满足了每个样本每个试剂批号测试结果数量为 40 个。之后进行试验前准备,依据试验方案开始试验测试,测试实施过程中检测测量结果。

5.2.2 数据检查

同 5.1.2。

5.2.3 数据分析

5.2.3.1 建立精密度特征曲线

计算各样本每个试剂批号的测量平均浓度及 SD(或 CV),以每个试剂批号的 SD(或 CV)为 Y 轴,测量浓度为 X 轴,建立室内精密度分布图。

使用精密度曲线法的成功在很大程度上取决于用于拟合精密度与浓度数据的特定模型以及模型的拟合质量。合适模式的选择与所测试的样本测量浓度范围有着很紧密的关系。广泛使用的是线性模型,如式(7),二次模型,如式(8),以及 Sadler 精密度特征曲线模型,如式(9)。

$$SD_{\mathrm{S}}=C_0+C_1X \qquad (7)$$

$$SD_{\mathrm{S}}=V_0+V_1X+V_2X^2 \qquad (8)$$

$$SD_{\mathrm{S}}=(B_1+B_2X)^{B_3} \qquad (9)$$

式中:

SD_{S} ——实验室内精密度;

X ——相关被测量浓度;

C_0、C_1、V_0、V_1、V_2、B_1、B_2、B_3——模型拟合处理中评估的参数。

5.2.3.2 评价精密度曲线模型拟合的可接受性

使用合适的模型拟合精密度曲线,并确定适当的接受标准,以评估拟合质量。如果模型拟合结果为不可接受,考虑以不同的形式表示精密度(例如方差、SD 或 CV),并重新拟合模型,要确保 LoD 一定要包含在最终数据范围内。

5.2.3.3 计算 LoD 估计值

从 LoB 测量值浓度开始(因为根据定义,LoD 不能小于 LoB),通过精密度模型计算预测的实验室内精密度(SD_S),并使用它来计算 LoD 估计值。如果精密度曲线模型使用 CV 作为变量,则需要将 CV 值转换为相应的 SD_S 值,并依据式(10)、式(11)计算 LoD。

$$\mathrm{LoD}=\mathrm{LoB}+kSD_S \qquad (10)$$

$$k=\frac{1.645}{1-\left[\frac{1}{4(M-N)}\right]} \qquad (11)$$

式中:

SD_S ——实验室内精密度;

M ——N 个低浓度水平样本的测试结果的总数;

k ——正态分布的第 95 百分位数的乘数(1.645 为 $\beta=0.05$ 时,正态分布的第 95 百分位数的界值,如果 β 改变,该数值随之变动)。

5.2.3.4 确定每批试剂或多批试剂组合数据的 LoD 值

以 LoB 值为初始测量浓度,作为 X 代入精密度曲线模型,计算 SD_S 和相关的 LoD 估计值,逐渐增加测量浓度,重复该过程,直到得到一个与拟合的 LoD 估计值相等的测量浓度,此值作为数据集的 LoD。

5.3 方法三

5.3.1 试验

方法三 LoB 与 LoD 的建立可以平行或顺序进行,LoB 值的确定有两种情况,第一种定义为零并且通过测试多个阴性人源样本确认(假阳性结果的百分比不超过规定要求,每个试剂批号应单独确认);第二种使用多个阴性人源样本的方法确定。

推荐的试验模型为:2 个试剂批号、1 个仪器系统、3 个测试日、已知被测量含量的 3 个独立阳性样本、30 个独立阴性样本、每个阳性样本稀释 5 个浓度梯度、每天每个试剂批号每个稀释梯度的阳性样本重复测试 20 次、每个试剂批号每个阴性样本 2 次重复。依据试验设计,制定测试计划。

注:可用单个样本进行初步测试以判断稀释比和稀释梯度数量。稀释系列应当使得至少三种稀释产生在 0.10~0.90 范围内的命中率,并且至少一种稀释产生超过 0.95 的命中率。适当的增加稀释的数量可用于改善模型的质量。

5.3.2 数据检查

同 5.1.2。

5.3.3 数据分析

独立分析每个试剂批号的所有阳性样本的数据,具体步骤如下:

按式(12)计算每个稀释度的命中率 H_i。

$$H_i=\frac{N_Y}{N_Z} \qquad (12)$$

式中:

i ——第 i 个稀释度;

N_Y——存在被测量作为阳性结果重复报告的数量;

N_Z——第 i 个稀释度重复测试总数。

以被测量浓度作为 X 轴变量，命中率作为 Y 轴变量，绘制概率单位曲线，进行概率拟合。通常在 X 轴上使用 lg 浓度会改善概率拟合质量。使用合适的统计学检验来评价概率单位模型的拟合质量(例如偏差统计或卡方检验)，判断模型拟合是否可接受。如模型拟合可接受，通过曲线找到预期命中率下的分析物浓度，将该值作为特定试剂批的 LoD。如果拟合度不可接受，通过测试另外的稀释度和/或重复测试现有稀释度，如果可以，可将这些结果和现有数据合并使用，可能可以提高拟合的质量。

6 定量限建立方法

6.1 概述

定量限(LoQ)是指能够准确检测到的样本中被测量的最小实际量，其应满足实验室对准确度的要求。定量限可等于或高于检出限，但不能低于检出限。如果测量值的不确定度(或总误差)偏低，则没有必要对每一种方法都测定定量限。在这些情况下，可以适合地报告每一个低水平结果的估计不确定度，并允许用户指出是否适用。LoQ 优选根据总误差目标或偏倚目标来定义。

6.2 方法一

根据临床需求和室间质量评价的允许误差设定总误差目标值($TE_{目标值}$)。利用式(13)或式(14)计算建立试验中每个试剂批号每个低浓度水平样本测试结果的总误差(TE)。

韦斯特加德模型(Westgard model)：

$$TE=|B|+2SD \tag{13}$$

均方根模型(RMS model)：

$$TE=\sqrt{SD^2+B^2} \tag{14}$$

式中：

TE ——总误差；

B ——偏倚，即测试结果均值减去参考值之间测值差异；

SD ——每个试剂批号每个低浓度水平样本的标准差。

利用方法一评价定量限，应已知每个用于评价检出限的低浓度水平样本的标准值。利用 5.1 方法评价出检出限后，计算每个样本测值与标准值的 TE，如果计算所得 $TE \leqslant TE_{目标值}$，则 LoQ＝LoD；反之，由方法二确定新的定量限。

注 1：低浓度水平样本可以为参考物质样本，或通过参考测量程序或其他具有可接受准确度的测量程序测定得到的低浓度水平样本。

注 2：参考物质样本为选择法定或商业化的参考物质。如果没有所需低浓度的商业化或法定的参考物质，可以在确定低浓度范围呈线性后，选择加入参考物质或适当的稀释已知浓度的样本来制备所需参考物质样本。

注 3：当没有可比较的参考方法或参考物质时，分析偏倚可忽略，此时总误差等于 $2SD_S$。

注 4：当 B 为相对偏倚时，式(13)可以表示为 $TE(\%)=|B|+2CV$，在不考虑分析偏倚的条件下，总误差等于 $2CV$。

注 5：如果需要更高的概率，则通过更大的因子来增加 SD_S。例如，置信度为 99.5%，测试结果呈正态分布，$TE=|B|+4SD$ 或 $TE=|B|+4CV$。

6.3 方法二

6.3.1 试验

根据临床需求和室间质量评价的允许误差设定总误差目标值($TE_{目标值}$)。并预先确定预期的定量限(LoQ)的目标浓度，在该浓度下制备多个低浓度水平样本。使用多个试剂批号，一个或多个仪器系统在多天中重复测试样本，推荐的试验模型为：1 个仪器系统、2 个试剂批号、3 个测试日、每个样本重复测试3次(每个试剂批号、仪器系统和天的组合)、4个独立的已知被测量浓度的低浓度水平样本。要求保证每个试剂批号得到36个低浓度水平样本测试结果,制定每日测试计划,每个测试日根据测试计划进行每个样本的指定数目的重复测试。根据测量结果计算每个试剂批号的总误差(TE)。如果每个试剂批号的 TE 满足预定目标,则平均浓度报告为测量程序的LoQ。

6.3.2 数据检查

同5.1.2。

6.3.3 数据分析

计算给定试剂批号的所有重复样本中每个低浓度水平样本的平均值和 SD,并依据标准值计算每个低浓度水平样本的偏倚。根据式(13)或式(14)计算每个样本的 TE。如果需要,根据样本的标准值转换为百分数(%)。与 $TE_{目标值}$ 进行比较,满足 $TE<TE_{目标值}$ 的最低浓度的样本被作为该批号的定量限值。所有批号的最大定量限被作为测量程序的定量限。

6.4 其他方法

6.4.1 概述

除上述方法一和方法二建立定量限外,还可以使用精密度曲线法来建立定量限值。此方法中可接受的准确度目标仅基于精密度要求。具体方法介绍如下。

6.4.2 样本选择

获得9个血清标本,其浓度应覆盖测量范围的下限区域,根据临床经验,9个样本,最低值选在LoD附近,高值为6倍~7倍LoD,期间7个点大致依据等浓度点排列。

6.4.3 试验

推荐的试验模型为:1个仪器系统、2个试剂批、5个测试日、9个低浓度水平样本、每个样本每个试剂批每天重复测试8次,满足了每个样本每个试剂批号测试结果数量为40个。之后进行试验前准备,依据试验方案开始试验测试,测试实施过程中检测测量结果。

6.4.4 数据检查

同5.1.2。

6.4.5 数据分析

采用统计学软件,计算各样本每个试剂批号的测量平均浓度及 SD(或 CV),以每个试剂批号的 SD(或 CV)为 Y 轴,测量浓度为 X 轴,建立室内精密度分布图。开展函数回归分析,结合数据组特点,选择适合的函数(一般幂函数居多),将允许误差(允许不精密度)作为 Y 代入方程,反求 X 结果,即为该批号LoQ,两批号取最大值作为LoQ。

7 检出限与定量限验证方法

7.1 检出限验证方法

在验证LoD值之前,需要首先验证LoB值的准确。推荐的方案是:1个试剂批、1个仪器系统、3个测试日、2个空白样本、2个检出限浓度样本、每个样本进行4次重复测量。

计算空白样本测试结果中小于或等于 LoB 声明的结果占总数的百分比。与表 1 中的下限值进行比较。如果百分比大于或等于表 1 的值,则认为空白限验证成功;如果百分比小于表 1 的值,则空白限验证不成功。

计算检出限浓度样本测试结果中大于或等于 LoB 声明的结果占总数的百分比。与表 1 中的下限值进行比较。如果百分比大于或等于表 1 的值,则认为检出限验证成功;如果百分比小于表 1 的值,则检出限验证不成功。

表 1 检测能力声明结果的 95%置信下限表

测量总数 N	观测比例下限/%	测量总数 N	观测比例下限/%
20	85	100	90
30	87	150	91
40	88	200	92
50	88	250	92
60	88	300	92
70	89	400	93
80	89	500	93
90	90	1 000	94

7.2 定量限验证方法

推荐的方案是:1 个试剂批、1 个仪器系统、3 个测试日、5 个定量限浓度样本、每个样本进行 3 次重复测量,测量结果数量为 45 个(3 天×5 个样本×3 次重复)。对于每个样本,计算其目标值的允许误差范围。

计算每个样本的测试结果落在允许误差范围内的个数,从而计算满足 LoQ 声明的可接受目标标准的所有样本测量结果的百分比,与表 1 中的下限值进行比较。如果百分比大于或等于表 1 的值,则认为验证成功;如果百分比小于表 1 的值,则验证不成功。

7.3 简单验证方法

为方便验证操作,简单验证时不考虑天间影响,对 5 份浓度近似检出限的低值样本进行检测,每份样本检测 5 次,对检测结果按大小进行排序,符合低于制造商提供的空白限数值的检测结果的数量应小于或等于 3 个,即可认为制造商提供的空白限和检出限的设置基本合理。

对 5 份浓度近似定量限的已知浓度低值样本进行检测,每份样本检测 5 次,得到 25 个重复结果,如检测结果符合每个样本的测试结果落在允许误差范围外的个数小于或等于 3 个,即可认为制造商提供的定量限的设置基本合理。

8 结果报告的建议

如果测试结果在空白限与定量限之间,可用于判定分析物存在,但测量结果不应用于临床解释。测量结果在检出限与定量限之间,可以报告,但要说明有较高的不确定性。

宜依据表 2 向客户报告测量结果。

表 2 测量结果报告

测试结果 *X*	报告结果
X≤LoB	报告“未检出”
LoB＜*X*＜LoD	报告“物质存在，不能被定量”
LoD≤*X*＜LoQ	报告“物质存在，不能被定量，测试结果＜LoQ”或报告定量结果，并注明不确定度较高
X≥LoQ	报告“定量结果”

9 示例

检出限与定量限评价的示例见附录 A～附录 G。

附 录 A
（资料性）
利用方法一建立空白限和检出限的案例分析

本案例来自胃泌素释放肽前体（ProGRP）化学发光测量程序的检测能力研究，使用经典法方案来评价空白限（LoB）和检测限（LoD）。默认 $\alpha=\beta=0.05$。

设计方案为：

——1 个仪器系统；

——2 个试剂批（1 和 2）；

——3 个测试日；

——5 个空白样本、5 个低浓度水平样本；

——每个样本进行 4 次重复测量。

这样就满足了每个试剂批号的空白样本和低浓度水平样本测试结果数量各为 60 个（3 天×5 个样本×4 次重复）。表 A.1 和表 A.2 列出了两个试剂批号观察到的空白样本结果，表 A.3 和表 A.4 列出了两个试剂批号观察到的低浓度水平样本的结果。

表 A.1 试剂批号 1 的空白样本测试结果

单位：pg/mL

测试天数	测试次数	空白样本 1	空白样本 2	空白样本 3	空白样本 4	空白样本 5
1	1	0.11	−0.02	0.14	−0.04	0.04
	2	0.02	0.00	0.35	−0.02	0.04
	3	0.12	0.03	0.07	−0.02	−0.12
	4	0.11	−0.02	0.24	−0.03	0.01
2	1	−0.04	−0.10	−0.01	−0.03	−0.06
	2	−0.05	−0.03	−0.08	−0.05	−0.04
	3	0.08	−0.01	−0.12	0.26	−0.12
	4	0.25	0.10	−0.15	−0.05	0.15
3	1	−0.07	0.16	−0.03	0.00	0.11
	2	−0.10	0.01	−0.08	−0.11	−0.09
	3	−0.09	−0.08	0.03	−0.03	−0.14
	4	−0.01	−0.10	−0.07	−0.07	−0.09

表 A.2 试剂批号 2 的空白样本测试结果

单位：pg/mL

测试天数	测试次数	空白样本 1	空白样本 2	空白样本 3	空白样本 4	空白样本 5
1	1	−0.01	−0.10	−0.02	−0.04	−0.04
	2	−0.04	−0.02	−0.09	−0.07	−0.02
	3	0.11	−0.03	−0.10	0.27	−0.09
	4	0.27	0.10	−0.16	−0.02	0.14

表 A.2 试剂批号 2 的空白样本测试结果（续）

单位:pg/mL

测试天数	测试次数	空白样本 1	空白样本 2	空白样本 3	空白样本 4	空白样本 5
2	1	0.06	0.07	−0.03	0.11	−0.06
	2	0.05	0.03	0.03	0.36	0.00
	3	−0.13	0.13	0.01	0.07	−0.02
	4	0.03	0.10	0.00	0.23	−0.05
3	1	−0.05	0.14	−0.05	−0.01	0.12
	2	−0.07	0.00	−0.11	−0.11	−0.07
	3	−0.10	−0.09	0.02	−0.03	−0.15
	4	0.00	−0.09	−0.09	−0.05	−0.10

表 A.3 试剂批号 1 的低浓度样本测试结果

单位:pg/mL

测试天数	测试次数	样本 1	样本 2	样本 3	样本 4	样本 5
1	1	0.38	0.71	1.21	1.38	1.82
	2	0.35	0.70	1.05	1.50	1.90
	3	0.44	0.72	1.20	1.32	2.01
	4	0.38	0.77	1.06	1.33	1.83
2	1	0.32	0.75	1.13	1.40	1.94
	2	0.39	0.72	1.19	1.40	1.86
	3	0.43	0.77	1.01	1.50	1.93
	4	0.43	0.77	1.08	1.46	1.80
3	1	0.35	0.79	1.02	1.33	1.85
	2	0.34	0.78	1.07	1.37	1.75
	3	0.42	0.69	1.20	1.34	1.68
	4	0.41	0.70	1.04	1.34	1.91

表 A.4 试剂批号 2 的低浓度样本测试结果

单位:pg/mL

测试天数	测试次数	样本 1	样本 2	样本 3	样本 4	样本 5
1	1	0.37	0.77	1.04	1.32	1.89
	2	0.32	0.66	1.05	1.39	1.68
	3	0.34	0.75	1.20	1.29	1.74
	4	0.41	0.75	1.10	1.46	1.74

表 A.4 试剂批号 2 的低浓度样本测试结果(续)

单位:pg/mL

测试天数	测试次数	样本 1	样本 2	样本 3	样本 4	样本 5
2	1	0.33	0.67	1.18	1.29	1.77
	2	0.35	0.69	1.01	1.38	1.77
	3	0.34	0.71	1.02	1.41	1.73
	4	0.42	0.78	1.18	1.51	1.89
3	1	0.32	0.66	1.14	1.51	1.89
	2	0.35	0.71	1.19	1.43	1.62
	3	0.36	0.78	1.15	1.31	1.67
	4	0.32	0.79	1.12	1.41	1.95

应对测试数据进行正态分布检验,依据 5.1.3 中规定计算空白限和检出限,但为了更好地理解和掌握标准中的所有计算方法,先不考虑数据分布影响。首先采用非参数法评估空白限(LoB),采用参数方法评价检出限(LoD);之后再采用参数方法评估空白限(LoB),采用非参数方法评价检出限(LoD)。

因为使用两个试剂批号进行评估,分别评估每个批号的 LoB 估计值和 LoD 估计值。选择较大者作为测量程序的 LoB 和 LoD。

以下采用非参数法评估 LoB 估计值,采用参数法评估 LoD 估计值。

非参数法评估 LoB 估计值:对于给定的试剂批号,将 5 个空白样本的测试结果组合,按从低到高排序。使用典型的Ⅰ型误差风险 $\alpha=0.05$,相应的百分位数 $P=1-\alpha=0.95$,计算秩序 RP=60×(95÷100)+0.5=0.5+(60×0.95)=57.5,通过线性插入法得出试剂批号 1 和试剂批号 2 的空白限分别为 0.24 pg/mL 和 0.25 pg/mL,选择较大者作为测量程序的 LoB。

表 A.5 秩序和从空白样本测试结果秩序位置得到的 LoB

单位:pg/mL

秩序	测值(试剂批号 1)	测值(试剂批号 2)
56	0.16	0.14
57	0.24	0.23
58	0.25	0.27
59	0.26	0.27
60	0.35	0.36
LoB	0.24	0.25

综上得出,ProGRP 项目的空白限为 0.25 pg/mL。

参数法评估 LoD 估计值:对于给定的试剂批号,将 5 个低浓度水平样本的测试结果组合,按照式(1)计算,得到两个试剂批号的 LoD 分别为 0.35 pg/mL 和 0.36 pg/mL,选择较大者作为测量程序的 LoD。

表 A.6 从低浓度样本测试结果的 SD_Z 和 LoD 计算

单位:pg/mL

低浓度样本	试剂批号 1		试剂批号 2	
	n	SD_i	n	SD_i
样本 1	12	0.040	12	0.037
样本 2	12	0.036	12	0.046
样本 3	12	0.076	12	0.079
样本 4	12	0.065	12	0.079
样本 5	12	0.090	12	0.076
SD_Z	0.065		0.066	
K	1.653		1.653	
LoD	0.35		0.36	

综上得出,ProGRP 项目的检出限为 0.36pg/mL。

以下采用参数法评估 LoB 估计值,采用非参数法评估 LoD 估计值。

参数法评估 LoB 估计值:独立地对每个试剂批的所有空白结果计算出平均值和 SD_K。依据式(2)计算得到 $k=1.653$(来自 $n=60$ 和 $N=5$),依据式(1)分别计算得到试剂批号 1 和试剂批号 2 的 LoB 估计值为 0.174 pg/mL 和 0.176 pg/mL,其中较大值(0.176 pg/mL)为测量程序的 LoB。见表 A.7。

表 A.7 LoB 使用参数数据分析选项计算

单位:pg/mL

参数	试剂批号 1	试剂批号 2
$\overline{X}$	0.000	0.001
SD_K	0.105 1	0.105 9
k	1.653	1.653
LoB	0.174	0.176

非参数法评估 LoD 估计值:分别计算得到试剂批号 1 和试剂批号 2 的 LoD 估计值为 1.075 pg/mL 和 1.130 pg/mL,其中较大值(1.130 pg/mL)为测量程序的 LoD。见表 A.8。

表 A.8 LoD 使用非参数数据分析选项计算

单位:pg/mL

参数	试剂批号 1	试剂批号 2
中位数	1.075	1.130
小于 LOB 的结果比例	0.00%	0.00%
LoD	1.075	1.130

附 录 B
(资料性)
利用方法二建立检出限的案例分析

本案例来自肌红蛋白(MYO)测定试剂盒(免疫比浊)研究,因为初始精密度测试结果显示重复性随着测量浓度的增加而变化,所以使用精确曲线方案来评估检测限(LoD)。

制备5个空白样本,使用2批试剂在3个工作日内的经典法设计来测试这些样本,每个样本每批试剂每天重复4次。通过非参数选项分析结果,得到空白限(LoB)估计值为2.83 ng/mL。

精密度曲线法建立LoD的设计方案为:

——1个仪器系统;

——2个试剂批(1和2);

——5个测试日;

——5个低浓度水平样本;

——每个样本进行8次重复测量。

这样就满足了每个低浓度水平样本每批试剂测试结果数量为40个。表B.1列出了2批试剂测试低浓度水平样本的统计结果。

表B.1 所有样本观察的精密度和平均浓度

单位:ng/mL

样本编号	试剂批号1		试剂批号2	
	平均值	SD_i	平均值	SD_i
样本1	5.460	1.148	5.553	1.440
样本2	10.330	0.869	10.308	0.965
样本3	15.568	1.118	14.965	1.215
样本4	22.020	1.395	22.173	1.560
样本5	32.710	1.591	32.588	1.822

依据表B.1中的数据,绘制精密度曲线图,采用二阶多项式模型进行。

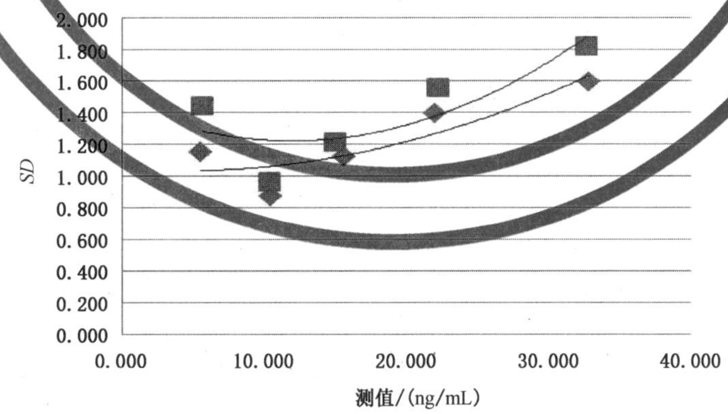

说明:

◆——试剂批号1

■——试剂批号2

试剂批号1:$y=0.000\ 7x^2-0.006\ 1x+1.045\ 5$,$R^2=0.778\ 7$

试剂批号2:$y=0.001\ 5x^2-0.036\ 7x+1.438\ 8$,$R^2=0.704$

图B.1 精密度曲线图

因为使用 2 个试剂批号进行评估，分别评估每个批号的 LoD 估计值。选择较大者作为测量程序的 LoD。由图 B.1 可得到 2 批试剂的精密度曲线如下：

试剂批号 1 曲线：$SD_S=0.000\ 7x^2-0.006\ 1x+1.045\ 5$

试剂批号 2 曲线：$SD_S=0.001\ 5x^2-0.036\ 7x+1.438\ 8$

依据公式 LoD=LoB+kSD_S 计算 LoD 估计值，其中 k 利用公式(11)计算得到，$k=1.646$。

使用回归线方程在相应的被测量浓度(MC)下计算 SD_S 值。然后使用上述公式利用得到的 SD_S 值计算试验 LoD 值。通过从试验 LoD 值中减去 MC 值计算偏倚。当偏倚由正变负时，可减少 2 个浓度间的步长，确定当偏倚等于 0 时的 LoD 评估值即为最终确定的 LoD 值，如表 B.2 所示。

表 B.2　MC、SD_S 与试验 LoD 值及偏倚

单位：ng/mL

被测量浓度	试剂批号 1			试剂批号 2		
	SD_S	试验 LoD	偏倚	SD_S	试验 LoD	偏倚
4.623	1.089	4.623	0.000	1.439	5.200	0.577
5.168	1.096	4.635	−0.533	1.420	5.168	0.000

分别计算得到试剂批号 1 和试剂批号 2 的 LoD 估计值为 4.62 ng/mL 和 5.17 ng/mL，其中较大值(5.17 ng/mL)为测量程序的 LoD。

附　录　C
（资料性）
利用方法三建立检出限的案例分析

本案例来自乙型肝炎病毒核酸测定试剂盒（PCR-荧光探针法）分析诊断测试，其中空白限（LoB）等于零。测试的概率分析建立检测限（LoD）。使用单个患者样本，2 批试剂来简化这个案例。将样本制备成 5 个被测量浓度的稀释系列，并且使用 2 个试剂批对每个稀释液进行一组重复测量。表 C.1 中总结了每个试验条件、观察到的阳性结果的数量、进行的测量总数和计算的命中率比率。

表 C.1　稀释的阳性测试结果的观察比例

lg 浓度水平	阳性结果数/总测试结果		命中率	
	试剂批号 1	试剂批号 2	试剂批号 1	试剂批号 2
1.698 97	30/30	30/30	100%	100%
1.301 03	30/30	30/30	100%	100%
1.000 00	30/30	30/30	100%	100%
0.698 97	29/30	26/30	96%	86%
0.301 03	24/30	12/30	80%	40%

拟合概率模型的图见图 C.1。

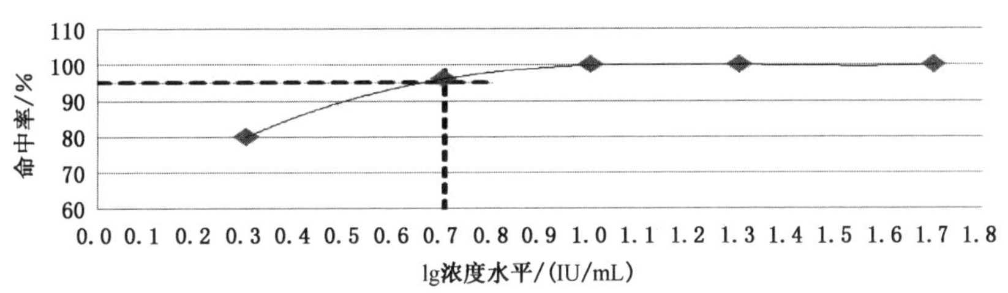

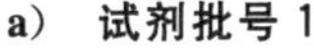

a）　试剂批号 1

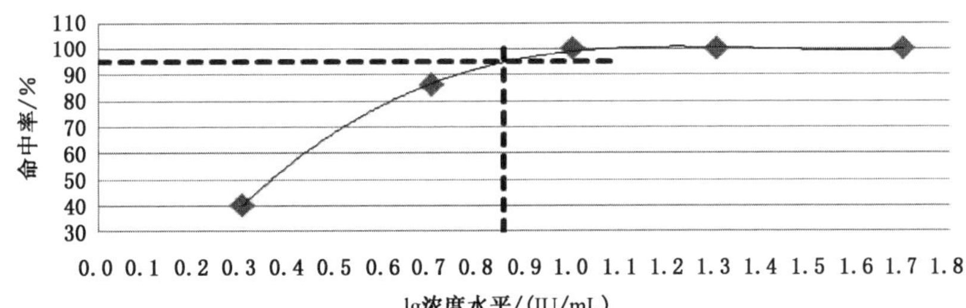

b）　试剂批号 2

图 C.1　2 批试剂的概率分析图

分别计算得到试剂批号 1 和试剂批号 2 的 LoD 估计值为 5.01 IU/mL 和 7.80 IU/mL，其中较大值（7.80 IU/mL）为测量程序的 LoD。

附　录　D
（资料性）
基于精密度要求建立定量限案例分析

本案例来自促卵泡生成激素(FSH)化学发光法检测项目的定量限检测能力研究，评价定量限，其中可接受的准确度目标仅基于精密度要求。期望的实验室内精密度为10.00%。

设计方案为：

——2个试剂批；

——1个仪器系统；

——5个测试日；

——9个低浓度水平样本；

——每个样本进行8次重复测量，上午、下午各4次。

表D.1和表D.2列出了2个试剂批号低浓度水平样本结果。

表 D.1　试剂批号 1 的低浓度样本测试结果

单位:IU/L

样本	样本 1		样本 2		样本 3		样本 4		样本 5		样本 6		样本 7		样本 8		样本 9	
重复次数	上午	下午	上午	下午	上午	下午	上午	下午	上午	下午	上午	下午	上午	下午	上午	下午	上午	下午
第 1 天	0.078	0.085	0.166	0.181	0.207	0.225	0.239	0.261	0.432	0.451	0.501	0.512	0.764	0.781	0.846	0.865	1.086	1.099
	0.094	0.102	0.141	0.154	0.243	0.265	0.257	0.282	0.395	0.412	0.500	0.511	0.742	0.758	0.921	0.941	1.079	1.092
	0.083	0.091	0.121	0.132	0.193	0.210	0.257	0.283	0.432	0.451	0.491	0.502	0.746	0.763	0.890	0.910	1.112	1.125
	0.046	0.050	0.179	0.195	0.267	0.291	0.257	0.283	0.377	0.393	0.521	0.532	0.814	0.831	0.891	0.911	1.129	1.142
第 2 天	0.148	0.161	0.143	0.156	0.185	0.201	0.248	0.274	0.369	0.385	0.515	0.526	0.674	0.688	0.856	0.875	1.111	1.124
	0.102	0.111	0.131	0.143	0.207	0.225	0.266	0.292	0.356	0.371	0.535	0.547	0.726	0.743	0.966	0.987	1.112	1.125
	0.069	0.075	0.149	0.162	0.197	0.215	0.239	0.261	0.371	0.387	0.517	0.528	0.751	0.768	0.933	0.954	1.143	1.156
	0.118	0.128	0.111	0.121	0.197	0.215	0.248	0.275	0.396	0.413	0.501	0.512	0.739	0.755	0.925	0.945	1.034	1.046
第 3 天	0.100	0.109	0.170	0.185	0.204	0.222	0.266	0.297	0.350	0.365	0.511	0.522	0.681	0.696	0.934	0.955	1.108	1.121
	0.116	0.126	0.149	0.162	0.192	0.209	0.248	0.275	0.368	0.384	0.559	0.571	0.716	0.732	0.879	0.898	1.082	1.095
	0.122	0.111	0.170	0.155	0.266	0.242	0.308	0.286	0.409	0.394	0.575	0.565	0.744	0.731	0.916	0.899	1.115	1.095
	0.150	0.137	0.163	0.148	0.233	0.212	0.319	0.297	0.379	0.365	0.521	0.512	0.710	0.697	0.958	0.941	1.245	1.222
第 4 天	0.155	0.141	0.175	0.159	0.252	0.229	0.308	0.285	0.442	0.426	0.465	0.457	0.655	0.643	0.942	0.925	1.223	1.201
	0.174	0.158	0.178	0.162	0.236	0.215	0.308	0.288	0.430	0.414	0.582	0.571	0.770	0.756	0.939	0.922	1.119	1.099
	0.082	0.074	0.167	0.152	0.287	0.261	0.319	0.295	0.400	0.385	0.525	0.515	0.694	0.682	0.952	0.935	1.112	1.092
	0.082	0.074	0.199	0.181	0.232	0.211	0.264	0.244	0.410	0.395	0.551	0.541	0.717	0.704	0.904	0.888	1.145	1.124
第 5 天	0.106	0.097	0.168	0.153	0.276	0.251	0.297	0.277	0.400	0.385	0.484	0.475	0.750	0.737	0.942	0.925	1.173	1.152
	0.148	0.135	0.181	0.165	0.254	0.231	0.297	0.276	0.433	0.417	0.571	0.561	0.750	0.737	1.017	0.999	1.191	1.169
	0.110	0.101	0.182	0.166	0.265	0.241	0.275	0.257	0.472	0.455	0.586	0.575	0.774	0.760	0.989	0.971	1.131	1.111
	0.145	0.132	0.203	0.185	0.244	0.222	0.319	0.291	0.430	0.414	0.520	0.511	0.678	0.666	0.941	0.924	1.145	1.124

表 D.2　试剂批号 2 的低浓度样本测试结果

单位:IU/L

样本	样本 1		样本 2		样本 3		样本 4		样本 5		样本 6		样本 7		样本 8		样本 9	
重复次数	上午	下午	上午	下午	上午	下午	上午	下午	上午	下午	上午	下午	上午	下午	上午	下午	上午	下午
第 1 天	0.074	0.081	0.159	0.173	0.217	0.226	0.255	0.279	0.397	0.414	0.553	0.565	0.803	0.821	0.998	1.020	1.222	1.236
	0.116	0.127	0.110	0.120	0.219	0.229	0.245	0.272	0.392	0.409	0.496	0.507	0.731	0.747	0.915	0.935	1.023	1.035
	0.110	0.119	0.186	0.203	0.206	0.215	0.292	0.325	0.383	0.400	0.560	0.572	0.746	0.763	1.024	1.046	1.214	1.228
	0.114	0.124	0.147	0.160	0.253	0.264	0.245	0.272	0.363	0.379	0.552	0.564	0.707	0.723	0.868	0.887	1.069	1.081
第 2 天	0.125	0.114	0.175	0.159	0.213	0.222	0.315	0.293	0.420	0.404	0.590	0.579	0.763	0.750	0.939	0.922	1.144	1.123
	0.149	0.136	0.161	0.146	0.206	0.215	0.315	0.294	0.375	0.361	0.516	0.507	0.703	0.690	0.948	0.931	1.232	1.209
	0.155	0.141	0.175	0.159	0.200	0.209	0.307	0.285	0.442	0.426	0.465	0.457	0.655	0.643	0.942	0.925	1.223	1.201
	0.190	0.173	0.195	0.177	0.254	0.265	0.337	0.315	0.471	0.453	0.637	0.625	0.843	0.828	1.028	1.010	1.226	1.204
第 3 天	0.077	0.084	0.164	0.178	0.241	0.251	0.235	0.257	0.425	0.444	0.493	0.504	0.752	0.769	0.833	0.851	1.069	1.082
	0.102	0.111	0.154	0.167	0.216	0.225	0.279	0.306	0.429	0.447	0.543	0.555	0.805	0.823	0.999	1.021	1.172	1.185
	0.081	0.089	0.118	0.129	0.274	0.261	0.251	0.276	0.422	0.440	0.479	0.490	0.728	0.744	0.869	0.888	1.085	1.098
	0.047	0.052	0.184	0.200	0.253	0.241	0.264	0.290	0.386	0.403	0.534	0.546	0.834	0.853	0.914	0.934	1.158	1.171
第 4 天	0.141	0.154	0.137	0.149	0.264	0.252	0.237	0.262	0.352	0.368	0.491	0.502	0.643	0.657	0.817	0.835	1.061	1.073
	0.107	0.116	0.137	0.150	0.233	0.222	0.279	0.305	0.372	0.388	0.560	0.572	0.760	0.777	1.010	1.032	1.163	1.177
	0.080	0.073	0.163	0.148	0.309	0.295	0.311	0.288	0.390	0.376	0.512	0.502	0.677	0.665	0.929	0.912	1.085	1.065
	0.086	0.079	0.210	0.191	0.225	0.215	0.278	0.257	0.433	0.417	0.581	0.571	0.756	0.742	0.954	0.937	1.207	1.185
第 5 天	0.102	0.093	0.161	0.147	0.282	0.269	0.284	0.265	0.383	0.369	0.464	0.455	0.719	0.706	0.903	0.887	1.124	1.104
	0.146	0.133	0.179	0.163	0.208	0.198	0.292	0.272	0.427	0.411	0.563	0.553	0.740	0.726	1.003	0.985	1.173	1.152
	0.118	0.107	0.195	0.177	0.219	0.209	0.293	0.275	0.505	0.486	0.626	0.614	0.827	0.812	1.057	1.038	1.209	1.187
	0.154	0.141	0.217	0.197	0.234	0.223	0.339	0.310	0.458	0.441	0.555	0.544	0.723	0.710	1.003	0.985	1.220	1.198

根据原始数据，分别计算出试剂批号 1 和试剂批号 2 测试结果的平均值，标准偏差(SD_{WL})和变异系数(CV)(见表 D.3)。

表 D.3 精密度估计数据统计

单位:IU/L

样本水平	试剂批号 1			试剂批号 2		
	平均测值	SD_i	$CV/\%$	平均测值	SD_i	$CV/\%$
水平 1	0.111	0.031	28.369	0.113	0.032	28.600
水平 2	0.162	0.021	13.083	0.165	0.025	15.215
水平 3	0.231	0.027	11.865	0.236	0.027	11.543
水平 4	0.278	0.022	8.086	0.284	0.026	9.241
水平 5	0.403	0.030	7.397	0.412	0.036	8.675
水平 6	0.527	0.032	6.156	0.539	0.047	8.801
水平 7	0.731	0.041	5.669	0.747	0.057	7.673
水平 8	0.928	0.038	4.101	0.948	0.065	6.863
水平 9	1.128	0.044	3.943	1.152	0.063	5.509

依据上述数据，绘制图 D.1。采用 OriginPro 软件，将变异系数 CV 定义为自变量(X)，均值定义为因变量(Y)，依据数据组特点选择适合的函数类型(选择函数原则为曲线平滑、方程便于计算以及函数曲线通过象限中大部分点)，使用幂函数模型 $Y=C_0X^{C_1}$ 来拟合数据集。

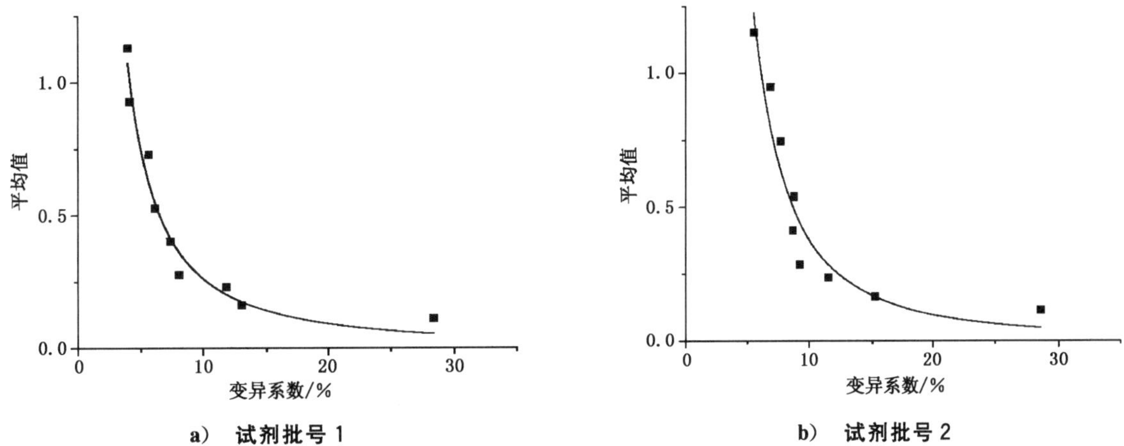

a) 试剂批号 1　　b) 试剂批号 2

图 D.1 精密度曲线图

两批试剂的精密度曲线如下：

试剂批号 1 曲线：$Y=8.515X^{-1.509}$；试剂批号 2 曲线：$Y=35.539X^{-1.973}$

求解方程以得到期望的 Y 值，将准确度目标值 $CV=10\%$ 作为 X 代入方程，得到：试剂批号 1 的 LoQ=0.263 IU/L，试剂批号 2 的 LoQ=0.378 IU/L，所以选择最大者 LoQ=0.378 IU/L 作为最终的定量限。

附　录　E
（资料性）
基于总误差要求建立定量限案例分析

本案例来自 cTnI 内部测量程序的检测能力研究，评价定量限，其中可接受的准确度目标仅基于总误差要求，LoQ 准确度目标是小于 20％的总误差（TE）。使用传统的 Westgard 模型来定义用于该评估的总误差。

试验设计方案如下：

——1 个仪器系统；

——2 个试剂批（1 和 2）；

——3 个测试日；

——5 个低浓度水平样本；

——每个样本进行 4 次重复测量。

这样就满足了每个低浓度水平样本每批试剂测试结果数量为 60 个。表 E.1 和表 E.2 分别列出了 2 批试剂测试低浓度水平样本的测试结果。

表 E.1　试剂批号 1 的低浓度样本测试结果

单位：pg/mL

测试天数	重复次数	样本 1	样本 2	样本 3	样本 4	样本 5
1	1	20.7	27.8	32.2	40	51.8
	2	22.3	24.5	31.2	43.9	51.7
	3	22.6	24.7	34	38.8	51.7
	4	36.3	26.9	34.6	40.5	50.4
2	1	22.3	23.7	32.1	37.4	48.6
	2	23.5	23.2	33.5	39.2	50.8
	3	21.5	25.5	31.2	42.2	46.6
	4	22.8	24.7	34.6	37.6	49.6
3	1	26	25.5	32.3	40.7	51.6
	2	20.2	26.9	30.3	38	52.5
	3	21.2	29.9	32.3	41.4	52.2
	4	21	26.2	32.2	42.8	50.7

表 E.2　试剂批号 2 的低浓度样本测试结果

单位：pg/mL

测试天数	重复次数	样本 1	样本 2	样本 3	样本 4	样本 5
1	1	20.4	26.7	27.1	39.3	48.5
	2	17.6	21.6	29.7	36.1	50.9
	3	18.9	23.2	28.5	38.5	47.1
	4	19.4	23.9	28.5	33.6	39.9

表 E.2　试剂批号 2 的低浓度样本测试结果（续）

单位：pg/mL

测试天数	重复次数	样本 1	样本 2	样本 3	样本 4	样本 5
2	1	22.2	23.2	32.1	36.6	48.1
	2	22.7	23.2	30.2	38.1	46.9
	3	24.4	23	31.7	36.3	—
	4	18.9	23.4	29.6	35.6	49.7
3	1	24.1	25.1	31.3	41.2	50
	2	23.9	28.5	32.2	38.9	50.9
	3	22.5	23.9	29.9	38.6	49.8
	4	22.8	33.8	31.6	38.2	48.5

表 E.3 对测试结果进行统计，计算平均值、*SD* 及 *TE*，表中列出的参考值由参考测量程序得到。

表 E.3　低浓度样本平均值、标准差(*SD*)和总误差(*TE*)

单位：pg/mL

样本	确定值	平均值		偏倚		*SD*		*TE*/%		
		试剂批号 1	试剂批号 2	试剂批号 1	试剂批号 2	试剂批号 1	试剂批号 2	试剂批号 1	试剂批号 2	平均值
样本 1	16.00	23.37	21.48	7.37	5.48	4.35	2.33	83	54	69
样本 2	20.00	25.79	24.96	5.79	4.96	1.88	3.34	44	51	47
样本 3	30.00	32.54	30.20	2.54	0.20	1.37	1.63	17	11	14
样本 4	36.00	40.21	37.58	4.21	1.58	2.10	2.02	22	14	18
样本 5	50.00	50.68	48.21	0.68	−1.79	1.71	3.08	8	16	12

观察结果，判断样本是不满足准确度目标的 *TE*，绘制 2 个试剂批次的低浓度样本的计算 *TE* 与参考值的曲线图，如图 E.1 所示，使用线性回归模型拟合和外推法，确定准确度目标可以在质量浓度约 40 pg/mL 时达到。

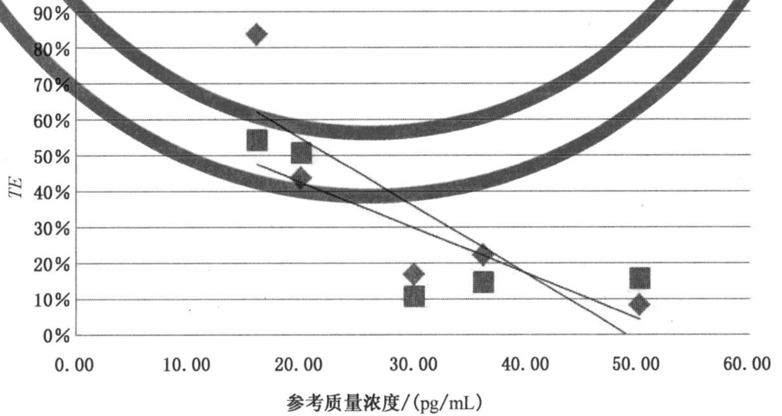

说明：

◆——试剂批号 1

■——试剂批号 2

图 E.1　2 个试剂批号的低水平样本的计算 *TE* 与参考值的曲线图

在质量浓度 40 pg/mL 左右制备 5 个混合样本，使用参考方法确定定值。使用 1 个仪器系统，在 3 个测试日中，每日每个样本通过 2 个试剂批号重复测试 3 次。这样每个试剂批产生 45 个重复。样本的观察结果和参考值总结见表 E.4 和表 E.5，统计结果见表 E.6。

表 E.4 试剂批号 1 的测试结果

单位：pg/mL

测试天数	序号	样本 1	样本 2	样本 3	样本 4	样本 5
		样本参考值				
		60	80	30	36	50
1	1	59.3	72.2	32.2	40	51.8
	2	60.1	73.3	31.2	40.9	51.7
	3	59	69.8	34	38.8	51.7
2	1	59.1	69	32.1	37.4	48.6
	2	60.7	69.7	33.5	39.2	50.8
	3	57.8	71.9	31.2	40.2	46.6
3	1	59.5	74.9	32.3	40.7	51.6
	2	56.9	77.1	30.3	38	52.5
	3	61.2	71.5	30.3	41.4	52.2

表 E.5 试剂批次 2 的测试结果

单位：pg/mL

测试天数	序号	样本 1	样本 2	样本 3	样本 4	样本 5
		样本参考值				
		60	80	30	36	50
1	1	58.8	70.6	27.1	39.3	48.5
	2	58.2	71.8	29.7	36.1	50.9
	3	60.3	73.7	28.5	38.5	47.1
2	1	55.7	68.2	32.1	36.6	48.1
	2	59.3	67.5	30.2	38.1	46.9
	3	57.7	69.3	31.7	36.3	—
3	1	60	73	31.3	41.2	50
	2	64.2	72.4	32.2	38.9	50.9
	3	59.1	75.6	29.9	38.6	49.8

表 E.6 LoQ 试剂 1 和试剂 2 的数据统计

单位:pg/mL

试剂批号	样本	参考值	测试平均值	*SD*	偏差	*TE*	*TE*/%	LoQ
1	样本 1	60.00	59.29	1.34	−0.71	3.39	6	31.9
	样本 2	80.00	72.16	2.63	−7.84	13.10	17	
	样本 3	30.00	31.90	1.29	1.90	4.48	14	
	样本 4	36.00	39.62	1.36	3.62	6.35	17	
	样本 5	50.00	50.83	1.96	0.83	4.74	9	
2	样本 1	60.00	59.26	2.30	−0.74	5.35	9	30.30
	样本 2	80.00	71.34	2.67	−8.66	14.00	18	
	样本 3	30.00	30.30	1.73	0.30	3.75	12	
	样本 4	36.00	38.18	1.64	2.18	5.46	15	
	样本 5	50.00	49.03	1.60	−0.98	4.18	8	

每个试剂批号对所有样本计算的 *TE* 满足≤20%的准确度目标;因此,认为满足 LoQ 标准。满足试剂批次 1 的准确度目标的最低样本浓度为 31.90 pg/mL。对于试剂批次 2,LoQ 为 30.30 pg/mL。这 2 个估计值中的较大值 31.90 pg/mL 报告为测量程序的 LoQ。

附 录 F
（资料性）
空白限、检出限声明的验证案例分析

某诊断试剂厂商胃泌素释放肽前体(ProGRP)化学发光测量程序，声称的空白限(LoB)为 0.25 pg/mL，检出限(LoD)为 0.36 pg/mL，误差风险 $\alpha=\beta=0.05$。本案例为验证此两个检测能力声明。

验证空白限检出限声明的设计方案为：

——1 个试剂批；

——1 个仪器系统；

——3 个测试日；

——2 个空白样本、2 个低浓度水平样本；

——每个样本每日进行 4 次重复测量。

表 F.1 列出了观察到的测试样本结果。

表 F.1 LoB/LoD 验证测试结果按浓度由低到高进行统计

单位：pg/mL

序号	空白样本	低浓度样本	序号	空白样本	低浓度样本
1	0.00	0.29	13	0.06	0.36
2	0.00	0.32	14	0.07	0.37
3	0.00	0.33	15	0.08	0.37
4	0.00	0.33	16	0.09	0.38
5	0.01	0.34	17	0.09	0.38
6	0.03	0.34	18	0.11	0.38
7	0.03	0.34	19	0.12	0.39
8	0.03	0.35	20	0.14	0.39
9	0.04	0.35	21	0.15	0.40
10	0.04	0.35	22	0.16	0.41
11	0.04	0.36	23	0.20	0.41
12	0.04	0.36	24	0.27	0.41

将空白样本结果与制造商的 0.25 pg/mL 的 LoB 声称的比较显示，除一个结果 0.27 pg/mL 之外，所有结果均小于或等于声明要求。得到 23/24=95.8%的百分比。大于共识中 24 个样本量对应的最小百分比 87%，所以认为制造商的 LoB 声明验证通过。同样，大于或等于 LoB 声称的低浓度水平样本的百分比计算为 24/24=100%。大于共识中 24 个样本量对应的最小百分比 87%，因此，制造商的 LoD 声明被视为验证合格。

附 录 G
（资料性）
定量限声明的验证案例分析

本案例的数据来自胃泌素释放肽前体(ProGRP)化学发光测量程序，根据总误差(TE)为20%的准确度目标，其定量限(LoQ)声称为1.05 pg/mL，误差风险 $\alpha=\beta=0.05$。本案例为验证定量限能力声明。

验证定量限能力的设计方案为：

——1个试剂批；

——1个仪器系统；

——3个测试日；

——5个低浓度水平样本；

——每个样本进行3次重复测量。

表G.1列出了观察到的低浓度水平样本结果。

表G.1 样本测试结果

单位：pg/mL

测试天数	重复次数	样本1	样本2	样本3	样本4	样本5
1	1	1.27	1.11	0.91	0.98	0.97
	2	0.94	1.06	0.97	1.09	1.14
	3	1.26	1.22	0.87	1.19	0.93
2	1	0.89	1.14	0.90	1.16	1.24
	2	1.07	0.85	0.98	0.83	1.06
	3	0.86	1.04	1.20	1.01	1.18
3	1	1.13	0.90	1.20	1.26	1.24
	2	1.25	0.95	0.82	0.94	1.19
	3	1.00	1.28	0.99	1.12	1.11

对于每个样本依据 TE 范围计算上限和下限。将每个样本的结果与它们各自的允许 TE 范围限值进行比较，并且计算落在范围以外结果的数目。表G.2给出了样本的参考范围，表G.3列出了定量限验证的观察结果。

表G.2 参考范围

单位：pg/mL

参数	样本1	样本2	样本3	样本4	样本5
参考值	1.05	1.05	1.05	1.05	1.05
下限	0.84	0.84	0.84	0.84	0.84
上限	1.26	1.26	1.26	1.26	1.26

表 G.3 LoQ 验证的观察结果

单位:pg/mL

序号	样本 1	样本 2	样本 3	样本 4	样本 5
1	1.27	1.11	0.91	0.98	0.97
2	0.94	1.06	0.97	1.09	1.14
3	1.16	1.22	0.87	1.19	0.93
4	0.89	1.14	0.90	1.16	1.24
5	1.07	0.95	0.98	0.83	1.06
6	0.86	1.04	1.20	1.01	1.18
7	1.13	0.90	1.20	1.21	1.04
8	1.05	0.95	0.82	0.94	1.19
9	1.00	1.28	0.99	1.12	1.11
超出上下限范围个数	0	1	1	1	0

统计结果表明,3 个测试结果落在允许的 *TE* 范围之外,满足准确度目标的百分比为 93.3%。与共识中样本量为 45 个时要求的最小百分比(88%)进行比较,大于要求的最小百分比,LoQ 声明验证通过。

参 考 文 献

[1] GB/T 26124—2011 临床化学体外诊断试剂(盒)

[2] GB/T 27415—2013 分析方法检出限和定量限的评估

[3] GB/T 29791.1—2013 体外诊断医疗器械 制造商提供的信息(标示) 第1部分:术语、定义和通用要求

[4] WS/T 514—2017 临床检验方法检出能力的确立和验证

[5] 温冬梅.化学发光免疫法检测AFP的空白限、检出限和定量检测限的建立与评价[J].临床检验杂志,2010,28(6):469-471.

[6] 谭丽娜.酶联免疫法检测血清乙型肝炎表面抗原的空白限检出限及定量限的建立与评价[J].中国药物与临床,2013,13(2):144-146.

[7] 韩雪晶.高敏感方法检测心肌肌钙蛋白的检测限和功能灵敏度的建立及评价[J].检验医学,2013,28(2):98-101.

[8] 康凤凤.临床实验室检测方法空白限、检出限和定量限评价新方法[J].中国卫生统计,2014,31(5):901-904.

[9] 郭绪晓.基于EP17-A2的胶体金法检测粪便隐血的空白限、检出限及定量限的建立及评价[J].现代检验医学杂志,2015,30(1):78-81.

[10] 胡敏.酶联免疫分析检测乙型肝炎e抗原的空白限检出限及定量限的建立与评价[J].检验医学与临床,2015,12(18):2656-2658.

[11] 陈雪莹.乳胶增强免疫比浊法检测血清降钙素原的空白限、检出限和定量限的建立与评价[J].国际检验医学杂志,2015,10(36):3054-3056.

[12] ISO 9000:2005 Quality management systems—Fundamentals and vocabulary

[13] CLSI EP17-A2 Evaluation of Detection Capability for Clinical Laboratory Measurement Procedures;Approved Guideline—Second Edition(2012)

[14] CLSI EP17-A Protocols for Determination of Limits of Detection and Limits of Quantitation;Approved Guideline(2004)

[15] CLSI EP05-A3 Evaluation of Precision of Quantitative Measurement Procedures;Approved Guideline—Third Edition(2014)

[16] CLSI EP05-A2 Evaluation of Precision Performance of Quantitative Measurement Methods;Approved Guideline—Second Edition (2004)

[17] CLSI EP07-A2 Interference Testing in Clinical Chemistry;Approved Guideline—Second Edition (2005)

[18] CLSI EP06-A Evaluation of the Linearity of Quantitative Measurement Procedures:A Statistical Approach;Approved Guideline (2003)

[19] CLSI EP12-A User Protocol for Evaluation of Qualitative Test Performance;Approved Guideline—Second Edition (2008)

[20] CLSI EP14-A2 Evaluation of Matrix Effects;Approved Guideline—Second Edition (2005)

[21] CLSI EP15-A User Verification of Performance for Precision and Trueness;Approved Guideline—Second Edition (2006)

[22] ArmbrusterDA,PryT. Limit of blank,limit of detection and limit of quantitation[J].ClinBiochemRev,2008,29(Suppl 1):S49-S52.

ICS 11.100
CCS C 30

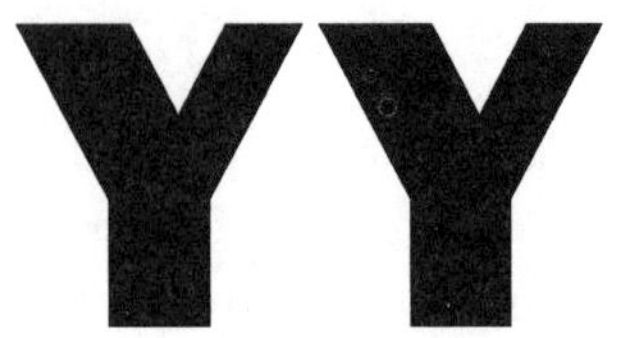

中华人民共和国医药行业标准

YY/T 1789.4—2022

体外诊断检验系统　性能评价方法　第4部分：线性区间与可报告区间

In vitro diagnostic test systems—Performance evaluation method—Part 4: Linear interval and reportable interval

2022-07-01 发布　　　　2024-01-01 实施

国家药品监督管理局　　发布

前　言

本文件按照 GB/T 1.1—2020《标准化工作导则　第 1 部分:标准化文件的结构和起草规则》的规定起草。

本文件是 YY/T 1789《体外诊断检验系统　性能评价方法》的第 4 部分,YY/T 1789 已经发布了以下部分:

——第 1 部分:精密度;

——第 2 部分:正确度;

——第 3 部分:检出限与定量限;

——第 4 部分:线性区间与可报告区间。

请注意本文件的某些内容可能涉及专利。本文件的发布机构不承担识别专利的责任。

本文件由国家药品监督管理局提出。

本文件由全国医用临床检验实验室和体外诊断系统标准化技术委员会(SAC/TC 136)归口。

本文件起草单位:郑州安图生物工程股份有限公司、北京市医疗器械检验所、北京中关村水木医疗科技有限公司、河南省医疗器械检验所、北京市医疗器械技术审评中心、北京九强生物技术股份有限公司。

本文件主要起草人:李忠信、赵丙锋、杨宗兵、张娟丽、孙嵘、王晓建、李彬。

引　　言

在对体外诊断医疗器械产品进行性能评价时，体外诊断仪器、试剂、校准品等共同参与，反映的是仪器、试剂、校准品等组成的测量系统的性能，因此 YY/T 1789《体外诊断检验系统　性能评价方法》采用系统的概念进行描述。

分析性能的评价是指对测量系统检测患者样品结果可靠性的估计。体外诊断检验系统的分析性能包括精密度、正确度、准确度、检出限与定量限、线性区间与可报告区间、分析特异性等。YY/T 1789 拟由下列部分构成。

——第 1 部分：精密度。目的在于给制造商对定量检验的体外诊断检验系统进行的精密度(包括重复性、实验室内精密度、实验室间精密度)性能评价提供方法指导。

——第 2 部分：正确度。目的在于给制造商对定量检验的体外诊断检验系统进行的正确度性能评价提供方法指导。

——第 3 部分：检出限与定量限。目的在于给制造商对定量检验的体外诊断系统进行的检出限与定量限性能评价提供方法指导。

——第 4 部分：线性区间与可报告区间。目的在于给制造商对定量检验的体外诊断检验系统进行的线性区间与可报告区间性能评价提供方法指导。

——第 5 部分：分析特异性。目的在于给制造商对定量检验的体外诊断检验系统进行的分析特异性性能评价提供方法指导。

——第 6 部分：定性试剂的精密度、诊断灵敏度和特异性。目的在于给制造商对定性检验的体外诊断检验系统的精密度、诊断灵敏度和特异性、预测值评价等性能评价提供方法指导。

线性区间、测量区间与可报告区间是定量测定体外诊断试剂研发与评价的关键指标。线性区间是在排除随机误差的情况下反映待评价被测量在样本中稀释能力的指标，主要基于统计学计算；测量区间与可报告区间是基于待评价检测系统要求的随机误差范围内且包含系统误差的指标。采用定量限作为线性区间和可报告区间的下限。测量区间是在线性区间建立的基础上进一步考察测量结果的偏倚，理论上测量区间不超过线性区间。可报告区间的上限是测量区间上限与最大稀释倍数的乘积。

体外诊断检验系统　性能评价方法 第4部分:线性区间与可报告区间

1　范围

本文件规定了体外诊断检验系统的线性区间和可报告区间性能评价方法。

本文件适用于制造商对定量测定的体外诊断检验系统进行性能评价。

本文件不适用于结果报告为名义标度和序数标度的体外诊断检验系统的性能评价,例如用于血细胞鉴定、微生物分型、核酸序列鉴定、尿液颗粒鉴定,结果报告为阴性、阳性或1+、2+、3+的体外诊断检验系统。

2　规范性引用文件

下列文件中的内容通过文中的规范性引用而构成本文件必不可少的条款。其中,注日期的引用文件,仅该日期对应的版本适用于本文件;不注日期的引用文件,其最新版本(包括所有的修改单)适用于本文件。

YY/T 1441　体外诊断医疗器械性能评估通用要求

3　术语和定义

下列术语和定义适用于本文件。

3.1

偏倚　bias

系统测量误差的估计值。

注1:偏倚反相关于正确度。

注2:偏倚的估计是一系列测量值的平均值减去参考量值。

[来源:GB/T 29791.1—2013,A.3.25]

3.2

线性　linearity

给出与样品中被测量的值直接成比例的测得量值的能力。

注1:对于体外诊断医疗器械,线性与测量示值校正或线性化后给定测量区间内的测量结果有关。

注2:线性通过测量包含配方已知或相对关系已知(不必绝对知道)的被测量样品来评估。当测量结果相对被测量绝对或相对数值作图时,所划曲线对直线的符合程度即线性度的量度。

[来源:GB/T 29791.1—2013,A.3.21]

3.3

线性区间　linear interval

使实验系统的最终分析结果为可接受的线性的浓度范围,此时非线性误差应低于允许误差。

[来源:WS/T 408—2012,2.3]

3.4

测量区间　measuring interval

在规定条件下,可由给定测量仪器或测量系统以规定的仪器不确定度测量的相同类量的量值的集合。

[来源:GB/T 29791.1—2013,3.46]

3.5

可报告区间 reportable interval

体外诊断医疗器械性能特征已被验证的测量区间。

3.6

定量限 quantitation limit;limit of quantitation;LoQ

在规定的测量条件下以指定的测量不确定度能测量的样品中可被测量的最低值。

注1:在体外诊断标示中,有时候也被用来指检测下限、定量下限、测量下限。

注2:不鼓励使用术语"功能灵敏度"表示此概念。

[来源:GB/T 29791.1—2013,A.3.44]

3.7

性能声明 performance claim

在制造商提供的信息中给出的体外诊断医疗器械性能特征指标。

注:可以基于前瞻性性能研究、现有性能数据或科学文献中发表的研究。

[来源:GB/T 29791.1—2013,3.51]

3.8

性能评价 performance evaluation

对预期成为体外诊断医疗器械的器械,为建立或验证其性能声明而进行的研究。

[来源:GB/T 29791.1—2013,3.52]

4 线性区间的建立

4.1 总体要求

4.1.1 基本要求

在进行试验前,应明确待评价项目的目标不确定度或允许误差(偏倚、不精密度)设定目标。

在进行线性区间试验时应满足以下要求:

a) 所使用的样本不应有使试验结果无效的干扰存在且浓度或稀释度已知;
b) 所使用的检测系统在检验的线性区间内其他各项性能均符合要求;
c) 对系统的最后结果采用多项式进行线性区间的建立,应假设数据是非线性的,并假定试验过程不存在随机误差。

4.1.2 人员准备

试验操作人员应熟悉方法原理与操作系统,能对样本进行正确处理。

4.1.3 检测系统准备

4.1.3.1 仪器

仪器的各项性能指标(如精密度)应与标称值相符,不存在明显的携带污染等;应采用适当的校准品对仪器进行校准,确保仪器工作状态正常。

4.1.3.2 试剂

进行线性评价时不应采用过期试剂或不同批号试剂。试剂的贮存与配制应按照产品说明进行。

4.1.4 样本准备

4.1.4.1 基本要求

样本的选择应遵循以下要求：

a) 样本基质应与临床样本相似，但不可采用含有对测量方法具有明确干扰作用物质的样本，如溶血、脂血、黄疸或含有某些特定药物的样本。

b) 宜使用浓度为至少超过预期线性区间上限 120% 的临床样本，以及接近或位于线性区间下限的低浓度样本。

c) 高浓度样本的选择应按照以下优先级进行：

   1) 可获得的天然单人份临床样本；

   2) 可获得的混合临床样本或在临床样本中添加分析物(加入量宜不超过总体积的 1/10)；

   3) 商业质控物/定标物/线性物质。

d) 低浓度样本的选择应按照以下优先级进行：

   1) 可获得的天然单人份临床样本；

   2) 处理过的临床样本；

   3) 推荐的稀释液/商业质控物/定标物/线性物质/生理盐水/水溶液等。

e) 应至少使用 1 组高低值样本进行试验，其中高值样本记为 H，低值样本记为 L。

需在预期测量范围内选择至少 9 个浓度水平样本，所选用的浓度水平应可覆盖整个预期测量范围。

4.1.4.2 样本制备注意事项

样本制备时应考虑以下因素：

a) 应选择经过校准且在有效校准周期内的移液装置；制备时应将样本完全混合并避免蒸发或其他使样本变质的情况；每份样本的浓度与体积单位应统一。

b) 样本浓度水平应覆盖预期线性区间，包含性能指标中预设的最大值和最小值。

注：采用定量限作为样本浓度所覆盖的线性区间下限。

4.1.4.3 梯度样本制备方法

宜使用等间距或等比例稀释方法进行样本制备。如预期测量范围较宽，但该项目医学决定水平等应重点考核区段较窄时，可采用在特定区段内增加样本稀释点缩小样本间距的方式进行。不同项目及不同浓度水平个数的稀释方法实例见附录 A 中 A.1。

将低值样本 L 记为 0，将高值样本 H 记为 1，根据稀释比例计算各浓度样本稀释度。

注：对于不适合采用稀释方法获得较低浓度水平样本的待测分析物，可使用有目标值的多个样本进行线性试验测试。

4.2 试验过程

试验时，应在样本测量前后分别根据实验室室内质量控制规程进行室内质控，在质控结果在控的情况下进行样本测量。如测量前质控结果失控，则应分析原因并纠正；如出现测量后室内质控失控，则应重新试验。

每个水平样本重复检测 3 次～4 次。所有样本可在一次运行中测量或几次间隔很短的运行中随机测量。试验过程应在 1 d 之内完成。

4.3 试验数据处理

4.3.1 线性评价数据记录

可按表1进行数据记录，应注意保留原始数据。

表1 线性区间建立数据记录表

样本编号	样本配制比例	重复测量结果1	重复测量结果2	重复测量结果3	重复测量结果4	实测均值
线性样本1						
线性样本2						
……						

4.3.2 剔除离群值

通过离群值检验方法对试验数据进行检验。如果确定是分析或技术问题，纠正后重做试验；若仅有1个离群值，应剔除并补充数据；如果出现1个以上的离群值，应进行故障排除，重新试验。

离群值检验宜使用格拉布斯(Grubbs)检验法或狄克逊(Dixon)检验法，具体操作见A.2。

4.3.3 多项回归分析

以线性样本的理论浓度或稀释度作为 X 轴，以实测浓度作为 Y 轴，对数据组进行多项回归分析，得到一阶、二阶与三阶多项式。一阶多项式为直线，二阶多项式表示上升曲线或下降曲线，三阶多项式表示S形曲线(在测量区间两端具有明显的非线性)。各阶方程的数学模型见表2。

表2 一阶、二阶、三阶多项式数学模型

阶数	多项式	回归自由度(R_{df})
一阶	$Y=b_0+b_1X$	2
二阶	$Y=b_0+b_1X+b_2X^2$	3
三阶	$Y=b_0+b_1X+b_2X^2+b_3X^3$	4

4.3.4 对回归方程进行线性检验

多元回归方程中以 b_i 表示的系数为回归系数。二阶方程中的 b_2 和三阶方程中的 b_2、b_3 为非线性系数。对回归方程进行线性检验就是对每个非线性系数作 t 检验，判断回归系数与零是否有显著性差异。b_0 与 b_1 不反映非线性，故不需对其进行检验。对 b_2 与 b_3 的检验方法如下：

按式(1)计算统计量 t：

$$t=\frac{b_i}{SE_i} \tag{1}$$

式中：

b_i ——非线性系数；

SE_i ——每个非线性系数的斜率标准误。

按式(2)计算自由度：

$$df = L \times R - R_{df} \qquad (2)$$

式中：

L ——浓度水平数；

R ——每个浓度水平的测量次数；

R_{df}——回归自由度。

在 t 值表中查找 t 界值(双侧检验，$\alpha=0.05$)，将计算出的 t 值与界值比较。

比较结果可能出现3种情况。

a) 二阶、三阶方程系数均 $P>0.05$，表示非线性系数与零无显著性差异，数据组被认为具线性，此时可对数据组进行不精密度检验，具体方法见A.4。当精密度符合线性判断要求时，数据分析可结束。

b) 二阶方程系数 b_2 或三阶方程系数 b_2/b_3 经检验，$P<0.05$，表示此非线性系数具有统计学显著性，此时需通过计算各阶方程回归标准误 $s_{Y,X}$ 进行判断，计算见式(3)。

$$s_{Y,X} = \sqrt{\frac{\sum_{i=1}^{L\times R}(Y_i - \hat{Y}_i)^2}{L \times R - R_{df}}} \qquad (3)$$

式中：

Y_i ——各阶方程 i 浓度水平下的实测值；

$\hat{Y}_i$ ——各阶方程 i 浓度水平下的拟合值；

L ——浓度水平数；

R ——每个浓度水平的测量次数；

R_{df}——回归自由度。

若二阶方程和/或三阶方程的 $s_{Y,X}$ 大于一阶方程 $s_{Y,X}$，则可认为该数据组的最适多项式为一阶方程，呈线性，可进行数据组的精密度检验。

c) 二阶方程系数 b_2 或三阶方程系数 b_2/b_3 经检验 $P<0.05$，且一阶方程的 $s_{Y,X}$ 非最小，则认为数据组为非线性，此时应进行临床标准的线性区间的判断及数据组不精密度检验。

4.4 线性区间的确立

4.4.1 线性区间的判断

上述多项式回归分析主要是利用统计学方法进行线性判断，统计学标准的线性可称为一阶线性，对数据组的要求很高。对于在临床实验室中使用的测量方法，在其临床应用实践中允许有一定的非线性不确定度或误差，此时通过对统计学标准的非线性程度做判断，可得到临床标准的线性。判断方法见A.3。

当判定为临床不可接受的非线性时，应考虑从以下两个方面进行处理：

a) 排查线性试验所使用的样本准备是否合规、是否存在干扰物质、检测系统定标是否正常等情况，并加以改正。

b) 判断造成非线性的点是在中间段还是在两端。若在两端，则需试着去除这些浓度点，适当缩小预设范围，并重新寻找合适样本再次进行试验。

4.4.2 数据组不精密度检验

通过与设定的允许不精密度比较，判断数据组的不精密度是否符合要求，如符合要求，则本项目线性区间得以建立。如不符合，则查找原因，再次试验。数据组不精密度检验方法及判定方法见A.3和A.4。

5 测量区间的建立

5.1 数据处理

根据4.4.2判断数据组的不精密度，如首尾两端稀释度不符合要求，则应去除影响不精密度的稀释度数据后再次判断。相对偏倚或绝对偏倚的计算分以下两种情况：

a) 如已知线性样本的理论值时，计算每个稀释度结果与理论值的相对偏倚或绝对偏倚。

b) 如仅知各线性样本的稀释度时，根据第4章中确定的最优拟合方程，将稀释度作为 X 代入方程中，计算该稀释度预估值，并计算每个稀释度结果与预估值的相对偏倚或绝对偏倚。

5.2 测量区间的确立

若单一稀释度下的相对偏倚或绝对偏倚不大于待评价项目的目标不确定度或允许误差，所获得的量值区间即为该项目的测量区间。如不符合，适当缩小测量区间。

注：测量区间建立所采用的数据为线性区间建立试验中的数据。

6 可报告区间的建立

6.1 总体要求

可报告区间(reportable interval)是针对临床诊断、治疗有意义的分析物浓度或活性范围。在临床测量过程中，可能会出现检测浓度或活性超出测量区间的情况，为得到相对准确的结果，以便帮助临床大夫进行临床判断，需通过对检测样本进行必要的预处理，包括稀释、浓缩等手段，使分析物浓度处于测量区间内。

人员准备和检测系统准备要求同4.1.2和4.1.3。

6.2 可报告区间的上下限

下限：定量限。

上限：临床极限浓度或测量区间上限乘以最大稀释倍数。

本文件仅对不超过临床极限浓度的项目可报告区间上限的建立和验证方法进行说明。

6.3 样本准备

6.3.1 高值样本的准备

样本的选择应遵循以下要求：

a) 样本基质要求：同4.1.4.1 a)。

b) 样本浓度选择：选择在测量区间内，但接近测量区间上限的样本。如无法获取高值样本，则可通过向真实样本中添加纯品分析物的方法进行。

c) 样本例数选择：应至少使用3份测量区间内高值样本进行试验。

6.3.2 低值样本的准备

应选择经基质效应考核后，制造商认为其基质效应满足临床需求且易于临床获取的稀释液，宜优先使用制造商商品化配套稀释液、生理盐水或含蛋白的缓冲溶液，亦可选择经过处理的真实低值样本作为稀释液。

6.3.3 样本配制过程

利用选定的稀释液对3份高值样本进行不同比例的稀释,并记录稀释倍数。宜使用等间距或等比例稀释方法进行样本制备。

6.4 试验过程

6.4.1 试验方法

试验时,应在样本测量前后分别根据实验室室内质量控制规程进行室内质控,在质控在控的情况下进行样本测量。如出现测量前质控失控,则应分析原因并纠正;如出现测量后质控失控,则应将此次数据舍去,重新试验。

在一次运行中将3份高值样本及稀释样本进行测量,每个水平至少检测3次。

6.4.2 数据记录及处理

根据表3进行试验数据的记录,计算各样本不同稀释比例下的还原浓度,并计算与理论浓度的相对偏倚。

表3 可报告区间建立与验证试验数据记录

样本编号	理论浓度	样本稀释比例	重复测量结果1	重复测量结果2	重复测量结果3	实测均值	还原浓度	相对偏倚
样本1								
样本2								
样本3								

6.5 可报告区间的确立

以相对偏倚不大于设定偏倚为判断标准,选取3份样本的相对偏倚均不大于设定偏倚的最大稀释倍数为方法推荐的最大稀释倍数(小于此倍数的3份样本所有稀释比例的相对偏倚均不大于设定偏倚),测量区间上限与最大稀释倍数的乘积为该方法可报告区间的上限。

注:设定偏倚需要考虑稀释引入的误差。

7 线性区间和测量区间的验证

7.1 总体要求

人员、检测系统、样本选择等可参照第4章中建立部分进行。但鉴于验证可能选择多个批次进行,进行线性评价时,可选择不同批号试剂进行。

7.2 梯度样本的制备

采用高低值样本选择不同比例准确稀释,应至少选择一组高低值样本进行稀释,并且至少制备成5个浓度水平的样本,可采用等间距的比例稀释,也可根据待测物特点选择特定的稀释比例。具体稀释比例选择参考A.1所述。

将低值样本L记为0,高值样本H记为1,根据稀释比例计算各浓度样本稀释度。

7.3 验证方法

验证时,应在样本测量前后分别根据实验室室内质量控制规程进行室内质控,在质控在控的情况下进行样本测量。如出现测量前质控失控,则应分析原因并纠正;如出现测量后质控失控,则应将此次数据舍去,重新试验。

样本测量时,应尽可能在一个批次中完成,每个浓度水平至少重复3次。

7.4 试验过程

试验过程分以下流程进行:

a) 数据记录:可参考表4进行数据记录,也可采用其他形式进行记录,但应注意保留原始数据。

表4 线性区间(测量区间)验证数据记录表

样本编号	样本配制比例	稀释度/理论值	重复测量结果1	重复测量结果2	重复测量结果3	实测均值
线性样本1						
线性样本2						
……						

b) 验证数据有效性判断:

1) 根据实验室室内质控规则确认本次试验数据的有效性;

2) 离群值判断:可使用A.2所列方法进行判断;

3) 数据剔除与补充原则:每个水平允许剔除数据不超过1个,如超过,需重新验证。

c) 数据处理:在进行线性区间(测量区间)验证的数据处理与结果判读时,可采用两种方式进行。第一种方法为根据线性区间建立的方法,即“多项式回归法”,先假定制造商提供的试剂在其声明的线性区间内呈非线性,对拟合的二阶方程和三阶方程系数进行检验,判断是否是统计学线性、临床标准的线性,亦或是非线性。第二种方法为“线性回归结合偏倚法”,可假定制造商提供的试剂在其声明的线性区间内呈线性,使用一阶方程直接拟合,使用相关系数结合临床偏倚进行判断。

1） 多项式回归法：参照第4章及第5章中所述方法进行。

2） 线性回归结合偏倚法：以理论值或稀释度为 x 轴，实测值为 y 轴，作散点图并利用最小二乘法作直线回归，得出线性回归方程 $Y=b_0+b_1X$ 及相关系数 r。

如有理论值时，计算每个实测值与理论值的绝对偏倚或相对偏倚。

如无理论值时，将各浓度水平的稀释度作为 X 值代入线性回归方程中，计算每一个稀释度下符合线性的理论浓度，并计算每个稀释度的实测值与理论值的绝对偏倚或相对偏倚。

7.5 线性区间和测量区间的确认

结果判读：如果 $r>0.99$，则可初步判断建立的线性区间是符合要求的，若每一个稀释度结果的绝对偏倚或相对偏倚均不大于声称值，则可确认声称的测量区间是可接受的。

7.6 验证不通过时的改进措施

验证不通过时，应寻找原因并分析。

8 可报告区间的验证

8.1 总体要求

人员、检测系统、样本选择等参照第6章中建立部分进行。

8.2 样本选择与准备

选择至少1份在制造商声明测量区间内且接近测量区间上限的真实临床样本（如不易获取的情况下可采用向真实临床样本中添加分析物的方式）。

在制造商声明的最大可稀释倍数处，以及上下至少各选择一个稀释度，使用制造商给定的稀释液对高值样本进行稀释，记录稀释倍数。

8.3 验证方法

验证时，应在样本测量前后分别根据实验室室内质量控制规程进行室内质控，在质控在控的情况下进行样本测量。如出现测量前质控失控，则应分析原因并纠正；如出现测量后质控失控，则应将此次数据舍去，重新试验。

样本测量时，应尽可能在一个批次中完成，对原倍样本及各稀释比例样本各重复测量3次，记录结果。

8.4 试验过程

根据表3记录数据并处理，计算各稀释比例的还原浓度及与理论浓度的相对偏倚。

8.5 可报告区间的确认

以相对偏倚不大于制造商给定的偏倚限所对应的最大稀释比例为判断依据，若此比例不小于制造商声称的最大可稀释倍数，则制造商给定的可报告区间上限验证通过，即为测量区间上限乘以最大可稀释倍数。

8.6 验证不通过时的改进措施

宜从以下两方面进行改进：

a) 重复试验。

b) 自我排查试验过程可能存在的问题：

  1) 样本中是否存在干扰物质；

  2) 试验过程中出现交叉污染或结果出现偏离或漂移；

  3) 方法或试剂盒存在较大的变异；

  4) 测量结果本身存在较大偏倚。

附 录 A
（资料性）
线性区间、测量区间、可报告区间的建立和验证方法实例

A.1 线性区间试验样本制备稀释度方法实例

A.1.1 甲胎蛋白（AFP）线性区间建立试验样本制备

AFP项目的预期线性区间上限在1 000 ng/mL，则线性区间试验的高浓度样本预期值应在1 300 ng/mL左右。同时，预期的正常人浓度水平主要分布在低浓度区。故制备该项目线性区间试验样本时应既考虑覆盖0 ng/mL～1 300 ng/mL的各个区段，还应重点考虑低浓度区段的样本设置，具体制备参考表A.1。

表A.1 AFP项目不同个数浓度水平样本制备稀释比例

样本编号	9个浓度水平		11个浓度水平		14个浓度水平	
	配制比例	稀释度	配制比例	稀释度	配制比例	稀释度
线性样本1	10L	0	10L	0	10L	0
线性样本2	9.875L+0.125H	0.0125	9.875L+0.125H	0.0125	9.875L+0.125H	0.0125
线性样本3	9.75L+0.25H	0.025	9.75L+0.25H	0.025	9.75L+0.25H	0.025
线性样本4	9.5L+0.5H	0.05	9.5L+0.5H	0.05	9.5L+0.5H	0.05
线性样本5	9L+1H	0.1	9L+1H	0.1	9L+1H	0.1
线性样本6	7.5L+2.5H	0.25	8.5L+1.5H	0.15	8L+2H	0.2
线性样本7	5L+5H	0.5	7L+3H	0.3	7L+3H	0.3
线性样本8	2.5L+7.5H	0.75	5L+5H	0.5	6L+4H	0.4
线性样本9	10H	1	3L+7H	0.7	5L+5H	0.5
线性样本10	—	—	1.5L+8.5H	0.85	4L+6H	0.6
线性样本11	—	—	10H	1	3L+7H	0.7
线性样本12	—	—	—	—	2L+8H	0.8
线性样本13	—	—	—	—	1L+9H	0.9
线性样本14	—	—	—	—	10H	1
注：“—”代表无数据。“L”代表低值样本，“H”代表高值样本，“5L+5H”代表低值样本与高值样本的比例为“5∶5”。						

A.1.2 谷丙转氨酶（ALT）线性区间验证试验样本制备

具体见表A.2。

表 A.2　ALT 项目线性区间验证样本制备稀释比例

样本编号	5 个浓度水平		7 个浓度水平	
	配制比例	稀释度	配制比例	稀释度
线性样本 1	10L	0	10L	0
线性样本 2	9.5L+0.5H	0.05	9.75L+0.25H	0.025
线性样本 3	7.5L+2.5H	0.25	9L+1H	0.1
线性样本 4	5L+5H	0.5	7.5L+2.5H	0.25
线性样本 5	10H	1	5L+5H	0.5
线性样本 6	—	—	2.5L+7.5H	0.75
线性样本 7	—	—	10H	1
注："—"代表无数据。"L"代表低值样本,"H"代表高值样本,"5L+5H"代表低值样本与高值样本的比例为"5∶5"。				

A.1.3　样本制备稀释比例选择的其他方法

具体见表 A.3。

表 A.3　ALT 项目线性区间试验样本制备稀释比例

样本编号	5 个浓度水平		7 个浓度水平		9 个浓度水平		11 个浓度水平	
	配制比例	稀释度	配制比例	稀释度	配制比例	稀释度	配制比例	稀释度
线性样本 1	10L	0	10L	0	10L	0	10L	0
线性样本 2	7.5L+2.5H	0.25	9L+1H	0.1	9L+1H	0.1	9L+1H	0.1
线性样本 3	5L+5H	0.5	8L+2H	0.2	8L+2H	0.2	8L+2H	0.2
线性样本 4	2.5L+7.5H	0.75	6L+4H	0.4	7L+3H	0.3	7L+3H	0.3
线性样本 5	10H	1	4L+6H	0.6	5L+5H	0.5	6L+4H	0.4
线性样本 6	—	—	2L+8H	0.8	3L+7H	0.7	5L+5H	0.5
线性样本 7	—	—	10H	1	2L+8H	0.8	4L+6H	0.6
线性样本 8	—	—	—	—	1L+9H	0.9	3L+7H	0.7
线性样本 9	—	—	—	—	10H	1	2L+8H	0.8
线性样本 10	—	—	—	—	—	—	1L+9H	0.9
线性样本 11	—	—	—	—	—	—	10H	1
注："—"代表无数据。"L"代表低值样本,"H"代表高值样本,"5L+5H"代表低值样本与高值样本的比例为"5∶5"。								

A.2　离群值检验法实例

A.2.1　格拉布斯(Grubbs)检验法

A.2.1.1　计算均值与标准差

假设某次实验进行 4 次重复,$X_1=18.85$,$X_2=20.38$,$X_3=21.97$,$X_4=22.32$。将 4 个结果中最大

值记为 X_{max}，最小值记为 X_{min}。由 4 个测量值计算均值 $\overline{x}$ 和标准差 s，见式(A.1)和式(A.2)。

$$\overline{x}=\frac{X_1+X_2+X_3+X_4}{4} \tag{A.1}$$

式中：

X_1、X_2、X_3、X_4——每组数据中的 4 次测量结果。

$$s=\sqrt{\frac{\sum_{i=1}^{4}(X_i-\overline{x})^2}{3}} \tag{A.2}$$

式中：

i ——样品的重复测量次数；

X_i——样品第 i 次测量结果。

A.2.1.2 计算统计量 t

统计量计算公式见式(A.3)和式(A.4)。

$$t_{max}=\frac{X_{max}-\overline{x}}{s} \tag{A.3}$$

式中：

X_{max}——测量结果中的最大值。

$$t_{min}=\frac{\overline{x}-X_{min}}{s} \tag{A.4}$$

式中：

X_{min}——测量结果中的最小值。

A.2.1.3 判断离群值

根据给定的显著性水平 α 和重复测量次数查表 A.4，得临界值 $G_{1-\alpha/2(n)}$。

检验最大值时，如 $t_{max}>G_{1-\alpha/2(n)}$，判定 X_{max} 为离群值。

检验最小值时，如 $t_{min}>G_{1-\alpha/2(n)}$，判定 X_{min} 为离群值。

否则判未发现离群值，具体数据见表 A.5。

表 A.4 Grubbs 检验临界值表

n	0.95	0.975	0.99	0.995
3	1.153	1.155	1.155	1.155
4	1.463	1.481	1.492	1.496

表 A.5 Grubbs 检验法数据统计表

样本编号	测量结果 ng/mL	x ng/mL	s	t_{max}	t_{min}	临界值 (α=0.05)	离群值 判断(t_{max})	离群值 判断(t_{min})
1	18.85	20.88	1.595	0.902 8	1.272 7	1.481	非离群值	非离群值
2	20.38							
3	21.97							
4	22.32							

A.2.2 狄克逊(Dixon)检验法

A.2.2.1 高低端离群值统计量的计算

检验高端离群值的统计量计算见式(A.5),检验低端离群值的统计量计算见式(A.6)。

$$D_n = \frac{X_{(n)} - X_{(n-1)}}{X_{(n)} - X_{(1)}} \quad \cdots\cdots\cdots\cdots (A.5)$$

$$D'_n = \frac{X_{(2)} - X_{(1)}}{X_{(n)} - X_{(1)}} \quad \cdots\cdots\cdots\cdots (A.6)$$

式中:

$X_{(1)}$ ——所有结果中最小的检测结果;

$X_{(2)}$ ——从小到大排序第 2 小的检测结果;

$X_{(n-1)}$ ——从小到大排序第 2 大的检测结果;

$X_{(n)}$ ——所有结果中最大的检测结果。

A.2.2.2 判断离群值

根据给定的显著性水平 α 和重复测量次数查表 A.6,得临界值 $D_{1-\alpha(n)}$。

检验高端值时,如 $D_n > D_{1-\alpha(n)}$,则判定 $X_{(n)}$ 为离群值。

检验低端值时,如 $D'_n > D_{1-\alpha(n)}$,则 $X_{(1)}$ 为离群值。

否则判未发现离群值,具体数据见表 A.7。

表 A.6 双侧 Dixon 检验临界值表

n	0.95	0.99
3	0.970	0.994
4	0.829	0.926

表 A.7 Dixon 检验法数据统计表

样本编号	测量结果 ng/mL	D_n	D'_n	临界值 (α=0.05)	高端离群值 判断	低端离群值 判断
1	18.85	0.101	0.441	0.829	非离群值	非离群值
2	20.38					
3	21.97					
4	22.32					

A.3 线性区间判断方法实例

本实例介绍两种临床标准的线性判定方法,一种根据最优拟合曲线与直线的平均差异值(average deviation from linearity,ADL)和有临床意义的临界相关界值(the cutoff for clinical relevance,PctBnd)进行判定,简称“ADL-PctBnd 法”;另一种根据线性偏倚 DL 进行判定,简称“线性偏倚法”。

A.3.1 ADL-PctBnd 法

A.3.1.1 计算 ADL

计算公式见式(A.7)和式(A.8)。

$$ADL = \frac{\sqrt{\frac{\sum_{i=1}^{n}[p(X_i)-(b_0+bX_i)]^2}{n}}}{\bar{c}} \times 100\% \quad \cdots\cdots(A.7)$$

$$\bar{c} = \frac{\sum_i^n Y_i}{L \times R} \quad \cdots\cdots(A.8)$$

式中：

$p(X_i)$ ——最优拟合二阶或三阶方程的拟合值；

b_0+bX_i ——拟合一阶方程的拟合值；

n ——样本水平数；

$\bar{c}$ ——所有测量浓度的平均值；

Y_i ——第 i 个测量值。

A.3.1.2 计算最优拟合方程的回归标准误 $s_{Y,X}$ 值

计算见式(A.2)。

A.3.1.3 临床可接受非线性的判定

设定 PctBnd(大多数分析物取 5%)作为临床允许的不确定度或误差，将计算的 ADL 值代入临界值判断表中(表 A.8、表 A.9)，若 ADL 小于临界值，则判定为临床可接受的非线性。否则，判定为临床不可接受的非线性。

表 A.8 不精密度和 ADL 的临界值(PctBnd=5%，1 阶或 2 阶方程)

$s_{Y,X}/\bar{c}\times100\%$	$L\times R=10$	$L\times R=12$	$L\times R=14$	$L\times R=16$	$L\times R=18$	$L\times R=20$
1	5.5	5.5	5.4	5.4	5.4	5.4
2	6.1	6.0	5.9	5.8	5.8	5.7
3	6.6	6.4	6.3	6.3	6.2	6.1
4	7.1	6.9	6.8	6.7	6.6	6.5
5	6.6	7.4	7.2	7.1	7.0	6.9
6	8.2	7.9	7.7	7.5	7.4	7.2
7	8.7(*P*)	8.4(*P*)	8.1	7.9	7.8	7.6
8	*P*	*P*	8.6(*P*)	8.3(*P*)	8.1	8.0
9	*P*	*P*	*P*	*P*	8.5(*P*)	8.3(*P*)
>9	*P*	*P*	*P*	*P*	*P*	*P*
注：标注“*P*”的表格表示最优拟合方程的精密度太差，无法进行线性判断。						

表 A.9 不精密度和 ADL 的临界值(PctBnd=5%,3 阶方程)

$s_{Y,X}/\bar{c}\times 100\%$	$L\times R=10$	$L\times R=12$	$L\times R=14$	$L\times R=16$	$L\times R=18$	$L\times R=20$
1	5.5	5.5	5.4	5.4	5.4	5.4
2	6.1	6.0	5.9	5.9	5.8	5.8
3	6.7	6.5	6.4	6.3	6.2	6.2
4	7.2	7.0	6.9	6.8	6.7	6.6
5	7.8	7.6	7.4	7.2	7.1	7.0
6	8.4	8.1	7.9	7.7	7.5	7.4
7	9.0(*P*)	8.7(*P*)	8.4	8.2	8.0	7.8
8	*P*	*P*	8.9(*P*)	8.6(*P*)	8.4	8.2
9	*P*	*P*	*P*	*P*	8.9(*P*)	8.7(*P*)
>9	*P*	*P*	*P*	*P*	*P*	*P*
注：标注“*P*”的表格表示最优拟合方程的精密度太差,无法进行线性判断。						

A.3.2 线性偏倚法

在线性评价时,若经统计学标准判断多项式回归为非线性,应计算在每个浓度水平下最优拟合方程与一阶方程的绝对偏倚 DL_i 及相对偏倚 $\%DL_i$,通过与预先设定的目标进行比较,如果小于预先设定不确定度或误差,即使检测到统计学上的非线性,由于非线性不确定度或误差小于设定目标,亦可认为是临床可接受的非线性。如果任意一个浓度点的 DL_i 或 $\%DL_i$ 超过设定目标,则代表该点可能是非线性,即可判定为临床不可接受的非线性。

每个浓度处的线性偏倚计算见式(A.9)和式(A.10)。

$$DL_i = p(X_i) - (b_0 + b_1 X_i) \qquad \cdots\cdots(A.9)$$

$$\%DL_i = \frac{p(X_i) - (b_0 + b_1 X_i)}{c_i} \times 100\% \qquad \cdots\cdots(A.10)$$

式中：

c_i——浓度水平 i 处的浓度值(已知值)或测量均值(相对浓度)。

A.4 线性区间试验数据组不精密度检验方法实例

本实例介绍两种数据组不精密度检验方法,一种结合 A.3.1 进行检验,简称“界值判断法”,其主要依据于 WS/T 408—2012;另一种根据所有浓度水平样本的重复测量结果的集合不确定度或误差进行检验,简称“集合不确定度或误差法”。

A.4.1 界值判断法

计算最优拟合方程的不精密度,并进行判断,见式(A.11)。

$$\frac{s_{Y,X}}{\bar{c}} \times 100\% < \text{PctBnd}\sqrt{\frac{L\times R}{C}} \qquad \cdots\cdots(A.11)$$

式中：

C——不精密度界值常数，见表 A.10。

表 A.10 不精密度界值常数

最优拟合方程的阶数	不精密度界值常数 C
一阶或二阶	6.3
三阶	6.5

PctBnd 对大多数被测量取 5%，在最优拟合方程条件下，满足式(A.11)，则说明数据的精密度好，多项式回归分析有较高的统计功效。否则，数据的精密度不能作线性评价。

对数据组的不精密度检验，也可通过表 A.8 或表 A.9 进行判断，通过计算的最优拟合方程不精密度和 $L\times R$，确认二者对应临界值表中是否标注有 P，若有，则表明测量数据的精密度差，不能满足进行线性判断的需求。在查表时，最优拟合方程的不精密度需向上取整数。

A.4.2 集合不确定度或误差法

计算集合绝对不确定度或误差 SD_r，或集合相对不确定度或误差 CV_r，见式(A.12)和式(A.13)。

$$SD_r=\sqrt{\frac{\sum_{i=1}^{L}\sum_{j=1}^{R}(c_{ij}-\overline{c}_i)^2}{L\times(R-1)}} \qquad \cdots\cdots\cdots(\text{A.12})$$

$$CV_r=\sqrt{\frac{\sum_{i=1}^{L}\sum_{j=1}^{R}\left(\frac{c_{ij}-\overline{c}_i}{\overline{c}_i}\right)^2}{L\times(R-1)}}\times 100\% \qquad \cdots\cdots\cdots(\text{A.13})$$

式中：

c_{ij}——浓度水平 i 处的 j 次实测值($j=1,2,3,\cdots,R$)；

$\overline{c}_i$——浓度水平 i 处的实测均值。

将计算的 SD_r 或 CV_r 与设定的不精密度目标进行比较，如果超过设定目标则可能是精密度太差，不足以用来真实、可靠地评价线性。

A.5 甲胎蛋白(AFP)检测试剂盒(磁微粒化学发光法)线性区间(测量区间)建立实例

A.5.1 试验准备

根据第 4 章相关内容进行试验前准备工作，包括检测仪器、设备、人员、试剂、环境等方面。

A.5.2 样本准备

选择 3 份预期浓度在 1 200 ng/mL～1 300 ng/mL 的 AFP 高值样本，根据 A.1 所述方法，按照表 A.1 中 14 个浓度水平样本的稀释度，利用低值样本对高值样本进行稀释，每份样本分别制备含高低浓度水平在内的各 14 个浓度水平样本。

A.5.3 允许不精密度与线性允许误差的设定

以国家标准及行业标准为最低要求，并结合检测系统实际情况，设定线性区间建立时的允许不精密度为≤8%，线性允许误差为≤10%。

A.5.4 试验过程

试验时，应在样本测量前后分别根据实验室室内质量控制规程进行室内质控，在质控在控的情况下进行样本测量。如出现测量前质控失控，则应检查仪器状态，排除问题；如出现测量后质控失控，则应将此次数据舍去，重新试验。

在对应的检测系统上，1 d内做完所有样本，每个样本重复4次，线性样本应随机检测，最好穿插在临床样本中检测，避免携带污染所带来的非线性影响。

A.5.5 数据处理

A.5.5.1 数据记录

3组样本数据记录及初步处理见表A.11、表A.12、表A.13。

表A.11 线性区间建立试验样本1数据

浓度水平	稀释度	重复测量结果1 ng/mL	重复测量结果2 ng/mL	重复测量结果3 ng/mL	重复测量结果4 ng/mL	实测均值 ng/mL
线性样本1	0	4.63	4.56	4.55	4.42	4.54
线性样本2	0.012 5	18.85	21.32	20.38	20.97	20.38
线性样本3	0.025	35.94	37.10	35.65	35.53	36.06
线性样本4	0.05	62.10	63.87	62.02	61.44	62.36
线性样本5	0.1	131.06	135.4	137.71	133.02	134.30
线性样本6	0.2	259.35	245.41	245.2	239.26	247.31
线性样本7	0.3	386.52	382.51	358.52	396.21	380.94
线性样本8	0.4	456.35	485.42	476.45	454.96	468.30
线性样本9	0.5	596.66	576.83	598.56	589.47	590.38
线性样本10	0.6	733.90	766.82	772.45	751.47	756.16
线性样本11	0.7	872.75	801.89	780.68	812.21	816.88
线性样本12	0.8	1 004.80	1 038.29	980.21	965.09	997.10
线性样本13	0.9	1 082.34	1 039.38	1 041.17	1 068.15	1 057.76
线性样本14	1	1 268.28	1 254.07	1 233.8	1 222.96	1 244.78

表A.12 线性区间建立试验样本2数据

浓度水平	稀释度	重复测量结果1 ng/mL	重复测量结果2 ng/mL	重复测量结果3 ng/mL	重复测量结果4 ng/mL	实测均值 ng/mL
线性样本1	0	4.52	4.43	4.60	4.48	4.51
线性样本2	0.012 5	21.57	22.62	22.34	22.58	22.28
线性样本3	0.025	36.82	39.14	38.44	37.18	37.90
线性样本4	0.05	74.34	76.54	74.23	73.70	74.70

表 A.12 线性区间建立试验样本 2 数据（续）

浓度水平	稀释度	重复测量结果 1 ng/mL	重复测量结果 2 ng/mL	重复测量结果 3 ng/mL	重复测量结果 4 ng/mL	实测均值 ng/mL
线性样本 5	0.1	133.74	137.81	139.22	134.23	136.25
线性样本 6	0.2	267.27	255.59	261.72	269.13	263.43
线性样本 7	0.3	394.40	381.33	393.30	387.99	389.26
线性样本 8	0.4	541.58	538.25	524.17	544.84	537.21
线性样本 9	0.5	703.30	719.45	698.78	718.11	709.91
线性样本 10	0.6	796.85	759.29	764.61	817.23	784.50
线性样本 11	0.7	957.05	934.20	996.88	921.36	952.37
线性样本 12	0.8	1 033.71	979.56	1 079.27	1 033.07	1 031.40
线性样本 13	0.9	1 208.77	1 221.54	1 249.82	1 185.93	1 216.52
线性样本 14	1	1 326.09	1 334.95	1 303.24	1 373.10	1 334.35

表 A.13 线性区间建立试验样本 3 数据

浓度水平	稀释度	重复测量结果 1 ng/mL	重复测量结果 2 ng/mL	重复测量结果 3 ng/mL	重复测量结果 4 ng/mL	实测均值 ng/mL
线性样本 1	0	4.74	4.88	4.61	4.68	4.73
线性样本 2	0.012 5	21.30	20.54	21.18	20.41	20.86
线性样本 3	0.025	32.22	31.94	31.70	32.11	31.99
线性样本 4	0.05	59.26	61.98	60.75	62.55	61.14
线性样本 5	0.1	124.71	131.45	130.80	127.95	128.73
线性样本 6	0.2	238.29	240.27	236.39	241.41	239.09
线性样本 7	0.3	380.69	375.73	390.72	384.16	382.83
线性样本 8	0.4	506.41	508.09	496.67	495.01	501.55
线性样本 9	0.5	590.79	578.99	592.06	565.76	581.90
线性样本 10	0.6	731.72	713.52	747.00	752.64	736.22
线性样本 11	0.7	863.24	852.31	829.74	815.70	840.25
线性样本 12	0.8	922.81	970.76	937.55	990.72	955.46
线性样本 13	0.9	1 087.00	1 007.54	1 079.44	1 031.22	1 051.30
线性样本 14	1	1 243.90	1 259.95	1 233.48	1 261.97	1 249.83

A.5.5.2 离群值检验

具体参照 A.2 中 Grubbs 方法进行。

以样本 1 浓度水平 1 为例。分别确定该浓度水平 4 个检测结果的最大值和最小值(分别为 $X_{max}=4.63$,$X_{min}=4.42$),并计算总均值($\overline{x}=4.54$)与标准差($s=0.088$),根据公式$(X_{max}-\overline{x})/s$及$(X_{min}-\overline{x})/s$计算最大值和最小值的 t 值($t_{max}=1.028$,$t_{min}=1.370$),查找 Grubbs 检验临界 T 值表在 0.05 显著性水平下、重复 4 次时的 T 值($T=1.463$),若 t_{max}及 t_{min}小于 T 值,则不存在离群值,若大于或等于,则定义为离群值,需剔除后进行下步计算。

每个样本剔除的离群值不得超过 1 个,如果超过,应进行重复试验或系统检查。

经检验,本次试验无离群值。

A.5.5.3 多项式回归分析及线性检验

对上述各样本检测结果进行分析,分别建立理论浓度及实测均值的一阶、二阶、三阶方程,并对各阶方程的非线性系数 b_i 进行检验,利用 $t=b_i/SE_i$ 计算各非线性系数 t 值,并通过查找 t 界值表,与相应自由度下的 t 值比较。

以 SPSS17.0 为例,进行数据计算,具体步骤如下:

a) 将稀释度与实测均值粘贴入数据表中,以稀释度为 x,实测值为 y;
b) 依次点击"分析""回归""曲线估计";
c) 将稀释度导入变量栏,实测值导入因变量栏,勾选"线性""二次项""立方",并勾选"显示 ANOVA 表格",点击确定;
d) 在输出中寻找各阶方程"系数"表,其中"未标准化系数-标准误"即为对应的 SE_i 值;
e) 统计各样本各阶方程的"估计值的回归标准误"。

各样本各系数检验结果见表 A.14、表 A.15、表 A.16。

表 A.14 线性区间建立试验样本 1 数据分析

<table>
<tr><th>阶别</th><th>系数符号</th><th>自由度</th><th>t 检验界值</th><th>系数 SE</th><th>t 检验</th><th>显著性</th><th>估计值的回归标准误</th></tr>
<tr><td>1</td><td>b_0</td><td>54</td><td>2.005</td><td>—</td><td>—</td><td>—</td><td>21.783</td></tr>
<tr><td>2</td><td>b_0</td><td rowspan="2">53</td><td rowspan="2">2.006</td><td>—</td><td>—</td><td>—</td><td rowspan="2">22.205</td></tr>
<tr><td>2</td><td>b_2</td><td>66.926</td><td>0.740</td><td>无显著性</td></tr>
<tr><td>3</td><td>b_0</td><td rowspan="3">52</td><td rowspan="3">2.007</td><td>—</td><td>—</td><td>—</td><td rowspan="3">22.558</td></tr>
<tr><td>3</td><td>b_2</td><td>403.494</td><td>−0.677</td><td>无显著性</td></tr>
<tr><td>3</td><td>b_3</td><td>272.345</td><td>0.811</td><td>无显著性</td></tr>
<tr><td colspan="8">注:"—"代表无数据。</td></tr>
</table>

表 A.15 线性区间建立试验样本 2 数据分析

<table>
<tr><th>阶别</th><th>系数符号</th><th>自由度</th><th>t 检验界值</th><th>系数 SE</th><th>t 检验</th><th>显著性</th><th>估计值的回归标准误</th></tr>
<tr><td>1</td><td>b_0</td><td>54</td><td>2.005</td><td>—</td><td>—</td><td>—</td><td>18.514</td></tr>
<tr><td>2</td><td>b_0</td><td rowspan="2">53</td><td rowspan="2">2.006</td><td>—</td><td>—</td><td>—</td><td rowspan="2">19.321</td></tr>
<tr><td>2</td><td>b_2</td><td>58.232</td><td>−0.138</td><td>无显著性</td></tr>
</table>

表 A.15　线性区间建立试验样本 2 数据分析（续）

阶别	系数符号	自由度	t 检验界值	系数 SE	t 检验	显著性	估计值的回归标准误
3	b_0	52	2.007	—	—	—	20.264
3	b_2			362.449	−0.034	无显著性	
3	b_3			244.641	0.012	无显著性	
注："—"代表无数据。							

表 A.16　线性区间建立试验样本 3 数据分析

阶别	系数符号	自由度	t 检验界值	系数 SE	t 检验	显著性	估计值的回归标准误
1	b_0	54	2.005	—	—	—	19.488
2	b_0	53	2.006	—	—	—	20.095
2	b_2			60.564	0.535	无显著性	
3	b_0	52	2.007	—	—	—	17.932
3	b_2			320.743	−1.824	无显著性	
3	b_3			216.491	1.953	无显著性	
注："—"代表无数据。							

最适拟合方式确定步骤(以样本 3 为例)如下：

a) 根据 SPSS 计算所得各阶方程系数及 t 检验结果，除常数外，一阶方程 b_1 的 t 值为 78.665，当取 $\alpha=0.05$ 时，其大于自由度 54 下的 t 检验界值为 2.005(查 t 检验界值表所得)，故一阶方程 b_1 判定为"显著"，以此类推，二阶方程的二阶系数 b_2 及三阶方程的三阶系数 b_3 的 t 值均小于该自由度下的 t 检验界值，故二阶和三阶方程无显著性，该样本通过线性检验，最适方程为一阶直线方程。

b) 若二阶或三阶方程的非线性系数经检验呈显著性，应与一阶方程对比"估计值的回归标准误"，回归标准误最小者为该样本结果的最适拟合方程。

c) 若通过比较回归标准误判定二阶或三阶方程为最适方程时，应进行临床可接受的非线性检验。对各浓度点最适方程拟合值与一阶方程拟合值计算偏倚，如果偏倚均小于设定的线性拟合偏倚，则可认为"非线性误差在临床上可接受，判定试验结果呈线性"；

d) 若判定最适方程为二阶或三阶方程，且临床可接受非线性检验无法通过，则应进行以下操作：

   1) 试图找到非线性的原因(样本准备、干扰物质、仪器校准等)；

   2) 观察测量值与预期值散点图，判断非线性是在分析浓度范围的两端或是中间，如果是在两端，试着舍去偏倚最大值的浓度点，重新进行试验及统计分析。但这样会缩小线性区间。

经以上步骤判断，3 组样本结果的最适拟合方程均为一阶方程。

A.5.5.4　数据组不精密度检验

根据式(A.13)计算 3 组样本的数据组不精密度分别为 3.1%、2.5%、2.2%，均小于 8%的设定误差目标，不精密度符合要求。

A.5.5.5 测量区间计算

根据稀释度及最适拟合方程(一阶方程)，将稀释度作为 x 值代入方程中计算该稀释度预估值，并计算每个稀释度结果与预估值的相对偏倚或绝对偏倚。各样本计算结果见表 A.17、表 A.18、表 A.19。

表 A.17 测量区间建立试验样本 1 数据分析

浓度水平	稀释度	最适方程预估值 ng/mL	测量结果偏倚
线性样本 1	0	4.28	6.07%
线性样本 2	0.012 5	19.40	5.05%
线性样本 3	0.025	34.52	4.46%
线性样本 4	0.05	64.75	−3.69%
线性样本 5	0.1	125.22	7.25%
线性样本 6	0.2	246.16	0.47%
线性样本 7	0.3	367.10	3.77%
线性样本 8	0.4	488.04	−4.04%
线性样本 9	0.5	608.98	−3.05%
线性样本 10	0.6	729.92	3.59%
线性样本 11	0.7	850.86	−3.99%
线性样本 12	0.8	971.80	2.60%
线性样本 13	0.9	1 092.74	−3.20%
线性样本 14	1	1 213.68	2.56%

表 A.18 测量区间建立试验样本 2 数据分析

浓度水平	稀释度	最适方程预估值 ng/mL	测量结果偏倚
线性样本 1	0	4.64	−2.80%
线性样本 2	0.012 5	21.26	4.80%
线性样本 3	0.025	37.88	0.05%
线性样本 4	0.05	71.12	5.03%
线性样本 5	0.1	137.61	−0.99%
线性样本 6	0.2	270.58	−2.64%
线性样本 7	0.3	403.55	−3.54%

表 A.18　测量区间建立试验样本 2 数据分析（续）

浓度水平	稀释度	最适方程预估值 ng/mL	测量结果偏倚
线性样本 8	0.4	536.52	0.13%
线性样本 9	0.5	669.49	6.04%
线性样本 10	0.6	802.46	−2.24%
线性样本 11	0.7	935.43	1.81%
线性样本 12	0.8	1 068.40	−3.46%
线性样本 13	0.9	1 201.37	1.26%
线性样本 14	1	1 334.34	0.00%

表 A.19　测量区间建立试验样本 3 数据分析

浓度水平	稀释度	最适方程预估值 ng/mL	测量结果偏倚
线性样本 1	0	4.48	5.58%
线性样本 2	0.012 5	19.52	6.86%
线性样本 3	0.025	34.56	−7.44%
线性样本 4	0.05	64.64	−5.41%
线性样本 5	0.1	124.80	3.15%
线性样本 6	0.2	245.12	−2.46%
线性样本 7	0.3	365.44	4.76%
线性样本 8	0.4	485.76	3.25%
线性样本 9	0.5	606.08	−3.99%
线性样本 10	0.6	726.40	1.35%
线性样本 11	0.7	846.72	−0.76%
线性样本 12	0.8	967.04	−1.20%
线性样本 13	0.9	1 087.36	−3.32%
线性样本 14	1	1 207.68	3.49%

A.5.6　结论

经试验，样本 1 的线性区间(测量区间)为 4.54 ng/mL～1 244.78 ng/mL，样本 2 的线性区间(测量区间)为 4.51 ng/mL～1334.35 ng/mL，样本 3 的线性区间(测量区间)为 4.73 ng/mL～1 249.83 ng/mL。

使用多组样本进行线性区间(测量区间)建立时，以取最窄范围为建立的线性区间(测量区间)，故经试验分析后将线性区间(测量区间)设定为4.73 ng/mL～1 244.78 ng/mL。

A.6 钙(Ca)测定试剂盒(偶氮胂Ⅲ法)线性区间验证实例

A.6.1 试验准备

根据第4章相关内容进行试验前其他准备工作,包括检测仪器、设备、人员、试剂、环境等方面。

根据WS/T 403—2012,将钙离子检测的允许不精密度设定为不大于2%,线性允许误差为不大于2.5%。

A.6.2 样本准备

该试剂盒厂商声称线性区间为0.2 mmol/L～4.5 mmol/L,在接近该范围上下限处各选择一份真实高值临床样本(H),一份真实低值临床样本(L),根据表A.20稀释比例配制成6个梯度线性验证样本,并计算稀释度。

表A.20 Ca线性区间验证试验样本配制比例

浓度水平	稀释比例	稀释度
线性评价样本1	10L	0
线性评价样本2	8L+2H	0.2
线性评价样本3	6L+4H	0.4
线性评价样本4	4L+6H	0.6
线性评价样本5	2L+8H	0.8
线性评价样本6	10H	1

A.6.3 试验过程

试验时,应在样本测量前后分别根据实验室室内质量控制规程进行室内质控,在质控在控的情况下进行样本测量。如出现测量前质控失控,则应检查仪器状态,排除问题;如出现测量后质控失控,则应将此次数据舍去,重新试验。

每个水平重复3次。所有样本应在一次运行中随机测量,在1 d之内完成。

A.6.4 数据记录与处理

记录各样本检测结果,见表A.21。

根据A.2所述进行离群值检验,经检验,本试验无离群值。

表A.21 Ca线性区间验证试验数据记录

样本编号	稀释度 mmol/L	重复测量结果1 mmol/L	重复测量结果2 mmol/L	重复测量结果3 mmol/L	实测均值 mmol/L
线性样本1	0	0.21	0.21	0.21	0.21
线性样本2	0.2	1.03	1.01	1.04	1.025
线性样本3	0.4	1.82	1.86	1.84	1.84

表 A.21 Ca 线性区间验证试验数据记录（续）

样本编号	稀释度 mmol/L	重复测量结果 1 mmol/L	重复测量结果 2 mmol/L	重复测量结果 3 mmol/L	实测均值 mmol/L
线性样本 4	0.6	2.73	2.75	2.68	2.72
线性样本 5	0.8	3.54	3.53	3.55	3.54
线性样本 6	1	4.28	4.26	4.31	4.28

A.6.5 多项式回归分析及线性检验

具体数据见表 A.22。

表 A.22 Ca 线性区间验证数据多项式回归分析

阶别	系数符号	自由度	t 检验界值	系数 SE	t 检验	显著性	估计值的回归标准误 $s_{Y,X}$
1	b_0	16	2.120	—	—	—	0.037
2	b_0	15	2.131	—	—	—	0.036
2	b_2			0.148	−1.069	无显著性	
3	b_0	14	2.145	—	—	—	0.017
3	b_2			0.411	2.890	显著	
3	b_3			0.270	−3.326	显著	
注：“—”代表无数据。							

经检验，三阶方程系数均呈显著性，且回归标准误小于一阶方程，最适多项式为三阶方程，该结果不成线性，应进行临床可接受的非线性检验。

A.6.6 临床可接受的非线性检验

使用 A.3.1 所述方法进行，根据一阶及三阶方程系数，并根据式(A.7)及式(A.8)分别计算 $\bar{c}$、ADL，见表 A.23。

表 A.23 Ca 临床可接受标准的线性与非线性检测数据

浓度水平	一阶方程拟合值	三阶方程拟合值	$\bar{c}$	ADL	$s_{Y,X}/\bar{c}$
线性评价样本 1	0.21	0.21	2.27	0.88%	0.75%
线性评价样本 2	1.04	1.01			
线性评价样本 3	1.86	1.86			
线性评价样本 4	2.68	2.71			
线性评价样本 5	3.50	3.54			
线性评价样本 6	4.33	4.28			

查表 A.8,取 PctBnd=5%,在 $s_{Y,X}/\bar{c}$=0.75%≈1%,对应 $L\times R=18$ 的情况下,计算的 ADL 值小于其临界值 5.5%,可认为是临床可接受的非线性。

同时,根据式(A.11)及表 A.10,该数据组的不精密度经检测符合要求。

A.6.7 结论

经验证,线性区间 0.21 mmol/L～4.28 mmol/L 为临床可接受的非线性,与制造商声称的线性区间基本一致。

A.7 *β* 人绒毛膜促性腺激素(*β*-HCG)可报告区间(最大稀释倍数)建立实例

A.7.1 试验准备

根据第 4 章相关内容进行试验前其他准备工作,包括检测仪器、设备、人员、试剂、环境等方面。

A.7.2 样本准备

准备在测量区间上限 1/3 内的临床高值样本 3 份,使用试剂盒系统稀释液或推荐稀释液,进行等比或非等比稀释,每份临床样本至少稀释 5 个浓度,最大稀释倍数不超过测量区间上限/下限。

A.7.3 允许偏倚的设定

允许偏倚设定为不大于±15%。

A.7.4 试验过程

试验时,应在样本测量前后分别根据实验室室内质量控制规程进行室内质控,在质控在控的情况下进行样本测量。如出现测量前质控失控,则应检查仪器状态、排除问题;如出现测量后质控失控,则应将此次数据舍去,重新试验。

对 3 份样本稀释后,在一次运行中将每个稀释倍数均重复测量 3 次,记录结果。

A.7.5 数据记录与处理

具体数据见表 A.24。

表 A.24 *β*-HCG 可报告区间建立数据

样本编号	理论浓度 mIU/mL	稀释 倍数	重复测量 结果 1 mIU/mL	重复测量 结果 2 mIU/mL	重复测量 结果 3 mIU/mL	实测均值 mIU/mL	还原浓度 mIU/mL	相对偏倚
高值 样本 1	1 823.21	5	338.12	335.09	344.48	339.23	1 696.15	−6.97%
		25	75.73	71.84	73.59	73.72	1 843.00	1.09%
		50	38.22	39.03	37.20	38.15	1 907.50	4.62%
		100	20.41	19.18	17.53	19.04	1 904.00	4.43%
		200	9.97	10.75	10.51	10.41	2 082.00	14.19%

表 A.24 β-HCG 可报告区间建立数据(续)

样本编号	理论浓度 mIU/mL	稀释倍数	重复测量结果 1 mIU/mL	重复测量结果 2 mIU/mL	重复测量结果 3 mIU/mL	实测均值 mIU/mL	还原浓度 mIU/mL	相对偏倚
高值样本 2	1 536.44	5	290.53	278.66	265.95	278.38	1 391.90	−9.41%
		25	54.90	57.05	61.36	57.77	1 444.25	−6.00%
		50	30.29	32.14	31.23	31.22	1 561.00	1.60%
		100	17.95	17.15	16.83	17.31	1 731.00	12.66%
		200	9.13	9.67	8.80	9.2	1 840.00	19.76%
高值样本 3	1 711.87	5	308.86	333.45	325.25	322.52	1 612.60	−5.80%
		25	66.32	68.07	64.03	66.14	1 653.50	−3.41%
		50	31.40	34.59	32.86	32.95	1 647.50	−3.76%
		100	19.03	18.87	18.38	18.76	1 876.00	9.59%
		200	9.77	10.30	10.74	10.27	2 054.00	19.99%

3 份样本在稀释倍数 100 倍及以下时，实测均值与理论值的偏倚均小于±15%，而 200 倍时两份样本偏倚已超过允许偏倚，故最大稀释倍数为 100 倍。

A.7.6 结论

可报告区间为 3.0 mIU/mL(声称 LoQ)～200 000 mIU/mL(声称测量区间上限×最大稀释倍数)。

参 考 文 献

[1] GB/T 4883—2008 数据的统计处理和解释 正态样本离群值的判断和处理

[2] GB/T 29791.1—2013 体外诊断医疗器械 制造商提供的信息(标示) 第1部分:术语、定义和通用要求

[3] WS/T 403—2012 临床生物化学检验常规项目分析质量指标

[4] WS/T 408—2012 临床化学设备线性评价指南

[5] EP6-A Evaluation of the Linearity of Quantitative Measurement Procedures:A Statistical Approach;Approved Guideline(2010)

ICS 11.100.10
CCS C 30

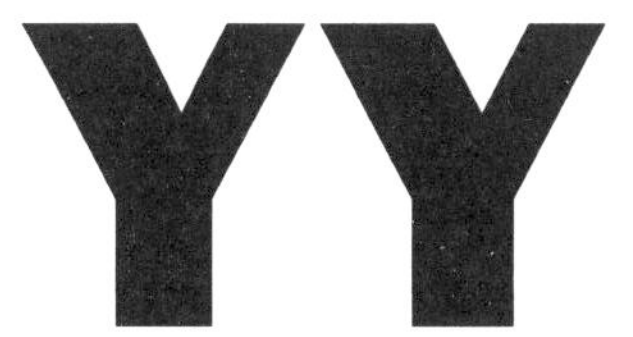

中华人民共和国医药行业标准

YY/T 1789.5—2023

体外诊断检验系统　性能评价方法　第5部分:分析特异性

In vitro diagnostic test systems—Performance evaluation method—Part 5:Analytical specificity

2023-03-14 发布　　2024-05-01 实施

国家药品监督管理局　　发布

前　言

本文件按照GB/T 1.1—2020《标准化工作导则　第1部分:标准化文件的结构和起草规则》的规定起草。

本文件是YY/T 1789《体外诊断检验系统　性能评价方法》的第5部分。YY/T 1789已经发布了以下部分:

——第1部分:精密度;

——第2部分:正确度;

——第3部分:检出限与定量限;

——第4部分:线性区间与可报告区间;

——第5部分:分析特异性;

——第6部分:定性试剂的精密度、诊断灵敏度和特异性。

请注意本文件的某些内容可能涉及专利。本文件的发布机构不承担识别专利的责任。

本文件由国家药品监督管理局提出。

本文件由全国医用临床检验实验室和体外诊断系统标准化技术委员会(SAC/TC 136)归口。

本文件起草单位:北京市医疗器械检验研究院、北京水木济衡生物技术有限公司、深圳市亚辉龙生物科技股份有限公司、南方医科大学南方医院、复星诊断科技(上海)有限公司、迪瑞医疗科技股份有限公司、贝克曼库尔特商贸(中国)有限公司、广州万孚生物技术股份有限公司。

本文件主要起草人:赵丙锋、杨宗兵、黄涛、郑磊、范华、吴慧凡、张斯璐、孙雅玲、李胜民。

引　言

在对体外诊断医疗器械产品进行性能评价时，体外诊断仪器、试剂、校准品等共同参与，反映的是仪器、试剂、校准品等组成的测量系统的性能，因此本系列标准采用系统的概念进行描述。

分析性能的评价是指对测量系统检测患者样品结果可靠性的估计。体外诊断检验系统的分析性能包括精密度、正确度、检出限与定量限、线性区间与可报告区间、分析特异性、定性试剂的精密度、诊断灵敏度和特异性等。

YY/T 1789《体外诊断检验系统　性能评价方法》，拟由下列部分组成。

——第1部分：精密度。目的在于给制造商对定量检验的体外诊断检验系统进行的精密度（包括重复性、实验室内精密度、实验室间精密度）性能评价提供方法指导。

——第2部分：正确度。目的在于给制造商对定量检验的体外诊断检验系统进行的正确度性能评价提供方法指导。

——第3部分：检出限与定量限。目的在于给制造商对定量检验的体外诊断系统进行的检出限与定量限性能评价提供方法指导。

——第4部分：线性区间与可报告区间。目的在于给制造商对定量检验的体外诊断检验系统进行的线性区间与可报告区间性能评价提供方法指导。

——第5部分：分析特异性。目的在于给制造商对定量检验的体外诊断检验系统进行的分析特异性性能评价提供方法指导。

——第6部分：定性试剂的精密度、诊断灵敏度和特异性。目的在于给制造商对定性检验的体外诊断检验系统的精密度、诊断灵敏度和特异性。

本文件主要用于评价分析特异性。

分析特异性又被称为分析系统的选择性，即测量系统的能力，用指定的测量程序，对一个或多个被测量给出的测量结果互不依赖也不依赖于接受测量的系统中的任何其他量。在检验医学中，术语分析特异性被用于描述检测程序在样品中有其他量存在时只检测或测量被测量存在的能力。在使用时最好使用分析特异性术语的全称以避免和诊断特异性相混淆。

体外诊断检验系统　性能评价方法
第5部分:分析特异性

1　范围

本文件规定了体外诊断检验系统的分析特异性性能评价方法。

本文件适用于制造商对定量检验的体外诊断检验系统进行分析特异性评价,基于定量测量并通过阈值判断结果的定性体外诊断检验系统(例如酶联免疫吸附法的病原微生物抗原或抗体检测试剂盒)的分析特异性评价。

本文件不适用于结果报告为名义标度和序数标度的体外诊断检验系统,例如用于血细胞鉴定、微生物鉴定、核酸序列鉴定、尿液颗粒鉴定体外诊断检验系统的性能评价。

本文件不适用于医学实验室的性能验证,也不适用于产品型式检验。

2　规范性引用文件

下列文件中的内容通过文中的规范性引用而构成本文件必不可少的条款。其中,注日期的引用文件,仅该日期对应的版本适用于本文件;不注日期的引用文件,其最新版本(包括所有的修改单)适用于本文件。

GB/T 29791.1—2013　体外诊断医疗器械　制造商提供的信息(标示)　第1部分:术语、定义和通用要求

YY/T 1441　体外诊断医疗器械性能评估通用要求

WS/T 416—2013　干扰实验指南

3　术语和定义

下列术语和定义适用于本文件。

3.1

分析干扰　analytical interference

干扰　interference

由一个影响量引起的测量的系统效应,该影响量自身不在测量系统中产生信号,但它会引起示值的增加或减少。

注:对测量结果的干扰与分析特异性概念相关。测量程序相对于样品的其他成分特异性越好,越不易于受到这些化合物的分析干扰。

[来源:GB/T 29791.1—2013,A.3.2]

3.2

分析特异性　analytical specificity

测量程序的选择性　selectivity of a measurement procedure

测量系统的能力,用指定的测量程序,对一个或多个被测量给出的测量结果互不依赖也不依赖于接受测量的系统中的任何其他量。

示例:测量系统用碱性苦味酸程序测量血浆肌酐浓度不受葡萄糖、尿酸、酮体或蛋白浓度干扰的能力。

注 1：缺乏特异性可被称为分析干扰。

注 2：在免疫化学测量程序中缺少特异性可能由于交叉反应。

注 3：测量程序的特异性不应和诊断特异性混淆。

注 4：ISO/IEC 指南 99:2007 对此概念使用术语选择性而不用特异性。

[来源:GB/T 29791.1—2013,A.3.4]

3.3

交叉反应　cross-reactivity

在竞争结合的免疫化学测量程序中,不是分析物的物质与试剂结合的程度。

示例:抗体结合到分析物的代谢物、结构相似药物等。

注 1：分析特异性是一相关概念。

注 2：代谢物的交叉反应可能是某些检验程序期望的属性,如对于非法药物存在的筛查。

[来源:GB/T 29791.1—2013,3.12]

3.4

影响量　influence quantity

在直接测量中,不影响实际被测量的量,但影响示值和测量结果间关系的量。

示例：

——在血红蛋白浓度直接测量中人血浆的胆红素浓度;

——在物质的量分数测量中质谱仪离子源的背景压力。

注 1：间接测量中包含直接测量的组合,其中每一个测量都可受到影响量的影响。

注 2：在 GUM 中,影响量概念的定义如同以前版本的 VIM,不仅涵盖影响测量系统的量,如上述定义,而且包括那些影响实际被测量量的量。此外,在 GUM 中这个概念不限于直接测量。

[来源:GB/T 29791.1—2013,3.18]

3.5

干扰量　interfering quantity

干扰物　interferent

不是被测量但影响测量结果的量。

示例：

——胆红素、血红蛋白、脂质或有色药物对特定比色法测量程序的影响;

——在免疫化学测量程序中的交叉反应代谢物。

注 1：干扰量可以是影响量,但不限于直接测量。参见分析干扰。

注 2：部分来自定义影响量。

[来源:GB/T 29791.1—2013,3.19]

3.6

干扰标准　interference criteria

被测物浓度与真值间可产生的最大允许干扰偏差,此偏差可能影响医生的医疗决定。

[来源:WS/T 416—2013,2.3]

4　总则

4.1　总体要求

制造商在对体外诊断医疗器械进行性能评价时,其计划、实施、评价和文件化等相关过程应符合 YY/T 1441 的规定。制造商应规定所有管理和实施体外诊断医疗器械性能评估相关人员的责任和相互关系,并确保具备充足的资源。制造商设计评价方案,并进行测试,做好相关记录,所有文件和记录作为该产品技术文件的一部分。性能评价的负责人应对性能评价结果最终评定和审查,并形成评价报告。

4.2 分析特异性评价方法

分析特异性是评价测量程序抗干扰(包括交叉反应物质)能力的性能特征。测量程序的分析特异性一般以评述的潜在干扰量列表来描述,列表中同时给出在医学相关浓度值水平观察到的分析干扰程度及干扰标准。虽然ISO/IEC指南99用选择性代替了术语特异性,在GB/T 29791.1—2013的部分中保留了分析特异性作为体外诊断标示首选的术语。测量程序缺乏分析特异性可以被称为易受分析干扰,在免疫化学测量程序中缺少分析特异性可能是由于交叉反应所致。提高分析特异性可以降低分析干扰,在试剂研发中可能会因考虑临床实际需求而降低分析特异性,因此分析特异性评价时应在考虑临床需求的基础上制定合理的目标偏倚,通过与干扰标准的符合程度进行判定。

本文件规定的评价方法主要是围绕干扰物质(含交叉反应物)进行的评价。本文件共介绍两种干扰评价方法,一种是通过添加干扰物方式进行的评价;另一种是使用临床样本进行的评价。

4.3 待评价产品和干扰物

待评价产品可以是试剂、仪器、校准品等组成的特定测量系统,也可以是在特定使用条件下的试剂。应对待评价产品和干扰物的名称、型号、货号、批号等基本信息进行记录并报告。

4.4 试验注意事项

分析特异性评价试验的研究者应能正确、熟练使用待评价的产品,以及相关的校准程序、质控程序、维护程序等。在试验开始时,应对待评价的产品进行校准,在试验过程中的校准频率应依照待评价的产品的使用说明规定。试验中应运行质控程序,一旦待评价的产品出现失控,应重新测定。

应及时检测数据的完整性和有效性。如果因质控原因或其他已识别和确认出的错误来源,影响到数据的真实性时,则剔除错误数据,并及时重复测试以补充数据。若剔除数据较多时,应考虑测量系统性能的稳定性及此时进行性能评价的适宜性。

4.5 数据分析

数据分析不限于本文件所介绍的处理方法,制造商也可根据产品特点进行设计。

5 通过添加干扰物进行的评价

5.1 测试样本选择

选择参考值范围的上限或下限附近或医学决定水平附近或最高病理浓度进行评价,同时应与其临床应用相对应。对于定性试剂通常选择仅有5%被检样品可判定为阳性时的分析物浓度(c_5)和仅有95%被检样品可判定为阳性时的分析物浓度(c_{95})两个浓度水平的分析物浓度。

5.2 潜在的干扰物

以下物质可能被认为是干扰物,但不局限于以下物质:

——临床样本中常见的异常水平的物质,如血红蛋白、甘油三酯和胆红素;

——患者服用的药物、食物或其代谢物;

——样本添加物及在样本采集与处理过程可能接触样本的物质,如抗凝剂、防腐剂;

——与分析物存在交叉反应的物质。

5.3 干扰物筛选

5.3.1 可接受的干扰标准

干扰物浓度一般伴随着某一分析物浓度给出,同时在干扰物筛选前应确定干扰标准,即某一分析物浓度处的偏倚要求。

5.3.2 试验样本

5.3.2.1 临床样本

收集一定量不含干扰物的样本，样本量应考虑到测量程序所需的样本量，待筛选干扰物的数量和复测用量。

5.3.2.2 添加物

选择干扰物和能充分溶解干扰物的溶剂，制备高浓度添加样本，溶剂的选择应考虑挥发性和对样本的影响。添加物制备应考虑添加后尽可能少的稀释原样本，一般选择不大于总体积5%的浓度。

5.3.2.3 添加样本

将添加物原液和临床样本按照一定比例制备成添加样本，如需考虑个体差异，可以选择制备两个或两个以上的添加样本，将测量分析物浓度调整至待评价浓度水平(医学相关浓度值水平)。

5.3.2.4 对照样本

按照添加样本制备方法，用添加干扰物相同体积溶剂的样本作为对照样本。

5.3.3 重复次数

计算添加样本及对照样本重复检测次数，其计算应建立在一定的统计假设之上，通常我们假设分析偏倚呈 Gaussian 分布，备择假设未指明方向时按照公式(1)计算重复次数。

$$n=\left[(Z_{1-\frac{\alpha}{2}}+Z_{1-\beta})\times\frac{s}{B_{\mathrm{s}}}\right]^{2}\times 2 \qquad\cdots\cdots(1)$$

式中：

n ——未处理临床样本的重复次数；

Z ——置信水平与检验功效对应的 Z 值；

s ——重复性标准差；

B_{s} ——干扰标准，即偏倚最大允许值。

备择假设指明方向时用 $Z_{1-\alpha}$ 代替公式(1)中的 $Z_{1-\frac{\alpha}{2}}$；通常通过预试验的方式获得未处理临床样本的标准差。当按照公式(1)计算结果小于或等于3次时，应最少重复3次。

5.3.4 测试

在重复性条件下按照样本交替的方式进行测量，并记录测量结果。

5.3.5 数据分析

按照公式(2)计算添加样本和对照样本测量均值差，按照公式(3)计算差值的95%置信区间(95% CI)；按照公式(4)计算偏倚临界值。

$$B=\overline{x}_{干扰}-\overline{x}_{对照} \qquad\cdots\cdots(2)$$

$$95\%\mathrm{CI}=B\pm t_{0.975,n-1}\,s\sqrt{\frac{2}{n}} \qquad\cdots\cdots(3)$$

$$B_{\mathrm{c}}=\frac{B_{\mathrm{null}}+sZ_{1-\frac{\alpha}{2}}}{\sqrt{n}} \qquad\cdots\cdots(4)$$

式中：

B ——添加样本和对照样本测量均值的差；

$t_{0.975,n-1}$ ——t 分布中自由度($n-1$)对应的 t 临界值；

n ——测量次数[单侧检验时用 $t_{0.95,n-1}$ 代替 $t_{0.975,n-1}$，用 $Z_{1-\alpha}$ 代替公式(4)中的 $Z_{1-\frac{\alpha}{2}}$]；

s ——重复性标准差；

Z ——置信水平对应的 Z 临界值；

B_c ——偏倚临界值；

B_{null} ——零假设中的值，通常设为 0。

5.3.6 结果判定

计算结果 B 的绝对值小于偏倚临界值 B_c，即干扰物不对分析物造成干扰(分别在各自浓度水平处)；以上判定方式基于统计学判定，对于结果的判定也可以基于技术因素进行判定，即计算结果 B 小于预先设置的临床可接受偏倚时干扰物不对分析物造成干扰(分别在各自浓度水平处)；否则造成干扰，进一步开展干扰评价试验，评估不同浓度添加物对测定结果的干扰，确定符合干扰标准的添加物浓度。

5.4 干扰评价

5.4.1 试验样本

5.4.1.1 干扰物浓度

确定干扰物质的最高浓度，制备干扰物。

5.4.1.2 添加干扰物(应该对最高干扰物浓度进行明确)

在一定浓度的待评价临床样本中添加最高浓度干扰物，分别制备成 5 个不同干扰物浓度的样本，一般为最高干扰物浓度、中间浓度、不含干扰物浓度。

5.4.2 重复次数

重复次数的计算应建立在一定的统计假设之上，通常我们假设分析偏倚呈 Gaussian 分布，此时按照公式(1)计算重复次数。

5.4.3 测试

为避免携带污染、系统漂移等的影响，在重复性条件下按照不同次序进行测量，并记录测量结果。

5.4.4 数据分析

按照公式(5)计算各浓度样本和不含干扰物样本均值的差。

$$d = \overline{x}_{添加} - \overline{x}_{未添加} \quad \cdots\cdots (5)$$

以干扰物浓度为自变量，以各干扰物浓度处差值为因变量进行线性拟合。

5.4.5 结果解释

根据线性拟合曲线进行结果解释，结果一般有三种情况，干扰在一定浓度范围内与干扰物浓度无关、干扰在一定浓度范围内与干扰物浓度呈线性和干扰在一定浓度范围内与干扰物浓度呈非线性。

如果是线性关系，斜率代表单位偏差，截距代表基础浓度；如果呈非线性关系，我们可以选用曲线拟合或点对点线性拟合等方法。计算符合干扰标准时的干扰物浓度，将干扰标准作为因变量带入方程，计算的干扰浓度，即为该干扰物质不对分析物造成干扰的最大浓度。

6 使用临床样本进行的评价

6.1 样本

6.1.1 试验样本

含有潜在干扰物的临床样本,通常通过患有特定疾病的患者获得,例如服用药物、溶血、脂血、黄疸样本等。

6.1.2 对照样本

对照样本分析物浓度应涵盖试验样本浓度,一般选择健康人群或者与试验样本中的潜在干扰物无关的患者人群,例如未服用特定药物的患者、潜在干扰物在正常范围内的样本、具有相似诊断的样本等。

6.1.3 样本量

样本量一般按照测量程序的精密度、干扰影响大小来确定,如影响较大、精密度较好的情况下,每组选择样本量宜控制在 10～20 之间。

6.2 测量程序

评价试验在两个测量程序上进行,一是待评估的测量程序,另一个是可比的测量程序;理想的可比测量程序是参考测量程序,如无可用的参考测量程序作为可比测量程序时,可以选择其他的测量程序作为可比的测量程序,选择的可比测量程序应具有良好的精密度和特异性,同时最好选择与评估程序测量原理不同的测量程序。

6.3 测量

分别使用两个测量程序对试验组样本和对照组样本进行测量,整个试验建议控制在 2 h 内,并记录测量结果。

6.4 数据分析

6.4.1 偏差分析(与可比测量程序)

计算评估测量程序分析物与可比测量程序分析物测量结果的偏差,以可比测量程序分析物测量结果为 x 轴,以偏差计算结果为 y 轴进行回归分析并绘制偏差图,计算回归标准误、偏差均值及其 95%CI。

该干扰试验的试验结果主要有以下几种情况,当结果出现统计上的显著性时,应按照临床显著性进行进一步判定。

a) 正偏差:此种情况下,测试样本群偏差结果显著高于对照样本群偏差结果,主要表现为测量样本偏差均值大于对照样本偏差均值,同时测试样本偏差均值 95%置信区间下限(95%CI-L)大于对照样本偏差均值 95%置信区间上限(95%CI-U)。
b) 负偏差:此种情况下,测试样本群偏差结果显著低于对照样本群偏差结果,主要表现为测量样本偏差均值小于对照样本偏差均值,同时测试样本偏差均值 95%CI-U 小于对照样本偏差均值 95%CI-L。
c) 无偏差:此种情况下,测试样本群偏差均值与对照样本群偏差均值相同或略高于或低于对照样本群偏差均值,主要表现为测试样本偏差均值 95%CI 和对照样本偏差均值 95%CI 存在重合情况,但测试样本的 95%置信区间比对照样本的 95%置信区间宽;可根据偏差与分析物浓度的关系分为在分析浓度范围内偏差无变化和偏差成比例变化两种。

d) 其他情况:测试样本的偏差均值不在对照样本的偏差均值的95%置信区间内,但测试样本的偏差的95%置信区间包含对照样本的95%置信区间或两组样本的偏差的95%置信区间有部分重合。

6.4.2 偏差分析(与潜在干扰物)

以潜在干扰物浓度为自变量,以测试样本偏差计算结果为 y 轴绘图,确定干扰物浓度与干扰之间的关系,当结果成线性关系时,表明随着干扰物浓度的增加干扰变大;当结果不成线性时应按照实际分布形态分区间进行分析。

6.4.3 限制因素

使用患者样本的干扰评价,主要取决于合适的对照选择、可比测量程序的特异性以及样本中所含有的内源性干扰物质。因此,对于使用患者样本的干扰评价结果的解释应结合上述条件作出科学合理的解释。

7 交叉反应

干扰物的交叉反应性应在存在和不存在分析物的情况下进行测试,干扰物的测试浓度应接近或高于预期在患者标本中发现的浓度上限。样本的制备方法和测试重复次数参考5.3。

分别对存在和不存在分析物的样本重复测试,按照公式(6)计算每组测量结果的交叉反应率,与制造商预定的标准进行比较判定。

$$\text{交叉反应率} = \frac{\text{测量值} - \text{理论值}}{\text{干扰物浓度}} \times 100\% \qquad \cdots\cdots(6)$$

式中:

测量值 ——添加样本的测量均值;

理论值 ——对照样本的测量均值;

干扰物浓度——添加的干扰物浓度。

注1:分析物的浓度单位应该与干扰物浓度单位一致,若无法统一,应考虑不同单位计算出的交叉反应率不一致的问题。

8 结果表述

一般有下列两种表达方式:

以干扰最大值进行结果表述。例如:80 μmol/L 总胆红素对20 U/L~100 U/L 区间内丙氨酸氨基转移酶测量结果的影响小于2 U/L。

以试验结果表述同时给出允许偏差标准,通常以表1的形式给出;应注意给出的干扰物评估结果应在允许偏差标准范围内。

表1 干扰试验结果

干扰物质	干扰物浓度	(分析物)浓度	测试偏差	允许偏差
…	…	…	…	…
…	…	…	…	…
…	…	…	…	…

9 分析特异性的示例

参见以下附录：

——附录 A（资料性） 通过添加干扰物进行的评价示例；

——附录 B（资料性） 干扰评价(剂量效应)示例；

——附录 C（资料性） 使用临床样本进行的评价示例；

——附录 D（资料性） 交叉反应评价示例。

附　录　A
（资料性）
通过添加干扰物进行的评价示例

A.1　试验方案

分别选取促甲状腺激素(分析物)低值样本(0.3 μIU/mL)和高值样本(5.0 μIU/mL)作为基础样本研究添加血红蛋白以及类风湿因子干扰物的干扰评价。按照表 A.1 制备相应的贮存液、对照样本和干扰样本,用待测试剂盒在相应的配套仪器上对每个对照样本和干扰样本都重复测定 3 次,获得测量结果。

表 A.1　干扰性能评价样本制备

干扰物质	类型	配制方法
血红蛋白	贮存液	准确称量 200 mg 血红蛋白溶解于 0.5 mL 生理盐水中,配制成质量浓度为 400.0 mg/mL 的血红蛋白贮存液
	干扰样本	取 0.95 mL 的基础样本,向其中添加 0.05 mL 的血红蛋白贮存液,将两者充分混匀,作为干扰样本,干扰物浓度为 2 000 mg/dL
	对照样本	取 0.95 mL 的基础样本,向其中添加 0.05 mL 生理盐水,将两者充分混匀,作为对照样本
类风湿因子	贮存液	将购买的类风湿因子阳性材料(44 444 IU/mL)用本试剂的磁珠进行处理,吸附掉类风湿因子阳性材料中本身含有的分析物,作为贮存液
	干扰样本	取 0.955 mL 的基础样本,向其中添加 0.045 mL 的类风湿因子贮存液,将两者充分混匀,作为干扰样本,干扰物浓度为 2 000 IU/mL
	对照样本	取 0.955 mL 的基础样本,向其中添加 0.045 mL 的生理盐水,将两者充分混匀,作为对照样本

A.2　试验结果

试验结果见表 A.2。

表 A.2　干扰物筛选(配对差异)试验结果

干扰物	干扰物浓度	测试结果	
		低值样本	高值样本
血红蛋白	0 mg/dL	0.272	5.05
		0.279	5.03
		0.278	5.83
	2 000 mg/dL	0.347	5.69
		0.358	5.8
		0.354	5.75

表 A.2 干扰物筛选(配对差异)试验结果(续)

干扰物	干扰物浓度	测试结果	
		低值样本	高值样本
类风湿因子	0 IU/mL	0.269	6.01
		0.263	5.48
		0.266	4.96
	2 000 IU/mL	0.266	5.94
		0.254	5.57
		0.263	5.42

A.3 数据分析

预先设置的临床可接受偏倚:低值样本的偏差应在−0.03 μIU/mL~0.03 μIU/mL 范围内,高值样本的偏差应在−0.5 μIU/mL~0.5 μIU/mL 范围内。低值样本(0.3 μIU/mL)和高值样本(5.0 μIU/mL)利用前期的 EP5-A3 得到重复性标准差分别为 0.01 μIU/mL 和 0.18 μIU/mL。根据公式(1),分别代入低值的 B_s=0.03 μIU/mL 和高值 B_s=0.5 μIU/mL,取 α=0.05,β=0.01,分别计算得到低值样本和高值样本的重复次数为 2.34 和 2.72,计算结果小于 3,取值重复 3 次。根据公式(2)~公式(4)分别计算低值和高值样本的均值的差 B 及其 95%CI 和偏倚临界值 B_c,计算结果见表 A.3。

表 A.3 B 及其 95%CI、B_c 计算结果

干扰物	干扰物浓度	低值样本					高值样本				
		平均值	均值的差(B)	B 的 95%CI 下限	B 的 95%CI 上限	偏倚临界值(B_c)	平均值	均值的差(B)	B 的 95%CI 下限	B 的 95%CI 上限	偏倚临界值(B_c)
血红蛋白	0 mg/dL	0.276	0.077	0.076 7	0.077 3	0.024	5.303	0.443	0.437 8	0.448 2	0.432
	2 000 mg/dL	0.353					5.747				
类风湿因子	0 IU/mL	0.266	−0.005	−0.005 3	−0.004 7	0.024	5.483	0.16	0.154 8	0.165 2	0.432
	2 000 IU/mL	0.261					5.643				

A.4 结果判定

基于统计学的判定:

从表 A.3 得出,2 000 mg/dL 的血红蛋白不论高值还是低值样本时的均值的差(B)都大于偏倚临界值 B_c,会对分析物检测造成干扰,应进一步开展干扰评价(剂量效应)试验。

类风湿因子干扰在低值样本和高值样本时的均值的差(B)均在临床可接受偏倚范围内,说明 2 000 IU/mL 的类风湿因子不会对分析物检测造成干扰。

基于技术因素判定:

根据预先设置的临床可接受偏倚:低值样本的偏差应在−0.03 μIU/mL~0.03 μIU/mL 范围内,高值样本的偏差应在−0.5 μIU/mL~0.5 μIU/mL 范围内。

从表 A.3 得出,血红蛋白干扰在高值样本时的均值的差(B)在临床可接受偏倚范围内;但在低值样本时的偏差(*B*)大于临床可接受偏倚,说明 2 000 mg/dL 的血红蛋白会对分析物检测造成干扰,应进一步开展干扰评价试验。

类风湿因子干扰在低值样本和高值样本时的均值的差(*B*)均在临床可接受偏倚范围内,说明 2 000 IU/mL 的类风湿因子不会对分析物检测造成干扰。

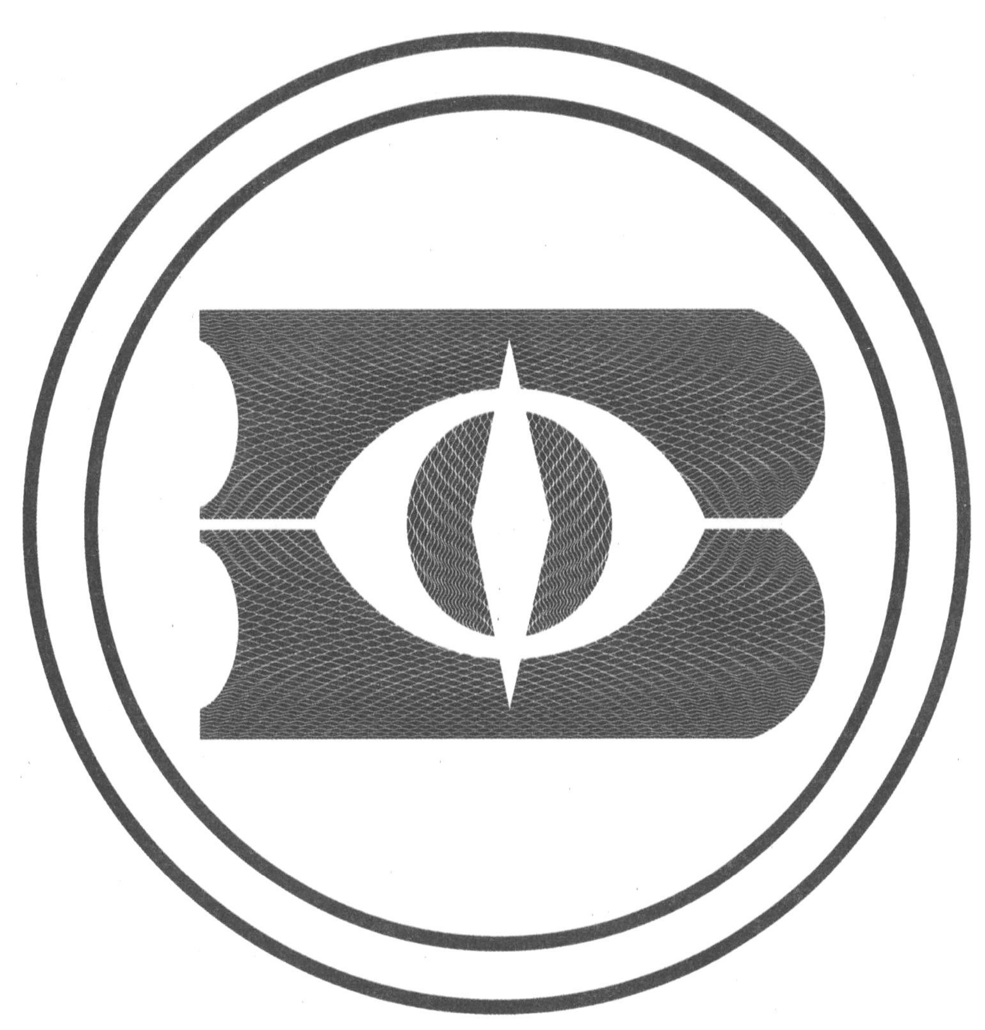

附 录 B
（资料性）
干扰评价（剂量效应）示例

B.1 试验方案

本示例分别选取促甲状腺激素（分析物）低值样本（0.3 μIU/mL）和高值样本（5.0 μIU/mL）作为基础临床新鲜血清样本研究添加血红蛋白（2 000 mg/dL）的干扰评价。按照图 B.1 的干扰评价的样本配制示例分别配制 5 个不同干扰物浓度的样本，浓度分别为 0 mg/dL、500 mg/dL、1 000 mg/dL、1 500 mg/dL、2 000 mg/dL。

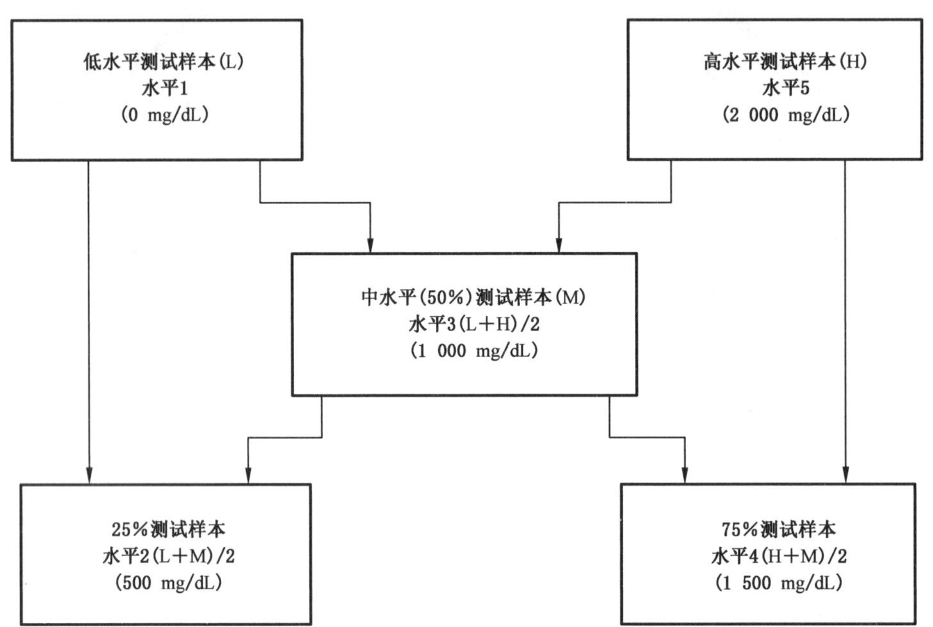

图 B.1 干扰评价样本配制示例

配制好样本后，在同一分析批之内检测 5 个干扰样本的浓度，第 1 组按照升序测定各样本，第 2 组按降序测定，第 3 组按照升序，获得测量结果并记录。

B.2 试验结果

试验结果见表 B.1。

表 B.1 干扰评价(剂量效应)试验结果

<table>
<tr><td>干扰物</td><td colspan="6">低值样本</td></tr>
<tr><td rowspan="15">血红蛋白</td><td>样本</td><td>样本 1</td><td>样本 2</td><td>样本 3</td><td>样本 4</td><td>样本 5</td></tr>
<tr><td>干扰物浓度
(mg/dL)</td><td>0</td><td>500</td><td>1 000</td><td>1 500</td><td>2 000</td></tr>
<tr><td>重复 1
(μIU/mL)</td><td>0.282</td><td>0.274</td><td>0.331</td><td>0.353</td><td>0.359</td></tr>
<tr><td>重复 2
(μIU/mL)</td><td>0.290</td><td>0.307</td><td>0.341</td><td>0.358</td><td>0.371</td></tr>
<tr><td>重复 3
(μIU/mL)</td><td>0.263</td><td>0.310</td><td>0.326</td><td>0.350</td><td>0.361</td></tr>
<tr><td>平均值
(μIU/mL)</td><td>0.278</td><td>0.297</td><td>0.333</td><td>0.354</td><td>0.364</td></tr>
<tr><td>与对照样本 1 差值
(d)</td><td>0.000</td><td>0.019</td><td>0.054</td><td>0.075</td><td>0.085</td></tr>
<tr><td colspan="6">高值样本</td></tr>
<tr><td>样本</td><td>样本 1</td><td>样本 2</td><td>样本 3</td><td>样本 4</td><td>样本 5</td></tr>
<tr><td>干扰物浓度
(mg/dL)</td><td>0</td><td>500</td><td>1 000</td><td>1 500</td><td>2 000</td></tr>
<tr><td>重复 1
(μIU/mL)</td><td>5.47</td><td>5.13</td><td>5.44</td><td>5.48</td><td>5.54</td></tr>
<tr><td>重复 2
(μIU/mL)</td><td>5.18</td><td>5.31</td><td>5.21</td><td>5.44</td><td>5.58</td></tr>
<tr><td>重复 3
(μIU/mL)</td><td>5.17</td><td>5.27</td><td>5.29</td><td>5.40</td><td>5.69</td></tr>
<tr><td>平均值
(μIU/mL)</td><td>5.273</td><td>5.237</td><td>5.313</td><td>5.440</td><td>5.603</td></tr>
<tr><td>与对照样本 1 差值
(d)</td><td>0.000</td><td>−0.037</td><td>0.040</td><td>0.167</td><td>0.330</td></tr>
</table>

B.3 数据分析

按照公式(5)计算各浓度干扰样本和不含干扰物对照样本 1 的均值的差,计算结果见表 B.1。以干扰物浓度为横轴,以各干扰物浓度结果与对照样本结果的差值为纵轴,绘制散点图,然后依次对各点进行点对点连线,采用点对点法估计不同浓度干扰物的干扰效果。低值样本和高值样本干扰的点对点线性拟合图分别见图 B.2 和图 B.3。

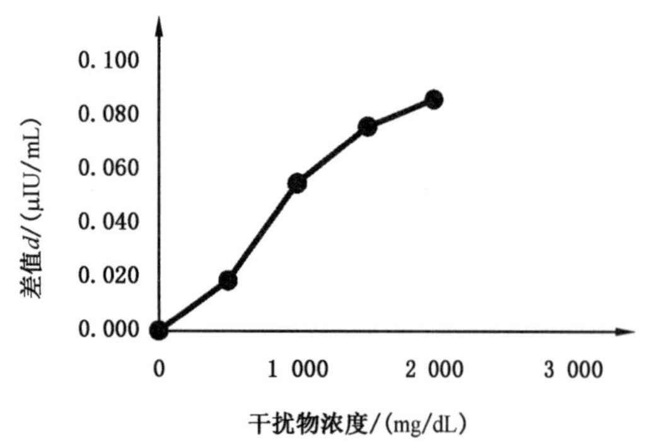

图 B.2 低值样本干扰的线性拟合

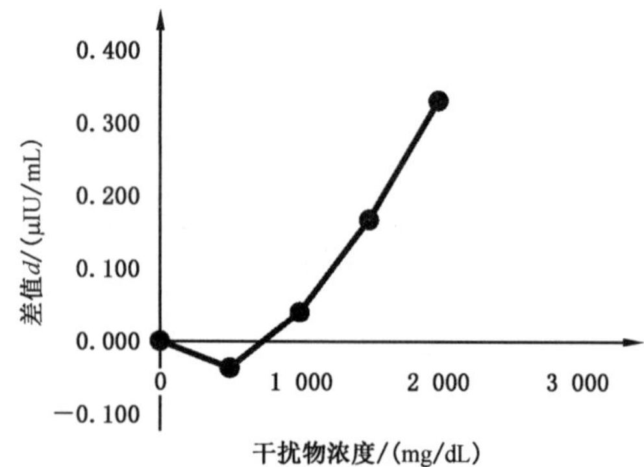

图 B.3 高值样本干扰的线性拟合

从低值样本点对点线性拟合图 B.2 中分析得到，当把临床可接受偏倚 0.03 μIU/mL 代入样本 2 与样本 3 拟合的线性方程中时，计算符合干扰标准时的干扰物浓度为 658.88 mg/dL；在图 B.3 中，不同的干扰物浓度下分析物的检测结果偏差均在临床可接受偏倚范围内，不会对分析物检测造成干扰。

B.4 结果解释

如果不同的分析物浓度，试验得到的可接受干扰物浓度不同，则取其中最低的可接受干扰物浓度作为最终结果。根据上述干扰评价试验得出，待测检测系统可抵抗的血红蛋白干扰浓度为 658.88 mg/dL。

附　录　C
（资料性）
使用临床样本进行的评价示例

C.1　试验方案

分别选取20例EDTA抗凝血浆TSH样本(干扰样本)和血清TSH样本(对照样本),浓度覆盖参考范围和医学决定水平。同时使用待评估测量程序和对比测量程序(对比测量程序宣称适用于血清、EDTA血浆)对所有样本进行检测,整个试验控制在2 h内,记录测量结果。

C.2　试验结果

使用临床样本进行的评价试验结果见表C.1。

表 C.1　使用临床样本进行的评价试验结果

单位:μIU/mL

干扰物	EDTA抗凝剂					
样本编号	对照样本			干扰样本		
	对比测量程序	待评估测量程序	偏差(B)	对比测量程序	待评估测量程序	偏差(B)
1	23.32	23.50	0.185	3.07	2.71	−0.36
2	8.00	2.73	−5.275	6.50	5.64	−0.86
3	5.35	4.47	−0.885	31.12	32.65	1.53
4	5.40	5.15	−0.255	11.34	7.21	−4.13
5	3.37	3.34	−0.025	14.43	14.05	−0.38
6	4.41	3.76	−0.645	1.14	0.94	−0.2
7	10.62	9.47	−1.15	3.00	0.57	−2.435
8	4.36	4.08	−0.28	20.00	13.95	−6.05
9	2.18	2.06	−0.115	20.60	18.95	−1.65
10	6.96	6.50	−0.465	4.66	3.94	−0.725
11	10.00	1.20	−8.8	30.00	22.45	−7.55
12	7.59	7.15	−0.435	2.59	2.09	−0.495
13	17.14	16.70	−0.44	13.47	12.60	−0.87
14	3.06	2.97	−0.095	2.61	2.18	−0.43
15	9.89	8.89	−1	26.91	30.15	3.245
16	6.15	6.14	−0.015	0.77	0.65	−0.12
17	11.23	11.30	0.07	13.74	12.50	−1.24
18	10.17	9.35	−0.82	0.34	0.24	−0.095 5
19	0.19	0.24	0.043	2.49	2.01	−0.48

表 C.1　使用临床样本进行的评价试验结果（续）

单位：μIU/mL

干扰物	EDTA 抗凝剂					
样本编号	对照样本			干扰样本		
	对比测量程序	待评估测量程序	偏差(*B*)	对比测量程序	待评估测量程序	偏差(*B*)
20	3.15	2.76	−0.39	2.02	1.65	−0.37
均值	7.63	6.59	−1.04	10.54	9.36	−1.18
SD	—	—	2.16	—	—	2.39
95%置信区间上限	−0.03			−0.06		
95%置信区间下限	−2.05			−2.30		

C.3　数据分析

计算待评估测量程序和对比测量程序检测结果的偏差。以对比测量程序检测结果为横轴，以偏差计算结果为纵轴进行回归并绘制偏差图，计算两类样本差值的偏差平均值和回归标准误差(表 C.1)与其 95%置信区间(CI)，偏差分析图见图 C.1。

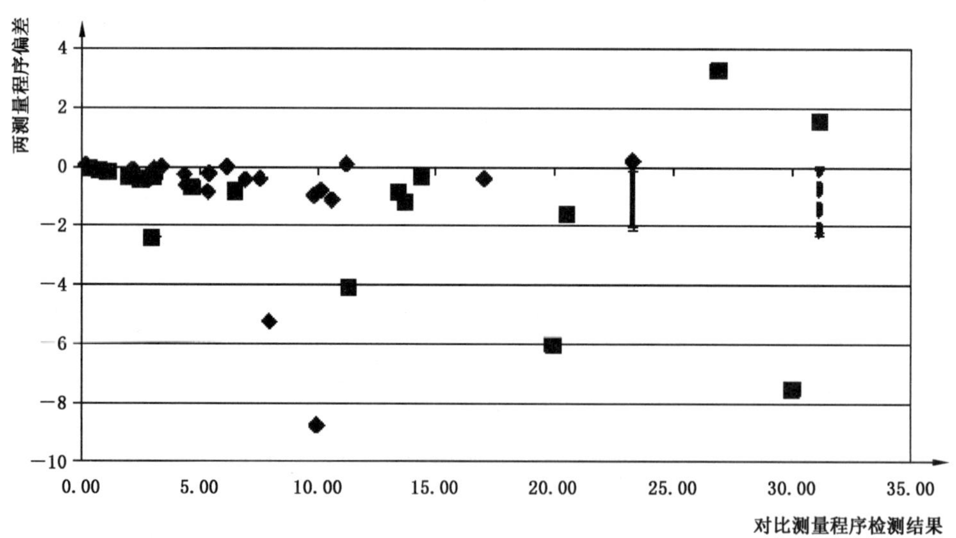

标引说明：

◆ ——对照样本；

■ ——干扰样本；

——对照样本 95%置信区间；

---干扰样本 95%置信区间。

图 C.1　偏差分析

C.4 结果判定

干扰样本偏差均值的95%CI和对照样本偏差均值的95%CI存在交集，则不认为此物质为干扰物。反之则认为被评价干扰物对被评价方法有明显干扰作用。从表C.1的计算结果发现干扰样本偏差均值的95%CI(−2.30，−0.06)和对照样本偏差均值的95%CI(−2.05，−0.03)存在交集，认为EDTA抗凝剂对分析物TSH的测量不存在干扰。

附　录　D
（资料性）
交叉反应评价示例

D.1　试验方案

分别选取促甲状腺激素（分析物）低值样本（0.3 μIU/mL）和高值样本（5.0 μIU/mL）作为基础样本研究交叉反应评价。按照表 D.1 制备相应的贮存液、对照样本和干扰样本，用待测试剂盒在相应的配套仪器上对每个对照样本和干扰样本都重复测定 3 次，获得测量结果。

表 D.1　干扰性能评价样本制备

干扰物质	类型	配制方法
促黄体生成素（LH）	贮存液	配制 4 000 000 μIU/mL 作为 LH 贮存液
	干扰样本	取 0.95 mL 的基础样本，向其中添加 0.05 mL 的 LH 贮存液，将两者充分混匀，作为干扰样本
	对照样本	取 0.95 mL 的基础样本，向其中添加 0.05 mL 稀释液，将两者充分混匀，作为对照样本

D.2　试验结果

试验结果见表 D.2。

表 D.2　交叉反应试验结果

干扰物	干扰物浓度	低值样本	高值样本
		测试结果/（μIU/mL）	测试结果/（μIU/mL）
促黄体生成素（LH）	0 μIU/mL	0.281	4.98
		0.283	5.03
		0.282	5.11
	200 000 μIU/mL	0.312	5.29
		0.305	5.19
		0.298	5.23

D.3　数据分析

预先设置的交叉反应率标准为：−0.1%＜交叉反应率＜0.1%。根据公式（6）分别计算低值和高值样本的交叉反应率，计算结果见表 D.3。

表 D.3　交叉反应率计算结果

干扰物	干扰物浓度	低值样本	高值样本
		测试结果平均值/(μIU/mL)	测试结果平均值/(μIU/mL)
促黄体生成素(LH)	0 μIU/mL	0.282	5.04
	200 000 μIU/mL	0.305	5.24
交叉反应率		0.000 01%	0.000 10%

D.4　结果判定

促黄体生成素(LH)在低值样本和高值样本时的交叉反应率均在可接受范围内，说明 200 000 μIU/mL 的促黄体生成素(LH)不会对分析物检测造成干扰。

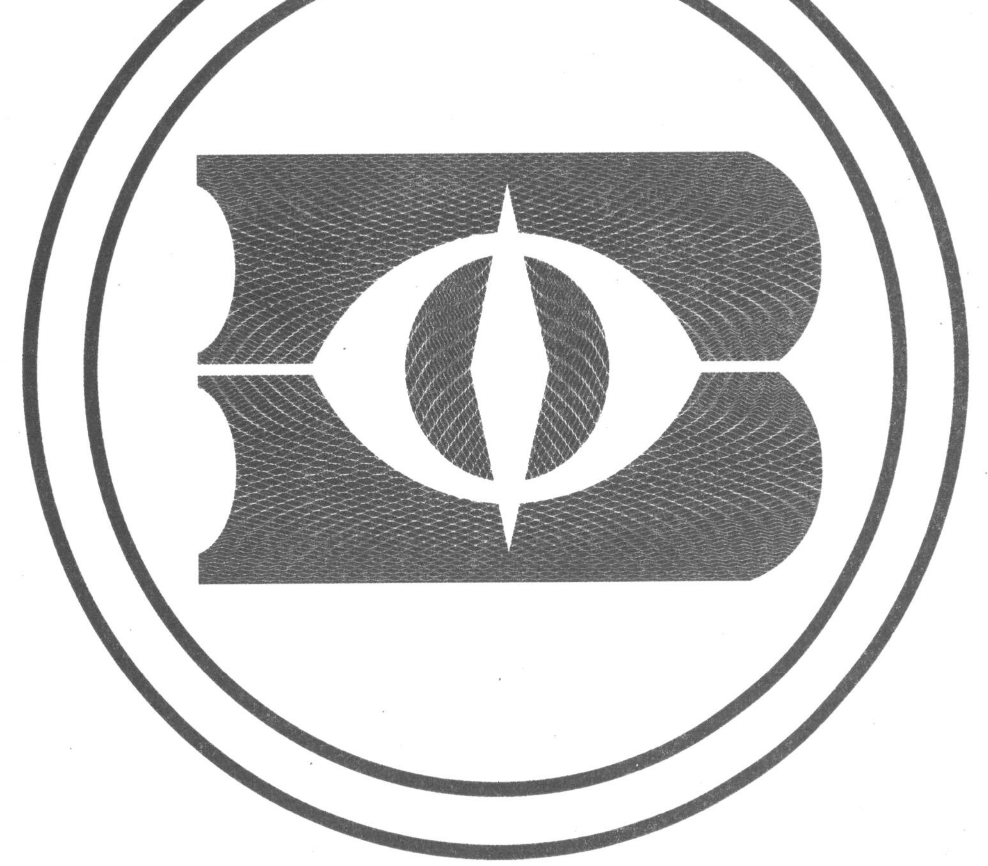

参 考 文 献

［1］ GB/T 3358.1—2009 统计学词汇及符号 第1部分：一般统计术语与用于概率的术语

［2］ GB/T 3358.2—2009 统计学词汇及符号 第2部分：应用统计

［3］ GB/T 3358.3—2009 统计学词汇及符号 第3部分：试验设计

［4］ JCGM 200：2012 International vocabulary of metrology—Basic and general concepts and associated terms (VIM)

［5］ CLSI EP07-A2 Interference Testing in Clinical Chemistry; Approved Guideline-Second Edition（临床生化干扰实验批准指南第二版，2005）

［6］ Interference Testing in Clinical Chemistry. 3rd ed. CLSI guideline EP07（临床生化干扰实验指南第三版，2018）

ICS 11.100.10
CCS C 30

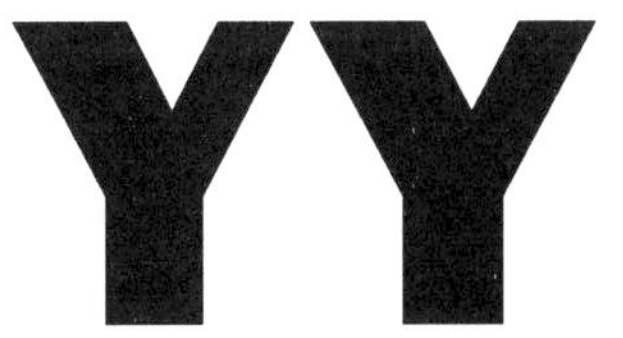

中华人民共和国医药行业标准

YY/T 1789.6—2023

体外诊断检验系统　性能评价方法 第6部分:定性试剂的精密度、诊断灵敏度和特异性

**In vitro diagnostic test systems—Performance evaluation method—
Part 6:Precision, diagnostic sensitivity and specificity of qualitative reagents**

2023-01-13 发布　　　　2024-01-15 实施

国家药品监督管理局　　发 布

前　　言

本文件按照 GB/T 1.1—2020《标准化工作导则　第 1 部分：标准化文件的结构和起草规则》的规定起草。

本文件是 YY/T 1789《体外诊断检验系统　性能评价方法》的第 6 部分，YY/T 1789 已经发布了以下部分：

——第 1 部分：精密度；

——第 2 部分：正确度；

——第 3 部分：检出限与定量限；

——第 4 部分：线性区间与可报告区间；

——第 5 部分：分析特异性；

——第 6 部分：定性试剂的精密度、诊断灵敏度和特异性。

请注意本文件的某些内容可能涉及专利。本文件的发布机构不承担识别专利的责任。

本文件由国家药品监督管理局提出。

本文件由全国医用临床检验试验室和体外诊断系统标准化技术委员会(SAC/TC 136)归口。

本文件起草单位：北京市医疗器械检验研究院、北京水木济衡生物技术有限公司、科美诊断技术股份有限公司、北京市医疗器械审评检查中心、首都医科大学附属北京佑安医院、圣湘生物科技股份有限公司、爱威科技股份有限公司、桂林优利特医疗电子有限公司、珠海丽珠试剂股份有限公司。

本文件主要起草人：李正、杨宗兵、林曦阳、郑婕、娄金丽、邓中平、周丰良、刘云鹏、戴峻英。

引　言

在对体外诊断医疗器械产品进行性能评价时,体外诊断仪器、试剂、校准品等共同参与,反映的是仪器、试剂、校准品等组成的测量系统的性能,因此 YY/T 1789 采用系统的概念进行描述。

分析性能的评价是指对测量系统检测患者样品结果可靠性的估计。体外诊断检验系统的分析性能包括精密度、正确度、检出限与定量限、线性区间与可报告区间、分析特异性、定性试剂的精密度、诊断灵敏度和特异性等。

YY/T 1789 拟由下列部分组成:

——第 1 部分:精密度。目的在于为制造商对定量检验的体外诊断检验系统进行的精密度(包括重复性、实验室内精密度、实验室间精密度)性能评价提供方法指导。

——第 2 部分:正确度。目的在于为制造商对定量检验的体外诊断检验系统进行的正确度性能评价提供方法指导。

——第 3 部分:检出限与定量限。目的在于为制造商对定量检验的体外诊断系统进行的检出限与定量限性能评价提供方法指导。

——第 4 部分:线性区间与可报告区间。目的在于为制造商对定量检验的体外诊断检验系统进行的线性区间与可报告区间性能评价提供方法指导。

——第 5 部分:分析特异性。目的在于为制造商对定量检验的体外诊断检验系统进行的分析特异性性能评价提供方法指导。

——第 6 部分:定性试剂的精密度、诊断灵敏度和特异性。目的在于为制造商对定性检验的体外诊断检验系统的精密度、诊断灵敏度和特异性性能评价提供方法指导。

本文件主要用于评价定性试剂的精密度、诊断灵敏度和特异性。

定性试剂测量结果不同于定量试剂报告具体量值,通常定性试剂只报告定性结果,如阴性、阳性。定性试剂的性能评价通常包括定性试剂的精密度、诊断灵敏度和特异性等,本文件主要针对以上评价项目进行评价方法的介绍。

体外诊断检验系统　性能评价方法 第6部分:定性试剂的精密度、诊断灵敏度和特异性

1　范围

本文件规定了体外诊断检验系统定性试剂的精密度、诊断灵敏度和特异性的性能评价方法。

本文件适用于制造商对定性检验的体外诊断检验系统的精密度、诊断灵敏度和特异性评价。

本文件不适用于结果报告为半定量的体外诊断检验系统的性能评价。

本文件不适用于医学实验室的性能验证,也不适用于产品型式检验。

2　规范性引用文件

下列文件中的内容通过文中的规范性引用而构成本文件必不可少的条款。其中,注日期的引用文件,仅该日期对应的版本适用于本文件;不注日期的引用文件,其最新版本(包括所有的修改单)适用于本文件。

YY/T 1441　体外诊断医疗器械性能评估通用要求

3　术语和定义

下列术语和定义适用于本文件。

3.1

定性检验　qualitative examination

基于物质的化学或物理特性将其识别或分类的一组操作。

示例:化学反应、溶解性、相对分子质量、熔点、辐射特性(发射、吸收)、质谱、核半衰期。

[来源:GB/T 29791.1—2013,A.3.43]

3.2

测量精密度　measurement precision

精密度　precision

在规定条件下,对同一或相似被测对象重复测量得到测量示值或测得量值间的一致程度。

注1:测量精密度通常由不精密度的量度以数字表达,如规定测量条件下的标准差、方差和变异系数。

注2:规定的条件可以是,例如,测量的重复性条件测量的中间精密度条件或测量的再现性条件(见GB/T 6379.5)。

注3:测量精密度用于定义测量重复性、中间测量精密度和测量再现性。

注4:重复测量指在同一或相似样品上以不受以前结果影响的方式得到的结果。

[来源:GB/T 29791.1—2013,A.3.29]

3.3

C_5～C_{95}区间　C_5～C_{95} interval

临界值附近的分析物浓度,可认为此浓度区间之外的分析物检测结果始终为阴性(浓度＜C_5)或始终为阳性(浓度＞C_{95})。

注1:不精密度的存在使得这一区间之内的检测结果并非始终一致。

注 2：字母 C 是目标浓度的缩写，下标（5、50 或 95）表示阳性结果的百分率。

注 3：C_5 即仅有 5％被检样品可判定为阳性时的分析物浓度，C_{95} 即有 95％被检样品可判定为阳性时的分析物浓度。

［来源：WS/T 505—2017，3.2］

3.4

50％浓度 C_{50}

接近临界值的分析物浓度，多次重复检测此浓度的单一样本时将获得 50％的阳性结果和 50％的阴性结果。

［来源：WS/T 505—2017，3.3］

3.5

诊断灵敏度 diagnostic sensitivity

体外诊断检验程序可以识别与特定疾病或状态相关的目标标志物存在的能力。

注 1：在目标标志物已知存在的样品中也定义为阳性百分数。

注 2：诊断灵敏度以百分数表达（数值分数乘以 100）。以 100×真阳性值数（TP）除以真阳性值数（TP）加上假阴性值数（FN）的和来计算，或 100×TP/（TP＋FN）。此计算基于从每个对象中只取一个样品的研究设计。

注 3：目标状态由独立于被考察检查程序的标准定义。

［来源：GB/T 29791.1—2013，A.3.15］

3.6

诊断特异性 diagnostic specificity

体外诊断检验程序可以识别特定疾病或状态相关的目标标志物不存在的能力。

注 1：在目标标志物已知不存在的样品中也定义为阴性百分数。

注 2：诊断特异性以百分数表达（数值分数乘以 100）。以 100×真阴性值数（TN）除以真阴性值数（TN）加上假阳性值数（FP）的和来计算，或 100×TN/（TN＋FP）。此计算基于从每个对象中只取出一个样品的研究设计。

注 3：目标状况由独立于被考察检查程序的标准定义。

［来源：GB/T 29791.1—2013，A3.16］

4 总则

4.1 总体要求

制造商在对体外诊断医疗器械进行性能评价时，其计划、实施、评价和文件化等相关过程应符合 YY/T 1441 的规定。制造商应规定所有管理和实施体外诊断医疗器械性能评估相关人员的责任和相互关系，并确保具备充足的资源。制造商设计评价方案，并进行测试，做好相关记录，所有文件和记录作为该产品技术文件的一部分。性能评价的负责人应对性能评价结果最终评定和审查，并形成评价报告。

4.2 评价方法

定性试剂通常有两种，一种是直接报告阴/阳性，另一种是通过检验结果与规定临界值比较来报告阴/阳性，前一种可能无法获取原始检验结果或其信号值等详细信息，后一种可以获得原始检验结果或其信号值。可获得原始检验结果或其信号值的定性试剂精密度评估可以参照定量试剂精密度评估方法，也可以参照本文件介绍的精密度评价。

本文件规定的定性检验精密度评价方法主要是采用弱阳性及阴性样本、临界值附近样本（即浓度 C_{50} 的样本）进行性能评价，本文件主要侧重于结果的统计分析。

4.3 待评价产品

待评价产品是试剂、仪器、校准物等组成的特定的测量系统，也可以是在特定使用条件下的体外诊断试剂。应对待评价产品的名称、型号/规格、货号、批号等基本信息进行记录并报告。

4.4 试验注意事项

评价试验的研究者应能正确、熟练操作待评价的产品和(或)比较方法，以及相关的校准程序、质控程序、维护程序等。在试验开始时，应对待评价的产品和(或)比较方法进行校准，在试验过程中的校准频率应依照待评价的产品和(或)比较方法的使用说明规定。试验中应运行质控程序，一旦待评价的产品和(或)比较方法出现失控，应重新测定。

应及时检测数据的完整性和有效性。如果因质控原因或其他已识别和确认出的错误来源，影响到数据的真实性时，则剔除错误数据，并及时重复测试以补充数据。若剔除数据较多时，应考虑测量系统性能的稳定性及此时进行性能评价的适宜性。

4.5 数据分析

数据分析不限于本文件所介绍的处理方法，制造商也可根据产品特点进行设计。

5 精密度评价

5.1 概述

定性试剂精密度评价中样本的选择至关重要，建议采用浓度接近临界值的分析物作为被测样本，不宜采用阴性低值或强阳性样本来评价定性试剂的不精密度。应选择包括弱阳性和阴性的至少两个分析物浓度水平样本进行精密度研究。

如适用应选择临界值水平样本进行精密度研究。制造商根据临床灵敏度和特异性建立临界值，结果低于临界值为阴性，高于临界值为阳性。在理想条件下，临界值浓度样本重复性检测时，阴性结果和阳性结果各为50%，此时 C_{50} 等于临界值。但在实际精密度研究中，制造商用于精密度研究的 C_{50} 和临界值可能存在差异，这就会导致定性检测出现偏差。

使用临界值附近样本进行检测，该临界值水平不同于通过 ROC 曲线等方法确定的阳性判断值。临界值浓度水平为多次重复试验时，50%结果为阴性 50%结果为阳性的浓度水平即通常所说的 C_{50}。通常定性检测在分析物浓度接近临界值时的不精密度可以采用图示的方法直观表示，其不精密度曲线在接近临界值处的斜率越大证明其精密度越好。当使用分析物浓度低于 C_{50} 的样本进行精密度研究时，随着浓度的减低阴性结果的比例将增加；当使用分析物浓度高于 C_{50} 的样本进行精密度研究时，随着浓度的升高阳性结果的比例将增加。

定性试剂精密度研究应考虑到运行内的变异和运行间、日内、日间、批次间、操作者间、仪器间和地点间的变异。在适用机型上进行测量精密度的研究。

5.2 分析物浓度接近 C_{50} 的精密度研究

使用 C_5～C_{95} 区间描述分析物浓度接近 C_{50} 的样本重复检测的不精密度，在分析物浓度位于 C_5～C_{95} 区间之外时，方法对样本的重复检测将得到相同的定性结果，因此 C_5～C_{95} 区间宽窄是评价定性方法精密度最直接的指标，区间越窄检测方法的精密度越好。定性试剂的精密度研究，最理想的是通过试验确定一定条件下的整个不精密度曲线，但这需要大量的试验。因此，通常可使用简单的方法，即先建立分析物的 C_{50} 浓度，对该浓度水平样本至少进行 40 次重复检测，确认 C_{50} 浓度；再进行其他浓度样本的重复性检测，并判断某一特定浓度范围，例如 $C_{50} \pm X\%$，是否包含了 C_5～C_{95} 区间。如果 $-X\%$～$+X\%$ 浓度范围包含了 C_5～C_{95} 区间，那么距离 C_{50} 浓度点 $X\%$ 或更远浓度的样本将得到一致的检测结果，即在 C_5～C_{95} 区间之外的样本检测结果可认为是精密的，浓度 $< C_5$，将持续得到阴性结果，浓度 $>$

C_{95}，将持续得到阳性结果。不同产品对同一分析物的 C_5～C_{95} 区间可能不同，制造商按照预期用途和可接受的精密度确定该浓度范围。

对于以定量方式进行定性判断的定性检测试剂，如使用光密度（OD）值、发光信号值、Ct 值（每个反应度内荧光信号到达设定阈值时所经历的循环数）等，制造商按照产品特点结合相关技术指南制定精密度标准。

5.3 确定 C_{50} 附近浓度

通常可选择将阳性样本系列倍比稀释的方法，获得不同浓度样本，然后对各浓度样本重复性检测，确定能够获得 C_{50} 浓度样本的稀释度，处于此稀释度的样本浓度即为 C_{50}。

5.4 样本制备

按照选择的可接受的特性浓度范围，制备 3 份样本，当选择 $\pm X\%$ 浓度范围时，一份浓度为 C_{50}，一份为 $C_{50}-X\%$，一份为 $C_{50}+X\%$，每份样本体积应保证试验重复用量。

5.5 测量方法

每份样本检测 40 次，并确定每份样本检测结果中的阳性和阴性百分比。

5.6 结果分析

5.6.1 C_{50} 是否准确的判断

根据浓度为 C_{50} 的样本在多次重复检测中得到阳性结果的次数判断，当测量次数为 40 次时，阳性结果百分比落在 35%～65% 区间内时判定 C_{50} 是准确的。

5.6.2 候选方法的 $\pm X\%$ 浓度范围是否包含了 C_5～C_{95} 区间

$C_{50}\pm X\%$ 两个浓度水平分别重复进行 40 次检测，当 $+X\%$ 浓度水平阳性结果百分比 $\geqslant 90\%$，$-X\%$ 浓度水平阴性结果百分比 $\geqslant 90\%$ 时，得出 $-X\%$～$+X\%$ 浓度范围包含 C_5～C_{95} 区间，即该方法分析物浓度超过 $C_{50}\pm X\%$ 的样本检测结果一致。

6 诊断灵敏度及特异性

通常在临床应用灵敏度和特异性研究中，对照方法为标准方法时，术语定义为诊断灵敏度和特异性，但绝大多数分析项目没有标准方法，此时术语定义为阳性符合率和阴性符合率。按照公式（1）计算灵敏度/阳性符合率、公式（2）计算特异性/阴性符合率、公式（3）计算 95%CI（此公式计算的是 95% 的得分置信区间，该类试验一般不以精确的置信区间报告其 95%CI）：

$$\mathrm{SE}=\frac{\mathrm{TP}}{\mathrm{TP}+\mathrm{FN}}\times 100\% \qquad \cdots\cdots(1)$$

$$\mathrm{SP}=\frac{\mathrm{TN}}{\mathrm{TN}+\mathrm{FP}}\times 100\% \qquad \cdots\cdots(2)$$

$$95\%\mathrm{CI}=\frac{Q_1 \mp Q_2}{Q_3}\times 100\% \qquad \cdots\cdots(3)$$

式中：

TP——真阳性值数；

FP——假阳性值数；

TN——真阴性值数；

FN——假阴性值数；

T ——真值结果(计算时诊断灵敏度表示真阳性数,诊断特异性表示真阴性数);

F ——假值结果(计算时诊断灵敏度表示假阳性数,诊断特异性表示假阴性数);

$Q_1 = 2T + 3.84$；

$Q_2 = 1.96\sqrt{3.84 + \frac{4\mathrm{TF}}{(T + F)}}$；

$Q_3 = 2(T + F) + 7.68$。

7 示例

定性试剂的精密度、诊断灵敏度和特异性评价的示例参见附录A和附录B。

附 录 A
（资料性）
C_{50}、C_5～C_{95}区间评价示例

A.1 试验方案

选取 Anti-HIV 阳性血清样本和 Anti-HIV 阴性血清样本各 1 例，采用阴性血清梯度稀释阳性样本。按照下列步骤进行：

——确定 C_{50}附近浓度样本，对不同稀释梯度样本检测 20 次，初步确定 C_{50}样本；

——样本制备，用 C_{50}样本制备 C_{50}+15%、C_{50}−15%样本；

——对以上样本分别检测 40 次，按照阳性结果占比在 35%～65%标准确定 C_{50}附近浓度样本是否准确；按照 C_{50}+15%浓度水平阳性结果比≥90%，C_{50}−15%浓度水平阴性结果比≥90%时，判定浓度范围是否包含 C_5～C_{95}区间。

A.2 试验数据

A.2.1 C_{50}附近浓度确定结果

对不同稀释梯度样本检测 20 次，初步确定 1∶10 样本作为 C_{50}样本。检测结果见表 A.1。

表 A.1 梯度样本检测结果

稀释比例	阴性结果	阳性结果
1∶5	1	19
1∶10	9	11
1∶20	19	1

A.2.2 样本检测结果

对 C_{50}、C_{50}+15%、C_{50}−15%各样本检测 40 次，检测结果见表 A.2。

表 A.2 C_{50}、C_{50}−15%、C_{50}+15%样本检测结果汇总表

样本	阴性结果	阳性结果
C_{50}	21	19
C_{50}+15%	2	38
C_{50}−15%	38	2

A.2.3 数据分析

各样本检测结果阴阳性百分比见表 A.3。

表 A.3　阴阳性结果百分比汇总表

结果	阴性	阳性
C_{50}	52.5%	47.5%
C_{50}+15%	5%	95%
C_{50}−15%	95%	5%

C_{50}要求为阳性结果占比在35%～65%之间，阳性结果占比为47.5%符合C_{50}要求，因此1∶10样本作为C_{50}附近浓度样本是准确的。

C_{50}+15%浓度水平阳性结果百分比为95%，C_{50}−15%浓度水平阴性结果百分比为95%，符合C_5～C_{95}区间确定标准，即C_{50}±15%浓度范围包含C_5～C_{95}区间。

A.3　结果判定

人血清中人类免疫缺陷病毒抗体(Anti-HIV)定性检测系统精密度评估中，C_5～C_{95}区间位于C_{50}±15%内，精密度良好。

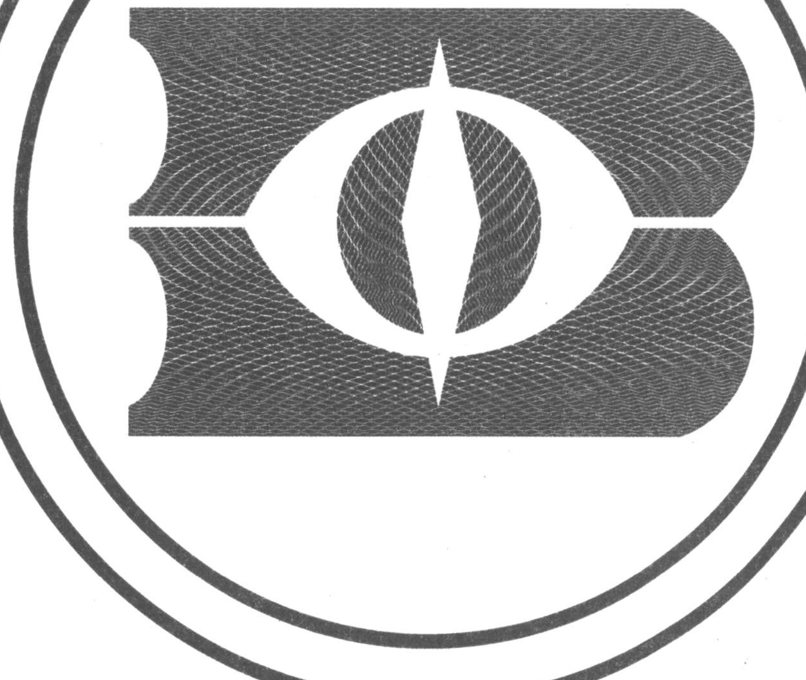

附　录　B
（资料性）
诊断灵敏度及特异性分析示例

B.1　试验方法

使用临床诊断为HBsAg阴性和阳性的样本各100份，每个样本检测1次，进行HBsAg检测系统诊断灵敏度和特异性的研究。

B.2　试验数据

对100份阳性样本和100份阴性样本检测的阴阳性判定结果见表B.1。

表B.1　阴阳性样本检测结果汇总表

待测方法	对照方法		总数
	阳性	阴性	
阳性	TP=90	FP=5	95
阴性	FN=10	TN=95	105
总数	100	100	200

B.3　结果计算

B.3.1　诊断灵敏度(SE)

诊断灵敏度(SE)=TP/(TP+FN)×100%=90/100=90.0%

SE的95%CI=$(Q_{1,SE} \mp Q_{2,SE})/Q_{3,SE}$×100%=82.6%～94.5%

B.3.2　诊断特异性(SP)

诊断特异性(SP)=TN/(FP+TN)×100%=95/100=95.0%

SP的95%CI=$(Q_{1,SP} \mp Q_{2,SP})/Q_{3,SP}$×100%=88.8%～97.8%

B.4　结论

HBsAg检测系统的诊断灵敏度为90.0%，95%CI为82.6%～94.5%；诊断特异性为95.0%，95%CI为88.8%～97.8%。

参 考 文 献

[1] GB/T 3358.1—2009 统计学词汇及符号 第1部分:一般统计术语与用于概率的术语

[2] GB/T 3358.2—2009 统计学词汇及符号 第2部分:应用统计

[3] GB/T 3358.3—2009 统计学词汇及符号 第3部分:试验设计

[4] GB/T 6379.1—2004 测量方法与结果的准确度(正确度与精密度) 第1部分:总则与定义

[5] GB/T 6379.2—2004 测量方法与结果的准确度(正确度与精密度) 第2部分:确定标准测量方法重复性与再现性的基本方法

[6] GB/T 6379.3—2012 测量方法与结果的准确度(正确度与精密度) 第3部分:标准测量方法精密度的中间度量

[7] GB/T 6379.5—2006 测量方法与结果的准确度(正确度与精密度) 第5部分:确定标准测量方法精密度的可替代方法

[8] GB/T 26124—2011 临床化学体外诊断试剂(盒)

[9] GB/T 29791.1—2013 体外诊断医疗器械 制造商提供的信息(标示) 第1部分:术语、定义和通用要求

[10] WS/T 492—2016 临床检验定量测定项目精密度与正确度性能验证

[11] WS/T 505—2017 定性测定性能评价指南

[12] JCGM 200:2012 International vocabulary of metrology—Basic and general concepts and associated terms (VIM)

[13] EP-09c Measurement Procedure Comparison and Bias Estimation Using Patient Samples

[14] EP12-A2 User Protocol for Evaluation of Qualitative Test Performance; Approved Guideline—Second Edition

[15] EP15-A3 User Verification of Precision and Estimation of Bias; Approved Guideline—Third Edition

第四部分

体外诊断常用产品标准

ICS 11.100
C 44

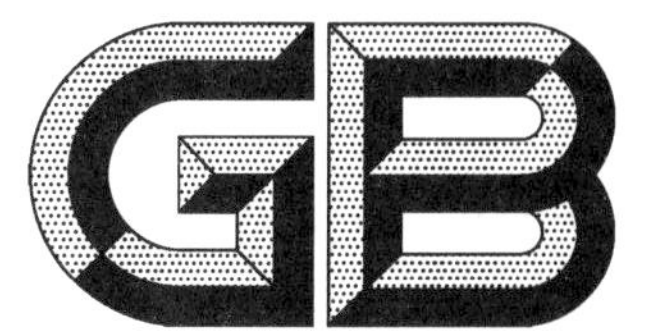

中华人民共和国国家标准

GB/T 18990—2008
代替 GB/T 18990.1～18990.3—2003

促黄体生成素检测试纸（胶体金免疫层析法）

Luteinizing hormone(LH) test strip
(Colloidal gold immunochromatographic assay)

2008-11-03 发布　　　　2009-10-01 实施

中华人民共和国国家质量监督检验检疫总局
中国国家标准化管理委员会　发布

前　言

本标准代替 GB/T 18990.1～18990.3—2003《黄体生成素(LH)检测试纸》。

本标准与 GB/T 18990.1～18990.3—2003 相比，主要变化内容如下：

——将原标准第 1 部分～第 3 部分整合修订为一个标准；

——按《体外诊断试剂注册管理办法》(试行)中的相关要求修改产品名称；

——修改了术语和定义；

——增加了“物理性状”的技术要求和试验方法；

——修改了“临界值”的技术要求和试验方法；

——删去“特异性”要求中“与 HCG 的交叉反应”；

——修改了“重复性”的技术要求和试验方法；

——修改了“稳定性”的技术要求和试验方法；

——增加了“批间差”的技术要求和试验方法。

本标准由国家食品药品监督管理局提出。

本标准由全国医用临床检验实验和体外诊断系统标准化技术委员会归口。

本标准起草单位：昆明云大生物技术有限公司，北京市医疗器械检验所。

本标准主要起草人：马岚、张新梅、周剑雷、邓双胜、赵力生。

本标准所代替标准的历次版本发布情况为：

——GB/T 18990.1—2003，GB/T 18990.2—2003，GB/T 18990.3—2003。

促黄体生成素检测试纸
（胶体金免疫层析法）

1 范围

本标准规定了促黄体生成素检测试纸的术语和定义、技术要求、试验方法、检验和判定、包装、标志和使用说明书、运输和贮存。

本标准适用于通过胶体金免疫层析法原理测定妇女尿液中 LH 水平，以预测排卵时间，用于指导育龄妇女选择最佳受孕时机或指导安全期避孕的促黄体生成素检测试纸（以下简称试纸）。

2 规范性引用文件

下列文件中的条款通过本标准的引用而成为本标准的条款。凡是注日期的引用文件，其随后所有的修改单（不包括勘误的内容）或修订版均不适用于本标准，然而，鼓励根据本标准达成协议的各方研究是否可使用这些文件的最新版本。凡是不注明日期的引用文件，其最新版本适用于本标准。

GB/T 191　包装储运图示标志（GB/T 191—2008，ISO 780：1997，MOD）

3 术语和定义

下列术语和定义适用于本标准。

3.1

促黄体生成素检测试纸　luteinizing hormone（LH）test strip

应用胶体金免疫层析法的原理，检测妇女尿液中促黄体生成素的试纸。

3.2

临界值　cut-off

判定试纸检测结果阴性和阳性的界限值。

4 技术要求

4.1 物理性状

4.1.1 外观

应整洁完整、无毛刺、无破损、无污染。

4.1.2 膜条宽度

应不小于 2.5 mm。

4.1.3 液体移行速度

液体移行速度应不低于 10 mm/min。

4.2 临界值

本试纸的临界值为 25 mIU/mL。

注：本试纸的临界值是根据妇女月经周期尿液中 LH 的水平和变化所设定的浓度值，此值用于预测 LH 峰出现，并预测排卵时间。

4.3 特异性

4.3.1 与促卵泡激素（follicle stimulating hormone，FSH）的交叉反应

检测浓度为 200 mIU/mL 的 FSH，结果均应为阴性。

4.3.2 与促甲状腺激素(thyroid stimulating hormone, TSH)的交叉反应

检测浓度为 250 μIU/mL 的 TSH,结果均应为阴性。

4.4 重复性

取同一批号的试纸 10 条,检测同一浓度的 LH 样品液,反应结果应一致,显色应均一。

4.5 稳定性

在 37 ℃条件下放置 20 d,产品应符合 4.1~4.4 的要求。

4.6 批间差

取 3 个批号的试纸检测浓度为 25 mIU/mL 的 LH 样品液,反应结果应一致,显色应均一。

5 试验方法

5.1 结果判定

结果判定依据如下:

a) 无效:质控线不出现色带;

b) 阴性:仅出现质控线或检测线色带颜色浅于质控线;

c) 阳性:检测线色带颜色与质控线一致或深于质控线。

5.2 试剂

5.2.1 空白对照液

含蛋白的磷酸盐缓冲液(PBS),pH 7.2~7.4。

5.2.2 测定样品液

测定样品液配制:

a) 含有 LH 标准品的样品液:用含蛋白的磷酸盐缓冲液配制 10 mIU/mL、25 mIU/mL 和 50mIU/mL LH 样品液;

b) 含有 200 mIU/mL FSH 标准品的样品液:用含蛋白的磷酸盐缓冲液配制 FSH 浓度为 200 mIU/mL;

c) 含有 250 μIU/mL TSH 标准品的样品液:用含蛋白的磷酸盐缓冲液配制 TSH 浓度为 250 μIU/mL。

5.3 物理性状

5.3.1 外观

随机取 1 条试纸,自然光下目视观察,应符合 4.1.1 的要求。

5.3.2 膜条宽度

随机取 1 条试纸,用游标卡尺测量其宽度,测量 1 次,结果应符合 4.1.2 的要求。

5.3.3 液体移行速度

按说明书进行操作,从试纸浸入样品液开始用秒表计时,直至液体达到图 1 所示的 E 区与 F 区之间的交界线时停止计时,所用的时间记为(t),用游标卡尺测量(A 区+B 区+E 区)的长度,记为(L),则计算 L/t 即为移行速度,结果应符合 4.1.3 的要求。

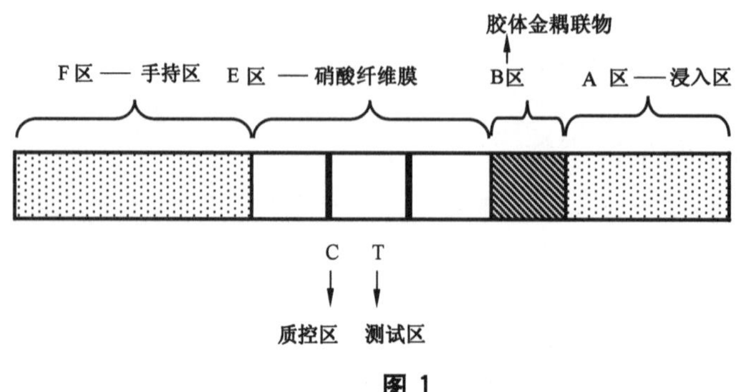

图 1

5.4 临界值

用空白对照液和含有 10 mIU/mL、25 mIU/mL 和 50mIU/mL LH 标准品的样品液分别测定同批号试纸，每个浓度测定 3 条。按厂家说明书进行操作，结果判定如下：

a) 空白对照液：3 条试纸检测结果的检测线均不显色，则判为合格，否则判为不合格；

b) 含有 10 mIU/mL LH 标准品的样品液：3 条试纸检测线的结果均比质控线颜色浅，则判为合格，否则判为不合格；

c) 含有 25 mIU/mL LH 标准品的样品液：3 条试纸检测线的结果均与质控线颜色一致，则判为合格，否则判为不合格；

d) 含有 50 mIU/mL LH 标准品的样品液：3 条试纸检测线的结果均比质控线颜色深，则判为合格，否则判为不合格。

5.5 特异性

5.5.1 与 FSH 的交叉反应

取同批号试纸对含有 200 mIU/mL FSH 标准品的样品液进行测定，测定 3 条。按厂家说明书进行操作，依据 5.1 判定结果，3 条试纸均应符合 4.3.1 的要求。

5.5.2 与 TSH 的交叉反应

取同批号试纸对含有 250 μIU/mL TSH 标准品的样品液进行测定，测定 3 条。按厂家说明书进行操作，依据 5.1 判定结果，3 条试纸均应符合 4.3.2 的要求。

5.6 重复性

用浓度依次为 10 mIU/mL、25 mIU/mL 和 50 mIU/mL 的 LH 样品液分别测定同批号试纸，每个浓度测定 10 条。按厂家说明书进行操作，结果均应符合 4.4 的要求。

5.7 稳定性

取同批号试纸在 37 ℃条件下放置 20 d，按照 5.3～5.6 所示方法检测各要求，应符合 4.5 的要求。

5.8 批间差

取 3 个批号的试纸，每个批号 10 条，共 30 条。按照说明书步骤操作，每个批号的 10 条试纸均重复检测浓度为 25 mIU/mL 的 LH 样品液，3 个批号的检测结果均应符合 4.6 的要求。

6 检验和判定

6.1 批

同一工艺条件下连续生产出的具有同一性质和质量的某种产品。

6.2 抽样量

从同一批中随机抽样，最低抽样量不得少于检测用量的 3 倍。

6.3 检验和判定规则

6.3.1 型式检验

型式检验项目为全项目，每组批产品中均需按本标准进行全项目检验。有下列情况之一时，应进行型式检验：

a) 新产品投产；

b) 材料、配方、工艺有较大改变时；

c) 连续生产中每年不少于一次；

d) 停产整顿后恢复生产；

e) 合同规定或部门要求时。

所有检验项目合格，则通过型式检验；型式检验未通过时，不得进行批量生产。

6.3.2 出厂检验

出厂检验项目为 4.1～4.4，检验合格方可出厂；检验结果中有任一项不符合要求，则进行复检，若复检仍不合格，则判定该批产品为不合格。

7 包装、标志和使用说明书

7.1 销售包装上至少应有下列标志：

a) 产品名称和产品规格；

b) 制造商名称和地址；

c) 生产批号或生产日期；

d) 有效期；

e) 产品标准编号；

f) 生产许可证号；

g) 产品注册证号；

h) 贮存方法；

i) 注意事项。

7.2 运输包装(外包装)上应有下列标志：

a) 产品名称和产品规格；

b) 制造商名称和地址；

c) 生产批号或生产日期；

d) 产品注册证号；

e) 体积(长×宽×高)；

f) “防潮”、“防热”等字样或标志，并应符合 GB/T 191 的有关规定。

7.3 使用说明书中应有下列内容：

a) 产品名称；

b) 包装规格；

c) 预期用途和原理；

d) 操作步骤(应注明多长时间内阅读结果有效；如果是测试条，需注明放入尿液内多长时间后取出)；

e) 结果判定；

f) 注意事项；

g) 贮存条件；

h) 生产单位名称、地址和联系方式；

i) 生产许可证号；

j) 产品注册证号；

k) 产品标准编号。

8 运输和贮存

产品应按产品说明书规定的要求贮存。

产品有效期不少于 12 个月。

参 考 文 献

[1] 医疗器械说明书、标签和包装标识管理规定. 国家食品药品监督管理局.

[2] 体外诊断试剂说明书编写指导原则 国食药监械[2007]240 号.

[3] 中国生物制品标准化委员会. 中国生物制品规程(2000 年版). 北京:化学工业出版社,2000.

[4] 体外诊断试剂注册管理办法(试行) 国食药监械[2007]229 号.

[5] 医疗器械注册产品标准编写规范 国药监械[2002]407 号.

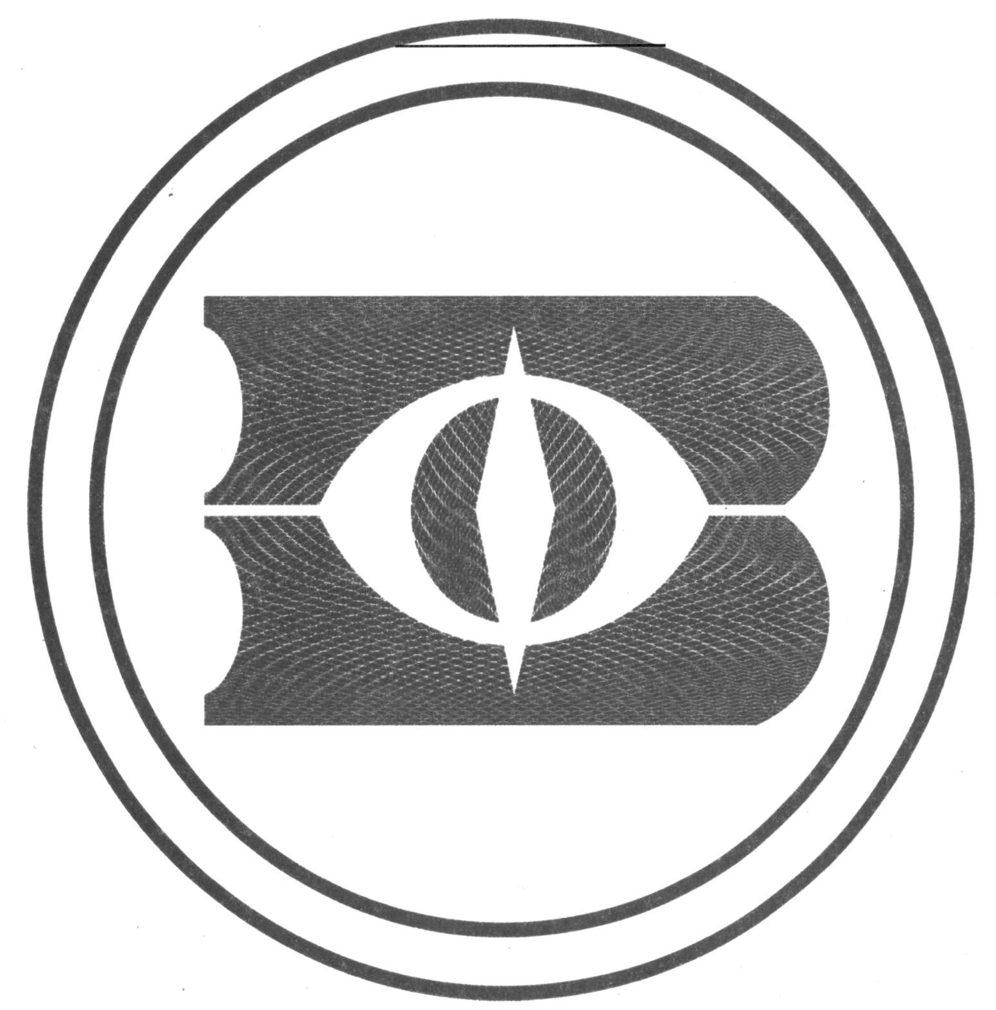

ICS 11.100
CCS C 44

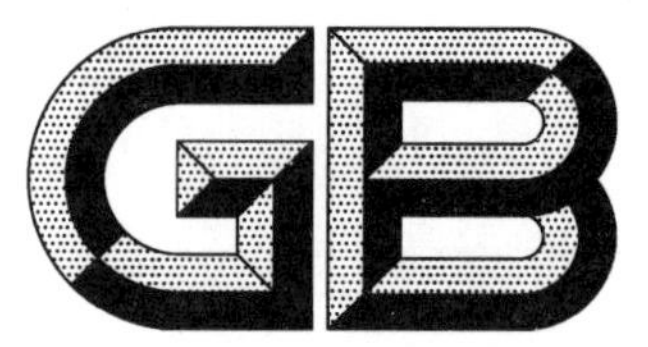

中华人民共和国国家标准

GB/T 19634—2021
代替 GB/T 19634—2005

体外诊断检验系统
自测用血糖监测系统通用技术条件

**In vitro diagnostic test systems—
General technical requirements for blood-glucose monitoring
systems for self-testing**

(ISO 15197:2013, In vitro diagnostic test systems—Requirements for blood-glucose monitoring systems for self-testing in managing diabetes mellitus, NEQ)

2021-10-11 发布　　　　2023-05-01 实施

国家市场监督管理总局
国家标准化管理委员会　发布

前　言

本文件按照 GB/T 1.1—2020《标准化工作导则　第 1 部分:标准化文件的结构和起草规则》的规定起草。

本文件代替 GB/T 19634—2005《体外诊断检验系统　自测用血糖监测系统通用技术条件》,与 GB/T 19634—2005 相比,除编辑性改动外,主要技术变化如下:

——增加了不适用范围(见第 1 章);

——修改了规范性引用文件(见第 2 章,2005 年版的第 2 章);

——术语和定义中,增加了"自测"定义(见 3.1),修改了"准确度""精密度""重复性""批""标签"定义(见 3.9、3.10、3.11、3.13、3.16,2005 年版的 3.1、3.4、3.5、3.8、3.12);

——修改了"血糖仪和血糖试条系统准确度"要求,修改了测试范围和允许偏差(见 4.3,2005 年版的 4.3);

——增加了红细胞压积要求(见 4.4);

——修改了血糖仪安全要求(见 4.8,2005 年版的 4.7);

——增加了血糖仪电磁兼容要求(见 4.9);

——修改了血糖仪和血糖试条系统准确度试验中血糖样品要求(见表 5,2005 年版的表 4);

——增加了红细胞压积试验方法(见 5.5);

——修改了血糖仪安全试验方法(见 5.9,2005 年版的 5.8);

——增加了电磁兼容试验方法(见 5.10);

——修改了标签和使用说明书要求(见第 6 章,2005 年版的第 6 章)。

本文件参考 ISO 15197:2013《体外诊断检验系统　血糖监测系统在管理糖尿病中进行自我测试的要求》起草,一致性程度为非等效。

请注意本文件的某些内容可能涉及专利。本文件的发布机构不承担识别专利的责任。

本文件由国家药品监督管理局提出。

本文件由全国医用临床检验实验室和体外诊断系统标准化技术委员会(SAC/TC 136)归口。

本文件起草单位:北京市医疗器械检验所、北京华益精点生物技术有限公司、三诺生物传感股份有限公司、湖南省医疗器械检验检测所、罗氏诊断产品(上海)有限公司、强生(上海)医疗器材有限公司、桂林优利特医疗电子有限公司。

本文件主要起草人:续勇、宋伟、赵广宇、周倩、曹俐、田伟、金亮、李秋平。

本文件及其所代替文件的历次版本发布情况为:

——2005 年首次发布为 GB/T 19634—2005;

——本次为第一次修订。

引　言

自测用血糖监测系统主要是为非专业人员使用的体外诊断医疗器械，在使用正确的情况下可方便糖尿病患者监测并采取措施来控制血液中的葡萄糖浓度。

本文件的主要目的是在使用者接受了适当的培训、仪器得到了正确的维护、并按照制造商使用说明的校准和质控程序而进行操作的前提下，确立设计由非专业人员使用的血糖监测系统能够得到可接受结果的要求，同时规定了对血糖监测系统性能标准符合性进行验证的程序。

体外诊断检验系统
自测用血糖监测系统通用技术条件

1 范围

本文件规定了自测用血糖监测系统的术语和定义、要求、试验方法、标签和使用说明书、包装、运输和贮存。

本文件适用于体外监测人体毛细血管全血中葡萄糖浓度的自测用血糖监测系统(通常包括便携式血糖仪、一次性试条和质控物质)。

本文件不适用于:

——以诊断糖尿病为目的的血糖浓度测定;

——具有等级测定值的测定程序(如可视性半定量测定程序)、无创型血糖监测系统、连续血糖监测系统。

2 规范性引用文件

下列文件中的内容通过文中的规范性引用而构成本文件必不可少的条款。其中,注日期的引用文件,仅该日期对应的版本适用于本文件;不注日期的引用文件,其最新版本(包括所有的修改单)适用于本文件。

GB/T 191 包装储运图示标志

GB/T 14710 医用电器环境要求及试验方法

GB/T 18268.1 测量、控制和实验室用的电设备 电磁兼容性要求 第1部分:通用要求

GB/T 18268.26 测量、控制和实验室用的电设备 电磁兼容性要求 第26部分:特殊要求 体外诊断(IVD)医疗设备

GB/T 29791.4 体外诊断医疗器械 制造商提供的信息(标示) 第4部分:自测用体外诊断试剂

GB/T 29791.5 体外诊断医疗器械 制造商提供的信息(标示) 第5部分:自测用体外诊断仪器

3 术语和定义

下列术语和定义适用于本文件。

3.1

自测 self-testing

由非专业人员进行的用于评估个体健康状况的检验。

注:通常为在家庭或在医疗机构外的其他场所,没有专业医护人员指导下进行的检验。

[来源:GB/T 29791.1—2013,3.65]

3.2

非专业人员 lay person

未接受过相关领域或学科正式培训的个体。

注:在本文件中,血糖监测系统的用户是指不具有与血糖监测有关的特殊的医学、科学或技术知识的人。

[来源:GB/T 29791.1—2013,3.34]

3.3

血糖监测系统　blood-glucose monitoring system

包括一个便携仪器和与其适配的试条及质控物质，用于体外监测血糖浓度的检测系统。

注：血糖监测系统测量毛细血管样品中葡萄糖浓度，可以用全血葡萄糖或相当的血浆葡萄糖浓度来表示检测结果。本文件所说的浓度是指监测系统报告结果的类型。

3.4

血糖仪　blood-glucose meter

一个血糖监测系统的仪器组件，可以将化学反应的结果转化为样品中的葡萄糖浓度。

3.5

血糖试条　blood-glucose test strips

自测用血糖监测系统的一部分，通过化学或电化学反应产生信号，用以检测存在于样品中的葡萄糖的浓度。

3.6

控制物质　control materials

质控物

被其制造商预期用于验证体外诊断医疗器械性能特征的物质、材料或物品。

［来源：GB/T 29791.1—2013，3.13］

3.7

制造商常设测量程序　manufacturer's standing measurement procedure

经一个或多个制造商的工作校准液或更高类型的校准品校准过的并验证了其预期用途的测量程序。

3.8

系统准确度　system accuracy

由一个测量系统得到的一组有代表性的测量结果与它们各自的参考值的一致性的接近程度。

注1：参考值是指由一个可以溯源至较高级水平参考测量程序的测量程序所赋的值。

注2：系统准确度可以表示为将被评价系统所得结果与其参考值之间差异的95％包括在内的区间。该区间还包括用以为参考值进行赋值的测量程序所具有的测量不确定度。

3.9

准确度　accuracy

一个测得量值与被测量的一个真量值间的一致程度。

［来源：GB/T 29791.1—2013，A.3.24］

3.10

精密度　precision

在规定条件下，对同一或相似被测对象重复测量得到测量示值或测得量值间的一致程度。

注1：精密度的程度是用统计学方法得到的测量不精密度的数字形式表示的，例如标准差（SD）和变异系数（CV），它们都与精密度成负相关。对精密度的定量测量依赖于所规定的条件。

注2：一个给定测量程序的精密度可以根据明确的精密度条件进行分类。某些特定条件下的精密度被称为重复性和重现性。

［来源：GB/T 29791.1—2013，A.3.29］

3.11

重复性　repeatability

在一组测量条件下的测量精密度，包括相同测量程序、相同操作者、相同测量系统、相同操作条件和相同地点，并且在短时间段内对同一或相似被测对象重复测量。

［来源：GB/T 29791.1—2013，A.3.30］

3.12

质控范围　quality control range

制造商规定的由质控物质测得的结果在统计学上可接受的数值区间。

3.13

批　batch；lot

由一个过程或一系列过程生产的具有一致特性的规定量的材料。

［来源：GB/T 29791.1—2013，3.5］

3.14

批间差　batch-batch difference

不同批血糖试条之间测量值的差异。

3.15

红细胞压积　packed cell volume

血液中红细胞的体积分数。

注 1：可以小数(SI)或百分数表示。

注 2：常被称为“血细胞比容”(haematocrit)。

3.16

标签　label

医疗器械或其容器上的印刷、书写或图示的信息。

［来源：GB/T 29791.1—2013，3.33，有修改］

3.17

使用说明　instructions for use

制造商提供的关于安全和正确使用体外诊断医疗器械的信息。

注：包括制造商提供的关于体外诊断医疗器械使用、维护、故障排除和处置的说明以及警告和注意事项。

［来源：GB/T 29791.1—2013，3.30］

4　要求

4.1　外观

自测用血糖监测系统的外观应符合下列要求：

a)　血糖仪外观应整洁，文字和标示清晰；

b)　血糖试条应光洁无毛刺，正面的加样区应洁净无污点；

c)　质控物质的外观应均匀一致。

4.2　血糖仪和血糖试条测量重复性

血糖仪和血糖试条重复测量结果的精密度应符合表 1 的要求。

表 1　血糖仪和血糖试条测量重复性要求

测试范围	精密度
<5.55 mmol/L (<100 mg/dL)	SD<0.42 mmol/L (<7.7 mg/dL)
≥5.55 mmol/L (≥100 mg/dL)	CV<7.5％

4.3　血糖仪和血糖试条系统准确度

血糖仪和血糖试条 95％的测量结果偏差应符合表 2 的要求。

表 2　血糖仪和血糖试条系统准确度要求

测试范围	允许偏差
<5.55 mmol/L (<100 mg/dL)	不超过±0.83 mmol/L (±15 mg/dL)
≥5.55 mmol/L (≥100 mg/dL)	不超过±15％

4.4　红细胞压积

在制造商声称的红细胞压积范围内，血糖仪和血糖试条系统检测结果应满足表 2 的要求，检测结果的差异应满足表 3 要求。

表 3　红细胞压积要求

测试范围	允许偏差
<5.55 mmol/L (<100 mg/dL)	不超过±0.55 mmol/L (±10 mg/dL)
≥5.55 mmol/L (≥100 mg/dL)	不超过±10％

4.5　血糖试条批间差

不同批号血糖试条的批间差应不大于 15％。

4.6　质控物质

质控物质测量结果的 95％应在血糖试条质控范围之内。

4.7　血糖仪环境试验

应符合 GB/T 14710 中适用条款的要求。

4.8 血糖仪安全要求

见 GB 4793.1、YY 0648 和 GB 9706.1 中适用条款的要求。

4.9 血糖仪电磁兼容

应符合 GB/T 18268.1、GB/T 18268.26 和 YY 0505 中适用条款的要求。

5 试验方法

5.1 试验条件

自测用血糖监测系统在试验前需提供下列物质或说明：

a) 血糖仪(同规格血糖仪至少 2 台)，
b) 血糖试条，
c) 符合制造商建议的参照分析仪，
d) 静脉血样或毛细血管血样，
e) 添加适当抗凝剂的采血管，
f) 低速离心机，
g) 吸管，
h) 参照分析仪用的比色杯或小试管，
i) 制造商提供的有关校准和质控程序的使用说明，
j) 适当容量范围的一次性移液器。

5.2 外观

以正常或矫正视力检查。

5.3 血糖仪和血糖试条测量重复性

采集细胞压积为 0.35 L/L～0.50 L/L(35%～50%)的血样提供者的空腹新鲜静脉全血，注入加有制造商建议使用的抗凝剂的试管中，避免溶血。将样品放置在室温(23 ℃±5 ℃)平衡至少 30 min，使样品温度达到室温±2 ℃。应用血糖浓度范围在表 4 中的 5 份静脉全血样品进行重复性试验。每份样品在进行测试之前，应轻轻倒转，使其充分混匀。然后分别在两台血糖仪上按照制造商提供的使用说明中的测量程序重复测试 20 次。

每份样品应在血糖监测系统进行第一次检测之前和最后一次检测之后立即从样品中取出 1 等份，用参照分析仪进行重复检测。如果结果显示有漂移效应[第一次结果和最后一次结果之间的差异在血糖浓度≤5.55 mmol/L(100 mg/dL)时＞0.22 mmol/L(4 mg/dL)或在血糖浓度＞5.55 mmol/L(100 mg/dL) 时＞4%]，则该样品的检测结果无效，而且还需对该样品重新进行检测。计算有效检测结果的标准差(SD)和变异系数(CV)。

可以用 0.9%生理盐水配制的等份葡萄糖液对静脉血样品中的葡萄糖浓度进行调整。稀释的程度不应影响样品的基质。可在样品中加入足量的、符合制造商建议且不会干扰血糖检测的防腐剂(如：马来酰亚胺、氟化物、或一碘化醋酸盐溶液)以避免发生糖酶解。为了获得低葡萄糖浓度血样品，可以将抗凝血样品放置过夜和/或使用制造商定义的孵育条件，使其葡萄糖浓度下降至所需的水平。

表4 重复性试验用血糖浓度范围

样品编号	血糖浓度/[mmol/L(mg/dL)]
1	1.67～2.78(30～50)
2	2.83～6.11(51～110)
3	6.16～8.33(111～150)
4	8.38～13.88(151～250)
5	13.93～22.20(251～400)

5.4 血糖仪和血糖试条系统准确度

选择以下方法之一进行试验。

5.4.1 测试静脉血样(替代毛细血管血样)比对试验

使用血糖浓度范围在表5中的50份静脉全血样品。在用每份样品进行试验之前,要轻轻倒转,使其充分混匀,并将静脉血样氧分压 $p(O_2)$ 调节至8.67 kPa±0.67 kPa(65 mmHg±5 mmHg)。

将每份静脉血样分为3份,第1份用第1台血糖仪测试,第2份用第2台血糖仪测试;第3份使用参照分析仪进行血糖测试,参照分析仪对每个样本测试2次,计算平均值。每台血糖仪测试的静脉血浆结果或由制造商提供的换算公式得到的静脉血浆结果与参照分析仪测试的静脉血浆结果的平均值之间的差异即为偏差。

可以按照如下方法对样品中的血糖浓度进行调整,以获得不同浓度样品:

将静脉血样品收集在加有适当抗凝剂的试管中,将其在温箱中孵育使血糖酵解,即可获得血糖浓度<2.8 mmol/L (< 50 mg/dL)的样品。获得系统要求的样品需要的孵育条件(例如温度)应由制造商确定。

将静脉血样品收集在加有适当抗凝剂的试管中,然后加入适当的葡萄糖,即可获得血糖浓度>22.2 mmol/L(>400 mg/dL) 的样品。

表5 血糖仪和血糖试条系统准确度试验用血糖样品要求

样品数	血糖浓度/[mmol/L(mg/dL)]
2	≤2.78 mmol/L(≤50 mg/dL)
8	(2.78,4.44] mmol/L{(50,80] mg/dL}
10	(4.44,6.66] mmol/L{(80,120] mg/dL}
15	(6.66,11.10] mmol/L{(120,200] mg/dL}
8	(11.10,16.65] mmol/L{(200,300] mg/dL}
5	(16.65,22.20] mmol/L{(300,400] mg/dL}
2	>22.20 mmol/L(>400 mg/dL)

5.4.2 测试毛细血管血

5.4.2.1 试验样品

应通过表皮针刺，如指尖针刺采取至少 50 份不同的毛细血管血样品，样品的浓度范围及数量见表 5。排除性标准，如细胞压积，应基于制造商的使用说明而定。应根据使用说明进行样品的收集、准备、处理，在某些情况下还包括样品的预处理。

注 1：某些情况下，为了保证完成检测，需要进行第二次皮肤针刺采血。

注 2：按照 5.4.1 中的方法对毛细血管血样品中的葡萄糖浓度进行调整，以获得两端极限浓度的毛细血管血样品。

5.4.2.2 试验程序

首先将毛细血管血样分为两等份，其中一等份使用参照分析仪按照制造商的标准测量程序进行血糖测试，参照分析仪对每个样本测试 2 次，计算平均值。另一等份分别用两台血糖仪按照制造商使用说明中的方法进行测试。

如果参照分析仪只能用于测试血浆样品，则应在其中一等份中加入制造商建议的抗凝剂，并立即按制造商的建议离心收集血浆，然后按照制造商的标准测量程序进行血糖测试。

每台血糖仪测试的全血/血浆血糖结果与参照分析仪测试的全血/血浆血糖结果的平均值之间的差异即为偏差。

5.5 红细胞压积

5.5.1 试验样品

试验样品应符合下列要求：

a) 静脉血，样本可以是 1 个或多个供者提供；

b) 样本需在 23 ℃±5 ℃温度下平衡，在评价过程中，温度变化不超过±3 ℃；

c) 血糖监测系统和参考分析方法测量应在样本收集 24 h 内进行。

5.5.2 试验程序

评价红细胞压积影响效应，至少需要满足 5 个压积水平和 3 个血糖浓度的样本。血糖浓度划分间隔见表 6。评价试验也可以扩展包括其他血糖浓度和红细胞压积。

多因素设计(红细胞压积×血糖浓度)优先考虑。其他试验设计有统计学依据的也可以接受。

选择精密度和正确度符合要求的参考测量方法和/或参考仪器，用来测量血糖和压积的参考值。

表 6 红细胞压积影响用血糖浓度范围

样品编号	血糖浓度/[mmol/L(mg/dL)]
1	[1.67,2.78] mmol/L([30,50] mg/dL)
2	[5.33,7.99] mmol/L([96,144] mg/dL)
3	[15.54,23.31] mmol/L([280,420] mg/dL)

5.5.3 样本准备

将血液进行血浆、血细胞分离，然后通过调整血浆、血细胞混合比例来得到所需红细胞压积样本。

最高和最低红细胞压积应当覆盖血糖监测系统所标称的红细胞压积范围。样本中间压积值应在

42%±2%。

具体操作步骤如下：

a) 调节血糖浓度以得到所需血糖值样本；

b) 将混合血平均分成5份；

c) 离心每份血；

d) 搜集血浆；

e) 重新将血细胞加入不同体积血浆以得到一系列样本，包括最高和最低红细胞压积水平；

f) 将每一压积样本用参考测量方法和/或参考仪器进行测量；

g) 将每一压积样本平均分成3等份。

5.5.4 评价程序

每一样本在测量前应轻柔但充分混匀。具体操作步骤如下：

a) 参考测量方法测量2次，计算平均值；

b) 血糖监测系统测量10次，计算平均值；

c) 仪器测量结束后，用参考测量方法测试2次；

d) 比较步骤a)和c)所测量的参考值，以确保在评价过程中血样无变化。如果结果超出预先规定的要求[第一次结果和最后一次结果之间的差异在血糖浓度≤5.55 mmol/L(100 mg/dL)时>0.22 mmol/L (4 mg/dL)或在血糖浓度>5.55 mmol/L(100 mg/dL)时>4%]，那么这个样本的测量值将不被应用，用另一样本重新进行测量。

5.5.5 数据分析和结果呈现

分析每个血糖浓度和红细胞压积所得测量数据，按照下列要求进行分析。具体操作步骤如下：

a) 对于每一样本，计算血糖监测系统测量的血糖值的平均值及参考测量方法测量值的平均值；

b) 对于每一样本，计算血糖监测系统测量值与参考值的绝对偏差和相对偏差，应符合表2的要求；

c) 计算每个样本血糖偏倚平均值与中间水平血糖偏倚平均值的偏差，以确定红细胞压积对于血糖监测系统测量值的影响。

5.6 血糖试条批间差

用3个不同批号的血糖试条在同一血糖仪上分别重复测量正常人空腹新鲜抗凝静脉全血或质控物质10次，分别计算3个批号测量结果的平均值，并计算所有3个批号测量结果的总均值，按式(1)计算批间差。

$$\text{批间差}=(\text{最大均值}-\text{最小均值})/\text{总均值}\times 100\% \qquad \cdots\cdots(1)$$

5.7 质控物质

以同一台血糖仪、同一批血糖试条重复测量20次质控物质的浓度。

5.8 血糖仪环境试验

按照GB/T 14710规定的方法进行试验。

5.9 血糖仪安全试验

见GB 4793.1、YY 0648和GB 9706.1规定的方法。

5.10 血糖仪电磁兼容

按照 GB/T 18268.1、GB/T 18268.26 和 YY 0505 中适用条款的方法进行试验。

6 标签和使用说明书

血糖仪和血糖试条系统的标签和使用说明书应符合 GB/T 29791.4、GB/T 29791.5 要求。

7 包装、运输和贮存

7.1 包装

包装应符合下列要求：

a） 血糖监测系统的包装应能保证免受自然和机械性损坏；

b） 外包装上的标志应使用符合 GB/T 191 要求的符号；

c） 包装袋、盒内应附有使用说明书。

7.2 运输

按照制造商说明书中规定的要求进行运输。

7.3 贮存

按照制造商说明书中规定的要求进行贮存。

参 考 文 献

［1］ GB 4793.1 测量、控制和实验室用电气设备的安全要求 第1部分：通用要求

［2］ GB 9706.1 医用电气设备 第1部分：基本安全和基本性能的通用要求

［3］ GB/T 29791.1—2013 体外诊断医疗器械 制造商提供的信息(标示) 第1部分：术语、定义和通用要求

［4］ YY 0505 医用电气设备 第1-2部分：安全通用要求 并列标准：电磁兼容 要求和试验

［5］ YY 0648 测量、控制和实验室用电气设备的安全要求 第2-101部分：体外诊断(IVD)医用设备的专用要求

［6］ 医疗器械说明书和标签管理规定

ICS 11.100
C 44

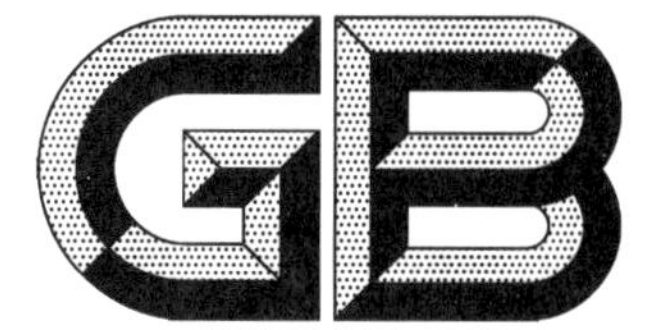

中华人民共和国国家标准

GB/T 26124—2011

临床化学体外诊断试剂(盒)

In vitro diagnostic reagent (kit) for clinical chemistry

2011-05-12 发布　　2011-11-01 实施

中华人民共和国国家质量监督检验检疫总局
中国国家标准化管理委员会　发布

前 言

本标准按照 GB/T 1.1—2009《标准化工作导则　第1部分:标准的结构和编写》给出的规则起草。

请注意本文件的某些内容可能涉及专利。本文件的发布机构不承担识别这些专利的责任。

本标准由国家食品药品监督管理局提出。

本标准由全国医用临床检验实验室和体外诊断系统标准化技术委员会(SAC/TC 136)归口。

本标准起草单位:北京市医疗器械检验所。

本标准主要起草人:毕春雷、刘毅、张宏、王军、胡冬梅。

临床化学体外诊断试剂(盒)

1 范围

本标准规定了临床化学体外诊断试剂(盒)(以下简称“试剂(盒)”)质量检验的通用技术要求，包括术语和定义、分类和命名、要求、试验方法、标签和使用说明、包装、运输和贮存。

本标准适用于医学实验室进行临床化学项目定量检验所使用的基于分光光度法原理的体外诊断试剂(盒)。

本标准不适用于：

a) 性能评价试剂(如仅供研究用试剂)；

b) POCT(床旁快速检测)临床化学体外诊断试剂。

2 规范性引用文件

下列文件对于本文件的应用是必不可少的。凡是注日期的引用文件，仅注日期的版本适用于本文件。凡是不注日期的引用文件，其最新版本(包括所有的修改单)适用于本文件。

GB 3100 国际单位制及其应用

YY 0466—2003 医疗器械 用于医疗器械标签、标记和提供信息的符号

YY/T 0638 体外诊断医疗器械 生物样品中量的测量 校准品和控制物质中酶催化浓度赋值的计量学溯源性

3 术语和定义

下列术语和定义适用于本文件。

3.1

体外诊断试剂 in vitro diagnostic reagent

被生产企业预期用作体外诊断医疗器械的化学、生物学或免疫学组分、溶液或制备物。

[ISO/FDIS 18113-1，定义 3.28]

3.2

临床化学试剂 clinical chemistry reagent

医学实验室进行临床化学项目定量检验所使用的基于分光光度法原理的体外诊断试剂。

3.3

试剂盒 kit

旨在用于完成一个特定体外诊断检验包装在一起的一组组分。

注：试剂盒组分可包括试剂(抗体、酶、缓冲液和稀释液)、校准物、控制物和其他物品和材料。

[ISO/FDIS 18113-1，定义 3.32]

3.4

准确度 accuracy

一个测量值与可接受的参考值之间的一致程度。

注 1：此处引用 ISO 3534-1，在 JJF 1001—1998 中，使用“真值”而不是“可接受的参考值“的概念。

注 2：当“准确度”这一术语应用于一批检测结果时，包括了随机误差部分和一个共有的系统误差或偏差部分。

[ISO 3534-1:1993，定义 3.11]

3.5

参考物质　reference material

具有一种或多种足够均匀和很好地确定了的特性，用以校准测量装置、评价测量方法或给材料赋值的一种材料或物质。

[JJF 1001—1998，定义 8.13]

3.6

有证参考物质　certified reference material;CRM

附有证书的参考物质，其一种或多种特性值用建立了溯源性的程序确定，使之可溯源到准确复现的表示该特性值的测量单位，每一种出证的特性值都附有给定置信水平的不确定度。

注：有些参考物质和有证参考物质，由于不能和确定的化学结构相关联或出于其他原因，其特性不能按严格规定的物理和化学测量方法确定。这类物质包括某些生物物质，世界卫生组织已规定了相应的国际单位。

[JJF 1001—1998，定义 8.14]

3.7

重复性　repeatability

在相同测量条件下，对同一被测量进行连续多次测量所得结果之间的一致性。

[JJF 1001—1998，定义 5.6]

3.8

测量精密度　precision of measurement

在规定条件下，相互独立的测量结果间的一致程度。

注 1：测量精密度不能用于被测量有关的数字值表示，在指定目的下只能以“足够”或“不足”进行描述。

注 2：精密度的程度通常与精密度相反的测量不精密度统计量表示，如标准差和变异系数。

注 3：给定测量程序的“精密度”可以根据特定的精密度条件进行分类。“重复性”与基本不变的条件有关，常称为“序列内精密度”或“批内精密度”。“重现性”与条件改变有关，如：时间、不同实验室、操作者和测量系统（包括不同校准和试剂批号）。

[GB/T 21415—2008，定义 3.23]

3.9

重复性条件　repeatability conditions

在同一实验室，由同一操作者使用相同仪器，按相同的测试方法，并在短时间内从同一被测对象取得相互独立测试结果的条件。

注：基本恒定，预期可以代表能得到最小变异的结果的条件。

[ISO 3534-1:1993，定义 3.16]

3.10

控制物质　control materials

被其生产企业预期用于验证体外诊断医疗器械性能特征的物质、材料或物品。

[ISO/FDIS 18113-1，定义 3.13]

3.11

测量系统的线性　linearity of a measuring system

给出的测量结果与样品中被测量的值直接成比例的能力。

注 1：对与体外诊断医疗器械，线性相关于测量结果在一给定测量范围经校正或线性化以后的测量示值。

注 2：线性通过测量包含被测量已知配方或其间相对关系（不必绝对知道）的样本来评估。当测量结果相对被测量绝对或相对数值作图时，所划曲线对直线的符合程度即线性度的量度。

[ISO/FDIS 18113-1，定义 A.3.21]

3.12

分析灵敏度　analytical sensitivity

校准曲线(或分析曲线)的斜率。

注1:“分析灵敏度”不是“检测限”的同义词。

注2:如果校准函数既非线性关系又不能转化为线性关系,则在不同量值水平上有不同的斜率。

3.13

批　batch;lot

由一个过程或一系列过程生产的具有一致特性的规定量的材料。

注:可以是起始材料、中间材料及终产品。

[ISO/FDIS 18113-1,定义3.5]

3.14

稳定性　stability

试剂(盒)在生产企业规定界限内保持其特性的能力。

注1:稳定性适用于:当体外诊断试剂、校准物或质控物储存、运输和在生产企业规定的条件下使用时;复溶后冻干材料和(或)制备的工作液;打开密封容器的材料;和校准后的仪器或测量系统。

注2:体外诊断试剂或测量系统的稳定性通常用时间量化。稳定性可以计量学性能特征发生一定量的变化的时间或一定的时间内特征的变化量来量化。

注3:改写ISO/FDIS 18113-1,定义3.68。

3.15

标签　label

体外诊断医疗器械或其容器上的印刷、书写或图形信息。

[ISO/FDIS 18113-1,定义3.33]

3.16

使用说明　instructions for use

生产企业提供的关于安全和正确使用试剂(盒)的信息。

注:改写ISO/FDIS 18113-1,定义3.30。

3.17

内包装　immediate container (primary container)

防止内容物受污染和外部环境其他影响的包装。

示例:密封瓶、安瓿或瓶、锡箔袋、密封塑料袋。

[ISO/FDIS 18113-1,定义3.24]

3.18

外包装　outer container

销售包装　sales packaging

用于包装试剂(盒)内包装的材料。

注:改写ISO/FDIS 18113-1,定义3.49。

3.19

预期用途　intended use (intended purpose)

生产企业在技术指标、使用说明和生产企业提供的信息中给出的关于试剂(盒)的预期目的。

注:改写ISO/FDIS 18113-1,定义3.31。

3.20

生产企业　manufacturer

在上市和(或)投入服务前,负责医疗器械的设计、制造、加工、组装、包装或作标识,系统的装配,或改装医疗器械的自然人或法人,不管上述工作由自己完成或由第三方代其完成。

[ISO/FDIS 18113-1,定义3.36]

3.21

失效期 expiry date

在规定的条件下贮存可以保证试剂(盒)的性能特征的时间区间上限。

注：改写 ISO/FDIS 18113-1,定义 3.17。

4 命名和分类

4.1 命名

临床化学体外诊断试剂(盒)产品名称应包含对应的检测项目的中文名称,必要时可增加英文(缩写)名称。

4.2 分类

应描述试剂(盒)组成、规格与检测原理。

5 要求

5.1 外观

符合生产企业规定的正常外观要求。

5.2 净含量

液体试剂的净含量应不少于标示值。

5.3 试剂空白

5.3.1 试剂空白吸光度

用指定的空白液加入试剂作为样品测试时,试剂空白吸光度应符合生产企业给定范围。

5.3.2 试剂空白吸光度变化率

对于速率法测试的试剂,用指定的空白液加入试剂作为样品测试时,试剂空白吸光度变化率($\Delta A/\mathrm{min}$)应不超过生产企业给定值。

5.4 分析灵敏度

试剂(盒)测试 n 单位被测物时,吸光度差值(ΔA)或吸光度变化率($\Delta A/\mathrm{min}$)应符合生产企业给定范围。

5.5 线性范围

试剂(盒)的线性范围内的分析性能应符合如下要求:

a) 线性相关系数 $r \geqslant 0.990$;

b) 线性偏差不超过生产企业给定值。

5.6 测量精密度

5.6.1 重复性

用控制血清重复测试所得结果的重复性(变异系数,CV)应不超过生产企业给定值。

5.6.2 批内瓶间差(干粉或冻干试剂)

试剂(盒)批内瓶间差应不超过生产企业给定值。

5.6.3 批间差

试剂(盒)批间差应符合生产企业规定要求。

5.7 准确度

试剂(盒)准确度应符合生产企业规定要求。

5.8 稳定性

可选用以下方法进行验证:

a) 效期稳定性:生产企业应规定产品的有效期。取到效期后的样品检测试剂空白吸光度、试剂空白吸光度变化率、分析灵敏度、线性范围、重复性、批内瓶间差、准确度应分别符合5.3、5.4、5.5、5.6.1、5.6.2、5.7的要求。

b) 热稳定性试验:检测试剂空白吸光度、试剂空白吸光度变化率、分析灵敏度、线性范围、重复性、批内瓶间差、准确度,应分别符合5.3、5.4、5.5、5.6.1、5.6.2、5.7的要求。

注1:热稳定性不能用于推导产品有效期,除非是采用基于大量的稳定性研究数据建立的推导公式。

注2:根据产品特性可选择a)、b)方法的任意组合,但所选用方法宜能验证产品的稳定性,以保证在效期内产品性能符合标准要求。

6 试验方法

6.1 仪器基本要求

分光光度计或生化分析仪,波长范围覆盖340 nm至700 nm,生化分析仪应带恒温装置(精度±0.1 ℃),吸光度测量精度在0.001以上。

6.2 外观

目测检查,应符合5.1的要求。

6.3 净含量

用通用量具测量,应符合5.2的要求。

6.4 试剂空白

6.4.1 用指定空白样品测试试剂(盒),在测试主波长下,记录测试启动时的吸光度(A_1)和约5 min(t)后的吸光度(A_2),A_2测试结果即为试剂空白吸光度测定值,应符合5.3.1的要求。

6.4.2 计算出吸光度变化值($|A_2-A_1|/t$),即为试剂空白吸光度变化率(ΔA/min),应符合5.3.2的要求。

6.5 分析灵敏度

用已知浓度或活性的样品测试试剂(盒),记录在试剂(盒)规定参数下产生的吸光度改变。换算为n单位的吸光度差值(ΔA)或n单位的吸光度变化率(ΔA/min),应符合5.4的要求。

6.6 线性范围

6.6.1 用接近线性范围上限的高浓度(活性)样品和接近线性范围下限的低浓度(活性)样品,混合成至少5个稀释浓度(x_i)。分别测试试剂(盒),每个稀释浓度测试1～3次,分别求出检测结果的均值(y_i)。以稀释浓度(x_i)为自变量,以检测结果均值(y_i)为因变量求出线性回归方程。计算线性回归的相关系数(r),应符合5.5a)的要求。

6.6.2 用6.6.1方法中稀释浓度(x_i)代入线性回归方程,计算 y_i 的估计值及 y_i 与估计值的相对偏差或绝对偏差,应符合5.5b)的要求。

6.7 测量精密度

6.7.1 重复性

在重复性条件下,用控制物质测试试剂(盒),重复测试至少10次($n \geqslant 10$),分别计算测量值的平均值($\bar{x}$)和标准差(s)。按公式(1)计算变异系数(CV),应符合5.6.1的要求。

$$CV = \frac{s}{\bar{x}} \times 100\% \qquad \cdots\cdots(1)$$

式中:

CV——变异系数;

s ——标准差;

$\bar{x}$ ——测量值的平均值。

6.7.2 批内瓶间差

用控制物质分别测试同一批号的10瓶,并计算10个测量值的平均值($\bar{x}_1$)和标准差(s_1)。

用控制物质对该批号的1瓶重复测试10次,计算结果均值($\bar{x}_2$)和标准差(s_2),按公式(2)、公式(3)计算瓶间差的变异系数(CV),应符合5.6.2的要求。

$$s_{瓶间} = \sqrt{s_1^2 - {s_2}^2} \qquad \cdots\cdots(2)$$

$$CV = \frac{s_{瓶间}}{\bar{x}_1} \times 100\% \qquad \cdots\cdots(3)$$

当 $s_1 < s_2$ 时,令 $CV=0$。

6.7.3 批间差

用控制物质分别测试3个不同批号的试剂(盒),每个批号测试3次,分别计算每批3次检测的均值 $\bar{x}_i$($i=1,2,3$),按公式(4)、公式(5)计算相对偏差(R),应符合5.6.3的要求。

$$\bar{x}_T = \frac{\bar{x}_1 + \bar{x}_2 + \bar{x}_3}{3} \qquad \cdots\cdots(4)$$

$$R = \frac{\bar{x}_{max} - \bar{x}_{min}}{\bar{x}_T} \times 100\% \qquad \cdots\cdots(5)$$

式中:

$\bar{x}_{max}$——$\bar{x}_i$ 中的最大值;

$\bar{x}_{min}$——$\bar{x}_i$ 中的最小值。

$\bar{x}_T$ ——3批试剂检测均值。

6.8 准确度

建议按如下优先顺序,采用下列方法之一测试试剂(盒)的准确度,应符合5.7的要求:

a) 相对偏差

用可用于评价常规方法的参考物质或有证参考物质(CRM)对试剂(盒)进行测试,重复检测3次,取测试结果均值(M),按公式(6)计算相对偏差(B)。

或用由参考方法定值的高、中、低三个浓度的人源样品(可适当添加被测物,以获得高浓度的样品)对试剂(盒)进行测试,每个浓度样品重复检测3次,分别取测试结果均值,按公式(6)计算相对偏差。

$$B=\frac{M-T}{T}\times 100\% \qquad \cdots\cdots(6)$$

式中:

M ——测试结果均值;

T ——有证参考物质标示值,或各浓度人源样品定值。

b) 比对试验

参照EP9-A2的方法,用不少于40个在检测浓度范围内不同浓度的人源样品,以生产企业指定的分析系统作为比对方法,每份样品按待测试剂(盒)操作方法及比对方法分别检测。用线性回归方法计算两组结果的相关系数(r)及每个浓度点的相对偏差。

c) 回收试验

在人源样品中加入一定体积标准溶液[标准溶液体积与人源样品体积比应不会产生基质的变化,加入标准溶液后样品总浓度必须在试剂(盒)检测线性范围内]或纯品,每个浓度重复检测3次,按公式(7)计算回收率。

$$R=\frac{c\times(V_0+V)-c_0\times V_0}{V\times c_s}\times 100\% \qquad \cdots\cdots(7)$$

式中:

R ——回收率;

V ——加入标准溶液的体积;

V_0 ——人源样品的体积;

c ——人源样品加入标准溶液后的检测浓度;

c_0 ——人源样品的检测浓度;

c_s ——标准溶液的浓度。

6.9 稳定性

可选用以下方法进行验证:

a) 效期稳定性:取到效期后的样品按照6.4、6.5、6.6、6.7.1、6.7.2、6.8方法进行检测,应符合5.8a)的要求;

b) 热稳定性试验:取有效期内样品根据生产企业声称的热稳定性条件,按照6.4、6.5、6.6、6.7.1、6.7.2、6.8方法进行检测,应符合5.8b)的要求。

7 标识、标签和使用说明书

7.1 通用要求

标识、标签和使用说明书应符合以下要求:

a) 标识、标签和使用说明书的格式、内容等应适合试剂(盒)的预期用途;

b) 标识、标签和使用说明书应使用试剂(盒)销售国的语言。但名称及生产企业的名称地址不需要使用多种语言;

c) 应使用 YY 0466—2003 规定的符号，如果没有相应标准或所用符号用户可能不理解，则应在使用说明书中对这些符号及使用的颜色进行解释；

d) 所提供的数值单位应被用户理解，应使用 GB 3100 中的符号；

e) 适用时应说明产品的微生物学状态；

f) 除非试剂(盒)的使用显而易见，否则应该提供使用说明书；

——应有相应的说明或符号提示用户在使用试剂(盒)前应仔细阅读使用说明书；

——使用说明书中使用的语言应能被预期用户理解。

g) 应重点提示用户试剂(盒)的重要改变及相关信息位置；

h) 应以文字或符号警示用户存在的危害及风险。YY/T 0316 的要求适用；

i) 试剂(盒)每个组件的名称、字母、数字、符号、颜色及图形都应使用同一种方式进行标记；

j) 试剂使用说明书可以散页形式插入包装内，可在外部容器表面，可在使用手册中，或与仪器或分析系统的使用说明整合在操作手册中；

k) 试剂的使用说明书可用电子版；

l) 可以编码形式提供部分使用说明，并在系统操作手册中进行解释；

m) 如试剂(盒)未随带详细的使用说明书，生产企业应确保用户可以获得试剂(盒)使用说明书的正确版本；

n) 外包装和内包装的标签应包括规定的信息，应用易懂的文字和(或)符号；

示例：打印的质量、字型、字号。

o) 与试剂(盒)一起提供的标识、标签和使用说明书至少应包含使用前的安全处理和贮存。

7.2 外包装标识、标签

外包装标识、标签上应有如下信息：

a) 生产企业名称和地址；

注 1：适用时，地址可包括省，市，地，县和镇。

注 2：外包装上也可提供授权代表、分销商或进口商的名称和地址。

b) 试剂(盒)名称。如果单靠名称不能对试剂(盒)进行唯一性识别，应提供额外的识别方式；

c) 批号。如试剂(盒)包含不同批号的组件，外包装的批号应能保证每个组件的批号可从生产企业的生产记录中溯源；

d) 组成。应包含质量，体积，复溶后的体积和(或)检验号码；

e) 预期用途。如试剂(盒)名称不能反映试剂(盒)的预期用途，应提供简要的预期用途说明；

f) 体外诊断用途；

g) 储存和处置条件：

——应提供在未开封状态下可保证试剂、校准品和控制物质的稳定状态的必要储存条件；

——应规定影响稳定性的其他条件；

——应规定产品处置时所采取的所有其他特殊措施。

h) 失效期：

——应明示在规定储存条件下的失效期；

——失效期应以年、月，适用时以日表示；

——如仅给出年月，失效期应为指定月的最后一天；

——外包装标签上明示的失效期应为最早到期组件的失效期。

i) 警告和预防措施：

——如体外诊断试剂(盒)被认为有危险性(例如：化学，放射性或生物危害性)，外包装应标有适当的警示危险的文字或符号，YY/T 0316 的要求适用；

——对于化学危害，如试剂(盒)没有随带含有适当的危险和安全性说明的使用说明，则应在外包装的标识、标签上进行说明。

7.3 内包装标识、标签

如内包装同时也是外包装，则 7.2 的要求也适用。

内包装标识、标签上应提供如下信息：

a) 小标识、标签规定。如瓶标识、标签上可利用的空间太小以致于不能包括下述所需全部信息，则 f)、g)和 h)的信息可省略或删除；

b) 生产企业的名称或等同的商标或标志；

c) 产品名称。产品名称应确保使用者能正确识别产品；

d) 批号；

e) 组成；

示例：质量，体积，复溶后的体积和(或)检验号码。

f) 体外诊断用途；

g) 储存和处置条件：

——应提供未开封状态下保证产品的稳定状态必需的储存条件；

——如与外包装提供的条件不同，还应提供产品处置所采取的所有其他特殊措施。

h) 失效期。应明示规定储存条件下的失效期，表示方式见 7.2h)；

i) 警告和预防措施：

——如体外诊断试剂(盒)被认为有危险性(例如：化学，放射性或生物危害性)，内包装应标有适当的警示危险的文字或符号，YY/T 0316 的要求适用；

——对于化学危害，如试剂(盒)没有随带含有适当的危险和安全性的说明的使用说明，则应在内包装的标签上进行说明；适用时，应明示试剂预期为一次性使用。

7.4 使用说明书

使用说明书应提供如下信息：

a) 生产企业名称和完整地址或联系方式；

b) 识别。应提供试剂(盒)名称。如果单靠名称不能对试剂(盒)进行唯一性识别，应提供额外的识别方式；

c) 预期用途。应描述预期用途(包括被测量)及使用限制，适用时，应对使用的医学指征进行说明；

d) 测量程序的原理。应说明测量程序的原理，包括反应类型(例如：化学，微生物，或免疫化学)，指示剂或监测系统，和(或)其他适当详细情况；

e) 校准品和真实度控制物质的溯源性：

——应说明校准品和真实度控制物质赋值的计量学溯源性，包括可利用的参考物质和(或)更高级别的参考测量程序；

注：GB/T 21415—2008 和 YY/T 0638 规定了对参考物质和(或)参考测量程序溯源性的要求。

——适用时，应提供相关科学文献或其他可用的参考测量程序或参考物质的文献。

f) 组件。应提供反应成分的性质和量或浓度；应提供影响测量程序的其他组件的相关信息；

g) 额外需要的设备：

——应列出生产企业未提供，但保证试剂(盒)安全有效所需要的所有特殊设备；

——应提供这些设备的识别信息，以及正常使用所需的连接方法。

h) 试剂准备。应描述所有准备试剂的步骤；

i) 储存和首次开封后的寿命：
——如首次开封后的储存条件和有效期不同于试剂标签应给出的储存条件和有效期，则应在使用说明中进行规定；
——适用时，应给出工作试剂的储存条件和稳定性。

j) 警告和预防措施：
——如体外诊断试剂（盒）被认为有危险性（例如：化学，放射性或生物危害性），外包装应标有适当的警示危险的文字或符号，YY/T 0316 的要求适用；
——如体外诊断试剂包含人源或动物源性物质，考虑到由感染物质的感染性及其含量所致的风险，应给出其具有潜在感染性的警告；
——适用时，应明示由于错误使用、合理可预见性的误用以及生产企业不建议的使用方式导致的危险性条件。YY/T 0316 的要求适用；
——适用时，应提供使用后物质安全处理和处置的信息；
——适用时，应明示试剂（盒）预期为一次性使用。

k) 样品收集、处理和储存：
——应详细说明使用的样品和收集、前处理和（或）储存条件的特殊要求；
——应给出患者在样品收集前应做的准备的特殊说明。

l) 检验程序：
——应提供完整详细的需遵循的检测程序的描述；
——应包括所有准备样品所必需的程序，实施检测和获得结果的步骤；
——适用时，应提供稀释方案。

m) 控制过程：
——应提供体外诊断试剂（盒）性能的足够信息和确保其按照说明书正确工作的方法；
——如提供了一个明确的质量控制程序的建议，则应对用户需采取的行动及要求进行说明。

n) 检测结果的计算。应对计算检测结果所采用的数学方法进行解释；

o) 结果的解释：
——应说明检测结果接受和排除的标准，如得到特殊的结果应说明是否应该做附加检验；
——应解释所得检测结果的意义。

p) 性能特征：
——应描述预期用途相关的分析性能特征；
——应描述预期用途相关的诊断性能特征。

q) 如适用，应提供参考区间及参考人群的说明，以及相关的参考文献；

r) 应说明检验程序的限制，包括：
——临床已知相关干扰物质的信息；
——已知的对不合适样品进行检测和潜在后果的信息；
——能影响结果的因素和环境；如适用，携带污染的可能性。

s) 应给出参考文献。

8 包装、运输和贮存

8.1 包装

包装应符合以下要求：

a) 试剂（盒）的包装应能保证免受自然和机械性损坏；

b) 如适用，包装内应附有使用说明书及产品检验合格证。

8.2 运输

按照合同规定的条件进行运输。

8.3 贮存

按照规定的条件进行贮存。

参 考 文 献

［1］ GB/T 19702—2005 体外诊断医疗器械 生物源性样品中量的测量 参考测量程序的说明(ISO 15193:2002,IDT)

［2］ GB/T 21415—2008 体外诊断医疗器械 生物样品中量的测量 校准品和控制物质赋值的计量学溯源性

［3］ YY/T 0316—2008 医疗器械 风险管理对医疗器械的应用

［4］ WS/T 124—1999 临床化学体外诊断试剂(盒)质量检验总则

［5］ JJF 1001—1998 通用计量术语及定义

［6］ ISO 3534-1:1993 统计学 词汇和符号 第1部分:概率与一般统计术语(Statistics—Vocabulary and symbols—Part 1:Probability and general statistical terms)

［7］ ISO/FDIS 18113-1 Clinical laboratory testing and in vitro diagnostic test systems—In vitro diagnostic medical devices—Information supplied by the manufacturer (labelling)—Part 1: General requirements and definitions

［8］ ISO/FDIS 18113-2 Clinical laboratory testing and in vitro diagnostic test systems—In vitro diagnostic medical devices—Information supplied by the manufacturer (labelling)—Part 2: In vitro diagnostic reagents for professional use

［9］ International vocabulary of basic and general terms in metrology, 2nd edition, ISO, Geneva, 1993(VIM 1993).

［10］ NCCLS. Evaluation of Precision Performance of Clinical Chemistry Devices; Approved Guideline. NCCLS document EP05-A, 1999.

［11］ NCCLS. Interference Testing in Clinical Chemistry; Preliminary Guideline. NCCLS document EP07-P, 1986.

［12］ NCCLS. Method Comparison and Bias Estimation Using Patient Samples; Approved Guideline. NCCLS document EP09-A2, 2002.

［13］ EP9-A2 Method Comparison and Bias Estimation Using Patient Samples; Approved Guideline-Second Edition

［14］ Council Directive 98/79/EC of the European Parliament and of the Council of 27 October 1998 on In vitro Diagnostic Medical Devices, Official Journal of the European Union L331, December 7, 1998.

ICS 01.040.19;11.100.01
C 30

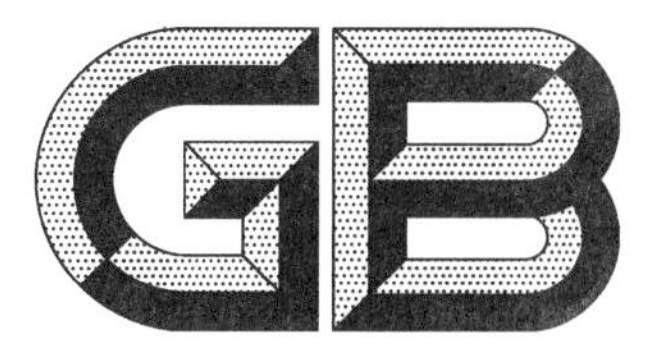

中华人民共和国国家标准

GB/T 39367.1—2020/ISO/TS 17822-1:2014

体外诊断检验系统　病原微生物检测和鉴定用核酸定性体外检验程序　第1部分:通用要求、术语和定义

In vitro diagnostic test systems—Qualitative nucleic acid-based in vitro examination procedures for detection and identification of microbial pathogens—Part 1:General requirements,terms and definitions

(ISO/TS 17822-1:2014,IDT)

2020-11-19 发布　　2022-06-01 实施

国家市场监督管理总局
国家标准化管理委员会　发布

前　言

GT/T 39367《体外诊断检验系统　病原微生物检测和鉴定用核酸定性体外检验程序》计划由以下部分组成：

——第1部分:通用要求、术语和定义；

……

本部分为GB/T 39367的第1部分。

本部分按照GB/T 1.1—2009给出的规则起草。

本部分使用翻译法等同采用ISO/TS 17822-1:2014《体外诊断检验系统　病原微生物检测和鉴定用核酸定性体外检验程序　第1部分:通用要求、术语和定义》。

与本部分中规范性引用的国际文件有一致性对应关系的我国文件如下：

——YY/T 0287—2017　医疗器械　质量管理体系　用于法规的要求(ISO 13485:2016,IDT)。

请注意本文件的某些内容可能涉及专利。本文件的发布机构不承担识别这些专利的责任。

本部分由全国医用临床检验实验室和体外诊断系统标准化技术委员会(SAC/TC 136)归口。

本部分起草单位:北京市医疗器械检验所、中国合格评定国家认可中心、深圳华大因源医药科技有限公司、中山大学达安基因股份有限公司。

本部分主要起草人:代蕾颖、付岳、宫艳萍、蒋析文、王瑞霞。

引　言

基于核酸的体外诊断检验程序目前常用于检验医学中微生物病原体的检测和鉴定。这些检验程序对于检测不易培养的感染原特别有价值。与核酸扩增和检测技术(分子诊断)体外诊断检验程序的近期进展和当前实践相关的综述,参见参考文献[35]、[36]、[37]、[38]、[39]、[41]和[42]。

ISO/TS 17822-1 对用于人体样本中微生物病原体检测和鉴定的体外诊断核酸定性检验程序的相关概念进行了界定,并建立了其设计、开发和性能方面的通用原则。

传统的 PCR 检验程序通常包括三个步骤:(1)样品制备和核酸提取;(2)核酸扩增;(3)核酸检测和鉴定。分析技术持续发展,最近的动力学方法("实时 PCR")将检测并入了扩增步骤中,多重 PCR 则将整个系统进行了整合。

由于核酸检验过程固有的复杂性和优良的分析敏感性,需要对其设计、开发和使用特别注意,注意事项包括分析和临床性能的确立、使用说明的文件化、医学实验室设施的设计、适当的质量保证措施的实施、医学实验室在实际使用条件下对性能特征的验证,以及风险的管理。

与所有体外诊断检验程序一样,作为开发过程的一部分,需要证明基于核酸的检验程序适合其预期的临床用途。为检测和鉴定目标病原体,需要确定和验证分析性能特征。临床表现特征需要根据临床证据来确定和验证,包括评估对患者的益处和风险。使用说明需要明确文件化,需要规定有效的质量保证程序。

在对患者标本进行检验之前,检验程序是否正确执行需要由医学实验室在实际使用条件下进行验证。即以客观证据证明,验证过的检验程序已成功地从实验室或 IVD 制造商移植到医学实验室终端。在这一转移之后,对检验程序的任何修改可要求验证,验证其分析性能和/或临床表现是否仍然适用于其预期用途,包括重新评估修改可能导致的任何风险。

体外诊断检验系统　病原微生物检测和鉴定用核酸定性体外检验程序 第1部分:通用要求、术语和定义

1　范围

GB/T 39367 的本部分适用于:

——为检测和鉴定人类标本中的微生物病原体而开发基于核酸的定性体外诊断检验程序的体外诊断医疗器械制造商、医学实验室和科研实验室;以及

——为检测和鉴定人类标本中的微生物病原体而进行基于核酸的体外诊断检验的医学实验室。

本部分不适用于:

——预期用途不是体外诊断的核酸检验;或

——基于核酸的定量体外诊断检验程序。

2　规范性引用文件

下列文件对于本文件的应用是必不可少的。凡是注日期的引用文件,仅注日期的版本适用于本文件。凡是不注日期的引用文件,其最新版本(包括所有的修改单)适用于本文件。

GB 19781—2005　医学实验室　安全要求(ISO 15190:2003,IDT)

GB/T 22576.1—2018　医学实验室　质量和能力的要求　第1部分:通用要求(ISO 15189:2012,IDT)

GB/T 29791.1—2013　体外诊断医疗器械　制造商提供的信息(标示)　第1部分:术语、定义和通用要求(ISO 18113-1:2009,IDT)

GB/T 29791.2—2013　体外诊断医疗器械　制造商提供的信息(标示)　第2部分:专业用体外诊断试剂(ISO 18113-2:2009,IDT)

GB/T 29791.3—2013　体外诊断医疗器械　制造商提供的信息(标示)　第3部分:专业用体外诊断仪器(ISO 18113-3:2009,IDT)

YY/T 0316—2016　医疗器械　风险管理对医疗器械的应用(ISO 14971:2007,IDT)

YY/T 1579—2018　体外诊断医疗器械　体外诊断试剂稳定性评价(ISO 23640:2011,IDT)

ISO 13485:2003　医疗器械　质量管理体系　用于法规的要求(Medical devices—Quality management systems—Requirements for regulatory purposes)

BIPM JCGM 200:2012　国际计量学词汇　通用、基本概念及相关术语(VIM),第三版[International vocabulary of metrology—Basic and general concepts and associated terms(VIM),3rd edition]

3　术语和定义

GB/T 29791.1—2013、YY/T 0316—2016、ISO 13485:2003 和 BIPM JCGM 200:2012 界定的以及下列术语和定义适用于本文件。

注:来源 GB/T 29791.1—2013 的术语和定义优先于其他来源。

3.1

扩增产物　amplification product

扩增子　amplicon

由目标扩增反应产生的核酸产物。

注：PCR反应产生的扩增子为双链DNA；基于核酸序列的扩增反应（NASBA）或转录介导的扩增反应（TMA）产生的扩增子主要为单链RNA。

3.2

分析性能　analytical performance

检验程序测量或检测特定分析物的能力。

［来源：GHTF/SG5/N6：2012，4.4.1，有修改］

注1：分析性能由分析性能研究决定，该研究被用于评估体外诊断检验程序测量或检测特定分析物的能力。

注2：分析性能特征可以包括分析灵敏度、检出限、分析特异性（干扰与交叉反应性）、正确度、精确度与线性。

3.3

分析特异性　analytical specificity

测量系统的能力，用指定的测量程序，对一个或多个被测量给出的测量结果互不依赖也不依赖于接受测量的系统中的任何其他量。

［来源：GB/T 29791.1—2013，A.3.4］

注1：缺乏分析特异性称为分析干扰（参见GB/T 29791.1—2013，A.3.2）。

注2：免疫化学测量程序缺少分析特异性可能是由于交叉反应（参见GB/T 29791.1—2013，A.3.12）。

注3：测量程序的特异性不应与诊断特异性混淆（参见GB/T 29791.1—2013，A.3.16）。

注4：对于该概念，BIPM JCGM 200:2008使用了选择性而非特异性。

注5：对于定性与半定量检验程序，分析特异性取决于获得与参考方法一致的阴性结果的能力。

3.4

退火　annealing

在特定条件下核酸互补链的杂交过程，例如：引物或探针与互补的目标核酸序列结合。

［来源：ISO 22174：2005，3.4.15］

3.5

临床准确度　clinical accuracy

诊断准确度　diagnostic accuracy

〈检验医学〉检验程序区分有特定情况的患者和没有特定情况的患者的能力。

［来源：CLSI EP29-A］

注1：临床准确性的测量包括临床敏感性与临床特异性。

注2：临床准确性受靶标疾病的患病率或环境的影响。在敏感性与特异性相同时，特定检验程序的临床准确性将随疾病患病率降低而升高。

3.6

临床评价　clinical evaluation

〈检验医学〉对临床证据进行评估和分析，以验证体外诊断检验程序的临床安全性和有效性。

［来源：基于GHTF/SG5/N2R8：2007］

3.7

临床证据　clinical evidence

〈检验医学〉证明某一特定用途的科学有效性和性能的所有信息。

［来源：GHTF/SG5/N6：2012，4.2，有修改］

注1：临床证据或数据可包括体外诊断检验程序的任何临床调查或研究的结果，科学文献中报告的相关研究的结果，以及已发表或未发表的其他临床经验（如不良事件报告）。

注 2：临床证据用于支持 IVD 医疗设备的认证，包括任何关于该设备或检验程序的科学有效性和性能的声明。

3.8

临床性能　clinical performance

〈检验医学〉体外诊断检验程序产生的特定临床条件或生理状态相关的结果与目标人群和预定用户一致的能力。

[来源：GHTF/SG5/N6:2012,4.4.2,有修改]

注 1：临床性能是全球协调工作队(GHTF)及其后续机构国际医疗器械监管论坛(IMDRT)认可的统一术语，虽然有时被称为诊断性或临床有效性。

注 2：对临床表现的评价往往依赖于其他类型的临床检验的结果来定义"真阳性或真阴性"的结果。

3.9

临床灵敏度　clinical sensitivity

诊断灵敏度　diagnostic sensitivity

〈检验医学〉体外诊断检验程序可以识别与特定疾病或状态相关的目标标志物存在的能力。

[来源：GB/T 29791.1—2013,A.3.15]

注 1：在目标标志物已知存在的样品中也定义为阳性百分数。

注 2：诊断灵敏度以百分数表达(数值分数乘以 100)。以 100×真阳性值数(TP)除以真阳性值数(TP)加上假阴性值数(FN)的和来计算，或 100×TP/(TP+FN)。此计算基于从每个对象中只取一个样品的研究设计。

注 3：目标状态由独立于被考察检验程序的标准定义。

3.10

临床特异性　clinical specificity

诊断特异性　diagnostic specificity

〈检验医学〉体外诊断检验程序可以识别特定疾病或状态相关的目标标志物不存在的能力。

[来源：GB/T 29791.1—2013,A.3.16]

注 1：在目标标志物已知不存在的样品中也定义为阴性百分数。

注 2：诊断特异性以百分分数表达(数值分数乘以 100)。以 100×真阴性值数(TN)除以真阴性值数(TN)加上假阳性值数(FP)的和来计算，或 100×TN/(TN+FP)。此计算基于从每个对象中只取出一个样品的研究设计。

注 3：目标状况由独立于被考察检验程序的标准定义。

3.11

临床用途　clinical utility

〈检验医学〉体外诊断检验结果的效用以及对患者和(或)广泛人群的价值。

[来源：GHTF/SG5/N6:2012,4.7,有修改]

注：临床用途支持患者管理的临床决策，例如有效的治疗或预防策略。

3.12

互补 DNA　complementary DNA;cDNA

在逆转录酶存在下合成的与给定的 RNA 互补的单链 DNA，作为合成 DNA 拷贝的模板。

3.13

污染物　contamination

引入的非预期的材料或物质。

3.14

临界值　cut-off value

〈检验医学〉用于鉴别样品，作为判断特定疾病、状态或被测量存在或不存在的界限的量值。

注 1：测量结果高于临界值被认为是阳性而低于临界值被认为是阴性。

注 2：测量结果接近临界值可被认为是非确定性。

注 3：临界值的选择决定检验的诊断特异性和诊断灵敏度。

[来源:GB/T 29791.1—2013,定义 A.3.13]

3.15

变性　denaturation

破坏或改变分析物的结构、功能、酶或抗原特性的物理和/或(生物)化学处理。

[来源:ISO 21572:2013,3.1.6]

注:DNA 的变性导致双链 DNA 分离为单链 DNA。

3.16

脱氧核糖核苷三磷酸　deoxyribonucleoside triphosphate;dNTP

含有脱氧腺苷三磷酸(dATP)、脱氧胞苷三磷酸(dCTP)、脱氧鸟苷三磷酸(dGTP)、脱氧胸苷三磷酸(dTTP)和/或脱氧尿苷三磷酸(dUTP)的溶液。

[来源:ISO 22174:2005,3.3.7]

3.17

检出限　detection limit;limit of detection

由给定测量程序测得的量值,对于此值,错误地声称被测物质中存在该成分的概率为 α,错误地声称不存在该成分的概率为 β。

[来源:BIPM JCGM 200:2008,4.18,有修改]

注 1:术语分析灵敏度有时用于表示检出限,但现在不鼓励这种用法。更多信息参见 GB/T 29791.1—2013 中 A.2.7 和 A.2.8。

注 2:在基于核酸的鉴定检验中,检出限为在方法规定的实验条件下稳定地检测出定量样品中的目标微生物的最低的浓度或含量。

[来源:ISO 22174:2005,3.1.8]

3.18

脱氧核糖核酸　deoxyribonucleic acid;DNA

以双链(dsDNA)或单链(ssDNA)形式存在的脱氧核糖核苷酸聚合物。

[来源:ISO 22174:2005,3.1.2]

3.19

PCR 用 DNA 聚合酶　DNA polymerase for PCR

反复催化 DNA 合成的耐热酶。

[来源:ISO 22174:2005,3.4.17]

3.20

DNA 测序　DNA sequencing

确定 DNA 分子中碱基(腺嘌呤、鸟嘌呤、胞嘧啶、胸腺嘧啶)顺序的方法。

注:序列一般从 5′端开始描述。

3.21

设备确认　equipment qualification

通过检查、测试和文件确认正确的设备已按照事先确定的要求正确安装和运行。

3.22

外扩增对照　external amplification control

以确定量或拷贝数添加到一份分装的提取核酸中的对照 DNA,作为独立反应的扩增对照。

[来源:ISO 22174:2005,3.5.3.2]

3.23

正向工作流　forward work flow

单向工作流　unidirectional work flow

〈检验医学〉物料/样品处理的原则,用于确保原始样品与处理过的样品(包括扩增后的 DNA)在整个检验过程中保持物理隔离。

［来源:ISO 24276:2006,有修改］

3.24

杂交　hybridization

在适当反应条件下互补核酸序列特异性结合的过程。

［来源:ISO 22174:2005,3.6.3］

3.25

鉴定　identification

识别特殊属性来鉴定被测对象的过程。

注:在基于核酸的鉴定检验中,确定分离物属于既定目标核酸序列或生物的过程。

3.26

内扩增对照　internal amplification control

将确定量或拷贝数的已知 DNA 添加到每个 PCR 反应体系中的对照 DNA,作为扩增反应的内部对照。

［来源:ISO 22174:2005,3.5.3.1］

3.27

PCR 反应混合液　mastermix

除目标 DNA 和对照外的其他 PCR 反应成分。

［来源:ISO 22174:2005,3.4.18］

3.28

多重 PCR　multiplex PCR

使用多对引物进行的 PCR 反应。

［来源:ISO 22174:2005,3.4.11］

3.29

阴性提取对照　negative extraction control

提取空白　extraction blank

参与核酸提取全部步骤的不使用检测样品的对照。

［来源:ISO 22174:2005,3.5.4］

3.30

阴性 PCR 对照　negative PCR control

在无任何 PCR 抑制剂的条件下,以无核酸水为模板进行的反应。

［来源:ISO 22174:2005,3.5.6］

3.31

阴性过程对照　negative process control

收集的无目标病原体的样品,该标本作为对照贯穿在分析过程的所有阶段。

注 1:基于核酸的检验过程通常包括样品制备、富集、核酸提取和靶扩增。

注 2:改写 ISO 22174:2005,3.5.2。

3.32

非互补性　noncomplementarity

两条 DNA 或 RNA 序列无法在序列的每个位置都反向平行配对。

3.33

核酸酶　nuclease

将核酸降解成更小的核苷酸单位的酶。

3.34

核酸酶抑制剂　nuclease inhibitor

抑制核酸酶活性的物质。

3.35

核酸　nucleic acid

作为遗传信息或信息表达媒介的大分子。

[来源:ISO 22174:2005,3.1.1]

注:核酸有 DNA 和 RNA 两种类型。

3.36

核酸提取　nucleic acid extraction

从其他生物物质中分离出核酸。

注:一般是为了对核酸进行扩增和分析。

3.37

核酸引物　nucleic acid primer

存在 DNA 聚合酶和三磷酸脱氧核糖核苷酸时,与互补 DNA 序列杂交,作为 DNA 合成起始点的核酸链。

3.38

核酸引物延伸　nucleic acid primer extension

在引物序列的 3′端加入单个脱氧核糖核苷酸形成新 DNA 链的酶促反应过程。

[来源:ISO 22174:2005,3.4.16]

3.39

核酸探针　nucleic acid probe

通过杂交检测目标核酸的标记的已知序列核酸分子。

[来源:ISO 22174:2005,3.6.1]

3.40

核酸纯化　nucleic acid purification

使 DNA 和/或 RNA 更为纯净的过程。

[来源:ISO 22174:2005,3.2.2,有修改]

3.41

聚合酶链式反应　polymerase chain reaction;PCR

体外扩增 DNA 的酶促反应过程。

[来源:ISO 22174:2005,3.4.1]

3.42

PCR 级 DNA　PCR-quality DNA

具有足够长度、纯度和数量的,用于 PCR 反应的 DNA 模板。

[来源:ISO 24276:2006,3.2.3]

3.43

阳性 PCR 对照　positive PCR control

含一定量或拷贝数目标核酸的 PCR 反应。

[来源:ISO 22174:2005,3.5.5]

3.44

阳性过程对照　positive process control

含有靶核酸的样品,其处理方法与检测样品相同。

[来源:ISO 22174:2005,3.5.1,有修改]

注:基于核酸的检验过程通常包括样品制备、浓缩、核酸提取和靶扩增。

3.45

逆转录酶 reverse transcriptase

催化逆转录的酶。

[来源:ISO 22174:2005,3.3.2]

3.46

逆转录 reverse transcription

在脱氧核糖核苷的存在下,应用逆转录酶和逆转录引物从 RNA 模板合成 DNA。

[来源:ISO 22174:2005,3.3.1,有修改]

3.47

核糖核酸酶 ribonuclease

降解 RNA 的酶。

[来源:ISO 22174:2005,3.3.3]

3.48

核糖核酸酶抑制剂 ribonuclease inhibitor

抑制核糖核酸酶活性的物质。

[来源:ISO 22174:2005,3.3.4]

3.49

核糖核酸 RNA ribonucleic acid

以双链或单链的形式存在的核糖核苷酸聚合物。

[来源:ISO 22174:2005,3.1.3]

3.50

逆转录聚合酶链式反应 reverse transcription polymerase chain reaction;RT-PCR

由 RNA 逆转录为 cDNA 和 PCR 扩增两步反应组成的方法。

[来源:ISO 22174:2005,3.4.2,有修改]

3.51

RT-PCR 级 RNA RT-PCR quality RNA

具有足够长度、纯度和数量的,用于逆转录和聚合酶链反应的 RNA 模板。

[来源:ISO 22174:2005,3.2.4]

3.52

逆转录引物 reverse transcription primer;RT-primer

用于逆转录反应的引物。

[来源:ISO 22174:2005,3.3.5,有修改]

3.53

序列数据库 sequence database

〈生物信息学〉由核酸序列、蛋白质序列或其他聚合物序列及相关注释组成的生物数据库。

注 1:注释可与有机体、物种、功能、与特定疾病相关的突变、功能或结构特征、参考书目等有关。

注 2:所有已发表的基因组序列都可以通过互联网获得,因为每个科学期刊都要求任何已发表的 DNA、RNA 或蛋白质序列一定要存储在公共数据库中。

3.54

严格性 stringency

反应中的使用条件的程度,影响杂交特异性,或退火或洗涤。

[来源:CLSI MM01:2012,4.2,有修改]

3.55

目标 DNA target DNA

用作扩增的 DNA 序列。

[来源:ISO 22174:2005,3.4.13]

3.56

热循环仪 thermal cycler

运行 PCR 反应温度转换程序的自动装置。

[来源:ISO 22174:2005,3.4.20]

注:等同采用 ISO 22174:2005 的 SN/T 2102.1—2008 中对此术语翻译为“PRC 仪”。

4 核酸体外诊断检验原则

4.1 通用原则

4.1.1 设计和开发

基于核酸的体外诊断检验程序(包括试剂、设备、软件和使用说明)的设计和开发应遵循文件化的设计和开发控制过程。

设计和开发活动,包括设计和开发控制,应根据既定程序进行规划和批准。

注 1:设计和开发计划可包括设计和开发阶段,审查、验证、确认、临床评估和转化活动(适用于每个设计和开发阶段)、参与设计和开发的不同组之间的对接,风险管理计划(见 6.1),以及相应设计和开发的责任和权限。

设计和开发控制应包括以下内容:

a) 定义预期医疗用途;

b) 基于预期用途的性能要求和其他设计要求;

示例 1:检测限、临界值、分析特异性(包括交叉反应性和干扰)、精密度、携带污染、线性,以及在适当情况下,校准物的互换性和结果对参考物质或参考测量程序的溯源性。

c) 验证各项设计要求得到满足;

d) 确认性能特性适合预期用途;

e) 控制检验程序后续变更;

f) 用户和患者的健康和安全风险管理。

注 2:ISO 13485:2003 中 7.3 描述了一种适用于体外诊断检验程序的 IVD 制造商和其他核酸研发人员的设计和开发控制过程。

ISO 13485:2003 中 4.2.3 的要求适用于与制定检验程序有关的文件和记录的控制。

注 3:设计、开发和文件控制的要求不适用于 IVD 医疗设备或检验程序的开发前的研究活动。

应按照 GB/T 29791.1—2013、GB/T 29791.2—2013 和 GB/T 29791.3—2013 的要求编写使用说明,包括适当的操作手册。检验所需的每个步骤,所需的质量保证措施,以及对实验室设备与公共设备的要求应在使用说明中加以描述。

示例 2:标本采集和处理、核酸提取、核酸扩增、靶标微生物病原体核酸的检测和鉴定、实验室设计、工作流程和实验室实践。

此外,使用说明应包含可在检验程序中处理的核酸序列的说明。

如适用,应在使用说明中解释检验结果的医疗用途及临床用途。

4.1.2 医学实验室实施与使用

医学实验室应记录其检验程序,并保存其决定和实施的记录。实验室处理的核酸序列应记录在案。

GB/T 22576.1—2018 中 4.3 和 4.13 的要求适用于文件和记录的控制。

示例:设备安装和维护、校准品溯源性和测量不确定度、生物参考区间、质量控制程序和标准。

注:ISO 15189 中描述了一种适用于医学实验室和其他核酸使用者的基于体外诊断检验程序的质量管理系统。

实施未经修改且经确认的基于核酸的体外诊断检验程序的医学实验室,应在其投入常规使用前对其性能进行验证。适用于 GB/T 22576.1—2018 中 5.5.1.2 的要求。

对经确认的检验过程的后续修改应得到验证。适用于 GB/T 22576.1—2018 中 5.5.1.3 的要求。

4.2 标本收集,运输和储存条件

标本的收集、运输和储存要求应在使用说明中规定。适用于 GB/T 29791.2—2013 的要求。

注:《分子方法的标本收集、运输、制备和储存》指南见 CLSI MM13-A2[22] 和 JCCLS MM5-A1[28]。

应特别注意标本采集、运输和储存对标本的核酸提取所需步骤的潜在影响。

示例:标本类型、标本容器、标本可接受性标准、标本处理程序以尽量减少因核酸丢失或污染而产生的变化、所需数量、所需添加剂、运输条件、储存条件、稳定性因素和预防措施。

医疗实验室应将标本采集、运输和储存的要求作为说明纳入样品采集手册的相应章节。

4.3 目标核酸序列的选择

选择目标核酸序列的标准应在使用说明中规定。

目标序列应根据目标微生物病原体的核酸进行鉴定。

示例 1:基因组或者质粒 DNA,转录物如病毒 mRNA 或 rRNA 或 cDNA,基因组 RNA,或细菌 16S rRNA 或 23S rRNA。

应酌情使用公开的核酸序列数据库,评估目标序列与其他生物之间的同源程度。

示例 2:国际核苷酸序列数据库合作联盟,其中包括欧洲分子生物学实验室(EMBL)核苷酸数据库[30]、日本的 DNA 数据库(DDBJ)[31]和美国国家生物技术信息中心的 Embanks[32],这三个组织每天交换数据。

注:只有一小部分已知的细菌和病毒种类被测序。有些序列还没有得到验证。

实验室应定期检查序列数据库以了解更新情况,以确定是否需要修改实验室的技术程序。

如果之前的证据不足以表明目标序列普遍存在于目标病原微生物中,应检验足够数量的菌株以提供其普遍存在于目标病原体的统计学确认证据。

示例 3:如果 5%的生物缺少目标序列,那么至少应对 60%的菌株进行检验才能保证有 95%的可能性发现至少一株缺少目标序列的菌株。

4.4 引物(或引物序列)的选择

选择引物序列的程序应被设计用于检测目标微生物病原体。

选择引物的过程应遵循适当的设计标准,例如,长度、鸟嘌呤和胞嘧啶含量、熔解温度,避免二聚体形成和非同源性互补配对,以便于检测目标病原微生物。

应评价多对引物以达到预期性能。

注:可用软件来帮助设计引物。

4.5 核酸制备和稳定性

应在使用说明中定义、确认并记录确保核酸充足制备与提取后核酸稳定的条件。

从样本中提取的核酸的纯度、完整性和产量应足以满足预期用途。如果样品中没有足够的核酸,则应使用同一样品重复提取,或收集另一样品进行提取。

注:有关核酸制备和稳定性的信息,参考 ISO 21571:2005 中 5.2[2]。

实验室应按照使用说明制备和储存核酸提取物,以确保纯度、完整性和稳定性足以进行检验。

4.6 核酸扩增

目前存在几种不同的扩增方法[38][40]。在含有寡核苷酸引物和脱氧核糖核苷三磷酸的反应缓冲液中，目标序列的体外扩增通过DNA聚合酶的催化进行。对于RNA生物体，在扩增目标序列之前需要进行逆转录。

应采取预防措施，避免反应混合物带有聚合酶抑制剂。

注：有关核酸制备和稳定性的信息，参考ISO 21569:2005中7.3[1]。

4.7 核酸检测和鉴定

检测扩增目标的方法应能够揭示研究中遗传因素的存在、缺失或特征，与适当的对照相比，并在所用检验程序和所检测样品的检测限内。

所选扩增目标序列的检测方法应确认其检测扩增的能力。确认应包括与参考测量程序或其他公认的检验程序进行比对。

注：有关核酸检测和鉴定方法的信息，参考ISO 21569:2005中7.6[1]。

4.8 试剂稳定性与储存条件

应规定和确认试剂的稳定性和储存条件，并在使用说明中说明。适用于YY/T 1579—2018和GB/T 29791.2—2013的要求。

应特别注意如下内容：

a) 确立试剂保存期，包括合适的运输条件，以确保产品性能得到保持；

b) 确立第一次打开主容器后所用试剂的稳定性；

示例：运输稳定性、复溶稳定性、开瓶稳定性。

c) 监测已投放市场或已分发使用的试剂的稳定性；以及

d) 在对试剂进行可能影响稳定性的修改后验证稳定性指标。

根据使用说明，在适当的情况下，实验室可将分析方法所需的反应溶液进行分装，以避免反复冻融，并减少污染的机会。

5 性能特征

5.1 通用要求

5.1.1 开发设计

与微生物病原体检测和鉴定相关的分析和临床临界值以及性能特征，应根据预期用途进行确认和验证，并记录在使用说明中。适用于GB/T 29791.2—2013中7.16的要求。

除非另有规定，否则性能特征应代表整个检验过程的性能。

规定的分析性能特征应包括分析灵敏度、检出限、分析特异性(交叉反应性和干扰)，以及在适当情况下的正确度和测量精密度。应描述和记录用于确定分析性能特征的统计方法和理论依据。

具体的临床性能特征应取决于检验结果的预期用途。

示例：特定传染病的诊断。

应在使用说明中确定、确认和规定维持所需性能特征所需的控制程序和控制物质。GB/T 29791.2—2013中7.13的要求适用。

5.1.2 医学实验室的实施与使用

与预期用途有关的性能特征，在检验程序投入常规使用前，应由医学实验室进行验证。适用于

GB/T 22576.1—2018 中 5.5.1.2 的要求。

注 1:有关评价定性检验程序性能的指南,参考 CLSI EP 12:2008[15]。

测量不确定度应足以满足预期用途。

注 2:有关测量不确定度评定的信息,参考 JCGM 100:2008("GUM")[12]、技术报告 1/2006,欧洲实验室,2006[27]和 CLSI EP29-A:2012[19]。

注 3:扩展的测量不确定度可用于描述临界值周围的不确定"灰色区域"。

实验室应制定质量保证程序,并考虑使用说明中的建议。应记录选择控制物质和控制程序的理由。

注 4:有关建立质量保证程序的指南,参考 ISO 24276:2006[6]。

在任何影响检验的程序更改后,应重新评估相关的性能特征,并定期进行审查。重新评估的频率应基于与错误结果相关的风险。

示例:校准、试剂更换、设备维护、新操作人员。

5.2 具体要求

5.2.1 临界值

检测和鉴定目标微生物病原体的分析临界值应根据预期用途的要求确立。

注:有关使用受试者工作特性曲线确立临界值的信息,参考 CLSI EP24-A2:2012[18]。

检验程序最初投入使用时,应验证临界值,并应在批次变更、仪器维护和适用于预期用途的周期内进行验证。

5.2.2 检出限

应确定 95%置信度的样品中可检测到的目标 DNA 序列的最小量。

注:有关确定检出限的信息,参考 CLSI EP17-A2:2012[16]。

检出限应在检验程序最初投入使用时进行验证,并应在批次变更(如新的主混合料)、仪器维护以及适用于预期用途的周期内进行验证。

5.2.3 分析特异性

应在整个检验过程中确定目标微生物病原体的分析特异性。

交叉反应性应由一组相关生物体进行检查。干扰应由一组相关内源和外源物质进行检查。

假阳性率应以足够数量的无靶序列的样品(阴性标本)确定。

应评价样本处理程序从核酸提取步骤到微生物病原体的检测和鉴定步骤中对检验程序的干扰。

注 1:有关"分析特异性"的信息,参考 GB/T 29791.1—2013 中 A.2.6。

注 2:有关评价分析干扰和交叉反应性的指南,参考 CLSI EP07-A2:2005[14]。

5.2.4 测量精密度

在适当情况下,应确定测量结果的相关精密度特征。

示例:重复性、中间精密度、再现性。

注 1:如果定性结果(如阳性和阴性结果)是由数值测量结果确定的,则临床临界值附近的测量精度是相关的性能特征。

注 2:有关测量精密度评价的通用原则和确定测量精密度相关组成部分的指南,参考 CLSI EP05:2004[13]、ISO 5725-1[7]、ISO 5725-2[8]、ISO 5725-3[9]和 ISO/TR 22971:2005[10]。

注 3:有关体外诊断医疗器械标签中测量精密度要求(重复性、中间精密度和再现性)的信息,参考 GB/T 29791.1—2013 中 A.2.3。

测量精密度应在检验程序最初投入使用时进行验证,并应持续监测。合适的控制物质可用于监测测量精密度。监测间隔应适合预期用途。

注 4：有关测量不确定度确定中重复性、再现性和正确度评估的使用指南，参考 ISO 21748:2010[4]。

5.2.5 临床性能

与预期用途有关的检验程序的临床性能特征，应根据临床证据确定。

由于临床表现取决于被评估人群中目标条件的流行程度，因此任何临床表现的声称都应附有预期人群的描述和统计方法。

示例：临床敏感性、临床特异性、临床准确性。

注 1：有关临床证据和临床表现的信息，参考 GHTF SG5/N6:2012[25]。

注 2：有关临床准确性的信息，请参考标准化倡议[33]。

注 3：有关体外诊断医疗器械的科学有效性测定和临床性能评价的信息，参考 GHTF SG5/N7:2012[26]。

临床证据应包括对确诊为感染者和未确诊为感染者的标本的研究。临床研究中使用的样品数量应具有统计合理性。

注 4：临床准确度的评价可以基于分析和临床标准的结合，以确定是否存在预期的感染。

5.3 质量控制和质量保证程序

5.3.1 控制物质

应确定并使用适当的控制措施，以降低由于检验程序执行不当而产生错误结果的可能性。应进行错误可能性评估和适当的控制，以尽量减少错误可能性，并记录选择控制物质和程序的原因。

例如：

a) 阳性对照(包含目标核酸)监测对目标病原体的检测能力。

b) 阴性对照(无目标核酸)监测分析特异性。

c) 在适当情况下，空白对照验证试剂无污染或无不可接受的背景信号。

可将内对照加入原始样品基质中(血清、血浆、培养基)并独立于目标进行提取、扩增、分析和检测。内对照应与目标在同一试管中进行处理。

考虑到使用一个内对照的固有困难，公认的具有良好性能的外对照在试验中也可以与试验样品并行运行。

示例：将阳性和阴性患者样品分别用作阳性和阴性对照。

5.3.2 医学实验室设计和工作流程

用于进行核酸检测程序的医学实验室的设计和布局，应考虑到这些程序的特殊需要。应采取适当的预防措施，最大限度地降低污染导致假阳性结果的风险(见第 6 章)。

例如：

a) 试剂制备、标本制备(包括 DNA 和 RNA 分离)和目标检测的单独工作区。

注 1：通过使用不同房间进行物理隔离是最有效的，因此也是分隔工作区域的首选方式。

b) 人员流动和单项工作流程从样品制备区到样品分析区。文件化实验室程序(见 5.3.3)，以减少接触扩增后分析区域的实验室设备、衣物和人员污染试剂制备及样本制备区域的机会。

注 2：通用说明和要求参见 ISO 24276:2006 中 6.4[6]。

5.3.3 医学实验室操作规范

设计和实施医学实验室内的工艺流程，防止污染，确保检验质量。

实验室程序应至少包括以下预防措施，如适用，以减少污染的可能性。对试剂制备、标品制备、扩增和检测使用单独设备以及用品的要求不适用于在同一仪器上执行的步骤：

a) 使用专用的设备和相关材料用于试剂准备、标本制备和扩增后分析。

b) 每一操作步骤更换手套,或者如有需要可更频繁地更换,以及在进入或重新进入各个分离的实验区时更换手套。
c) 放置实验服至特定区域,当进入或离开每一区域时更换实验服。
d) 加入样品前,首先将非样品成分加至反应管中。
e) 不使用试剂时,保持试剂管盖紧。
f) PCR 扩增子的后续操作(如凝胶电泳或 DNA 测序),在打开 PCR 反应管盖之前短暂离心。
g) 实验手册或记录本不允许从含有样品核酸或扩增子的区域移动到"洁净"区域。
h) 不允许将在含有样品核酸或扩增子的区域(污染区域)打印的凝胶电泳照片移至不含有样品核酸或扩增子的区域(清洁区域)。不允许将相机的存储卡从扩增后的区域移至另一区域打印。

注:在含有样品核酸或扩增子的区域中产生的凝胶图像可以通过电子传输打印。

5.3.4 商用设备(包括软件)

应根据制造商的使用说明和实验室程序文件安装、鉴定、校准和维护用于进行核酸检验的设备,包括进行分析所需的软件。适用于 GB/T 22576.1—2018 中 5.3 的要求。

如适用,应验证实验室仪器与现有 IT 基础设施的整合情况。

适用于 GB/T 22576.1—2018 中 5.10 的要求。

示例:数据库连接、生物信息功能等。

5.3.5 医学实验室人员

核酸检验的操作人员需要具有操作资格并经过培训,还应持续学习以维持能力。适用于 GB/T 22576.1—2018 中 5.1 的要求。

5.3.6 质量保证程序

应执行适当的质量保证程序确保核酸检验结果的质量。适用于 GB/T 22576.1—2018 中 5.6 的要求。

特别是,质量保证程序的设计应尽量减少假阳性和假阴性结果。应采取控制措施,防止核酸体外诊断检查三个主要阶段的潜在失败:(1)样品制备和核酸提取;(2)核酸扩增;(3)核酸检测和鉴定(见第 6 章)。

5.4 结果报告

应实施适当的程序以确保及时报告结果。适用于 GB/T 22576.1—2018 中 5.8 的要求。

除了 GB/T 22576.1—2018 中 5.8.3 的要求外,报告还应包括以下内容:

a) 目标核酸;
b) 采样日期和检验日期;
c) 检验结果;
d) 所用程序的描述,包括扩增和提取;
e) 使用的质控;
f) 样本的来源证明和样本类型;
g) 重要结果和/或结果解释;
h) 检验程序的局限性。

应说明微生物病原体定性检测和鉴定的参考区间。

示例:"未检出"或"低于检出限"。

6 风险管理

6.1 通用

任何开发、制造、传播和/或执行核酸体外诊断检验程序的机构，都有管理患者、用户和其他个人的健康和安全风险方面的责任。

风险管理过程应作为一个持续的过程进行建立、记录和维护，以识别与使用体外诊断检验程序相关的危险，评估相关风险，将这些风险控制在可接受的范围内，并监控风险控制的有效性。

风险管理的职责和活动应由最高管理者按照既定程序进行规划和批准。

注：风险管理计划可以包括风险可接受性标准、职责和权限、风险分析和评价、风险控制验证活动、风险管理评审要求、风险效益分析，以及与监测持续使用检验程序的风险相关的活动。

6.2 设计和开发风险管理

应根据预期用途在检验程序开发的过程中分析使用核酸体外检验微生物病原体的相关风险，并评估风险是否可接受。这些活动应按照程序文件执行。

考虑的风险至少应包括：

——假阴性和假阳性检验结果对患者的风险，以及

——对实验室工作人员和其他与执行检验程序有关的用户的风险，包括生物危害。

应分析核酸检验的三个主要阶段中可能出现的潜在失败模式和使用错误，以识别危害和危险情况并评估风险。不可接受的风险应降低到可接受的水平，或在合理可行的范围内尽量降低。可进行风险效益分析，以确定风险的可接受性。

注1：有关适用于体外诊断检验程序的体外诊断设备制造商和其他开发商的风险管理过程，参考 YY/T 0316—2016。附件 H 中描述了体外诊断医疗器械的指南。

注2：有关在质量管理体系中实施风险管理原则和活动的指南，请参阅 GHTF/SG3/N15R8:2007[23]。

检验程序附带的使用说明应包括使医学实验室能够控制假阴性和假阳性检查结果对患者的风险的信息，以及在适当情况下控制风险的建议。应披露任何重大的剩余风险。

注3：风险控制措施可包括质量控制活动、警告、具体使用说明、预防性维护等。

6.3 医学实验室风险管理

医学实验室应分析核酸检验过程，以确定潜在的失败模式、使用错误、危害和危险情况，并在执行检验过程之前，应对患者和实验室工作人员的风险进行估计和评价，以确定其可接受性。

根据风险管理计划，验证并执行保护患者和实验室工作人员免受已识别的危险和危险情况影响所必需的风险控制措施。

医疗实验室应确保实验室工作人员和服务人员的安全和防护。适用于 GB 19781—2005 的要求。

注1：YY/T 0316—2016 和参考文献[23]中描述的一般原则和风险管理实践也可适用于医学实验室。

注2：有关减少实验室误差的通用指南，参考 ISO/TS 22367:2008[11]。

注3：有关基于风险管理原则的质量控制计划的信息，参考 CLSI EP23[17]。

参 考 文 献

[1] ISO 21569:2005 Foodstuffs—Methods of analysis for the detection of genetically modified organisms and derived products—Qualitative nucleic acid based methods

[2] ISO 21571:2005 Foodstuffs—Methods of analysis for the detection of genetically modified organisms and derived products—Nucleic acid extraction

[3] ISO 21572:2013 Foodstuffs—Molecular biomarker analysis—Protein-based methods

[4] ISO 21748:2010 Guidance for the use of repeatability, reproducibility and trueness estimates in measurement uncertainty estimation

[5] ISO 22174:2005 Microbiology of food and animal feeding stuffs—Polymerase chain reaction (PCR) for the detection of food-borne pathogens—General requirements and definitions

[6] ISO 24276:2006 Foodstuffs—Methods of analysis for the detection of genetically modified organisms and derived products—General requirements and definitions

[7] ISO 5725-1:1994 Accuracy (trueness and precision) of measurement methods and results—Part 1:General principles and definitions

[8] ISO 5725-2:1994 Accuracy (trueness and precision) of measurement methods and results—Part 2:Basic method for the determination of repeatability and reproducibility of a standard measurement method

[9] ISO 5725-3:1994 Accuracy (trueness and precision) of measurement methods and results—Part 3:Intermediate measures of the precision of a standard measurement method

[10] ISO/TR 22971:2005 Accuracy (trueness and precision) of measurement methods and results—Practical guidance for the use of ISO 5725-2:1994 in designing, implementing and statistically analysing interlaboratory repeatability and reproducibility results

[11] ISO/TS 22367:2008 Medical laboratories—Reduction of error through risk management and continual improvement

[12] BIPM JCGM 100:2008 Evaluation of measurement data—Guide to the expression of uncertainty in measurement ("GUM")

[13] CLSI EP05-A2 Evaluation of Precision Performance of Quantitative Measurement Methods. Approved Guideline, Second Edition, 2004

[14] CLSI EP07-A2:2005 Interference testing in clinical chemistry; Approved guideline

[15] CLSI EP12-A2 User Protocol for Evaluation of Qualitative Test Performance. Approved Guideline, Second Edition, 2008

[16] CLSI EP17-A2 Protocols for Determination of Limits of Detection and Limits of Quantitation. Approved Guideline, Second Edition, 2012

[17] CLSI EP23-A Laboratory Quality Control Based on Risk Management. Approved Guideline, 2011

[18] CLSI EP24-A2 Assessment of the Diagnostic Accuracy of Laboratory Tests Using Receiver Operating Characteristic Curves. Approved Guideline, Second Edition, 2012

[19] CLSI EP29-A Expression of Measurement Uncertainty in Laboratory Medicine. Approved Guideline, 2012

[20] CLSI MM01-A3 Molecular Methods for Clinical Genetics and Oncology Testing. Approved

Guideline,2012

[21] CLSI MM03-A2:2006 Guidelines for appropriate design criteria for primer selection

[22] CLSI MM13-A2:2005 Collection, Transports, Preparation and Storage of specimens for Molecular methods

[23] GHTF/SG3/N15R8:2007 Implementation of risk management principles and activities within a Quality Management system

[24] GHTF/SG5/N2R8:2007 Clinical Evaluation

[25] GHTF/SG5/N6:2012 Clinical Evidence for IVD Medical Devices—Key Definitions and Concepts

[26] GHTF/SG5/N7:2012 Clinical Evidence for IVD Medical Devices—Scientific Validity Determination and Performance evaluation

[27] EUROLAB Technical report No.1/2006 Guide to the evaluation of measurement uncertainty for quantitative tests results (www.eurolab.org)

[28] JCCLS MM5-A1 Guideline for a quality management of specimens for molecular methods:The procurement,transport,and preparation of specimens

[29] WHO. Laboratory quality management system; handbook (2011). Available at http://whqlibdoc.who.int/publications/2011/9789241548274_eng.pdf

[30] European Molecular Biology Laboratory (EMBL) Nucleotide Archive.www.ebi.ac.uk/embl/

[31] Japan:DNA Data Bank of Japan (DDBJ),(www.ddbj.nig.ac.jp/)

[32] US National Institutes of Health (NIH).National Center for Biotechnology Information, National Library of Medicine GenBank Database (http://www.ncbi.nlm.nih.gov/genbank/)

[33] Bossuyt P.M.,Reitsma J.B.,Bruns D.E.,Gatsonis C.A.,Glasziou P.P.,Irwig L.M.Towards complete and accurate reporting of studies of diagnostic accuracy:the STARD initiative.Standards for Reporting of Diagnostic Accuracy.Clin.Chem.2003,49(1) pp.1-6

[34] Burd E.M. Validation of Laboratory-Developed Molecular Assays for Infectious Diseases. Clin.Microbiol.Rev.2010 Jul,23(3) pp.550-576

[35] Keer J.T., & Birch L.eds.Essentials of Nucleic Acid Analysis:A Robust Approach.Royal Society of Chemistry,First Edition,2008

[36] Huggett J., & O'Grady J.eds.Molecular Diagnostics:Current Research and Applications. Caister Academic Press,2014

[37] Persing D.H., & Tenover F.C.eds.Molecular Microbiology:Diagnostic Principles and Practice.ASM Press,2004

[38] Mullis K.B., & Faloona F.A.Specific synthesis of DNA in vitro via a polymerase-catalyzed reaction.Methods Enzymol.1987,155 pp.335-350

[39] Roa J.R.,F leming C.C.,Moore J.E.eds.Molecular Diagnostics:Current Technology and Applications.Horizon Bioscience,First Edition,July 2006

[40] Saiki R.K.,Scharf S.,Faloona F.,Mullis K.B.,Horn G.T.,Erlich H.A.Enzymatic amplification of ß-globin genomic sequences and restriction site analysis for diagnosis of sickle cell anemia. Science.1985,230 pp.1350-1354

[41] Viana R.V., & Wallis C.L.Good Clinical Laboratory Practice (GCLP) for Molecular Based

Tests Used in Diagnostic Laboratories, in Wide Spectra of Quality Control (Akyar I, editor). InTech, 2011. Available from: https://www.intechopen.com/books/wide-spectra-of-quality-control/good-clinical-laboratory-practice-gclp-for-molecular-based-tests-used-in-diagnostic-laboratories

[42] Viljoen G.J., Nel L.H., Crowther J.R. Molecular Diagnostic PCR Handbook. IAEA, Springer Press, 2005

ICS 11.100
CCS C 44

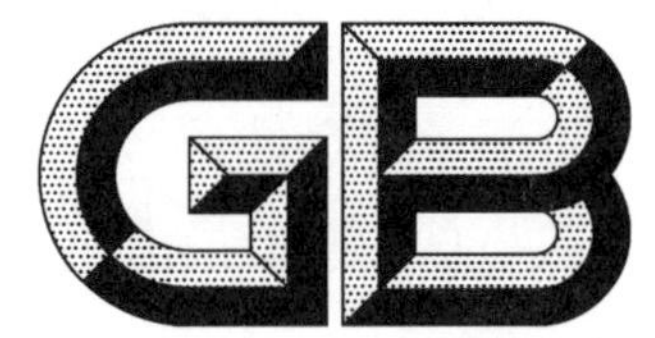

中华人民共和国国家标准

GB/T 40672—2021/ISO/TS 16782:2016

临床实验室检验 抗菌剂敏感试验脱水 MH 琼脂和肉汤可接受批标准

Clinical laboratory testing—Criteria for acceptable lots of dehydrated Mueller-Hinton agar and broth for antimicrobial susceptibility testing

(ISO/TS 16782:2016,IDT)

2021-10-11 发布　　　　2023-05-01 实施

国家市场监督管理总局
国家标准化管理委员会　发布

前　言

本文件按照 GB/T 1.1—2020《标准化工作导则　第 1 部分:标准化文件的结构和起草规则》的规定起草。

本文件等同采用 ISO/TS 16782:2016《临床实验室检验　抗菌剂敏感试验脱水 MH 琼脂和肉汤可接受批标准》。

请注意本文件的某些内容可能涉及专利。本文件的发布机构不承担识别专利的责任。

本文件由国家药品监督管理局提出。

本文件由全国医用临床检验实验室和体外诊断系统标准化技术委员会(SAC/TC 136)归口。

本文件起草单位:北京市医疗器械检验所、重庆医疗器械质量检验中心、山东省医疗器械产品质量检验中心。

本文件主要起草人:毕春雷、何乐春、王文庆、代蕾颖、李承芝。

引　言

历史上，虽然有各种培养基被推荐用于抗菌剂敏感试验，MH 肉汤(MHB)被选定为肉汤微量稀释法最小抑菌浓度(MIC)参考方法(ISO 20776-1)的培养基，并且 MH 琼脂(MHA)广泛用于快速生长细菌的纸片扩散法试验。

MH 培养基能对多数非苛养病原菌提供满意的生长条件，具有可接受的批间重现性以及低含量对磺胺、甲氧苄啶和四环素的抑制剂，并且几十年来从此培养基的抗菌剂敏感性试验中已积累了大量数据。

本文件旨在建立一个标准描述和方案，据此，脱水 MH 琼脂(dMHA)和脱水 MH 肉汤(dMHB)制造商可确定其可接受的性能特征。

试验结果必须符合每个抗菌剂和质控菌株组合规定的质量控制限值范围。每个生产批至少应对这些抗菌剂和质控菌株组合进行测试。

本文件是部分基于美国临床和实验室标准协会(CLSI)以往两个文件在许可下制定的。即 CLSI M6-A2[1](脱水 MH 琼脂评价方案)和 CLSI M32-P[2](抗菌剂药敏试验脱水 MH 肉汤批次评价)。制造商可采用本文件来评价其脱水 MH 琼脂(dMHA)和脱水 MH 肉汤(dMHB)生产批的性能特征。

临床实验室检验 抗菌剂敏感试验脱水 MH 琼脂和肉汤 可接受批标准

1 范围

本文件给出了脱水 MH 肉汤(dMHB)和脱水 MH 琼脂(dMHA)物理属性的标准描述和性能标准，以此制造商可评价其 dMHB 和 dMHA 生产批的性能特征。肉汤或琼脂的生产批随后可被所有用户(包括体外药敏试验器械制造商)作为进行抗菌剂敏感性试验的培养基。

本文件不阐述添加到培养基中支持苛养菌生长的添加剂(例如血液或血液制品)(CLSI 方法)[3][4][5][6]。这些添加剂作为终产品在脱水培养基制备为液态时加入，不在本文件的范围。虽然 dMHA 能用于琼脂稀释法[4][6]或梯度扩散法测定 MIC，本文件仅包含按照美国临床和实验室标准协会(CLSI)[5]以及欧洲抗菌剂敏感性试验委员会(EUCAST)[3]使用纸片扩散法的性能试验。

2 规范性引用文件

下列文件中的内容通过文中的规范性引用而构成本文件必不可少的条款。其中，注日期的引用文件，仅该日期对应的版本适用于本文件；不注日期的引用文件，其最新版本(包括所有的修改单)适用于本文件。

YY/T 0688.1—2008 临床实验室检测和体外诊断系统 感染病原体敏感性试验与抗菌剂敏感性试验设备的性能评价 第 1 部分：抗菌剂对感染性疾病相关的快速生长需氧菌的体外活性检测的参考方法(ISO 20776-1:2006,MOD)

注：YY/T 0688.1—2008 被引用的内容与 ISO 20776-1:2006 被引用的内容没有技术上的差异。

ISO 20776-1 感染病原体敏感性试验与抗菌剂敏感性试验设备的性能评价 第 1 部分：抗菌剂对感染性疾病相关的快速生长需氧菌的体外活性检测的肉汤微量稀释参考方法(Susceptibility testing of infectious agents and evaluation of performance of antimicrobial susceptibility test devices —Part 1: Broth micro-dilution reference method for testing the in vitro activity of antimicrobial agents against rapidly growing aerobic bacteria involved in infectious diseases)

CLSI M100 抗菌剂敏感性试验执行标准；信息性增补(Performance Standards for Antimicrobial Susceptibility Testing; Informational Supplement)

3 术语和定义

下列术语和定义适用于本文件。

3.1

抗菌剂 antimicrobial agent

一类可以抑制或杀死微生物，可能用于抗感染治疗的生物来源的、合成的或半合成的物质的总称。

注：消毒剂、灭菌剂和防腐剂不在此定义范围内。

[来源：YY/T 0688.1—2008,2.1]

3.2

药敏纸片　antimicrobial disc

用于体外敏感试验的含有已知量抗菌剂的圆形小纸片。

3.3

浓度　concentration

抗菌剂在规定体积溶液中的量。

注 1：该浓度以 mg/L 表示。

注 2：mg/L=μg/mL，但不推荐使用 μg/mL 单位。

[来源：YY/T 0688.1—2008，2.2.2]

3.4

原液　stock solutions

用于进一步稀释的初始浓度溶液。

[来源：YY/T 0688.1—2008，2.3]

3.5

最小抑菌浓度　minimum inhibitory concentration；MIC

在规定的体外试验条件下，在规定的孵育时间内，能抑制细菌出现肉眼可见生长的抗菌剂最低浓度。

注：MIC 常以 mg/L 表示。

[来源：YY/T 0688.1—2008，2.4，"最低浓度"已被修改为"抗菌剂最低浓度"]

3.6

参考株　reference strains

有特定分类编号，具有稳定、确定的抗菌剂敏感性表型和(或)基因型的特征明确的微生物。

注：参考株是从认可的国家菌种保藏机构获得并用于质量控制，其通常以储存培养物的形式进行保存，试验所用工作培养物均来源于此。

[来源：YY/T 0688.1—2008，2.7，"特征明确的细菌"已被修改为"特征明确的微生物"，"菌种保藏机构"已被修改为"认可的国家菌种保藏机构"]

3.7　敏感性试验方法

3.7.1

肉汤稀释法　broth dilution

容器加入适当体积含有某抗菌剂递增浓度(通常两倍)的肉汤和某微生物的规定接种量的技术。

注：该方法的目的是确定 MIC 值。

[来源：YY/T 0688.1—2008，2.8.1，有修改——"抗菌剂溶液，采用某抗菌剂递增浓度(通常两倍)和适当体积肉汤"已被修改为"含有某抗菌剂递增浓度(通常两倍)的肉汤"]

3.7.2

微量稀释法　microdilution

在微量稀释盘中进行的肉汤稀释试验，每孔最终工作液体积不超过 200 μL。

[来源：YY/T 0688.1—2008，2.8.2]

3.7.3

纸片扩散法　disc diffusion

将药敏纸片贴附于已均匀接种规定量微生物的琼脂培养基表面，然后在规定条件下孵育，微生物生长抑制区域的大小与微生物对某抗菌剂敏感/耐药相对应的技术。

3.7.4

抑菌环直径　zone diameter

纸片扩散法试验中含有特定量抗菌剂纸片周围生长抑制区的直径(mm)。

3.8

肉汤　broth

用于细菌体外培养的液体培养基。

[来源:YY/T 0688.1—2008,2.9]

3.9

接种量　inoculum

依据终体积计算出的在悬液中的活菌数量。

注:接种量通常以每毫升的菌落形成单位(CFU/mL)来表示。

[来源:YY/T 0688.1—2008,2.10,有修改——“细菌数量”已被修改为“活菌数量”]

3.10

脱水 MH 肉汤　dehydrated Mueller-Hinton broth;dMHB

用于制备肉汤稀释法抗菌剂敏感试验液体培养基的干粉细菌培养基。

3.11

脱水 MH 琼脂　dehydrated Mueller-Hinton agar;dMHA

干粉细菌培养基,用于制备纸片扩散法、梯度扩散 MIC 法和琼脂稀释法抗菌剂敏感试验琼脂平板。

4 MH 肉汤的要求

4.1 MH 肉汤的成分

历史上,抗菌剂敏感性试验用 MH 肉汤培养基每升纯化水大致包含如下成分(为符合性能要求可能需要调整)[7]:

——脱水 300 g 牛肉浸液(即 2 g 牛肉浸膏粉);

——酪蛋白酸消化物 17.5 g;

——淀粉 1.5 g。

4.2 理化特性

4.2.1 干燥的粉末或颗粒

颜色:米色至浅米色。

均匀,自由流动,同质,不含外来物质。

4.2.2 制备的肉汤培养基

经过水化,高压灭菌后,在 25 ℃时最终测得的 pH 值应为 7.2～7.4。

液体为浅草黄色、透明、没有可见的沉淀。

4.2.3 MHB 阳离子补充和含量

肉汤应含有足够浓度的阳离子以对质控菌株提供充足的生长条件,并使得用户能确定其 MIC 值(如氨基糖苷类、喹诺酮类)在 YY/T 0688.1—2008 中表 4 规定的范围(检查 CLSI 和 EUCAST 文件的最新版本的质控范围)。对于新批次 MHB 可能需要进行可接受的阳离子含量测试。对于标准生产批的 dMHB,由其脱水产品制备的肉汤应含不超过 25 mg/L 的总钙和 12.5 mg/L 的总镁。生产商可以选择向商品批的 dMHB 提供要求浓度的阳离子或实际水平少于 20 mg/L 的钙和少于 10 mg/L 的镁。在后一种情况下,最终标签应注明肉汤中所含的实际量。对于最终测试,所制备的 MHB 应含有 20 mg/L～25 mg/L 的 Ca^{2+} 和 10 mg/L～12.5 mg/L Mg^{2+} 。

痕量锰是生长所需的，但质量浓度应低于 8 mg/L，以避免对甘氨环素类的假耐药解释[8]。这应通过检测大肠埃希菌 WDCM 00013 和替加环素获得的 MIC 值在可接受的范围内来确定。

痕量锌是生长所需的，但锌的质量浓度应低于 3 mg/L，以避免亚胺培南[9]和可能与其他碳青霉烯类抗生素的假耐药解释。这应由检测铜绿假单胞菌 WDCM 00025 与亚胺培南获得的 MIC 值在可接受的范围内来确定。

钙、镁、锰和锌的阳离子浓度应采用电感耦合等离子体质谱(ICP-MS)或火焰原子吸收光谱法(FAAS)测定[10]。

虽然已知会影响其他抗菌剂的药敏试验结果的离子效应未包括在本文件中，但是制造商应考虑其对 MHB 稀释药敏试验的影响。受影响的药物包括达托霉素[11]和多粘菌素[12]。达托霉素测试时，MHB 应补充至终浓度为 50 mg/L 的总 Ca^{2+} 。参见 ISO 20776-1 对培养基制备和抗菌剂敏感性试验相应的指示。

4.2.4 其他培养基成分

培养基胸腺嘧啶脱氧核苷质量浓度应小于 0.03 mg/L ，这可通过粪肠球菌 WDCM 00087 与甲氧苄啶-磺胺甲恶唑药敏试验得出的 MIC 结果≤0.5/9.5 mg/L 来指示[13]。

4.2.5 制造商要求的特定调整

对于表 1 所包含的抗菌剂：

a) 葡萄球菌属与苯唑西林测试来检测其甲氧西林耐药时，要求加入氯化钠(0.02 kg/L 的 NaCl)，在肉汤中终浓度为 20 g/L。

b) 对于替加环素的微量肉汤稀释法检测，当制备 MIC 测试盘时，培养基应当天新鲜配制。制备测试盘时，培养基应不超过 12 h。然而，制好的测试盘随后可被冷冻以供日后使用。进一步的细节参见 ISO 20776-1。

   制造商可选择测试额外的抗菌剂和菌株，以及苛养菌生长需要的 MH 培养基添加剂，预期的性能限值应被验证。

对于表 1 未包含的微生物(即在制造商的决定下进行扩展测试)：

c) 对诸如链球菌和嗜血杆菌属等苛养微生物的测试需要添加生长补充剂(例如血液或血液成分)。如果用符合本文件的 MH 琼脂或肉汤批次测试苛养微生物，其在添加补充剂后的 MIC 或抑菌区直径应落在 ISO 20776-1 公布的对特定培养基和测试微生物可接受的质量控制范围内。

见附录 A 中 A.1 对抗菌剂特定效应的汇总。

4.3 脱水 MH 肉汤生产批的生产商检测方案

微量稀释盘准备和执行测试的程序在 ISO 20776-1 有描述。应遵守这些程序并有以下的限制：

a) 每个测试盘上抗菌剂最小和最大浓度应超出各抗菌剂质量控制范围上下限值至少两个倍比稀释度。

b) 4.4 所列的每个微生物抗菌剂组合至少在三个独立测试盘上测试一个浓度的接种量。该微生物抗菌剂组合的列表代表了测试的最低要求，并包括可能检测到培养基特定问题的抗菌剂。其他抗菌剂可根据制造商的判断进行测试，以确保培养基的一致性能。培养基应适合于测试的抗菌剂。

c) 质控菌株维护的具体细节见 ISO 20776-1、CLSI[6]或 EUCAST[4]。测试前至少 2 天，解冻每个需要质控菌株的一个小瓶（见 4.4)。每个菌种接种于非选择性营养琼脂培养基上并按照 ISO 20776-1在 34 ℃～37 ℃空气环境下孵育 18 h～24 h。孵育后，检查纯度。在接种试验板前一天，再次传代以提供接种菌制备需要的新鲜菌落。所有冷冻状态微生物用于测试前应传代培养至少两次。

d) 如果使用冷冻测试盘,应在室温下完全解冻(通常需要 1 h~2 h)。测试盘应在解冻的当天使用。

e) 应按照 ISO 20776-1 描述设置试验,每个质控菌株应采用菌落悬浮法制备单一接种量。接种的微量稀释盘应孵育 16 h~20 h(对于金黄色葡萄球菌与苯唑西林孵育 24 h),并且在从培养箱取出后 1 h 内读数。

f) 结果应按制造商的记录保留政策记录和维护。为此目的所建议的数据表见附录 C。

4.4 结果解释

表 1 中可接受的 MIC 范围是在许可下从 CLSI[14] 和 EUCAST [http://www.eucast.org/ast_of_bacteria/qc_tables/][15] 获得的。

可接受范围可能被修订。因此,应检查参考文献[14]或 EUCAST 的最新版本可能的更新。

同一质控微生物在不同保藏中心的编号见附录 B。

表 1 质控菌株 MIC 范围

质控菌株	抗菌剂	可接受范围 mg/L
铜绿假单胞菌 WDCM 00025	环丙沙星	0.25~1
	庆大霉素	0.5~2
	亚胺培南	1~4
	哌拉西林/他唑巴坦	1/4~8/4
大肠埃希菌 WDCM 00013	氨苄西林	2~8
	头孢噻肟	0.03~0.12
	替加环素	0.03~0.25
金黄色葡萄球菌 WDCM 00131	克林霉素	0.06~0.25
	红霉素	0.25~1
	苯唑西林	0.12~0.5
	四环素	0.12~1
	万古霉素	0.5~2
粪肠球菌 WDCM 00087	氨苄西林	0.5~2
	甲氧苄啶-磺胺甲恶唑	≤0.5/9.5[a]
	万古霉素	1~4
金黄色葡萄球菌 WDCM 00211	苯唑西林	4~32

[a] CLSI 或 EUCAST 还未建立甲氧苄啶-磺胺甲恶唑质控范围。甲氧苄啶-磺胺甲恶唑 MIC 结果应为 ≤0.5/9.5 mg/L。

4.5 结果评价

如果所有微生物抗菌剂组合的所有性能标准都在 4.4 列出的可接受范围内,并且所有的理化特性符合要求(见 4.2),制造商可以使用附录 D 中给出的标签声明。制造商应设法使得平均 MIC 值接近质控范围的中点。数据应保存于文件并且结果可供任何人请求获取。

5 MH琼脂的要求

5.1 MH琼脂的成分

历史上,抗菌剂敏感性试验用MH琼脂培养基每升纯化水大致包含如下成分(为符合性能要求可能需要调整)[7]:

——脱水300 g牛肉浸液(即2 g牛肉浸膏粉);

——酪蛋白酸消化物17.5 g;

——淀粉1.5 g;

——琼脂17 g。

5.2 理化特性

5.2.1 干燥的粉末或颗粒

颜色:米色至浅米色。

均匀,自由流动,同质,不含外来物质。

5.2.2 制备的琼脂培养基

高压灭菌并凝固后,在25 ℃时最终测得的pH值应为7.2～7.4。

凝固的培养基为浅草黄色、轻微乳白色。平板中培养基厚度应均匀,在3.5 mm～5.0 mm[EUCAST规定为4 mm±0.5 mm,CLSI规定或是约4 mm[6]或是4 mm～5 mm(CLSI文件M6[1])]。不同来源平皿可能直径不同(在平皿底部的内部测量)。特定厚度需要的琼脂体积按此公式计算"3.143 ×平皿半径(cm)的平方 ×厚度(cm)"。这样对于90 mm、100 mm和150 mm内径圆形平皿分别需要23 mL～31 mL、28 mL～39 mL及62 mL～88 mL以达到可接受培养基厚度范围。对于其他尺寸平皿,应计算所需培养基的体积。

5.2.3 MHA阳离子补充和含量

琼脂应含有足够浓度的阳离子以对质控菌株提供充足的生长条件,并使得用户能够确定其抑菌环直径在5.4规定的范围。

培养基中应具有Ca^{2+}和Mg^{2+}阳离子,其浓度应能使铜绿假单胞菌和氨基糖甙类抗菌剂给出的抑菌环直径在预期范围内,可通过庆大霉素和铜绿假单胞菌WDCM 00025抑菌环直径在可接受的范围内来体现。

痕量锰是生长所需的,但质量浓度应低于8 mg/L,以避免对甘氨环素类的假耐药解释[8]。这应通过检测大肠埃希菌WDCM 00013和替加环素获得的抑菌环直径值在可接受的范围内来确定。

为避免碳青霉烯类抗生素测试时的假耐药解释,培养基中锌的质量浓度应低于3 mg/L。这可通过检测铜绿假单胞菌WDCM 00025与亚胺培南获得的抑菌环直径值在可接受的范围内来确定。对于亚胺培南过量锌浓度的影响是已知存在的,并且可能适用于其他碳青霉烯类。

5.2.4 其他培养基成分

培养基胸腺嘧啶脱氧核苷质量浓度应小于0.03 mg/L,这可通过粪肠球菌WDCM 00210与甲氧苄啶-磺胺甲恶唑药敏试验得到的抑菌环清晰且直径≥20 mm或通过检测粪肠球菌WDCM 00087得到的抑菌环直径在可接受范围来表明。

一致性和足够凝胶强度是符合质量控制规范的抑菌环直径的重现性所必需的。

5.2.5 制造商要求的特定调整

对诸如链球菌和嗜血杆菌属等苛养微生物的测试需要添加生长补充剂(例如血液或血液成分)。如果用符合本文件的 MH 琼脂或肉汤测试苛养微生物,其在添加补充剂后的 MIC 或抑菌环直径应落在公布于 CLSI[5] 或 EUCAST[3] 文件中特定培养基和测试微生物可接受的质量控制范围内。

见 A.2 对抗菌剂特定效应的汇总。未指明的微生物/抗菌剂可在制造商决定下进行测试。

5.3 脱水 MH 琼脂生产批的生产商检测方案

应使用纸片扩散法评价 dMHA 的生产批。CLSI[5] 和 EUCAST[3] 描述了平板制备、试验执行和结果阅读以及菌株维护。应遵守这些程序并有以下的限制:

a) 5.4 所列的每个微生物抗菌剂组合至少在三个独立平板上测试一个浓度的接种量。该微生物抗菌剂组合的列表代表了测试的最低要求,并包括可能检测到培养基特定问题的抗菌剂。其他抗菌剂可根据制造商的判断进行测试,以确保培养基的一致性能。培养基应适合于测试的抗菌剂。

b) 测试平板接种前至少 2 天,解冻每个需要质控菌株的一个小瓶(如下并见附录 C)。每个菌种接种于非选择性营养琼脂培养基上,在 35 ℃±2 ℃(CLSI)或 35 ℃±1 ℃(EUCAST)空气环境下孵育 18 h~24 h。孵育后,检查纯度。在接种试验平板前一天,再次传代培养。所有冷冻状态的微生物用于测试前应传代培养至少两次。

c) 每个质控菌株应按照最新版 CLSI 或 EUCAST 文件描述的方法采用菌落悬浮法制备单一接种量。

d) 每个培养基用每个质控菌株培养物的标准接种量接种三个平行平板,接种悬液调整后 15 min 内接种平板。

e) 接种后在适宜温度下[即 35 ℃±2 ℃(CLSI)或 35 ℃±1 ℃(EUCAST)]培养适当时间(即16 h~20 h),从培养箱取出平板并在 1 h 内读数。对于肠球菌和万古霉素,孵育时间应增加至 24 h。

f) 结果应按制造商的记录保留政策记录和维护。为此目的所建议的数据表见附录 C。

5.4 结果解释

可接受的质控菌株纸片扩散范围见表 2。

同一质控微生物在不同保藏中心的编号见附录 B。

表 2 质控菌株纸片扩散范围

质控菌株	纸片含量 μg	抗菌剂	可接受范围 mm
金黄色葡萄球菌 WDCM 00034[a]	20/10	阿莫西林-克拉维酸	28~36
	10/10	氨苄西林-舒巴坦	29~37
	30	头孢西丁	23~29
	5	环丙沙星	22~30
	15	红霉素	22~30
	10	庆大霉素	19~27
	30	利奈唑胺	25~32
	10 单位	青霉素	26~37
	30	四环素	24~30

表 2 质控菌株纸片扩散范围（续）

质控菌株	纸片含量 μg	抗菌剂	可接受范围 mm
金黄色葡萄球菌 WDCM 00131[a,b]	1 单位	青霉素(苄青霉素)	12～18
	30	头孢西丁	24～30
	5	环丙沙星	21～27
	15	红霉素	23～29
	10	庆大霉素	19～25
	10	利奈唑胺	21～27
	30	四环素	23～31
粪肠球菌 WDCM 00087[c]	2	氨苄西林	15～21
	10	亚胺培南	24～30
	10	利奈唑胺	19～25
	100	硝基呋喃妥因	18～24
	5	甲氧苄啶	24～32
	1.25～23.75	甲氧苄啶-磺胺甲恶唑	26～34
	5	万古霉素	10～16
大肠埃希菌 WDCM 00013	20/10	阿莫西林-克拉维酸	18～24
	10	氨苄西林	15～22
	30 或 5	头孢噻肟	29～35 25～31
	30	氯霉素	21～27
	5	环丙沙星	30～40
	10	庆大霉素	19～26
	250 或 300	磺胺异恶唑	15～23
	30	四环素	18～25
	15	替加环素	20～27
	1.25/23.75	甲氧苄啶-磺胺甲恶唑	23～29
铜绿假单胞菌 WDCM 00025	30	氨曲南	23～29
	10 或 30	头孢他啶	21～27 22～29
	5	环丙沙星	25～33
	10	庆大霉素	17～23
	10	亚胺培南	20～28
	100/10 或 30/6	哌拉西林-他唑巴坦	25～33 23～29
	10	妥布霉素	20～26

表 2 质控菌株纸片扩散范围（续）

质控菌株	纸片含量 μg	抗菌剂	可接受范围 mm
粪肠球菌 WDCM 00210	1.25/23.75	甲氧苄啶-磺胺甲恶唑	c
金黄色葡萄球菌 WDCM 00211	30	头孢西丁	d
金黄色葡萄球菌 WDCM 00212	30	头孢西丁	14～20

a 对于金黄色葡萄球菌 WDCM 00034，使用利奈唑胺 30 μg 纸片和青霉素 10 单位纸片。对于金黄色葡萄球菌 WDCM 00131，使用利奈唑胺 10 μg 纸片和青霉素(苄青霉素) 1 单位纸片。

b 纸片扩散范围来自 EUCAST 质控范围表[3]。检查来自 EUCAST http://www.eucast.org 最新版本的更新范围,因为会有定期更新。对于抗菌剂纸片扩散法试验,金黄色葡萄球菌 WDCM 00131 通常作为金黄色葡萄球菌 WDCM 00034 的替代菌株。抗菌剂对金黄色葡萄球菌 WDCM 00131 没有可接受范围时应检测金黄色葡萄球菌 WDCM 00034。头孢西丁代替苯唑西林作为检测甲氧西林耐药金黄色葡萄球菌(MRSA)的替代品。苯唑西林纸片扩散法试验不再推荐。参见 CLSI[5] 或 EUCAST[3] 文件。

c 甲氧苄啶-磺胺甲恶唑抑菌环直径应≥20 mm。

d 头孢西丁抑菌环直径应≤21 mm(CLSI[5])。

5.5 结果评价

如果所有微生物抗菌剂组合所有性能标准在可接受限值内(见 5.4)并且所有理化指标符合要求(见 5.2),制造商可以使用附录 D 中给出的标签声明。制造商应设法使得平均抑菌环直径值接近质控范围的中点。数据应保存于文件中并且结果可供任何人请求获取。

6 用脱水 MH 肉汤或琼脂生产批测试新抗菌剂

当开发新抗菌剂的体外数据时,应使用符合本文件的 dMHB 或 dMHA 生产批来研发这些新抗菌剂的质量控制参数。dMHB 或 dMHA 生产批与新抗菌剂的试验应遵从本文件规定的程序。对于 dMHB,应检查离子含量以确定新抗菌剂是否受到培养基中不同于本文件推荐范围的特定阳离子或阴离子或离子浓度影响。这些研究中发现的其他可能影响体外药敏试验质量控制结果的培养基成分要予以识别。必要时应进行调整以达到稳定、可重复的试验结果。并且这些信息应在其他涉及抗菌剂敏感试验和质量控制的人员中交流,包括 CLSI 抗菌剂敏感性试验分委员会和 EUCAST。这是新抗菌剂生产公司的责任。

附 录 A
（资料性）
MH培养基

A.1 肉汤

脱水MH肉汤的注意事项见表A.1。

表A.1 脱水MH肉汤的注意事项

抗菌剂	说明
氨基糖甙类	特定水平的 Ca^{2+}(20 mg/L～25 mg/L)和 Mg^{2+}(10 mg/L～12.5 mg/L)基于对铜绿假单胞菌临床株MH琼脂和肉汤稀释的比较研究[16][17]
碳青霉烯类	虽然痕量锌是生长所需的，但锌的质量浓度应低于3 mg/L。以避免假的耐药解释[9]。对于亚胺培南的影响是已知存在的，并且可能适用于其他碳青霉烯类
达托霉素	培养基应补充到终浓度50mg/L总 Ca^{2+}
叶酸途径抑制剂类(例如磺胺类药和甲氧苄啶)	培养基胸腺嘧啶脱氧核苷质量浓度应小于0.03 mg/L，这可通过检测粪肠球菌WDCM 00087与甲氧苄啶-磺胺甲恶唑药敏试验得出结果＜0.5/9.5 mg/L来表明
磷霉素	应只使用琼脂稀释法作为参考方法，因为肉汤稀释法不可靠[4][6]
甘氨酰环素类(例如替加环素)	应使用新鲜制备的测试培养基(＜12 h)，这也可适用于此类药物的其他抗菌剂。痕量锰是生长所需的，但质量浓度应低于8 mg/L，以避免假的耐药解释[8]。这应通过检测大肠埃希菌WDCM 00013和替加环素获得的MIC值在可接受的范围内来确定
脂糖肽类(例如达巴万星或奥利万星)	肉汤应添加0.002%(体积分数)聚山梨醇-80。这也可适用于此类药物的其他药物
苯唑西林	当使用苯唑西林检测时，甲氧西林耐药金黄色葡萄球菌检测需要在肉汤中加入NaCl，终浓度20 g/L
喹诺酮类	人尿中喹诺酮活性研究数据表明当MH肉汤中镁浓度在8 mmol/L～10 mmol/L(100 mg/L～150 mg/L)时喹诺酮活性会下降[18]。其他数据表明35 mg/L～60 mg/L Mg^{2+} 引起几个菌种细菌的MIC增加[19][20]
四环素类	MH肉汤添加至50 mg/L Ca^{2+} 和25 mg/L Mg^{2+} 已显示会使大肠埃希菌、铜绿假单胞菌和其他种的假单胞菌MIC增加2～32倍
全部	诸如链球菌和嗜血杆菌属等苛养微生物的测试需要添加生长补充剂(例如血液或血液成分)[4][6]

A.2 琼脂

脱水MH琼脂的注意事项见表A.2。

表A.2 脱水MH琼脂的注意事项

抗菌剂	说明
氨基糖甙类	培养基中应具有 Ca^{2+} 和 Mg^{2+} 阳离子，其浓度应能使铜绿假单胞菌和氨基糖甙类抗菌剂给出的抑菌圈直径在预期范围内，可通过庆大霉素和铜绿假单胞菌WDCM 00025抑菌环直径在可接受的范围内来体现

表 A.2 脱水 MH 琼脂的注意事项（续）

抗菌剂	说明
碳青霉烯类	虽然痕量锌是生长所需的，但培养基锌的质量浓度应低于 3 mg/L。对于亚胺培南过量锌浓度的影响是已知存在的，并且可能适用于其他碳青霉烯类
达托霉素	不能使用纸片扩散法检测
叶酸途径抑制剂类（例如磺胺类药和甲氧苄啶）	培养基胸腺嘧啶脱氧核苷质量浓度应小于 0.03 mg/L，这可通过粪肠球菌 WDCM 00210 与甲氧苄啶-磺胺甲恶唑药敏试验得到的抑菌环清晰且直径≥20 mm 或通过检测粪肠球菌 WDCM 00087 得到的抑菌环直径在可接受范围内来表明
磷霉素	应只使用琼脂稀释法作为参考方法，因为肉汤稀释法不可靠[4][6]。测试琼脂应添加 25 mg/L 葡萄糖-6-磷酸
甘氨酰环素类（例如替加环素）	应使用新鲜制备的测试培养基（<12 h），这也可适用于此类药物的其他抗菌剂。痕量锰是生长所需的，但质量浓度应低于 8 mg/L，以避免假耐药解释[8]。这应通过检测大肠埃希菌 WDCM 00013 和替加环素获得的数值在可接受的范围内来确定
喹诺酮类	数据表明镁浓度在 35 mg/L～60 mg/L 时会引起抑菌圈直径下降，并会引起几个种细菌的 MIC 增加[19][20]
四环素类	培养基中应具有钙和镁，其浓度应能使铜绿假单胞菌和氨基糖甙类抗菌剂给出的抑菌圈直径在预期范围内，可通过庆大霉素和铜绿假单胞菌 WDCM 00025 抑菌环直径在可接受的范围内来体现
全部	诸如链球菌和嗜血杆菌属等苛养微生物的测试需要添加生长补充剂（例如血液或血液成分）[3][5]

附 录 B
（资料性）
质控菌株制备

B.1 贮存菌株

从认可的国家保藏中心菌株获取的冻干菌株制备贮存菌株。应按保藏中心规定的步骤复溶菌株，并以对遗传变异体的选择性最小化方式来保存。如可用，来自不同保藏中心的相同微生物的不同编号如下所列。表 B.1 所列为本方案的目的所需菌株。

表 B.1 菌株及编号

菌株	编号
金黄色葡萄球菌	WDCM[a] 00131；ATCC®[b] 29213；NCTC®[c] 12973；CIP[d] 103429；DSM[e] 2569；CCUG[f] 15915；CECT[g] 794
金黄色葡萄球菌	WDCM[a] 00034；ATCC®[b] 25923；NCTC®[c] 12981；CIP[d] 76.25；DSM[e] 1104；CCUG[f] 17621；CECT[g] 435
金黄色葡萄球菌	WDCM[a] 00211；ATCC®[b] 43300
或	
金黄色葡萄球菌	WDCM[a] 00212；NCTC®[c] 12493
大肠埃希菌	WDCM[a] 00013；ATCC®[b] 25922；NCTC®[c] 12241；CIP[d] 76.24；DSM[e] 1103；CCUG[f] 17620；CECT[g] 434
铜绿假单胞菌	WDCM[a] 00025；ATCC®[b] 27853；NCTC®[c] 12903；CIP[d] 76.110；DSM[e] 1117；CCUG[f] 17619；CECT[g] 108
粪肠球菌	WDCM[a] 00087；ATCC®[b] 29212；NCTC®[c] 12697；CIP[d] 103214；DSM[e] 2570；CCUG[f] 9997；CECT[g] 795
或	
粪肠球菌	WDCM[a] 00210；ATCC®[b] 33186

[a] WDCM，世界微生物数据中心，www.wdcm.org。

[b] ATCC 美国菌种保藏中心供应产品的商标，www.atcc.org 便于此标准使用者的方便给出这个信息，不构成 ISO 对该产品名称的背书。可使用如上所列等同产品。

[c] NCTC 是国家典型菌种保藏中心的产品商标，为英格兰公共卫生的菌种保藏，www.hpacultures.org.uk。便于此标准使用者的方便给出这个信息，不构成 ISO 对该产品名称的背书。可使用如上所列等同产品。

[d] CIP，巴斯德研究院菌种中心，www.pasteur.fr。

[e] DSMZ，德国微生物和细胞培养保藏中心(Deutsche Sta mmsa mmlung für Mikroorganismen und Zellkulturen)，www.dsmz.de。

[f] CCUG，菌种中心，哥德堡大学(Culture Collection，University of Göteborg)www.ccug.se。

[g] CECT，西班牙典型菌种保藏中心，www.cect.org。

B.1.1 初始贮存菌株制备

用灭菌接种环或拭子，对 B.1 所列每个质控微生物接种一块或更多非选择性营养琼脂平板(取决于要制备的冷冻管数量)，每块平板分区划线以获取独立菌落。按 ISO 20776-1 将平板在空气环境下，温度 34 ℃～37 ℃孵育 18 h～24 h。

B.1.2 制备冷冻贮存菌株

孵育后，检查纯度并从每组平板收获所有生长物，然后混悬于含 0.15 kg/L 的甘油大豆酪蛋白消化物肉汤[胰酶大豆肉汤(TSB)]制备成均一浊度的悬液。将冻存管贮存于 60 ℃或更低温度。用此法菌种应至少存活一年。其他制备贮存菌株的方法如果能提供足够的存活度和稳定性也可使用。定期从认可的保藏中心获取新的冻干菌株更新贮存菌株。

注：制备含甘油的 TSB，要制备 1 L，加入制造商推荐量的 TSB 粉末或颗粒，然后加入 500 mL 去离子水和 150 mL 甘油，用去离子水调整终体积到 1 L，加热溶解并充分混合，并在 121 ℃灭菌 15 min。分装于小的灭菌管。

B.1.3 制备贮存菌株试验接种量

参见 4.3 制备试验接种量。

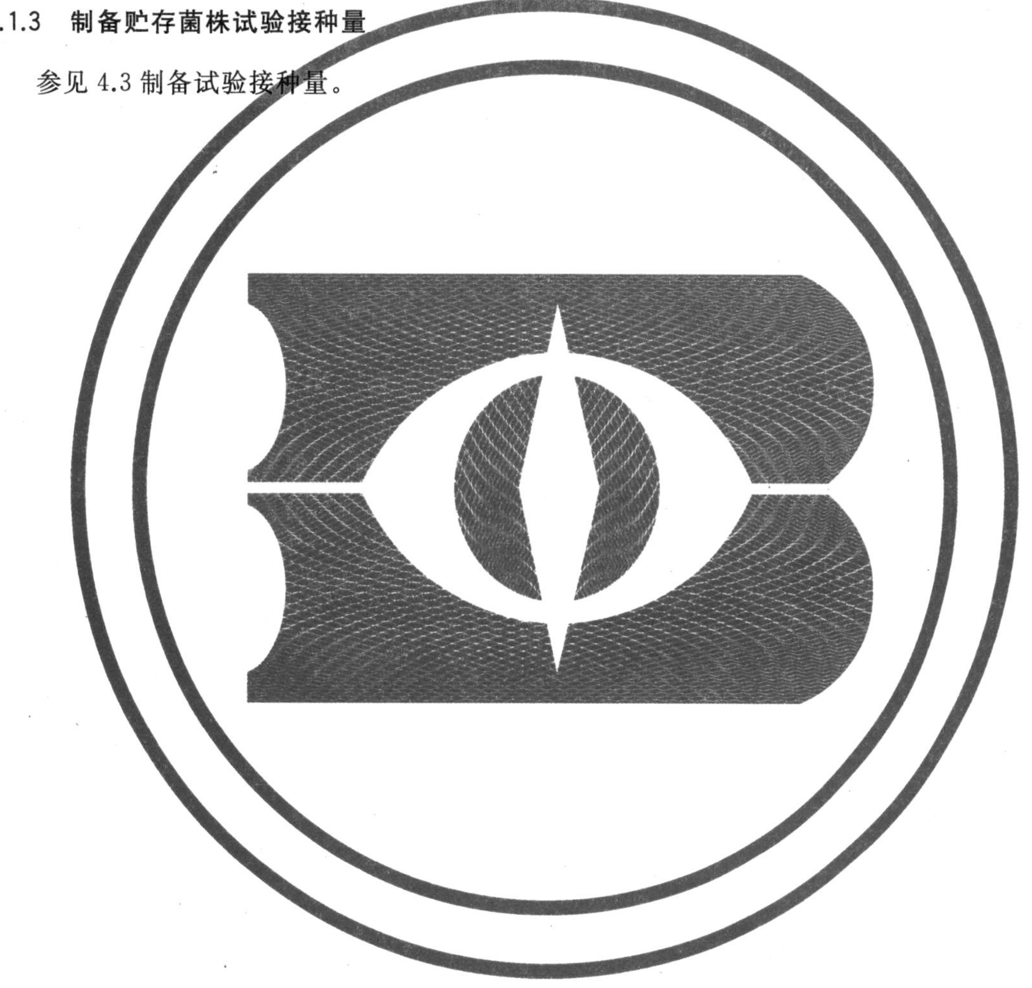

附 录 C
（资料性）
推荐的生产批检测数据表

C.1 推荐的 dMHB 生产批检测数据表

推荐的 dMHB 生产批检测数据表见表 C.1。

表 C.1 推荐的 dMHB 生产批检测数据表

日期：
生产批号：
批产量：
颜色描述：
透明度：
pH：

抗菌剂	可接受范围/(mg/L)	MIC/(mg/L)		
		1	2	3
铜绿假单胞菌 WDCM 00025				
环丙沙星	0.25～1			
庆大霉素	0.5～2			
亚胺培南	1～4			
哌拉西林-他唑巴坦	1/4～8/4			
大肠埃希菌 WDCM 00013				
氨苄西林	2～8			
头孢噻肟	0.03～0.12			
替加环素	0.03～0.25			
金黄色葡萄球菌 WDCM 00131				
克林霉素	0.06～0.25			
红霉素	0.25～1			
苯唑西林	0.12～0.5			
四环素	0.12～1			
万古霉素	0.5～2			
粪肠球菌 WDCM 00087				
氨苄西林	0.5～2			
甲氧苄啶-磺胺甲恶唑	≤0.5/9.5			
万古霉素	1～4			
金黄色葡萄球菌 WDCM 00211				
苯唑西林	4～32			

范围会受到定期更新。范围更新可检查从 CLSI 获取的 M100 最新版本。CLSI，950 West Valley Road，Suite 2500，Wayne，PA 19087，USA[14]或检查 EUCAST 质控表最新版本，可从 EUCAST 网址获取 http://www.eucast.org/ast_of_bacteria/qc_tables/。

C.2 推荐的 dMHA 生产批检测数据表

推荐的 dMHA 生产批检测数据表见表 C.2。

表 C.2 推荐的 dMHA 生产批检测数据表

日期：
生产批号：
批产量：
颜色描述：
透明度：
琼脂强度：
pH：

抗菌剂	纸片含量/μg	可接受范围/mm	抑菌圈直径，最近整数/mm		
			1	2	3
金黄色葡萄球菌 WDCM 00034					
阿莫西林-克拉维酸	20/10	28～36			
氨苄西林-舒巴坦	10/10	29～37			
头孢西丁	30	23～29			
环丙沙星	5	22～30			
红霉素	15	22～30			
庆大霉素	10	19～27			
利奈唑胺	30	25～32			
青霉素	10 单位	26～37			
四环素	30	24～30			
金黄色葡萄球菌 WDCM 00131					
青霉素(苄青霉素)	1 单位	12～18			
头孢西丁	30	24～30			
环丙沙星	5	21～27			
红霉素	15	23～29			
庆大霉素	10	19～25			
利奈唑胺	10	21～27			
四环素	30	23～31			
粪肠球菌 WDCM 00087					
氨苄西林	2	15～21			

表 C.2　推荐的 dMHA 生产批检测数据表（续）

抗菌剂	纸片含量/μg	可接受范围/mm	抑菌圈直径，最近整数/mm		
			1	2	3
亚胺培南	10	24～30			
利奈唑胺	10	19～25			
硝基呋喃妥因	100	18～24			
甲氧苄啶	5	24～32			
甲氧苄啶-磺胺甲恶唑	1.25～23.75	26～34			
万古霉素	5	10～16			
大肠埃希菌 WDCM 00013					
阿莫西林-克拉维酸	20/10	18～24			
氨苄西林	10	15～22			
头孢噻肟	30 或 5	29～35 25～31			
氯霉素	30	21～27			
环丙沙星	5	30～40			
庆大霉素	10	19～26			
磺胺异恶唑	250 或 300	15～23			
四环素	30	18～25			
替加环素	15	20～27			
甲氧苄啶-磺胺甲恶唑	1.25/23.75	23～29			
铜绿假单胞菌 WDCM 00025					
氨曲南	30	23～29			
头孢他啶	10 或 30	21～27 22～29			
环丙沙星	5	25～33			
庆大霉素	10	17～23			
亚胺培南	10	20～28			
哌拉西林-他唑巴坦	100/10 或 30/6	25～33 23～29			
妥布霉素	10	20～26			
粪肠球菌 WDCM 00210					
甲氧苄啶-磺胺甲恶唑	1.25/23.75	⩾20			
金黄色葡萄球菌 WDCM 00211					
头孢西丁	30	⩽21			
金黄色葡萄球菌 WDCM 00212					
头孢西丁	30	14～20			

范围会受到定期更新。范围更新可检查从 CLSI 获取的 M100 最新版本。CLSI，950 West Valley Road，Suite 2500，Wayne，PA 19087，USA[14]或检查 EUCAST 质控表最新版本，可从 EUCAST 网址获取 http://www.eucast.org/ast_of_bacteria/qc_tables/。

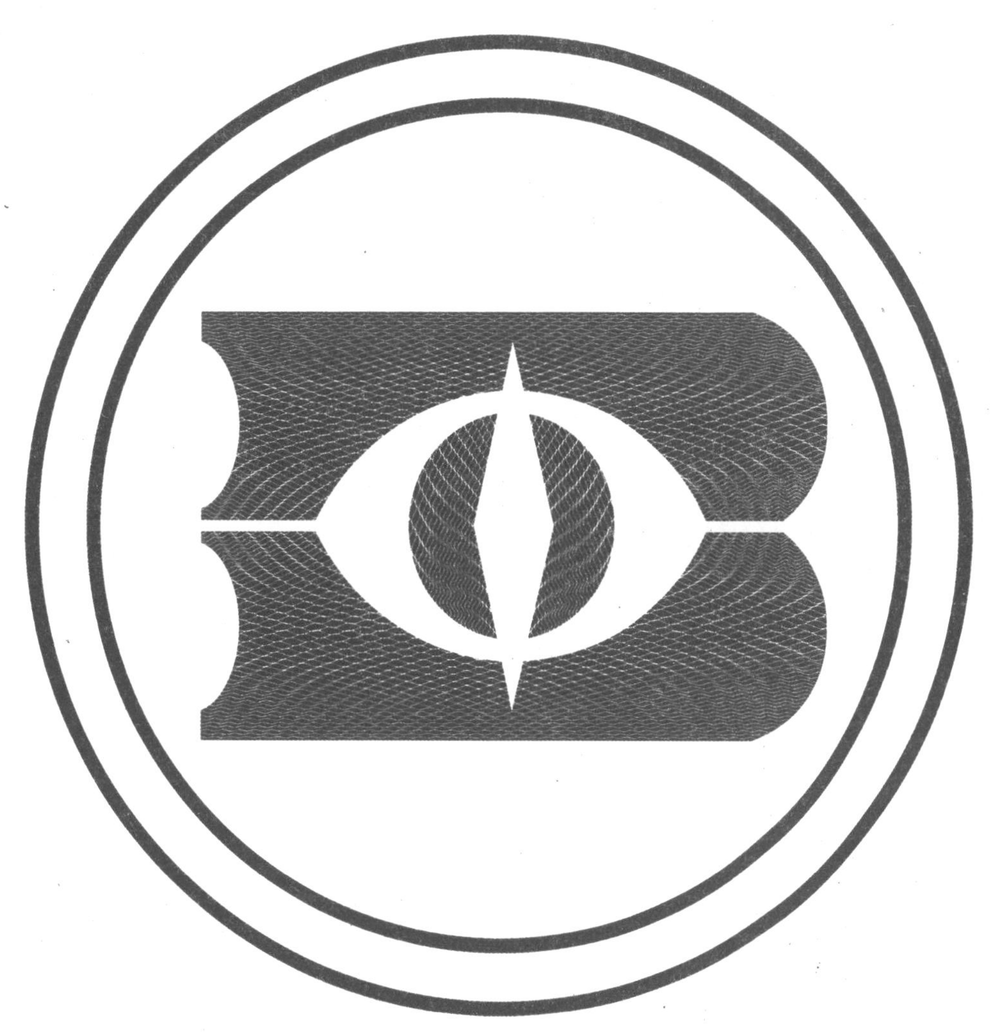

附 录 D
（资料性）
标签声明

D.1 脱水 MH 肉汤

如果所有微生物抗菌剂组合所有性能标准在可接受限值内并且所有物理和化学指标符合要求，制造商可标示该生产批（批号）的 dMHB 符合本文件抗菌剂敏感试验规定的性能标准要求。对于标准生产批的 dMHB，由其脱水产品制备的肉汤应含不超过 25 mg/L 的 Ca^{2+}、12.5 mg/L 的 Mg^{2+}，并且锌离子的质量浓度应低于 3 mg/L。dMHB 的测试证书应能被用户获取，给出该批次脱水培养基中这些离子的浓度并标示出为达到 ISO 20776-1 规定的浓度，是否需要补充钙和/或镁。

D.2 脱水 MH 琼脂

如果所有微生物抗菌剂组合所有性能标准在可接受限值内并且所有物理和化学指标符合要求，制造商可标示该生产批（批号）的 dMHA 符合本文件抗菌剂敏感试验规定的性能标准要求。

D.3 标签声明

对可接受批次，如下声明可加在产品标签或使用说明：

“本批次脱水 MH 琼脂/肉汤已按照 GB/T 40672/ISO/TS 16782 检测并符合 GB/T 40672/ISO/TS 16782规定的质量控制标准”。

数据应保存于文件并且结果可供任何人请求获取。

参考文献

[1] CLSI. Protocols for Evaluating Dehydrated Mueller-Hinton Agar; Approved Standard—Second edition. CLSI document M6-A2. Wayne, PA: Clinical and Laboratory Standards Institute; 2006[1)]

[2] NCCLS. Evaluation of Lots of Dehydrated Mueller-Hinton Broth for Antimicrobial Susceptibility Testing; Proposed Guideline. NCCLS document M32-P. Wayne, PA: NCCLS; 2001[1)]

[3] European Committee on Antimicrobial Susceptibility Testing. 2012, Disk diffusion method. (for latest version, see http://www.eucast.org/ast_of_bacteria/disk_diffusion_methodology)

[4] European Committee on Antimicrobial Susceptibility Testing. Deter mination of minimum inhibitory concentrations (MICs) of antibacterial agents by agar dilution, EUCAST Definitive Document E.Def 3.1. 2000, 9 pp. 509-515

[5] CLSI. Performance Standards for Antimicrobial Disk Susceptibility Tests; Approved Standard—Twelfth Edition. CLSI document M02-A12. Wayne, PA: Clinical and Laboratory Standards Institute; 2015

[6] CLSI. Methods for Dilution Antimicrobial Susceptibility Tests for Bacteria That Grow Aerobically; Approved Standard—Tenth Edition. CLSI document M07-A10. Wayne, PA: Clinical and Laboratory Standards Institute; 2015

[7] Mueller J.H., & Hinton J. A protein-free medium for primary isolation of the gonococcus and meningococcus. Proc. Soc. Exp. Biol. Med. 1941, 48 p. 330

[8] Veenemans J., Mouton J.W., Kluytmans J.A.J.W., Donnely R. Verhulst, C., van Keulen, PHJ. Effect of manganese in test media on in vitro susceptibility of Enterobacteriaceae and Acinetobacter baumannii to tigecycline. J. Clin. Microbiol. 2012, 50 pp. 3077-3079

[9] Daly J.S., Dodge R.A., Glew R.H., Soja D.T., DeLuca B.A., Hebert S. Effect of zinc concentration in Mueller-Hinton agar on susceptibility of Pseudomonas aeruginosa to imipenem. J. Clin. Microbiol. 1997, 35 pp. 1027-1029

[10] Morrison G.H. Critical Reviews in Analytical Chemistry. 1969;(14):28A. © CRC Press, Boca Raton, Florida

[11] Fuchs P. C., Barry A. L., Brown S. D. Daptomycin susceptibility tests: interpretive criteria, quality control, and effect of calcium on in vitro tests. Diagn. Microbiol. Infect. Dis. 2000, 38 pp. 51-58

[12] Fass R.J., & Barnishan J. Effect of divalent cation concentrations on the antibiotic susceptibilities of non-fermenters other than Pseudomonas aeruginosa. Antimicrob. Agents Chemother. 1979, 16 pp. 434-438

[13] Swenson J. M., & Thornsberry C. Susceptibility Tests for Sulfamethoxazole-Trimethoprim by a Broth Microdilution Procedure. Curr. Microbiol. 1978, 1 pp. 89-193

[14] CLSI. Performance Standards for Antimicrobial Susceptibility Testing. 26th ed. CLSI M100S. Wayne, PA: Clinical and Laboratory Standards Institute; 2016.

[15] European Co mmittee on Antimicrobial Susceptibility Testing. Routine and extended internal quality control for MIC deter mination and disk diffusion as reco mmended by EUCAST. Version 6.0, 2016. http://www.eucast.org"

[16] Barry A.L., Miller G.H., Thornsberry C. Influence of cation supplements on activity of

1) 本文件出版后,CLSI 文件 M6-A2 和 M32-P 将终止不再提供。

netilmicin against Pseudomonas aeruginosa in vitro and in vivo. Antimicrob. Agents Chemother. 1987, 31 pp. 1514-1518

[17] Barry A. L., Reller L. B., Miller G. H. Revision of standards for adjusting the cation content of Mueller-Hinton broth for testing susceptibility of Pseudomonas aeruginosa to a minoglycosides. J. Clin. Microbiol. 1992, 30 pp. 585-589

[18] Eliopoulos G.M., & Eliopoulos C.T. Quinolone antimicrobial agents: Activity in vitro. In Wolfson JS, Hooper DC, eds. Quinolone Antimicrobial Agents. Washington, D.C.: American Society for Microbiology; 1989:3:35-70

[19] Auckenthaler R., Michea-Hamzehpour M., Pechere J.C. In vitro activity of newer quinolones against aerobic bacteria. J. Antimicrob. Chemother. 1986, 17 pp. 29-39

[20] Blaser J., Dudley M.N., Gilbert D., Zinner S.H. Influence of medium and method on the in vitro susceptibility of Pseudomonas aeruginosa and other bacteria to ciprofloxacin and enoxacin. Antimicrob. Agents Chemother. 1986, 29 pp. 927-929

ICS 11.100.10
CCS C 44

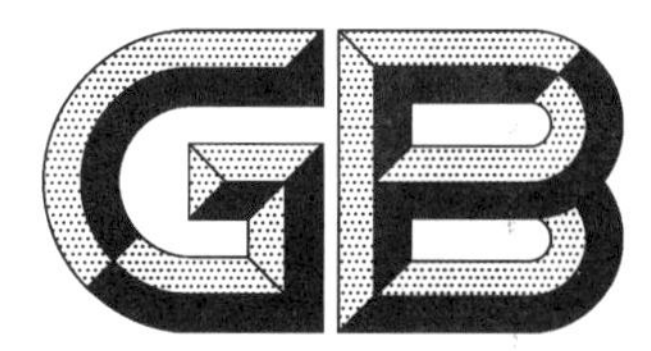

中华人民共和国国家标准

GB/T 40966—2021

新型冠状病毒抗原检测试剂盒质量评价要求

Quality assessment requirements for severe acute respiratory syndrome coronavirus 2 (SARS-CoV-2) antigen detection kit

2021-11-26 发布 2022-03-01 实施

国家市场监督管理总局
国家标准化管理委员会 发布

前　言

本文件按照GB/T 1.1—2020《标准化工作导则　第1部分：标准化文件的结构和起草规则》的规定起草。

请注意本文件的某些内容可能涉及专利。本文件的发布机构不承担识别专利的责任。

本文件由国家药品监督管理局提出。

本文件由全国医用临床检验实验室和体外诊断系统标准化技术委员会(SAC/TC 136)归口。

本文件起草单位：中国食品药品检定研究院、国家药品监督管理局医疗器械技术审评中心、北京市医疗器械检验所、广州万孚生物技术股份有限公司、北京金沃夫生物工程科技有限公司。

本文件主要起草人：周海卫、刘东来、麻婷婷、许庭莹、许四宏、杨振、解怡、孙莉、鲁学文、袁静。

新型冠状病毒抗原检测试剂盒质量评价要求

1 范围

本文件给出了新型冠状病毒抗原检测试剂盒的质量评价要求、试验方法、标签和说明书、包装、运输和贮存。

本文件适用于以咽拭子、鼻拭子、唾液等上呼吸道样本，血清、血浆及全血等血液样本，以及痰液、呼吸道抽取物、支气管灌洗液、肺泡灌洗液等下呼吸道样本为检测样本的新型冠状病毒抗原检测试剂盒的质量评价。

2 规范性引用文件

下列文件中的内容通过文中的规范性引用而构成本文件必不可少的条款。其中，注日期的引用文件，仅该日期对应的版本适用于本文件；不注日期的引用文件，其最新版本（包括所有的修改单）适用于本文件。

GB/T 191 包装储运图示标志

GB/T 29791.1 体外诊断医疗器械 制造商提供的信息（标示） 第1部分：术语、定义和通用要求

GB/T 29791.2 体外诊断医疗器械 制造商提供的信息（标示） 第2部分：专业用体外诊断试剂

3 术语和定义

GB/T 29791.1 界定的术语和定义适用于本文件。

4 质量评价要求

4.1 物理性状

4.1.1 外观

试剂盒各组分应齐全、完整，液体无渗漏；包装标签应清晰，易识别。

4.1.2 膜条宽度

膜条宽度不应低于 2.5 mm。

注：本条款仅适用于免疫层析法。

4.1.3 液体移行速度

液体移行速度不应低于 10 mm/min。

注：本条款仅适用于免疫层析法。

4.2 性能

4.2.1 阳性参考品符合率

使用国家参考品或经标化的参考品进行检测时，阳性符合率应为100%。

经标化的阳性参考品应符合以下要求：

a) 阳性参考品至少包括具有时间和区域特征性的5个以上不同来源的阳性临床样本或分离培养物；

b) 尽量覆盖弱阳、中阳及强阳性等不同浓度水平；

c) 制备时采用符合试剂盒要求的灭活方式。

注：本文件所涉及的国家参考品信息见附录A。

4.2.2 阴性参考品符合率

用国家参考品或经标化的参考品进行检测时，阴性符合率应为100%。

经标化的阴性参考品应符合以下要求：

a) 阴性参考品包括不少于国家参考品的病原体类型。阴性参考品可从以下病原体类型中选择：

   1) 常见呼吸道病原体：甲型H1N1、H3N2、H5N1、H7N9、乙型流感病毒、呼吸道合胞病毒，副流感病毒，鼻病毒，腺病毒，肠道病毒、人偏肺病毒、肺炎支原体、军团菌、百日咳杆菌、流感嗜血杆菌、金黄色葡萄球菌、肺炎链球菌、化脓性链球菌、肺炎克雷伯菌等；

   2) 其他冠状病毒：如HKU1，OC43，NL63、229E、SARS冠状病毒、MERS冠状病毒；

   3) 正常人呼吸道样本。

b) 在病毒和细菌等感染的医学相关水平进行验证时，例如，细菌感染的水平为1×10^6 CFU(菌落形成单位)/mL或更高，病毒为1×10^5 PFU(空斑形成单位)/mL或更高。

c) 制备时采用符合试剂盒要求的灭活方式。

注：本文件所涉及的国家参考品信息见附录A。

4.2.3 检出限

用国家参考品或经标化的参考品进行检测时，检出限应符合各试剂盒声称的要求。

经标化的检出限参考品应符合以下要求：

a) 检出限参考品使用分离培养物；

b) 病毒浓度单位采用$TCID_{50}$(半数组织细胞感染量)或PFU；

c) 制备时采用符合试剂盒要求的灭活方式。

注：本文件所涉及的国家参考品信息见附录A。

4.2.4 重复性

用国家参考品或经标化的参考品进行检测时，应符合相应要求。

经标化的重复性参考品应符合以下要求：

a) 重复性参考品采用阳性临床样本或分离培养物；

b) 至少设置弱阳性、中阳或强阳性两个水平，弱阳性应使用1.5倍～4倍检出限浓度；

c) 制备时采用符合试剂盒要求的灭活方式(如适用)。

注：本文件所涉及的国家参考品信息见附录A。

4.2.5 稳定性

可选用以下方法进行验证：

a） 效期稳定性试验：制造商应规定试剂盒的有效期。在制造商规定的储存条件下，取近效期或过效期的样品检测 4.2.1～4.2.4，结果应符合相应要求。

b） 热稳定性试验：在制造商规定的热稳定性试验条件下，检测 4.2.1～4.2.4，结果应符合相应要求。

注 1：热稳定性不能直接用于推导产品有效期，除非是采用基于大量的稳定性研究数据建立的推导公式。

注 2：根据产品特性可选择上述方法的任意一种，但所选用方法宜能验证产品的稳定性，以保证在效期内产品性能符合标准要求。

4.2.6 批间差

使用 3 个批号试剂盒检测国家参考品或经标化的参考品，应符合相应要求。

经标化的重复性参考品应符合以下要求：

a） 重复性参考品采用阳性临床样本或分离培养物；

b） 至少设置弱阳性、中阳或强阳性两个水平，弱阳性应使用 1.5 倍～4 倍检出限浓度；

c） 制备时采用符合试剂盒要求的灭活方式（如适用）。

注：本文件所涉及的国家参考品信息见附录 A。

5 试验方法

5.1 物理性状

5.1.1 外观

在自然光下以正常视力或矫正视力目视检查。

5.1.2 膜条宽度

使用通用量具按照制造商规定的方法对膜条宽度进行测量。

5.1.3 液体移行速度

分别使用通用量具和秒表按照制造商规定的方法对液体移行距离和时间进行测量，然后计算液体移行速度。

5.2 性能

5.2.1 阳性参考品符合率

用国家参考品或经标化的参考品进行检测，按产品说明书进行操作。

5.2.2 阴性参考品符合率

用国家参考品或经标化的参考品进行检测，按产品说明书进行操作。

5.2.3 检出限

用国家检出限参考品或经标化的参考品进行检测，按产品说明书进行操作。

5.2.4 重复性

用国家参考品或经标化的参考品进行检测，重复检测 10 次，按产品说明书进行操作。

5.2.5 稳定性

可选用以下一种或两种方法进行验证：

a) 效期稳定性：取近效期或过效期一定时间内的试剂盒，按产品说明书进行操作，对4.2.1～4.2.4进行检测；

b) 热稳定性：将试剂盒在一定温度条件下放置一定时间，按产品说明书进行操作，对4.2.1～4.2.4进行检测。

5.2.6 批间差

用3个批次试剂盒对国家参考品或经标化的参考品进行检测，各重复检测10次，按产品说明书进行操作。

6 标签和使用说明

应符合GB/T 29791.2的规定。

7 包装、运输和贮存

7.1 包装

包装储运图示标志应符合GB/T 191的规定。包装容器应保证密封性良好，完整，无泄露，无破损。

7.2 运输

试剂盒应按制造商的要求运输。在运输过程中，应防潮，防止重物堆压，避免阳光直射和雨雪浸淋，防止与酸碱物质接触，防止内外包装破损。

7.3 贮存

试剂盒应在制造商规定条件下保存。

附 录 A
（资料性）
新型冠状病毒抗原检测试剂国家参考品信息

A.1 概述

本附录提供了本文件第4章中适用的国家参考品信息，该国家参考品为“新型冠状病毒抗原检测试剂国家参考品”（参考品编号：370095）。

A.2 用途

本参考品原料为新型冠状病毒培养物及其他呼吸道病原体培养物，使用含有磷酸盐缓冲液、血清白蛋白（约1%）、海藻糖（或蔗糖、乳糖，5%）及明胶（或明胶水解物、右旋糖酐，1%）的通用缓冲液稀释制备而成。适用于新型冠状病毒抗原检测试剂（包括但不限于胶体金法、免疫荧光法、化学发光法等）的质量控制与评价。

A.3 组成和规格

参考品组成和规格见表A.1。

表 A.1 参考品组成和规格

参考品类型	参考品编号	病原体类别	规格
阴性	N1	金黄色葡萄球菌	0.5 mL/支
	N2	肺炎链球菌	0.5 mL/支
	N3	麻疹病毒	0.5 mL/支
	N4	腮腺炎病毒	0.5 mL/支
	N5	人腺病毒3型	0.5 mL/支
	N6	肺炎支原体	0.5 mL/支
	N7	人副流感2型	0.5 mL/支
	N8	人偏肺病毒	0.5 mL/支
	N9	冠状病毒 OC43	0.5 mL/支
	N10	冠状病毒 229E	0.5 mL/支
	N11	副百日咳杆菌	0.5 mL/支
	N12	乙型流感病毒（Victoria 系）	0.5 mL/支
	N13	乙型流感病毒（Yamagata 系）	0.5 mL/支
	N14	甲型 H1N1(2009)流感病毒	0.5 mL/支
	N15	甲型 H3N2 流感病毒	0.5 mL/支
	N16	禽流感病毒 H7N9	0.5 mL/支
	N17	禽流感病毒 H5N1	0.5 mL/支
	N18	EB 病毒	0.5 mL/支

表 A.1　参考品组成和规格（续）

参考品类型	参考品编号	病原体类别	规格
阴性	N19	肠道病毒 CA16	0.5 mL/支
	N20	人鼻病毒	0.5 mL/支
阳性	P1	SARS-CoV-2	0.5 mL/支
	P2	SARS-CoV-2	0.5 mL/支
	P3	SARS-CoV-2	0.5 mL/支
	P4	SARS-CoV-2	0.5 mL/支
	P5	SARS-CoV-2	0.5 mL/支
	P6	SARS-CoV-2	0.5 mL/支
	P7	SARS-CoV-2	0.5 mL/支
	P8	SARS-CoV-2	0.5 mL/支
检出限	S	SARS-CoV-2	0.5 mL/支
精密度	R	SARS-CoV-2	0.5 mL/支

A.4　其他

现行国家参考品说明书可在该国家参考品的分发单位的网站进行查询下载。国家参考品说明书的部分内容会根据参考品的批次进行变更。

参 考 文 献

[1] YY/T 1579—2018 体外诊断医疗器械 体外诊断试剂稳定性评价

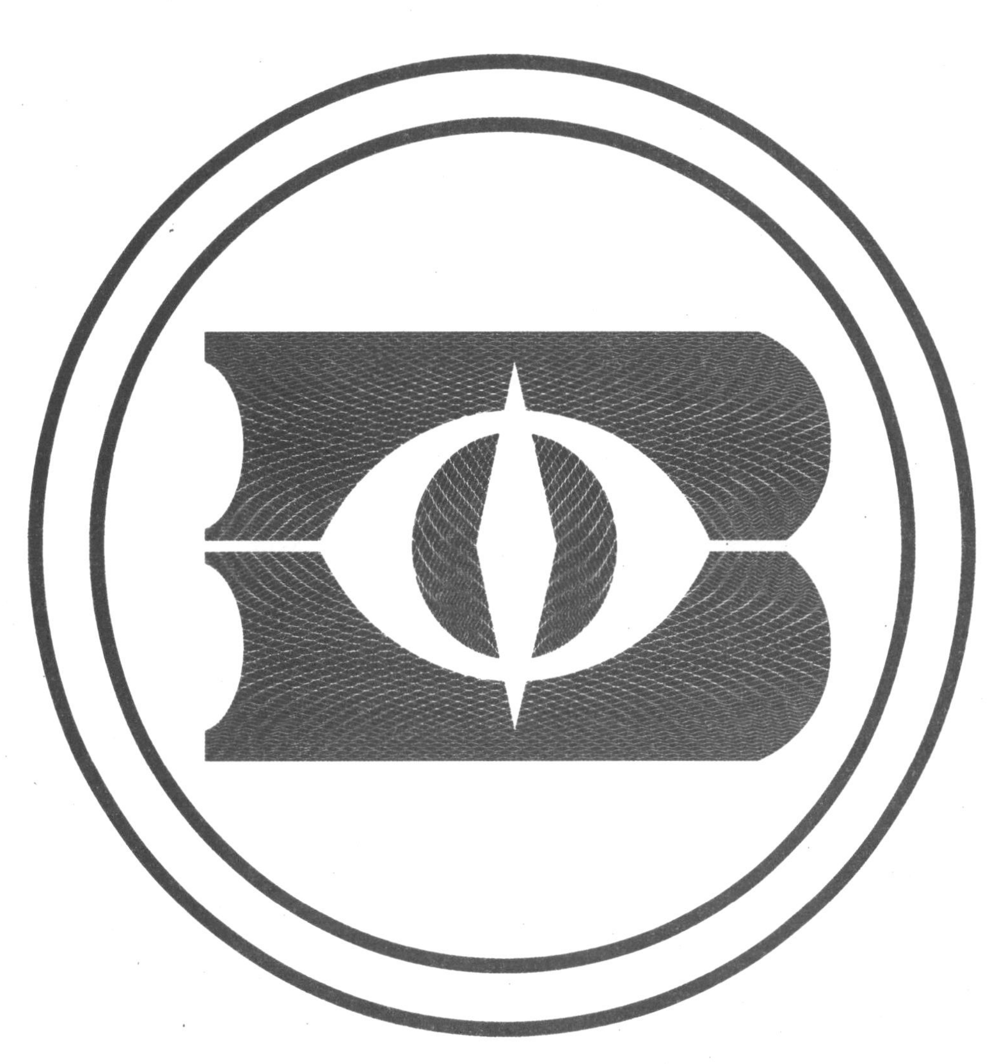

ICS 11.100.10
CCS C 44

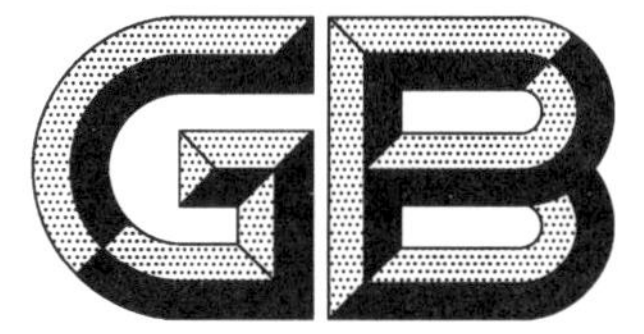

中华人民共和国国家标准

GB/T 40982—2021

新型冠状病毒核酸检测试剂盒质量评价要求

Quality assessment requirements for severe acute respiratory syndrome coronavirus 2 (SARS-CoV-2) nucleic acid detection kit

2021-11-26 发布　　2022-03-01 实施

国家市场监督管理总局
国家标准化管理委员会　发布

前　言

本文件按照GB/T 1.1—2020《标准化工作导则　第1部分：标准化文件的结构和起草规则》的规定起草。

请注意本文件的某些内容可能涉及专利。本文件的发布机构不承担识别专利的责任。

本文件由国家药品监督管理局提出。

本文件由全国医用临床检验实验室和体外诊断系统标准化技术委员会(SAC/TC 136)归口。

本文件起草单位：中国食品药品检定研究院、国家药品监督管理局医疗器械技术审评中心、北京市医疗器械检验所、深圳华大因源医药科技有限公司、北京博奥晶典生物技术有限公司、上海捷诺生物科技有限公司、中山大学达安基因股份有限公司、圣湘生物科技股份有限公司、上海复星长征医学科学有限公司。

本文件主要起草人：刘东来、周海卫、董劲春、麻婷婷、许庭莹、许四宏、杨振、李达、吴红龙、刘莹莹、程天龄、蒋析文、戴立忠、夏懿。

新型冠状病毒核酸检测试剂盒质量评价要求

1 范围

本文件规定了新型冠状病毒核酸检测试剂盒的质量评价要求、试验方法、标签和说明书、包装、运输和贮存。

本文件适用于定性检测咽拭子、鼻咽拭子、肺泡灌洗液、痰液、呼吸道洗液、抽吸液或其他呼吸道分泌物等样本中的新型冠状病毒核酸的核酸扩增检测试剂盒的质量评价。

注：核酸扩增方法包含聚合酶链反应(PCR)技术与等温核酸扩增技术等。

2 规范性引用文件

下列文件中的内容通过文中的规范性引用而构成本文件必不可少的条款。其中，注日期的引用文件，仅该日期对应的版本适用于本文件；不注日期的引用文件，其最新版本(包括所有的修改单)适用于本文件。

GB/T 191　包装储运图示标志

GB/T 29791.2　体外诊断医疗器械　制造商提供的信息(标示)　第2部分：专业用体外诊断试剂

3 术语和定义

本文件没有需要界定的术语和定义。

4 质量评价要求

4.1 外观

外观应符合但不限于以下要求：

a) 试剂盒各组分齐全、完整，液体无渗漏；

b) 中文包装标签清晰，无磨损。

4.2 核酸提取及纯化

核酸提取及纯化性能应符合如下要求：

a) 包含核酸提取及纯化组分的试剂盒，制造商对核酸提取及纯化功能，如效率、纯度、完整性等，分别进行验证；

b) 不包含核酸提取组分的试剂盒，制造商说明或指定提取试剂盒，并对核酸提取及纯化功能进行验证；

c) 不进行核酸提取及纯化、而是在核酸裂解或释放后直接进行检测的试剂盒，制造商对核酸裂解或释放功能及对试剂盒中酶的潜在干扰进行验证。

4.3 内标或对照

制造商应对试剂盒的检测结果建立质量控制程序，宜根据其产品工艺特点，在反应体系中设置内标和(或)对照，内标和(或)对照宜与样本同等对待。

4.4 检出限

用国家灵敏度参考品或经标化的参考品进行检测时，国家参考品检测结果应符合 S1～S3 为阳性，经标化的参考品检测结果应不低于国家参考品的要求。

经标化的参考品宜设置系列稀释的阳性样本，其中应包含检出限。

注：本文件所涉及的国家灵敏度参考品信息见附录 A。

4.5 阳性参考品符合率

用国家阳性参考品或经标化的参考品进行检测时，检测结果应为阳性。

经标化的参考品宜包括不同来源和滴度的病毒样本。

注：本文件所涉及的国家阳性参考品信息见附录 A。

4.6 阴性参考品符合率

用国家阴性参考品或经标化的参考品进行检测时，检测结果应为阴性。

经标化的参考品宜包括冠状病毒(HKU1、OC43、NL63、229E)、SARS 冠状病毒(可采用假病毒)、MERS 冠状病毒(可采用假病毒)、流感病毒、副流感病毒、呼吸道合胞病毒、腺病毒等呼吸道感染相关病原体。

注：本文件所涉及的国家阴性参考品信息可见附录 A。

4.7 重复性

使用国家精密性参考品或经标化的参考品进行检测时，检测结果应符合以下要求：

a) 对于报告 Ct 值的试剂盒，对同一份样本进行 10 次重复检测，检测结果均为阳性，且 Ct 值的变异系数(CV,%)不大于 5.0%；

b) 对于不报告 Ct 值的试剂盒，对同一份样本进行 10 次重复检测，检测结果均为阳性。

经标化的参考品宜包括临界阳性、中阳性水平。

注：本文件所涉及的国家精密性参考品信息可见附录 A。

4.8 稳定性

可选用以下方法进行验证：

a) 效期稳定性：制造商应规定试剂盒的有效期。在制造商规定的储存条件下，取近效期的试剂盒检测 4.4～4.7，结果应符合相应要求。

b) 热稳定性试验：在制造商规定的热稳定性试验条件下，检测 4.4～4.7，结果应符合相应要求。

注 1：热稳定性不能直接用于推导产品有效期，除非是采用基于大量的稳定性研究数据建立的推导公式。

注 2：根据产品特性可选择上述方法的任意一种，但所选用方法宜能验证产品的稳定性，以保证在效期内产品性能符合标准要求。

5 试验方法

5.1 外观

在自然光下以正常视力或矫正视力目视检查。

5.2 核酸提取及纯化

按照制造商提供的方法进行试验。

5.3 内标或对照

按照制造商提供的方法进行试验。

5.4 检出限

按照试剂盒说明书操作，对国家灵敏度参考品或经标化的参考品进行检测。

国家灵敏度参考品 S 使用无核酸酶去离子水进行 1∶3 倍比稀释后，将 1∶9、1∶27、1∶81、1∶243、1∶729、1∶2 187、1∶6 561、1∶19 683、1∶59 049、1∶177 147 分别标记为 S1～S10，按照试剂盒说明书要求进行核酸提取后进行检测。

5.5 阳性参考品符合率

按照试剂盒说明书操作，对国家阳性参考品或经标化的参考品进行检测。

国家阳性参考品 P1～P6 按照试剂盒说明书要求进行核酸提取后进行检测；P7 作为核酸提取物直接进行检测。

5.6 阴性参考品符合率

按照试剂盒说明书操作，对国家阴性参考品或经标化的参考品进行检测。

国家阴性参考品 N1～N22 按照试剂盒说明书要求进行核酸提取后进行检测。

5.7 重复性

按照试剂盒说明书操作，对国家精密性参考品或经标化的参考品进行 10 次重复检测。

国家精密性参考品 R 使用无核酸酶去离子水进行 1∶20 稀释后，按照试剂盒说明书要求进行核酸提取后进行检测。

5.8 稳定性

5.8.1 效期稳定性

在制造商规定的储存条件下，取近效期的试剂盒，按照 5.4～5.7 方法进行检测。

5.8.2 热稳定性试验

在制造商规定的热稳定性试验条件下，取效期内的试剂盒，按照 5.4～5.7 方法进行检测。

6 标签和说明书

应符合 GB/T 29791.2 的规定。

7 包装、运输和贮存

7.1 包装

包装储运图示标志应符合 GB/T 191 的规定。包装容器应保证密封性良好，完整，无泄露，无破损。

7.2 运输

试剂盒应按制造商的要求运输。在运输过程中，应防潮，防止重物堆压，避免阳光直射和雨雪浸淋，防止与酸碱物质接触，防止内外包装破损。

7.3 贮存

试剂盒应在制造商规定条件下保存。

附 录 A
（资料性）
新型冠状病毒核酸检测试剂国家参考品信息

A.1 概述

本附录提供了本文件第 4 章中适用的国家参考品信息，该国家参考品为“新型冠状病毒核酸检测试剂国家参考品(参考品编号:370099)”。

A.2 用途

参考品原料包括呼吸道病原体培养物、咽拭子及假病毒、质粒。适用于样本类型为咽拭子、鼻拭子、痰液、肺泡灌洗液等的核酸检测试剂盒的质量评价，适用方法学包括但不限于荧光 PCR 法、恒温扩增芯片法、恒温扩增-实时荧光法、杂交捕获免疫荧光法、RNA 捕获探针法、测序法及 CRISPR 法等。不可用于量值溯源。

A.3 规格和组成

参考品规格和样本组成类型见表 A.1。

表 A.1 参考品规格和组成

参考品类型	参考品编号	样本组成类型	规格
阳性	P1	新型冠状病毒培养物	0.5 mL/支
	P2	新型冠状病毒阳性咽拭子	0.5 mL/支
	P3	新型冠状病毒培养物	0.5 mL/支
	P4	新型冠状病毒阳性咽拭子	0.5 mL/支
	P5	新型冠状病毒阳性咽拭子	0.5 mL/支
	P6	新型冠状病毒阳性咽拭子	0.5 mL/支
	P7	新型冠状病毒质粒(N 全长基因)	0.1 mL/支
阴性	N1	嗜肺军团菌	0.5 mL/支
	N2	肺炎克雷伯菌	0.5 mL/支
	N3	肺炎链球菌	0.5 mL/支
	N4	流感嗜血杆菌	0.5 mL/支
	N5	腺病毒 3 型	0.5 mL/支
	N6	肺炎支原体	0.5 mL/支
	N7	肺炎衣原体	0.5 mL/支
	N8	副流感 2 型	0.5 mL/支
	N9	呼吸道合胞病毒 A 型	0.5 mL/支
	N10	百日咳杆菌	0.5 mL/支

表 A.1 参考品规格和组成（续）

参考品类型	参考品编号	样本组成类型	规格
阴性	N11	冠状病毒 OC43	0.5 mL/支
	N12	冠状病毒 NL63	0.5 mL/支
	N13	冠状病毒 HKU-1	0.5 mL/支
	N14	冠状病毒 229E	0.5 mL/支
	N15	禽流感病毒 H7N9	0.5 mL/支
	N16	禽流感病毒 H5N1	0.5 mL/支
	N17	乙型流感病毒(Victoria 系)	0.5 mL/支
	N18	甲型 H1N1(2009)流感病毒	0.5 mL/支
	N19	甲型 H3N2 流感病毒	0.5 mL/支
	N20	EB 病毒	0.5 mL/支
	N21	MERS 假病毒(ORF1ab+N+部分 RdRp 基因)	0.5 mL/支
	N22	新型冠状病毒阴性模拟拭子样本	0.5 mL/支
灵敏度	S	新型冠状病毒培养物	0.5 mL/支
精密性	R	新型冠状病毒培养物	0.5 mL/支

A.4 特性量值

灵敏度参考品 S 浓度(原液)为 3×10^5 copies/mL，使用数字 PCR 方法联合定值。S 不可用于量值溯源。

A.5 注意事项

现行国家参考品说明书可在该国家参考品分发单位的网站进行查询下载。国家参考品说明书的部分内容会根据参考品的批次进行变更。

参 考 文 献

［1］ YY/T 0466.1—2016 医疗器械 用于医疗器械标签、标记和提供信息的符号 第1部分：通用要求

［2］ YY/T 1182—2020 核酸扩增检测用试剂(盒)

［3］ 2019新型冠状病毒核酸检测试剂注册技术审评要点

ICS 11.100.10
CCS C 44

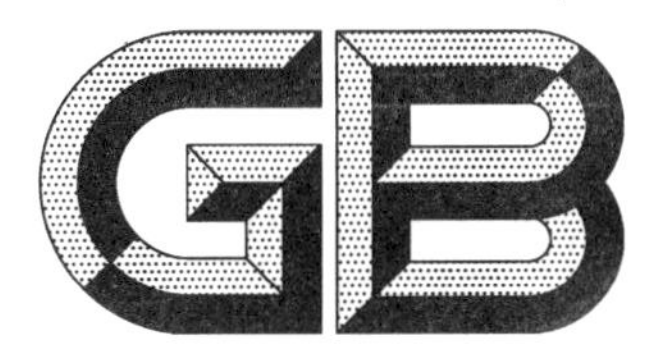

中华人民共和国国家标准

GB/T 40983—2021

新型冠状病毒 IgG 抗体检测试剂盒质量评价要求

Quality assessment requirements for severe acute respiratory syndrome coronavirus 2 (SARS-CoV-2) IgG antibody detection kit

2021-11-26 发布　　　　2022-03-01 实施

国家市场监督管理总局
国家标准化管理委员会　发布

前　言

本文件按照 GB/T 1.1—2020《标准化工作导则　第 1 部分：标准化文件的结构和起草规则》的规定起草。

请注意本文件的某些内容可能涉及专利。本文件的发布机构不承担识别专利的责任。

本文件由国家药品监督管理局提出。

本文件由全国医用临床检验实验室和体外诊断系统标准化技术委员会(SAC/TC 136)归口。

本文件起草单位：中国食品药品检定研究院、中国人民解放军总医院、国家药品监督管理局医疗器械技术审评中心、北京市医疗器械检验所、中国医学科学院病原生物学研究所、珠海丽珠试剂股份有限公司、博奥赛斯(重庆)生物科技有限公司、丹娜(天津)生物科技股份有限公司。

本文件主要起草人：石大伟、夏德菊、胡晋君、许四宏、杨振、何昆仑、张春燕、陈亭亭、代蕾颖、任丽丽、戴峻英、刘萍、周泽奇。

新型冠状病毒 IgG 抗体检测试剂盒质量评价要求

1 范围

本文件规定了新型冠状病毒 IgG 抗体检测试剂盒的质量评价要求、试验方法、标签和说明书、包装、运输和贮存。

本文件适用于采用免疫层析法、酶联免疫法及化学发光法原理，对人血清、血浆和全血中新型冠状病毒特异性 IgG 抗体进行体外定性检测的试剂盒。

2 规范性引用文件

下列文件中的内容通过文中的规范性引用而构成本文件必不可少的条款。其中，注日期的引用文件，仅该日期对应的版本适用于本文件；不注日期的引用文件，其最新版本（包括所有的修改单）适用于本文件。

GB/T 191　包装储运图示标志

GB/T 29791.2　体外诊断医疗器械　制造商提供的信息（标示）　第 2 部分：专业用体外诊断试剂

3 术语和定义

本文件没有需要界定的术语和定义。

4 质量评价要求

4.1 物理性状

4.1.1 外观

外观至少应符合：

a) 试剂盒各组分齐全、完整，液体无渗漏；

b) 包装标签清晰，无磨损。

4.1.2 膜条宽度

膜条宽度不应小于 2.5 mm。

注：本条款仅适用于免疫层析法。

4.1.3 液体移行速度

液体移行速度不应低于 10 mm/min。

注：本条款仅适用于免疫层析法。

4.2 性能

4.2.1 阳性参考品符合率

用国家阳性参考品或经标化的阳性参考品进行检测时，结果应符合如下要求：

a）对于免疫层析法的试剂盒，阳性符合率应不低于 90%；

b）对于酶联免疫法和化学发光法的试剂盒，阳性符合率应为 100%。

经标化的阳性参考品应至少包括不同来源的 5 份新型冠状病毒 IgG 抗体阳性样本，并表现出不同滴度水平。

注：本文件所涉及的国家阳性参考品信息见附录 A。

4.2.2 阴性参考品符合率

用国家阴性参考品或经标化的参考品进行检测时，阴性符合率应不低于 96%。

经标化的阴性参考品应至少包括正常临床样本、含类风湿因子等干扰因素的样本及其他病原体特异性抗体阳性样本。病原体特异性抗体阳性样本应包括冠状病毒（HKU1、OC43、NL63、229E）、流感病毒、肠道病毒、呼吸道合胞病毒、腺病毒抗体阳性样本。

注：本文件所涉及的国家阴性参考品信息见附录 A。

4.2.3 最低检测限

用国家最低检测限参考品或经标化的最低检测限参考品进行检测时，国家参考品检测结果应符合 L1 为阳性（参考品编号：370097）或 L1、L2 为阳性（参考品编号：370094），其余为阳性或阴性。经标化的最低检测限参考品检测结果应不低于国家参考品的要求。

经标化的最低检测限参考品可以是系列稀释样本，并包含检测限水平。

注：本文件所涉及的国家最低检测限参考品信息见附录 A。

4.2.4 重复性或（批内）精密度

用国家精密度参考品或经标化的精密度参考品进行检测时，结果应符合如下要求：

a）对于胶体金免疫层析法的试剂盒，结果应均为阳性，且条带显色均一；

b）对于荧光免疫层析法的试剂盒，结果应均为阳性；

c）对于酶联免疫法和化学发光法的试剂盒，结果应均为阳性，且测量值或测量值与阳性判断值的比值的变异系数（CV）应不大于 15.0%。

注 1：测量值包括但不限于吸光值、发光值或浓度值。

注 2：本文件所涉及的国家精密度参考品信息见附录 A。

4.2.5 批间差或批间精密度

用国家精密度参考品或经标化的精密度参考品进行检测，结果应均为阳性，且测量值或测量值与阳性判断值的比值的变异系数（CV）不应大于 15.0%。

注 1：测量值包括但不限于吸光值、发光值或浓度值。

注 2：本文件所涉及的国家精密度参考品信息见附录 A。

注 3：本条款仅适用于酶联免疫法和化学发光法。

4.2.6 稳定性

在保证效期内产品性能符合要求的情况下，可根据产品特性选择以下方法的任意组合进行评价：

a）效期稳定性：制造商应规定试剂盒的有效期。在制造商规定的储存条件下，取近效期或过效期的样品检测 4.2.1～4.2.4，结果应符合相应要求。

b）热稳定性试验：在制造商规定的热稳定性试验条件下，检测 4.2.1～4.2.4，结果应符合相应要求。

注：热稳定性不能直接用于推导产品有效期，除非是采用基于大量的稳定性研究数据建立的推导公式。

5 试验方法

5.1 物理性状

5.1.1 外观

在自然光下以正常视力或矫正视力目视检查。

5.1.2 膜条宽度

使用通用量具按照制造商规定的方法对膜条宽度进行测量。

5.1.3 液体移行速度

分别使用通用量具和秒表按照制造商规定的方法对液体移行距离和时间进行测量，然后计算液体移行速度。

5.2 性能

5.2.1 阳性参考品符合率

按照试剂盒说明书操作，对国家阳性参考品或经标化的阳性参考品进行检测。

注：本文件所涉及的国家阳性参考品信息见附录 A。

5.2.2 阴性参考品符合率

按照试剂盒说明书操作，对国家阴性参考品或经标化的阴性参考品进行检测。

注：本文件所涉及的国家阴性参考品信息见附录 A。

5.2.3 最低检测限

按照试剂盒说明书操作，对国家最低检测限参考品或经标化的检测限参考品进行检测。

注：本文件所涉及的国家最低检测限参考品信息见附录 A。

5.2.4 重复性或(批内)精密度

取 1 个批次的试剂盒样品，按照试剂盒说明书操作，对国家精密度参考品或经标化的精密度参考品进行 10 次重复检测。对于酶联免疫法和化学发光法的试剂盒，还应计算 10 次检测结果的测量值的变异系数(CV)。

注 1：测量值包括但不限于吸光值、发光值或浓度值。

注 2：本文件所涉及的国家精密度参考品信息见附录 A。

5.2.5 批间差或批间精密度

取 3 个批次的试剂盒样品，按照试剂盒说明书操作，每个批次对国家精密度参考品或经标化的精密度参考品进行 10 次重复检测，计算 30 次检测结果的测量值的变异系数(CV)。

注 1：测量值包括但不限于吸光值、发光值或浓度值。

注 2：本文件所涉及的国家精密度参考品信息见附录 A。

5.2.6 稳定性

可选用以下一种或两种方法进行验证：

a) 效期稳定性:在制造商规定的储存条件下,取近效期或过效期一定时间内的试剂盒,按5.2.1~5.2.4进行检测。

b) 热稳定性:在制造商规定的热稳定性试验条件下,取效期内的试剂盒,按5.2.1~5.2.4进行检测。

6 标签和说明书

应符合GB/T 29791.2的规定。

7 包装、运输和贮存

7.1 包装

包装储运图示标志应符合GB/T 191的规定。包装容器应保证密封性良好,完整,无泄露,无破损。

7.2 运输

试剂盒应按制造商的要求运输。在运输过程中,应防潮,防止重物堆压,避免阳光直射和雨雪浸淋,防止与酸碱物质接触,防止内外包装破损。

7.3 贮存

试剂盒应在制造商规定条件下保存。

附 录 A
（资料性）
新型冠状病毒 IgG 抗体检测试剂国家参考品信息

A.1 概述

本附录提供了本文件第 4 章中适用的国家参考品信息，该国家参考品为“新型冠状病毒 IgG 抗体检测试剂国家参考品”（参考品编号：370097）和“新型冠状病毒 IgG 抗体检测试剂（酶免法/化学发光法）国家参考品”（参考品编号：370094）。

A.2 用途

“新型冠状病毒 IgG 抗体检测试剂国家参考品”适用于免疫层析法的新型冠状病毒 IgG 抗体检测试剂的质量评价。“新型冠状病毒 IgG 抗体检测试剂（酶免法/化学发光法）国家参考品”适用于酶联免疫法和化学发光法的新型冠状病毒 IgG 抗体检测试剂的质量评价。

A.3 规格和组成

参考品规格和组成见表 A.1。

表 A.1 参考品规格和组成

参考品类型	编号	组成成分	规格 μL/支	数量 支
阴性参考品	N1	甲型流感病毒 IgM 阳性血浆	50	25
	N2	甲、乙型流感病毒 IgM 阳性血浆		
	N3	甲型流感病毒 IgM 阳性血浆		
	N4、N5	嗜肺军团菌 IgM 阳性血浆		
	N6、N7	肺炎衣原体 IgM 阳性血浆		
	N8	含类风湿因子血清		
	N9～N11	肺炎支原体 IgM 阳性血浆		
	N12	腺病毒 IgM 阳性血浆		
	N13～N14	呼吸道合胞病毒 IgM 阳性血浆		
	N15	副流感病毒 IgM 阳性血浆		
	N16、N17	肺炎衣原体 IgG 阳性血浆		
	N18	麻疹病毒 IgG 阳性血浆		
	N19	腮腺炎病毒 IgG 阳性血浆		
	N20～N25	正常人血浆		

表 A.1 参考品规格和组成(续)

<table>
<tr><th>参考品类型</th><th>编号</th><th>组成成分</th><th>规格
μL/支</th><th>数量
支</th></tr>
<tr><td>阳性参考品</td><td>P1～P10</td><td rowspan="3">新型冠状病毒肺炎确诊患者灭活血清/血浆</td><td>50</td><td>10</td></tr>
<tr><td>最低检测限
参考品</td><td>S</td><td>100</td><td>1</td></tr>
<tr><td>精密度参考品</td><td>R</td><td>500</td><td>1</td></tr>
<tr><td>基质血浆</td><td>S0</td><td>正常人血浆</td><td>500</td><td>1</td></tr>
</table>

A.4 其他

现行国家参考品说明书可在该国家参考品的分发单位的网站进行查询下载。国家参考品说明书的部分内容会根据参考品的批次进行变更。

参 考 文 献

[1] YY/T 1579—2018 体外诊断医疗器械 体外诊断试剂稳定性评价
[2] 2019新型冠状病毒抗原/抗体检测试剂注册技术审评要点(试行)

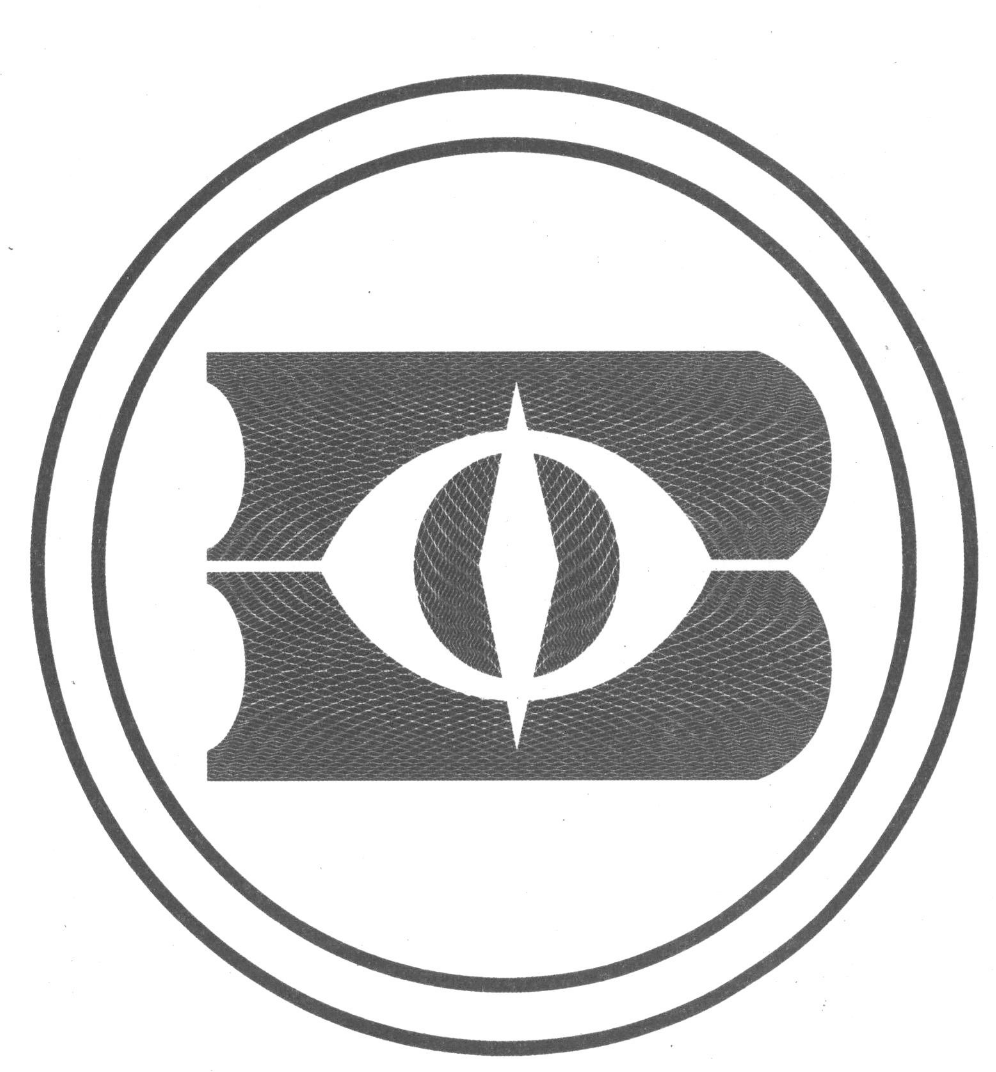

ICS 11.100.10
CCS C 44

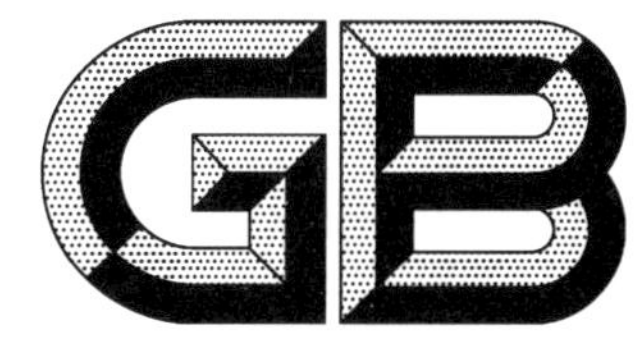

中华人民共和国国家标准

GB/T 40984—2021

新型冠状病毒 IgM 抗体检测试剂盒质量评价要求

Quality assessment requirements for severe acute respiratory syndrome coronavirus 2(SARS-CoV-2) IgM antibody detection kit

2021-11-26 发布　　2022-03-01 实施

国家市场监督管理总局
国家标准化管理委员会　发布

前　言

本文件按照 GB/T 1.1—2020《标准化工作导则　第 1 部分:标准化文件的结构和起草规则》的规定起草。

请注意本文件的某些内容可能涉及专利。本文件的发布机构不承担识别专利的责任。

本文件由国家药品监督管理局提出。

本文件由全国医用临床检验实验室和体外诊断系统标准化技术委员会(SAC/TC 136)归口。

本文件起草单位:中国食品药品检定研究院、中国人民解放军总医院、国家药品监督管理局医疗器械技术审评中心、北京市医疗器械检验所、中国科学院广州生物医药与健康研究院、英诺特(唐山)生物技术有限公司、广东和信健康科技有限公司、博奥赛斯(重庆)生物科技有限公司、丹娜(天津)生物科技股份有限公司。

本文件主要起草人:石大伟、夏德菊、胡晋君、许四宏、杨振、何昆仑、李伯安、韩昭昭、朱晋升、冯立强、张秀杰、李晨阳、刘萍、周泽奇。

新型冠状病毒 IgM 抗体检测试剂盒
质量评价要求

1 范围

本文件规定了新型冠状病毒 IgM 抗体检测试剂盒的质量评价要求、试验方法、标签和说明书、包装、运输和贮存。

本文件适用于采用免疫层析法、酶联免疫法及化学发光法原理，对人血清、血浆和全血中新型冠状病毒特异性 IgM 抗体进行体外定性检测的试剂盒。

2 规范性引用文件

下列文件中的内容通过文中的规范性引用而构成本文件必不可少的条款。其中，注日期的引用文件，仅该日期对应的版本适用于本文件；不注日期的引用文件，其最新版本(包括所有的修改单)适用于本文件。

GB/T 191 包装储运图示标志

GB/T 29791.2 体外诊断医疗器械 制造商提供的信息(标示) 第 2 部分：专业用体外诊断试剂

3 术语和定义

本文件没有需要界定的术语和定义。

4 质量评价要求

4.1 物理性状

4.1.1 外观

外观至少应符合：

a) 试剂盒各组分齐全、完整，液体无渗漏；

b) 包装标签清晰，无磨损。

4.1.2 膜条宽度

膜条宽度不应小于 2.5 mm。

注：本条款仅适用于免疫层析法。

4.1.3 液体移行速度

液体移行速度不应低于 10 mm/min。

注：本条款仅适用于免疫层析法。

4.2 性能

4.2.1 阳性参考品符合率

用国家阳性参考品或经标化的阳性参考品进行检测时，阳性符合率应为100%。

经标化的阳性参考品应至少包括不同来源的5份新型冠状病毒IgM抗体阳性样本，并表现出不同滴度水平。

注：本文件所涉及的国家阳性参考品信息见附录A。

4.2.2 阴性参考品符合率

用国家阴性参考品或经标化的参考品进行检测时，阴性符合率应不低于96%。

经标化的阴性参考品应至少包括正常临床样本、含类风湿因子等干扰因素的样本及其他病原体特异性抗体阳性样本。病原体特异性抗体阳性样本应包括冠状病毒(HKU1、OC43、NL63、229E)、流感病毒、肠道病毒、呼吸道合胞病毒、腺病毒抗体阳性样本。

注：本文件所涉及的国家阴性参考品信息见附录A。

4.2.3 最低检测限

用国家最低检测限参考品或经标化的最低检测限参考品进行检测时，国家参考品检测结果应符合L1、L2为阳性(参考品编号:370096)或L1～L3为阳性(参考品编号:370093)，其余为阳性或阴性。经标化的最低检测限参考品检测结果应不低于国家参考品的要求。

经标化的最低检测限参考品可以是系列稀释样本，并包含检测限水平。

注：本文件所涉及的国家最低检测限参考品信息见附录A。

4.2.4 重复性或(批内)精密度

用国家精密度参考品或经标化的精密度参考品进行检测时，结果应符合如下要求：

a) 对于胶体金免疫层析法的试剂盒，结果应均为阳性，且条带显色均一；
b) 对于荧光免疫层析法的试剂盒，结果应均为阳性；
c) 对于酶联免疫法和化学发光法的试剂盒，结果应均为阳性，且测量值或测量值与阳性判断值的比值的变异系数(CV)不应大于15.0%。

注1：测量值包括但不限于吸光值、发光值或浓度值。

注2：本文件所涉及的国家精密度参考品信息见附录A。

4.2.5 批间差或批间精密度

用国家精密度参考品或经标化的精密度参考品进行检测，结果应均为阳性，且测量值或测量值与阳性判断值的比值的变异系数(CV)不应大于15.0%。

注1：测量值包括但不限于吸光值、发光值或浓度值。

注2：本文件所涉及的国家精密度参考品信息见附录A。

注3：本条款仅适用于酶联免疫法和化学发光法。

4.2.6 稳定性

在保证效期内产品性能符合要求的情况下，可根据产品特性选择以下方法的任意组合进行评价：

a) 效期稳定性：制造商应规定试剂盒的有效期。在制造商规定的储存条件下，取近效期或过效期的样品检测4.2.1～4.2.4，结果应符合相应要求。
b) 热稳定性：在制造商规定的热稳定性试验条件下，检测4.2.1～4.2.4，结果应符合相应要求。

注：热稳定性不能直接用于推导产品有效期，除非是采用基于大量的稳定性研究数据建立的推导公式。

5 试验方法

5.1 物理性状

5.1.1 外观

在自然光下以正常视力或矫正视力目视检查。

5.1.2 膜条宽度

使用通用量具按照制造商规定的方法对膜条宽度进行测量。

5.1.3 液体移行速度

分别使用通用量具和秒表按照制造商规定的方法对液体移行距离和时间进行测量，然后计算液体移行速度。

5.2 性能

5.2.1 阳性参考品符合率

按照试剂盒说明书操作，对国家阳性参考品或经标化的阳性参考品进行检测。

注：本文件所涉及的国家阳性参考品信息见附录 A。

5.2.2 阴性参考品符合率

按照试剂盒说明书操作，对国家阴性参考品或经标化的阴性参考品进行检测。

注：本文件所涉及的国家阴性参考品信息见附录 A。

5.2.3 最低检测限

按照试剂盒说明书操作，对国家最低检测限参考品或经标化的检测限参考品进行检测。

注：本文件所涉及的国家最低检测限参考品信息见附录 A。

5.2.4 重复性或(批内)精密度

取 1 个批次的试剂盒样品，按照试剂盒说明书操作，对国家精密度参考品或经标化的精密度参考品进行 10 次重复检测。对于酶联免疫法和化学发光法的试剂盒，还应计算 10 次检测结果的测量值的变异系数(CV)。

注 1：测量值包括但不限于吸光值、发光值或浓度值。

注 2：本文件所涉及的国家精密度参考品信息见附录 A。

5.2.5 批间差或批间精密度

取 3 个批次的试剂盒样品，按照试剂盒说明书操作，每个批次对国家精密度参考品或经标化的精密度参考品进行 10 次重复检测，计算 30 次检测结果的测量值的变异系数(CV)。

注 1：测量值包括但不限于吸光值、发光值或浓度值。

注 2：本文件所涉及的国家精密度参考品信息见附录 A。

5.2.6 稳定性

可选用以下一种或两种方法进行验证：

a) 效期稳定性:在制造商规定的储存条件下,取近效期或过效期一定时间内的试剂盒,按5.2.1～5.2.4进行检测;
b) 热稳定性:在制造商规定的热稳定性试验条件下,取效期内的试剂盒,按5.2.1～5.2.4进行检测。

6 标签和说明书

应符合GB/T 29791.2的规定。

7 包装、运输和贮存

7.1 包装

包装储运图示标志应符合GB/T 191的规定。包装容器应保证密封性良好、完整、无泄漏、无破损。

7.2 运输

试剂盒应按制造商的要求运输。在运输过程中,应防潮,防止重物堆压,避免阳光直射和雨雪浸淋,防止与酸碱物质接触,防止内外包装破损。

7.3 贮存

试剂盒应在制造商规定条件下保存。

附 录 A
（资料性）
新型冠状病毒 IgM 抗体检测试剂国家参考品信息

A.1 概述

本附录提供了本文件第4章中适用的国家参考品信息，该国家参考品为“新型冠状病毒 IgM 抗体检测试剂国家参考品”（参考品编号：370096）和“新型冠状病毒 IgM 抗体检测试剂（酶免法/化学发光法）国家参考品”（参考品编号：370093）。

A.2 用途

“新型冠状病毒 IgM 抗体检测试剂国家参考品”适用于免疫层析法的新型冠状病毒 IgM 抗体检测试剂的质量评价。“新型冠状病毒 IgM 抗体检测试剂（酶免法/化学发光法）国家参考品”适用于酶联免疫法和化学发光法的新型冠状病毒 IgM 抗体检测试剂的质量评价。

A.3 规格和组成

参考品规格和组成见表 A.1。

表 A.1 参考品规格和组成

参考品类型	编号	组成成分	规格 μL/支	数量 支
阴性参考品	N1	甲型流感病毒 IgM 阳性血浆	50	25
	N2	甲、乙型流感病毒 IgM 阳性血浆		
	N3	甲型流感病毒 IgM 阳性血浆		
	N4、N5	嗜肺军团菌 IgM 阳性血浆		
	N6、N7	肺炎衣原体 IgM 阳性血浆		
	N8	含类风湿因子血清		
	N9～N11	肺炎支原体 IgM 阳性血浆		
	N12	腺病毒 IgM 阳性血浆		
	N13～N14	呼吸道合胞病毒 IgM 阳性血浆		
	N15	副流感病毒 IgM 阳性血浆		
	N16、N17	肺炎衣原体 IgG 阳性血浆		
	N18	麻疹病毒 IgG 阳性血浆		
	N19	腮腺炎病毒 IgG 阳性血浆		
	N20～N25	正常人血浆		
阳性参考品	P1～P10	新型冠状病毒肺炎 确诊患者灭活血清/血浆	50	10
最低检测限 参考品	S		100	1
精密度参考品	R		500	1
基质血浆	S0	正常人血浆	500	1

A.4 其他

现行国家参考品说明书可在该国家参考品的分发单位的网站进行查询下载。国家参考品说明书的部分内容会根据参考品的批次进行变更。

参 考 文 献

［1］ YY/T 1579—2018 体外诊断医疗器械 体外诊断试剂稳定性评价
［2］ 2019新型冠状病毒抗原/抗体检测试剂注册技术审评要点(试行)

ICS 11.100.10
CCS C 44

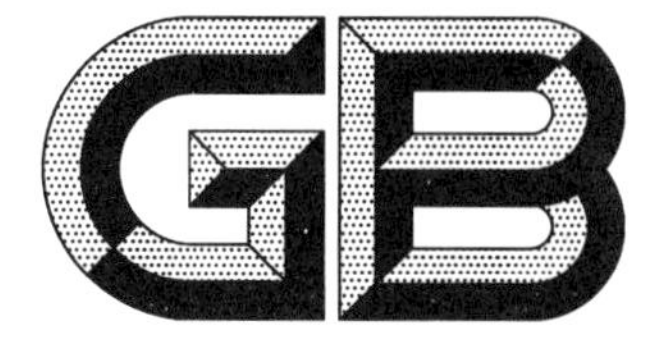

中华人民共和国国家标准

GB/T 40999—2021

新型冠状病毒抗体检测试剂盒质量评价要求

Quality assessment requirements for Severe Acute Respiratory Syndrome Coronavirus 2(SARS-CoV-2) total antibody detection kit

2021-11-26 发布　　2022-03-01 实施

国家市场监督管理总局
国家标准化管理委员会　发布

前　言

本文件按照 GB/T 1.1—2020《标准化工作导则　第 1 部分:标准化文件的结构和起草规则》的规定起草。

请注意本文件的某些内容可能涉及专利。本文件的发布机构不承担识别专利的责任。

本文件由国家药品监督管理局提出。

本文件由全国医用临床检验实验室和体外诊断系统标准化技术委员会(SAC/TC 136)归口。

本文件起草单位:中国食品药品检定研究院、中国人民解放军总医院、国家药品监督管理局医疗器械技术审评中心、北京市医疗器械检验所、重庆市公共卫生医疗救治中心、广州万孚生物技术股份有限公司、上海芯超生物科技有限公司、北京万泰生物药业股份有限公司。

本文件主要起草人:夏德菊、石大伟、胡晋君、许四宏、杨振、何昆仑、张樱、李红然、毕春雷、王静、康可人、张小燕、孙旭东、乔杉。

新型冠状病毒抗体检测试剂盒质量评价要求

1 范围

本文件规定了新型冠状病毒(总)抗体检测试剂盒的质量评价涉及的质量要求、试验方法、标签和说明书、包装、运输和贮存。

本文件适用于采用免疫层析法、酶联免疫法及化学发光法原理，对人血清、血浆和全血中新型冠状病毒特异性抗体(含 IgM、IgG 等抗体种类)进行体外定性检测的试剂盒。

2 规范性引用文件

下列文件中的内容通过文中的规范性引用而构成本文件必不可少的条款。其中，注日期的引用文件，仅该日期对应的版本适用于本文件；不注日期的引用文件，其最新版本(包括所有的修改单)适用于本文件。

GB/T 191　包装储运图示标志

GB/T 29791.2　体外诊断医疗器械　制造商提供的信息(标示)　第 2 部分：专业用体外诊断试剂

3 术语和定义

本文件没有需要界定的术语和定义。

4 质量要求

4.1 物理性状

4.1.1 外观

外观至少应符合但不限于：

a) 试剂盒各组分应齐全、完整，液体无渗漏；

b) 包装标签应清晰，无磨损。

4.1.2 膜条宽度

膜条宽度不应小于 2.5 mm。

注：本条款仅适用于免疫层析法。

4.1.3 液体移行速度

液体移行速度不应低于 10 mm/min。

注：本条款仅适用于免疫层析法。

4.2 性能

4.2.1 阳性参考品符合率

用国家阳性参考品或经标化的阳性参考品进行检测时，结果应符合相应要求。

经标化的阳性参考品应至少包括不同来源的5份新型冠状病毒IgM抗体阳性和5份新型冠状病毒IgG抗体阳性样本，并表现出不同滴度水平。

注：本文件所涉及的国家阳性参考品信息见附录A。

4.2.2 阴性参考品符合率

用国家阴性参考品或经标化的参考品进行检测时，结果应符合相应要求。

经标化的阴性参考品应至少包括正常临床样本、含类风湿因子等干扰因素的样本及其他病原体特异性抗体阳性样本。病原体特异性抗体阳性样本应包括冠状病毒(HKU1、OC43、NL63、229E)、流感病毒、肠道病毒、呼吸道合胞病毒、腺病毒抗体阳性样本。

注：本文件所涉及的国家阴性参考品信息见附录A。

4.2.3 最低检测限

用国家最低检测限参考品或经标化的最低检测限参考品进行检测，结果应符合相应要求。

经标化的最低检测限参考品可以是系列稀释样本，并包含检测限水平。

注：本文件所涉及的国家最低检测限参考品信息见附录A。

4.2.4 重复性或(批内)精密度

用国家精密度参考品或经标化的精密度参考品进行检测时，结果应符合如下要求：

a) 对于胶体金免疫层析法的试剂盒，结果应均为阳性，且条带显色均一；

b) 对于荧光免疫层析法的试剂盒，结果应均为阳性；

c) 对于酶联免疫法和化学发光法的试剂盒，结果应均为阳性，且测量值或测量值与阳性判断值的比值的变异系数(CV,%)应不大于15.0%。

注1：测量值包括但不限于吸光值、发光值或浓度值。

注2：本文件所涉及的国家精密度参考品信息见附录A。

4.2.5 批间差或批间精密度

用国家精密度参考品或经标化的精密度参考品进行检测时，结果应均为阳性，且测量值或测量值与阳性判断值的比值的变异系数(CV,%)应不大于15.0%。

注1：测量值包括但不限于吸光值、发光值或浓度值。

注2：本文件所涉及的国家精密度参考品信息见附录A。

注3：本条款仅适用于酶联免疫法和化学发光法。

4.2.6 稳定性

可选用以下方法进行验证：

a) 效期稳定性：制造商应规定试剂盒的有效期。在制造商规定的储存条件下，取近效期或过效期的样品检测4.2.1～4.2.4，结果应符合相应要求。

b) 热稳定性：在制造商规定的热稳定性试验条件下，检测4.2.1～4.2.4，结果应符合相应要求。

注1：热稳定性不能直接用于推导产品有效期，除非是采用基于大量的稳定性研究数据建立的推导公式。

注2：根据产品特性选择a)、b)方法的任意组合，但所选用方法能验证产品的稳定性，以保证在效期内产品性能符合标准要求。

5 试验方法

5.1 物理性状

5.1.1 外观

在自然光下以正常视力或矫正视力目视检查。

5.1.2 膜条宽度

使用通用量具按照制造商规定的方法对膜条宽度进行测量。

5.1.3 液体移行速度

分别使用通用量具和秒表按照制造商规定的方法对液体移行距离和时间进行测量，然后计算液体移行速度。

5.2 性能

5.2.1 阳性参考品符合率

按照试剂盒说明书操作，对国家阳性参考品或经标化的阳性参考品进行检测。

注：本文件所涉及的国家阳性参考品信息见附录 A。

5.2.2 阴性参考品符合率

按照试剂盒说明书操作，对国家阴性参考品或经标化的阴性参考品进行检测。

注：本文件所涉及的国家阴性参考品信息见附录 A。

5.2.3 最低检测限

按照试剂盒说明书操作，对国家最低检测限参考品或经标化的检测限参考品进行检测。

注：本文件所涉及的国家最低检测限参考品信息见附录 A。

5.2.4 重复性或(批内)精密度

取 1 个批次的试剂盒，按照试剂盒说明书操作，对国家精密度参考品或经标化的精密度参考品进行 10 次重复检测。对于酶联免疫法和化学发光法的试剂盒，还应计算 10 次检测结果的测量值的变异系数(CV，%)。

注 1：测量值包括但不限于吸光值、发光值或浓度值。

注 2：本文件所涉及的国家精密度参考品信息见附录 A。

5.2.5 批间差或批间精密度

取 3 个批次的试剂盒，按照试剂盒说明书操作，每个批次对国家精密度参考品或经标化的精密度参考品进行 10 次重复检测，计算 30 次检测结果的测量值的变异系数(CV，%)。

注 1：测量值包括但不限于吸光值、发光值或浓度值。

注 2：本文件所涉及的国家精密度参考品信息见附录 A。

5.2.6 稳定性

可选用以下一种或两种方法进行验证：

a) 效期稳定性：在制造商规定的储存条件下，取近效期或过效期一定时间内的试剂盒，按照 5.2.1～5.2.4 进行检测；

b) 热稳定性：在制造商规定的热稳定性试验条件下，取效期内的试剂盒，按照 5.2.1～5.2.4 进行检测。

6 标签和使用说明书

应符合 GB/T 29791.2 的规定。

7 包装、运输和贮存

7.1 包装

包装储运图示标志应符合 GB/T 191 的规定。包装容器应保证密封性良好，完整，无泄露，无破损。

7.2 运输

试剂盒应按制造商的要求运输。在运输过程中，应防潮，防止重物堆压，避免阳光直射和雨雪浸淋，防止与酸碱物质接触，防止内外包装破损。

7.3 贮存

试剂盒应在制造商规定条件下保存。

附 录 A
（资料性）
新型冠状病毒抗体检测试剂国家参考品信息

A.1 概述

本附录提供了本文件第4章中适用的国家参考品信息，该国家参考品为“新型冠状病毒 IgM 抗体检测试剂国家参考品”（参考品编号：370096）、“新型冠状病毒 IgG 抗体检测试剂国家参考品”（参考品编号：370097）、“新型冠状病毒 IgM 抗体检测试剂（酶免法/化学发光法）国家参考品”（参考品编号：370093）和“新型冠状病毒 IgG 抗体检测试剂（酶免法/化学发光法）国家参考品”（参考品编号：370094）。

A.2 用途

“新型冠状病毒 IgM 抗体检测试剂国家参考品”和“新型冠状病毒 IgG 抗体检测试剂国家参考品”分别适用于免疫层析法的新型冠状病毒 IgM 和 IgG 抗体检测试剂的质量评价。

“新型冠状病毒 IgM 抗体检测试剂（酶免法/化学发光法）国家参考品”和“新型冠状病毒 IgG 抗体检测试剂（酶免法/化学发光法）国家参考品”分别适用于酶联免疫法和化学发光法的新型冠状病毒 IgM 和 IgG 抗体检测试剂的质量评价。

A.3 组成和规格

参考品组成和规格见表 A.1。

表 A.1 参考品组成和规格

参考品类型	编号	组成成分	规格 μL/支
阴性参考品	N1	甲型流感病毒 IgM 阳性血浆	50
	N2	甲、乙型流感病毒 IgM 阳性血浆	
	N3	甲型流感病毒 IgM 阳性血浆	
	N4、N5	嗜肺军团菌 IgM 阳性血浆	
	N6、N7	肺炎衣原体 IgM 阳性血浆	
	N8	含类风湿因子血清	
	N9～N11	肺炎支原体 IgM 阳性血浆	
	N12	腺病毒 IgM 阳性血浆	
	N13～N14	呼吸道合胞病毒 IgM 阳性血浆	
	N15	副流感病毒 IgM 阳性血浆	
	N16、N17	肺炎衣原体 IgG 阳性血浆	
	N18	麻疹病毒 IgG 阳性血浆	
	N19	腮腺炎病毒 IgG 阳性血浆	
	N20～N25	正常人血浆	

表 A.1 参考品组成和规格（续）

参考品类型	编号	组成成分	规格 μL/支
阳性参考品	P1～P10	新型冠状病毒肺炎 确诊患者灭活血清/血浆	50
最低检测限参考品	S		100
精密度参考品	R		500
基质血浆	S0	正常人血浆	500

A.4 其他

现行国家参考品说明书可在该国家参考品的分发单位的网站进行查询下载。国家参考品说明书的部分内容会根据参考品的批次进行变更。

参 考 文 献

[1] YY/T 1579—2018 体外诊断医疗器械 体外诊断试剂稳定性评价
[2] 2019新型冠状病毒抗原/抗体检测试剂注册技术审评要点(试行)

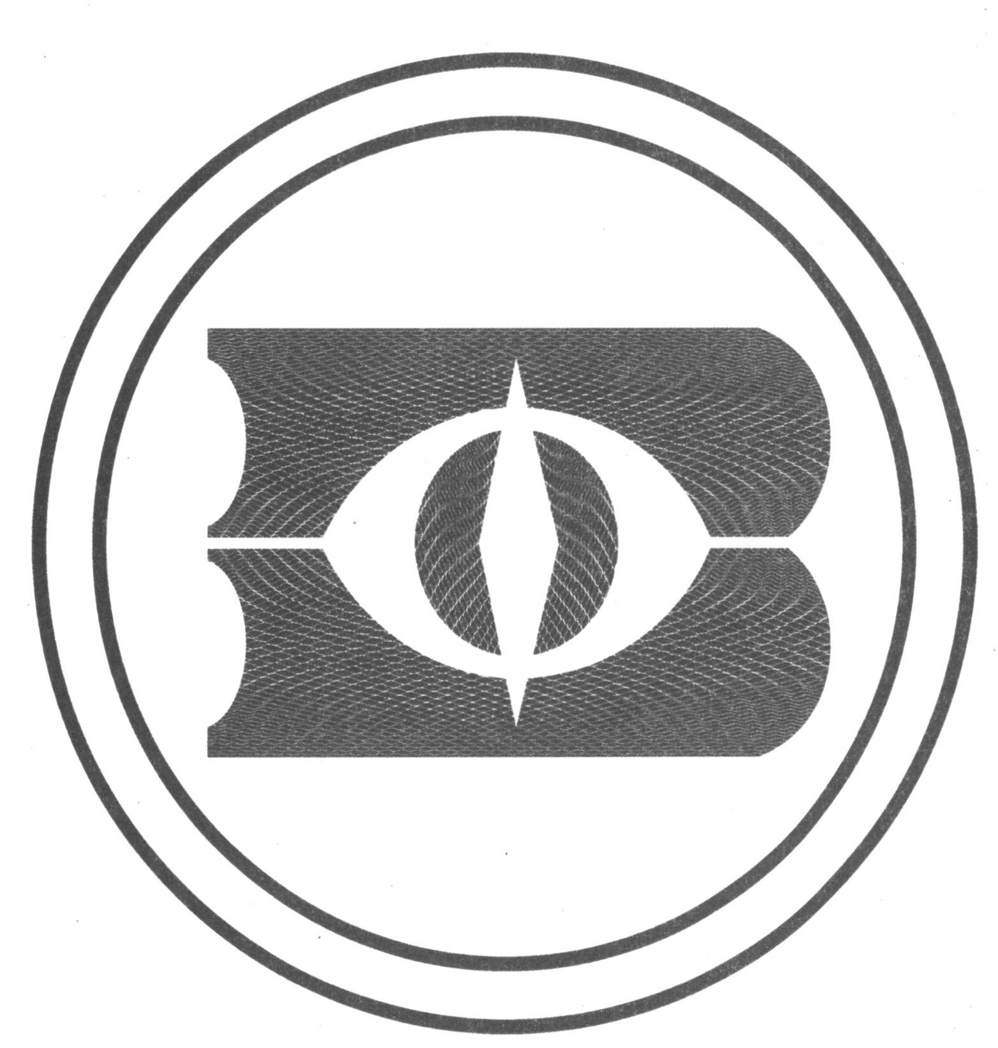

ICS 11.100
C 44

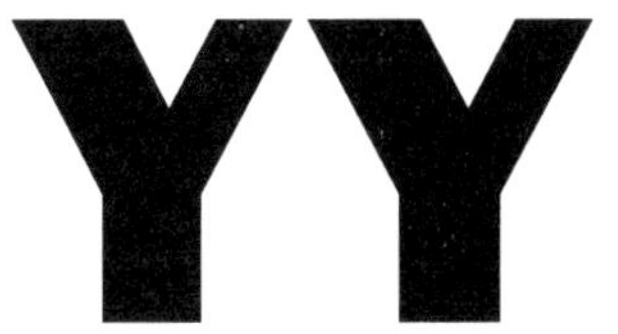

中华人民共和国医药行业标准

YY/T 0588—2017
代替 YY/T 0588—2005

流 式 细 胞 仪

Flow cytometer

2017-12-05 发布 2018-12-01 实施

国家食品药品监督管理总局 发 布

前 言

本标准按照 GB/T 1.1—2009 给出的规则起草。

本标准在 YY/T 0588—2005《流式细胞仪》的基础上修订而成，与 YY/T 0588—2005 相比，除编辑性修改外主要技术变化如下：

——修改了规范性引用文件；

——修改了“倍体”定义；

——修改了“荧光灵敏度”名称及要求，改为“荧光检出限”，增加了其他激光器对应通道荧光素的荧光检出限要求；

——修改了“前向角散射光灵敏度”名称，改为“前向角散射光检出限”；

——修改了“仪器分辨率”要求，去掉半峰宽要求，并规定 FSC、FITC、PE 的要求，其他荧光素符合制造商要求(见 4.5 仪器分辨率要求)；

——修改了“表面标志物检测准确性”要求，增加了 CD_{16}/CD_{56} 和 CD_{19} 的要求；

——修改了“表面标记物检测的重复性”要求，将 CD_3、CD_4、CD_8 阳性百分比结果的变异系数进行分段要求，并增加测量 CD_{16}/CD_{56} 及 CD_{19} 的要求(见 4.9 表面标记物检测的重复性要求)；

——修改了“携带污染率”要求，改为不大于 0.5％；

——删除了“仪器功能”；

——增加了 GB 4793.9、YY 0648 安全要求内容(见 4.14 安全)；

——增加了 GB/T 18268.1、GB/T 18268.26 电磁兼容要求内容(见 4.15 电磁兼容)；

——修改了“荧光检出限”试验方法(见 5.2 荧光检出限)；

——修改了“荧光线性”试验方法(见 5.3 荧光线性)；

——修改了“前向角散射光检出限”试验方法(见 5.4 前向角散射光检出限)；

——修改了“仪器分辨率”试验方法(见 5.5 仪器分辨率)；

——修改了携带污染率试验方法(见 5.10 携带污染率)。

请注意本文件的某些内容可能涉及专利。本文件的发布机构不承担识别这些专利的责任。

本标准由国家食品药品监督管理总局提出。

本标准由全国医用临床检验实验室和体外诊断系统标准化技术委员会(SAC/TC 136)归口。

本标准主要起草单位：北京市医疗器械检验所、贝克曼库尔特商贸(中国)有限公司、碧迪医疗器械(上海)有限公司、深圳迈瑞生物医疗电子股份有限公司、艾森生物(杭州)有限公司。

本标准主要起草人：宋伟、刘秋月、李为公、吴煦、吴坚。

本标准代替了 YY/T 0588—2005。

流 式 细 胞 仪

1 范围

本标准规定了流式细胞仪(flow cytometer,FCM)的术语和定义、产品分类、技术要求、试验方法、标志、标签和使用说明、包装、运输和贮存。

本标准适用于临床使用的对单细胞或其他非生物颗粒膜表面以及内部的生物化学及生物物理特性成分进行定量分析和分选(只限于有分选功能的流式细胞仪)的流式细胞仪。

2 规范性引用文件

下列文件对于本文件的应用是必不可少的。凡是注日期的引用文件,仅注日期的版本适用于本文件。凡是不注日期的引用文件,其最新版本(包括所有的修改单)适用于本文件。

GB/T 191 包装储运图示标志

GB 4793.1 测量、控制和实验室用电气设备的安全要求 第1部分:通用要求

GB 4793.9 测量、控制和实验室用电气设备的安全要求 第9部分:实验室用分析和其他目的自动和半自动设备的特殊要求

GB/T 14710 医用电气设备环境要求及试验方法

GB/T 18268.1 测量、控制和实验室用的电设备 电磁兼容性要求 第1部分:通用要求

GB/T 18268.26 测量、控制和实验室用的电设备 电磁兼容性要求 第26部分:特殊要求 体外诊断(IVD)医疗设备

GB/T 29791.3 体外诊断医疗器械 制造商提供的信息(标示) 第3部分:专业用体外诊断仪器

YY 0648 测量、控制和试验室用电气设备的安全要求 第2-101部分:体外诊断(IVD)医用设备的专用要求

3 术语和定义

下列术语和定义适用于本文件。

3.1

分辨率 resolution

流式细胞仪在测量时所能达到的最大精度。

3.2

荧光检出限 sensitivity of fluorescence

流式细胞仪能检测到的最少荧光分子数。流式细胞仪荧光检出限用MESF(molecules of equivalent soluble fluorochrome)表示,即等量可溶性荧光分子。

3.3

散射光 scatter

细胞在液流中与激光交会时,向空间360°立体角的所有方向散射光线,称为散射光。

3.4

前向角散射光 forward scatter,FSC

在入射光正前方检测到的散射光称为前向角散射光,前向角散射光的强弱与细胞的大小有关。

3.5

侧向角散射光 side scatter,SSC

也称 90°散射光。侧向角散射光对细胞膜、胞质、核膜的折射率更为敏感,对胞质内较大的颗粒也会有反应,可获得有关细胞内部精细结构和颗粒性质的信息。

3.6

前向角散射光检出限 FSC sensitivity

流式细胞仪能够检测到的最小颗粒大小,以前向角散射光最小能检测到的颗粒直径表示。

3.7

倍体 polity

生物体细胞(包括动物细胞、植物细胞、微生物)的遗传物质含量。

3.8

携带污染率 carry-over

分析物被仪器由一个检测样品到下一个样品的携带量,从而错误地引起第二个被测样品分析物浓度的增加。

3.9

标准微球 standard particle

大小一致和(或)标有强度一致、恒定不变荧光素的微球,用于流式细胞仪的校准。

4 技术要求

4.1 正常工作条件

流式细胞仪的正常工作条件应符合如下要求:

a) 环境温度:按照流式细胞仪说明书的规定;

b) 相对湿度:按照流式细胞仪说明书的规定;

c) 电源电压:交流 220 V±22 V,50 Hz±1 Hz;

d) 大气压力:按照流式细胞仪说明书的规定;

e) 防止阳光直射,避免热源。

4.2 荧光检出限

流式细胞仪的荧光检出限应符合下列要求:

a) 流式细胞仪对异硫氰酸荧光素(FITC)的荧光检出限应不大于 200 MESF;

b) 流式细胞仪对藻红蛋白(PE)的荧光检出限应不大于 100 MESF;

c) 流式细胞仪对其他激光器(例如红激光、紫激光、紫外激光、绿激光)所对应通道荧光素(每种激光器至少选择一种荧光素)的荧光检出限应符合制造商声称的要求。

4.3 荧光线性

流式细胞仪荧光强度线性相关系数(r)应不低于 0.98。

4.4 前向角散射光检出限

流式细胞仪前向角散射光检出限应不大于 1 μm。

4.5 仪器分辨率

流式细胞仪前向角散射光和荧光信号的荧光通道全峰宽应满足表 1 要求。

表 1 仪器分辨率要求

荧光素	要求(*CV*)
FSC	≤3.0%
FITC	≤3.0%
PE	≤3.0%
其他荧光素	符合制造商要求

4.6 前向角散射光和侧向角散射光分辨率

4.6.1 应可以将外周血中红细胞和血小板分开。

4.6.2 应可以将外周血白细胞三群(淋巴细胞、单核细胞、粒细胞)分开。

4.7 倍体分析线性

流式细胞仪进行二倍体细胞周期分析时，G_2/M 与 G_0/G_1 的平均荧光强度比值应在 1.95～2.05 范围内。

4.8 表面标志物检测准确性

流式细胞仪检测质控血时，淋巴细胞表面表达的 CD_3、CD_4、CD_8、CD_{16}/CD_{56} 和 CD_{19} 阳性百分比结果应在给定范围内。

4.9 表面标志物检测的重复性

重复检测样品 CD_3、CD_4、CD_8、CD_{16}/CD_{56} 和 CD_{19} 阳性百分比结果的变异系数(*CV*)应符合：

a) 阳性百分比大于等于 30%时，*CV* 值应不大于 8%；或

b) 阳性百分比小于 30%时，*CV* 值应不大于 15%。

4.10 携带污染率

流式细胞仪的携带污染率应不大于 0.5%。

4.11 仪器稳定性

环境温度变化不超过设定温度的 5%时，在 8 h 内检测前向角散射光(FSC)及所有荧光通道峰值荧光道数的波动范围应不超过±10%。

4.12 外观

外观应符合下列要求：

a) 仪器外观应整洁，无划痕，文字和标识清晰；

b) 紧固件连接应牢固可靠，不得有松动。

4.13 环境试验

应符合 GB/T 14710 中气候环境Ⅰ组，机械环境Ⅰ组的要求。

4.14 安全

应符合 GB 4793.1、GB 4793.9、YY 0648 中适用条款的要求。

4.15 电磁兼容

应符合 GB/T 18268.1、GB/T 18268.26 中适用条款的规定。

5 试验方法

5.1 试验条件

按照 4.1 的试验条件进行，使用与流式细胞仪适配的试剂、质控品及标准微球，并在试验之前按照制造商的使用说明对流式细胞仪进行正确的操作和校准。

5.2 荧光检出限

将标准微球充分混匀后上机进行试验，收集不少于 10 000 个标准微球，对试验结果进行直方图分析，得到各个峰的平均荧光强度；根据标准微球说明书提供的各个峰的等量 MESF 数，以及分析得到的各个峰的平均荧光强度，取常用对数(Lg 值)做线性回归，空白微球处的平均荧光强度值对应的 MESF 数的反对数即为荧光检出限。

5.3 荧光线性

将标准微球充分混匀后上机进行试验，收集不少于 10 000 个微球，流式细胞仪运用直方图对试验结果分析，得到各个峰的平均荧光强度；根据标准微球说明书提供的各个峰的等量 MESF 数，以及分析得到的各个峰的平均荧光强度，以 MESF 数(y)和平均荧光强度(x)的线性回归，计算相关系数(r)。

5.4 前向角散射光检出限

将标准微球充分混匀后上机进行检测，检查直方图上显示的峰值信号，及显示峰值信号的标准微球直径。

5.5 仪器分辨率

将标准微球充分混匀后上机进行试验，计算出各荧光通道标准微球全峰宽的 CV 值，结果应符合 4.5 的要求。

5.6 前向角散射光和侧向角散射光分辨率

5.6.1 在装有 1 mL 鞘液的试管中加入 5 μL 枸橼酸钠抗凝全血，混匀后，上机检测，检查前向角散射光和侧向角散射光点图是否可以将血小板和红细胞分开。

5.6.2 取 100 μL EDTA 抗凝全血，溶解红细胞后上机检测，检查前向角散射光和侧向角散射光点图是否可以将白细胞三群(淋巴细胞、单核细胞、粒细胞)分开。

5.7 倍体分析线性

使用经过荧光染色的标准细胞株或标准细胞核，上机检测 G_0/G_1 期及 G_2/M 期的平均荧光强度，计算 2 个平均荧光强度的比值。

5.8 表面标志物检测准确性

使用已标记好 CD_3、CD_4、CD_8、CD_{16}/CD_{56} 和 CD_{19} 的质控细胞上机测试，重复测定 5 次，依次记录每次检测的 CD_3、CD_4、CD_8、CD_{16}/CD_{56} 和 CD_{19} 阳性值的百分比，并分别计算平均值。

5.9 表面标记物检测的重复性

按照5.8的方法进行试验，重复测试10次，按照式(1)分别计算CD_3、CD_4、CD_8、CD_{16}/CD_{56}和CD_{19}阳性百分比结果的变异系数(CV)。

$$CV=\frac{SD}{\bar{x}}\times 100\% \quad \cdots\cdots(1)$$

式中：

CV——变异系数；

SD——标准差；

$\bar{x}$——测量值的平均值。

5.10 携带污染率

使用浓度为(5 000～10 000)个/μL的标准微球上机进行测试，至少收集100 000个标准微球，连续测试3次，计算标定区域的颗粒数，分别记为H_{i-1}、H_{i-2}、H_{i-3}；再进行空白数量测试(收集30 s)，连续测试3次，计算标定区域的颗粒数，分别记为L_{i-1}、L_{i-2}、L_{i-3}；按照此程序循环3次，再按式(2)计算携带污染率(C_i)，取最大值。所得结果满足4.10的要求。

$$C_i=\frac{L_{i-1}-L_{i-3}}{H_{i-3}-L_{i-3}}\times 100\% \quad \cdots\cdots(2)$$

式中：

C_i——第i次循环的携带污染率值；

$i=1\sim 3$。

5.11 仪器稳定性

将标准微球充分混匀后上机进行试验，测试完成后，利用直方图分析试验结果，计算标准微球的平均荧光强度值(FL_1)；连续开机8 h后，在相同流式细胞仪设置和荧光道数的条件下重复前述试验步骤，得到标准微球的平均荧光强度值(FL_2)；按式(3)计算FL_1、FL_2的偏差值(B)。

$$B=\frac{FL_{i1}-FL_{i2}}{FL_{i1}}\times 100\% \quad \cdots\cdots(3)$$

式中：

FL_1——0 h标准微球平均荧光强度值；

FL_2——8 h后标准微球平均荧光强度值。

5.12 外观

在自然光下以正常视力或矫正视力目视检查，应符合4.12的要求。

5.13 环境试验

按照GB/T 14710中适用条款的试验方法进行。

5.14 安全

按照GB 4793.1、GB 4793.9、YY 0648中适用条款的试验方法进行。

5.15 电磁兼容

按照GB/T 18268.1、GB/T 18268.26中适用条款的试验方法进行。

6 标签、标记和使用说明

应符合 GB/T 29791.3 的规定。

7 包装、运输和贮存

流式细胞仪的包装、贮运图示标志应符合 GB/T 191 的规定。

7.1 包装

包装所使用的图示标志应符合 GB/T 191 的规定。
包装应能保证分析仪免受自然和机械性损坏。
包装箱内应附有使用说明书。

7.2 运输

按照制造商规定的要求进行运输。

7.3 贮存

按照制造商规定的要求进行贮存。

参 考 文 献

［1］ YY/T 1184—2010 流式细胞仪用单克隆抗体试剂

ICS 11.100
C 44

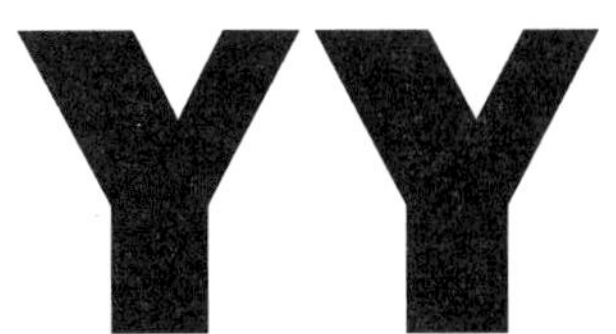

中华人民共和国医药行业标准

YY/T 0653—2017
代替 YY/T 0653—2008

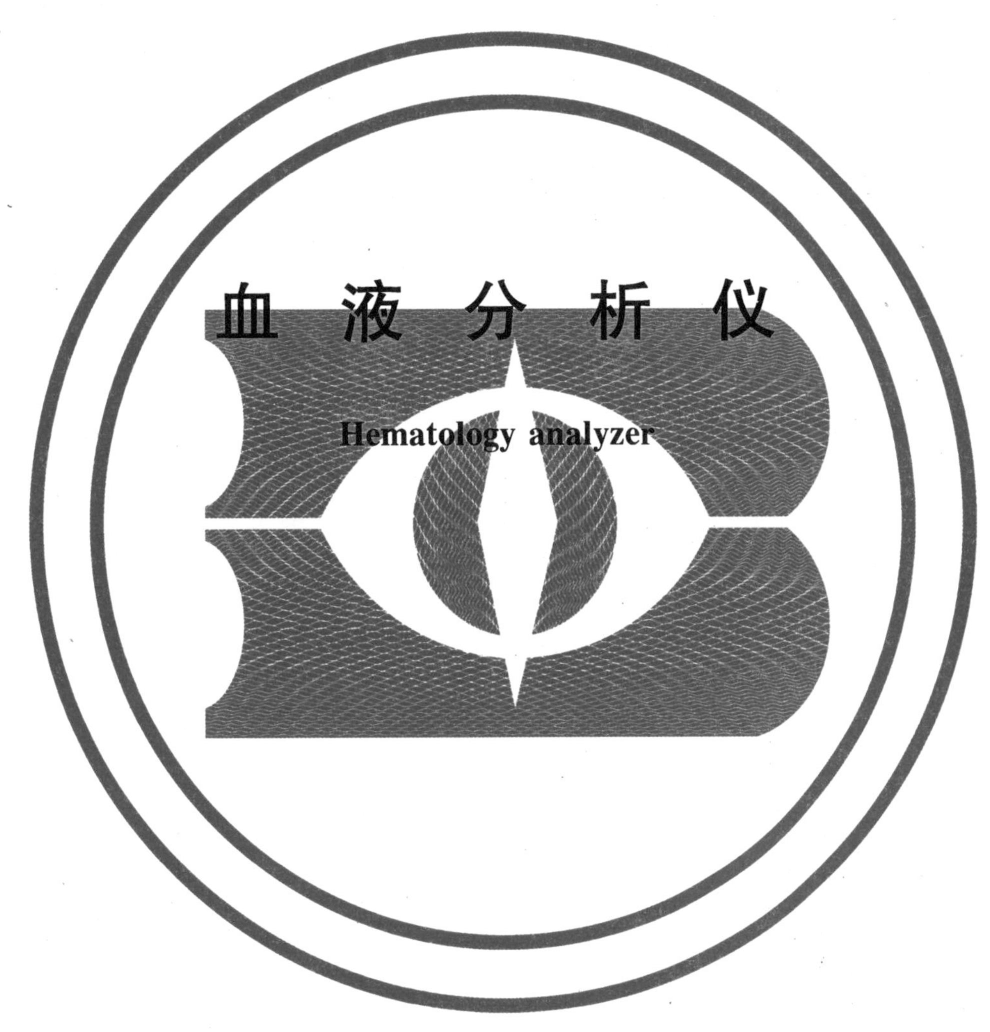

2017-03-28 发布 2018-04-01 实施

国家食品药品监督管理总局 发布

前　　言

本标准按照 GB/T 1.1—2009 给出的规则起草。

本标准在 YY/T 0653—2008 的基础上修订而成，与 YY/T 0653—2008 相比，除编辑性修改外主要变化如下：

——修改了标准的适用范围，更改为“本标准仅适用于对人类血液中有形成分进行分析，并提供相关信息的血液分析仪”(见第 1 章)；

——规范性引用文件中文字描述按 GB/T 1.1—2009 进行编写；

——规范性引用文件均未注日期，即其最新版本适用于本标准；

——准确度、精密度、线性、携带污染术语和定义引用 GB/T 29791.1 中已列出的通用术语定义(见第 3 章)；

——修改了术语和定义中血液分析仪定义，明确用于检测人类血液标本(见第 3 章)；

——修改了产品分类中的描述，4.1 修改为“仅具有血细胞计数功能的分析仪”，4.2“两分群”修改为“二分群”，所有“半自动、全自动”去除(见第 4 章)；

——修改了正常工作条件中大气压力的规定，更改为“86.0 kPa～106.0 kPa”，增加注：5.1.1～5.1.4 中的条件与制造商标称的条件不一致时，以产品规定的条件为准(见 5.1)；

——修改了线性，“线性偏差”改为“允许偏差范围”，增加线性相关系数的要求，修改了 HGB 线性范围(见 5.3)；

——修改了仪器可比性，更改为准确度，采用定值新鲜血进行检测(见 5.4、6.5)；

——修改了精密度中正常血 WBC、RBC、HGB、PLT、HCT 或 MCV 的参考范围(见 5.5.1、5.6.1)

——修改了五分类分析仪白细胞分类准确性试验(见 5.6.2)；

——删除了分析仪基本功能中“应提供中文报告”的内容(见 5.7)；

——增加了安全要求内容(见 5.9)；

——增加了电磁兼容要求内容(见 5.11)。

请注意本文件的某些内容可能涉及专利。本文件的发布机构不承担识别这些专利的责任。

本标准由国家食品药品监督管理总局提出。

本标准由全国医用临床检验实验室和体外诊断系统标准化技术委员会(SAC/TC 136)归口。

本标准起草单位：中国人民解放军总医院、北京市医疗器械检验所、希森美康医用电子(上海)有限公司、长春迪瑞医疗科技股份有限公司、堀场(中国)贸易有限公司、深圳迈瑞生物医疗股份有限公司、贝克曼库尔特商贸(中国)有限公司。

本标准主要起草人：丛玉隆、续勇、苏静、孙京昇、康娟、常淑芹、刘颖、叶燚、张弘。

本标准代替了 YY/T 0653—2008。

血 液 分 析 仪

1 范围

本标准规定了血液分析仪的术语和定义、产品分类、技术要求、试验方法、标签、标记和使用说明、包装、运输和贮存。

本标准适用于对人类血液中有形成分进行分析，并提供相关信息的血液分析仪(以下简称分析仪)。

本标准不适用于网织红细胞项目检测。

2 规范性引用文件

下列文件对于本文件的应用是必不可少的。凡是注日期的引用文件，仅注日期的版本适用于本文件。凡是不注日期的引用文件，其最新版本(包括所有的修改单)适用于本文件。

GB/T 191 包装储运图示标志

GB 4793.1 测量、控制和实验室用电气设备的安全要求 第1部分:通用要求

GB 4793.9 测量、控制和实验室用电气设备的安全要求 第9部分:实验室用分析和其他目的自动和半自动设备的特殊要求

GB/T 14710 医用电器环境要求及试验方法

GB/T 18268.1 测量、控制和实验室用的电设备 电磁兼容性要求 第1部分:通用要求

GB/T 18268.26 测量、控制和实验室用的电设备 电磁兼容性要求 第26部分:特殊要求 体外诊断(IVD)医疗设备

GB/T 29791.1 体外诊断医疗器械 制造商提供的信息(标示) 第1部分:术语、定义和通用要求

GB/T 29791.3 体外诊断医疗器械 制造商提供的信息(标示) 第3部分:专业用体外诊断仪器

YY 0648 测量、控制和实验室用电气设备的安全要求 第2-101部分:体外诊断(IVD)医用设备的专用要求

3 术语和定义

下列术语和定义适用于本文件。

3.1

血液分析仪 hematology analyzer(也称血细胞分析仪)

用于检测人类血液标本，能对血液中有形成分进行定量分析，并提供相关信息的仪器称为血液分析仪。

3.2

半自动 semi-automatic

需要进行机外稀释功能用于血细胞分析的装置。

指仪器或测试系统的某些分析步骤实现了机械化，其他步骤仍需操作者参与。

3.3

全自动　automatic

具有机内稀释功能的用于血细胞分析的装置。

指仪器或测试系统的所有分析步骤都实现了机械化，包括样本和试剂添加、样本/试剂互相反应、化学/生物学分析、结果计算和结果读出。

3.4

准确度　accuracy

一个测得量值与被测量的一个真量值间的一致程度。

[GB/T 29791.1—2013 定义 A.3.24]

3.5

精密度　precision

在规定条件下，对同一或相似被测对象重复测量得到测量示值或测得量值间的一致程度。

[GB/T 29791.1—2013 定义 A.3.29]

3.6

线性　linearity

给出与样本中被测量的值直接成比例的测得量值的能力。

[GB/T 29791.1—2013 定义 A.3.21]

3.7

携带污染　carryover

反应混合物中不属于它的材料的引入。

[GB/T 29791.1—2013 定义 A.3.8]

4　产品分类

4.1　仅具有血细胞计数功能的分析仪。

4.2　二分群血液分析仪：能将白细胞分成大、小二分群细胞的分析仪。

4.3　三分群血液分析仪：能将白细胞分成大、中、小三分群细胞的分析仪。

4.4　五分类血液分析仪：能将白细胞分成五类（中性粒细胞、淋巴细胞、单核细胞、嗜酸性粒细胞、嗜碱性粒细胞）的分析仪。

5　技术要求

5.1　正常工作条件

5.1.1　电源电压：220 V±22 V；50 Hz±1 Hz；

5.1.2　环境温度：18 ℃～25 ℃；

5.1.3　相对湿度：≤80%；

5.1.4　大气压力：86.0 kPa～106.0 kPa。

注：5.1.1～5.1.4 中的条件与制造商标称的条件不一致时，以产品规定的条件为准。

5.2　空白计数

分析仪的空白计数应符合表 1 要求。

表1　空白计数要求

参数	空白计数要求
WBC	≤0.5×10^{9}/L
RBC	≤0.05×10^{12}/L
HGB	≤2 g/L
PLT	≤10×10^{9}/L

5.3　线性

分析仪的线性范围、线性偏差及线性相关系数应符合表2的要求。

表2　分析仪线性要求

参数	线性范围	允许偏差范围	线性相关系数 r
WBC	1.0×10^{9}/L～10.0×10^{9}/L	不超过±0.5×10^{9}/L	≥0.990
	10.1×10^{9}/L～99.9×10^{9}/L	不超过±5%	
RBC	0.30×10^{12}/L～1.00×10^{12}/L	不超过±0.05×10^{12}/L	≥0.990
	1.01×10^{12}/L～7.00×10^{12}/L	不超过±5%	
HGB	20 g/L～70 g/L	不超过±2 g/L	≥0.990
	71 g/L～200 g/L	不超过±3%	
PLT	20×10^{9}/L～100×10^{9}/L	不超过±10×10^{9}/L	≥0.990
	101×10^{9}/L～999×10^{9}/L	不超过±10%	

5.4　准确度

相对偏差满足表3的要求。

表3　准确度要求

参数	检测范围	允许相对偏差范围/%
WBC	3.5×10^{9}/L～9.5×10^{9}/L	不超过±15.0
RBC	3.8×10^{12}/L～5.8×10^{12}/L	不超过±6.0
HGB	115 g/L～175 g/L	不超过±6.0
PLT	125×10^{9}/L～350×10^{9}/L	不超过±20.0
HCT或 MCV	35%～50%(HCT)或 82 fL～100 fL(MCV)	不超过±9.0(HCT)或 ±7.0(MCV)

5.5　半自动分析仪技术要求

5.5.1　精密度

分析仪的精密度应符合表4的要求。

表 4 半自动分析仪精密度要求

参数	检测范围	精密度/%
WBC	3.5×10^9/L～9.5×10^9/L	≤6.0
RBC	3.8×10^{12}/L～5.8×10^{12}/L	≤3.0
HGB	115 g/L～175 g/L	≤2.5
PLT	125×10^9/L～350×10^9/L	≤10.0
HCT 或 MCV	35%～50%(HCT)或 82 fL～100 fL(MCV)	≤3.0 ≤3.0

5.5.2 携带污染率

分析仪的携带污染率应符合表 5 要求。

表 5 携带污染率要求

参数	携带污染率要求/%
WBC	≤1.5
RBC	≤1.0
HGB	≤1.0
PLT	≤3.0

5.5.3 直方图

5.5.3.1 二分群分析仪

对正常人新鲜血测量的直方图上应能明确显示大、小二群细胞，并可报告百分比结果；

5.5.3.2 三分群分析仪

对正常人新鲜血测量的直方图上应能明确显示大、中、小三群细胞，并可报告百分比结果。

5.6 全自动分析仪技术要求

5.6.1 精密度

分析仪的精密度应符合表 6 的要求。

表 6 全自动分析仪精密度要求

参数	检测范围	精密度/%
WBC	3.5×10^9/L～9.5×10^9/L	≤4.0
RBC	3.8×10^{12}/L～5.8×10^{12}/L	≤2.0
HGB	115 g/L～175 g/L	≤2.0
PLT	125×10^9/L～350×10^9/L	≤8.0
HCT 或 MCV	35%～50%(HCT)或 82 fL～100 fL(MCV)	≤3.0 ≤3.0

5.6.2 五分类分析仪白细胞分类准确性

分析仪对中性粒细胞、淋巴细胞、单核细胞、嗜酸细胞和嗜碱细胞测量结果应在按照附录 A 试验方法所得结果的允许范围之内(99%可信区间)。

注：当参考方法检测结果为 0，而分析仪检测结果≤1.0%时，检测结论为合格。

5.6.3 携带污染率

分析仪的携带污染率应符合表 5 要求。

表 7 携带污染率要求

参数	携带污染率要求/%
WBC	≤3.5
RBC	≤2.0
HGB	≤2.0
PLT	≤5.0

5.7 分析仪基本功能

分析仪应具备以下功能：

a) 具有异常报警功能；

b) 具有与实验室信息系统进行通信的功能。

5.8 外观

分析仪外观应符合下列规定：

a) 文字和标志应清晰可见；表面应色泽均匀、无磕碰、无划痕等缺陷；

b) 紧固件连接应牢固可靠，不得有松动。

5.9 安全

符合 GB 4793.1、GB 4793.9、YY 0648 中适用条款的要求。

5.10 环境

符合 GB/T 14710 中适用条款的要求。

5.11 电磁兼容

符合 GB/T 18268.1、GB/T 18268.26 中适用条款的要求。

6 试验方法

6.1 试验条件

试验条件应符合下列要求：

a) 应符合 5.1 规定的正常工作条件；

b) 使用厂家认可的试剂、质控品和校准品，校准品应具有溯源性；

c) 使用厂家推荐的标本抗凝方法；

d) 分析仪在试验之前应达到稳定状态。

6.2 空白计数

用稀释液作为样本在分析仪上连续进行 3 次测试，取 3 次测试结果中的最大值。

6.3 线性

6.3.1 使用线性质控品

按照线性质控品的使用说明进行操作，并计算线性偏差及线性相关系数结果。

6.3.2 使用高值样本

取抗凝全血，离心去血浆，使之成浓缩的血细胞，再将浓缩的血细胞用自身的乏血小板血浆/稀释液进行梯度稀释，至少稀释为 5 个浓度，使高浓度值接近线性范围上限，使低浓度值接近线性范围的下限。将各浓度的样本上机测定，每份样本测定 3 次，计算测量平均值。然后以稀释比例为自变量(X)，以各样本的测量平均值为因变量(Y)，按式(1)计算回归方程及相关系数 r。由回归方程求出各浓度点对应的理论值，计算测量平均值与理论值的绝对偏差或相对偏差。

$$r=\frac{\sum(X-\overline{X})(Y-\overline{Y})}{\sqrt{\sum(X-\overline{X})^2(Y-\overline{Y})^2}} \qquad \cdots\cdots(1)$$

式中：

r ——相关系数；

$\overline{X}$——X 的平均值；

$\overline{Y}$——Y 的平均值。

6.4 准确度

按照血液分析仪的操作说明书进行系统校准后，以表 3 规定范围内的 3 份参考方法赋值的正常新鲜血为样本进行检测，按式(2)计算每份样本检测结果与靶值的相对偏差，每个检测项目的相对偏差应符合 5.4 的要求。

$$B_i=[(X_i-T)/T]\times 100\% \qquad \cdots\cdots(2)$$

式中：

B_i ——相对偏差；

X_i ——测量浓度；

T ——新鲜血靶值。

6.5 精密度

取表 4、表 6 规定范围内的 1 份样本，按常规方法重复测定 10 次，按式(3)计算变异系数 CV。

$$CV=[s/\overline{x}]\times 100\% \qquad \cdots\cdots(3)$$

式中：

s ——样本测试值的标准差；

$\overline{x}$——样本测试值的平均值。

6.6 五分类分析仪白细胞分类准确性

试验方法见附录 A。

6.7 携带污染率

取一份表 8 中的高浓度的临床样本，混合均匀后连续测定 3 次，再取一份表 5 中的低浓度的临床样本，混合均匀后连续测定 3 次，按式(4)计算携带污染率。

$$CR=\frac{|L_1-L_3|}{H_3-L_3}\times 100\% \qquad \cdots\cdots(4)$$

式中：

CR ——携带污染率；

L_1 ——低浓度临床样本的第 1 次测定值；

L_3 ——低浓度临床样本的第 3 次测定值；

H_3 ——高浓度临床样本的第 3 次测定值。

表 8 携带污染率试验用样本浓度范围

参数	高浓度样本范围	低浓度样本范围
WBC	$>90.0\times10^9$/L	$>0\sim<3\times10^9$/L
RBC	$>6.20\times10^{12}$/L	$>0\sim<1.50\times10^{12}$/L
HGB	>180 g/L	>0～<50 g/L
PLT	$>900\times10^9$/L	$>0\sim<30\times10^9$/L

6.8 直方图

以正常人新鲜血液为样本进行测试，应符合 5.5.3 要求。

6.9 分析仪基本功能

通过检查，予以验证。

6.10 外观

在自然光下以正常视力或矫正视力目视检查。

6.11 安全

安全实验方法应符合 GB 4793.1、GB 4793.9、YY 0648 中适用条款的要求。

6.12 环境

环境试验方法应符合 GB/T 14710 中适用条款的要求。

6.13 电磁兼容

电磁兼容试验方法应符合 GB/T 18268.1、GB/T 18268.26 中适用条款的要求。

7 标签、标记和使用说明

应符合 GB/T 29791.3 的规定。

8 包装、运输和贮存

8.1 包装

分析仪包装应符合下列要求：

a) 包装所使用的图示标志应符合 GB/T 191 的规定；

b) 包装应能保证分析仪免受自然和机械性损坏；

c) 包装箱内应附有使用说明。

8.2 运输

按照制造商规定进行运输。

8.3 贮存

按照制造商规定进行贮存。

附　录　A
（规范性附录）
五分类试验方法

A.1　试验操作

A.1.1　参考方法必须由实验室内具备资格的检验人员操作。

A.1.2　仪器必须事先校准，每天进行质控测试。

A.1.3　取 20 份正常样本，每份正常样本分为 2 份，分别用于参考方法和仪器法的测试。

A.1.4　研究样本应统一标记。如参考方法，血涂片标记为 A、B 和备用；仪器法，按仪器操作说明书进行，结果标记为 C 和 D。

A.1.5　用参考方法进行五分类计数时，每份患者样本分析 400 个细胞，由两位具备资格的检验人员，按照参考方法步骤，对每张血涂片分析 200 个细胞。其中，一位检验人员使用血涂片 A，另一位检验人员使用血涂片 B。

A.1.6　参考方法步骤：首先在低倍镜下（10 倍～40 倍）进行浏览，观察有无异常细胞和细胞分布情况。然后，在 100 倍油镜下，观察细胞浆内的颗粒和核分叶情况。检查从约 50％的红细胞互相重叠区域开始，向红细胞完全散开的区域推移。采用“城垛式”方法检查血涂片。每个明确识别的细胞必须归入下列分类中：中性粒细胞；淋巴细胞；单核细胞；嗜酸性粒细胞；嗜碱性粒细胞；其他有核细胞。

A.1.7　仪器法应对 20 份样本进行双份测定，按仪器操作说明书进行。

A.2　数据采集

每份样本的分类计数结果登记在数据汇总表上，见表 A.1。

表 A.1　淋巴细胞分类数据记录表

样本号	参考方法（X）		$\frac{X_A+X_B}{4}$	可信范围		仪器法（Y）		$\frac{Y_C+Y_D}{2}$	结果判断	
	玻片 A	玻片 B	均值（$\overline{x}$）	99％下限	99％上限	记录 C	记录 D	均值（$\overline{y}$）	合格	不合格

注：应建立每种细胞类型评价的表格。

按照 99％可信区间计算方法，得到参考方法结果的可信范围。将仪器法测量结果平均值与可信范围比较，≥99％可信范围下限或≤99％可信范围上限的判定为合格，超出此范围的判定为不合格。

A.3 可信区间计算

A.3.1 标准误计算

计算公式：$SEp=\sqrt{\frac{p\times q}{n}}$

按上所述，其中：$n=200$；p=参考方法均值；$q=100-p$；当自由度为199时，99%可信限的 t 分布因子=2.57。

A.3.2 可信区间计算

某一参数百分率的99%可信区间：$p\pm2.57\times SEp$。

A.3.3 可信区间工作表

表 A.2 常用可信区间工作表(由 SEp 导出 99%可信限)

细胞%	p	q	SEp	99%下限	99%上限
0	0	0	0.00	0	0
1	1	99	0.70	0	3
2	2	98	0.99	0	5
3	3	97	1.21	0	6
4	4	96	1.39	0	8
5	5	95	1.54	1	9
6	6	94	1.68	2	10
7	7	93	1.80	2	12
8	8	92	1.92	3	13
9	9	91	2.02	4	14
10	10	90	2.12	5	15
15	15	85	2.52	9	21
20	20	80	2.83	13	27
25	25	75	3.06	17	33
30	30	70	3.24	22	38
35	35	65	3.37	26	44
40	40	60	3.46	31	49
45	45	55	3.52	36	54
50	50	50	3.54	41	59
55	55	45	3.52	46	64
60	60	40	3.46	51	69
65	65	35	3.37	56	74

表 A.2（续）

细胞%	p	q	SEp	99%下限	99%上限
70	70	30	3.24	62	78
75	75	25	3.06	67	83
80	80	20	2.83	73	87
85	85	15	2.52	79	91
90	90	10	2.12	85	95
95	95	5	1.54	91	99
100	100	0	0.00	100	100

注：本试验方法参考 NCCLS H20-A2 制定。

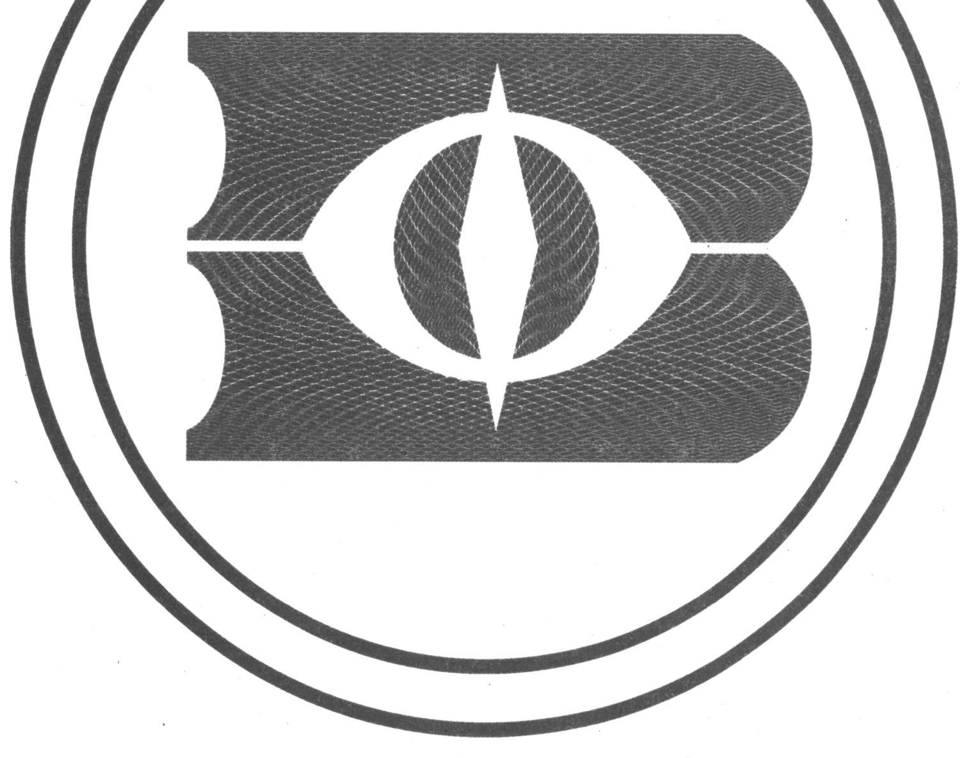

参 考 文 献

[1] Bull BS, Houwen B, Koepke JA, etal.Reference and selected procedures for the quantitative determination of hemoglobin in blood.NCCLS H15-A3,2000.

[2] Bull BS, Koepke JA, Simson E, etal.Procedure for determining packed cell volume by the microhematocrit method.NCCLS H7-A3,2000.

[3] EN980 医疗器械标记用图形符号(Graphical symbols for use in the labelling of medical devices)

[4] England JM,Rowan RM,Bull BS,etal.Reference method for the enumeration of erythrocytes and leucocytes.Clin Lab Haemat,1994,16:131-138.

[5] ICSH and ISLH.Platelet counting by the RBC/Platelet ratio method: a reference method. Am J Clin Pathol, 2001,115:460-464.

[6] ICSH: Expert Panel on haemoglobinometry. Recommendations for reference method for haemoglobinometry in humman blood (ICSH Standard 1995) and specifications for international haemiglobincyanide standard (4th edition).J Clin Pathol,1996,49:271-274.

[7] IEC 61010-2-101:2002 测量、控制和实验室用电气设备的安全 第2-101部分:体外诊断医疗设备的专用要求(Safety requirements for electrical equipment for measurement, control and laboratory use—Part 2-101:Particular requirements for in vitro diagnostic (IVD)medical equipment)

[8] IEC 62366 医疗器械 安全和基本性能的通用要求 可用性(Medical devices—General requirements for safety and essential performance—Usability)

[9] ISO 15198:2004 临床实验室医学—体外诊断医疗器械—制造商对用户质量控制程序的验证(Clinical laboratory medicine—In vitro diagnostic medical devices—Validation of user quality control procedures by the manufacturer)

[10] WS/T 405—2012 血细胞分析参考区间

[11] WS/T 406—2012 临床血液学检验常规项目分析质量要求

[12] Reference Leukocyte(WBC) Differential Count (Proportional) and Evaluation of Instrumental Methods;Approved Standard-Second Edition.NCCLS H20-A2

YY/T 0653—2017《血液分析仪》第1号修改单

本修改单经国家药品监督管理局于2022年10月17日第87号公告发布，自发布之日起实施。

一、6.3.2中公式(1)：

$$“r=\frac{\sum(X-\overline{X})(Y-\overline{Y})}{\sqrt{\sum(X-\overline{X})^2(Y-\overline{Y})^2}} \quad \cdots\cdots(1)”$$

修改为

$$“r=\frac{\sum(X-\overline{X})(Y-\overline{Y})}{\sqrt{\sum(X-\overline{X})^2}\sqrt{\sum(Y-\overline{Y})^2}} \quad \cdots\cdots(1)”$$

ICS 11.100
C 44

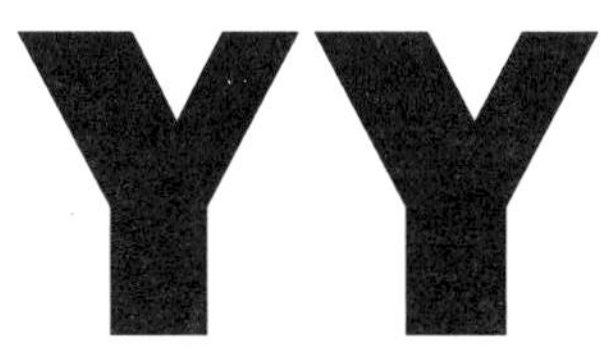

中华人民共和国医药行业标准

YY/T 0654—2017
代替 YY/T 0654—2008

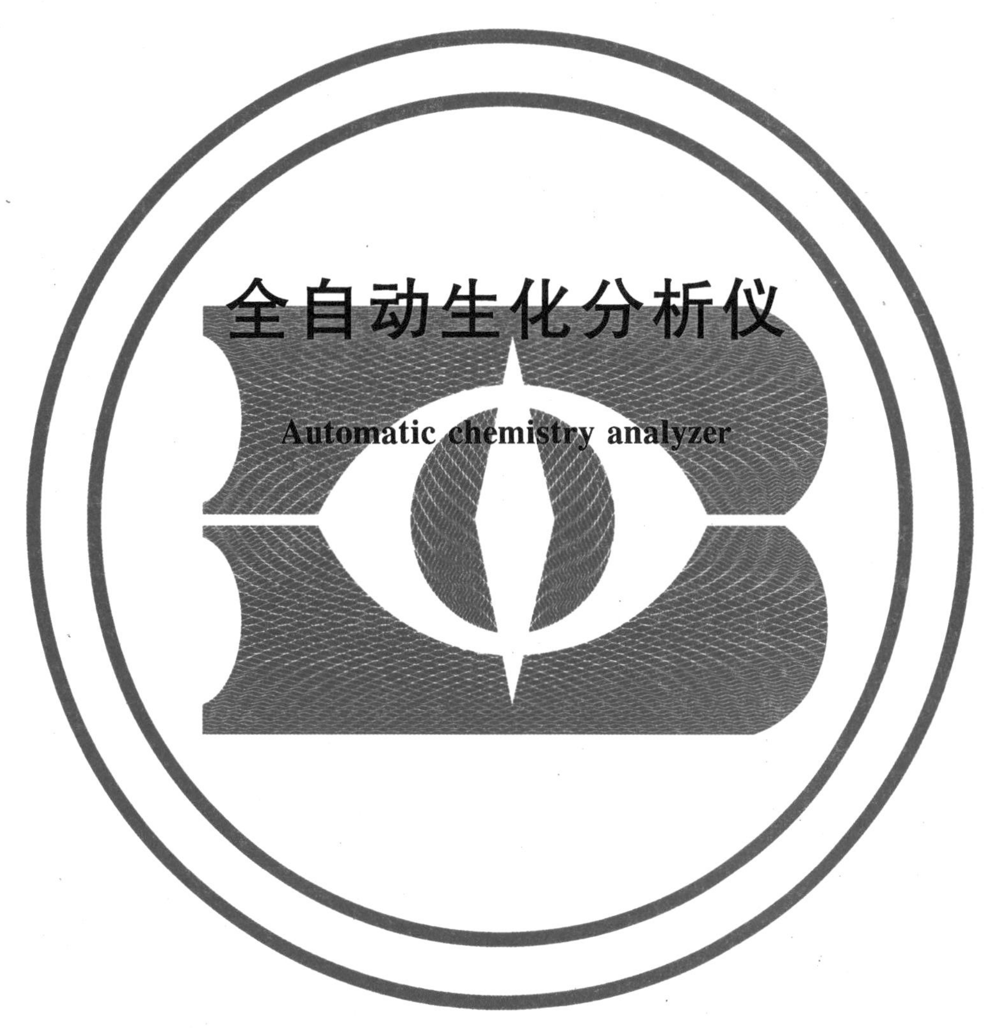

全自动生化分析仪

Automatic chemistry analyzer

2017-03-28 发布　　2018-04-01 实施

国家食品药品监督管理总局　发布

前　言

本标准按照 GB/T 1.1—2009 给出的规则起草。

本标准在 YY/T 0654—2008 的基础上修订而成,与 YY/T 0654—2008 相比,除编辑性修改外主要技术变化如下:

——适用范围改为以紫外-可见分光光度法对各种样品进行定量分析的全自动生化分析仪;

——规范性引用文件中将 GB/T 14710　医用电气设备环境要求及试验方法改为 GB/T 14710 医用电气环境要求及试验方法;

——规范性引用文件中删除 GB/T 2829 周期检查计数抽样程序及抽样表(适用于生产　过程稳定性的检查);

——规范性引用文件中删除 YY 0466 医疗器械 用于医疗器械标签、标记和提供信息的符号(ISO 15233:2000,IDT);

——样品携带污染率改为应不大于 0.1%并且更改了其试验方法(见 5.8、6.7);

——临床项目的批内精密度中 UREA(尿素)测试范围调整为 7.0 mmol/L ～11.0 mmol/L(见 5.10);

——安全要求中增加 GB 4793.9　和 YY 0648 适用条款的要求和试验方法(见 5.13、6.12);

——增加 GB/T 18268.1、GB/T 18268.26 电磁兼容要求和试验方法(见 5.14、6.13);

——吸光度稳定性试验方法中波长 340 nm 处使用的重铬酸钾溶液改为橙黄 G 溶液(见 6.4);

——吸光度重复性试验方法中波长 340 nm 处使用的重铬酸钾溶液改为橙黄 G 溶液(见 6.5);

——加样准确度与重复性实验方法中修改为制造商可任意选择两种方法之一(见 6.8);

——标志和使用说明书改为应符合 GB/T 29791.3 的要求(见 7);

——附录 B 改为参照 1990 年国际温标纯水密度表。

请注意本文件的某些内容可能涉及专利。本文件的发布机构不承担识别这些专利的责任。

本标准由国家食品药品监督管理总局提出。

本标准由全国医用临床检验实验室和体外诊断系统标准化技术委员会(SAC/TC 136)归口。

本标准起草单位:北京市医疗器械检验所、日立高新技术(上海)国际贸易有限公司北京分公司、上海科华实验系统有限公司、北京松上技术有限公司、罗氏诊断产品(上海)有限公司、贝克曼库尔特商贸(中国)有限公司。

本标准主要起草人:赵丙锋、程清、苏涛、傅宇光、田伟、毕霄。

全自动生化分析仪

1 范围

本标准规定了全自动生化分析仪(以下简称分析仪)的术语和定义、分类、要求、试验方法、标志和使用说明书、包装、运输和储存等。

本标准适用于以紫外-可见分光光度法对各种样品进行定量分析的全自动生化分析仪。

2 规范性引用文件

下列文件对于本文件的应用是必不可少的。凡是注日期的引用文件,仅注日期的版本适用于本文件。凡是不注日期的引用文件,其最新版本(包括所有的修改单)适用于本文件。

GB/T 191 包装储运图示标志

GB 4793.1 测量、控制和实验室用电气设备的安全要求 第1部分:通用要求

GB 4793.9 测量、控制和实验室用电气设备的安全要求 第9部分:实验室用分析和其他目的自动和半自动设备的特殊要求

GB/T 14710 医用电器环境要求及试验方法

GB/T 18268.1 测量、控制和实验室用的电设备 电磁兼容性要求 第1部分:通用要求

GB/T 18268.26 测量、控制和实验室用的电设备 电磁兼容性要求 第26部分:特殊要求 体外诊断(IVD)医疗设备

GB/T 29791.3 体外诊断医疗器械制造商提供的信息(标示) 第3部分:专业用体外诊断仪器

YY 0648 测量、控制和实验室用电气设备的安全要求 第2-101部分:体外诊断(IVD)医用设备的专用要求

3 术语和定义

下列术语和定义适用于本文件。

3.1

吸光度 absorbance

透射光强度与入射光强度的比值为透射率;透射率倒数的常用对数值称为吸光度。

注:本文件中,所有的吸光度值均指光径为10 mm时的值。

3.2

全自动生化分析仪 automatic chemistry analyzer

所有分析过程(包括样品和试剂的加注、互相反应、化学和生物分析、结果计算和结果读出)都实施了自动化的生化分析仪。

3.3

携带污染 carry-over

由测量系统将一个检测样品反应携带到另一个检测样品反应的分析物不连续量,由此错误地影响了另一个检测样品的表现量。

3.4

杂散光　stray light

测定波长以外的，偏离正常光路而到达检测器的光。

4　分类

4.1　仪器类型

分立式、流动式。

4.2　单色装置

滤光片式、光栅式或其他方式。

4.3　光路形式

前分光或后分光。

4.4　比色容器类型

循环使用式或一次性使用式。

5　要求

5.1　正常工作环境条件

5.1.1　电源电压：220 V±22 V，50 Hz±1 Hz。

5.1.2　环境温度：15 ℃～30 ℃。

5.1.3　相对湿度：40％～85％。

5.1.4　大气压力：86.0 kPa～106.0 kPa。

注：5.1.2～5.1.4 中的条件与制造商标称的条件不一致时，以产品规定的条件为准。

5.2　杂散光

吸光度不小于 2.3。

5.3　吸光度线性范围

相对偏倚在±5％范围内的最大吸光度应不小于 2.0。

5.4　吸光度准确度

应符合表 1 的规定。

表 1　吸光度准确度要求

吸光度值	允许误差
0.5	±0.025
1.0	±0.07

5.5 吸光度的稳定性

吸光度的变化不应大于0.01。

5.6 吸光度的重复性

用变异系数表示，不应大于1.5%。

5.7 温度准确度与波动度

温度值在设定值的±0.3 ℃内，波动度不大于±0.2 ℃。

5.8 样品携带污染率

样品携带污染率不应大于0.1%。

5.9 加样准确度与重复性

对仪器标称的样品最小、最大加样量，以及在5 μL附近的一个加样量，进行检测，加样准确度误差不超过±5%，变异系数不超过2%。

对仪器标称的试剂最小、最大加样量，进行检测，加样准确度误差不超过±5%，变异系数不超过2%。

5.10 临床项目的批内精密度

变异系数(CV)应满足表2的要求。

表2 临床项目批内精密度要求

项目名称	浓度范围	变异系数要求/%
丙氨酸氨基转移酶(ALT)	30 U/L～50 U/L	CV≤5
尿素(UREA)	7.0 mmol/L～11.0 mmol/L	CV≤2.5
总蛋白(TP)	50.0 g/L～70.0 g/L	CV≤2.5

5.11 外观要求

外观应满足下列要求：

a) 面板上图形符号和文字应准确、清晰、均匀、不得有划痕；

b) 紧固件连接应牢固可靠，不得有松动；

c) 运动部件应平稳，不应卡住、突跳及显著空回，键组回跳应灵活。

5.12 环境试验要求

应符合GB/T 14710中适用条款的要求。

5.13 安全要求

应符合GB 4793.1 、4793.9、YY 0648中适用条款的要求。

5.14 电磁兼容要求

应符合GB/T 18268.1、GB/T 18268.26中适用条款的要求。

6 试验方法

6.1 杂散光

用去离子水作参比，在 340 nm 处测定 50 g/L 的亚硝酸钠标准溶液（配制方法见附录 A）；或以空气作参比，在 340 nm 处测定 JB 400 型截止型滤光片的吸光度，应符合 5.2 的要求。

注：两种方法等效，制造商可任选其一。

6.2 吸光度线性范围

对分析仪 340 nm 和 450 nm～520 nm 范围内任一波长进行线性范围测定，各个波长的色素原液的配制方法见表 3，色素原液的吸光度应比分析仪规定的吸光度的上限高 5%左右。

表 3 色素原液的配制方法

波长/nm	溶质	溶剂（稀释液）
340	重铬酸钾	0.05 mol/L 硫酸
450～520 内任一波长	橙黄 G (Orange G)	去离子水
注：溶剂中可加表面活性剂（如添加 TritonX-100 等）。		

用相应的稀释液将色素原液按 0/10，1/10，2/10，3/10，4/10，5/10，6/10，7/10，8/10，9/10，10/10 的比例稀释，共获得 11 个浓度梯度。在分析仪上，测定上述溶液的吸光度，每个浓度测定 5 次，计算平均值。以相对浓度为横坐标，吸光度平均值为纵坐标，用最小二乘法对 0/10，1/10，2/10 和 3/10 这 4 个点进行线性拟合，按式(1)、式(2)和式(3)计算后 5～11 点的相对偏倚 D_i。

$$D_i = \frac{A_i - (a + b \times c_i)}{a + b \times c_i} \times 100\% \qquad \cdots\cdots(1)$$

式中：

A_i ——某浓度点实际测定的吸光度的平均值；

a ——线性拟合的截距；

b ——线性拟合的斜率；

c_i ——相对浓度；

i ——浓度序号，范围为 5～11。

$$b = \frac{n\sum_{i=1}^{n} A_i c_i - \sum_{i=1}^{n} A_i \sum_{i=1}^{n} c_i}{n\sum_{i=1}^{n} c_i^2 - (\sum_{i=1}^{n} c_i)^2} \qquad \cdots\cdots(2)$$

$$a = \frac{\sum_{i=1}^{n} A_i}{n} - b \times \frac{\sum_{i=1}^{n} c_i}{n} \qquad \cdots\cdots(3)$$

式中：

A_i ——某浓度点实际测定的吸光度的平均值；

c_i ——相对浓度；

n ——选定的浓度个数；

i ——浓度序号，范围为 1～4。

相对偏倚小于±5%的吸光度范围即为吸光度线性范围，应满足 5.3 的要求。

6.3 吸光度准确度

以去离子水作参比，在分析仪上测定 340 nm 处吸光度分别约为 0.5(以去离子水为空白，允许偏差为±5%)和 1.0(以去离子水为空白，允许偏差为±5%)的重铬酸钾标准溶液的吸光度。重复测定 3 次，计算 3 次测量值的算术平均值与标准值之差，应符合表 1 的要求。

6.4 吸光度稳定性

对分析仪的 340 nm 和 600 nm～700 nm 波长范围内任一波长进行吸光度稳定性测定。340 nm 的测定溶液为吸光度为 0.5(以去离子水为空白，允许偏差为±5%)的橙黄 G (Orange G)标准溶液，600 nm～700 nm 波长范围内任一波长的测定溶液为吸光度为 0.5(以去离子水为空白，允许偏差为±5%)的硫酸铜标准溶液。

按照下面的设定条件 a)、b)，在分析仪上测定上述溶液的吸光度，计算其中最大值与最小值之差，应符合 5.5 的要求。

a) 测定时间为仪器标称的最长反应时间或 10 min；

b) 测定间隔为仪器的读数间隔或 30 s。

6.5 吸光度重复性

对分析仪的 340 nm 波长进行吸光度重复性测定。340 nm 波长测定溶液为吸光度为 1.0(以去离子水为空白，允许偏差为±5%)的橙黄 G (Orange G)标准溶液。

按照下面的设定条件 a)、b)，在分析仪上测定上述溶液的吸光度，重复测定 20 次，按式(4)计算变异系数 CV，应符合 5.6 的要求。

a) 溶液的加入量为分析仪标称的最小反应体积；

b) 反应时间为分析仪标称的最长反应时间或 10 min。

$$CV=\frac{S}{\overline{X}}\times 100\% \qquad \cdots\cdots(4)$$

式中：

$$S=\sqrt{\frac{\sum_{i=1}^{n}(X_i-\overline{X})^2}{n-1}}$$

$\overline{X}$ ——1～20 次的算术平均值；

X_i——每次的实测值；

n ——测定的次数；

i ——测定的序号，$i=1\sim20$。

6.6 温度准确度与波动

将精度不低于 0.1 ℃的温度检测仪的探头，或分析仪制造商提供的相同精度、且经过标定的专用测温工装，放置于制造商指定的位置，在温度显示稳定后，每隔一个分析仪的读数间隔或 30 s 测定一次温度值，测定时间为分析仪标称的最长反应时间或 10 min。

计算所有次温度值的平均值和最大与最小值之差。平均值与设定温度值之差为温度准确度，最大值与最小值之差的一半为温度波动，应符合 5.7 的要求。

6.7 样品携带污染率

a) 用人源血清溶解适量橙黄 G (Orange G)，配制 340nm 吸光度约为 200 的橙黄 G (Orange G)

原液；

b) 将橙黄G (Orange G)原液准确稀释200倍，在光度计上测定稀释液在340nm相对于去离子水的吸光度。重复测定20次，计算20次吸光度的平均值，乘以稀释倍数，即为橙黄G (Orange G)原液的理论吸光度$A_{原}$；

c) 以去离子水为试剂，以橙黄G (Orange G)原液和去离子水作为样品，样品的加入量为分析仪标称的最大样品量，按照原液、原液、原液、去离子水、去离子水、去离子水的顺序为一组，在分析仪上测定上述样品反应结束时的吸光度，共进行5组测定；

d) 每一组的测定中，第4个样品的吸光度为A_{i4}，第6个样品的吸光度为A_{i6}，i为该测定组的序号；

e) 按式(5)计算携带污染率，取其中携带污染率最大值作为结果，应符合5.8的规定。

$$K_i=\frac{(A_{i4}-A_{i6})}{\left(A_{原}\times\frac{V_s}{(V_r+V_s)}-A_{i6}\right)} \qquad \cdots\cdots(5)$$

式中：

V_s——样品的加入体积；

V_r——试剂的加入体积。

注1：去离子水中可加表面活性剂(如添加TritonX-100等)。

注2：允许采纳600 nm～700 nm做为副波长使用。

6.8 加样准确度与重复性

分为比色法和称量法两种类型的测定方法，制造商可任意选择两种方法之一。

6.8.1 称量法

称量法按下列方法进行测定：

a) 将分析仪、除气去离子水等置于恒温、恒湿的实验室内平衡数小时后开始试验。准备适当的容器(可以防止容器内的水分挥发)，在分度值为0.01 mg的电子天平上调零；

b) 将容器放到合适位置，控制试剂针或样品针往该容器中加入规定量除气去离子水，再在电子天平上称量其质量。

c) 每种规定加入量重复称量20次，每次的实际加入量等于加入除气去离子水的质量除以当时温度下纯水的密度，不同温度下纯水的密度见附录B。按式(4)计算变异系数，按式(6)计算加样误差，结果应符合5.9的要求。

$$B_i=(X_i-T)/T\times100\% \qquad \cdots\cdots(6)$$

式中：

B_i——加样偏差；

X_i——实际加入量均值；

T——规定加入量。

6.8.2 比色法

比色法按下列步骤进行测定：

a) 橙黄G (Orange G)血清液(色素原液)的配制，用分度值为0.1 mg以下的电子天平称取橙黄G (Orange G)粉末0.35 g，轻轻放入10 mL质控血清中，用混匀器慢慢混匀溶解。

b) 色素原液比重的测定，使用同一比重瓶测定空比重瓶质量m_1，色素原液质量m_2，纯水质量m_3；按式(7)计算色素原液密度：

$$\rho_{色t} = \frac{m_2 - m_1}{m_3 - m_1} \rho_{水t} \quad \cdots\cdots(7)$$

式中：

$\rho_{色t}$——t ℃时色素原液密度。

$\rho_{水t}$——t ℃时纯水密度(参见附录B)。

c) 参考稀释液的配制、测量并计算稀释倍数，测定稀释液吸光度，称量一个空样本杯质量 m_4，在此空样本杯中加入约1 mL色素原液并称取质量 m_5，将样品杯中的色素原液用纯水稀释到2 000 mL容量瓶中定容；在分光光度计上(478 nm±1 nm)测定稀释后的参考色素稀释液吸光度 A_{ref}。

按式(8)计算参考稀释液稀释倍数：

$$D_{ref} = \frac{\rho_{色t}}{m_5 - m_4} \times 2\ 000 \quad \cdots\cdots(8)$$

d) 样品加注、回收、定容及吸光度检测，将色素原液加入样品杯，放置于分析仪上，按仪器样本量设定范围分别设定规定加样量；执行自动加样，将色素原液加注到比色杯中，重复取样5次到不同的反应杯中。加样结束后在加试剂前停止仪器运转。

手工将比色杯内的色素原液用去离子水回收到容量为 M_{sam}(M_{sam}按照表4选取)的容量瓶中定容；

表4 样品量与容量瓶体积的选取

样品量 V/μL	M_{sam}/mL
$V \leqslant 10$	10
$10 < V \leqslant 20$	25
$20 < V \leqslant 50$	50

在分光光度计上(478 nm±1 nm)测定定容后的被检色素吸光度 A_{sam}；

按式(9)计算实际样本加注量：

$$V = \frac{M_{sam} \times A_{sam}}{D_{ref} \times A_{ref}} \quad \cdots\cdots(9)$$

e) 按式(4)和式(6)计算加样变异系数和加样准确度，结果应符合5.9的要求。

6.9 临床项目的批内精密度

用制造商指定的试剂、校准品及相应的测定程序，对5.10中规定的项目和浓度范围，使用正常值质控血清或新鲜病人血清进行重复性检测。每个项目重复测定20次，按式(4)计算变异系数，应符合5.10的规定。

6.10 外观

目视检查，应符合5.11的规定。

6.11 环境试验

按照GB/T 14710规定的方法进行测试，结果应符合5.12的规定。

6.12 安全要求

按照GB 4793.1、GB 4793.9、YY 0648规定的方法进行测试，结果应符合5.13的规定。

6.13 电磁兼容

按照 GB/T 18268.1、GB/T 18268.26 规定的方法进行测试，结果应符合 5.14 的规定。

7 标志和使用说明书

应符合 GB/T 29791.3 的要求

8 包装、运输和贮存

8.1 包装

分析仪包装应符合下列规定：

a） 包装所使用的图示标志应符合 GB/T 191 的规定；

b） 包装应能保证分析仪免受自然和机械性损坏；

c） 包装箱内应附有使用说明书。

8.2 运输

按照制造商规定的要求进行运输。

8.3 贮存

按照制造商规定的要求进行贮存。

附 录 A
（规范性附录）
50 g/L 亚硝酸钠溶液的配制方法

将分析纯亚硝酸钠固体试剂放入称量瓶置于烘箱中，在箱温为105±5 ℃下烘 2 h，取出置于干燥器中冷却至室温，在分析天平上(精度为 0.1 mg)精确称取 10 g，置于 200 mL 烧杯中，用小半杯去离子水溶解后移入 200 mL 容量瓶中，以少量去离子水冲洗烧杯 3 次，均倒入容量瓶中，然后用去离子水稀释至刻度线反复摇匀，置于阴凉干燥处备用。

附　录　B
（资料性附录）
标准大气压下不同温度时纯水的密度

表 B.1　标准大气压下不同温度时纯水的密度

温度/℃	密度/(kg/m³)	温度/℃	密度/(kg/m³)
4	999.972	18	998.595
5	999.964	19	998.404
7	999.940	20	998.203
8	999.901	21	997.991
9	999.848	22	997.769
10	999.781	23	997.537
11	999.699	24	997.295
12	999.605	25	997.043
13	999.497	26	996.782
14	999.377	27	996.511
15	999.244	28	996.231
16	999.099	29	995.943
17	998.943	30	995.645
注：以上数据引自 1990 年国际温标纯水密度表(kg/m³)。			

ICS 11.100
C 44

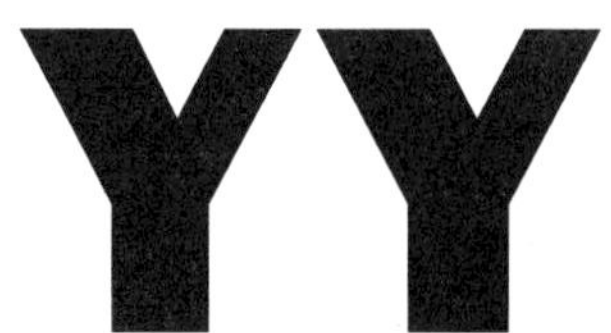

中华人民共和国医药行业标准

YY/T 0659—2017
代替 YY/T 0658—2008，YY/T 0659—2008

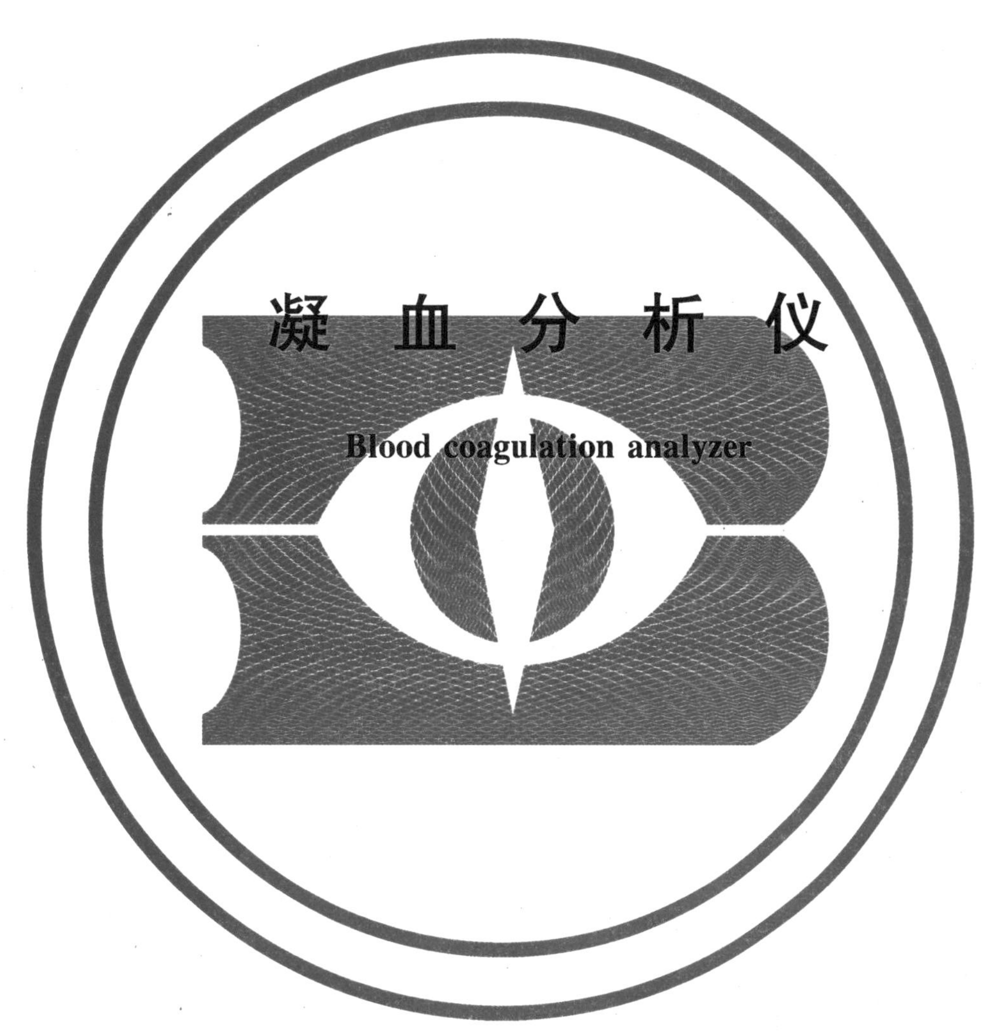

凝血分析仪

Blood coagulation analyzer

2017-03-28 发布　　2018-04-01 实施

国家食品药品监督管理总局　发布

前　言

本标准按照 GB/T 1.1—2009 给出的规则起草。

本标准整合了 YY/T 0658—2008《半自动凝血分析仪》、YY/T 0659—2008《全自动凝血分析仪》，与 YY/T 0658—2008、YY/T 0659—2008 相比，除编辑性修改外主要变化如下：

——修改了标准名称，“半自动凝血分析仪”、“全自动凝血分析仪”修改为“凝血分析仪”；

——修改了范围，增加血小板聚集功能和血流变功能检测、即时检测(POCT)仪器不适用本标准的说明，增加仅适用于凝固法检测的仪器的说明(见第 1 章)；

——规范性引用文件中文字描述按 GB/T 1.1—2009 进行编写；

——规范性引用文件均未注日期，即其最新版本适用于本标准；

——准确度、精密度、线性、携带污染术语和定义引用 GB/T 29791.1 中已列出的通用术语定义(见第 3 章)；

——修改了精密度项目中样本的要求，增加正常样本要求，删除异常样本要求(高于正常样本 2 倍值)(见 5.7)；

——修改了线性指标 r 值要求，$r \geqslant 0.980$(见 5.9)；

——增加了线性偏差要求(见 5.9)；

——修改了连续工作时间的要求，连续工作时间由 24 h 改为 8 h，要求进行修改(见 5.10)；

——增加了 GB 4793.9、YY 0648 安全要求内容(见 5.13)；

——增加了 GB/T 18268.1、GB/T 18268.26 电磁兼容要求内容(见 5.14)；

——修改了携带污染率试验方法(见 6.6)；

——修改了 FIB 准确度试验方法进行修改(见 6.9)。

请注意本文件的某些内容可能涉及专利。本文件的发布机构不承担识别这些专利的责任。

本标准由国家食品药品监督管理总局提出。

本标准由全国医用临床检验实验室和体外诊断系统标准化技术委员会(SAC/TC 136)归口。

本标准起草单位：北京市医疗器械检验所、北京市医疗器械技术审评中心、希森美康医用电子(上海)有限公司、北京赛科希德科技发展有限公司、北京中勤世帝生物技术有限公司、北京普利生仪器有限公司、沃芬医疗器械商贸有限公司。

本标准主要起草人：续勇、孙嵘、苏静、宋伟、丁重辉、李钢、章姚辉、金艳。

本标准代替了 YY/T 0658—2008、YY/T 0659—2008。

凝 血 分 析 仪

1 范围

本标准规定了凝血分析仪的术语和定义、产品分类、技术要求、试验方法、标签、标记和使用说明、包装、运输和贮存。

本标准适用于临床上用于对患者的血液进行凝血和抗凝、纤溶和抗纤溶功能分析的凝血分析仪。本标准不适用于血小板聚集功能和血流变功能检测、即时检测(POCT)的仪器。

2 规范性引用文件

下列文件对于本文件的应用是必不可少的。凡是注日期的引用文件,仅注日期的版本适用于本文件。凡是不注日期的引用文件,其最新版本(包括所有的修改单)适用于本文件。

GB/T 191 包装储运图示标志

GB 4793.1 测量、控制和实验室用电气设备的安全要求 第1部分:通用要求

GB 4793.9 测量、控制和实验室用电气设备的安全要求 第9部分:实验室用分析和其他目的自动和半自动设备的特殊要求

GB/T 14710 医用电器环境要求及试验方法

GB/T 18268.1 测量、控制和实验室用的电设备 电磁兼容性要求 第1部分:通用要求

GB/T 18268.26 测量、控制和实验室用的电设备 电磁兼容性要求 第26部分:特殊要求 体外诊断(IVD)医疗设备

GB/T 29791.1 体外诊断医疗器械 制造商提供的信息(标示) 第1部分:术语、定义和通用要求

GB/T 29791.3 体外诊断医疗器械 制造商提供的信息(标示) 第3部分:专业用体外诊断仪器

YY 0648 测量、控制和实验室用电气设备的安全要求 第2-101部分:体外诊断(IVD)医用设备的专用要求

3 术语和定义

下列术语和定义适用于本文件。

3.1

半自动 semi-automated

仪器或测试系统的某些分析步骤实现了机械化,其他步骤仍需操作者参与。

3.2

全自动 full-automated

仪器或测试系统的所有分析步骤都实现了机械化,包括样品和试剂添加、样品/试剂互相反应、化学/生物学分析、结果计算和结果读出。

3.3

通道 channel

在一个测量周期内,能检测反应体系并获得检测结果的通路。

3.4

测试速度　throughput rate

在规定条件下，单位时间内完成的测试数，通常表示为“测试数/小时”。测试速度与测试项目有关。

3.5

携带污染率　carry-over rate

携带污染的具体量化指标，反映一个样本对下一个样本表现量的影响大小。

注：携带污染率与具体的测试方法有关。

3.6

凝固法　coagulation method

模拟血液凝固条件，加入某种试剂，启动凝血瀑布效应，使样本中的纤维蛋白原转化为交联纤维蛋白，使样本发生凝固。通过连续监测此过程中反应体系所发生的光学(例如吸光度)、物理学(例如黏度)或电学(例如电流)特性变化确定反应终点，并作为纤维蛋白原的转化时间，利用这种原理测定血液样本凝固特性或纤溶特性的方法。

3.7

准确度　accuracy

一个测得量值与被测量的一个真量值间的一致程度。

[GB/T 29791.1—2013 定义 A.3.24]

3.8

精密度　precision

在规定条件下，对同一或相似被测对象重复测量得到测量示值或测得量值间的一致程度。

[GB/T 29791.1—2013 定义 A.3.29]

3.9

线性　linearity

给出与样品中被测量的值直接成比例的测得量值的能力。

[GB/T 29791.1—2013 定义 A.3.21]

3.10

携带污染　carryover

反应混合物中不属于它的材料的引入。

[GB/T 29791.1—2013 定义 A.3.8]

4　产品分类

4.1　自动化程度分类

半自动化的、全自动化的。

4.2　通道类型分类(半自动)

单通道、双通道和多通道。

5　技术要求

5.1　预温时间

预温时间应小于 30 min。

5.2 温度控制

5.2.1 检测部和温育位恒温装置部的反应体系温度控制在 37.0 ℃±1.0 ℃范围内。

5.2.2 试剂冷却位温度应不高于 20 ℃。

5.3 检测项目和报告单位

检测项目至少应该包括血浆凝血酶原时间(PT)、活化部分凝血活酶时间(APTT)、纤维蛋白原(FIB)、凝血酶时间(TT)测定。PT、APTT、TT 的报告单位为秒(s),其中 PT 的测定结果还应报告国际标准化比值(INR),FIB 的报告单位为 g/L 或 mg/dL,凝血因子活性(全自动分析仪)的报告单位为 U/L 或百分比(%)。

5.4 通道差(适用于半自动分析仪)

不同通道测试所得结果极差≤10%。

5.5 携带污染率(适用于全自动分析仪)

5.5.1 样品浓度的携带污染率:FIB(g/L)携带污染率应≤10%。

5.5.2 FIB 或 TT 对 PT 或 APTT 的携带污染率符合厂家标称水平。

5.6 测试速度

测试速度或恒定测试速度应不小于仪器说明书标称的测试速度。

5.7 精密度

分析仪的精密度应符合表 1、表 2 的要求。

表 1 半自动仪器不同凝血试验测定项目的精密度要求

项目名称	CV/%	
	正常样本	异常样本
PT	≤5.0(样本要求:11 s~14 s)	≤10.0
APTT	≤5.0(样本要求:25 s~37 s)	≤10.0
FIB	≤10.0(样本要求:2 g/L~4 g/L)	≤20.0
TT	≤15.0(样本要求:12 s~16 s)	≤20.0

表 2 全自动仪器不同凝血试验测定项目的精密度要求

项目名称	CV/%	
	正常样本	异常样本
PT	≤3.0(样本要求:11 s~14 s)	≤8.0
APTT	≤4.0(样本要求:25 s~37 s)	≤8.0
FIB	≤8.0(样本要求:2 g/L~4 g/L)	≤15.0
TT	≤10.0(样本要求:12 s~16 s)	≤15.0

5.8 准确度

FIB 测量的相对偏差不超过±10%。

5.9 线性

5.9.1 测定 FIB 的线性范围应达到仪器标称的要求，$r \geqslant 0.980$。

5.9.2 FIB 的线性范围内偏差应符合表 3 的要求。

表 3 FIB 的线性要求

项目名称	线性范围/(g/L)	允许偏差范围
FIB	0.7～2.0	绝对偏差不超过±0.2 g/L
	2.0～5.0	相对偏差不超过±10%

5.10 连续工作时间

连续工作 8 h 的偏差应符合表 4 的要求。

表 4 连续工作时间要求

项目名称	允许偏差范围/%
PT/s	相对偏差不超过±15
APTT/s	相对偏差不超过±10
FIB/(g/L)	相对偏差不超过±10
TT/s	相对偏差不超过±10

5.11 外观

分析仪外观应符合下列要求：

a) 外观应清洁、无划痕、无毛刺等缺陷。

b) 面板上图形、符号和文字应准确、清晰、均匀。

c) 紧固件连接应牢固可靠，不得有松动现象。

d) 运动部件应该平稳，不应有卡住、突跳和显著空回现象，键组回跳应该灵活。

5.12 环境

应符合 GB/T 14710 中适用条款的规定。

5.13 安全

应符合 GB 4793.1、GB 4793.9、YY 0648 中适用条款的规定。

5.14 电磁兼容

应符合 GB/T 18268.1、GB/T 18268.26 中适用条款的规定。

6 试验方法

6.1 正常工作条件

6.1.1 电源电压:220 V±22 V;50 Hz±1 Hz。

6.1.2 环境温度:18 ℃～25 ℃。

6.1.3 相对湿度:≤80%。

6.1.4 大气压力:86.0 kPa～106.0 kPa。

注:6.1.1～6.1.4 中的条件与制造商标称的条件不一致时,以产品规定的条件为准。

6.2 预温时间

开机后按照厂家要求进行检测。

6.3 温度控制

根据厂家提供的方法进行检测。

6.4 检测项目和报告单位

按仪器说明书进行操作,调取仪器设定的各项目参数进行验证。必要时可用仪器与配套试剂及血浆样品进行检测验证。

6.5 通道差(适用于半自动分析仪)

正常条件下,在不同通道中连续测定同一正常标本 PT、APTT、TT、FIB 各三次。分别计算各通道测定值的算术平均值($\overline{X}_i$)及所有通道测定值的总算术平均值($\overline{X}_{总}$),然后按式(1)计算通道差(R)。

$$R=\frac{(\overline{X}_{\max}-\overline{X}_{\min})}{\overline{X}_{总}}\times 100\% \qquad \cdots\cdots(1)$$

式中:

R ——通道差;

$\overline{X}_{\max}$——各通道测定值的算术平均值中最大值;

$\overline{X}_{\min}$——各通道测定值的算术平均值中最小值;

$\overline{X}_{总}$ ——所有通道测定值的总算术平均值。

6.6 携带污染率(适用于全自动分析仪)

6.6.1 样品浓度的携带污染率

取一份高浓度的临床样本,混合均匀后连续测定 3 次,再取一份低浓度的临床样本,混合均匀后连续测定 3 次,按式(2)计算携带污染率。

$$\mathrm{CR}=\frac{|L_1-L_3|}{H_3-L_3}\times 100\% \qquad \cdots\cdots(2)$$

式中:

CR ——携带污染率;

L_1 ——低浓度临床样本的第 1 次测定值;

L_3 ——低浓度临床样本的第 3 次测定值;

H_3——高浓度临床样本的第3次测定值。

注：高浓度样本测定值应大于低浓度样本测定值的2倍。

6.6.2 FIB或TT对PT或APTT的携带污染率

连续测定正常血浆PT或APTT三次(j_1、j_2、j_3)后，立即连续测定原血浆FIB或TT三次，再测定原血浆PT或APTT一次(j_4)。根据式(3)计算试剂间的携带污染率(%)。

注：血浆中FIB的浓度要求在3 g/L～4 g/L。

$$CR=\frac{(j_1+j_2+j_3)/3-j_4}{(j_1+j_2+j_3)/3}\times 100\% \quad\cdots\cdots(3)$$

注：如果$(j_1+j_2+j_3)/3-j_4\leqslant 0$，令CR为0。

式中：

CR——携带污染率；

j_1、j_2、j_3、j_4——正常血浆PT或APTT的测定值。

6.7 测试速度

检测1 h内单个项目的测试数，符合仪器操作说明书的要求。

6.8 精密度

采用凝血分析仪配套的试剂、校准品及相应的测定程序，对5.7中规定的项目和样本，每个项目重复测定10次，计算其算术平均值($\overline{X}$)、标准差(S)，并按式(4)计算其变异系数(CV)。

$$CV=\frac{S}{\overline{X}}\times 100\% \quad\cdots\cdots(4)$$

式中：

$\overline{X}$——平均值；

S——标准差；

CV——变异系数。

6.9 准确度

使用评价常规方法的有证参考物质(CRM)、其他公认的参考物质、企业参考物质、企业标准品测定3次，测试结果记为(X_i)，按式(5)分别计算相对偏差B，如果3次结果都符合要求，即判为合格。如果大于等于2次的结果不符合，即判为不合格。如果有1次结果不符合要求，则应重新连续测试20次，并分别按式(5)计算相对偏差，如果大于等于19次测试的结果符合5.8的要求，则准确度符合要求。

$$B_i=(X_i-T)/T\times 100\% \quad\cdots\cdots(5)$$

式中：

B_i——相对偏差；

X_i——测量浓度；

T——标定浓度。

6.10 线性

将FIB高浓度样本至少稀释为5个浓度(涵盖测试范围的上、下限和中间值)，再将各浓度的样本上机测定，每份样本测定3次，计算测量平均值。然后以稀释比例为自变量(X)，以各样本的测量平均值为因变量(Y)，进行线性回归，得到回归方程。由回归方程求出各稀释浓度点对应的理论值，计算测量平均值与理论值的偏差及相关系数r。

$$r=\frac{\sum(X-\overline{X})(Y-\overline{Y})}{\sqrt{\sum(X-\overline{X})^2(Y-\overline{Y})^2}} \quad \cdots\cdots(6)$$

式中：

r ——相关系数；

$\overline{X}$ ——X 的平均值；

$\overline{Y}$ ——Y 的平均值。

6.11 连续工作时间

开机后测正常样本 3 次，计算 3 次测量结果的平均值，将凝血分析仪连续保持开机或待测状态 8 h，8 h 后测同一正常样本 3 次，计算 3 次测量结果的平均值。计算两次平均值的相对偏差。

6.12 外观

在自然光下以正常视力或矫正视力目视检查。

6.13 环境试验

环境试验方法应符合 GB/T 14710 中适用条款的规定。

6.14 安全

安全实验方法应符合 GB 4793.1、GB 4793.9、YY 0648 中适用条款的规定。

6.15 电磁兼容

电磁兼容试验方法应符合 GB/T 18268.1、GB/T 18268.26 中适用条款的规定。

7 标签、标记和使用说明

应符合 GB/T 29791.3 的规定。

8 包装、运输和贮存

8.1 包装

包装所使用的图示标志应符合 GB/T 191 的规定。

包装应能保证分析仪免受自然和机械性损坏。

包装箱内应附有使用说明书。

8.2 运输

按照制造商规定进行运输。

8.3 储存

按照制造商规定进行贮存。

YY/T 0659—2017《凝血分析仪》第1号修改单

本修改单经国家药品监督管理局于2022年10月17日第87号公告发布，自发布之日起实施。

一、6.10中公式(6)：

$$“r=\frac{\sum(X-\overline{X})(Y-\overline{Y})}{\sqrt{\sum(X-\overline{X})^2(Y-\overline{Y})^2}} \quad \cdots\cdots(6)”$$

修改为

$$“r=\frac{\sum(X-\overline{X})(Y-\overline{Y})}{\sqrt{\sum(X-\overline{X})^2}\sqrt{\sum(Y-\overline{Y})^2}} \quad \cdots\cdots(6)”$$

ICS 11.100
C 44

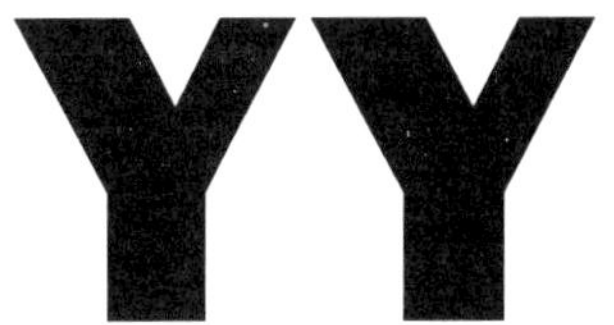

中华人民共和国医药行业标准

YY/T 0996—2015

尿液有形成分分析仪(数字成像自动识别)

Urine formed element analyzer(digital imaging automatic identification)

2015-03-02 发布　　2016-01-01 实施

国家食品药品监督管理总局　发布

前　言

本标准按照 GB/T 1.1—2009 给出的规则起草。

请注意本文件的某些内容可能涉及专利。本文件的发布机构不承担识别这些专利的责任。

本标准由国家食品药品监督管理总局提出。

本标准由全国医用临床检验实验室和体外诊断系统标准化技术委员会(SAC/TC 136)归口。

本标准起草单位:中国人民解放军总医院、北京市医疗器械检验所、爱威科技股份有限公司、桂林优利特医疗电子有限公司、深圳迈瑞生物医疗电子股份有限公司、长春迪瑞医疗科技股份有限公司、杭州龙鑫科技有限公司、罗氏诊断产品(上海)有限公司、湖南省医疗器械与药用包装材料(容器)检测所。

本标准主要起草人:马俊龙、杨宗兵、周丰良、蒋均、何延峰、常淑琴、刘广华、田伟、邓振进。

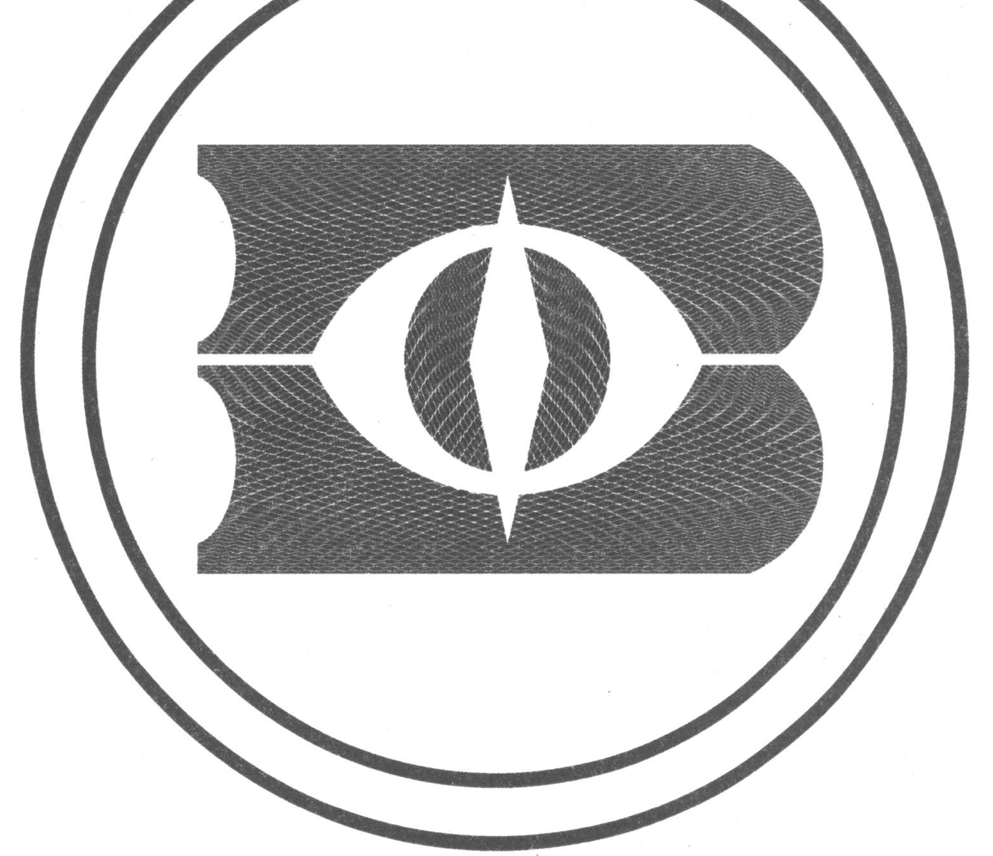

引　言

尿液有形成分分析，原则上每份标本均应进行显微镜检查，但基于实际工作中标本量大，检验报告要及时发送等原因，无法对每份标本逐一进行显微镜有形成分检查。为此可以通过筛选的手段，解决镜检工作的“供需矛盾”。目前，常用的筛选方法主要有针对尿液中化学成分的“干化学法”、针对尿液中有形成分的“数字成像自动识别法”和“流式细胞法”。

“数字成像自动识别法”和“流式细胞法”两类仪器自动分析的结果在临床上仅限于尿液样本有形成分的筛查，筛查后需进一步确认的标本均应人工识别后方能报告。

尿液有形成分分析仪(数字成像自动识别)

1 范围

本标准规定了尿液有形成分分析仪(数字成像自动识别)的术语和定义、要求、试验方法、标志、标签和说明书、包装、运输和贮存。

本标准适用于基于自动数字成像并自动识别原理的尿液有形成分分析仪(以下简称分析仪)。

2 规范性引用文件

下列文件对于本文件的应用是必不可少的。凡是注日期的引用文件,仅注日期的版本适用于本文件。凡是不注日期的引用文件,其最新版本(包括所有的修改单)适用于本文件。

GB/T 191 包装储运图示标志

GB 4793.1 测量、控制和实验室用电气设备的安全要求 第1部分:通用要求

GB/T 14710 医用电器环境要求及试验方法

GB/T 18268.1 测量、控制和实验室用的电设备 电磁兼容性要求 第1部分:通用要求

GB/T 18268.26 测量、控制和实验室用的电设备 电磁兼容性要求 第26部分:特殊要求 体外诊断(IVD)医疗设备

YY/T 0466.1 医疗器械 用于医疗器械标签、标记和提供信息的符号 第1部分:通用要求

YY 0648 测量、控制和实验室用电气设备的安全要求 第2-101部分:体外诊断(IVD)医用设备的专用要求

3 术语和定义

下列术语和定义适用于本文件。

3.1

尿液有形成分分析仪(数字成像自动识别) urine formed element analyzer(digital imaging automatic identification)

利用数字影像技术对尿液样本中有形成分进行自动识别并分析的设备。

3.2

尿液有形成分 urine formed element

尿液样本中在显微镜下可见的所有有形物质的总称,包括细胞、管型、结晶、微生物和寄生虫等。

3.3

尿沉渣 urine sediment

尿液样本自然沉降或经离心后,在显微镜下观察到的有形成分。

4 要求

4.1 外观

外观应符合以下要求:

a) 仪器外观整齐、清洁，表面涂、镀层无明显剥落、擦伤及污垢；

b) 铭牌及标志应清楚。

4.2 检出限

分析仪应能检出浓度水平为 5 个/μL 的红细胞、白细胞样本。

4.3 重复性

分析仪计数结果的变异系数(CV)应符合表 1 的要求。

表 1 变异系数(CV)

有形成分名称	浓度/(个/μL)	变异系数(CV)/%
细胞	50	≤25
	200	≤15

4.4 识别率

4.4.1 单项结果与镜检结果的符合率

分析仪至少能自动识别以下项目，其单项结果与镜检结果的符合率应符合表 2 的要求。

表 2 单项结果与镜检结果的符合率

有形成分名称	符合率/%
红细胞	≥70
白细胞	≥80
管型	≥50

4.4.2 假阴性率

分析仪检测结果的假阴性率应不大于 3%。

4.5 稳定性

分析仪开机 8 h 内，细胞计数结果的变异系数(CV)应不大于 15%。

4.6 携带污染率

分析仪对细胞的携带污染率应不大于 0.05%。

4.7 环境试验

应符合 GB/T 14710 中气候环境试验，机械环境试验适用条款的要求。

4.8 电磁兼容性

应符合 GB/T 18268.1、GB/T 18268.26 中适用条款的要求。

4.9 电气安全

应符合 GB 4793.1 及 YY 0648 中适用条款的要求。

5 试验方法

5.1 正常工作条件

以如下条件下进行试验：

a) 环境温度：按照分析仪说明书规定的温度条件进行；

b) 相对湿度：按照分析仪说明书规定的湿度条件进行；

c) 光照：避免阳光直射；

d) 电源电压：a.c.220 V±22 V，50 Hz/60 Hz 或相应的直流电源；

e) 大气压力：75 kPa～106 kPa。

5.2 外观

以正常或矫正视力检查，应符合 4.1 的要求。

5.3 检出限

分析仪对浓度水平为 5 个/μL 的红细胞、白细胞样本重复检测 20 次，如 18 次检测结果大于 0 个/μL，则符合 4.2 的要求。

5.4 重复性

分析仪对 4.3 规定浓度的样本各重复检测 20 次，分别计算 20 次检测结果的变异系数（CV，%），应符合 4.3 的要求。

5.5 识别率

5.5.1 单项结果与镜检结果的符合率按如下方法进行试验：

a) 分析仪对 150 份临床尿液样本（至少 90 份为红细胞病理样本）进行检测，按式（1）计算红细胞检测阴阳性结果与镜检阴阳性结果的符合率，应符合 4.4.1 的要求；

b) 分析仪对 150 份临床尿液样本（至少 90 份为白细胞病理样本）进行检测，按式（1）计算白细胞检测阴阳性结果与镜检阴阳性结果的符合率，应符合 4.4.1 的要求；

c) 分析仪对 150 份临床尿液样本（至少 30 份为管型病理样本）进行检测，按式（1）计算管型检测阴阳性结果与镜检阴阳性结果的符合率 C，应符合 4.4.1 的要求；

$$C=\frac{t_1+t_2}{t_{总}}\times 100\% \qquad \cdots\cdots(1)$$

式中：

C ——符合率，%；

t_1 ——镜检阳性结果同时待检仪器测试阳性结果的样本数量；

t_2 ——镜检阴性结果同时待检仪器测试阴性结果的样本数量；

$t_{总}$——总样本数量。

5.5.2 假阴性率：分析仪对至少 200 份随机尿液对红细胞、白细胞和管型检测，同时以显微镜镜检为金标准测试结果，按式（2）计算分析仪检测结果的假阴性率 F_n，应符合 4.4.2 的要求。

$$F_n = \frac{t_{假阴性数}}{t_{总}} \times 100\% \quad \cdots\cdots(2)$$

式中：

F_n ——假阴性率，%；

$t_{假阴性数}$——红细胞、白细胞和管型镜检阳性结果而待检仪器测试阴性结果的样本数量；

$t_{总}$ ——总样本数量。

注：镜检结果阴阳性判定的临界值分别为：红细胞 3 个/HPF、白细胞 5 个/HPF、管型 1 个/LPF。

5.6 稳定性

开机预热后、4 h、8 h，分别对细胞浓度为 200 个/μL 的样本进行重复测试 10 次，计算所有检测结果的变异系数（CV），应符合 4.5 的要求。

5.7 携带污染率

取细胞浓度为 5 000 个/μL 的尿液样本和生理盐水，先对浓度为 5 000 个/μL 的尿液样本连续检测 3 次，检测结果分别为 i_1、i_2、i_3；紧接着对生理盐水连续检测 3 次，检测结果分别为 j_1、j_2、j_3；按式(3)计算携带污染率，应符合 4.6 的要求。

$$携带污染率 = \frac{j_1 - j_3}{i_3 - j_3} \times 100\% \quad \cdots\cdots(3)$$

注：加样按照该仪器操作程序中最不利的模式进行。

5.8 环境试验

按照 GB/T 14710 中适用的条款进行试验，应符合 4.7 的要求。

5.9 电磁兼容性检测

按照 GB/T 18268.1、GB/T 18268.26 中适用的条款进行试验，应符合 4.8 的要求。

5.10 电气安全

按照 GB 4793.1 及 YY 0648 中适用的条款进行试验，应符合 4.9 的要求。

6 标志、标签和说明书

6.1 概述

标识、标签和使用说明书文字内容应使用中文，可以附加其他文种。中文的使用应当符合国家通用的语言文字规范。说明书、标签和包装标识的文字、符号、图形、表格、数字、照片、图片等应当准确、清晰、规范。标志、标签和使用说明书中所使用的符号应满足 YY/T 0466.1 的要求。

6.2 标签

分析仪应在明显位置固定耐腐标牌，并注明下列内容：

a) 产品名称、型号；

b) 电源参数；

c) 生产日期或序列号；

d) 制造商名称、地址。

6.3 标志

分析仪的外包装(箱)上至少应有下列标志:

a) 产品名称、商标/型号;
b) 制造商名称、地址、售后服务电话;
c) 执行标准号;
d) 产品注册号;
e) 生产日期或序列号;
f) 质量;
g) 体积(长×宽×高);
h) GB/T 191 中规定的标志。

6.4 说明书

分析仪应附有说明书,说明书至少应包括以下内容:

a) 产品名称、商标/型号;
b) 制造商名称、地址、联系电话;
c) 仪器组成;
d) 检测原理、方法、步骤;
e) 工作环境条件;
f) 主要技术指标;
g) 使用寿命;
h) 贮存条件;
i) 注意事项;
j) 日常维护;
k) 基本故障的排除;
l) 说明书的出版及修订日期。

7 包装、运输和贮存

7.1 包装

包装应符合以下要求:

a) 分析仪的包装应能保证仪器免受自然和机械性损坏;
b) 分析仪外包装上的标志应使用 GB/T 191 要求的符号;
c) 包装(箱)内应附有说明书、装箱清单及产品检验合格证。

7.2 运输

包装好的分析仪应按照合同规定的条件进行运输。

7.3 贮存

包装好的分析仪应按照说明书规定的条件进行贮存。

ICS 11.100.10
CCS C 44

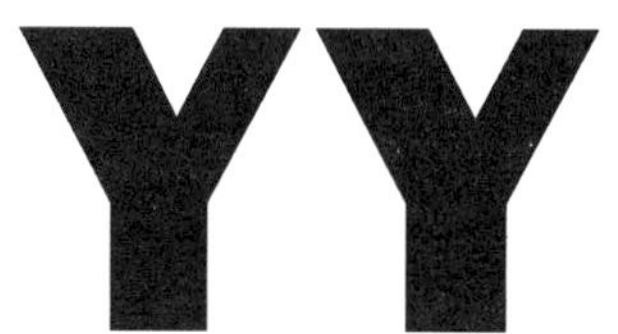

中华人民共和国医药行业标准

YY/T 1160—2021
代替 YY/T 1160—2009

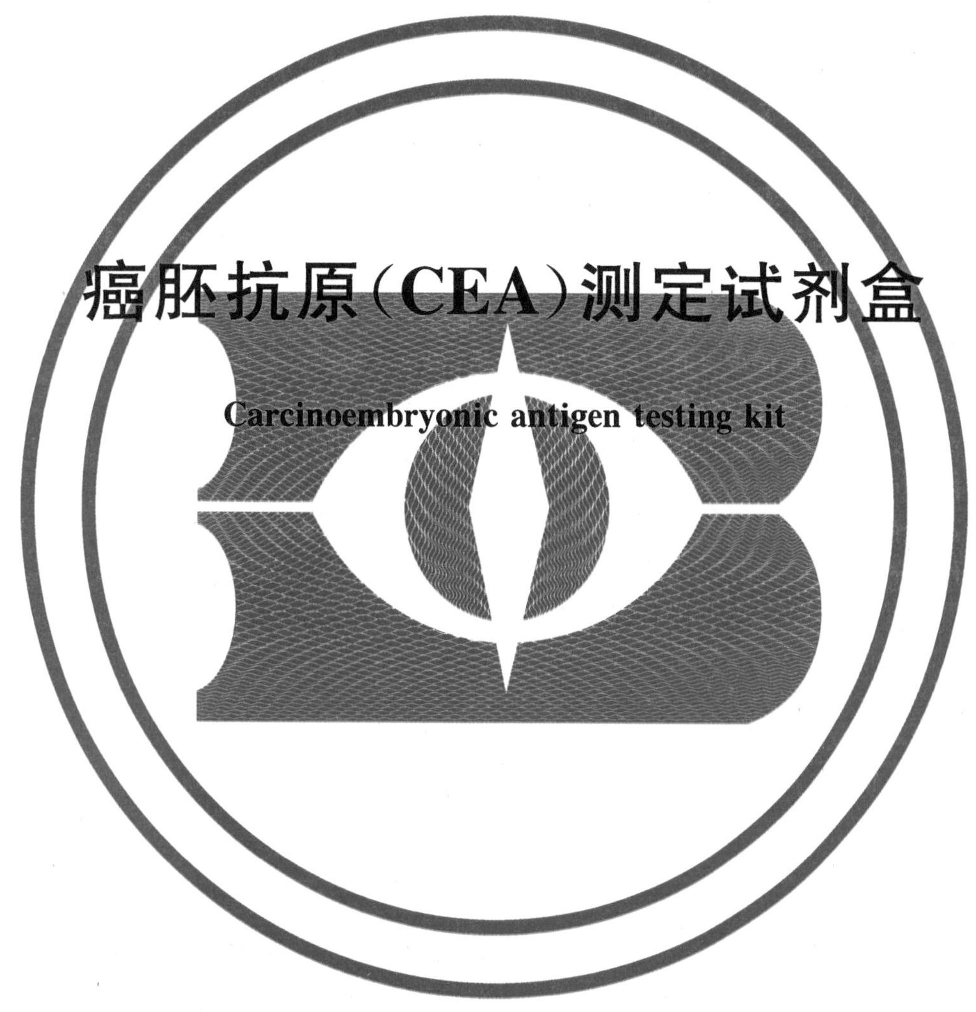

癌胚抗原(CEA)测定试剂盒

Carcinoembryonic antigen testing kit

2021-12-06 发布　　2022-12-01 实施

国家药品监督管理局　发布

前　言

本文件按照 GB/T 1.1—2020《标准化工作导则　第 1 部分:标准化文件的结构和起草原则》的规定起草。

本文件代替 YY/T 1160—2009《癌胚抗原(CEA)定量测定试剂(盒)(化学发光免疫分析法)》,与 YY/T 1160—2009 相比,除编辑性改动外,主要技术变化如下:

——更改了标准范围(见第 1 章,2009 年版的第 1 章);

——增加了规范性引用文件 GB/T 191、GB/T 29791.2(见第 2 章);

——增加了术语和定义中检出限、测量系统的线性,删除了最低检测限、分析特异性(见第 3 章,2009 年版的第 3 章);

——更改了准确度的要求及相应检测方法(见 5.3 和 6.3,2009 年版的 5.3 和 6.3);

——更改了检出限的要求及相应检测方法(见 5.4 和 6.4,2009 年版的 5.4 和 6.4);

——更改了线性的要求及相应检测方法(见 5.5 和 6.5,2009 年版的 5.5 和 6.5);

——删除了产品检验规则(见 2009 年版的第 7 章);

——更改了标签和使用说明书的规定(见第 7 章,2009 年版的第 8 章);

——增加了包装应符合 GB/T 191 的规定(见 8.1)。

请注意本文件的某些内容可能涉及专利。本文件的发布机构不承担识别专利的责任。

本文件由国家药品监督管理局提出。

本文件由全国医用临床检验实验室和体外诊断系统标准化技术委员会(SAC/TC 136)归口。

本文件起草单位:北京市医疗器械检验所、科美诊断技术股份有限公司、北京华科泰生物技术股份有限公司、罗氏诊断产品(上海)有限公司。

本文件主要起草人:孙莉、朱晋升、王建梅、肖燚、蔡晓蓉。

本文件及其所代替文件的历次版本发布情况为:

——2009 年首次发布为 YY/T 1160—2009;

——本次为第一次修订。

癌胚抗原(CEA)测定试剂盒

1 范围

本文件规定了癌胚抗原(CEA)测定试剂盒的分类、要求、试验方法、标签和使用说明书、包装、运输和贮存等。

本文件适用于以双抗体夹心法为原理定量测定癌胚抗原的试剂盒,包括化学发光、电化学发光、荧光等标记方法的发光免疫试剂盒和酶联免疫试剂盒。

本文件不适用于用^{125}I等放射性同位素标记的各类癌胚抗原放射免疫或免疫放射试剂盒。

2 规范性引用文件

下列文件中的内容通过文中的规范性引用而构成本文件必不可少的条款。其中,注日期的引用文件,仅该日期对应的版本适用于本文件;不注日期的引用文件,其最新版本(包括所有的修改单)适用于本文件。

GB/T 191 包装储运图示标志

GB/T 21415 体外诊断医疗器械 生物样品中量的测量 校准品和控制物质赋值的计量学溯源性

GB/T 29791.2 体外诊断医疗器械 制造商提供的信息(标示) 第2部分:专业用体外诊断试剂

3 术语和定义

下列术语和定义适用于本文件。

3.1

化学发光 chemiluminescence;CL

由于化学反应产生电子能级处于激发态的物质,后者通过跃迁释放能量产生光子,从而导致的发光现象。

3.2

化学发光免疫分析 chemiluminescent immunoassay;CLIA

将化学发光和免疫分析结合起来的技术,通过标记的抗原或抗体与待测物进行一系列免疫反应,最后以测定发光强度得出待测物含量。

3.3

检出限 detection limit;limit of detection

由给定测量程序得到的测量值,对于此值,在给定声称物质中存在某成分的误判概率为α时,声称不存在该成分的误判概率为β。

注1:国际纯粹与应用化学联合会(IUPAC)建议α和β默认值等于0.05。

注2:它被用于描述一个检验程序以特定置信水平能报告为存在的被测量最低值,也指最小可检测浓度。

注3:曾经也被称为“最低检测限”“最低检出限”“检测限”。

[来源:GB/T 29791.1—2013,A.3.14]

3.4

测量系统的线性 linearity of a measuring system

线性 linearity

给出与样品中被测量的值直接成比例的测得量值的能力。

注 1：对于体外诊断医疗器械，线性与测量示值校正或线性化后给定测量区间内的测量结果有关。

注 2：线性通过测量包含配方已知或相对关系已知(不必绝对知道)的被测量样品来评估。当测量结果相对被测量绝对或相对数值作图时，所划曲线对直线的符合程度即线性度的量度。

[来源：GB/T 29791.1—2013，A.3.21]

4 分类

按照原理不同可分为化学发光、电化学发光、荧光等发光免疫试剂盒和酶联免疫试剂盒；根据固相载体不同可分为微孔板式、管式、磁颗粒、微球珠和塑料珠等；根据操作过程的不同可分为手工操作法和仪器自动操作法。

5 要求

5.1 外观

制造商应根据自己产品的包装特点规定适当的外观要求，一般应有试剂盒各组分组成、性状；内外包装，标签清晰等的要求。

5.2 溯源性

制造商应按照 GB/T 21415 及有关规定提供所用 CEA 校准品的来源、溯源的赋值过程和相应要求、以及不确定度等内容的资料。

5.3 准确度

准确度应符合如下要求之一，如适用，优先采用相对偏差的方法：

a) 使用可用于评价常规方法的有证参考物质(CRM)或其他公认的参考物质作为样品进行测定，发光免疫分析试剂盒测定结果的相对偏差应在±10%范围内；酶联免疫分析试剂盒测定结果的相对偏差应在±15%范围内；

b) 回收率应在 85.0%～115.0%范围内。

5.4 检出限

发光免疫分析试剂盒检出限应不高于 0.5 ng/mL；酶联免疫分析试剂盒检出限应不高于 2.0 ng/mL。

5.5 线性

在制造商给定的线性区间内(下限应不高于 0.5 ng/mL，上限应不低于 1 000 ng/mL；酶联免疫分析试剂盒下限应不高于 2.0 ng/mL，上限应不低于 100 ng/mL)，相关系数(r)应不低于 0.990 0。

5.6 重复性

在试剂盒线性范围内，用 10 ng/mL±2 ng/mL 和 100 ng/mL±20 ng/mL 的样品各重复检测 10 次，手工操作试剂盒测定结果的变异系数(CV)应不高于 10.0%，全自动操作试剂盒测定结果的变异系数(CV)应不高于 8.0%。

5.7 批间差

使用 3 个不同批次试剂盒，在剂量-反应曲线范围内，用 10 ng/mL±2 ng/mL 和 100 ng/mL±20 ng/mL 的样品各重复检测 10 次，则 3 个批号试剂盒之间的批间变异系数(CV)应不高于 15.0%。

5.8 稳定性

可选用以下方法进行验证：

a) 效期稳定性：制造商应规定产品的有效期。取到效期后一定时间内的样品，检测准确度、检出限、线性、重复性，结果应符合 5.3、5.4、5.5、5.6 的要求。

b) 热稳定性：试剂盒在制造商规定的热稳定性条件下放置一定时间，检测准确度、检出限、线性、重复性，结果应符合 5.3、5.4、5.5、5.6 的要求。

注 1：一般情况下，效期为 1 年时选择不超过 1 个月的产品，效期为半年时选择不超过半个月的产品，以此类推，进行效期稳定性检测。但如超过规定时间，产品符合要求时也可以采纳。

注 2：热稳定性不能用于推导产品有效期，除非是采用基于大量的稳定性研究数据建立的推导公式。

注 3：根据产品特性可选择 a)、b)方法的任意组合，但所选用方法宜能验证产品的稳定性，以保证在有效期内产品性能符合标准要求。

6 试验方法

6.1 外观

在自然光下以正常视力或矫正视力目视检查。

6.2 溯源性

查阅制造商提供的溯源性资料。

6.3 准确度

准确度可选择如下试验方法之一，如适用，优先采用相对偏差的方法：

a) 将可用于评价常规方法的有证参考物质(CRM)或其他公认的参考物质配制成试剂盒线性范围内高、低浓度的准确度样品进行检测，每个样品测试 3 次，根据式(1)计算相对偏差。如果 3 次结果都符合规定，即判为合格；如果大于或等于 2 次的结果不符合，即判为不合格；如果有 1 次结果不符合规定，则应重新连续测试 20 次，分别计算相对偏差，如果大于或等于 19 次测试的结果符合规定，即判为合格。

$$B=\frac{X_i-T}{T}\times 100\% \qquad \cdots\cdots(1)$$

式中：

B ——相对偏差；

X_i ——样品的实测浓度；

T ——标定浓度。

b) 将已知高浓度的癌胚抗原样品(A)加入到低浓度人血清(B)中，所加入癌胚抗原样品(A)的体积宜不超过(A+B)总体积的 10%，根据式(2)计算。

$$R=\frac{C\times(V_0+V)-C_0\times V_0}{V\times C_S}\times 100\% \qquad \cdots\cdots(2)$$

式中：

R ——回收率；

C ——血清样品加入A样品后的检测浓度；

V_0 ——血清样品B的体积；

V ——加入A样品的体积；

C_0 ——血清样品B的检测浓度；

C_S ——A样品的浓度。

6.4 检出限

制造商应提供癌胚抗原测定试剂盒的空白限、检出限及参考区间等相关信息，根据制造商提供信息，对5份浓度近似检出限的低值样品进行检测，每份样品检测5次，对检测结果按照大小进行排序，符合如下条件，即可认为制造商提供的空白限和检出限的设置基本合理。

——低于制造商提供的空白限数值的检测结果的数量应小于或等于3个。

6.5 线性

将接近线性区间上限的高值样品按一定比例稀释为至少5个浓度，其中稀释的最低浓度样品应接近线性区间的下限。对每一浓度的样品至少重复测定2次，计算其平均值，将测定浓度的平均值与理论浓度或稀释比例用最小二乘法进行直线拟合，并计算线性相关系数 r。

6.6 重复性

用同一批号试剂盒，对不同浓度的样品分别重复测定10次，计算测定结果的平均值($\overline{X}$)和标准差(S)，根据式(3)得出变异系数(CV)。

$$\mathrm{CV}=\frac{S}{\overline{X}}\times 100\% \qquad \cdots\cdots(3)$$

6.7 批间差

用三个不同批号试剂盒，对不同浓度的样品分别重复测定10次，分别计算测定30次结果的平均值($\overline{X}$)和标准差(S)，根据式(3)得出变异系数(CV)。

6.8 稳定性

试剂盒按照规定的条件保存后，按照6.3、6.4、6.5、6.6方法进行检测。

7 标签和使用说明书

标签和使用说明书应符合GB/T 29791.2的规定。

8 包装、运输、贮存

8.1 包装

包装储运图示标志应符合GB/T 191的规定。包装容器应保证密封性良好、完整、无泄露、无破损。

8.2 运输

试剂盒应按制造商的要求运输。在运输过程中，应防潮，应防止重物堆压，避免阳光直射和雨雪浸淋,防止与酸碱物质接触,防止内外包装破损。

8.3 贮存

试剂盒应在制造商规定条件下贮存。

参 考 文 献

[1] GB/T 3358.1—2009 统计学词汇及符号 第1部分:一般统计术语与用于概率的术语

[2] GB/T 9969—2008 工业产品使用说明书 总则

[3] GB/T 29791.1—2013 体外诊断医疗器械 制造商提供的信息(标示) 第1部分:术语、定义和通用要求

[4] JJF 1001—2011 通用计量术语及定义

[5] YY/T 0316—2016 医疗器械 风险管理对医疗器械的应用

ICS 11.100.10
C 44

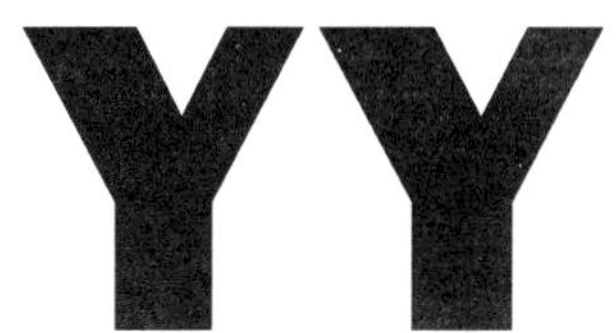

中华人民共和国医药行业标准

YY/T 1181—2021
代替 YY/T 1181—2010

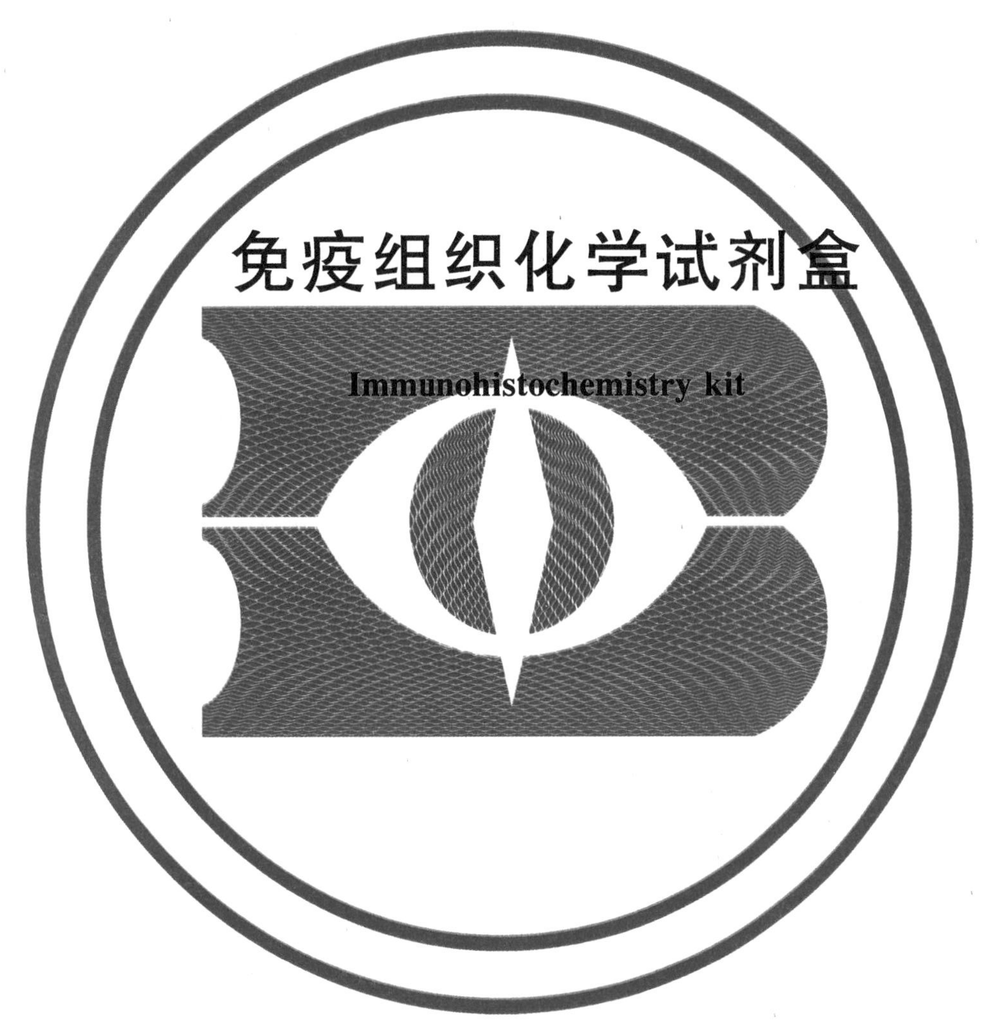

免疫组织化学试剂盒

Immunohistochemistry kit

2021-09-06 发布　　2023-03-01 实施

国家药品监督管理局　发布

前　言

本标准按照GB/T 1.1—2009给出的规则起草。

本标准代替YY/T 1181—2010《免疫组织化学试剂盒》，与YY/T 1181—2010相比，除编辑性修改外主要技术变化如下：

——在范围中，原“本标准适用于医学实验室所使用的基于抗原抗体反应的用于检测石蜡切片、冰冻切片及涂片、爬片等标本的组织/细胞化学定性试剂盒”修改为“本标准适用于基于抗原抗体反应，用于检测人体组织及细胞样本等的组织化学/细胞化学定性试剂或试剂盒”（见第1章，2010年版的第1章）；

——在范围中删除了“该试剂盒至少包括一抗和显色系统”（见2010年版的第1章）；

——在规范性引用文件中“YY/T 0466.1—2009　医疗器械　用于医疗器械标签、标记和提供信息的符号　第1部分：通用要求”修改为“GB/T 29791.2　体外诊断医疗器械　制造商提供的信息（标示）　第2部分：专业用体外诊断试剂”（见第2章，2010年版的第2章）；

——定义“利用抗原与抗体特异性结合的原理，通过化学反应使标记在抗体上的显色物质（荧光素、酶、金属离子、同位素）显色来检测组织细胞抗原，对其进行定位、定性及定量的检测的技术”修改为“利用抗原与抗体特异性结合的原理，通过化学反应使标记在抗体上的显色物质（荧光素、酶、金属离子、同位素、色原体）显色来检测组织细胞抗原，对其进行定位、定性及半定量的检测的技术”（见3.1，2010年版的3.1）；

——定义“能够与某类免疫原性物质发生特异性反应的抗体混合物”修改为“能够识别不同抗原决定簇的免疫球蛋白分子混合物”（见3.2.1，2010年版的3.2.1）；

——定义注中“空白对照可以是非免疫血清或PBS等”修改为“空白对照可以是非免疫血清、PBS或非特异性阴性对照试剂等”（见3.3，2010年版的3.3）；

——定义中“组织或细胞切片”修改为“组织或细胞片”（见3.4、3.5，2010年版的3.4、3.5）；

——定义“在一张切片中同时存有多个不同抗原含量的样本，包括有抗原强阳性组织对照、抗原弱阳性组织对照和抗原阴性组织对照”修改为“在一张切片中同时存有多个组织或不同抗原含量的样本，包括有抗原强阳性组织对照、抗原弱阳性组织对照和抗原阴性组织对照或不同表达程度的组织对照”（见3.6，2010年版的3.6）；

——术语和定义“背景　background 在显微镜下，预期细胞特定位置外（其他细胞或细胞间质）出现的非特异显色”修改为“非特异性染色　non-specific staining 免疫染色过程中，凡不属于特异性抗原抗体反应所出现的染色通常称为非特异性染色”（见3.7，2010年版的3.7）；

——定义“在显微镜下，阳性组织片中预期细胞的特定位置上出现明显的显色，且无背景出现”修改为“在显微镜下，阳性片中预期细胞的特定位置上出现明显的显色，且无背景染色或非特异性染色出现”（见3.8，2010年版的3.8）；

——分类中“相应方法可分为免疫荧光法、放射免疫法、免疫酶法和免疫金银法等”修改为“相应方法可分为免疫荧光法、放射免疫自显影法、免疫酶法、免疫铁蛋白法和免疫金银法等”（见4.2，2010年版的4.2）；

——“包装完整，无破损”修改为“包装完整，无破损，液体无渗漏”[见5.1b)，2010年版的5.1b)]；

——“阳性对照染色结果为阳性，阳性着色的定位应准确，无背景着色”修改为“阳性对照染色结果为阳性，阳性着色的定位应准确，无背景染色或非特异性染色”[见5.2a)，2010年版的5.2a)]；

——标识、标签和使用说明书改为“应符合GB/T 29791.2的相关规定”（见第7章，2010年版的

第7章)。

请注意本文件的某些内容可能涉及专利。本文件的发布机构不承担识别这些专利的责任。

本标准由国家药品监督管理局提出。

本标准由全国医用临床检验实验室和体外诊断系统标准化技术委员会(SAC/TC 136)归口。

本标准起草单位:北京市医疗器械检验所、福州迈新生物技术开发有限公司、安捷伦科技(中国)有限公司、罗氏诊断产品(上海)有限公司、厦门通灵生物医药科技有限公司、基因(科技)上海股份有限公司、中国食品药品检定研究院。

本标准主要起草人:毕春雷、杨清海、刘佳、袁钧、郭金灿、王东、孙楠。

本标准所代替标准的历次版本发布情况为:

——YY/T 1181—2010。

免疫组织化学试剂盒

1 范围

本标准规定了免疫组织化学试剂盒通用的产品分类、要求、试验方法及标识、标签、使用说明书、包装、运输和贮存等内容。

本标准适用于基于抗原抗体反应,用于检测人体组织及细胞样本等的组织化学/细胞化学定性试剂或试剂盒。

2 规范性引用文件

下列文件对于本文件的应用是必不可少的。凡是注日期的引用文件,仅注日期的版本适用于本文件。凡是不注日期的引用文件,其最新版本(包括所有的修改单)适用于本文件。

GB/T 191 包装储运图示标志

GB/T 29791.2 体外诊断医疗器械 制造商提供的信息(标示) 第2部分:专业用体外诊断试剂

3 术语和定义

下列术语和定义适用于本文件。

3.1

免疫组织化学 immunohistochemistry;IHC

免疫细胞化学 immunocytochemistry;ICC

利用抗原与抗体特异性结合的原理,通过化学反应使标记在抗体上的显色物质(荧光素、酶、金属离子、同位素、色原体)显色来检测组织细胞抗原,对其进行定位、定性及半定量的检测的技术。

3.2

抗体 antibody

由免疫原性物质刺激B-淋巴细胞产生,并能与免疫原性物质结合的特异性免疫球蛋白。

注:免疫原性物质的分子包含一种或多种带有独特化学成分的部分,即表位。

[YY/T 0639—2019,定义3.1]

3.2.1

多克隆抗体 polyclonal antibody

能够识别不同抗原决定簇的免疫球蛋白分子混合物。

[YY/T 0639—2019,定义3.11]

3.2.2

单克隆抗体 monoclonal antibody

能够与某种免疫原性物质的单一表位发生特异性反应的抗体。

[YY/T 0639—2019,定义3.10]

3.3

空白对照 blank control

免疫组化技术中,用于替代第一抗体的不含相关抗体的物质。

注：空白对照可以是非免疫血清、PBS或非特异性阴性对照试剂等。

3.4

阴性对照　negative control

不含已知目的抗原的组织或细胞片。

3.5

阳性对照　positive control

含有已知目的抗原的组织或细胞片。

3.6

多组织对照　multitude tissue control

在一张切片中同时存有多个组织或不同抗原含量的样本，包括有抗原强阳性组织对照、抗原弱阳性组织对照和抗原阴性组织对照或不同表达程度的组织对照。

3.7

非特异性染色　non-specific staining

免疫染色过程中，凡不属于特异性抗原抗体反应所出现的染色通常称为非特异性染色。

3.8

阳性　positive

在显微镜下，阳性片中预期细胞的特定位置上出现明显的显色，且无背景染色或非特异性染色出现。

3.9

阴性　negative

在显微镜下，阳性组织对照着色情况下，待检细胞未出现显色。

4　分类

4.1　按照第一抗体分类，可分为单克隆抗体和多克隆抗体。

4.2　按标记物质的种类分类，如荧光染料、放射性同位素、酶（主要有辣根过氧化物酶和碱性磷酸酶等）、铁蛋白、胶体金等。相应方法可分为免疫荧光法、放射免疫自显影法、免疫酶法、免疫铁蛋白法和免疫金银法等。

5　要求

5.1　外观

外观应符合如下要求：

a)　试剂盒外观应整洁，文字符号标识清晰；

b)　包装完整，无破损，液体无渗漏。

5.2　符合性

符合性应满足以下要求：

a)　阳性对照染色结果为阳性，阳性着色的定位应准确，无背景染色或非特异性染色；

b)　空白对照和阴性对照染色结果为阴性。

5.3　批内重复性

同一组织来源的组织片染色的强度和定位无明显差异。

5.4 批间重复性

不同批号试剂对同一组织来源的组织片染色的强度和定位无明显差异。

5.5 稳定性

可选用以下方法进行验证：

a) 效期稳定性：生产企业应规定产品的有效期，取到效期后的样品检测外观、符合性、批内重复性，应符合 5.1～5.3 的要求；

b) 热稳定性试验：检测外观、符合性、批内重复性，应符合 5.1～5.3 的要求。

注 1：热稳定性不能用于推导产品有效期，除非是采用基于大量的稳定性研究数据建立的推导公式。

注 2：根据产品特性可选择 a)、b)方法的任意组合，但所选用方法宜能验证产品的稳定性，以保证在效期内产品性能符合标准要求。

6 试验方法

6.1 外观

目测检查，应符合 5.1 规定。

6.2 符合性

取阳性对照及阴性对照(或多组织对照片)，并做空白对照，按照生产企业说明书规定进行免疫组织化学检验，结果应符合 5.2 的要求。

6.3 批内重复性

取含有目的抗原的同一组织来源的 3 张组织片(或多组织对照片)，用同一批产品进行免疫组织化学检测，结果应符合 5.3 的要求。

6.4 批间重复性

取含有目的抗原的同一组织来源的 3 张组织片(或多组织对照片)同时用 3 个不同批号产品进行免疫组织化学检测，结果应符合 5.4 的要求。

6.5 稳定性

可选用以下方法进行验证：

a) 效期稳定性：取到效期后的样品按照 6.1、6.2、6.3 方法进行检测，应符合 5.5a)的要求；

b) 热稳定性试验：取有效期内样品根据生产企业声称的热稳定性条件，按照 6.1、6.2、6.3 方法进行检测，应符合 5.5b)的要求。

7 标识、标签和使用说明书

应符合 GB/T 29791.2 的相关规定。

8 包装、运输和贮存

8.1 包装

包装应符合以下要求：

a） 试剂的包装应能保证免受自然和机械性损坏；

b） 试剂外包装上的标志应使用 GB/T 191 要求的符号；

c） 包装内应附有使用说明书。

8.2 运输

按照制造商规定的要求进行运输。

8.3 贮存

按照制造商规定的要求进行贮存。

参 考 文 献

[1] GB/T 29791.1—2013 体外诊断医疗器械 制造商提供的信息(标示) 第1部分:术语、定义和通用要求

[2] GB/T 29791.2—2013 体外诊断医疗器械 制造商提供的信息(标示) 第2部分:专业用体外诊断试剂

[3] YY/T 0316—2016 医疗器械 风险管理对医疗器械的应用

[4] YY/T 0466.1—2016 医疗器械 用于医疗器械标签、标记和提供信息的符号 第1部分:通用要求

[5] YY/T 0639—2019 体外诊断医疗器械 制造商为生物学染色用体外诊断试剂提供的信息

ICS 11.100
C 44

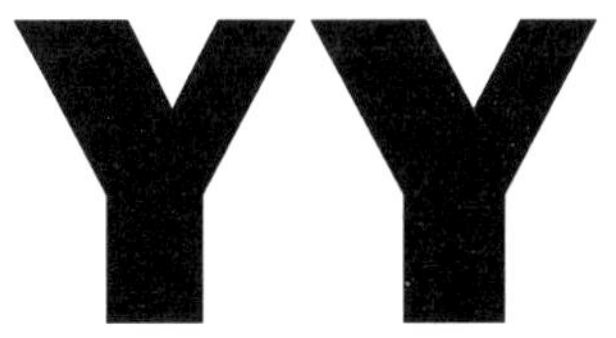

中华人民共和国医药行业标准

YY/T 1182—2020
代替 YY/T 1182—2010

核酸扩增检测用试剂(盒)

Nucleic acids amplification test reagents(kits)

2020-02-21 发布 2021-01-01 实施

国家药品监督管理局 发布

前　言

本标准按照 GB/T 1.1—2009 给出的规则起草。

本标准代替了 YY/T 1182—2010《核酸扩增检测用试剂(盒)》,是评价核酸扩增检测用试剂(盒)产品质量的依据。

本标准与 YY/T 1182—2010 相比,除编辑性修改外,主要技术变化如下:

——范围:删除产品描述内容;删除不适用内容"基因分型、基因芯片和病毒基因分型/突变检测用试剂(盒)";增加核酸扩增方法描述,增加不适用内容"基因测序产品";

——规范性引用文件:增加文件 GB/T 29791.2;

——术语和定义:删除术语 3.2、3.3、3.4、3.5、3.7、3.8、3.9、3.11、3.14;3.10 检测限修改为 3.3 检出限;

——命名与分类:修改为 4 分类、删除 4.1;

——技术要求主要修订内容如下:

a) 5.1 外观修改为"5.1.1 外观",增加"5.1 通用要求",增加"5.1.2 核酸提取功能",增加"5.1.3 内标和(或)对照";

b) 5.2 修改为 5.2.1,增加"5.2 定量试剂的要求";

c) 删除 5.3"测量系统的线性",增加"5.3 定型试剂的要求",5.3.2 试剂(盒)系列标准品线性修改为"5.2.2 标准品线性",5.3.1 样本线性修改为"5.2.3 样本线性",增加符合国家参考品要求;

d) 5.4.1 修改为"5.3.1 阳性参考品符合率";

e) 5.4.2 修改为 5.2.4,删除 5.4.2b),增加 5.2.4b)和 5.2.4c);

f) 删除 5.5 分析特异性,增加 5.2.6 和 5.3.2"阴性参考品符合率";

g) 删除 5.6 亚型检测能力,增加 5.2.5"阳性参考品符合率";

h) 5.7.1 修改为 5.3.4a),增加 5.3.4b);

i) 5.7.2 修改为 5.2.8;

j) 5.7.2 修改为 5.2.8;

k) 5.8.1 修改为 5.3.3;

l) 5.8.2 修改为 5.2.7;

m) 删除"5.9 干扰物质";

n) 5.10 修改为 5.2.9 和 5.3.5;

——第 6 章试验方法依据第 5 章技术要求条款的修改做相应的调整;

——删除 7.1、7.2 具体要求;

——删除附录 A;

——其他修改。

请注意本文件的某些内容可能涉及专利。本文件的发布机构不承担识别这些专利的责任。

本标准由国家药品监督管理局提出。

本标准由全国医用临床检验实验室和体外诊断系统标准化技术委员会(SAC/TC 136)归口。

本标准起草单位:北京市医疗器械检验所、中国食品药品检定研究院、中山大学达安基因股份有限公司、湖南圣湘生物科技有限公司、上海源奇生物医药科技有限公司。

本标准主要起草人:王瑞霞、高旭年、邓中平、徐任、曲守方、周海卫。

核酸扩增检测用试剂(盒)

1 范围

本标准规定了核酸扩增检测用试剂(盒)[以下简称"试剂(盒)"]的术语和定义、分类技术要求、试验方法、标签和使用说明、包装、运输和贮存等。

本标准适用于核酸扩增检测用试剂(盒)的质量控制。核酸扩增方法包含聚合酶链反应(PCR)技术与等温核酸扩增技术等。

本标准不适用于下列产品:

a) 用于血源筛查的试剂(盒);

b) 用于基因测序的试剂(盒)。

本标准为核酸扩增检测用试剂(盒)通用标准,已有专项标准的产品或试剂(盒),宜依据产品特性及专项标准要求,制定相应的产品标准或技术要求。

2 规范性引用文件

下列文件对于本文件的应用是必不可少的。凡是注日期的引用文件,仅注日期的版本适用于本文件。凡是不注日期的引用文件,其最新版本(包括所有的修改单)适用于本文件。

GB/T 21415—2008 体外诊断医疗器械 生物样品中量的测量校准品和控制物质赋值的计量学溯源性

GB/T 29791.2 体外诊断医疗器械 制造商提供的信息(标示) 第2部分:专业用体外诊断试剂

3 术语和定义

下列术语和定义适用于本文件。

3.1

聚合酶链反应 polymerase chain reaction;PCR

聚合酶链反应或多聚酶链反应是一种对特定的DNA或RNA片段在体外进行快速扩增的方法。由变性—退火—延伸3个基本反应步骤构成。

3.2

样本线性 linearity of series diluted samples

对高浓度样本进行系列稀释,得到的检测浓度与理论浓度之间线性相关。

3.3

检出限 detection limit,limit of detection

样品中以一定概率可被声明与零有差异的被测量的最低值。

注1:也被描述为"最低检测限"(Minimum Detectable Concentration)(或剂量或值)。

注2:有时被不正确地指作分析灵敏度。

注3:本标准中的最低检测限为区别于零的不低于95%可信区间的最低浓度。

3.4

阈值循环数 Ct(cp) cycle threshold,crossing point

实时监测扩增过程中,反应管内的荧光信号到达指数扩增时经历的循环周期数。主要的计算方式是以扩增过程前 3 个～15 个循环的荧光值的 10 倍标准差为阈值，扩增曲线与阈值线交汇点的扩增循环数即为阈值循环数(Ct)。

3.5

基因型 genotype

基因型又称遗传型，是某一生物个体全部基因组合的总称，往往特指某一性状的基因型，如具体等位基因位点的基因组。

4 分类

可按如下方式分类：

a) 根据对试验结果的判定可分为：定量检测试剂盒和定性检测试剂盒；
b) 根据核酸扩增原理可分为：变温扩增检测试剂盒和等温扩增检测试剂盒；
c) 根据方法学进行分类，常见方法学示例：PCR-荧光探针法、PCR-荧光染料法、PCR-熔解曲线法、多重荧光 PCR 法、RT-PCR 荧光法、巢式-PCR 法、gap-PCR 法、环介导恒温扩增法等。

5 技术要求

5.1 通用要求

5.1.1 外观

试剂(盒)应符合生产企业规定的外观要求；外观要求包含但不限于以下内容：试剂(盒)应组分齐全，包装外观清洁、无泄漏、无破损；标志、标签字迹清楚。

5.1.2 核酸提取功能

核酸提取功能应符合如下要求：

a) 包含核酸提取组分的试剂(盒)，生产企业应对核酸提取做适当要求，并对核酸提取功能进行验证。如：充分考虑样本提取过程存在的干扰因素，及对后续样本扩增过程可能产生的影响；
b) 样本需要提取，但不含有核酸提取组分的试剂(盒)，由生产企业说明或指定提取试剂(盒)，并提供验证或确认资料；
c) 样本无需提取，直接进行扩增的试剂(盒)，生产企业应能提供充分证据，以证明其产品中酶的抗干扰性。

5.1.3 内标和(或)对照

生产企业应对试剂(盒)的检测结果建立适宜的质量控制程序，宜根据其产品工艺特点，在反应体系中合理设置内标和(或)对照，内标和(或)对照宜与样本同等对待。

5.2 定量试剂的要求

5.2.1 溯源性

生产企业应根据 GB/T 21415—2008 及有关规定提供所用核酸标准品的来源、溯源的赋值过程和相应要求，以及测量不确定度等内容。

5.2.2 标准品线性

试剂(盒)内用于绘制标准曲线的标准品应不少于 4 个浓度，宜包含线性区间上限和下限，线性相关系数 $|r| \geqslant 0.980$。

5.2.3 样本线性

生产企业应规定试剂(盒)的线性区间。在试剂(盒)线性区间内,线性相关系数$|r|\geqslant 0.980$;或,适用时,对国家参考品进行检测,并符合其相关要求。

5.2.4 准确度

准确度应符合如下要求之一:

a) 用可用于评价常规方法的有证参考物质(CRM),或其他公认的参考物质作为样本进行检测绝对偏差不超过±0.5 个对数数量级;

b) 适用时,使用国家参考品进行检测,并符合其相关要求;

c) 检测企业标准品(或参考品),绝对偏差不超过±0.5 个对数数量级。

5.2.5 阳性参考品符合率

适用时,对国家参考品或企业参考品中的阳性参考品进行测定,检测结果应为阳性。阳性参考品的设置应综合考虑来源、浓度等各种因素,阳性参考品组成应包含国内常见基因型别。

5.2.6 阴性参考品符合率

适用时,对国家参考品或企业参考品中的阴性参考品进行测定,检测结果应为阴性。参考品设置遵循如下原则:

a) 包含一定数量的不含被测物的样本;

b) 充分考虑可能存在的干扰、交叉、非特异等因素。如:包含一定数量与被测物种属相近、感染部位相同或感染症状相似的其他样本等;

c) 适用时,包含一定数量不在试剂(盒)宣称检测范围内的基因型别。

5.2.7 检出限

生产企业应规定并提供试剂(盒)的检出限,试剂(盒)检出限的建立和验证方法应科学、可行。对国家参考品或企业参考品中的检测限参考品进行测定,检测结果应符合国家参考品或企业参考品的要求。

5.2.8 精密度

批内精密度应符合:检测浓度对数值的变异系数(CV,%)≤5%。当样本浓度较低时,检测浓度对数值的变异系数(CV,%)≤10%。

5.2.9 稳定性

可选用以下方法进行验证:

a) 效期稳定性:生产企业应规定产品的有效期。在生产企业规定的贮存条件下,取近效期的样品检测 5.1、5.2.2~5.2.8,结果应符合相应要求;

注 1:一般地,效期为 1 年时选择不超过 1 个月的产品,效期为半年时选择不超过半个月的产品,以此类推。但如超过规定时间,产品符合要求时也可以采纳。

b) 热稳定性试验:在生产企业规定的热稳定性试验条件下,检测 5.1、5.2.2~5.2.8,结果应符合相应要求。

注 2:热稳定性不能直接用于推导产品有效期,除非采用基于大量的稳定性研究数据建立的推导公式。

注3：根据产品特性可选择a)、b)方法的任意组合，但所选用方法宜能验证产品的稳定性，以保证在效期内产品性能符合标准要求。

5.3 定性试剂的要求

5.3.1 阳性参考品符合率

对国家参考品或企业参考品中的阳性参考品进行测定，检测结果应为阳性。参考品设置遵循如下原则：

a) 阳性参考品的设置应综合考虑来源、浓度等各种因素；

b) 通用型产品，当分析物具有不同亚型时，阳性参考品组成应包含国内常见亚型；

c) 基因分型或突变产品，阳性参考品组成应包含试剂盒宣称检测范围内的全部基因型别，检测型别正确。

5.3.2 阴性参考品符合率

对国家参考品或企业参考品中的阴性参考品进行测定，检测结果应为阴性；或交叉反应率应符合国家相关要求。对存在的交叉反应，应在产品说明书等相关技术文件中，明确标注阴性参考品的设置遵循如下原则：

a) 应包含一定数量的不含被测物的样本；

b) 充分考虑可能存在的干扰、交叉、非特异等因素。如：包含一定数量与被测物种属相近、感染部位相同或感染症状相似的其他样本；

c) 基因分型或突变产品，应包含一定数量不在试剂(盒)宣称检测范围内的基因型别。

5.3.3 检出限

生产企业应规定并提供试剂(盒)的检出限，试剂(盒)检出限的建立和验证方法应科学、可行。对国家参考品或企业参考品中的检测限参考品进行测定，检测结果应符合国家参考品或企业参考品的要求。

5.3.4 精密度

批内精密度应满足如下要求：

a) Ct值的变异系数(CV，%)≤5%。或

b) 对同一份样本平行测定10次，检测结果应一致。

5.3.5 稳定性

可选用以下方法进行验证：

a) 效期稳定性：生产企业应规定产品的有效期。在生产企业规定的贮存条件下，取近效期的样品检测5.1、5.3.1～5.3.4，结果应符合相应要求。

注4：一般地，效期为1年时选择不超过1个月的产品，效期为半年时选择不超过半个月的产品，以此类推。但如超过规定时间，产品符合要求时也可以采纳。

b) 热稳定性试验：在生产企业规定的热稳定性试验条件下，检测5.1、5.3.1～5.3.4，结果应符合相应要求。

注5：热稳定性不能直接用于推导产品有效期，除非是采用基于大量的稳定性研究数据建立的推导公式。

注6：根据产品特性可选择a)、b)方法的任意组合，但所选用方法宜能验证产品的稳定性，以保证在效期内产品性能符合标准要求。

6 试验方法

6.1 通用要求试验方法

6.1.1 外观

在自然光下，以正常视力目视检查，结果应符合5.1.1的要求。

6.1.2 核酸提取功能

适用时，按照生产企业提供的方法进行试验，检测结果应符合5.1.2的要求。

6.1.3 内标和(或)对照

适用时，按照生产企业提供的方法进行试验，检测结果应符合5.1.3的要求。

6.2 定量试剂

6.2.1 溯源性

查阅生产企业提供的溯源性资料，结果应符合5.2.1的要求。

6.2.2 标准品线性

适用时，按试剂(盒)说明书进行操作，对试剂(盒)中标准品进行检测1次或多次，计算每一标准品的标示浓度的对数值与Ct值的均值，以浓度的对数值为Y_i，Ct均值为X_i，进行线性拟合，计算其线性相关系数r，结果应符合5.2.2的要求。

6.2.3 样本线性

在生产企业规定的线性范围内，取接近线性范围上限的高值样本按一定比例(如：5倍或10倍)稀释为至少5种浓度，其中低值浓度样本须接近线性范围的下限。按试剂(盒)说明书进行操作，将每一浓度样本检测1次或多次，计算每一浓度的对数均值和稀释比例(或理论浓度)的对数值，以浓度的对数均值为Y_i，稀释比例(或理论浓度)的对数值为X_i，进行线性拟合，计算其线性相关系数r，结果应符合5.2.3的要求。

6.2.4 准确度

用试剂(盒)对参考物质或有证参考物质(CRM)，按照符合GB/T 21415—2008规定的溯源顺序进行测试，每个参考品重复测定($n \geqslant 2$)，取测试结果(M_i)，按式(1)计算绝对偏差(B_i)，结果应符合5.2.4a)的要求。

$$B_i = M_i - T \qquad \cdots\cdots(1)$$

式中：

B_i ——绝对偏差；

M_i ——测试结果，取对数；

T ——参考物质标示值，取对数；

$i=1,2,\cdots,n$。

或适用时，使用国家参考品作为样本进行检测，测定1次或多次，结果符合5.2.4b)的要求。

或使用企业参考品作为样本进行检测，每个样本测定1次或多次，按照式(1)计算绝对偏差(B_i)，结果应符合5.2.4c)的要求。

6.2.5 阳性参考品符合率

适用时,按照试剂(盒)说明书操作,对国家参考品或企业参考品中的阳性参考品进行检测,检测结果应符合 5.2.5 的要求。

6.2.6 阴性参考品符合率

适用时,按照试剂(盒)说明书操作,对国家参考品或企业参考品中的阴性参考品进行检测,检测结果应符合 5.2.6 的要求。

6.2.7 检出限

按照试剂(盒)说明书操作,对国家参考品或企业参考品中的检测限参考品进行检测,结果应符合 5.2.7 的要求。

6.2.8 精密度

按照试剂(盒)说明书操作,用至少高、低 2 个浓度水平的样本各重复检测 10 次,其浓度对数值变异系数(CV,%)应符合 5.2.8 的要求。

6.2.9 稳定性

可选用以下方法进行验证:

a) 效期稳定性:取近效期的样品进行检测,应符合 5.2.9a)的要求;

b) 热稳定性试验:取有效期内样品 按生产企业规定的方法进行检测,应符合 5.2.9b)的要求。

6.3 定性试剂

6.3.1 阳性参考品符合率

按照试剂(盒)说明书操作,对国家参考品或企业参考品中的阳性参考品进行检测,检测结果应符合 5.3.1 的要求。

6.3.2 阴性参考品符合率

按照试剂(盒)说明书操作,对国家参考品或企业参考品中的阴性参考品进行检测,检测结果应符合 5.3.2 的要求。

6.3.3 检测限

按照试剂(盒)说明书操作,对国家参考品或企业参考品中的检测限参考品进行检测,结果应符合 5.3.3 的要求。

6.3.4 精密度

按照试剂(盒)说明书操作,用至少高、低 2 个浓度水平的样本各重复检测 10 次,其 Ct 值变异系数(CV,%)应符合 5.3.4a)的要求。或者

按照试剂(盒)说明书操作,取至少阴性、阳性两份样本各重复检测 10 次,阳性样本应包含一份弱阳性样本,其测定结果应符合 5.3.4b)的要求。

6.3.5 稳定性

可选用以下方法进行验证:

a) 效期稳定性:取近效期的样品进行检测,应符合 5.3.5a)的要求;

b) 热稳定性试验:取有效期内样品,按生产企业规定的方法进行检测,应符合 5.3.5b)的要求。

7 标签和使用说明

应符合 GB/T 29791.2 的规定。

8 包装、运输和贮存

8.1 试剂(盒)应采用适宜的包装容器。

8.2 试剂(盒)的包装应能满足合同规定的要求,保证产品包装在长途运输中不受损坏,不泄漏。试剂(盒)应在符合规定的条件下贮存。

参 考 文 献

[1] GB/T 21415—2008 体外诊断医疗器械 生物样品中量的测量校准品和控制物质赋值的计量学溯源性(ISO 17511:2003,IDT).

[2] YY/T 0316 医疗器械 风险管理对医疗器械的应用(ISO 14971,IDT).

[3] YY 0466—2003 医疗器械 用于医疗器械标签、标记和提供信息的符号(ISO 15223:2000,IDT).

[4] ISO/FDIS 18113-1 Clinical laboratory testing and in vitro diagnostic test systems—In vitro diagnostic medical devices—Information supplied by the manufacturer(labelling)—Part 1:General requirements and definitions.

[5] EN 375—2001 Information supplied by the manufacturer with in vitro diagnostic reagents for professional use.

[6] EN 980—2003 Graphical symbols for use in the labelling of medical devices.

[7] EP17-A Protocols for Determination of Limits of Detection and Limits of Quantitation;Approved Guideline,CLSI,2004.

[8] MM3-P2 Molecular Diagnostic Methods for Infectious Diseases;Proposed Guideline—Second Edition,CLSI,2005.

[9] MM6-A Quantitative Molecular Methods for Infectious Diseases;Approved Guideline,CLSI,2003.

ICS 11.100.10
CCS C 44

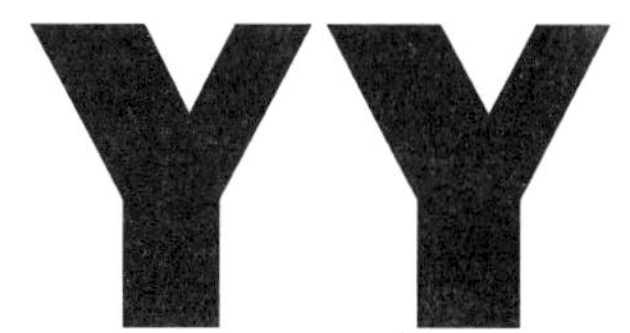

中华人民共和国医药行业标准

YY/T 1226—2022
代替 YY/T 1226—2014

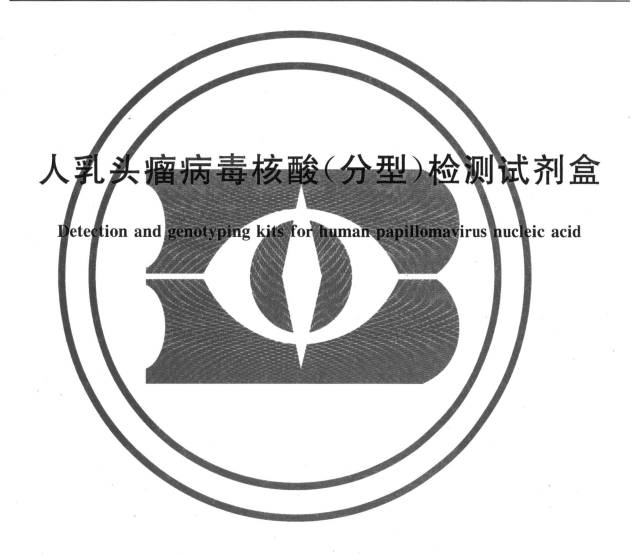

人乳头瘤病毒核酸(分型)检测试剂盒

Detection and genotyping kits for human papillomavirus nucleic acid

2022-05-18 发布　　2023-06-01 实施

国家药品监督管理局　发布

前　言

本文件按照 GB/T 1.1—2020《标准化工作导则　第 1 部分：标准化文件的结构和起草规则》的规定起草。

本文件代替 YY/T 1226—2014《人乳头瘤病毒核酸(分型)检测试剂(盒)》，是评价人乳头瘤病毒核酸(分型)检测试剂盒质量的依据。

本文件与 YY/T 1226—2014 相比，除结构调整和编辑性改动外，主要技术变化如下：

a) 范围：增加了预期用途为 HPV 感染的辅助诊断和(或)宫颈癌筛查用的人乳头瘤病毒核酸(分型)检测试剂盒，并补充了适用方法。
b) 术语：更改了“基因型”的定义，并在注中更新了 HPV 型别。
c) 要求：
   1) 增加了“内标和(或)对照”“核酸提取功能”和“稳定性”的要求(见 4.1.2、4.1.3、4.1.8、4.2.2、4.2.3、4.2.8、4.3.2、4.3.3、4.3.8)；
   2) “4.1.2 准确性(阳性符合率)”修改为“4.1.4 阳性参考品符合率”；“4.1.3 特异性(阴性符合率)” 修改为“4.1.5 阴性参考品符合率”；“4.1.4 重复性(精密度)”修改为“4.1.6 重复性”；“4.1.5 检测限”修改为“4.1.7 检出限”；
   3) “4.2.2 准确性(阳性符合率)”修改为“4.2.4 阳性参考品符合率”；“4.2.3 特异性(阴性符合率)” 修改为“4.2.5 阴性参考品符合率”；“4.2.4 重复性(精密度)” 修改为“4.2.6 重复性”；“4.2.5 检测限”修改为“4.2.7 检出限”；
   4) “4.3.2 准确性(阳性符合率)”修改为“4.3.4 阳性参考品符合率”；“4.3.3 特异性(阴性符合率)” 修改为“4.3.5 阴性参考品符合率”；“4.3.4 重复性(精密度)” 修改为“4.3.6 重复性”；“4.3.5 检测限”修改为“4.3.7 检出限”；
   5) 更改了“4.1.5 阴性参考品符合率”和“4.2.5 阴性参考品符合率”的内容：由“交叉反应率不高于 20%”修改为“高危型别应不存在交叉反应，低危型别的交叉反应率应不大于 10.0%”，并对参考品作了相应的要求；
   6) 更改了“4.3.5 阴性参考品符合率”：由“检测结果应符合制造商的要求”修改为“交叉反应率不大于 20%”，并对参考品作了相应的要求；
   7) 更改了“重复性”的内容，对参考品的型别选择和浓度作了相应要求；
   8) 更改了“4.1.7 检出限”和“4.2.7 检出限”的内容：对于两种常见高危型 HPV16 和 HPV18，要求其检出限不高于 10^3 copies/反应；
   9) 第 5 章试验方法依据第 4 章中要求的条款作相应的调整。
d) 标识、标签和使用说明书：应符合 GB/T 29791.2 的相应规定。

请注意本文件的某些内容可能涉及专利。本文件的发布机构不承担识别专利的责任。

本文件由国家药品监督管理局提出。

本文件由全国医用临床检验实验室和体外诊断系统标准化技术委员会(SAC/TC 136)归口。

本文件起草单位：中国食品药品检定研究院、亚能生物技术(深圳)有限公司、湖南圣湘生物科技有限公司、江苏硕世生物科技股份有限公司、碧迪医疗器械(上海)有限公司、罗氏诊断产品(上海)有限公司。

本文件主要起草人：田亚宾、许四宏、田洁、邓中平、张蓉、田静、蔡晓蓉。

人乳头瘤病毒核酸(分型)检测试剂盒

1 范围

本文件规定了人乳头瘤病毒核酸(分型)检测试剂盒(以下简称“试剂盒”)的术语和定义、技术要求、试验方法、标识、标签和使用说明书、包装、运输、贮存等。

本文件适用于预期用途为人乳头瘤病毒(human papillomavirus, HPV)感染的辅助诊断和(或)宫颈癌筛查用的人乳头瘤病毒核酸(分型)检测试剂盒,适用的检测方法包括 PCR 荧光法、PCR-反向杂交法、杂交捕获-化学发光法、酶切信号放大法、基因芯片法、高通量测序等。

注:本文件主要针对检测 HPV DNA 的检测试剂盒。其中宫颈癌筛查用途包括在临床上可用于无明确意义的非典型鳞状细胞分流(atypical squamous cells of undetermined significance,ASC-US)、与细胞学联合筛查、宫颈癌初筛。

2 规范性引用文件

下列文件中的内容通过文中的规范性引用而构成本文件必不可少的条款。其中,注日期的引用文件,仅该日期对应的版本适用于本文件;不注日期的引用文件,其最新版本(包括所有的修改单)适用于本文件。

GB/T 191—2008 包装储运图示标志

GB/T 29791.2 体外诊断医疗器械 制造商提供的信息(标示) 第 2 部分:专业用体外诊断试剂

3 术语和定义

下列术语和定义适用于本文件。

3.1

基因型 genotype

基因型又称遗传型,是某一生物个体全部基因组合的总称,往往特指某一性状的基因型,如具体等位基因位点的基因组。

注 1:人乳头瘤病毒 L1 基因或全基因组序列的差异在 10%以上鉴定为一种新的型别(type);若差异在 2%以下称为变异体(variant);在型与变异体之间,即序列差异在 2%~10%之间称为亚型(subtype)。

注 2:现已鉴定的 HPV 型别约 200 多种。

注 3:依据不同 HPV 型别的致癌潜力,将 HPV16、18、31、33、35、39、45、51、52、56、58、59、68 列为高危型别,HPV26、53、66、73、82 列为潜在高危型;HPV6、11、40、42、43、44、54、61 等为低危型别。

4 要求

4.1 人乳头瘤病毒核酸(分型)检测试剂盒(PCR 荧光法)要求

4.1.1 外观

外观应满足以下条件:

a) 试剂盒应符合制造商规定的外观要求;

b) 试剂盒应组分齐全，包装外观清洁、无泄漏、无破损；标志、标签字迹清楚。

4.1.2 内标和(或)对照

制造商应对检测过程建立适宜的质量控制程序。在反应体系中，应设置关于人基因组的内标检测和监测检测过程的对照。

4.1.3 核酸提取功能

应符合以下要求：

a) 若需要核酸提取，且试剂盒中包含核酸提取组分：制造商应对核酸提取做适当要求，并对核酸提取功能进行验证；
b) 若需要核酸提取，但试剂盒中不包含核酸提取组分：制造商应说明或指定配套的提取试剂盒，并提供相应的验证资料；
c) 若不需要核酸提取，试剂盒可直接对样本进行检测：制造商应能提供充分证据，以证明其抗干扰性。

4.1.4 阳性参考品符合率

检测试剂盒检测范围内人乳头瘤病毒不同型别国家分型参考品或经标化的企业参考品，结果应均为阳性或相应型别阳性。参考品应覆盖检测范围内涉及的所有 HPV 基因型别。

4.1.5 阴性参考品符合率

应符合以下要求：

a) 检测人乳头瘤病毒阴性国家参考品或经标化的企业参考品，检测结果应均为阴性；
b) 检测人乳头瘤病毒不同型别国家分型参考品或经标化的企业参考品，高危型别应不存在交叉反应，低危型别的交叉反应率应不大于 10.0%。对于可能产生交叉反应的型别应在产品说明书等技术文件中予以注明。

参考品应符合以下要求：

a) 浓度上应设置在病毒和细菌感染的医学相关水平；
b) 交叉反应的评价应包含一定数量的不在检测范围内的基因型别。

4.1.6 重复性

检测试剂盒检测范围内人乳头瘤病毒不同型别国家分型参考品或经标化的企业重复性参考品，要求相应检测通道 Ct 值的变异系数(CV,%)应不大于 5.0%。参考品可不包含所有涉及的 HPV 基因型别，但应遵照以下要求选择：

a) 临床较常见的或风险程度较高的基因型(至少应包含 HPV16 和 HPV18)；
b) 每个检测通道或每个反应至少选择一个型别进行评价；
c) 浓度上至少设置一个弱阳性水平，建议为(3～5)×LoD。

4.1.7 检出限

两种常见高危型 HPV16、HPV18 应不高于 10^3 copies/反应；其他型别应不高于 10^4 copies/反应。

注 1：copies/反应表示单个反应中加入的模板样品量。

注 2：上述为试剂盒检出限的最低标准，各试剂盒可注明检测范围内每个型别的最低检出限。

注 3：用于宫颈癌筛查的试剂需结合临床验证，确定其阳性判断值并验证其检出限。

4.1.8 稳定性

可选用以下方法之一进行验证：

a) 效期稳定性：制造商应规定产品的有效期。取到效期后一定时间内的样品，检测阳性参考品符合率、阴性参考品符合率、重复性、检出限，结果应符合 4.1.4～4.1.7 的要求。

b) 热稳定性：试剂盒在制造商规定的热稳定性条件下放置一定时间，检测阳性参考品符合率、阴性参考品符合率、重复性、检出限，结果应符合 4.1.4～4.1.7 的要求。

注 1：一般情况下，效期为 1 年时选择不超过 1 个月的产品，效期为半年时选择不超过半个月的产品，以此类推，进行效期稳定性检测。但如超过规定效期，产品符合要求时也可采纳。

注 2：热稳定性不能用于推导产品有效期，除非是采用基于大量的稳定性研究数据建立的推导公式。

注 3：根据产品特性可选择 a)、b)方法的任意组合，但所选用方法宜能验证产品的稳定性，以保证在效期内产品性能符合标准要求。

4.2 人乳头瘤病毒核酸(分型)检测试剂盒(PCR-反向杂交法、基因芯片法、高通量测序等原理的方法)要求

4.2.1 外观

外观应满足以下条件：

a) 试剂盒应符合制造商规定的外观要求；

b) 试剂盒应组分齐全，包装外观清洁、无泄漏、无破损；标志、标签字迹清楚。

4.2.2 内标和(或)对照

制造商应对检测过程建立适宜的质量控制程序。在反应体系中，应设置关于人基因组的内标检测和监测检测过程的对照。

4.2.3 核酸提取功能

应符合以下要求：

a) 若需要核酸提取，且试剂盒中包含核酸提取组分：制造商应对核酸提取做适当要求，并对核酸提取功能进行验证；

b) 若需要核酸提取，但试剂盒中不包含核酸提取组分：制造商应说明或指定配套的提取试剂盒，并提供相应的验证资料；

c) 若不需要核酸提取，试剂盒可直接对样本进行检测：制造商应能提供充分证据，以证明其抗干扰性。

4.2.4 阳性参考品符合率

检测试剂盒检测范围内人乳头瘤病毒不同型别国家分型参考品或经标化的企业参考品，结果应均为阳性或相应型别阳性。参考品应覆盖检测范围内涉及的所有 HPV 基因型别。

4.2.5 阴性参考品符合率

应符合以下要求：

a) 检测人乳头瘤病毒阴性的国家参考品或经标化的企业参考品，检测结果应均为阴性；

b) 检测人乳头瘤病毒不同型别国家分型参考品或经标化的企业参考品，高危型别应不存在交叉反应，低危型别的交叉反应率应不大于 10.0%。对于可能产生交叉反应的型别应在产品说明书等技术文件中予以注明。

参考品应符合以下要求：

a) 浓度上应设置在病毒和细菌感染的医学相关水平；

b) 交叉反应的评价应包含一定数量的不在检测范围内的基因型别。

4.2.6 重复性

检测试剂盒检测范围内人乳头瘤病毒不同型别国家分型参考品或经标化的企业重复性参考品，要求结果均一致。参考品可不包含所有涉及的 HPV 基因型别，但应遵照以下要求选择：

a) 临床较常见的或风险程度较高的基因型(至少应包含 HPV16 和 HPV18)；

b) 浓度上至少设置一个弱阳性水平，建议为(3～5)×LoD。

4.2.7 检出限

两种常见高危型 HPV16、HPV18 应不高于 10^3 copies/反应；其他型别应不高于 10^4 copies/反应。

注 1：copies/反应表示单个反应中加入的模板样品量。

注 2：上述为试剂盒检出限的最低标准，各试剂盒可注明检测范围内每个型别的最低检出限。

注 3：用于宫颈癌筛查的试剂需结合临床验证，确定其阳性判断值并验证其检出限。

4.2.8 稳定性

可选用以下方法之一进行验证：

a) 效期稳定性：制造商应规定产品的有效期。取到效期后一定时间内的样品，检测阳性参考品符合率、阴性参考品符合率、重复性、检出限，结果应符合 4.2.4～4.2.7 的要求。

b) 热稳定性：试剂盒在制造商规定的热稳定性条件下放置一定时间，检测阳性参考品符合率、阴性参考品符合率、重复性、检出限，结果应符合 4.2.4～4.2.7 的要求。

注 1：一般情况下，效期为 1 年时选择不超过 1 个月的产品，效期为半年时选择不超过半个月的产品，以此类推，进行效期稳定性检测。但如超过规定效期，产品符合要求时也可采纳。

注 2：热稳定性不能用于推导产品有效期，除非是采用基于大量的稳定性研究数据建立的推导公式。

注 3：根据产品特性可选择 a)、b)方法的任意组合，但所选用方法宜能验证产品的稳定性，以保证在效期内产品性能符合标准要求。

4.3 人乳头瘤病毒核酸(分型)检测试剂盒(杂交捕获-化学发光法、酶切信号放大法等基于信号放大法原理的方法)要求

4.3.1 外观

外观应满足以下条件：

a) 试剂盒应符合制造商规定的外观要求；

b) 试剂盒应组分齐全，包装外观清洁、无泄漏、无破损；标志、标签字迹清楚。

4.3.2 内标和(或)对照

制造商应对检测过程建立适宜的质量控制程序。

4.3.3 核酸提取功能

应符合如下要求：

a) 若需要核酸提取，且试剂盒中包含核酸提取组分：制造商应对核酸提取做适当要求，并对核酸提取功能进行验证；

b) 若需要核酸提取，但试剂盒中不包含核酸提取组分：制造商应说明或指定配套的提取试剂盒，并提供相应的验证资料；

c) 若不需要核酸提取，试剂盒可直接对样本进行检测：制造商应能提供充分证据，以证明其抗干扰性。

4.3.4 阳性参考品符合率

检测试剂盒检测范围内人乳头瘤病毒不同型别国家分型参考品或经标化的企业参考品，结果应均为阳性或相应型别阳性。参考品应覆盖检测范围内涉及的所有 HPV 型别。

4.3.5 阴性参考品符合率

应符合以下要求：

a) 检测人乳头瘤病毒阴性的国家参考品或经标化的企业参考品，检测结果应均为阴性；

b) 检测人乳头瘤病毒不同型别国家分型参考品或经标化的企业参考品，交叉反应率应不大于20%；对于可能产生交叉反应的型别应在产品说明书等技术文件中予以注明。

参考品应符合以下要求：

a) 浓度上应设置在病毒和细菌感染的医学相关水平；

b) 交叉反应的评价应包含一定数量的不在检测范围内的基因型别。

4.3.6 重复性

检测试剂盒检测范围内人乳头瘤病毒不同型别国家分型参考品或经标化的企业重复性参考品，要求结果均一致。参考品可不包含所有涉及的 HPV 基因型别，但应遵照以下要求选择：

a) 临床较常见的或风险程度较高的基因型(至少应包含 HPV16 和 HPV18)；

b) 浓度上至少设置一个弱阳性水平，建议为(3～5)×LoD。

4.3.7 检出限

检出限应不高于 10^4 copies/反应。

注 1：copies/反应表示单个反应中加入的模板样品量。

注 2：上述为试剂盒检出限的最低标准，各试剂盒可注明检测范围内每个型别的最低检出限。

注 3：用于宫颈癌筛查的试剂需结合临床验证，确定其阳性判断值并验证其检出限。

4.3.8 稳定性

可选用以下方法之一进行验证：

a) 效期稳定性：制造商应规定产品的有效期。取到效期后一定时间内的样品，检测阳性参考品符合率、阴性参考品符合率、重复性、检出限，结果应符合 4.3.4～4.3.7 的要求；

b) 热稳定性：试剂盒在制造商规定的热稳定性条件下放置一定时间，检测阳性参考品符合率、阴性参考品符合率、重复性、检出限，结果应符合 4.3.4～4.3.7 的要求。

注 1：一般情况下，效期为 1 年时选择不超过 1 个月的产品，效期为半年时选择不超过半个月的产品，以此类推，进行效期稳定性检测。但如超过规定效期，产品符合要求时也可采纳。

注 2：热稳定性不能用于推导产品有效期，除非是采用基于大量的稳定性研究数据建立的推导公式。

注 3：根据产品特性可选择 a)、b)方法的任意组合，但所选用方法宜能验证产品的稳定性，以保证在效期内产品性能符合标准要求。

5 试验方法

5.1 人乳头瘤病毒核酸(分型)检测试剂盒(PCR 荧光法)试验方法

5.1.1 外观

在自然光下目视检查外观。

5.1.2 内标和(或)对照

适用时,按照制造商提供的方法进行试验。

5.1.3 核酸提取功能

适用时,按照制造商提供的方法进行试验。

5.1.4 阳性参考品符合率

按照试剂盒的说明书操作,检测试剂盒检测范围内人乳头瘤病毒不同型别国家分型参考品或经标化的企业参考品。

5.1.5 阴性参考品符合率

应符合以下要求:

a) 按照试剂盒的说明书操作,检测不少于 5 份人乳头瘤病毒阴性参考品;

b) 按照试剂盒的说明书操作,检测人乳头瘤病毒不同型别国家分型参考品或经标化的企业参考品。

注:其中交叉反应率为出现交叉反应的型别数与检测的总型别数的比值。

5.1.6 重复性

按照试剂盒的说明书操作,检测人乳头瘤病毒不同型别国家分型参考品或经标化的企业参考品,重复检测 10 次,计算 Ct 值的变异系数(CV,%)。

5.1.7 检出限

按照试剂盒的说明书操作,检测试剂盒检测范围内人乳头瘤病毒各个型别国家分型参考品或经标化的企业参考品。

5.1.8 稳定性

可选用以下方法进行验证:

a) 效期稳定性:取近效期的样品进行检测;

b) 热稳定性:取有效期内样品,按制造商规定的方法进行检测。

5.2 人乳头瘤病毒核酸(分型)检测试剂盒(PCR-杂交法、基因芯片法、高通量测序等原理的方法)试验方法

5.2.1 外观

在自然光下目视检查外观。

5.2.2 内标和(或)对照

适用时,按照制造商提供的方法进行试验。

5.2.3 核酸提取功能

适用时,按照制造商提供的方法进行试验。

5.2.4 阳性参考品符合率

按照试剂盒的说明书操作,检测试剂盒检测范围内人乳头瘤病毒不同型别国家分型参考品或经标化的企业参考品。

5.2.5 阴性参考品符合率

应符合以下要求:

a) 按照试剂盒的说明书操作,检测不少于5份人乳头瘤病毒阴性参考品;
b) 按照试剂盒的说明书操作,检测人乳头瘤病毒不同型别国家分型参考品或经标化的企业参考品。

5.2.6 重复性

按照试剂盒的说明书操作,检测人乳头瘤病毒不同型别国家分型参考品或经标化的企业参考品。

5.2.7 检出限

按照试剂盒的说明书操作,检测试剂盒检测范围内人乳头瘤病毒各个型别国家分型参考品或经标化的企业参考品。

5.2.8 稳定性

可选用以下方法进行验证:

a) 效期稳定性:取近效期的样品进行检测;
b) 热稳定性:取有效期内样品,按制造商规定的方法进行检测。

5.3 人乳头瘤病毒核酸(分型)检测试剂盒(杂交捕获-化学发光法、酶切信号放大法等基于信号放大法原理的方法)试验方法

5.3.1 外观

在自然光下目视检查外观。

5.3.2 内标和(或)对照

适用时,按照制造商提供的方法进行试验。

5.3.3 核酸提取功能

适用时,按照制造商提供的方法进行试验。

5.3.4 阳性参考品符合率

按照试剂盒的说明书操作,检测试剂盒检测范围内人乳头瘤病毒不同型别国家分型参考品或经标

化的企业参考品。

5.3.5 阴性参考品符合率

应符合以下要求：

a) 按照试剂盒的说明书操作，检测不少于5份人乳头瘤病毒阴性参考品；

b) 按照试剂盒的说明书操作，检测人乳头瘤病毒不同型别国家分型参考品或经标化的企业参考品。

注：其中交叉反应率为出现交叉反应的型别数与检测的总型别数的比值。

5.3.6 重复性

按照试剂盒的说明书操作，检测人乳头瘤病毒不同型别国家分型参考品或经标化的企业参考品。

5.3.7 检出限

按照试剂盒的说明书操作，检测试剂盒检测范围内人乳头瘤病毒各个型别国家分型参考品或经标化的企业参考品。

5.3.8 稳定性

可选用以下方法进行验证：

a) 效期稳定性：取近效期的样品进行检测；

b) 热稳定性：取有效期内样品，按制造商规定的方法进行检测。

6 标识、标签和使用说明书

标识、标签和使用说明书应符合 GB/T 29791.2 的相应规定。

7 包装、运输、贮存

7.1 包装

包装储运图示标志应符合 GB/T 191—2008 的规定，试剂盒应采用适宜的包装容器。

7.2 运输和贮存

试剂(盒)的包装应在制造商规定的条件下运输和保存，保证产品包装在长途运输中不受损坏，不泄露。

参 考 文 献

[1] GB/T 21415—2008 体外诊断医疗器械 生物样品中量的测量 校准品和控制物质赋值的计量学溯源性

[2] YY/T 0316 医疗器械 风险管理对医疗器械的应用

[3] YY/T 0466.1—2016 医疗器械 用于医疗器械标签、标记和提供信息的符号 第1部分：通用要求

[4] YY/T 1182—2020 核酸扩增检测用试剂(盒)

[5] EP12-User protocol for Evaluation of qualitative Test Performance; Approved Guideline-Second Edition,CLSI,2010

[6] EP17-Evaluation of Detection Capability for clinical Laboratory Measurement Procedures; Approved Guideline-Second Edition,CLSI,2012

ICS 11.100
C 44

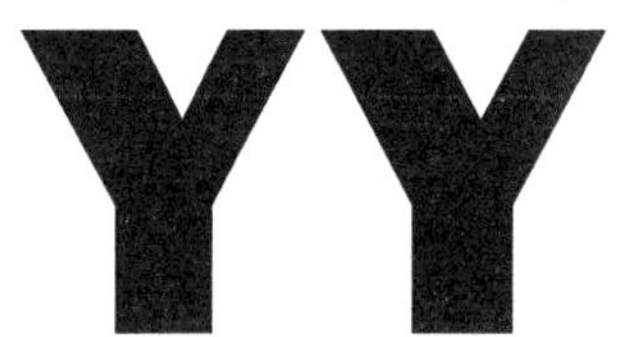

中华人民共和国医药行业标准

YY/T 1443—2016

甲型流感病毒抗原检测试剂盒（免疫层析法）

Influenza A virus antigen detection kit（immunochromatographic assay）

2016-01-26 发布　　2017-01-01 实施

国家食品药品监督管理总局　发布

前 言

本标准按照 GB/T 1.1—2009 给出的规则起草。

请注意本文件的某些内容可能涉及专利。本文件的发布机构不承担识别这些专利的责任。

本标准由国家食品药品监督管理总局提出。

本标准由全国医用临床检验实验室和体外诊断系统标准化技术委员会(SAC/TC 136)归口。

本标准起草单位:中国食品药品检定研究院、广州万孚生物技术股份有限公司。

本标准主要起草人:沈舒、石大伟、张春涛、黎梅兰。

甲型流感病毒抗原检测试剂盒（免疫层析法）

1 范围

本标准规定了甲型流感病毒抗原检测试剂盒(免疫层析法)的术语和定义、要求、实验方法、标识、标签、使用说明书、包装、运输和贮存。

本标准适用于通过胶体金或乳胶颗粒等免疫层析法原理,定性检测呼吸道分泌物及其培养物中的甲型流感病毒,以快速检出甲型流感病毒抗原的诊断试剂盒。

本标准不适用于以酶相关的免疫层析法等为基本原理,用于甲型流感辅助诊断的试剂盒。

2 规范性引用文件

下列文件对于本文件的应用是必不可少的。凡是注日期的引用文件,仅注日期的版本适用于本文件。凡是不注日期的引用文件,其最新版本(包括所有的修改单)适用于本文件。

GB/T 191 包装储运图示标志

YY/T 0466.1 医疗器械 用于医疗器械标签、标记和提供信息的符号 第1部分:通用要求

3 术语和定义

以下术语和定义适用于本文件。

3.1

甲型流感病毒抗原检测试剂盒(免疫层析法) influenza A virus antigen detection kit(immunochromatographic assay)

应用免疫层析法的原理,检测人体呼吸道分泌物及其培养物中的甲型流感病毒抗原的试剂盒。

4 要求

4.1 物理性状

4.1.1 外观

a) 外包装应整洁无污染。检测试剂应无破损、完整、无毛刺,材料附着牢固。

b) 试剂盒组分应齐全,应包括前期处理流感病毒的液体组分及检测条(卡)等。

4.1.2 膜条宽度

膜条宽度应不小于 2.5 mm。

4.1.3 液体移行速度

液体移行速度应不低于 10 mm/min。

4.2 阳性参考品符合率

用国家阳性参考品或经标化的阳性参考品进行检测，结果均应为甲型流感病毒抗原阳性。

注：阳性参考品种类宜覆盖我国常见甲型流感病毒亚型包括季节性 H1N1、H3N2、甲型 H1N1 等。

4.3 阴性参考品符合率

用国家阴性参考品或经标化的阴性参考品进行检测，结果均应为甲型流感病毒抗原阴性。

注：阴性参考品种类宜覆盖乙型流感病毒及能引起相似呼吸道症状的其他病原体等。

4.4 最低检测限

用国家最低检测限参考品或经标化的最低检测限参考品进行检测，结果应符合最低检测限参考品相应要求。

4.5 重复性

用国家重复性参考品或经标化的重复性参考品进行检测，结果应均为甲型流感病毒抗原阳性且显色度均一。

4.6 批间精密度

取 3 个批号试剂盒，对重复性进行检测，3 个批号的试剂盒结果均应符合 4.5 的要求。

4.7 稳定性

可对效期稳定性和热稳定性进行验证。

4.7.1 效期稳定性

生产企业应规定产品的有效期。取到效期后一定时间内的产品，检验物理性状、阳性参考品符合率、阴性参考品符合率、最低检测限和重复性，结果应符合 4.1、4.2、4.3、4.4、4.5 的要求。

4.7.2 热稳定性试验

在规定条件下处理试剂盒，检验物理性状、阳性参考品符合率、阴性参考品符合率、最低检测限和重复性，结果应符合 4.1、4.2、4.3、4.4、4.5 的要求。

注 1：热稳定性试验不能用于推导产品有效期，除非是采用基于大量的稳定性研究数据建立的推导公式。

注 2：一般地，效期为 1 年时选择不超过 1 个月的产品，效期为半年时选择不超过半个月的产品，以此类推。但如超过规定时间，产品符合要求时也可以接受。

注 3：根据产品特性可选择 4.7.1、4.7.2 方法的任意组合，但所选用方法宜能验证产品的稳定性，以保证在效期内产品性能符合标准要求。

5 试验方法

5.1 物理性状

5.1.1 外观

在自然光下以正常视力或矫正视力目视检查，应符合 4.1.1 要求。

5.1.2 膜条宽度

随机取试剂盒内 1 条膜条，使用游标卡尺测量其宽度，结果应符合 4.1.2 的要求。

5.1.3 **液体移行速度**

按说明书进行操作，从试剂盒膜条浸入样品液开始用秒表计时，直至液体达到图1所示的E区与F区之间的交界线时停止计时，所用的时间记为 t，用游标卡尺测量(A区+B区+E区)的长度，记为 L，计算 L/t，即为移行速度，结果应符合4.1.3的要求。

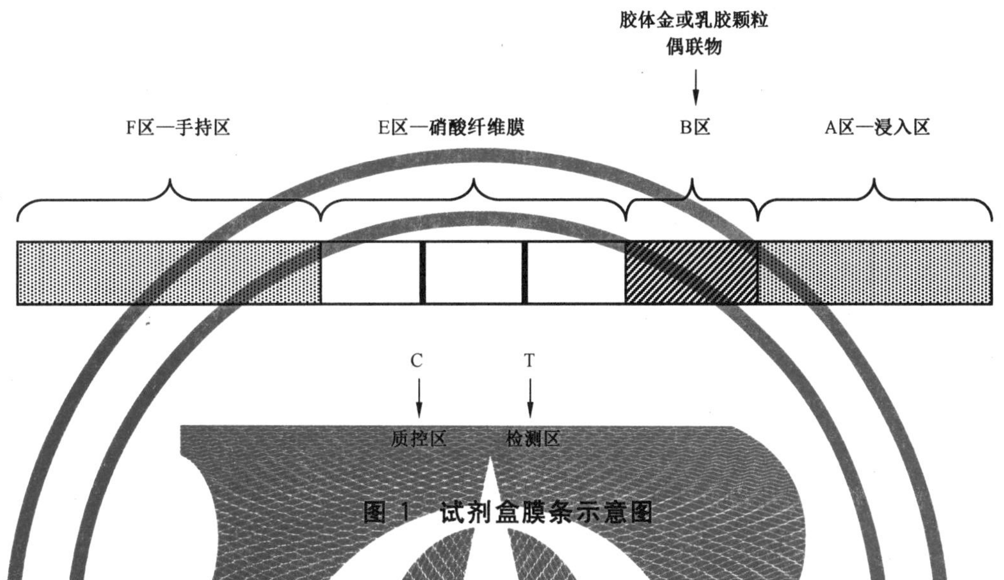

图1 试剂盒膜条示意图

5.2 **阳性参考品符合率**

用国家阳性参考品或经标化的阳性参考品各检测一次，按照产品说明书进行操作，结果应符合4.2的要求。

5.3 **阴性参考品符合率**

用国家阴性参考品或经标化的阴性参考品各检测一次，按照产品说明书进行操作，结果应符合4.3的要求。

5.4 **最低检测限**

用国家最低检测限参考品或经标化的最低检测限参考品进行检测，按照产品说明书进行操作，结果应符合4.4的要求。

5.5 **重复性**

取同一批次试剂，用国家重复性参考品或经标化的重复性参考品进行10次重复检测，结果应符合4.5的要求。

5.6 **批间精密度**

取3个批号的试剂盒，每批各10人份，共30人份。按照说明书步骤操作，用国家重复性参考品或经标化的重复性参考品分别进行重复检测，3个批号的检测结果均应符合4.6的要求。

5.7 **稳定性**

可选用以下方法进行验证：

a) 效期稳定性

取到效期后一定时间内的产品，按产品说明书进行操作，结果应符合 4.7.1 的要求。

b) 热稳定性试验

将试剂盒在一定温度条件下放置一定时间(通常为 37 ℃放置 21 d)，按产品说明书进行操作，结果应符合 4.7.2 的规定。

6 标识、标签和使用说明书

6.1 试剂盒外包装标识、标签

所使用的符号应满足 YY/T 0466.1 的要求，至少应包含如下内容：

a) 产品名称及包装规格；

b) 生产企业或售后服务单位的名称、地址、联系方式；

c) 医疗器械注册证书编号；

d) 产品标准编号；

e) 产品批号；

f) 失效期或有效期；

g) 贮存条件。

6.2 试剂盒各组分包装标识、标签

所使用的符号应满足 YY/T 0466.1 的要求，至少应包含如下内容：

a) 产品各组分名称和包装规格；

b) 生产企业名称或标志；

c) 产品批号；

d) 失效期或有效期；

e) 贮存条件。

6.3 试剂盒使用说明书

所使用的符号应满足 YY/T 0466.1 的要求，至少应包含如下内容：

a) 产品名称；

b) 包装规格；

c) 预期用途；

d) 检验原理；

e) 主要组成成分；

f) 贮存条件及有效期；

g) 适用仪器；

h) 样本要求；

i) 检验方法；

j) 参考值(参考区间)；

k) 检验结果的解释；

l) 检验方法的局限性；

m) 产品性能指标；

n) 注意事项；

o) 参考文献；

p) 生产企业或售后服务单位的名称、地址、联系方式；

q) 医疗器械生产企业许可证编号(仅限于国有企业);

r) 医疗器械注册证书编号;

s) 产品标准编号;

t) 说明书批准及修改日期。

7 包装、运输、贮存

7.1 包装

包装储运图示标志应符合 GB/T 191 的规定。包装容器应保证密封性良好,完整,无泄漏,无破损。

7.2 运输

试剂盒应按生产企业的要求运输。在运输过程中,应防潮,防止重物堆压,避免阳光直射和雨雪浸淋,防止与酸碱物质接触,防止内外包装破损。

7.3 贮存

试剂盒应在生产企业规定条件下保存。

参 考 文 献

[1] GB/T 21415—2008 体外诊断医疗器械 生物源性样品中量的测量 校准品和控制物质赋值的计量学溯源性

[2] GB/T 9969.1—2008 工业产品使用说明书 总则

[3] GB/T 18990—2008 促黄体生成素检测试纸(胶体金免疫层析法)

[4] 中华人民共和国药典(2010 年版 三部)

[5] YY/T 1164—2009 人绒毛膜促性腺激素(HCG)检测试纸(胶体金免疫层析法)

[6] 国家食品药品监督管理总局.流行性感冒病毒抗原检测试剂注册申报资料技术审评指导原则,2011

ICS 11.100
C 44

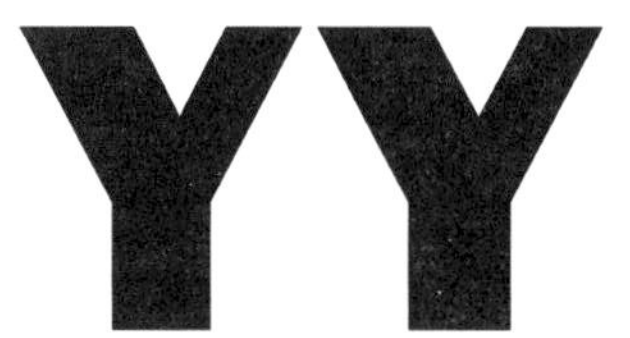

中华人民共和国医药行业标准

YY/T 1462—2016

甲型H1N1流感病毒RNA检测试剂盒（荧光PCR法）

Influenza A virus H1N1 pdm09 RNA detection kit (fluorescent PCR)

2016-01-26 发布　　2017-01-01 实施

国家食品药品监督管理总局　发布

前 言

本标准按照 GB/T 1.1—2009 给出的规则起草。

请注意本文件的某些内容可能涉及专利。本文件的发布机构不承担识别这些专利的责任。

本标准由国家食品药品监督管理总局提出。

本标准由全国医用临床检验实验室和体外诊断系统标准化技术委员会(SAC/TC 136)归口。

本标准起草单位:中国食品药品检定研究院、中山大学达安基因股份有限公司、北京金豪制药股份有限公司。

本标准主要起草人:石大伟、沈舒、张春涛、高旭年、张勇。

甲型H1N1流感病毒RNA检测试剂盒
（荧光PCR法）

1 范围

本标准规定了甲型H1N1流感病毒RNA检测试剂盒的术语和定义、要求、试验方法、标识、标签、使用说明书、包装、运输和贮存。

本标准适用于以荧光PCR法为原理，定性检测人鼻、咽拭子或其他呼吸道分泌物样本中甲型H1N1流感病毒RNA的诊断试剂盒。

2 规范性引用文件

下列文件对于本文件的应用是必不可少的。凡是注日期的引用文件，仅注日期的版本适用于本文件。凡是不注日期的引用文件，其最新版本（包括所有的修改单）适用于本文件。

GB/T 191 包装储运图示标志

YY/T 0466.1 医疗器械 用于医疗器械标签、标记和提供信息的符号 第1部分：通用要求

3 术语和定义

以下术语和定义适用于本文件。

3.1

甲型H1N1流感病毒 influenza A virus H1N1 pdm09

本病毒属于正粘病毒科，甲型流行性感冒病毒属，为单股负链RNA病毒，基因组约为13.6 kb，由大小不等的8个独立片段组成。该病毒导致2009年～2010年全球范围的流感大流行，是含有猪流感、禽流感和人流感三种流感病毒基因片断的新型重配病毒，与2009年之前流行的季节性甲型流感病毒比，其抗原性发生较大改变。

注：本病毒在2009年流感大流行后呈季节性流行，与其他甲型H3亚型流感病毒、乙型流感病毒在人群中共同流行。

3.2

荧光PCR法 fluorescent PCR

又称实时荧光PCR。在PCR过程中利用荧光染料释放的荧光信号的变化直接反映出PCR扩增产物量的变化，荧光信号变量与扩增产物量变成正比，并通过对荧光的采集和分析以达到对原始模板量进行分析的PCR。

［YY/T 1182—2010，定义3.4］

4 要求

4.1 外观

4.1.1 包装外观清洁、无泄漏、无破损；标志、标签字迹清楚。

4.1.2 试剂盒应组分完全，应包括所需的引物、探针、反应液以及内部对照物（内标）和外部对照物等。

4.2 阳性参考品符合率

用国家阳性参考品或经标化的阳性参考品进行检测，结果应为甲型 H1N1 流感病毒 RNA 阳性。

注：阳性参考品宜包含不同甲型 H1N1 流感病毒株的样本。

4.3 阴性参考品符合率

用国家阴性参考品或经标化的阴性参考品进行检测，结果应为甲型 H1N1 流感病毒 RNA 阴性。

注：阴性参考品宜包含甲型 H1N1 外的其他亚型流感病毒及能引起相似呼吸道症状的其他病原体等。

4.4 最低检测限

用国家最低检测限参考品或经标化的最低检测限参考品进行检测，结果应符合相应要求。

4.5 重复性

用国家重复性参考品或经标化的重复性参考品进行检测，结果应均为甲型 H1N1 流感病毒 RNA 阳性且 Ct 值的变异系数（CV，%）应不大于 5%。

4.6 稳定性

可对效期稳定性和加速稳定性进行验证。

4.6.1 效期稳定性

生产企业应规定产品的有效期。取到效期后一定时间内的产品，检验外观、阳性参考品符合率、阴性参考品符合率、最低检测限和重复性，结果应符合 4.1、4.2、4.3、4.4、4.5 的要求。

4.6.2 加速稳定性试验

为了考核试剂盒在实验、运输过程等条件下的稳定性，在规定条件下处理试剂盒，检验外观、阳性参考品符合率、阴性参考品符合率、最低检测限和重复性，结果应符合 4.1、4.2、4.3、4.4、4.5 的要求。

注 1：加速稳定性试验不能用于推导产品有效期，除非是采用基于大量的稳定性研究数据建立的推导公式。

注 2：一般地，效期为 1 年时选择不超过 1 个月的产品，效期为半年时选择不超过半个月的产品，以此类推。但如超过规定时间，产品符合要求时也可以接受。

注 3：根据产品特性可选择 4.6.1、4.6.2 方法的任意组合，但所选用方法宜能验证产品的稳定性，以保证在效期内产品性能符合标准要求。

5 试验方法

5.1 外观

在自然光下以正常视力或矫正视力目视检查，结果应符合 4.1 的要求。

5.2 阳性参考品符合率

用国家阳性参考品或经标化的阳性参考品进行检测，按产品说明书进行操作，结果应符合 4.2 的要求。

5.3 阴性参考品符合率

用国家阴性参考品或经标化的阴性参考品进行检测，按产品说明书进行操作，结果应符合 4.3 的要求。

5.4 最低检测限

用国家最低检测限参考品或经标化的最低检测限参考品进行检测，按产品说明书进行操作，结果应符合 4.4 的要求。

5.5 重复性

使用同一批次的产品，按产品说明书对国家重复性参考品或经标化的重复性参考品重复进行 10 次独立的核酸提取和检测，计算 Ct 值的变异系数，结果应符合 4.5 的要求。

按式(1)计算变异系数：

$$s=\sqrt{\frac{\sum_{i=1}^{n}(x_i-\bar{x})^2}{n-1}} \quad \cdots\cdots(1)$$

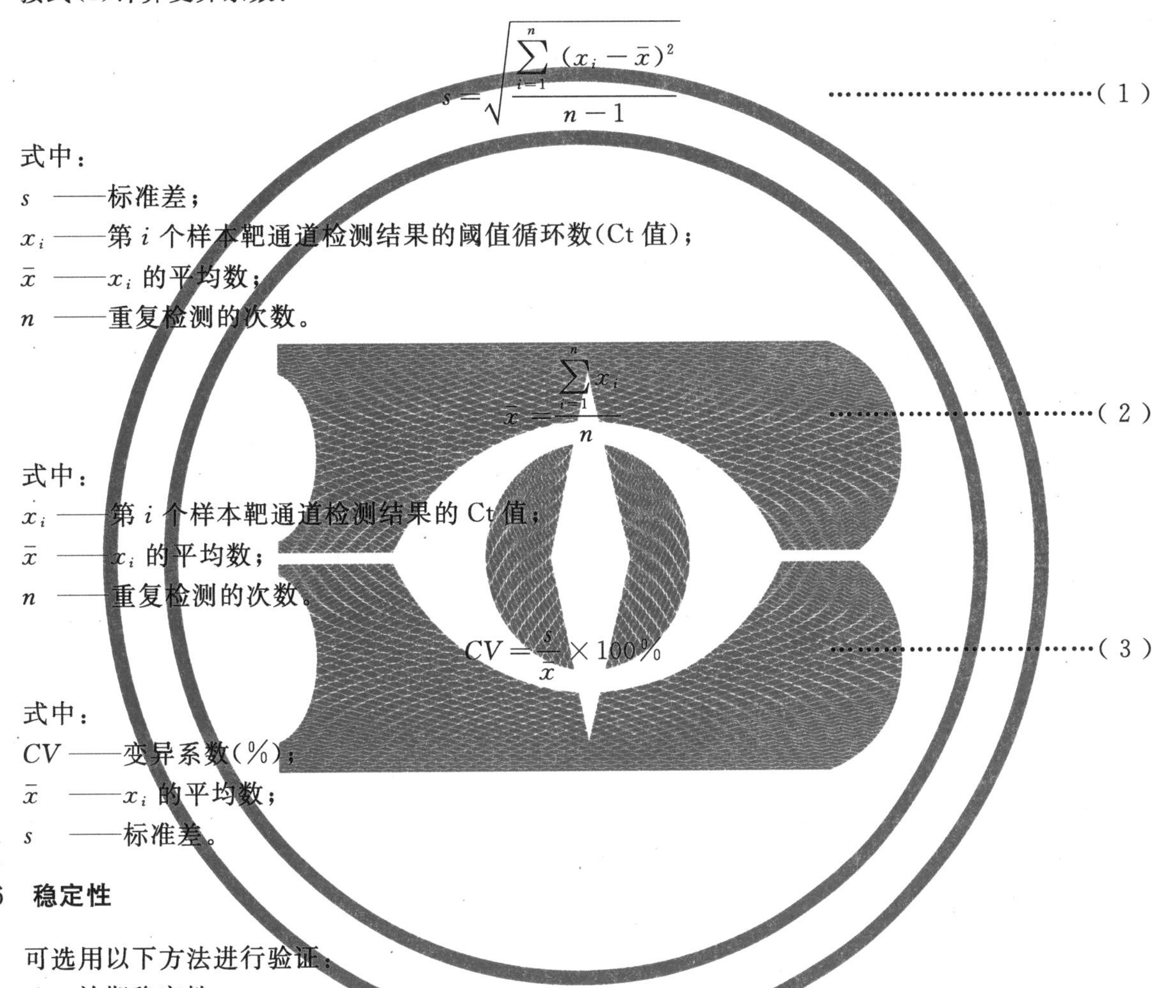

式中：

s ——标准差；

x_i ——第 i 个样本靶通道检测结果的阈值循环数(Ct 值)；

$\bar{x}$ ——x_i 的平均数；

n ——重复检测的次数。

$$\bar{x}=\frac{\sum_{i=1}^{n}x_i}{n} \quad \cdots\cdots(2)$$

式中：

x_i ——第 i 个样本靶通道检测结果的 Ct 值；

$\bar{x}$ ——x_i 的平均数；

n ——重复检测的次数。

$$CV=\frac{s}{\bar{x}}\times 100\% \quad \cdots\cdots(3)$$

式中：

CV ——变异系数(%)；

$\bar{x}$ ——x_i 的平均数；

s ——标准差。

5.6 稳定性

可选用以下方法进行验证：

a) 效期稳定性：

取到效期后一定时间内的产品，按产品说明书进行操作，结果应符合 4.6.1 的要求。

b) 加速稳定性试验：

可选择下列条件中的一项或两项处理试剂盒，按产品说明书进行操作，结果应符合 4.6.2 的要求。

1) 将试剂盒在 2 ℃～8 ℃下放置 7 d；

2) 将试剂盒置于室温，待可冻结组分完全融化后，再放入储存条件下完全冻结，反复 5 次。

6 标识、标签和使用说明书

6.1 试剂盒外包装标识、标签

所使用的符号应满足 YY/T 0466.1 的要求，至少应包含如下内容：

a) 产品名称及包装规格；
b) 生产企业或售后服务单位的名称、地址、联系方式；
c) 医疗器械注册证书编号；
d) 产品标准编号；
e) 产品批号；
f) 失效期或有效期；
g) 贮存条件。

6.2 试剂盒各组分包装标识、标签

所使用的符号应满足 YY/T 0466.1 的要求，至少应包含如下内容：
a) 产品各组分名称和包装规格；
b) 生产企业名称或标志；
c) 产品批号；
d) 失效期或有效期；
e) 贮存条件。

6.3 试剂盒使用说明书

所使用的符号应满足 YY/T 0466.1 的要求，至少应包含如下内容：
a) 产品名称；
b) 包装规格；
c) 预期用途；
d) 检验原理；
e) 主要组成成分；
f) 贮存条件及有效期；
g) 适用仪器；
h) 样本要求；
i) 检验方法；
j) 参考值(参考区间)；
k) 检验结果的解释；
l) 检验方法的局限性；
m) 产品性能指标；
n) 注意事项；
o) 参考文献；
p) 生产企业或售后服务单位的名称、地址、联系方式；
q) 医疗器械生产企业许可证编号(仅限于国有企业)；
r) 医疗器械注册证书编号；
s) 产品标准编号；
t) 说明书批准及修改日期。

7 包装、运输、贮存

7.1 包装

包装储运图示标志应符合 GB/T 191 的规定。包装容器应保证密封性良好，完整，无泄漏，无破损。

7.2 运输

试剂盒应按生产企业的要求运输。在运输过程中,应防潮,应防止重物堆压,避免阳光直射和雨雪浸淋,防止与酸碱物质接触,防止内外包装破损。

7.3 贮存

试剂盒应在生产企业规定条件下保存。

参 考 文 献

[1] YY/T 0316—2008 医疗器械 风险管理对医疗器械的应用

[2] YY/T 0466.1—2009 医疗器械 用于医疗器械标签、标记和提供信息的符号 第1部分：通用要求

[3] YY/T 1182—2010 核酸扩增检测用试剂(盒)

[4] YY/T 1183—2010 酶联免疫吸附法检测试剂(盒)

[5] 中华人民共和国药典(2010年版 三部)

[6] 卫生部.甲型H1N1流感诊疗方案(2010年版)

[7] 国家食品药品监督管理局.流行性感冒病毒核酸检测试剂注册申报资料技术审评指导原则(2011)

[8] ISO 18113-1:2009.In vitro diagnostic medical devices—Information supplied by the manufacturer(labelling)—Part 1:Terms,definitions and general requirement

ICS 11.100
C 44

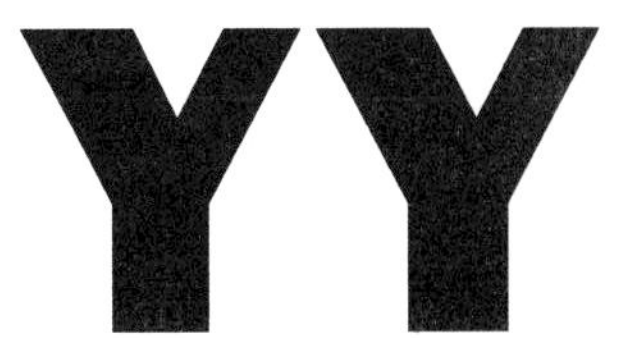

中华人民共和国医药行业标准

YY/T 1529—2017

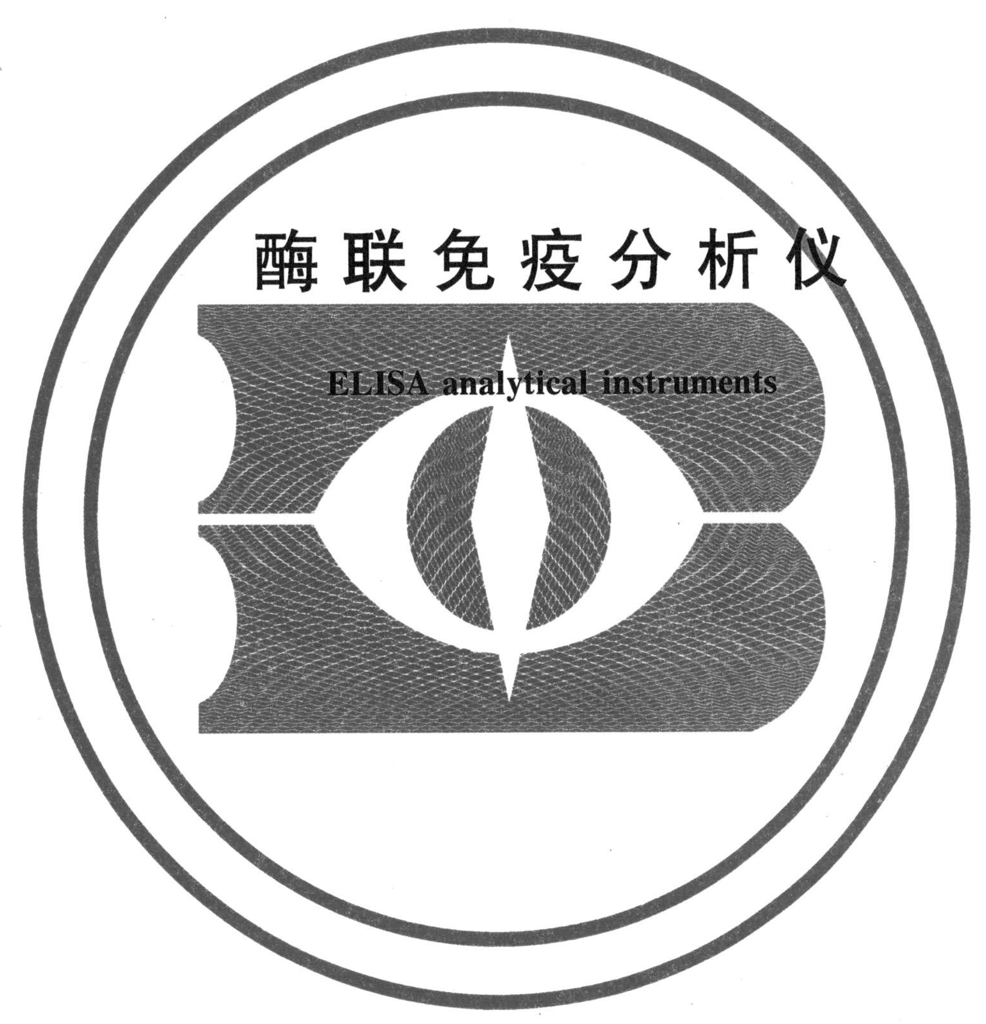

2017-05-02 发布　　2018-04-01 实施

国家食品药品监督管理总局　发布

前　言

本标准按照 GB/T 1.1—2009 给出的规则起草。

请注意本文件的某些内容可能涉及专利。本文件的发布机构不承担识别这些专利的责任。

本标准由国家食品药品监督管理总局提出。

本标准由全国医用临床检验实验室和体外诊断系统标准化技术委员会(SAC/TC 136)归口。

本标准起草单位:北京市医疗器械检验所、上海科华实验系统有限公司、江苏英诺华医疗技术有限公司、深圳市爱康生物科技有限公司、烟台澳斯邦生物工程有限公司。

本标准主要起草人:王瑞霞、李冬、周强、张传国、刘艳春、庄传领。

酶联免疫分析仪

1 范围

本标准界定了酶联免疫分析仪(以下简称分析仪)的术语和定义,规定了分类、要求、试验方法、标志、标签及使用说明书和包装、贮存及运输。

本标准适用于酶联免疫分析仪、全自动酶联免疫分析仪的读数模块。

2 规范性引用文件

下列文件对于本文件的应用是必不可少的。凡是注日期的引用文件,仅注日期的版本适用于本文件。凡是不注日期的引用文件,其最新版本(包括所有的修改单)适用于本文件。

GB/T 191 包装储运图示标志

GB 4793.1 测量、控制和实验室用电气设备的安全要求 第1部分:通用要求

GB/T 14710 医用电器环境要求及试验方法

GB/T 18268.1 测量、控制和实验室用的电设备 电磁兼容性要求 第1部分:通用要求

GB/T 18268.26 测量、控制和实验室用的电设备 电磁兼容性要求 第26部分:特殊要求 体外诊断(IVD)医疗设备

GB/T 29791.3 体外诊断医疗器械 制造商提供的信息(标示) 第3部分:专业用体外诊断仪器

JJG 861—2007 酶标分析仪

YY 0648 测量、控制和实验室用电气设备的安全要求 第2-101部分:体外诊断(IVD)医用设备的专用要求

3 术语和定义

下列术语和定义适用本文件。

3.1

酶联免疫吸附试验 enzyme-linked immunosorbent assay;ELISA

ELISA方法是在免疫酶技术(immunoenzymatic techniques)的基础上发展起来的一种免疫测定技术。ELISA过程包括抗原或抗体吸附在固相载体上(称为包被),受检样本(含待测抗体或抗原)和酶标记抗体或抗原,按一定程序与结合在固相载体上的抗原或抗体起反应形成抗原和抗体的复合物,固相载体上被结合的酶标记物的量即与标本中待测物的量成一定比例。加入酶反应底物后,底物被酶催化生成有色产物。通过底物的颜色反应来判定有无相应的免疫反应,颜色反应的深浅与标本中相应抗体或抗原的量呈正比。

3.2

酶联免疫分析仪 eLISA analytical instruments

利用酶联免疫吸附试验(ELISA)法和朗伯-比尔(Lambert-Beer)定律,对待测物质进行定量或定性分析的仪器称为酶联免疫分析仪,亦称酶标仪。

4 分类

4.1 仪器组成及原理

仪器主要由电源、光源系统、单色器系统、样品室、检测器、微机和操作软件等组成。

光源灯发出的光经平行处理后，透过滤光片/光栅射入样品室，经过待测液后，透射光信号被检测器检测、放大及模拟/数字转换后由微机进行计算、处理，并由显示器、打印机显示并打印出最终测定结果。

4.2 仪器类型

常用酶联免疫分析仪可以分为以下三种类型：

a) 单波长、单通道；

b) 单波长/双波长、多通道；

c) 波长连续可调式、单通道/多通道。

5 要求

5.1 外观

应符合如下要求：

a) 文字和标志应清晰可见，标志粘贴牢固，不得松脱或卷边；

b) 表面应平整、光洁、色泽均匀、无磕碰、划伤及凹凸不平等缺陷；

c) 紧固件连接应牢固可靠，不得有松动；

d) 运动部件应平稳，不应卡住、突跳及显著空回，键组回跳应灵活。

5.2 性能要求

5.2.1 波长准确度

仪器用滤光片波长准确度应不超过±2 nm。

5.2.2 吸光度准确度

在相应波长下仪器的准确度应符合表1的要求。

表1 吸光度准确度要求

吸光度范围	准确度
[0.000～1.000]	±0.02
(1.000～2.000]	±0.03

5.2.3 线性

在吸光度值范围为0～3.000，线性相关系数不低于0.990。

5.2.4 吸光度重复性

仪器重复性测量的变异系数 *CV* 应不大于1.0%。

5.2.5 吸光度稳定性

仪器吸光度的稳定性应不超过±0.005。

5.2.6 灵敏度

使用浓度为 5 mg/L 的酶联免疫分析仪用灵敏度溶液标准物质，仪器测量吸光度值应不小于 0.01。

5.2.7 通道差异

以空气为参比，测量 8 个通道的吸光度差异，要求结果应不大于 0.02。

5.3 电气安全要求

应符合 GB 4793.1、YY 0648 中适用条款的要求。

5.4 环境试验要求

应符合 GB/T 14710 中适用条款的要求。

5.5 电磁兼容性要求

应符合 GB/T 18268.1、GB/T 18268.26 中适用条款的要求。

5.6 软件功能

酶联免疫分析仪应至少具有下列功能：

a) 具有数据显示功能；

b) 可灵活设置测试项目、测试方法和测试日期；

c) 可连续保存依次测试的项目及结果；

d) 可显示并打印测试项目、测试数据和测试时间。

6 实验方法

6.1 工作条件

6.1.1 电源要求：电压 220 V±22 V(交流)；频率 50 Hz±1 Hz。

6.1.2 环境温度：+10 ℃～+40 ℃。

6.1.3 相对湿度：30%～80%。

6.1.4 下列项目均在仪器开机稳定 30 min 后进行，仪器在进行下列实验时，影响量应在正常工作条件下。

6.1.5 光谱中性滤光片有证标准物质或经计量检定合格的光谱中性滤光片：吸光度值分别约为 0.2、0.5、1.0、1.5、2.0、3.0(不确定度不大于 0.005)。

6.1.6 酶联免疫分析仪用灵敏度溶液标准物质。

注：6.1.2、6.1.3 中的条件与制造商标称的产品规格不一致时，以产品规格为准。制造商应在产品标准中进行说明。

6.2 外观

在自然光下以正常视力或矫正视力目视检查，应符合 5.1 的要求。

6.3 波长准确度

波长准确度测试方法如下：

a） 波长连续可调式酶联免疫分析仪，测试方法见 JJG 0861—2007 的 5.2.1，或者由生产厂家提供科学、合理的试验方法。

b） 用波长示值误差优于±0.5 nm 的分光光度计对仪器所用滤光片逐片进行波长-透射比光谱特性曲线描述（图 1），并按式（1）、式（2）分别计算中心波长误差，应符合 5.2.1 的要求。

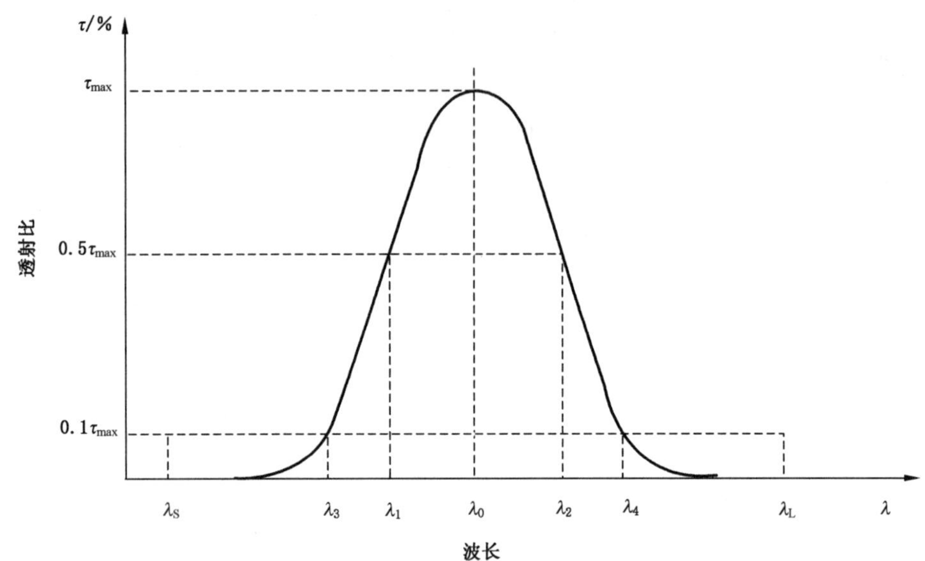

图 1 波长-透射比光谱特性曲线

$$\lambda_0 = \frac{\lambda_1 + \lambda_2}{2} \quad \cdots\cdots(1)$$

式中：

λ_0 ——中心波长实测值；

λ_1、λ_2——透射比为 $0.5\tau_{max}$ 时对应的波长。

$$\Delta\lambda = \lambda_0 - \lambda \quad \cdots\cdots(2)$$

式中：

$\Delta\lambda$ ——中心波长误差；

λ_0 ——中心波长实测值；

λ ——滤光片的标准波长。

6.4 吸光度准确度试验

依次选用 405 nm、450 nm、492 nm 和 630 nm 波长或仪器特有的专一波长，将吸光度标称值分别约为 0.2、0.5、1.0、1.5 的四块光谱中性滤光片，或仪器特有的专一波长滤光片，平放在微孔酶标板的空板架上，以空气为参比，连续测量 3 次，记录仪器示值。

吸光度准确度 ΔA 按式（3）计算：

$$\Delta A = \frac{1}{3}\sum_{i=1}^{3} A_i - A_S \quad \cdots\cdots(3)$$

式中：

ΔA ——该中性滤光片吸光度准确度；

A_i ——片中性滤光片在一个波长下第 i 次测量的吸光度值；

A_S ——该中性滤光片在该波长下的标准值。

各中性滤光片在各波长下的吸光度准确度，均应符合 5.2.2 的要求。

6.5 线性

可选择下列方法之一，进行验证：

a) 选择光谱中性滤光片有证标准物质或经计量检定合格的光谱中性滤光片，示值分别约为 0.2、0.5、1.0、1.5、2.0、3.0(不确定度不大于 0.005)，每张滤光片测定 2 次，实测均值与标定值进行线性拟合，计算线性相关系数，结果应符合 5.2.3 的要求。

b) 使用选择光谱中性滤光片有证标准物质或经计量检定合格的光谱中性滤光片，示值分别约为 0.2、0.5、1.0、1.5、2.0 滤光片，单独使用或叠加使用，分别采用(0.2+0.5)、(0.5+1.5)、(1.0+2.0)叠加法，实测值与理论值进行线性拟合，计算线性相关系数，结果应符合 5.2.3 的要求。

注：不建议对 2 个以上滤光片进行叠加。

6.6 吸光度重复性试验

选择 450 nm 波长或仪器特有的专一波长，将吸光度标称值约为 0.5 或 1.0 的光谱中性滤光片平放在微孔酶标板的空板架上，以空气为参比，于固定的某一孔位重复测量至少 6 次，记录仪器示值，再按式(4)计算吸光度的重复性 CV 值，应符合 5.2.4 的要求。

$$CV = \frac{s}{\bar{x}} \times 100\% \qquad \cdots\cdots(4)$$

式中：

CV ——变异系数；

s ——标准差，$s = \sqrt{\dfrac{\sum_{i=1}^{n}(x_i - \bar{x})^2}{n-1}}$；

其中，

x_i ——第 i 次实测吸光度值；

n ——测量的次数；

$\bar{x}$ ——n 次测量的算术平均值。

6.7 吸光度稳定性试验

选用 450 nm 波长或仪器特有的专一波长，将吸光度标称值 1.0 的光谱中性滤光片，平放在微孔酶标板的空板架上，以空气为参比，测量并记录仪器的初始示值，5 min 后记录仪器示值一次，10 min 后再次记录仪器示值，按式(5)计算两次吸光度示值与初始值的最大偏倚值(r)，结果应符合 5.2.5 的要求。

$$r = |A_{最大} - A_{初始}| \qquad \cdots\cdots(5)$$

式中：

$A_{最大}$ ——仪器最大吸光值；

$A_{初始}$ ——仪器初始吸光值。

6.8 灵敏度试验

选用 450 nm 或仪器特有的专一波长，使用量程适合并经检定合格的加样器，在未包被抗原或抗体的微孔酶标板的某一孔中加入 350 μL 浓度为 5 mg/L 的酶联免疫分析仪用灵敏度溶液标准物质(配制方法参见附录 A),测量吸光度值符合 5.2.6 的要求。

6.9 通道差异试验

选用 450 nm 波长或仪器特有的专一波长,将吸光度标称值为 1.0 的光谱中性滤光片平放在微孔酶标板的空板架上,先后置于 8 个通道的相应位置(例如:对于 8 通道仪器可从 $A_1 \sim H_1$ 或 $A_2 \sim H_2$ 作为起始位置),以空气为参比,每一通道至少重复测量 5 次(中性滤光片的相同位置),记录 5 个吸光度值,8 个通道的差异结果报告用全部测量数据(共 48 个结果)的极差值表示,按式(6)计算通道差异 δ_A,应符合 5.2.7 的要求。

$$\delta_A = A_{max} - A_{min} \qquad \cdots\cdots (6)$$

式中:

δ_A ——通道差异;

A_{max}——8 个通道中吸光度测量结果的最大值;

A_{min}——8 个通道中吸光度测量结果的最小值。

6.10 安全性能试验

按照 GB 4793.1、YY 0648 中规定的方法进行试验,应符合 5.3 的要求。

6.11 环境试验

按照 GB/T 14710 中试验条件进行,结果应符合 5.4 的要求。

6.12 电磁兼容性试验

按照 GB/T 18268.1、GB/T 18268.26 中规定的方法进行试验,应符合 5.5 的要求。

6.13 软件功能试验

通过软件操作予以验证,结果应符合 5.6 的要求。

7 标志、标签及使用说明书

应符合 GB/T 29791.3 的相关规定。

8 包装、贮存及运输

8.1 包装

8.1.1 外包所使用的图示标志应符合 GB/T 191 的规定。

8.1.2 包装应能保证产品免受自然和机械性损坏。

8.1.3 包装箱内应附有使用说明书。

8.2 贮存

按照制造商规定的要求进行贮存。

8.3 运输

按照制造商规定的要求进行运输。

附 录 A
(资料性附录)
酶联免疫分析仪灵敏度溶液标准物质制备方法

酶联免疫分析仪灵敏度溶液标准物质采用重铬酸钾纯物质、以 0.05 mol/L 硫酸为基体配制成浓度为 5 mg/L 的溶液标准物质。

A.1 0.05 mol/L 硫酸溶液的配制

在 500 mL 烧杯中加入 400 mL 蒸馏水,用移液管吸取 2.7 mL 浓硫酸加入烧杯中,搅拌均匀后放入 1 000 mL 容量瓶中,用蒸馏水稀释至刻度线,摇匀备用。

A.2 含铬量 5 mg/L 重铬酸钾溶液标准物质的配制

A.2.1 步骤一

在分析天平上准确称取 0.282 9 g 重铬酸钾置于 100 mL 烧杯中,用 0.05 mol/L 硫酸溶液溶解后,移入 500 mL 容量瓶中,用少量 0.05 mol/L 硫酸溶液洗烧杯若干次,洗液放入容量瓶中,用 0.05 mol/L 硫酸溶液稀释至刻度线,摇匀备用,此溶液浓度为 200 mg/L。

A.2.2 步骤二

用移液管吸取浓度为 200 mg/L 的重铬酸钾溶液 2.5 mL 放入 100 mL 容量瓶中,用 0.05 mol/L 硫酸溶液稀释至刻度线,摇匀,此溶液浓度为 5 mg/L。

参 考 文 献

[1] GB/T 9969—2008 工业产品使用说明书 总则

[2] GB/T 29791.1—2013 体外诊断医疗器械 制造商提供的信息(标示) 第1部分:术语、定义和通用要求(ISO 18113-1:2009,IDT)

[3] YY/T 0316—2008 医疗器械 风险管理对医疗器械的应用

[4] YY 0466.1—2016 医疗器械 用于医疗器械标签、标记和提供信息的符号 第1部分:通用要求

ICS 11.100
C 44

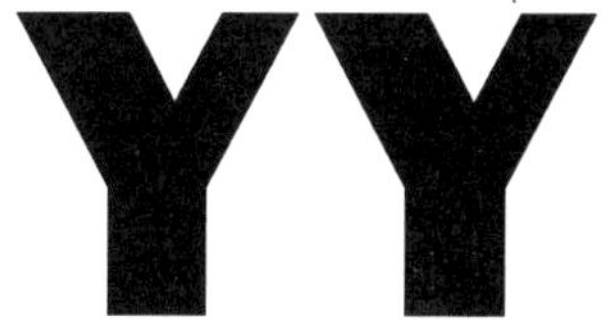

中华人民共和国医药行业标准

YY/T 1530—2017

尿液有形成分分析仪用控制物质

Control materials for urine formed element analyzer

2017-03-28 发布　　　　2018-04-01 实施

国家食品药品监督管理总局　发布

前　言

本标准按照 GB/T 1.1—2009 给出的规则起草。

请注意本文件的某些内容可能涉及专利。本文件的发布机构不承担识别这些专利的责任。

本标准由国家食品药品监督管理总局提出。

本标准由全国医用临床检验实验室和体外诊断系统标准化技术委员会(SAC/TC 136)归口。

本标准起草单位:北京市医疗器械检验所、爱威科技股份有限公司、长春迪瑞医疗科技股份有限公司、桂林优利特医疗电子有限公司、重庆天海医疗设备有限公司、杭州龙鑫科技有限公司。

本标准主要起草人:杨宗兵、周丰良、刘春平、蒋均、陈微、韩卫华、刘广华。

尿液有形成分分析仪用控制物质

1 范围

本标准规定了尿液有形成分分析仪用控制物质的要求、试验方法、标签和使用说明书、包装、运输和贮存。

本标准适用于尿液有形成分分析仪用红细胞、白细胞控制物质。

本标准不适用于尿液有形成分分析仪用红细胞、白细胞模拟颗粒。

本标准不适用于流式原理的分析仪器用控制物质。

2 规范性引用文件

下列文件对于本文件的应用是必不可少的。凡是注日期的引用文件，仅注日期的版本适用于本文件。凡是不注日期的引用文件，其最新版本(包括所有的修改单)适用于本文件。

GB/T 29791.2 体外诊断医疗器械 制造商提供的信息(标示) 第2部分：专业用体外诊断试剂

3 要求

3.1 性状

应规定控制物质的状态及正常外观要求。

3.2 装量

装量应不少于标示值。

3.3 溯源

RBC、WBC计数应溯源至镜检法。

3.4 控制物质范围的设置

RBC、WBC应设置至少两个计数水平。

3.5 控制物质范围

对控制物质RBC、WBC的计数结果应在控制物质目标值的±15%范围内。

3.6 均匀性

3.6.1 瓶内均匀性

计数结果瓶内均匀性(变异系数)应符合表1要求。

表 1 均匀性要求

项目	要求(*CV*)	
RBC	≤100 个/μL:≤25%	≥150 个/μL:≤15%
WBC	≤100 个/μL:≤25%	≥150 个/μL:≤15%

3.6.2 瓶间均匀性

计数结果的瓶间均匀性应良好。

3.7 稳定性

3.7.1 首次开封后稳定性

至少有 7 天的稳定期,在稳定期内计数值的变化趋势不显著。

3.7.2 效期稳定性

至少有 6 个月的稳定期,在稳定期内计数值的变化趋势不显著。

4 试验方法

4.1 性状

目测检查,应符合 3.1 的要求。

4.2 装量

用通用量具检测,结果应符合 3.2 的要求。

4.3 溯源

查看溯源性文件,应符合 3.3 的要求。

4.4 控制物质范围的设置

查看控制物质范围设置的相关文件,应符合 3.4 的要求。

4.5 控制物质范围

使用镜检法进行控制物质 RBC、WBC 计数,每个样本进行 3 次计算,计算计数平均值,并计算计数平均值与控制物质目标值结果的相对偏差,应符合 3.5 的要求。

4.6 均匀性

按照下列方法进行均匀性检验。

随机抽取 10 个最小包装单元的控制物质并随机编号 1～10,按照下列顺序每个包装单元分别测量 3 次。

测量顺序:1、3、5、7、9、2、4、6、8、10、10、9、8、7、6、5、4、3、2、1、2、4、6、8、10、1、3、5、7、9。记录每个包装单元测量结果,按照式(1)～式(8)进行计算 F、s_r 和 CV,CV 应符合 3.6.1 的要求;统计结果 F 值小于等于 $F_{(0.05,\nu_1,\nu_2)}$ 时,认为控制物质瓶间均匀性良好,即应符合 3.6.2 的要求。

$$SS_{瓶间}=\sum_{i}(x_i-\bar{x})^2 n_i \qquad (1)$$

$$SS_{总和}=\sum_{ij}(x_{ij}-\bar{x})^2 \qquad (2)$$

$$SS_{瓶内}=SS_{总和}-SS_{瓶间} \qquad (3)$$

$$MS=\frac{SS}{\nu} \qquad (4)$$

$$F=\frac{MS_{瓶间}}{MS_{瓶内}} \qquad (5)$$

$$n_0=\frac{1}{a-1}\left[\sum_{i=1}^{a}n_i-\frac{\sum_{i=1}^{a}n_i^2}{\sum_{i=1}^{a}n_i}\right] \qquad (6)$$

$$s_r=\sqrt{MS_{瓶内}} \qquad (7)$$

$$CV=\frac{s_r}{\bar{x}} \qquad (8)$$

式中：

SS ——方差；

ν ——自由度；

MS——均方；

F ——F 检验值；

n_0 ——有效测量次数；

s_r ——重复性标准差；

x ——测量或计算结果。

注：均匀性检验举例参见附录 A。

4.7 稳定性

4.7.1 检验方法

可以选用下列任一统计方法进行趋势分析：

a) 方差分析：按照表 2 方差分析表的公式计算 F 值和概率(P)值；对于 95%的置信水平，$P\geqslant 0.05$ 表示趋势不显著，否则趋势显著。

表 2 方差分析表

变差源	自由度	方差 (SS)	均方 (MS)	$F_{值}$	概率(P)
回归	1	$\sum_{i=1}^{n}(\hat{Y}_i-\bar{Y})^2$	MS_{reg}	$F=\frac{MS_{reg}}{s^2}$	—
残差	$n-2$	$\sum_{i=1}^{n}(Y_i-\hat{Y}_i)^2$	$s^2=\frac{SS}{n-2}$		
总和	$n-1$	$\sum_{i=1}^{n}(Y_i-\bar{Y})^2$	—		

注：可使用 Excel 进行计算，Excel 2010 中概率(P)的计算公式"=FDIST(F,1,$n-2$)"。

b) t 检验:按照表 3t 检验表的公式进行斜率的趋势显著性检验,计算 $t_{p,n-2} \cdot s(b_1)$;对于 95%的置信水平,当$|b_1|<t_{0.05,n-2} \cdot s(b_1)$时表示趋势不显著,否则趋势显著。

表 3 t 检验表

参数	回归标准误(s_{yx})	斜率标准偏差[$s(b_1)$]	t 值[$t_{0.05,n-2}$]	斜率[b_1]
公式	$s_{yx}{}^2=\frac{\sum_{i=1}^{n}(Y_i-\hat{Y}_i)^2}{n-2}$ Excel 中公式为 STEYX($\bar{Y}_i$,X_i)	$s(b_1)=\frac{s_{yx}}{\sqrt{\sum_{i=1}^{n}(X_i-\bar{X})^2}}$	—	—

注:可使用 Excel 进行计算,Excel 2010 中 $t_{0.05,n-2}$ 的计算公式"=TINV(0.05,$n-2$)"、b_1 的计算公式"=SLOPE($\bar{Y}_i$,X_i)"。

4.7.2 首次开封后稳定性

当对控制物质存在二次取样时,应进行首次开封后稳定性的试验。将控制物质开瓶后贮存在规定的条件下,在控制物质说明书规定的稳定时间内间隔一定时间进行计数,每个时间点 3 次,总计数时间点不少于 5 个,使用方差分析或 t 检验进行趋势显著性检验,应符合 3.7.1 的要求。

4.7.3 效期稳定性

查看稳定性研究资料或以稳定性研究数据进行统计处理,效期稳定性的统计处理使用方差分析或 t 检验,进行趋势显著性检验,应符合 3.7.2 的要求。

注:稳定性检验举例见附录 B。

5 标签和使用说明书

应符合 GB/T 29791.2 的规定。

6 包装、运输和贮存

6.1 包装

包装应符合以下要求:

a) 试剂(盒)的包装应能保证免受自然和机械性损坏;

b) 如适用,包装内应附有使用说明书及产品检验合格证。

6.2 运输

按照合同规定的条件进行运输。

6.3 贮存

按照规定的条件进行贮存。

附 录 A
（资料性附录）
均匀性检验举例

A.1 均匀性检验

随机抽取10个最小包装单元的控制物质并随机编号1～10，按照下列顺序每个包装单元分别测量RBC 3次，测量结果见表A.1。

测量顺序：1、3、5、7、9、2、4、6、8、10、10、9、8、7、6、5、4、3、2、1、2、4、6、8、10、1、3、5、7、9。

表 A.1 均匀性检验结果

单位为个每微升

瓶号	1	2	3	平均值
1	60	55	44	53
2	56	58	47	54
3	50	53	44	49
4	52	52	56	53
5	53	51	52	52
6	48	53	48	50
7	49	48	49	49
8	49	47	56	51
9	56	55	52	54
10	51	52	50	51

A.2 统计处理

统计结果见表A.2。

表 A.2 均匀性检验结果

变差源	SS	ν	MS	F	n_0	$F_{临界}$	s_r
瓶间	9	111.47	12.39	0.75	3.0	2.39	4.1
瓶内	20	330.00	16.50				
总和	29	441.47	—				

注：Excel 2010 中 $F_{临界}$ 的计算公式"=FINV(0.05,ν_1,ν_2)"。

A.3 检验结果

瓶内均匀性：$CV=\frac{4.1}{52}\times 100\%=7.9\%$

$F_{检验值}\leqslant F_{临界}$，瓶间均匀性良好。

附　录　B
（资料性附录）
稳定性检验举例

B.1　稳定性检验结果

按照规定的时间点测量 RBC，所有测量结果见表 B.1。

表 B.1　稳定性检验结果

单位为个每微升

时间	第 1 瓶			第 2 瓶			平均值
	1	2	3	1	2	3	
0 个月	200	201	225	216	221	196	209.8
1 个月	193	198	206	210	198	205	201.7
2 个月	206	201	192	212	208	195	202.3
3 个月	210	194	198	206	215	199	203.7
6 个月	198	210	219	221	172	212	205.3

B.2　方差分析

方差分析见表 B.2。

表 B.2　稳定性检验结果

变差源	自由度	方差 SS	均方 MS	F	p
回归	1	1.41	1.41	0.10	0.77
残差	3	41.12	13.71		
总和	4	42.53	—		

B.3　结论

由表 B.2 可得 $p>0.05$，所以趋势不显著。即 RBC 计数结果在 6 个月贮存期内变化趋势不显著。

参 考 文 献

[1] GB/T 3358.1—2009 统计学词汇及符号 第1部分:一般统计术语与用于概率的术语

[2] GB/T 15000.3—2008 标准样品工作导则(3) 标准样品 定值的一般原则和统计方法

[3] GB/T 21415—2008 体外诊断医疗器械 生物样品中量的测量 校准品和控制物质赋值的计量学溯源性

ICS 11.100
C 44

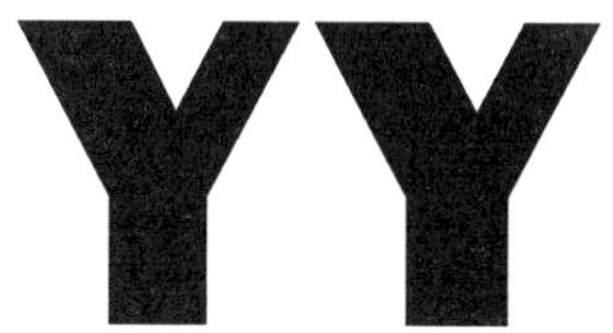

中华人民共和国医药行业标准

YY/T 1578—2018

糖化白蛋白测定试剂盒(酶法)

Glycated albumin assay kit(enzymatic method)

2018-02-24 发布　　　　2019-03-01 实施

国家食品药品监督管理总局　发布

前　言

本标准按照 GB/T 1.1—2009 给出的规则起草。

请注意本文件的某些内容可能涉及专利。本文件的发布机构不承担识别这些专利的责任。

本标准由国家食品药品监督管理总局提出。

本标准由全国医用临床检验实验室和体外诊断系统标准化技术委员会(SAC/TC 136)归口。

本标准起草单位:北京市医疗器械检验所、北京九强生物技术股份有限公司、四川迈克科技生物股份有限公司、宁波美康生物科技股份有限公司、上海复星长征医学科学有限公司。

本标准主要起草人:毕春雷、陈阳、龙腾镶、邹炳德、代蕾颖、金惠红。

糖化白蛋白测定试剂盒(酶法)

1 范围

本标准规定了糖化白蛋白测定试剂盒的要求、试验方法、标签和使用说明书、包装、运输和贮存等要求。

本标准适用于酶法对人血清或血浆中的糖化白蛋白进行定量检测的试剂盒,包括手工和半自动、全自动生化分析仪上使用的试剂。

糖化白蛋白测定试剂盒如包含白蛋白测试组分,白蛋白测定试剂的技术要求参考相应标准。

2 规范性引用文件

下列文件对于本文件的应用是必不可少的。凡是注日期的引用文件,仅注日期的版本适用于本文件。凡是不注日期的引用文件,其最新版本(包括所有的修改单)适用于本文件。

GB/T 29791.2 体外诊断医疗器械 制造商提供的信息(标示) 第2部分:专业用体外诊断试剂

3 要求

3.1 外观

试剂盒外观应符合:

a) 试剂盒各组分应齐全、完整,液体无渗漏;

b) 包装标签文字符号应清晰。

3.2 装量

应不少于标示值。

3.3 试剂空白吸光度

在试剂盒说明书规定的测量波长(光径1 cm)处,试剂空白吸光度(A)应小于或等于0.30。

3.4 分析灵敏度

糖化白蛋白样本浓度为15 g/L时,其吸光度变化在0.02～0.20之间。

3.5 线性

糖化白蛋白的线性应符合如下要求:

a) 糖化白蛋白浓度的线性区间应覆盖:[3.8,28.8]g/L;

b) 线性相关系数(r)应不小于0.990;

c) [3.8,14.4]g/L区间内,线性绝对偏差应不超过±1.4 g/L;(14.4,28.8]g/L区间内,线性相对偏差应不超过±10%。

3.6 精密度

3.6.1 重复性

重复测试糖化白蛋白 7.0 g/L±3.0 g/L 的样本，所得结果的变异系数(CV)应不大于 8%。

3.6.2 批间差

测试糖化白蛋白 7.0 g/L±3.0 g/L 的样本，所得结果的批间相对极差(R)应不大于 10%。

3.7 准确度

可选用以下方法之一进行验证：

a) 相对偏差：测试参考物质或有证参考物质，相对偏差应不超过±10%；

b) 比对试验：以制造商指定的具有溯源性的分析系统作比对，相关系数(r)不小于 0.975，斜率应在[0.9,1.1]内；样本浓度≤14.4 g/L 时，绝对偏差应不超过±2.2 g/L；样本浓度>14.4 g/L 时，相对偏差应不大于 15%。95%检测样本应符合上述要求。

3.8 稳定性

3.8.1 总则

可对效期稳定性和热稳定性进行验证。

3.8.2 效期稳定性

生产企业应规定产品的有效期。取到效期后一定时间内的产品，检测试剂空白吸光度、分析灵敏度、线性、重复性、准确度应符合 3.3、3.4、3.5、3.6.1、3.7 的要求。

3.8.3 热稳定性试验

检测试剂空白吸光度、分析灵敏度、线性、重复性、准确度应符合 3.3、3.4、3.5、3.6.1、3.7 的要求。

注 1：热稳定性不能用于推导产品有效期，除非是采用基于大量的稳定性研究数据建立的推导公式。

注 2：一般地，效期为 1 年时选择不超过 1 个月的产品，效期为半年时选择不超过半个月的产品，以此类推。但如果超过规定时间，产品符合要求时也可以接受。

注 3：根据产品特性可选择 3.8.2，3.8.3 方法的任意组合，但所选用方法宜能验证产品的稳定性，以保证在效期内产品性能符合标准要求。

4 试验方法

4.1 仪器和材料基本要求

4.1.1 分光光度计或生化分析仪，波长范围应满足试剂使用需要。生化分析仪应带恒温装置(温度值在设定值的±0.3 ℃内，波动度不大于±0.2 ℃)，吸光度测量分辨力在 0.001 以上。

4.1.2 4.5～4.7 所用样品的白蛋白浓度为 40 g/L～50 g/L。

4.2 外观

在自然光下以正常视力或矫正视力目视检查，应符合 3.1 的要求。

4.3 装量

用通用量具测量，应符合 3.2 的要求。

4.4 试剂空白吸光度

用试剂盒测试空白样本，记录试剂盒参数规定读数点主波长下的吸光度值(A)，应符合 3.3 的要求。

注：空白样本可以是纯水样本、生理盐水、零校准液等。

4.5 分析灵敏度

用试剂盒测试糖化白蛋白已知浓度在 15 g/L±3 g/L 的样品，记录在试剂盒参数规定读数点下的吸光度变化(ΔA)，换算为 15 g/L 样品吸光度变化，应符合 3.4 的要求。

4.6 线性

4.6.1 用接近线性区间下限的低浓度样本稀释接近线性区间上限的高浓度样本，混合成至少 5 个稀释浓度(x_i)。用试剂盒分别测试以上样本，每个稀释浓度测试 3 次，分别求出每个稀释浓度检测结果的均值(y_i)。以稀释浓度(x_i)为自变量，以检测结果均值(y_i)为因变量求出线性回归方程。计算线性回归的相关系数(r)，应符合 3.5 b)的要求。

4.6.2 将 4.6.1 方法中稀释浓度(x_i)代入线性回归方程，计算 y_i 测试均值与相应估计值的相对偏差或绝对偏差，应符合 3.5 c)的要求。

4.7 精密度

4.7.1 重复性

在重复性条件下，用试剂盒测试糖化白蛋白 7.0 g/L±3.0 g/L 范围内的人血清或控制物质，重复测试 10 次，计算测量值的平均值($\overline{x}$)和标准差(s)。按式(1)计算变异系数(CV)，应符合 3.6.1 的要求。

$$CV = \frac{s}{\overline{x}} \times 100\% \qquad \cdots\cdots (1)$$

式中：

CV ——变异系数；

s ——标准差；

$\overline{x}$ ——测量值的平均值。

4.7.2 批间差

分别用 3 个不同批号的试剂盒测试糖化白蛋白 7.0 g/L±3.0 g/L 的人血清或控制物质，每个批号测试 3 次，分别计算每批 3 次检测的均值 $\overline{x}_i$ ($i=1,2,3$)，按式(2)、式(3)计算相对极差(R)，应符合3.6.2 的要求。

$$\overline{x}_T = \frac{\overline{x}_1 + \overline{x}_2 + \overline{x}_3}{3} \qquad \cdots\cdots (2)$$

$$R = \frac{\overline{x}_{max} - \overline{x}_{min}}{\overline{x}_T} \times 100\% \qquad \cdots\cdots (3)$$

式中：

$\overline{x}_{max}$——$\overline{x}_i$ 中的最大值；

$\overline{x}_{min}$——$\overline{x}_i$ 中的最小值。

4.8 准确度

4.8.1 总则

可采用相对偏差或比对试验之一测试试剂盒的准确度，应符合3.7的要求；如适用，优先采用相对偏差的方法。

4.8.2 相对偏差

试剂盒测试可用于评价常规方法的有证参考物质（CRM）或其他公认的参考物质3次，测试结果记为（X_i），按式（4）分别计算相对偏差B_i，如果3次结果都符合3.7 a）的要求，即判为合格。如果大于或等于2次的结果不符合，即判为不合格。如果有1次结果不符合要求，则应重新连续测试20次，并分别按照式（4）计算相对偏差，如果大于或等于19次测试的结果符合3.7 a）的要求，则准确度符合3.7 a）的要求。

$$B_i = \frac{X_i - T}{T} \times 100\% \qquad \cdots\cdots(4)$$

式中：

B_i ——相对偏差；

X_i ——测量浓度；

T ——参考物质标定浓度。

4.8.3 比对试验

用不少于40个覆盖检测浓度范围内不同浓度的人源样品，以生产企业指定具有溯源性的分析系统进行比对试验。每份样本按待测试剂盒及选定分析系统的要求分别进行检测，每个样本测定1遍，用线性回归方法对两组结果分别进行线性拟合，得到线性回归方程的相关系数（r）和斜率，计算各个样本的待测试剂盒测定值与对照系统测定值的绝对偏差或相对偏差，应符合3.7 b）的要求。

4.9 稳定性

4.9.1 效期稳定性

取到效期后的样品按照4.4、4.5、4.6、4.7.1、4.8方法进行检测，应符合3.8.2的要求。

4.9.2 热稳定性试验

取有效期内样品根据生产企业声称的热稳定性条件，按照4.4、4.5、4.6、4.7.1、4.8方法进行检测，应符合3.8.3的要求。

5 标签和使用说明书

应符合GB/T 29791.2的规定。

6 包装、运输和贮存

6.1 包装

包装应符合以下要求：

a) 试剂盒的包装应能保证免受自然和机械性损坏；

b) 如适用，包装内应附有使用说明书及产品检验合格证。

6.2 运输

按照合同规定的条件进行运输。

6.3 贮存

按照规定的条件进行贮存。

参 考 文 献

［1］ GB/T 191—2008 包装储运图示标志

［2］ GB/T 3358.1—2009 统计学词汇及符号 第1部分:一般统计术语与用于概率的术语

［3］ GB/T 26124—2011 临床化学体外诊断试剂(盒)

［4］ YY/T 0316—2008 医疗器械 风险管理对医疗器械的应用

［5］ YY/T 0466.1 医疗器械 用于医疗器械标签、标记和提供信息的符号 第1部分:通用要求

［6］ 叶应妩.全国临床检验操作规程.第3版.南京:东南大学出版社,2006

［7］ CLSI EP05-A2 Evaluation of Precision Performance of Quantitative Measurement Methods; Approved Guideline-Second Edition

［8］ CLSI EP06-A Evaluation of the Linearity of Quantitative Measurement Procedures: A Statistical Approach; Approved Guideline

［9］ CLSI EP09-A2 Method Comparison and Bias Estimation Using Patient Samples; Approved Guideline

ICS 11.100
C 44

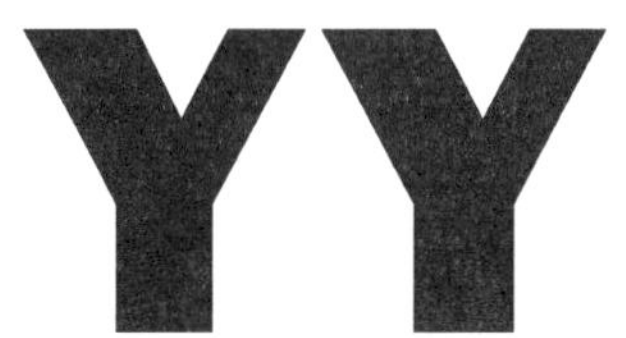

中华人民共和国医药行业标准

YY/T 1582—2018

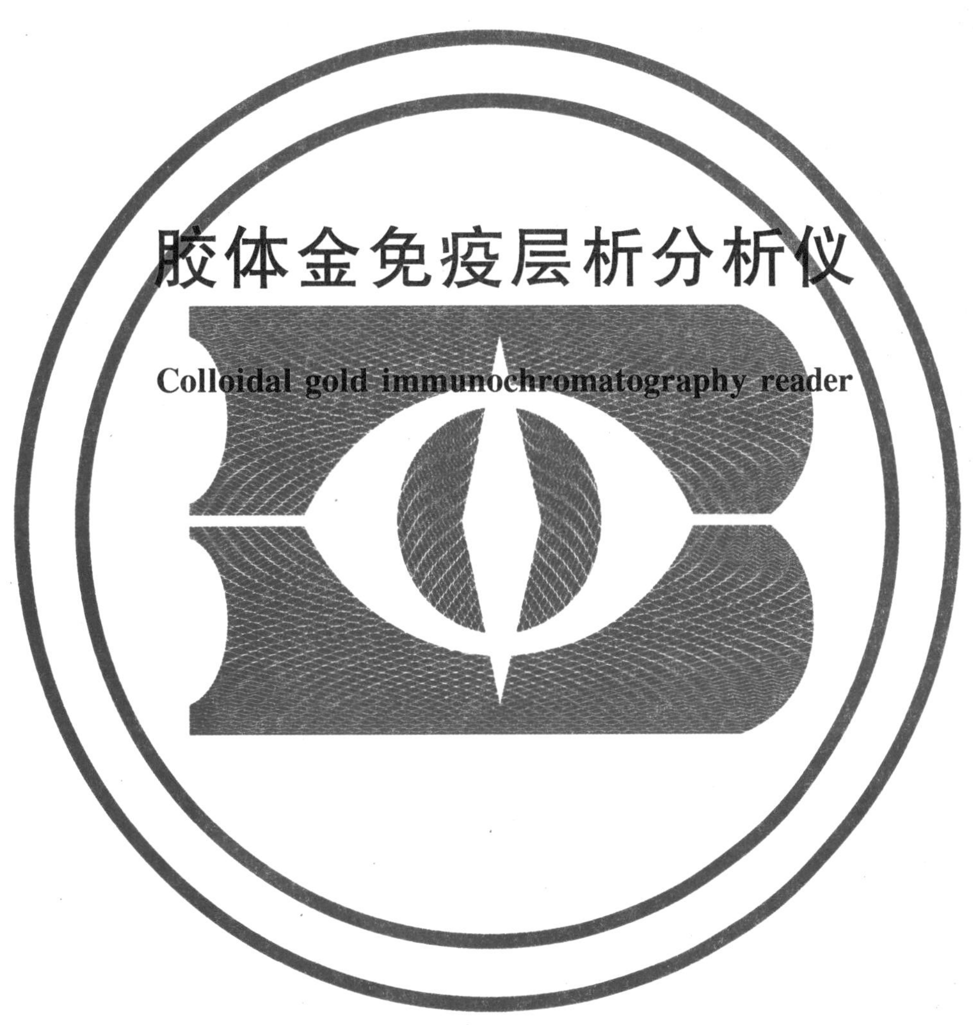

胶体金免疫层析分析仪

Colloidal gold immunochromatography reader

2018-02-24 发布　　2019-03-01 实施

国家食品药品监督管理总局　发布

前　言

本标准按照 GB/T 1.1—2009 给出的规则起草。

请注意本文件的某些内容可能涉及专利。本文件的发布机构不承担识别这些专利的责任。

本标准由国家食品药品监督管理总局提出。

本标准由全国医用临床检验实验室和体外诊断系统标准化技术委员会(SAC/TC 136)归口。

本标准起草单位:北京市医疗器械技术审评中心、北京市医疗器械检验所、北京乐普医疗科技有限责任公司、中国计量科学研究院光学与激光计量科学研究所。

本标准主要起草人:姜燕、燕娟、陈永强、吕亮。

胶体金免疫层析分析仪

1 范围

本标准规定了胶体金免疫层析分析仪的要求、试验方法、标签和使用说明、包装、运输和贮存。

本标准适用于通过测定胶体金试剂卡反应区条带的反射率对样品结果进行判读的仪器(以下简称分析仪)。

本标准不适用于采用荧光标记或其他标记方法进行快速免疫测定的仪器。

2 规范性引用文件

下列文件对于本文件的应用是必不可少的。凡是注日期的引用文件,仅注日期的版本适用于本文件。凡是不注日期的引用文件,其最新版本(包括所有的修改单)适用于本文件。

GB/T 191 包装储运图示标志

GB 4793.1 测量、控制和实验室用电气设备的安全要求 第1部分:通用要求

GB 4793.9 测量、控制和实验室用电气设备的安全要求 第9部分:实验室用分析和其他目的自动和半自动设备的特殊要求

GB/T 14710 医用电器环境要求及试验方法

GB/T 18268.1 测量、控制和实验室用的电设备电磁兼容性要求 第1部分:通用要求

GB/T 18268.26 测量、控制和实验室用的电设备电磁兼容性要求 第26部分:特殊要求 体外诊断(IVD)医疗设备

GB/T 29791.3 体外诊断医疗器械 制造商提供的信息(标示) 第3部分:专业用体外诊断仪器

YY 0648 测量、控制和实验室用电气设备的安全要求 第2-101部分:体外诊断(IVD)医用设备的专用要求

3 要求

3.1 外观

适用时应满足以下要求:

a) 外观整洁,无裂纹或划痕,无毛刺等缺陷,文字和标识清晰;

b) 分析系统运动部件运行平稳,无卡住突跳;

c) 紧固件连接牢固可靠,不得有松动;

d) 信息显示应完整、清晰。

3.2 分辨率

可选用以下方法之一:

a) 测试质控条:应能区分反射率差值不大于0.01的一对质控条;

b) 使用配套试剂测试样本:应能区分在医学决定水平处浓度差值不大于15%的样本。

3.3 准确度

按如下优先顺序,可选用以下方法之一:

a) 相对偏差：测试有证参考物质，相对偏差应不超过±15%。

b) 比对试验：与临床化学或化学发光免疫分析试剂采用临床样本进行比对试验，相关系数 $r \geqslant 0.95$，医学决定水平±20%浓度范围内样本的相对偏差应不超过±15%。

3.4 重复性

可选用以下方法之一：

a) 测试质控条：分别测试反射率范围为[0.20,0.80]内高、中、低反射率的 3 条质控条，变异系数(CV)应不大于 3%。

b) 使用配套试剂测试样本：测试线性范围内高、中、低 3 个水平浓度的样本，变异系数(CV)应不大于 20%。

3.5 线性

可选用以下方法之一：

a) 测试质控条：在反射率为[0.20,0.80]的线性范围内，线性相关系数(r)应不低于 0.990。

b) 使用配套试剂测试样本：在厂家宣称的线性范围内，线性相关系数(r)应不低于 0.950。

3.6 通道一致性(如适用)

测试质控条，各通道测量结果相对极差(R_p)应不大于 5%。

3.7 稳定性

测试质控条，相对极差(R)应不大于 5%。

3.8 功能

至少应包含以下功能，企业还应根据产品的自身特点确定其他功能：

a) 自检功能；

b) 录入校准信息功能；

c) 结果的存储和查询功能；

d) 故障提示功能。

3.9 安全要求

应符合 GB 4793.1、GB 4793.9 和 YY 0648 中适用条款的要求。

3.10 电磁兼容性

应符合 GB/T 18268.1 和 GB/T 18268.26 中 I 组 B 类设备的要求。

3.11 环境试验

应符合 GB/T 14710 的要求。

4 试验方法

4.1 正常工作条件

4.1.1 电源电压：AC 220V；频率：50 Hz。

4.1.2 环境温度:10 ℃～30 ℃。

4.1.3 相对湿度:20%～80%。

4.1.4 大气压力:86.0 kPa～106.0 kPa。

4.1.5 4.3、4.4、4.5、4.6、4.7 试验方法中所用质控条反射率应参照附录 A 所述方法进行溯源,并应明确制备及赋值方法。

注:4.1.1～4.1.4 中的条件与生产企业标称不一致时,以产品标称为准,但需经相应环境试验验证。

4.2 外观

在自然光下以正常视力或矫正视力目视检查,应符合 3.1 的规定。

4.3 分辨率

4.3.1 测试质控条

测试反射率范围为[0.30,0.40]且反射率差值不大于 0.01 的一对质控条(即 $0<A_1-A_2\leqslant 0.01$),重复测定 10 次,每次都满足 $S_1-S_2<0$,即符合 3.2 a)的要求。

其中:

A_1——质控条 1 反射率;

S_1——质控条 1 响应值;

A_2——质控条 2 反射率;

S_2——质控条 2 响应值。

4.3.2 使用配套试剂测试样本

测试医学决定水平处浓度差值不大于 15% 的一对样本(即 $0<\frac{X_2-X_1}{X_2}\leqslant 15\%$),重复测定 10 次,每次都满足 $S_1-S_2<0$,即符合 3.2 b)的要求。

其中:

X_1——样本 1 浓度;

S_1——样本 1 测量结果;

X_2——医学决定水平浓度样本;

S_2——样本 2 测量结果。

4.4 准确度

4.4.1 相对偏差

使用配套试剂,测试有证参考物质,测量值记为(X_i),按式(1)分别计算相对偏差 B,3 次测量结果均符合 3.3 a)的要求,即判为合格。如果大于或等于 2 次测量结果不符合,即判为不合格。如果有 1 次不符合要求,则应重新连续测试 20 次,并按式(1)计算相对偏差,如果大于或等于 19 次测量结果均符合 3.3 a)的要求,即判为合格。

$$B=\frac{X_i-T}{T}\times 100\% \qquad \cdots\cdots(1)$$

式中:

X_i——每次测量值;

T——标准物质标示值。

4.4.2 比对试验

使用配套试剂，参照 CLSI EP09-A2 的方法，用不少于 40 例在测定浓度范围内不同浓度的临床样本，与已上市产品进行比对，每份样品按待测试剂（盒）操作方法及比对方法分别测定。用线性回归方法计算两组结果的相关系数（r）及医学决定水平±20%浓度范围内样本的相对偏差。

4.5 重复性

4.5.1 测试质控条

分别测试反射率范围为[0.20，0.80]内高、中、低反射率的 3 条质控条，重复测定 10 次，计算 10 次测量结果的平均值（M）和标准差（SD），并按式（2）计算变异系数（CV），应符合 3.4 a）的要求。

$$CV=\frac{SD}{M}\times 100\% \quad \cdots\cdots(2)$$

式中：

CV ——变异系数；

SD ——10 次测量结果的标准差；

M ——10 次测量结果的算术平均值。

4.5.2 使用配套试剂测试样本

在重复性条件下，分别用高、中、低 3 个水平浓度的样本，重复测试 10 次，按照式（2）计算变异系数，应符合 3.4 b）的要求。

4.6 线性

4.6.1 测试质控条

测试至少 5 条反射率均匀分布在[0.20，0.80]的质控条，每个质控条测试 3 次，按式（3）计算线性回归的相关系数（r），应符合 3.5 a）的要求。

$$r=\frac{\sum[(x_i-\bar{x})(y_i-\bar{y})]}{\sqrt{\sum(x_i-\bar{x})^2\sum(y_i-\bar{y})^2}} \quad \cdots\cdots(3)$$

式中：

x_i ——反射率；

y_i ——测量结果的算术平均值。

4.6.2 使用配套试剂测试样本

用超出或等于线性范围上限浓度（活性）的样品和超出或等于线性范围下限浓度（活性）的样品，混合成至少 5 个稀释浓度（x_i）。分别测试试剂（盒），每个稀释浓度测试 3 次，分别求出测定结果的均值（y_i）。以稀释浓度（x_i）为自变量，以测定结果均值（y_i）为因变量求出线性回归方程。按式（3）计算线性回归的相关系数（r），应符合 3.5 b）的要求。

4.7 通道一致性（如适用）

测试反射率范围为[0.30，0.40]的质控条，每个通道测定同一质控条 3 次，分别计算各通道测定值的算术平均值（$\bar{x}_i$）及总平均值（$\bar{x}_T$），按式（4）计算各通道测量结果的相对极差（R_p），应符合 3.6 的要求。

$$R_p = \frac{\bar{x}_{max} - \bar{x}_{min}}{\bar{x}_T} \times 100\% \qquad \cdots\cdots(4)$$

式中：

$\bar{x}_{max}$——$\bar{x}_i$ 中的最大值；

$\bar{x}_{min}$——$\bar{x}_i$ 中的最小值。

4.8 稳定性

测试反射率信号值在仪器测量范围内的质控条，每次测试时质控条需进/出舱，连续测试 10 次，两次测试之间的间隔时间不小于 3 min，计算 10 次测量结果的算术平均值 x_T，按式(5)计算测量结果相对极差(R)，应符合 3.7 的要求。

$$R = \frac{x_{max} - x_{min}}{x_T} \times 100\% \qquad \cdots\cdots(5)$$

式中：

x_{max}——10 次测量结果中的最大值；

x_{min}——10 次测量结果中的最小值。

4.9 功能

按照说明书操作进行验证，应符合 3.8 的要求。

4.10 安全要求

按照 GB 4793.1、GB 4793.9 和 YY 0648 中规定的方法进行测试，结果应符合 3.9 的要求。

4.11 电磁兼容性

按照 GB/T 18268.1 和 GB/T 18268.26 中规定的方法进行测试，结果应符合 3.10 的要求。

4.12 环境试验

按照 GB/T 14710 规定的方法进行测试，结果应符合 3.11 的要求。

5 标签和使用说明

5.1 总则

应符合 GB/T 29791.3 的规定。

5.2 标签

分析仪标签应清晰地标注在显著位置，并至少提供如下信息：

a) 产品名称、型号；

b) 注册人的名称、住所、联系方式；

c) 医疗器械注册证编号；

d) 生产企业名称、住所、生产地址、联系方式及生产许可证编号，委托生产的还应当标注受托企业的名称、住所、生产地址、生产许可证编号；

e) 生产日期，使用期限或者失效日期；

f) 电源连接条件、输入功率；

g) 根据产品特性应当标注的图形、符号以及其他相关内容；

h) 必要的警示、注意事项；

i) 特殊贮存、操作条件或者说明。

注：因位置或者大小受限而无法全部注明上述内容的，至少应当标注产品名称、型号、规格、生产日期和使用期限或者失效日期，并在标签中明确“其他内容详见说明书”。

5.3 使用说明书

说明书应当符合《医疗器械说明书和标签管理规定》的要求，还至少应包括以下内容：

a) 产品正常操作的说明；

b) 正常工作条件的说明；

c) 常见故障的处理方法；

d) 产品结构说明；

e) 产品耗材、配件的说明；

f) 关键部件的推荐使用寿命；

g) 配套试剂的说明。

6 包装、运输和贮存

6.1 包装

包装应满足以下要求：

a) 包装所使用的图示标志应符合 GB/T 191 的规定；

b) 包装应能保证分析仪免受自然和机械性损坏；

c) 包装箱内应附有使用说明书。

6.2 运输

按照生产企业规定的要求进行运输。

6.3 贮存

按照生产企业规定的要求进行贮存。

附 录 A
（资料性附录）
质控条的制备及计量校准方法

A.1 质控条的制备方法

A.1.1 质控条的图像处理设计方法

由于质控条测量线宽度一般仅有 1 mm 左右，现有的反射率测量设备无法直接测量质控线条的反射率值，因此，考虑在制备质控条时同时制备大面积反射率测量区域用于计量校准。由于采用相同的纸张和相同的影印设备，通过实验证明此条件下同样图像设置的不同测量区域反射率差异可以忽略。

通过 PhotoShop 等图像处理软件设计图 A.1 所示的质控条。图中，A1～A6 代表不同的反射率卡。设计步骤如下：

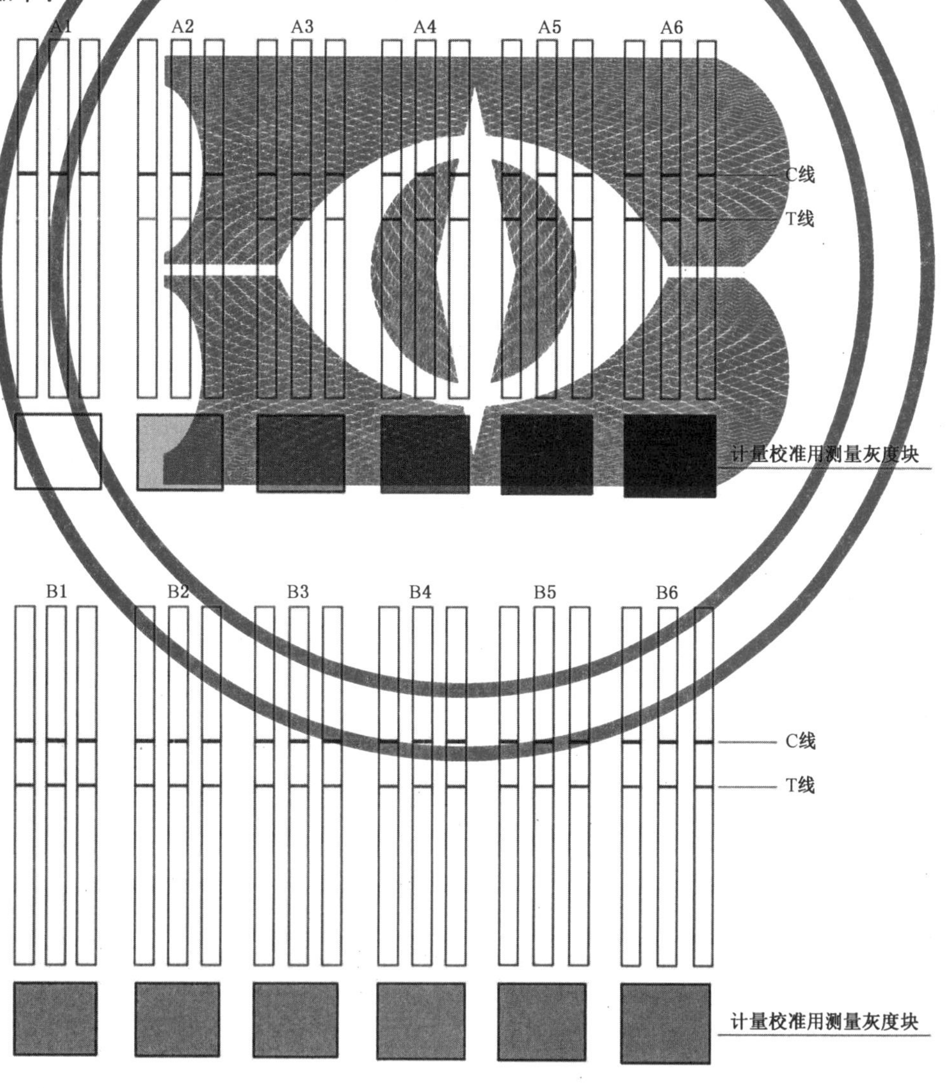

图 A.1 质控条示例

a) 在图像处理软件中首先按照图 A.1 所示布局设计相应尺寸的质控条区域框，包括设计质控线(C 线)、检测线(T 线)，质控条尺寸及 C 线、T 线的位置建议与实际试剂条产品的尺寸和位置完全一致。如图 A.1 所示，某一反射率的质控条可以一次做 3 条或更多，预留今后使用。

b) 在某一质控条下方设计尺寸大于 20 mm×20 mm 的区域框作为计量质控条反射率的实际测量区域。

c) 以上两个步骤仅为尺寸框设计，设计完毕后将图像处理软件设置为 RGB 模式对这些区域框进行着色填充。A1～A6 区域填充的 RGB 设置值如表 A.1 所示。T 线的填充设置与下方的“计量校准用测量灰度块”填充设置完全一致。C 线的填充设置根据企业情况，自己设定。

表 A.1 A1～A6 区域填色 RGB 设置值

卡号	R 值	G 值	B 值
A1	255	255	255
A2	200	200	200
A3	150	150	150
A4	100	100	100
A5	50	50	50
A6	0	0	0

B1～B6 属于反射率接近的质控条，用于考察被测设备的分辨率特性。制备方法与 A1～A6 类似，但填充区域的 RGB 设置值如表 A.2 所示。

表 A.2 B1～B6 区域填色 RGB 设置值

卡号	R 值	G 值	B 值
B1	152	152	152
B2	151	151	151
B3	150	150	150
B4	149	149	149
B5	148	148	148
B6	147	147	147

A.1.2 质控条打印设备及纸张要求

质控条设计完成后需要由高分辨率彩色影印设备打印完成。纸张材料为一般性白色相纸即可，但要求纸张为毛面(非亮镜面)。

A.2 质控条的计量方法

A.2.1 计量校准用测量灰度块准备

如图 A.1 所示，将打印制备的“计量校准用测量灰度块”沿边缘裁剪下来，得到 A1～A6、B1～B6 共 12 个计量校准用测量灰度块。

A.2.2 计量校准用测量灰度块反射率测量

裁剪得到的计量校准用测量灰度块可采用市售反射式光学密度计进行反射率测量。也可按照如下测量方式进行测量：

如图 A.2 所示，以 2856K A 光源呈 45°角照射标准反射率白板(其反射率经计量部门在“45/0”条件下校准)和被测样品表面，采用瞄点式亮度计分别读取标准反射率白板和被测样品表面亮度值。测量过程中标准反射率白板以及被测样品表面与照射光源相对位置不变。

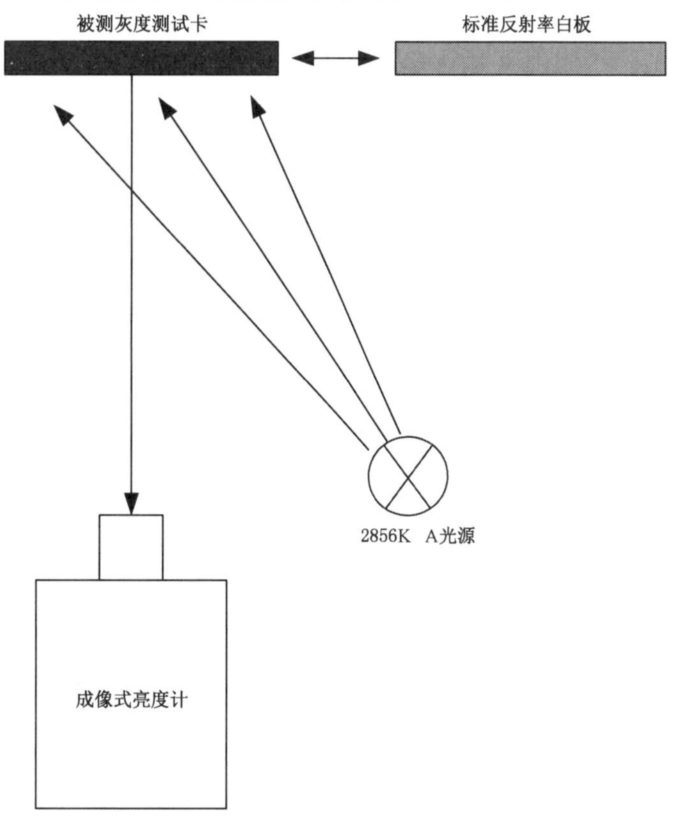

图 A.2 反射率测定示意图

A.2.3 计量校准用测量灰度块反射率值计算

按式(A.1)计算计量校准用测量灰度块反射率值。

$$R_n = R_{std} \times \frac{L_n}{L_{std}} \qquad \cdots\cdots\cdots\cdots\cdots\cdots\cdots\cdots (A.1)$$

式中：

R_n ——序号为 n 的计量校准用测量灰度块的反射率值；

R_{std} ——标准反射率白板的反射率标准值；

L_n ——序号为 n 的计量校准用测量灰度块的亮度测量值；

L_{std} ——标准反射率白板的亮度测量值。

依照以上方法测量次数需大于 2 次，取算术平均值作为最终结果。

A.2.4 质控条反射率值

裁剪的计量校准用测量灰度块按 A.2.3 中的方法计算反射率值，此系列反射率值即为所需质控条的反射率值。

A.2.5 溯源方法

通过以下几种方式进行溯源：

a) 反射式光学密度计具有国家各级计量机构的计量校准报告；

b) 自行制备反射率测量卡，由国家各级计量机构按照 A.2 方法进行测量并出具计量校准报告；

c) 委托国家各级计量机构按照 A.1 方法制备质控条并出具计量校准报告。

A.2.6 质控条计量溯源有效期及保存方法

质控条裁剪并经过计量后应妥善保存，防潮、防污染、防长时间强光照射。妥善保管的质控条其量值计量有效期建议为 1 年。

参 考 文 献

[1] GB/T 3358.1—2009 统计学词汇及符号 第1部分:一般统计术语与用于概率的术语

[2] GB/T 29791.1—2013 体外诊断医疗器械 制造商提供的信息(标示) 第1部分:术语、定义和通用要求

[3] YY/T 0316—2008 医疗器械 风险管理对医疗器械的应用

[4] YY/T 0466.1—2009 医疗器械 用于医疗器械标签、标记和提供信息的符号 第1部分:通用要求

[5] CLSI EP05-A2 Evaluation of Precision Performance of Quantitative Measurement Methods; Approved Guideline-Second Edition

[6] CLSI EP06-A Evaluation of Linearity of Quatitative Measurement Procedures: A Statistical Approach; Approved Guideline

[7] CLSI EP09-A2 Measurement Procedure Comparison and Bias Estimation Using Patient Samples; Approved Guideline-Second Edition

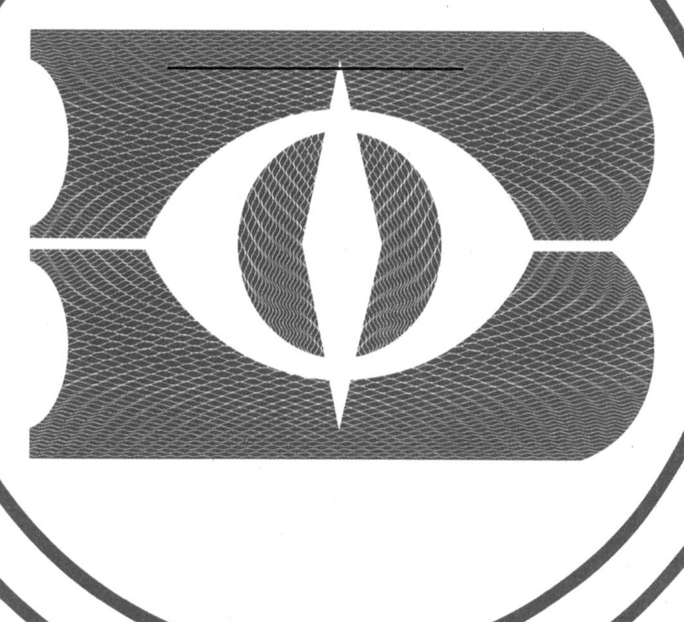

ICS 11.100
C 44

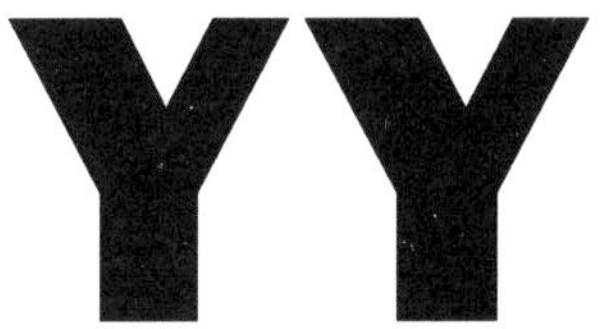

中华人民共和国医药行业标准

YY/T 1596—2017

甲型流感病毒核酸检测试剂盒（荧光PCR法）

Influenza A virus nucleic acid detection kit(fluorescent PCR)

2017-12-05 发布　　　　2018-12-01 实施

国家食品药品监督管理总局　　发布

前　言

本标准按照 GB/T 1.1—2009 给出的规则起草。

请注意本文件的某些内容可能涉及专利。本文件的发布机构不承担识别这些专利的责任。

本标准由国家食品药品监督管理总局提出。

本标准由全国医用临床检验实验室和体外诊断系统标准化技术委员会(SAC/TC 136)归口。

本标准起草单位:中国食品药品检定研究院、上海之江生物科技股份有限公司、江苏硕世生物科技有限公司、北京华大吉比爱生物技术有限公司。

本标准主要起草人:周海卫、石大伟、朱勤玮、刘中华、刘利成、沈舒、张春涛。

甲型流感病毒核酸检测试剂盒（荧光PCR法）

1 范围

本标准规定了甲型流感病毒核酸检测试剂盒(荧光PCR法)(以下简称“试剂盒”)的术语和定义、要求、试验方法、标签和说明书,以及包装、运输和贮存。

本标准适用于以荧光PCR法为原理,定性检测人鼻、咽拭子或其他呼吸道分泌物样本中甲型流感病毒核酸的试剂盒。

本标准不适用于以恒温扩增法为原理,定性检测人鼻、咽拭子或其他呼吸道分泌物样本中甲型流感病毒核酸的试剂盒。

2 规范性引用文件

下列文件对于本文件的应用是必不可少的。凡是注日期的引用文件,仅注日期的版本适用于本文件。凡是不注日期的引用文件,其最新版本(包括所有的修改单)适用于本文件。

GB/T 191 包装储运图示标志

GB/T 29791.2 体外诊断医疗器械 制造商提供的信息(标示) 第2部分:专业用体外诊断试剂

3 术语和定义

下列术语和定义适用于本文件。

3.1

荧光PCR法 fluorescence polymerase chain reaction

又称实时荧光PCR,在PCR过程中利用荧光染料释放的荧光能量的变化直接反映出PCR扩增产物量的变化,荧光信号变量与扩增产物变量成正比,并通过对荧光的采集和分析以达到对原始模板量进行分析的PCR。

4 要求

4.1 外观

该产品外观应符合:

a) 试剂盒应符合生产企业规定的外观要求;

b) 试剂盒应组分齐全,包装外观清洁,无泄漏,无破损;标志、标签字迹清晰。

4.2 阳性参考品符合率

用国家阳性参考品或经标化的阳性参考品进行检测,结果应符合相应参考品的要求。

经标化的阳性参考品应符合以下要求:

a) 应包括不少于国家阳性参考品的流感基因型别;

b） 应设置弱阳、中阳及强阳性参考品。

4.3 阴性参考品符合率

用国家阴性参考品或经标化的阴性参考品进行检测，结果应符合相应参考品的要求。

经标化的阴性参考品应符合以下要求：

a） 应包括不少于国家阴性参考品的病原微生物种类及流感基因型别；

b） 阴性参考品使用的病原微生物浓度应接近其感染的医学相关水平。

4.4 最低检出限

用国家最低检出限参考品或经标化的最低检出限参考品进行检测，结果应符合相应参考品的要求。

经标化的最低检出限参考品应符合以下要求：

a） 应包括不少于国家最低检出限参考品的流感基因型别；

b） 应采用半数组织培养感染量(TCID50)、空斑形成单位(PFU)或 copies/mL 等生物学方式表示最低检出浓度。

4.5 精密性

用国家精密性参考品或经标化的精密性参考品进行检测，重复检测 10 次，结果应均为甲型流感病毒核酸阳性且其 *Ct* 值的变异系数(*CV*)应不大于 5.0%。

4.6 稳定性

可对效期稳定性和热稳定性进行验证：

a） 效期稳定性

生产企业应规定产品的有效期。取到效期后一定时间内的产品检测试剂外观、阳性参考品符合率、阴性参考品符合率、最低检出限和精密性，结果应符合 4.1、4.2、4.3、4.4、4.5 的要求；

b） 热稳定性试验

检测试剂外观、阳性参考品符合率、阴性参考品符合率、最低检出限和精密性，结果应符合 4.1、4.2、4.3、4.4、4.5 的要求。

注 1：热稳定性不能用于推导产品有效期，除非是采用基于大量的稳定性研究数据建立的推导公式。

注 2：一般地，效期为 1 年时选择不超过 1 个月的产品，效期为半年时选择不超过半个月的产品，以此类推。但如超过规定时间，产品符合要求时也可以接受。

注 3：根据产品特性可选择 a)，b)方法的任意组合，但所选用方法宜能验证产品的稳定性，以保证在效期内产品性能符合标准要求。

5 试验方法

5.1 外观

在自然光下以正常视力或矫正视力目视检查，结果应符合 4.1 的要求。

5.2 阳性参考品符合率

用国家阳性参考品或经标化的阳性参考品进行检测，按产品说明书进行操作，结果应符合 4.2 的要求。

5.3 阴性参考品符合率

用国家阴性参考品或经标化的阴性参考品进行检测，按产品说明书进行操作，结果应符合 4.3 的要求。

5.4 最低检出限

用国家最低检出限参考品或经标化的最低检出限参考品进行检测,按产品说明书进行操作,结果应符合4.4的要求。

5.5 精密性

取同一批号试剂盒,用国家精密性参考品或经标化的精密性参考品重复检测10次,计算10次检测结果的平均值$\bar{x}$和标准差SD,按式(1)计算变异系数(CV),结果应符合4.5的要求。

$$CV = \frac{SD}{\bar{x}} \times 100\% \qquad \cdots\cdots(1)$$

式中:

CV ——变异系数;

SD ——标准差;

$\bar{x}$ ——检测结果的平均值。

5.6 稳定性

可选用以下方法进行验证:

a) 效期稳定性

取到效期后一定时间内的产品,按产品说明书进行操作,结果应符合4.6a)的要求。

b) 热稳定性试验

可选择下列条件中的一项或两项处理试剂盒,按产品说明书进行操作,结果应符合4.6b)的要求。

1) 将试剂盒在2 ℃~8 ℃下放置7 d;

2) 将试剂盒置于室温,待可冻结组分完全融化后,再放入贮存条件下完全冻结,反复5次。

6 标签和说明书

应符合GB/T 29791.2的规定。

7 包装、运输和贮存

7.1 包装

包装储运图示标志应符合GB/T 191的规定。包装容器应保证密封性良好,完整,无泄漏,无破损。

7.2 运输

试剂盒应按生产企业的要求运输。在运输过程中,应防潮,防止重物堆压,避免阳光直射和雨雪浸淋,防止与酸碱物质接触,防止内外包装破损。

7.3 贮存

试剂盒应在生产企业规定条件下保存。

参 考 文 献

[1] GB/T 21415—2008 体外诊断医疗器械—生物源性样品中量的测量—校准品和质控物质赋值的计量学溯源性(ISO 17511:2003,IDT)

[2] YY/T 0316—2016 医疗器械 风险管理对医疗器械的应用(ISO 14971,IDT)

[3] YY/T 1182—2010 核酸扩增检测用试剂(盒)

[4] 中华人民共和国药典(2010年版)三部

ICS 11.100
C 44

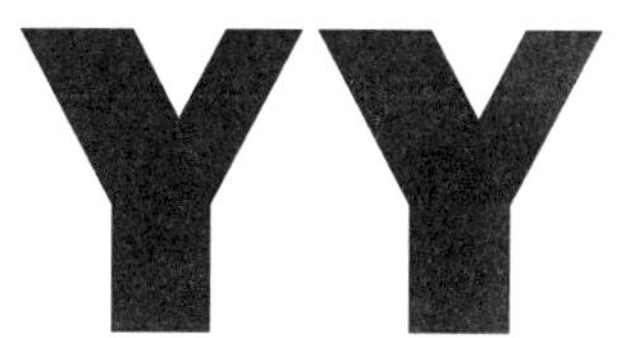

中华人民共和国医药行业标准

YY/T 1713—2020

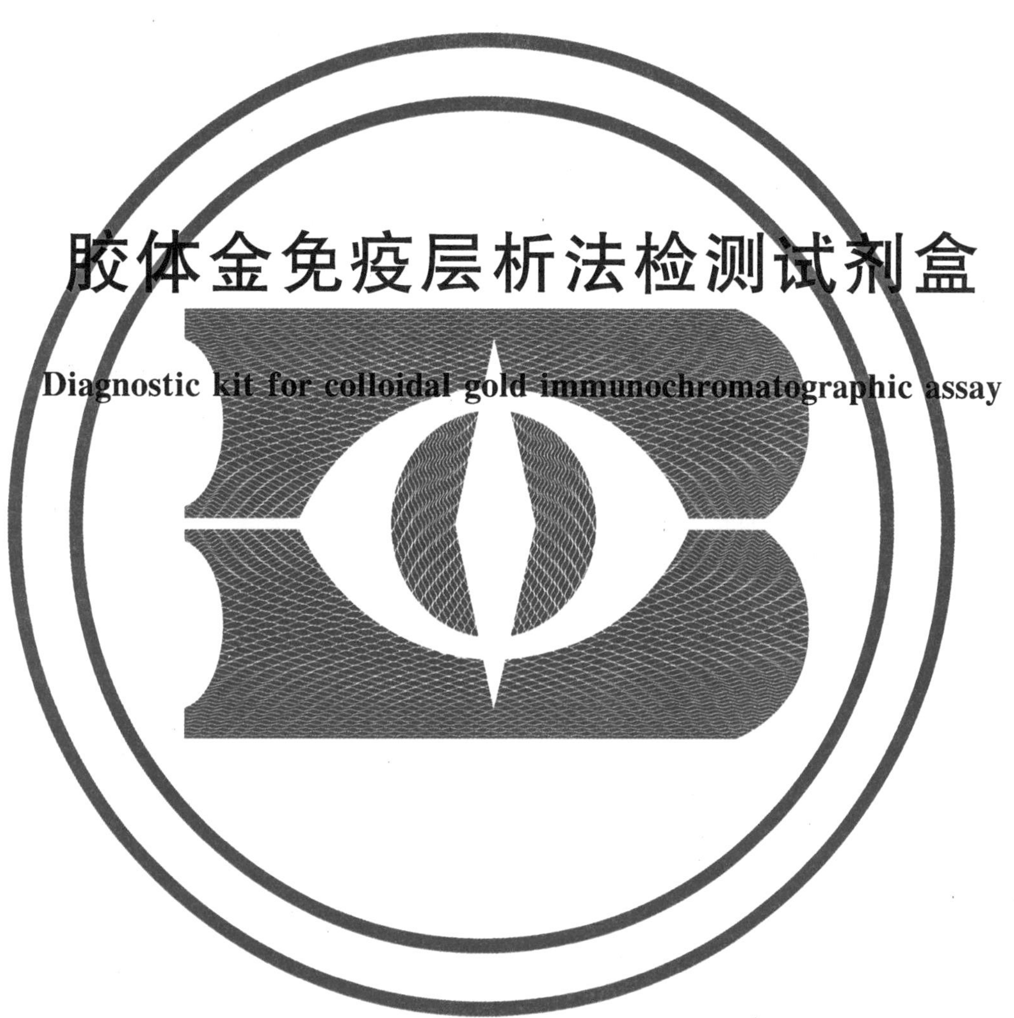

胶体金免疫层析法检测试剂盒

Diagnostic kit for colloidal gold immunochromatographic assay

2020-09-27 发布　　　　2022-06-01 实施

国家药品监督管理局　发布

前　言

本标准按照 GB/T 1.1—2009 给出的规则起草。

请注意本文件的某些内容可能涉及专利。本文件的发布机构不承担识别这些专利的责任。

本标准由国家药品监督管理局提出。

本标准由全国医用临床检验实验室和体外诊断系统标准化技术委员会(SAC/TC 136)归口。

本标准起草单位:北京市医疗器械技术审评中心、北京市医疗器械检验所、中国食品药品检定研究院、郑州安图生物工程股份有限公司、罗氏诊断产品(上海)有限公司、基蛋生物科技股份有限公司。

本标准主要起草人:孙嵘、刘艳春、沈舒、李晓霞、田伟、王路海。

胶体金免疫层析法检测试剂盒

1 范围

本标准规定了胶体金免疫层析法检测试剂盒的相关术语和定义、要求、试验方法、标签和使用说明书、包装、运输和贮存。

本标准适用于以胶体金免疫层析法为原理对人体样本(血液、尿液、粪便、唾液等)进行定量、半定量、定性检测的试剂盒。

2 规范性引用文件

下列文件对于本文件的应用是必不可少的。凡是注日期的引用文件,仅注日期的版本适用于本文件。凡是不注日期的引用文件,其最新版本(包括所有的修改单)适用于本文件。

GB/T 21415 体外诊断医疗器械 生物样品中量的测量 校准品和控制物质赋值的计量学溯源性

GB/T 29791.2 体外诊断医疗器械 制造商提供的信息(标示) 第2部分:专业用体外诊断试剂

3 术语和定义

下列术语和定义适用于本文件。

3.1

定性检测 qualitative examination

基于物质的化学或物理等特性将其识别或分类的一组操作。

注1:一般只报告两类检测结果(阳性/阴性、是/否、有/无等)。

注2:其显著特征是仅在临界值上有一个可能的医学决策点。

注3:改写GB/T 29791.1—2013,定义A.3.43。

3.2

半定量检测 semiquantitative examination

本质上是一种增加了反应程度选项(阳性程度、获得阳性结果的稀释度或与色卡的比较)的定性检测,可使用序数量表等呈现反应结果。

示例:检测结果可报告为"-""±""+""++"。

注:改写EP19(2nd ed),1.4.2。

3.3

定量检测 quantitative examination

测量分析物的量或浓度并以适当测量单位的数字量值表达的一组操作。

[GB/T 29791.1—2013,定义A.3.45]

3.4

临界值 cutoff

用于鉴别样品,作为判断特定疾病、状态或被测量存在或不存在的界限的量值。

注1:测量结果高于临界值被认为是阳性而低于临界值被认为是阴性。

注2:测量结果接近临界值可被认为是非确定性。

注 3：临界值的选择决定检验的诊断特异性和诊断灵敏度。

注 4：理想情况下，重复测试临界值浓度的被分析物时，得到近似 50％阳性和 50％阴性的结果，所以该浓度亦被称为 c_{50}（见 3.5 注 2、注 3）。

注 5：改写 GB/T 29791.1—2013，定义 A.3.13。

3.5

c_5—c_{95} 区间　c_5—c_{95} interval

临界值附近的被测物浓度区间，可认为此浓度区间之外的被测物检测结果 95％以上为阴性（浓度 $<c_5$）或 95％以上为阳性（浓度 $>c_{95}$）。

注 1：不精密度的存在使得这一区间之内的检测结果并非始终一致。

注 2：字母 c 是浓度的缩写，下标（5、50 或 95）表示阳性结果的百分率。

注 3：理想情况下，重复测试 c_5 和 c_{95} 浓度的被测物，分别会产生约 5％和 95％的阳性结果（此为试剂盒检测呈现的结果，而非临床诊断结果）。

注 4：c_5—c_{95} 区间通常也被称为定性检验时的"检测灰区"，其宽度提供了关于定性试验的精密度信息（该区间越窄说明检测方法的精密度越好）。

注 5：该区间有时也被称为方法的"95％区间"，但切勿将该术语与"95％置信区间"混淆。

注 6：改写 EP12-A2，8.1。

3.6

检出限　limit of detection

由给定测量程序得到的测得量值，对于此值，在给定声称物质中存在某成分的误判概率为 α 时，声称不存在该成分的误判概率为 β。

注 1：IUPAC 建议 α 和 β 默认值等于 0.05。

注 2：它被用于描述一个检验程序以特定置信水平能报告为存在的被测量最低值，也被用来指最小可检测浓度。

注 3：曾经也被称为"最低检测限""最低检出限""检测限"。

注 4：改写 GB/T 29791.1—2013，定义 A.3.14。

3.7

重复性　repeatability

在一组测量条件下的测量精密度，包括相同测量程序、相同操作者、相同测量系统、相同操作条件和相同地点，并且在短时间段内对同一或相似被测对象重复测量。

［GB/T 29791.1—2013，定义 A.3.30］

3.8

分析特异性　analitical specificity

检测程序在样品中有其他量存在时只检测或测量被测量存在的能力。

［GB/T 29791.1—2013，定义 A.2.6］

3.9

交叉反应　cross-reactivity

在免疫化学测量程序中，非检测靶标物质因存在竞争关系与试剂结合的程度。

示例：抗体结合到分析物的代谢物、结构相似物等。

注：改写 GB/T 29791.1—2013，定义 A.3.12。

3.10

高剂量钩状效应　high dose hook effect

在免疫化学测量程序中由相对抗体浓度抗原浓度过量或相对抗原浓度抗体浓度过量时的抗原-抗体交联减少而引起的负偏倚。

注：有时候被称为前带现象或 HOOK 效应。

［GB/T 29791.1—2013，定义 A.3.17］

3.11

准确度　accuracy

一个测得量值与被测量的一个真量值间的一致程度。

注 1：当一个测量给出较小的测量误差时认为它较准确。

注 2：测量准确度与测量正确度和测量精密度两者相关。

注 3：改写 GB/T 29791.1—2013，定义 A.3.24。

3.12

医学决定水平　medicine decide level

临床上必须采取措施时的检测水平，是一个阈值，高于或低于此值，可决定采取某种临床措施。

［YY/T 1172—2010，定义 2.63］

4　要求

4.1　定性检测试剂盒

4.1.1　外观

符合制造商规定的正常外观要求。

4.1.2　净含量(适用时)

试剂盒中如含液体组分，其装量应符合如下要求：

a)　对于需要抽提使用的液体组分，净含量应不少于标示值；

b)　对于无需抽提使用的液体组分，净含量应规定其偏差要求。

注 1：常见液体组分有样本稀释液、样本处理液等。

注 2：一般情况下，单人份包装的稀释液或处理液无需抽提使用，多人份包装需要先抽提再使用。

4.1.3　膜条宽度

制造商应规定膜条宽度要求(下限或偏差)，随机抽取测试应不低于制造商声称。

4.1.4　液体移行速度

制造商应规定移行速度要求(下限或偏差)，随机抽取测试应不低于制造商声称。

4.1.5　检出限

制造商应规定试剂盒的检出限水平。分别检测不同浓度/水平梯度的参考品/样品，结果应满足制造商声称。

参考品/样品的浓度/水平设置及配制应遵循以下原则：

a)　参考品/样品应涵盖临界值两侧的 c_5、c_{95} 附近浓度/水平；

b)　临界值及灰区的设置应考虑是否符合临床实际诊断意义，同一被测物对于筛查试剂和确认试剂等不同临床应用情形可以依据灵敏度/特异度需求分别设置不同的临界值；

c)　灰区内参考品/样品的检测结果可阴可阳，高于 c_{95} 检测结果应为阳，低于 c_5 检测结果应为阴；

d)　如果使用的参考品/样品是制造商自行配制的，应明确基质、配制方法及赋值方法。

注：如被测物确实不宜用常规浓度、活度单位进行赋值，可采用自定义的浓度/活度赋值方式(如“滴度”“效价”等)并提供其赋值的合理性。

4.1.6　阴性参考品符合率(适用时)

分别检测用于评价试剂阴性符合率的不同参考品/样品各 1 次，检测结果应均为阴性。

病原微生物检测试剂盒一般应适用，其阴性参考品的设置应遵循以下原则：

a) 阴性参考品/样品应包括相对于待检测对象而言为阴性的正常人群的多份样本，以及与该病原体感染途径相似或相同的其他病原体感染者样本；

b) 阴性参考品/样品应当是被确定过的，和(或)公认方法检测的，和(或)经临床确认的阴性样本。建议使用国家参考品，如果是制造商自行配制的，应明确基质、配制方法及赋值方法。

4.1.7 阳性参考品符合率(适用时)

分别检测用于评价试剂阳性符合率的不同参考品/样品各1次，检测结果应均为阳性。

病原微生物检测试剂盒一般应适用，其阳性参考品的设置应遵循以下原则：

a) 阳性参考品应为对被检测对象而言确诊为该病原体感染的多份样品，阳性参考品选择时应能代表我国主要流行的病原微生物型别，包括不同基因型/血清型的病原体或抗体；

b) 阳性参考品/样品应当是被确定过的，和(或)公认方法检测的，和(或)经临床确认的阳性样本。建议使用国家参考品，如果是制造商自行配制的，应明确基质、配制方法及赋值方法。

4.1.8 分析特异性(适用时)

检测含有一定浓度/水平的交叉反应物的阴性参考品/样品3次，检测结果应不出现阳性。

有明确的交叉反应物的被测物试剂盒应适用，其设置应遵循以下原则：

a) 交叉反应物及其浓度的选择应当科学合理，并且其应当有可能存在于待测样本中。交叉反应可接受的程度，主要取决于被测物和交叉反应物在人体内的相对含量；

b) 阴性参考品/样品应当是被确定过的，和(或)公认方法检测的，和(或)经临床确认的阴性样品。如果是制造商自行配制的，应明确基质、配制方法及赋值方法。

注：如在"阴性/阳性参考品符合率"对交叉反应物已有相关要求，此项可不适用(如病原微生物检测试剂盒)。

4.1.9 高剂量钩状效应(适用时)

检测制造商声称的高浓度/水平阳性参考品/样品3次，检测结果应不出现假阴性。

双抗夹心一步法检测试剂盒一般应适用，其设置应遵循以下原则：

a) 此处声称的高浓度/水平应为临床可见的该被测物较高浓度水平；

b) 此处并非要求声称已发生钩状效应的浓度/水平，实为在该检测浓度/水平时，还未发生钩状效应或虽发生钩状效应但并未出现假阴性。

注：此高浓度/水平也可被视为制造商声称的该试剂盒的可检测上限。

4.1.10 重复性

检测已明示浓度/水平的阴性及弱阳性参考品/样品至少10次，阴阳性结果符合率均应不小于95%。

重复性浓度/水平设置及结果判定应遵循以下原则：

a) 阴性及弱阳性参考品/样品建议选择 c_5、c_{95} 附近浓度/水平；

b) 关于"95%"举例：如测20次，应至少19次符合；如测10次，应10次均符合。

4.1.11 批间差

抽取3个批次的试剂盒，各批分别检测已明示浓度/水平的弱阳性参考品/样品至少10次，阳性结果符合率均应不小于95%。

4.1.12 稳定性

稳定性应满足如下要求：

a) 效期稳定性

试剂盒在规定的贮存条件下保存至有效期末，超过有效期一定时期内进行检测，产品的性能应符合 4.1.5、4.1.6、4.1.7、4.1.8、4.1.9、4.1.10 要求。

b) 热稳定性

取有效期内试剂盒在制造商规定的温度放置规定时间，产品的性能应符合 4.1.5、4.1.6、4.1.7、4.1.8、4.1.9、4.1.10 要求。

c) 开封稳定性

试剂盒开封之后，在规定的贮存条件下保存至开封有效期末，产品的性能应符合 4.1.5、4.1.6、4.1.7、4.1.8、4.1.9、4.1.10 要求。

注 1：效期稳定性试验，一般情况下，效期为 1 年时选择不超过 1 个月的产品进行试验，效期为半年时选择不超过半个月的产品进行试验，以此类推。但如超过规定时间，产品符合要求时也可以接受。

注 2：热稳定性试验不能用于推导产品有效期，除非是采用基于大量的稳定性研究数据建立的推导公式。

注 3：根据产品特性可选择 a)、b)方法的组合，但所选用方法宜能验证产品的稳定性，以保证在效期内产品性能符合标准要求。

注 4：试剂盒开封后需多次使用(例如多人份初始包装)或开封后不立即使用时，c)适用。

4.2 半定量检测试剂盒

4.2.1 外观

符合制造商规定的正常外观要求。

4.2.2 净含量(适用时)

试剂盒中如含液体组分，其液体组分装量应符合如下要求：

a) 对于需要抽提使用的液体组分，净含量应不少于标示值；

b) 对于无需抽提直接使用的液体组分，净含量应规定其偏差要求。

注 1：常见液体组分有样本稀释液、样本处理液等。

注 2：一般情况下，单人份包装的稀释液或处理液无需抽提使用，多人份包装需要先抽提再使用。

4.2.3 膜条宽度

制造商应规定膜条宽度要求(下限或偏差)，随机抽取测试应不低于制造商声称。

4.2.4 液体移行速度

制造商应规定移行速度要求(下限或偏差)，随机抽取测试应不低于制造商声称。

4.2.5 准确性

在所有分段量级内检测各浓度/水平参考品/样品，检测结果与相应标示值相差不得超过一个量级，且不得出现反向相差；阳性参考品/样品不得出现阴性结果，阴性参考品/样品不得出现阳性结果。

参考品/样品的浓度/水平设置及配制应遵循以下原则：

a) 所检的阴性、弱阳性(第一个非阴性量级)参考品/样品分别选取 c_5、c_{95}附近浓度/水平；

b) 不同量级浓度/水平的设置应考虑是否符合临床实际诊断意义；

c) 如果使用的参考品/样品是制造商自配，应明确基质、配制方法及赋值方法。

4.2.6 分析特异性(适用时)

检测含有一定浓度/水平的交叉反应物的阴性参考品/样品 3 次，结果应不出现阳性。

4.2.7 高剂量钩状效应(适用时)

检测制造商声称的高浓度/水平阳性参考品/样品3次,结果应不出现假阴性。

4.2.8 重复性

分别重复检测不同浓度/水平参考品/样品(至少应包含阴性、弱阳性和阳性3个量级)至少各10次,各量级检测结果的一致率均应不小于95%。

参考品/样品的浓度/水平设置及配制应遵循以下原则:

a) 建议所检的阴性、弱阳性(第一个非阴性量级)参考品/样品分别选取 c_5、c_{95} 附近浓度/水平。

b) 如果使用的参考品/样品是制造商自行配制的,应明确基质、配制方法及赋值方法。

4.2.9 批间差

抽取3个批次的试剂盒,各批分别重复检测不同浓度/水平参考品(至少应包含弱阳性和阳性2个量级)至少各10次,各量级测定结果的一致率均应不小于95%。

4.2.10 稳定性

稳定性应满足如下要求:

a) 效期稳定性

试剂盒在规定的贮存条件下保存至有效期末,超过有效期一定时期内进行检测,产品的性能应至少符合4.2.5、4.2.6、4.2.7、4.2.8要求。

b) 热稳定性

取有效期内试剂盒在制造商规定的温度放置规定时间,产品的性能应至少符合4.2.5、4.2.6、4.2.7、4.2.8要求。

c) 开封稳定性

试剂盒开封之后,在规定的贮存条件下保存至开封有效期末,产品的性能应至少符合4.2.5、4.2.6、4.2.7、4.2.8要求。

注1:效期稳定性试验,一般情况下,效期为1年时选择不超过1个月的产品进行试验,效期为半年时选择不超过半个月的产品进行试验,以此类推。但如超过规定时间,产品符合要求时也可以接受。

注2:热稳定性试验不能用于推导产品有效期,除非是采用基于大量的稳定性研究数据建立的推导公式。

注3:根据产品特性可选择a)、b)方法的组合,但所选用方法宜能验证产品的稳定性,以保证在效期内产品性能符合标准要求。

注4:试剂盒开封后需多次使用(例如多人份初始包装)或开封后不立即使用时,c)适用。

4.3 定量测定试剂盒

4.3.1 外观

符合制造商规定的正常外观要求。

4.3.2 净含量(适用时)

试剂盒中如含液体组分,其液体组分装量应符合如下要求:

a) 对于需要抽提使用的液体组分,净含量应不少于标示值。

b) 对于无需抽提直接使用的液体组分,净含量应规定其偏差要求。

4.3.3 膜条宽度

制造商应规定膜条宽度要求(下限或偏差),随机抽取测试应不低于制造商声称。

4.3.4 液体移行速度

制造商应规定移行速度要求(下限或偏差),随机抽取测试应不低于制造商声称。

4.3.5 溯源性

应根据 GB/T 21415 及有关规定提供所用校准品(或校准信息)的来源、赋值过程以及测量不确定度等内容。

4.3.6 准确度

可选用以下方法之一进行验证,优先采用相对偏差的方法:

a) 相对偏差

用可用于评价常规方法的有证参考物质(CRM)或其他公认的参考物质作为样品进行检测,其测量结果的相对偏差应不超过±15%。

b) 回收试验

将已知浓度的待测物加入到临床样本基质中,其回收率应在 80%~120%。

c) 比对试验

试剂盒与指定分析系统进行比对试验,相关系数(r)应不小于 0.95。

4.3.7 检出限

制造商应提供试剂盒的检出限,测试结果应符合其声称值。

4.3.8 线性

制造商应提供试剂盒的线性区间,在其给定的线性区间内,相关系数(r)应不低于 0.95。

4.3.9 分析特异性(适用时)

检测含有一定浓度/水平的交叉反应物的阴性参考品/样品 3 次,测试结果应符合其声称值。

4.3.10 重复性

分别用高低浓度/水平的参考品/样品各重复检测 10 次,其变异系数(CV)应不大于 15%。

参考品/样品的浓度/水平设置及配制应遵循以下原则:

a) 所检的参考品/样品的浓度宜选取医学决定水平附近。

b) 如果使用的参考品/样品是制造商自行配制的,应明确基质、配制方法及赋值方法。

注:高低浓度/水平也可以选择不同的变异系数(CV)要求。例如:高浓度要求 CV 不大于 8%,低浓度要求 CV 不大于 12%。

4.3.11 批间差

用 3 个批号试剂盒分别检测高低浓度/水平的参考品/样品 10 次,批间变异系数(CV)应不大于 20%。

注:高低浓度/水平也可以选择不同的变异系数(CV)要求。例如:高浓度要求 CV 不大于 15%,低浓度要求 CV 不大于 20%。

4.3.12 稳定性

稳定性应满足如下要求:

a) 效期稳定性

试剂盒在规定的贮存条件下保存至有效期末，超过有效期一定时期内进行检测，产品的性能应至少符合 4.3.6、4.3.7、4.3.8、4.3.9、4.3.10 要求。

b) 热稳定性

取有效期内试剂盒在制造商规定的温度放置规定时间，产品的性能应至少符合 4.3.6、4.3.7、4.3.8、4.3.9、4.3.10 要求。

c) 开封稳定性

试剂盒开封之后，在规定的贮存条件下保存至开封有效期末，产品的性能应至少符合 4.3.6、4.3.7、4.3.8、4.3.9、4.3.10 要求。

注 1：效期稳定性试验，一般情况下，效期为 1 年时选择不超过 1 个月的产品进行试验，效期为半年时选择不超过半个月的产品进行试验，以此类推。但如超过规定时间，产品符合要求时也可以接受。

注 2：热稳定性试验不能用于推导产品有效期，除非是采用基于大量的稳定性研究数据建立的推导公式。

注 3：根据产品特性可选择 a)、b)方法的组合，但所选用方法宜能验证产品的稳定性，以保证在效期内产品性能符合标准要求。

注 4：试剂盒开封后需多次使用(例如多人份初始包装)或开封后不立即使用时，c)适用。

5 试验方法

5.1 定性检测试剂盒

5.1.1 外观

在自然光下以正常视力或矫正视力目视检查，应符合 4.1.1 要求。

5.1.2 净含量(适用时)

用通用量具测量液体试剂装量，应符合 4.1.2 要求。

5.1.3 膜条宽度

用游标卡尺测量试纸条的宽度，应符合 4.1.3 要求。

5.1.4 液体移行速度

按说明书进行操作，从试纸加入样品液开始用秒表计时，直至液体达到观察区末端时停止计时(应涵盖检测区、质控区等反应区域)，所用的时间记为 t，用游标卡尺测量加样区至观察区末端之间的长度，记为 L，计算 L/t 即为移行速度，应符合 4.1.4 要求。

5.1.5 检出限

分别检测已明示浓度/水平的不同梯度的参考品/样品各 1 次，结果应符合 4.1.5 要求。

5.1.6 阴性符合率(适用时)

分别检测用于评价试剂特异性的不同参考品/样品各 1 次，结果应符合 4.1.6 要求。

5.1.7 阳性符合率(适用时)

分别检测用于评价试剂灵敏性的不同参考品/样品各 1 次，结果应符合 4.1.7 要求。

5.1.8 分析特异性(适用时)

检测含已明示浓度/水平的交叉反应物的阴性参考品/样品 3 次，结果应符合 4.1.8 要求。

5.1.9 高剂量钩状效应(适用时)

检测按照制造商声称浓度/水平的强阳参考品/样品3次,结果应符合4.1.9要求。

5.1.10 重复性

检测已明示浓度/水平的阴性及弱阳性参考品/样品至少10次,结果应符合4.1.10要求。

5.1.11 批间差

抽取3个批次的试剂盒,各批分别检测已明示浓度/水平的弱阳性参考品/样品至少10次,结果应符合4.1.11要求。

5.1.12 稳定性

5.1.12.1 效期稳定性

试剂盒在规定的贮存条件下保存至有效期末,按照5.1.5、5.1.6、5.1.7、5.1.8、5.1.9、5.1.10进行检测,结果应符合4.1.12a)要求。

5.1.12.2 热稳定性

取有效期内试剂盒在制造商规定的温度放置规定时间,按照5.1.5、5.1.6、5.1.7、5.1.8、5.1.9、5.1.10进行检测,结果应符合4.1.12b)要求。

5.1.12.3 开封稳定性

试剂盒开封之后,在规定的贮存条件下保存至开封有效期末,按照5.1.5、5.1.6、5.1.7、5.1.8、5.1.9、5.1.10进行检测,结果应符合4.1.12c)要求。

5.2 半定量检测试剂盒

5.2.1 外观

在自然光下以正常视力或矫正视力目视检查,应符合4.1.1要求。

5.2.2 净含量(适用时)

用通用量具测量液体试剂装量,应符合4.2.2要求。

5.2.3 膜条宽度

用游标卡尺测量试纸条的宽度,应符合4.2.3要求。

5.2.4 液体移行速度

按说明书进行操作,从试纸加入样品液开始用秒表计时,直至液体达到观察区末端时停止计时(应涵盖检测区、质控区等反应区域),所用的时间记为 t,用游标卡尺测量加样区至观察区末端之间的长度,记为 L,计算 L/t 即为移行速度,应符合4.2.4要求。

5.2.5 准确性

分别检测已明示浓度/水平的各量级浓度参考品/样品各1次,结果应符合4.2.5要求。

5.2.6 分析特异性(适用时)

检测含已明示浓度/水平的交叉反应物的阴性参考品/样品3次,结果应符合4.2.6要求。

5.2.7 高剂量钩状效应(适用时)

检测按照制造商声称浓度/水平的强阳参考品/样品3次,结果应符合4.2.7要求。

5.2.8 重复性

分别检测已明示浓度/水平的不同量级浓度参考品/样品至少各10次,结果应符合4.2.8要求。

5.2.9 批间差

抽取3个批次的试剂盒,各批分别检测已明示浓度/水平的参考品/样品至少10次,结果应符合4.2.9要求。

5.2.10 稳定性

5.2.10.1 效期稳定性

试剂盒在规定的贮存条件下保存至有效期末,按照5.2.5、5.2.6、5.2.7、5.2.8进行检测,结果应符合4.2.10a)要求。

5.2.10.2 热稳定性

取有效期内试剂盒在制造商规定的温度放置规定时间,按照5.2.5、5.2.6、5.2.7、5.2.8进行检测,结果应符合4.2.10b)要求。

5.2.10.3 开封稳定性

试剂盒开封之后,在规定的贮存条件下保存至开封有效期末,按照5.2.5、5.2.6、5.2.7、5.2.8进行检测,结果应符合4.2.10c)要求。

5.3 定量测定试剂盒

5.3.1 外观

在自然光下以正常视力或矫正视力目视检查,应符合4.3.1要求。

5.3.2 净含量(适用时)

用通用量具测量液体试剂装量,应符合4.3.2要求。

5.3.3 膜条宽度

用游标卡尺测量试纸条的宽度,应符合4.3.3要求。

5.3.4 液体移行速度

按说明书进行操作,从试纸加入样品液开始用秒表计时,直至液体达到观察区末端时停止计时(应涵盖检测区、质控区等反应区域),所用的时间记为t,用游标卡尺测量加样区至观察区末端之间的长度,记为L,计算L/t即为移行速度,应符合4.3.4要求。

5.3.5 **溯源性**

制造商应提供所用校准品(或校准信息)的来源、赋值过程以及测量不确定度等内容,结果应符合4.3.5要求。

5.3.6 **准确度**

5.3.6.1 **相对偏差**

试剂盒测试可用于评价常规方法的有证参考物质(CRM)或其他公认的参考物质3次,分别按照式(1)计算相对偏差,如果3次结果的相对偏差均不超过规定值,判为合格。如果大于等于2次的结果不符合,判为不合格。如果有1次结果不符合要求,则应重新连续测试20次,并分别计算相对偏差,如果大于等于19次测试结果的相对偏差均不超过规定值,判为合格,即符合4.3.6a)要求。

$$B_i=\frac{X_i-T}{T}\times 100\% \qquad \cdots\cdots(1)$$

式中:

B_i ——相对偏差;

X_i ——测试值;

T ——参考物质标示值。

5.3.6.2 **回收试验**

在临床样本中加入一定体积纯品或标准溶液(标准溶液体积与样本体积比不产生基质变化,加入标准溶液后样品测定浓度在试剂盒线性范围内且该浓度宜在医学决定水平附近),各浓度重复测定3次取均值,按式(2)计算回收率,应符合4.3.6b)要求。

$$R=\frac{c\times(V_0+V_s)-c_0\times V_0}{V_s\times c_s}\times 100\% \qquad \cdots\cdots(2)$$

式中:

R ——回收率;

c ——临床样本加入标准溶液后的测定浓度均值;

V_0 ——临床样本的体积;

V_s ——加入标准液体积;

c_0 ——临床样本的测定浓度均值;

c_s ——标准溶液的浓度。

注:标准溶液为纯品配制的溶液。

5.3.6.3 **比对试验**

用不少于40个在检测浓度范围内不同浓度的临床样品,以制造商指定的分析系统作为比对方法,每份样品按待测试剂盒操作方法及比对方法分别检测。用线性回归方法计算两组结果的相关系数(r),应符合4.3.6c)要求。

5.3.7 **检出限**

制造商应提供试剂盒的空白限、检出限及参考区间等相关信息。根据制造商提供信息,对5份浓度近似检出限(LOD)的低值样本进行检测,每份样本检测5次,对检测结果按照大小进行排序,符合如下条件,即可认为制造商提供的空白限和检出限的设置基本合理,结果符合4.3.7的要求。

a) 低于制造商提供的空白限数值的检测结果的数量应小于等于3个;

b) 适用时，无高于制造商提供的参考区间下限的检测结果的数值。

5.3.8 线性

将接近线性区间上限的高值样本按一定比例稀释为至少5种浓度，其中低值浓度的样品须接近线性区间的下限。按试剂盒说明书进行操作，对每一浓度的样本均重复检测2次，计算其平均值，将结果平均值和稀释比例用最小二乘法进行直线拟合，并计算线性相关系数 r，结果应符合4.3.8要求。

5.3.9 分析特异性（适用时）

检测含已明示浓度/水平的交叉反应物的阴性参考品/样品3次，结果应符合4.3.9要求。

5.3.10 重复性

分别检测高低两种已明示浓度/水平的参考品/样品各10次，计算变异系数 CV，结果应符合4.3.10要求。

5.3.11 批间差

抽取3个批次的试剂盒，各批分别检测已明示浓度/水平的高低浓度参考品/样品各10次，计算30次测试结果的变异系数 CV，结果应符合4.3.11要求。

5.3.12 稳定性

5.3.12.1 效期稳定性

试剂盒在规定的贮存条件下保存至有效期末，按照5.3.6、5.3.7、5.3.8、5.3.9、5.3.10进行检测，结果应符合4.3.12a)要求。

5.3.12.2 热稳定性

取有效期内试剂盒在制造商规定的温度放置规定时间，按照5.3.6、5.3.7、5.3.8、5.3.9、5.3.10进行检测，结果应符合4.3.12b)要求。

5.3.12.3 开封稳定性

试剂盒开封之后，在规定的贮存条件下保存至开封有效期末，按照5.3.6、5.3.7、5.3.8、5.3.9、5.3.10进行检测，结果应符合4.3.12c)要求。

6 标签和使用说明书

应符合GB/T 29791.2的规定。

7 包装、运输和贮存

7.1 包装

包装应符合以下要求：

a) 试剂盒的包装应能保证免受自然和机械性损坏；

b) 如适用，包装内应附有使用说明书及产品检验合格证明。

7.2 运输

按照合同规定的条件进行运输。

7.3 贮存

按照制造商规定的条件进行贮存。

参 考 文 献

[1] GB/T 191—2008 包装储运图示标志

[2] GB/T 29791.1—2013 体外诊断医疗器械 制造商提供的信息(标示) 第1部分:术语定义和通用要求

[3] YY/T 0316—2016 医疗器械 风险管理对医疗器械的应用

[4] YY/T 0466.1—2016 医疗器械 用于医疗器械标签、标记和提供信息的符号 第1部分:通用要求

[5] YY/T 1172—2010 医学实验室质量管理术语

[6] WS/T 494—2017 临床定性免疫检验重要常规项目分析质量要求

[7] CLSI EP12-A2 User Protocol for Evaluation of Qualitative Test Performance; Approved Guideline—Second Editon

[8] CLSI EP19 A Framework for Using CLSI Documents to Evaluate Clinical Laboratory Measurement Procedures—Second Editon

ICS 11.040
C 44

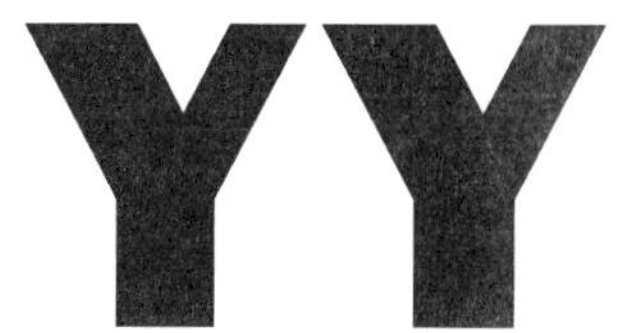

中华人民共和国医药行业标准

YY/T 1717—2020

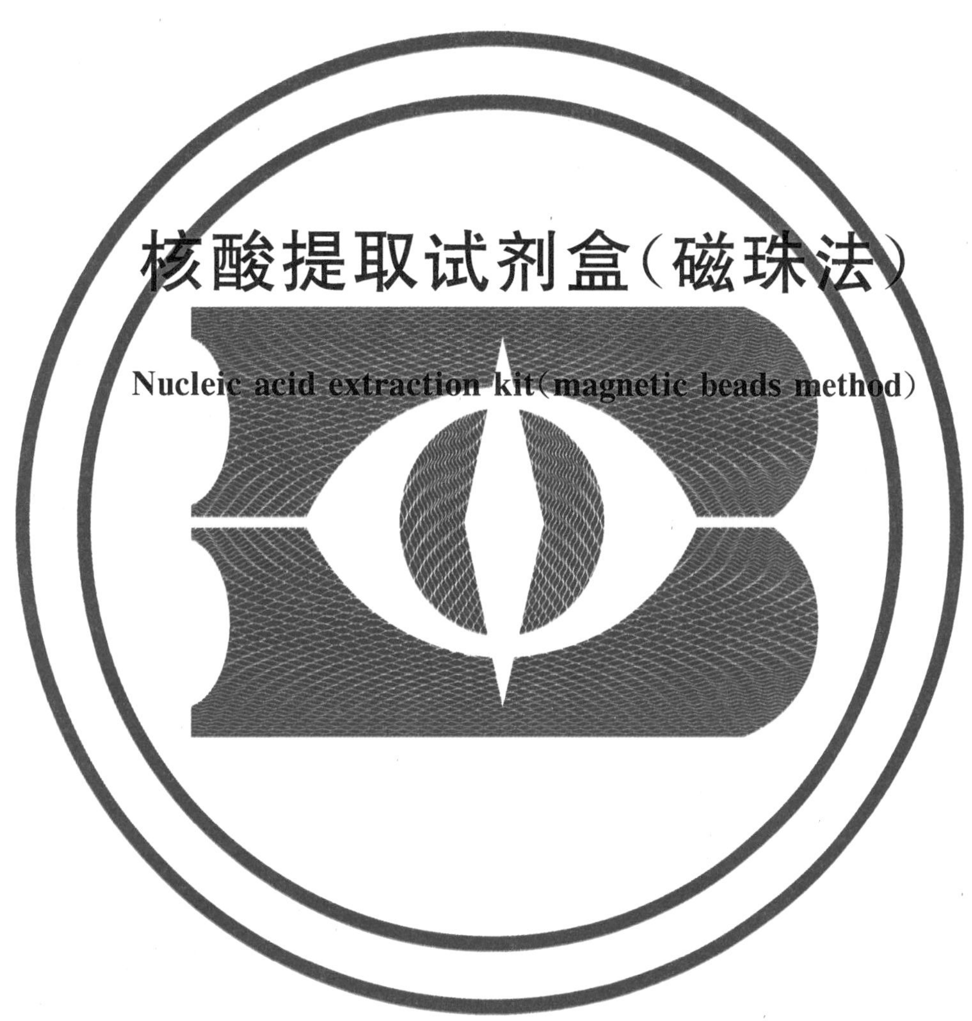

核酸提取试剂盒(磁珠法)

Nucleic acid extraction kit(magnetic beads method)

2020-03-31 发布 2021-04-01 实施

国家药品监督管理局 发布

前　言

本标准按照 GB/T 1.1—2009 给出的规则起草。

请注意本文件的某些内容可能涉及专利。本文件的发布机构不承担识别这些专利的责任。

本标准由国家药品监督管理局提出。

本标准由全国医用临床检验实验室和体外诊断系统标准化技术委员会(SAC/TC 136)归口。

本标准起草单位:西安天隆科技有限公司、安徽省立医院、北京市医疗器械检验所、中国食品药品检定研究院、广州市达瑞生物技术股份有限公司、湖南圣湘生物科技有限公司、上海复星长征医学科学有限公司、上海科华生物工程股份有限公司、苏州海狸生物医学工程有限公司。

本标准主要起草人:彭年才、沈佐君、王瑞霞、刘东来、梁志坤、邓中平、夏懿、方琴、任辉、李红东。

核酸提取试剂盒(磁珠法)

1 范围

本标准规定了核酸提取试剂盒(磁珠法)(以下简称“试剂盒”)的术语和定义、分类、技术要求、试验方法、标识、标签和使用说明书、包装、运输和贮存等。

本标准适用于采用磁珠法从血清、血浆、全血、脑脊液、乳汁、唾液、尿液、痰液、拭子、组织或石蜡包埋组织等各类临床样本中提取、纯化人类基因组核酸及其片段、病原体核酸的试剂盒。病原体核酸包含脱氧核糖核酸(DNA)、核糖核酸(RNA)等。

本标准不适用于不能将核酸提取产物取出进行检测的封闭式系统中包含的核酸提取试剂。

2 规范性引用文件

下列文件对于本文件的应用是必不可少的。凡是注日期的引用文件,仅注日期的版本适用于本文件。凡是不注日期的引用文件,其最新版本(包括所有的修改单)适用于本文件。

GB/T 29791.2 体外诊断医疗器械 制造商提供的信息(标示) 第2部分:专业用体外诊断试剂

3 术语和定义

下列术语和定义适用于本文件。

3.1

核酸 nucleic acid

由核苷酸或脱氧核苷酸通过3’,5’-磷酸二酯键连接而成的一类生物大分子,具有非常重要的生物功能,主要是贮存遗传信息和传递遗传信息,包括核糖核酸(RNA)和脱氧核糖核酸(DNA)两类。

3.2

磁珠 magnetic beads

对超顺磁性纳米颗粒的表面进行一定的改良和修饰,使其在不同条件下可与核酸分子特异高效结合和解离,这种超顺磁性纳米颗粒被称为磁珠。利用磁珠的这个特性在外加磁场的作用下,能从各种生物样本中分离纯化核酸DNA和RNA。

3.3

提取产量 yield

用核酸提取试剂盒(磁珠法)从一定质量或体积的生物样本中提取得到核酸的总量。

3.4

核酸纯度 purity of nucleic acid

用核酸提取试剂盒(磁珠法)从一定量生物样本中提取得到的产物中核酸相对其他杂质的量。

3.5

精密度 precision

在规定条件下,对同一或相似被测对象重复测量得到测量示值或测得值间的一致程度。

注1:测量精密度通常由不精密度以数字表示,如规定测量条件下的标准差、方差和变异系数。

注2:规定的条件例如测量的重复性条件、测量的中间精密度条件或测量的再现性条件。

注3：测量精密度用于定义测量重复性、中间测量精密度和测量再现性。

注4：重复测量指在同一或相似样品上以不受以前结果影响的方式得到的结果。

[GB/T 29791.1—2013，A.3补充统计和分析术语]

4 分类

4.1 按提取目标种类分类

按提取目标种类不同可分为人类基因组DNA提取试剂盒、病原体类核酸提取试剂盒和其他类核酸提取试剂盒三大类；病原体类核酸提取试剂盒又可分为细菌类核酸提取试剂盒、病毒类核酸提取试剂盒等。

注：其他类核酸提取试剂盒指既能提取人类基因组DNA又能提取病原体核酸的多用途试剂盒等。

4.2 按提取目标核酸类型分类

按提取目标核酸类型不同可分为脱氧核糖核酸(DNA)提取试剂盒和核糖核酸(RNA)提取试剂盒。

5 技术要求

5.1 外观

外观应满足以下条件：

a) 试剂盒应符合生产企业规定的外观要求；

b) 试剂盒应组分齐全，包装外观清洁，无泄漏，无破损；标志、标签字迹清楚。

5.2 装量

液体性状试剂的装量应不少于其标签的标示值。

5.3 提取产量

试剂盒提取产量应符合生产企业规定的提取产量要求。生产企业应规定提取产量的检测方法。提取产量应针对一定量样本进行描述，这里所指的一定量样本对于不同类型试剂盒应分类表述，如液体类样本应用体积表示，组织等固体类样本应用质量表示，干血片样本应用面积大小表示，石蜡切片样本应用切片厚度和细胞面积大小共同表示等。

5.4 核酸纯度

试剂盒提取核酸的纯度应符合生产企业规定的核酸纯度要求。生产企业应规定核酸纯度的检测方法。

5.5 提取效率

试剂盒提取核酸的效率应符合生产企业规定的提取效率要求。生产企业应规定提取效率的检测方法。

5.6 批内精密度

批内精密度应按照以下不同类别分类要求：

a) 人类基因组DNA类(除血清或血浆游离试剂盒)提取试剂盒：使用试剂盒提取企业自行标定

的参考品，其浓度值的重复性误差 CV 应不大于 15%；

b) 病原体类核酸提取试剂盒和血清或血浆游离 DNA 提取试剂盒：使用试剂盒提取企业自行标定的参考品，使用企业指定的荧光 PCR 试剂扩增提取物得到 C_t 值，其重复性误差 CV 不大于 5%；

c) 其他类试剂盒：不能归类至以上两类或无法得到浓度值及 C_t 值的其他试剂盒的批内精密度应符合生产企业规定的批内精密度要求。生产企业应规定批内精密度的检测方法。

6 试验方法

6.1 外观

在自然光下以正常视力或矫正视力目视检查外观，结果应符合 5.1 的要求。

6.2 装量

使用与液体量对应的通用量具测量，结果应符合 5.2 的要求。

6.3 提取产量

使用试剂盒提取一定量企业自行标定的参考品，按照企业规定的检测方法检测提取产量，结果应符合 5.3 要求。

6.4 核酸纯度

使用试剂盒提取一定量企业自行标定的参考品，按照企业规定的检测方法检测提取核酸的纯度，结果应符合 5.4 要求。

6.5 提取效率

使用试剂盒提取一定量企业自行标定的参考品，按照企业规定的检测方法检测提取效率，结果应符合 5.5 要求。

6.6 批内精密度

批内精密度应按照以下不同类别分类试验：

a) 人类基因组 DNA 类(除血清或血浆游离试剂盒)提取试剂盒：使用试剂盒按照说明书对同一企业自行标定的参考品进行核酸提取，共计 10 次，使用紫外分光光度计测量浓度值，根据数据计算重复性误差 CV 值，其结果应符合 5.6a)要求；

b) 病原体类核酸提取试剂盒和血清或血浆游离 DNA 提取试剂盒：使用病原体类核酸提取试剂盒和血清或血浆游离 DNA 提取试剂盒按照说明书对同一企业自行标定的参考品进行核酸提取，共计 10 次，使用同一台荧光 PCR 仪器和企业指定的荧光 PCR 试剂扩增检测提取物，检测 C_t 值，根据数据计算重复性误差 CV 值，其结果应符合 5.6b)要求；

c) 其他类试剂盒：使用试剂盒提取一定量企业自行标定的参考品，按照企业规定的检测方法检测批内精密度，结果应符合 5.6c)要求。

7 标识、标签和使用说明书

应符合 GB/T 29791.2 的规定。

8 包装、运输和贮存

8.1 包装

试剂盒应按生产企业的要求包装。

8.2 运输

试剂盒应按生产企业的要求运输。

8.3 贮存

试剂盒应按生产企业的要求贮存。

参 考 文 献

[1] GB/T 29791. 1—2013 体外诊断医疗器械 制造商提供的信息(标示) 第1部分:术语、定义和通用要求 (ISO 118113-1:2009,IDT)

[2] YY/T 0316—2016 医疗器械风险管理对医疗器械的应用(ISO 14971:2007,IDT)

[3] YY 0466.1—2016 医疗器械 用于医疗器械标签、标记和提供信息的符号 第1部分:通用要求(ISO 15223-1:2012,IDT)

[4] ISO 15223-1:2016 Medical devices—Symbols to be used with medical device labels, labelling and information to be supplied—Part 1: General requirements

ICS 11.100
C 44

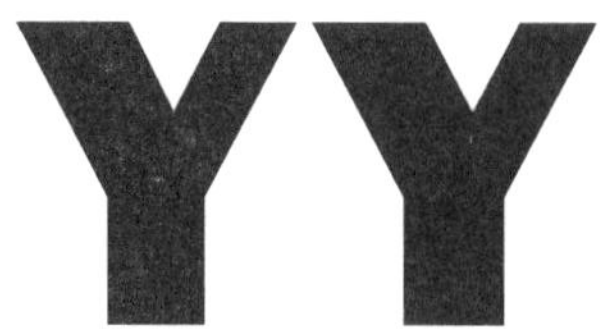

中华人民共和国医药行业标准

YY/T 1740.1—2021

医用质谱仪 第1部分:液相色谱-质谱联用仪

Clinical mass spectrometer—Part 1: Liquid chromatography-mass spectrometer

2021-03-09 发布

2022-10-01 实施

国家药品监督管理局 发布

前　言

YY/T 1740《医用质谱仪》分为4部分：

——第1部分：液相色谱-质谱联用仪；

——第2部分：基质辅助激光解析电离飞行时间质谱仪；

——第3部分：气相色谱-质谱联用仪；

——第4部分：无机质谱仪。

本部分为YY/T 1740的第1部分。

本部分按照GB/T 1.1—2009给出的规则起草。

请注意本文件的某些内容可能涉及专利。本文件的发布机构不承担识别这些专利的责任。

本部分由国家药品监督管理局提出。

本部分由全国医用临床检验实验室和体外诊断系统标准化技术委员会(SAC/TC 136)归口。

本部分起草单位：北京市医疗器械检验所、首都医科大学附属北京同仁医院、卫生部临床检验中心、北京协和医院、广州金域医学检验集团有限公司、美康生物科技股份有限公司。

本部分主要起草人：彭絮、李胜民、刘向祎、张天娇、程歆琦、赵蓓蓓、沈敏、邹迎曙。

医用质谱仪
第1部分：液相色谱-质谱联用仪

1 范围

YY/T 1740 的本部分规定了医用液相色谱-质谱联用仪的要求、试验方法、标签、使用说明、包装、运输和贮存。

本部分适用于单四极杆和三重四极杆型液相色谱-质谱联用仪(以下简称液质联用仪)，该仪器主要用于分析血液、尿液等人源样本中分子物质，例如蛋白质、代谢小分子、药物等。

2 规范性引用文件

下列文件对于本文件的应用是必不可少的。凡是注日期的引用文件，仅注日期的版本适用于本文件。凡是不注日期的引用文件，其最新版本(包括所有的修改单)适用于本文件。

GB/T 191 包装储运图示标志

GB 4793.1 测量、控制和实验室用电气设备的安全要求 第1部分：通用要求

GB 4793.6 测量、控制和实验室用电气设备的安全要求 第6部分：实验室用材料加热设备的特殊要求

GB 4793.9 测量、控制和实验室用电气设备的安全要求 第9部分：实验室用分析和其他目的自动和半自动设备的特殊要求

GB/T 14710 医用电器环境要求及试验方法

GB/T 18268.1 测量、控制和实验室用的电设备 电磁兼容性要求 第1部分：通用要求

GB/T 18268.26 测量、控制和实验室用的电设备 电磁兼容性要求 第26部分：特殊要求 体外诊断(IVD)医疗设备

GB/T 29791.3 体外诊断医疗器械 制造商提供的信息(标示) 第3部分：专业用体外诊断仪器

YY 0648 测量、控制和实验室用电气设备的安全要求 第2-101部分：体外诊断(IVD)医用设备的专用要求

3 术语和定义

下列术语和定义适用于本文件。

3.1

质量准确性 mass accuracy

质谱仪对离子质量的测量值与理论值之间的偏差。

[GB/T 32267—2015，定义4.5]

3.2

质荷比 mass charge ratio，m/z

离子的质量(m)与它所带电荷数(z)的比值。

[GB/T 32267—2015，定义4.6]

3.3

质量范围 mass range

质谱仪所能测量的质荷比下限和质荷比上限之间的范围。

[GB/T 32267—2015,定义 4.7]

3.4

质量分辨率 mass resolution

质谱仪分辨两个相邻质谱峰的质量差的能力。

[GB/T 32267—2015,定义 4.15]

3.5

信噪比 signal to noise ration

被测样品信号强度 S 与基线噪声强度 N 的比值,即 S/N。

注:该比值与噪声强度峰值的算法有关。

——信号的最大峰值与基线噪声的最大峰值之比,称峰峰比(P/P);

——信号的最大峰值与基线噪声的最大峰值/2 之比,称半峰比(P/P)/2;

——信号的最大峰值与基线噪声的均方根峰值之比,称均方根比(RMS)。

[GB/T 32267—2015,定义 4.20]

3.6

扫描速度 scan speed

单位时间内扫描(采集)离子质量数目的速度。

[GB/T 32267—2015,定义 4.21]

3.7

全扫描 full scan

设定质量范围内对所有质量的离子依次进行检测的过程。

[GB/T 32267—2015,定义 4.23]

3.8

保留时间 retention time,t_R

样品组分在色谱柱中滞留的时间,即从进样到色谱峰最大值出现所需要的时间。

[GB/T 32267—2015,定义 7.6]

3.9

灵敏度 sensitivity

在规定的条件下,对于某个质谱峰,仪器对单位样品所产生的响应值。

[GB/T 6041—2002,定义 2.2]

3.10

携带污染 carryover

反应混合物中不属于它的材料的引入。

[GB/T 29791.1—2013,定义 A.3.8]

3.11

线性 linearity

给出与样本中被测量的值直接成比例的测得量值的能力。

[GB/T 29791.1—2013,定义 A.3.21]

3.12

精密度 precision

在规定条件下,对同一或相似被测对象重复测量得到测量示值或测得量值间的一致程度。

[GB/T 29791.1—2013,定义 A.3.29]

4 技术要求

4.1 正常工作条件

液质联用仪在下列条件下应能正常工作:

a) 电源电压:220 V±22 V,50 Hz±1 Hz;

b) 环境温度:15 ℃~25 ℃;

c) 相对湿度:不大于75%。

注:4.1 a)~c)中的条件与制造商标称的条件不一致时,以产品规定的条件为准。

4.2 外观

外观应满足如下要求:

a) 外观应整洁,铭牌和标志应清晰;

b) 紧固件连接应牢固可靠,不得有松动,旋钮、按键及开关应工作正常。

4.3 质量范围

一级质量分析器(MS1)、二级质量分析器(MS2)(适用时)可测定的质荷比 m/z 范围需达到制造商声称的质量范围。

4.4 质量准确性与质量分辨率

应分别满足如下要求:

a) 质量准确性:与理论质荷比的误差在±0.2 u范围内;

b) 质量分辨率:半峰宽(FWHM)可调节小于0.8 u。

4.5 扫描速度

仪器扫描速度不低于1 000 u/s。

4.6 输液泵流速准确度

设定流速为0.5 mL/min时,实测流速输出误差在±2%范围内。

4.7 自动进样器与色谱柱恒温箱准确度

应分别满足如下要求:

a) 自动进样器:实测温度在设定温度±2.0 ℃范围内;

b) 色谱柱恒温箱:实测温度在设定温度±2.0 ℃范围内。

4.8 自动进样器线性

自动进样器线性回归系数 r 应大于0.990。

4.9 灵敏度

用正离子模式和负离子模式分别测定,正离子大于0.4/pg,负离子大于0.8/pg。

4.10 精密度

应满足如下要求：

a) 峰面积的变异系数 CV 应不大于 8.0%；

b) 保留时间的标准偏差 SD 应不大于 0.02。

4.11 线性

制造商应明确用利血平测定时的线性范围，线性范围应不小于 3 个数量级（如 10～1 000），线性回归系数 r 应大于 0.990。

4.12 携带污染率

携带污染率应不大于 0.05%。

4.13 软件

应满足如下要求：

a) 能控制质谱仪各模块、校准仪器、采集数据、批处理数据；

b) 支持保存/打开谱图数据、方法文件；

c) 将采集到的谱图进行平滑、自动积分面积、手动积分面积等处理；

d) 用户访问控制：用户身份鉴别方法（用户名和密码），权限（管理员用户具有全部权限，管理员用户可动态分配其他用户权限）；

e) 根据用户需要，可定制报告模板，自动给出定量结果；

f) 仪器具有声音、光及屏显对各种异常情况进行报警的功能。

4.14 环境试验

应符合 GB/T 14710 中适用条款的要求。

4.15 电气安全

应符合 GB 4793.1、GB 4793.6、GB 4793.9、YY 0648 中适用条款的要求。

4.16 电磁兼容

应符合 GB/T 18268.1、GB/T 18268.26 中适用条款的规定。

5 试验方法

5.1 正常工作条件

液质联用仪在 4.1 规定的条件下可以正常运行。

5.2 外观

以正常或矫正视力观察以及手动检查，结果应符合 4.2 的要求。

5.3 质量范围

液质联用仪按照操作说明运行，在全质量范围扫描模式下采集数据，得到质量范围谱图，在质谱图中得到的质荷比的最大值与最小值区间为质量范围，结果应符合 4.3 的要求。

5.4 质量准确性与质量分辨率

液质联用仪按照操作说明运行,待稳定后使用仪器配套溶液对仪器进行质量校准后,采集数据并获得质谱图,重复测试3次。在全质量扫描范围内高、中、低端各选取至少1个质荷比的质谱峰,分别计算各自实测数值的3次平均值,按照式(1)计算,选取计算结果绝对值最大的数值作为质量准确性(保留正负符号及2位有效数字),结果应符合4.4a)的要求。

在全质量扫描范围内高、中、低端各选取至少1个质荷比的质谱峰,得到半峰宽(FWHM),所得结果均应满足4.4b)的要求。

$$D_{Ai}=\overline{M}_i-M_{0i} \qquad \cdots\cdots(1)$$

式中:

D_{Ai}——第 i 个质谱峰的质量准确性,单位为原子质量单位(u);

$\overline{M}_i$——第 i 个质谱峰3次测量的平均值,单位为原子质量单位(u);

M_{0i}——第 i 个质谱峰的理论值,理论值采用物质组成元素计算数值,单位为原子质量单位(u)。

注:除特殊说明外,均采用电喷雾电离源(ESI)正离子模式进行测试。

5.5 扫描速度

在不进样的条件下,设定质荷比 m/z 扫描范围100~600,扫描速度设定到最大值,连续扫描5 min,根据式(2)计算实测扫描速度,结果应符合4.5的要求。

$$V_0=\frac{M_0\times N}{T} \qquad \cdots\cdots(2)$$

式中:

V_0——扫描速度,单位为原子质量单位每秒(u/s);

M_0——扫描范围,单位为原子质量单位(u);

N——扫描次数;

T——扫描时间,单位为秒(s),包括扫描时间及间隔时间。

5.6 输液泵流速准确度

可使用下列方法之一进行验证,标准大气压下不同温度时纯水密度参见附录B,结果应符合4.6的要求:

a) 以纯水为流动相,将数字温度计探针插入流动相内,测量此时流动相的温度;设定输液泵流速为0.5 mL/min,充分灌注冲洗流路后,在流动相出口处用事先称重过的5 mL洁净容量瓶收集流动相,同时用秒表计时,收集10 min流出的流动相,在分析天平上称重,分别测定3次,按照式(3)、式(4)计算输液泵流速准确度。

$$S_S=\frac{\overline{F}_m-F_S}{F_S}\times100\% \qquad \cdots\cdots(3)$$

$$F_m=\frac{W_2-W_1}{\rho t}\times100\% \qquad \cdots\cdots(4)$$

式中:

$\overline{F}_m$——同一设定流量3次测量的平均值,单位为毫升每分(mL/min);

F_S——流量设定值,单位为毫升每分(mL/min);

F_m——流量实测值,单位为毫升每分(mL/min);

W_2——容量瓶+流动相重量,单位为克(g);

W_1——容量瓶重量,单位为克(g);

ρ ——试验温度下流动相密度，单位为克每毫升(g/mL)；

t ——收集流动相的时间，单位为分(min)；

S_S ——流量输出误差，%。

b) 以纯水为流动相，设定输液泵流速为 0.5 mL/min，充分灌注冲洗流路后，使用流量计对输液泵流速进行监测，每隔一定时间读取流量计显示数值，共记录 3 次，按式(5)计算流速输出误差，选取 3 次计算结果流速输出误差最大值为最终结果。

$$S_{si}=\frac{F_i-F_v}{F_v}\times 100\% \qquad (5)$$

式中：

S_{si}——流量输出误差，%；

F_i——第 i 次流量实测值，单位为毫升每分(mL/min)；

F_v——流量设定值，单位为毫升每分(mL/min)。

5.7 自动进样器和色谱柱恒温箱的温度准确度

设置自动进样器温度为 10.0 ℃，色谱柱恒温箱温度为 40.0 ℃，将数字温度计探头分别放置于自动进样器和色谱柱恒温箱合适位置，待温度显示值稳定后，每隔 5 min 记录 1 次温度计测定值，共 7 次，按式(6)计算测定值与设定值之差，为该温度下的设定值误差，选取测试结果中最大值作为最终结果，应符合 4.7 的要求。

$$\Delta T_s=T_i-T_0 \qquad (6)$$

式中：

ΔT_s ——温度设定值误差，单位为摄氏度(℃)；

T_i ——第 i 次测定值，单位为摄氏度(℃)；

T_0 ——温度设定值，单位为摄氏度(℃)。

5.8 自动进样器线性

使用利血平溶液(例如 1 ng/mL)，在满足制造商声称的最大进样体积条件下选择有代表性的至少 5 个进样体积进样，将各样本分别重复测定 3 次，记录测量结果。将测定的色谱峰面积结果平均值与进样体积用最小二乘法进行线性拟合，得到线性回归方程，并计算线性回归的相关系数 r，结果应符合 4.8 的要求。

5.9 灵敏度

a) 采用正离子模式，前处理方法参见附录 A，注入适当浓度(例如 1 pg/μL)的他克莫司样本一定体积，采集离子 821→768；采用负离子模式，注入适当浓度(例如 1 pg/μL)的雌三醇样本一定体积，采集离子 287→145，得到质量色谱图，根据式(7)、式(8)计算灵敏度，结果符合 4.9 的要求。

b) 采用正离子模式，前处理方法参见附录 A，注入适当浓度(例如 1 pg/μL)的他克莫司样本一定体积，采用多反应监测模式，采集离子 821；采用负离子模式，注入适当浓度(例如1 pg/μL)的雌三醇样本一定体积，采集离子 287，得到质量色谱图，根据式(7)、式(8)计算灵敏度，结果符合 4.9 的要求。

$$S/N=\frac{H_{m/z}}{H_{噪声}} \qquad (7)$$

式中：

S/N ——信噪比；

$H_{m/z}$——子离子积分后的峰高；

$H_{噪声}$——基线噪声，需在他克莫司(雌三醇)峰后的 0.5 min～1.0 min 范围内选择。

$$灵敏度=\frac{S/N}{C\times V} \quad \cdots\cdots\cdots\cdots (8)$$

式中：

C——样本浓度；

V——进样体积。

注：信噪比应在 50～100。

5.10 精密度

取灵敏度指标中各项目溶液，同一次前处理后连续进样 20 次，进样量与灵敏度指标中一致，采用 MRM (或 SRM)采集模式，采集质量色谱图，按质量色谱峰进行面积积分，计算色谱峰的峰面积的 CV 和保留时间的 SD，结果应符合 4.10 的要求。

5.11 线性

将接近线性区间上限的高浓度的样本(利血平溶液)按照一定比例稀释为至少 5 个浓度，其中低浓度样本接近线性区间的下限，将各浓度的样本分别重复测定 3 次，记录测量结果。将测定结果的平均值与理论浓度或稀释比例用最小二乘法进行线性拟合，得到线性回归方程，并计算线性回归的相关系数 r，结果应符合 4.11 的要求。

5.12 携带污染率

以线性高浓度样本和蒸馏水作为待测样本，按照高浓度样本、高浓度样本、高浓度样本、零浓度样本、零浓度样本、零浓度样本的顺序为 1 组，在仪器上进行测定，共进行 5 组测定。每 1 组中第 3 个样本的测定值为 A_{i3}，i 为该测定组序号；第 4 个样本的测定值为 A_{i4}，第 6 个样本的测定值为 A_{i6}。按照式(9)计算每组的携带污染率，取其中携带污染率最大值作为结果，应符合 4.12 的要求。

$$K_i=\frac{A_{i4}-A_{i6}}{A_{i3}-A_{i6}}\times 100\% \quad \cdots\cdots\cdots\cdots (9)$$

式中：

K_i——第 i 组的携带污染率。

5.13 软件

通过检查，予以验证，应符合 4.13 的要求。

5.14 环境试验要求

按照 GB/T 14710 中适用条款的要求进行检测，应符合 4.14 的要求。

5.15 电气安全要求

按照 GB 4793.1、GB 4793.6、GB 4793.9、YY 0648 中适用条款的要求进行检测，应符合 4.15 的要求。

5.16 电磁兼容性要求

按照 GB/T 18268.1 和 GB/T 18268.26 适用条款的要求进行检测，应符合 4.16 的要求。

6 标签和使用说明

应符合 GB/T 29791.3 的规定。

7 包装、运输和贮存

质谱仪的包装、贮运图示标志应符合 GB/T 191 的规定。

7.1 包装

包装应符合下列要求：

a） 包装所使用的图示标志应符合 GB/T 191 的规定；

b） 包装应能保证分析仪免受自然和机械性损坏；

c） 包装箱内应附有使用说明书。

7.2 运输

按照制造商规定的要求进行运输。

7.3 贮存

按照制造商规定的要求进行贮存。

附 录 A
（资料性附录）
样液配制及处理方法

A.1 溶液配制

自动进样器线性、灵敏度、精密度、线性、携带污染率检测方法中所用溶液配制见表 A.1。

表 A.1 配制和稀释用溶剂

溶剂	溶剂体系
溶剂 1	70∶30(体积比)的乙腈∶水混合溶剂，含甲酸 0.1%(体积比)
溶剂 2	甲醇
溶剂 3	乙醇

利血平溶液用溶剂 1 配制和稀释

他克莫司溶液用溶剂 2 配制和稀释

雌三醇溶液用溶剂 3 配制和稀释

注 1：制备溶液的物质均指 100%含量，若不足，应按照纯度进行换算。

注 2：贮存在 4 ℃～8 ℃，密封以避免溶剂挥发。

A.2 基质样本前处理方法

A.2.1 他克莫司

在 950 μL 全血样本中加入 20 ng/mL 他克莫司溶液 50 μL，室温下混匀 8 h 后(摇床)，取 50 μL 样本加入 1 000 μL 含 25 mmol/L 硫酸锌的 50%甲醇水进行蛋白沉淀，混合均匀后，在 4 ℃条件下静置 5 min，14 000*g* 离心 5 min 后取上清液上机(上机液澄清透明)。

仪器检测条件：色谱柱采用 C_{18}柱，流动相 A 为含 2 mmol/L 乙酸铵的 0.1%甲酸甲醇；流动相 B 为含 2 mmol/L 乙酸铵的 0.1%甲酸水；离子对为 821→768(单四级杆采集离子 821)。

A.2.2 雌三醇

在 950 μL 空白血清样本中加入 20 ng/mL 雌三醇溶液 50 μL 后，涡旋混合 5 min，在室温下平衡 30 min后，取 200 μL 样本加入 1 mL 正己烷/乙酸乙酯(1∶1，体积比)，涡旋混匀，在振荡器上振荡混合 10 min后放入离心机以 13 000*g* 离心 10 min，用移液器取上清液 800 μL 至试管中，于 45 ℃氮气流下吹干，用 800 μL 甲醇/水(50∶50，体积比)复溶后上机。

仪器检测条件采用色谱柱：C_{18}柱，流动相 B 为纯甲醇(有机相)；流动相 A 为 0.2 mmol/L 氟化铵水溶液(水相)；离子对为 287→145(单四级杆采集离子 287)。

附　录　B
（资料性附录）
纯水的密度

标准大气压下不同温度时纯水的密度见表 B.1。

表 B.1　标准大气压下不同温度时纯水的密度

温度/℃	密度/(kg/m³)	温度/℃	密度/(kg/m³)
4	999.972	23	997.537
5	999.964	24	997.295
7	999.940	25	997.043
8	999.901	26	996.782
9	999.848	27	996.511
10	999.781	28	996.231
11	999.699	29	995.943
12	999.605	30	995.645
13	999.497	31	995.339
14	999.377	32	995.024
15	999.244	33	994.700
16	999.099	34	994.369
17	998.943	35	994.029
18	998.595	36	993.681
19	998.404	37	993.325
20	998.203	38	992.962
21	997.991	39	992.591
22	997.769	40	992.212
注：以上数据引自 1990 年国际温标纯水密度表(kg/m³)。			

参 考 文 献

[1] GB/T 33864—2017 质谱仪通用规范

[2] GB/T 35410—2017 液相色谱-串联四极质谱仪性能的测定方法

[3] GB/T 32267—2015 分析仪器性能测定术语

[4] GB/T 26792—2011 高效液相色谱仪

[5] GB/T 3358.1—2009 统计学词汇及符号 第1部分:一般统计术语与用于概率的术语

[6] GB/T 16631—2008 高效液相色谱法通则

[7] GB/T 6041—2002 质谱分析方法通则

[8] GB/T 29791.1 体外诊断医疗器械 制造商提供的信息(标示)第1部分:术语、定义和通用要求

[9] YY 0466.1—2016 医疗器械 用于医疗器械标签、标记和提供信息的符号 第1部分:通用要求

[10] YY/T 0316—2016 医疗器械 风险管理对医疗器械的应用

[11] WS/T 514—2017 临床检验方法检出能力的确认和验证

[12] JJG 705—2014 液相色谱仪

[13] CLSI C62-A:Liquid chromatography-mass spectrometry methods,获批准指南,2014

[14] 《中华人民共和国药典》2015版,9012生物样品定量分析方法验证指导原则

[15] 中华医学会检验医学分会.液相色谱-质谱临床应用建议,2017

ICS 11.100.10
C 44

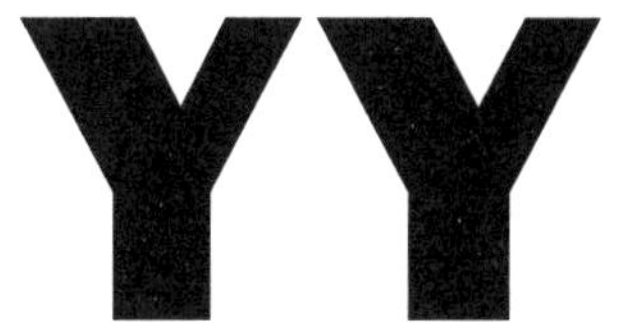

中华人民共和国医药行业标准

YY/T 1740.2—2021

医用质谱仪　第2部分:基质辅助激光解吸电离飞行时间质谱仪

Clinical mass spectrometer—Part 2:Matrix-assisted laser desorption ionization-time of flight mass spectrometer

2021-09-06 发布　　2023-03-01 实施

国家药品监督管理局　发布

前　言

YY/T 1740《医用质谱仪》分为4部分：

——第1部分：液相色谱-质谱联用仪；

——第2部分：基质辅助激光解吸电离飞行时间质谱仪；

——第3部分：气相色谱-质谱联用仪；

——第4部分：无机质谱仪。

本部分为YY/T 1740的第2部分。

本部分按照GB/T 1.1—2009给出的规则起草。

请注意本文件的某些内容可能涉及专利。本文件的发布机构不承担识别这些专利的责任。

本部分由国家药品监督管理局提出。

本部分由全国医用临床检验实验室和体外诊断系统标准化技术委员会(SAC/TC 136)归口。

本部分起草单位：北京市医疗器械检验所、安图实验仪器(郑州)有限公司、中国人民解放军总医院、北京毅新博创公司生物科技有限公司、布鲁克(北京)科技有限公司、中国食品药品检定研究院、基纳生物技术(上海)有限公司、江苏天瑞仪器股份有限公司福建分公司、珠海美华医疗科技有限公司。

本部分主要起草人：邹迎曙、蔡克亚、王成彬、马庆伟、周春喜、刘东来、Stefan Berkenkamp、林志敏、冯立平。

医用质谱仪　第2部分:基质辅助激光解吸电离飞行时间质谱仪

1　范围

YY/T 1740的本部分规定了医用基质辅助激光解吸电离飞行时间质谱仪的要求、试验方法、标识、标签和说明书、包装、运输和贮存。

本部分适用于采用基质辅助激光解吸电离飞行时间质谱技术(简称MALDI-TOF MS)的医用质谱仪,在临床上主要用于临床标本的微生物蛋白指纹图谱鉴定、生物样本的核酸检测等。

2　规范性引用文件

下列文件对于本文件的应用是必不可少的。凡是注日期的引用文件,仅注日期的版本适用于本文件。凡是不注日期的引用文件,其最新版本(包括所有的修改单)适用于本文件。

GB/T 191　包装储运图示标志

GB 4793.1　测量、控制和实验室用电气设备的安全要求　第1部分:通用要求

GB 4793.9　测量、控制和实验室用电气设备的安全要求　第9部分:实验室用分析和其他目的自动和半自动设备的特殊要求

GB 7247.1　激光产品的安全　第1部分:设备分类、要求

GB/T 14710　医用电气环境要求及试验方法

GB/T 18268.1　测量、控制和实验室用的电设备　电磁兼容性要求　第1部分:通用要求

GB/T 18268.26　测量、控制和实验室用的电设备　电磁兼容性要求　第26部分:特殊要求　体外诊断(IVD)医疗设备

GB/T 29791.3　体外诊断医疗器械　制造商提供的信息(标示)　第3部分:专业用体外诊断仪器

YY 0648　测量、控制和实验室用电气设备的安全要求　第2-101部分:体外诊断(IVD)医用设备的专用要求

3　术语和定义、缩略语

3.1　术语和定义

下列术语和定义适用于本文件。

3.1.1

质量范围　mass range

质谱仪所能测量的质荷比下限和质荷比上限之间的范围。

[GB/T 32267—2015,定义4.7]

3.1.2

质量准确度　mass accuracy

质谱仪对质荷比的测量值与理论值之间的偏差。

3.1.3

质量分辨力 mass resolution

质谱仪分辨两个相邻质谱峰的质荷比差的能力。

3.1.4

信噪比 signal to noise ratio

被测样品信号强度 S 与基线噪声强度 N 的比值，即 S/N。

注：该比值与噪声强度峰值的算法有关；

——信号的最大峰值与基线噪声的最大峰值之比，称峰峰比(P/P)；

——信号的最大峰值与基线噪声的最大峰值/2 之比，称半峰比(P/P)/2；

——信号的最大峰值与基线噪声的均方根峰值之比，称均方根比(RMS)。

[GB/T 32267—2015，定义 4.20]

3.1.5

质量重复性 mass repeatability

在相同测试条件下，对相同待测物进行连续多次重复测量，得到质谱图中指定离子质荷比测量值的一致性。

3.1.6

质量稳定性 mass stability

质谱仪以标准物标定的质量标尺，在一段时间内，对指定离子质荷比测量值的变化。

3.1.7

医用微生物质谱商业数据库 microbial biomass manufacturer-developed spectral database

由制造商建立并验证过、获得相关监管部门许可，和质谱仪配套应用程序一起安装在客户端的医用微生物质谱参考谱图数据库。

3.1.8

医用微生物质谱自建数据库 microbial biomass laboratory-developed spectral database

由用户根据自己需求，使用制造商的建库软件自行建立或定制、并自行验证的微生物质谱参考谱图数据库。

3.2 缩略语

下列缩略语适用于本文件。

MALDI-TOF MS：基质辅助激光解吸电离飞行时间质谱(Matrix-Assisted Laser Desorption/Ionization Time of Flight Mass Spectrometry)

4 要求

4.1 正常工作条件

仪器在下列条件下应能正常工作：

a) 环境温度：15 ℃～25 ℃；

b) 相对湿度：不大于 75%；

c) 电源电压：220 V±22 V，50 Hz±1 Hz；

d) 使用环境：室内，室内应清洁无尘，排风良好，仪器应平稳地放在工作台上，周围无强烈机械振动和电磁干扰源；

e) 仪器接地良好。

注：4.1a)～4.1c)中的条件与制造商标称的条件不一致时，以产品规定的条件为准。

4.2 外观

外观应符合如下要求：

a) 外观应整洁，表面涂层、镀层无明显划伤、露底、裂纹、起泡现象；

b) 紧固件连接应牢固可靠，不得有松动；

c) 所有铭牌及标志应清楚，外观标记的文字、符号应清晰、准确、牢固。

4.3 质量范围

可测定的最低到最高质荷比(m/z)的范围需达到制造商声称的质量范围。

用于微生物蛋白指纹图谱鉴定的质谱仪，其质量范围应能涵盖 m/z 2 000～20 000。

4.4 质量准确度

质荷比最大允许误差应≤5×10^{-4}。

4.5 质量分辨力

4.5.1 微生物鉴定质谱仪质量分辨力

用于微生物蛋白指纹图谱鉴定的质谱仪，在质量范围(m/z 2 000～20 000)内，可选用下列方法之一进行验证：

a) 使用混合蛋白标准物质进行检测，要求胰蛋白酶抑制剂(m/z 6 512)分辨力 $R\geqslant500$；肌血红蛋白 (M^{2+} m/z 8 476)分辨力 $R\geqslant600$；细胞色素 C (m/z 12 355)分辨力 $R\geqslant700$。

b) 大肠埃希氏菌 (*Escherichia coli*) ATCC 8739 等同标准菌株进行检测，(m/z 4 365、6 255、9 742) 分辨力 $R\geqslant600$。

4.5.2 核酸检测质谱仪质量分辨力

用于核酸检测的质谱仪，在制造商声称的质量范围或 $m/z\leqslant10\ 000$ 范围内，分辨力 $R\geqslant700$。

4.6 信噪比

4.6.1 微生物鉴定质谱仪信噪比

用于微生物蛋白指纹图谱鉴定的质谱仪，检测绝对量≤1 pmol 牛血清白蛋白(Bovine serum albumin，BSA)(m/z 66 447)，信噪比≥10。

4.6.2 核酸检测质谱仪信噪比

用于核酸检测的质谱仪，检测绝对量≤50 fmol 合成标准品质谱峰的质荷比，信噪比≥10。

4.7 质量重复性

质荷比的变异系数≤0.02%。

4.8 质量稳定性

8 h 内的质荷比相对偏差不超过$\pm3\times10^{-4}$。

4.9 微生物鉴定

4.9.1 鉴定准确度

用于微生物蛋白指纹图谱鉴定的质谱仪，选取 8 株有临床代表性的标准菌株在仪器上进行分类鉴定，从每一株菌的结果中选择达到高可信度阈值的结果作为报告结果，高可信度阈值采纳各制造商产品说明书中的定义，同一株菌不应出现多个报告结果，每一株菌的报告结果应与预期结果在种水平完全一致。

4.9.2 参考谱图数据库

用于微生物蛋白指纹图谱鉴定的质谱仪的参考谱图数据库有下列要求：

a) 医用微生物质谱商业数据库涵盖临床菌种宜不少于 700 种，可参考《临床常见或重要菌属(种)》(参见附录 A)所列出的菌种；
b) 商业数据库宜和质谱仪器安装在用户实验室现场供用户进行使用；
c) 具备用户自建数据库功能的质谱仪，其自建库应和用于临床报告的商业数据库相独立；
d) 应提供菌种拉丁文名称，宜同时提供菌种中文名称。

4.10 核酸检测准确度

用于核酸检测的质谱仪，采用相关核酸质谱检测试剂盒及阴性、阳性参考品进行重复检测，阴性参考品检测结果均应为阴性，阳性参考品检测结果均应为阳性。

4.11 交叉污染

仪器包括自动加样装置或重复利用靶板时，应考察交叉污染。检测空白样本，无明显目标峰(信噪比＜3)。

4.12 软件

4.12.1 数据采集和分析

软件的数据采集和分析要求应满足下列要求：

a) 控制质谱仪各模块、校准仪器、采集数据、批处理数据；
b) 采集质谱信号并显示；
c) 支持保存/打开数据文件；
d) 支持数据批处理；
e) 生成结果报告。

4.12.2 故障报警功能

仪器能有效监测自身状态，出现异常情况应具有提示信息。

4.12.3 网络安全

网络安全应满足下列要求：

a) 数据接口：传输协议/存储格式满足制造商声称的要求；
b) 用户访问控制：分不同用户类型及权限，具备用户身份鉴别方法。

4.13 环境试验要求

应符合 GB/T 14710 中适用条款的要求。

4.14 电气安全要求

4.14.1 质谱仪电气安全

质谱仪电气安全应符合 GB 4793.1、GB 4793.9、YY 0648 中适用条款的要求。

4.14.2 激光器安全

激光器安全要求应符合 GB 7247.1 的要求。

4.15 电磁兼容性要求

应符合 GB/T 18268.1、GB/T 18268.26 中适用条款的规定。

5 试验方法

5.1 试验条件

仪器在 4.1 规定的条件下可以正常运行。

试验用标准物质优先采用国家认可的相关标准物质，在不能提供的情况下，可使用制造商确定的标准物质。

5.2 外观

以正常或矫正视力观察以及用手感检查，结果应符合 4.2 的要求。

5.3 质量范围

质谱仪按照操作说明运行，校准后，使用国家认可的标准物质或制造商确定的标准物质进行测试，获得并记录质谱数据，在质谱数据中得到的质荷比的最大值与最小值区间为质量范围。质荷比最小值、最大值的质谱峰的信噪比大于 3。最大值允许外延 10%以内取整。结果应符合 4.3 的要求。

注：最大值和最小值可分别测试获得。

5.4 质量准确度

5.4.1 微生物鉴定质谱仪质量准确度

用于微生物蛋白指纹图谱鉴定的质谱仪，按照仪器操作说明运行，校准后，可选用以下方法之一进行验证：

a) 使用国家认可的标准物质或制造商确定的含胰蛋白酶抑制剂(m/z 6 512)、肌血红蛋白(M^{2+} m/z 8 476)、细胞色素 C (m/z 12 355)的混合蛋白标准物质进行检测，重复测试 3 次相应质谱峰的质荷比，根据式(1)，算出 3 次测试中各质谱峰质荷比测量值和标准值之间的相对示值误差绝对值的均值，结果应符合 4.4 的要求。

$$\Delta M=\frac{1}{n}\sum_{i=1}^{n}\frac{|m_i-m_c|}{m_c} \qquad \cdots\cdots(1)$$

式中：

ΔM ——相应质谱峰质荷比的最大允许误差；

n ——测试次数；

m_i ——测试图谱中相应质谱峰质荷比第 i 次的测量值；

m_c ——与测试图谱对应的质谱峰质荷比的标示值。

b) 使用大肠埃希氏菌(*Escherichia coli*)ATCC 8739 等同标准菌株，对 m/z 4 365、6 255、9 742 三个质谱峰进行检测，重复测试 3 次相应质谱峰的质荷比，根据式(1)，算出 3 次测试中各质谱峰质荷比测量值和标准值之间的相对示值误差绝对值的均值，结果应符合 4.4 的要求。

5.4.2 核酸检测质谱仪质量准确度

用于核酸检测的质谱仪，按照仪器操作说明运行，校准后，使用国家认可的标准物质或制造商确定的合成标准物质进行检测，在制造商声称的质量范围内，高、中、低端各选取至少1个质谱峰，重复测定3次相应质谱峰的质荷比，根据式(1)，算出3次测试中各质谱峰质荷比测量值和标准值之间的相对示值误差绝对值的均值，结果应符合4.4的要求。

5.5 质量分辨力

5.5.1 微生物鉴定质谱仪质量分辨力

用于微生物蛋白指纹图谱鉴定的质谱仪，按照仪器操作说明运行，校准后，可选用以下方法之一进行验证：

a) 使用国家认可的标准物质或制造商确定的含胰蛋白酶抑制剂(m/z 6 512)、肌血红蛋白(M^{2+} m/z 8 476)、细胞色素C(m/z 12 355)的混合蛋白标准物质，在质量范围(m/z 2 000～20 000)内，测量质荷比M对应的质谱峰50%峰高处的峰宽($W_{1/2}$)，根据式(2)计算相应质谱峰的质量分辨力，重复测定3次，取均值，结果应符合4.5.1a)的要求。

$$R = M/W_{1/2} \qquad \cdots\cdots(2)$$

式中：

R ——质量分辨力；

M ——相应质谱峰的质荷比；

$W_{1/2}$——质谱峰峰高50%处的峰宽。

b) 使用大肠埃希氏菌(*Escherichia coli*) ATCC 8739等同标准菌株，对m/z 4 365、6 255、9 742三个质谱峰，测量质荷比M对应的质谱峰50%峰高处的峰宽($W_{1/2}$)，根据式(2)计算相应质谱峰的质量分辨力，重复测定3次，取均值，结果应符合4.5.1b)的要求。

5.5.2 核酸检测质谱仪质量分辨力

用于核酸检测的质谱仪，按照仪器操作说明运行，校准后，使用同5.4.2相同的标准物质和相应质谱峰，在制造商声称的质量范围或$m/z \leqslant 10\ 000$范围内，测量各质谱峰质荷比M对应的质谱峰50%峰高处的峰宽($W_{1/2}$)，根据式(2)计算相应的分辨力，重复测定3次，取其中最大值为仪器的质量分辨力，结果应符合4.5.2的要求。

5.6 信噪比

5.6.1 微生物鉴定质谱仪信噪比

用于微生物蛋白指纹图谱鉴定的质谱仪，按照仪器操作说明运行，校准后，检测绝对量≤1 pmol的相关标准或制造商确定的牛血清白蛋白(Bovine serum albumin，BSA)(m/z 66447)标准物质，测量信噪比，重复3次，取均值，结果应符合4.6.1的要求。

5.6.2 核酸检测质谱仪信噪比

用于核酸检测的质谱仪，按照仪器操作说明运行，校准后，使用同5.4.2相同的标准物质和相应质谱峰，各质谱峰所对应的标准物质的绝对量≤50 fmol，测量信噪比，重复3次，取均值，结果应符合4.6.2的要求。

5.7 质量重复性

质谱仪按照仪器操作说明运行，校准后，使用同5.4相同的标准样品制备10个点样，每个点样进行一次检测，记录相应质谱峰的质荷比，根据式(3)计算相应质谱峰质荷比测量值的变异系数(CV)，结果应符合4.7的要求。

$$CV=\frac{\sqrt{\frac{1}{n-1}\sum_{i=1}^{n}(m_i-\overline{m})^2}}{\overline{m}}\times 100\% \qquad (3)$$

式中：

CV ——图谱中相应质谱峰质荷比测量值的变异系数；

n ——测试次数；

m_i ——图谱中相应质谱峰第 i 次的测量值；

$\overline{m}$ ——图谱中相应质谱峰10次测量的平均值。

5.8 质量稳定性

质谱仪按照仪器操作说明运行，校准后，使用同5.4相同的标准样品，对相应质谱峰的质荷比，连续测量3次质荷比，取均值。保持环境温度波动在±2 ℃内，每隔1 h重复一次上述测定过程，进行不少于8 h的连续监测，根据式(4)计算每个时间段各质荷比的相对偏差，各质谱峰测量结果均应符合4.8的要求。测试过程中不允许进行重新校准。

$$D=\frac{\overline{m_i}-\overline{m_0}}{\overline{m_0}} \qquad (4)$$

式中：

D ——质荷比相对偏差；

$\overline{m_i}$ ——监测期质谱峰三次测定结果的平均值；

$\overline{m_0}$ ——初始时质谱峰三次测定结果的平均值。

5.9 微生物鉴定

5.9.1 生物安全

在用于鉴定微生物，特别是某些疑似高致病性病原体时，厂商应提供经过验证，安全、有效的灭活和提取方法，灭活和提取过程应至少在满足生物安全二级(BSL-2)的生物安全柜中进行，经提取后的蛋白物无任何生物活性，并且可用于质谱分析。

5.9.2 鉴定准确度

选取8株有临床代表性的标准菌株，按照各个制造商说明书定义的前处理方法处理后，在靶板上各点样5个靶点，通过质谱分析，选择仪器自带的医用商业数据库，在相应软件界面中分别读取鉴定结果。8株标准菌株分别为a)革兰氏阴性细菌：大肠埃希菌(*Escherichia coli*) ATCC 25922等同标准菌株；铜绿假单胞菌(*Pseudomonas aeruginosa*) ATCC 27853等同标准菌株；b)革兰氏阳性细菌：金黄色葡萄球菌(*Staphylococcus aureus*) ATCC 25923等同标准菌株；肺炎链球菌(*Streptococcus pneumoniae*) ATCC 49619等同标准菌株；c)分枝杆菌：脓肿分枝杆菌(*Mycobacterium abscessus*) ATCC 19977等同标准菌株；d)厌氧菌：脆弱拟杆菌(*Bacteroides fragilis*) ATCC 25285等同标准菌株；e)酵母菌：白色假丝酵母(*Candida albicans*) ATCC 10231等同标准菌株；f)丝状真菌：烟曲霉(*Aspergillus fumigatus*) ATCC 96918等同标准菌株。所有鉴定结果应符合4.9.1要求。

注：ATCC为美国菌种保藏中心供应产品的商标，给出这一信息是为了方便此行业标准使用者，并不表示对该产品的认可。使用者可使用具有和所列菌株相同效果的其他等同产品。

5.9.3 参考谱图数据库

按照制造商仪器操作手册进行检查，结果应符合4.9.2要求。

5.10 核酸检测准确度

采用相应的核酸质谱检测试剂盒及阴性参考品、阳性参考品，对阴、阳性参考品各重复检测10次，所有结果应符合4.10项的要求。

5.11 交叉污染

5.11.1 自动加样装置造成的交叉污染

若使用自动加样装置，则按照仪器操作说明运行，校准后，使用同5.4同样的条件和标准物质，在靶板上交叉加入一个加样组的标准物质样本和空白样本，各重复三个加样组，进行检测。空白样本检测结果应符合4.11要求。若每次点样都使用一次性枪头，则此项不适用。

5.11.2 重复利用靶板造成的交叉污染

若使用重复利用靶板进行微生物鉴定，则按照仪器操作说明运行，校准后，选用大肠埃希菌（*Escherichia coli*）ATCC 25922等同菌株处理样本在靶板上随机制备5个点样，任选1点进行检测，给出准确鉴定结果后，按制造商提供标准清洗程序清洗靶板后，在原点样点制备5个空白基质样本，进行检测，空白样本检测结果应符合4.11要求。若使用一次性靶板，则此项不适用。

5.12 软件

5.12.1 数据采集和分析

通过检查，予以验证，应符合4.12.1的要求。

5.12.2 故障报警功能

通过检查，予以验证，应符合4.12.2的要求。

5.12.3 网络安全

通过检查，予以验证，应符合4.12.3的要求。

5.13 环境试验要求

按照GB/T 14710中适用条款的要求进行检测，应符合4.13的要求。

5.14 电气安全要求

5.14.1 质谱仪电气安全

质谱仪按照GB 4793.1、GB 4793.9、YY 0648中适用条款的要求进行检测，应符合4.14.1的要求。

5.14.2 激光器安全

激光器按照GB 7247.1中适用条款的要求进行检测，应符合4.14.2的要求。

5.15 电磁兼容性要求

按照GB/T 18268.1和GB/T 18268.26适用条款的要求进行检测，应符合4.15的要求。

6 标识、标签和使用说明书

应符合 GB/T 29791.3 的相关规定。

7 包装、运输和贮存

7.1 包装

包装储运图示标志应符合 GB/T 191 的规定。包装容器应保证密封性良好,完整,无泄露,无破损。

7.2 运输

仪器应在制造商规定的条件下进行运输。

7.3 贮存

仪器应在制造商规定条件下保存。

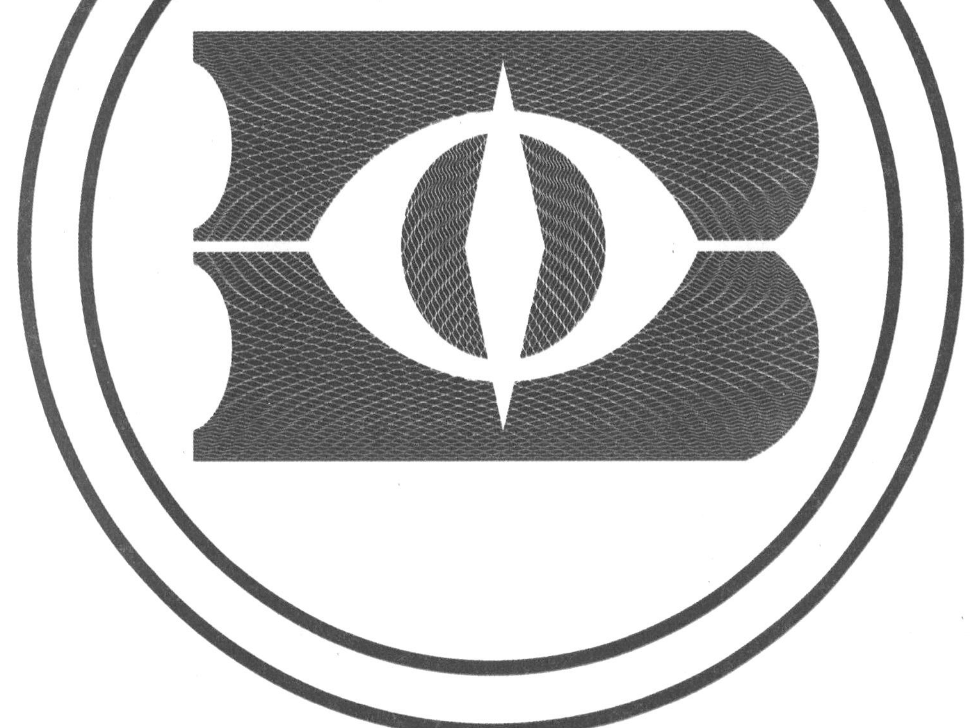

附 录 A
(资料性附录)
临床常见或重要菌属(种)

临床常见或重要菌属(种),如下:

a) 葡萄球菌属:金黄色葡萄球菌(*Staphylococcus aureus*),表皮葡萄球菌(*Staphylococcus epidermidis*),耳葡萄球菌(*Staphylococcus auricularis*),头葡萄球菌(*Staphylococcus capitis*),溶血葡萄球菌(*Staphylococcus haemolyticus*),腐生葡萄球菌(*Staphylococcus saprophyticus*),施氏葡萄球菌(*Staphylococcus schleiferi*),路登葡萄球菌(*Staphylococcus lugdunensis*),假中间葡萄球菌(*Staphylococcus pseudintermedius*);
b) 肠球菌属:粪肠球菌(*Enterococcus faecalis*),屎肠球菌(*Enterococcus faecium*),铅黄肠球菌(*Enterococcus casseliflavus*),鹑鸡肠球菌(*Enterococcus gallinarum*),鸟肠球菌(*Enterococcus avium*);
c) 链球菌属:无乳链球菌(*Streptococcus agalactiae*),化脓链球菌(*Streptococcus pyogenes*),肺炎链球菌(*Streptococcus pneumoniae*),咽峡炎链球菌(*Streptococcus anginosus*),缓症链球菌/口腔链球菌(*Streptococcus mitis*/*Streptococcus oralis*),星座链球菌(*Streptococcus constellatus*);
d) 需氧革兰阴性球菌:脑膜炎奈瑟菌(*Neisseria meningitidis*),淋病奈瑟菌(*Neisseria gonorrhoeae*),卡他莫拉菌(*Moraxella catarrhalis*);
e) 需氧革兰阳性杆菌:纹带棒状杆菌(*Corynebacterium striatum*),杰氏棒状杆菌(*Corynebacterium jeikeium*),单核细胞增生李斯特菌(*Listeria monocytogenes*),阴道加德纳菌(*Gardnerella vaginalis*),蜡样芽孢杆菌(*Bacillus cereus*),诺卡氏菌属(*Nocardia spp.*);
f) 分枝杆菌:龟分枝杆菌(*Mycobacterium chelonae*),偶发分枝杆菌(*Mycobacterium fortuitum*),脓肿分枝杆菌(*Mycobacterium abscessus*);
g) 肠杆菌科细菌:大肠埃希菌(*Escherichia coli*),肺炎克雷伯菌(*Klebsiella pneumoniae*),奇异变形杆菌(*Proteus mirabilis*),普通变形杆菌(*Proteus vulgaris*),潘氏变形杆菌(*Proteus penneri*),摩根摩根菌(*Morganella morganii*),雷氏普罗维登斯菌(*Providencia rettgeri*),液化沙雷菌(*Serratia liquefaciens*),黏质沙雷菌(*Serratia marcescens*),深红沙雷菌(*Serratia rubidaea*),弗氏丙酸杆菌(*Propionibacterium freudenreichii*),成团泛菌(*Pantoea agglomerans*),腐败希瓦菌(*Shewanella putrefaciens*),类志贺毗邻单胞菌(*Plesiomonas shigelloides*),迟钝爱德华菌(*Edwardsiella tarda*),弗劳地柠檬酸杆菌(*Citrobacter freundii*),阴沟肠杆菌复合群(*Enterobacter cloacae complex*),沙门菌属(*Salmonella* spp.);
h) 弧菌与气单胞菌:副溶血弧菌(*Vibrio parahaemolyticus*),创伤弧菌(*Vibrio vulnificus*),溶藻弧菌(*Vibrio alginolyticus*),河流弧菌(*Vibrio fluvialis*),嗜水气单胞菌(*Aeromonas hydrophila*),温和气单胞菌(*Aeromonas sobria*),斑点(豚鼠)气单胞菌[*Aeromonas punctata* (*caviae*)];
i) 非发酵菌:溶血不动杆菌(*Acinetobacter haemolyticus*),铜绿假单胞菌(*Pseudomonas aeruginosa*),荧光假单胞菌(*Pseudomonas fluorescens*),恶臭假单胞菌(*Pseudomonas putida*),嗜麦芽窄食单胞菌(*Stenotrophomonas maltophilia*),洋葱伯克霍尔德菌(*Burkholderia cepacia*),反硝化无色杆菌(*Achromobacter denitrificans*)/木糖氧化无色杆菌(*Achromobacter xylosoxidans*),脑膜炎伊丽莎白金菌(*Elizabethkingia meningoseptica*),醋酸钙-鲍曼不动杆菌复合群(*Acinetobacter calcoaceticus-Acinetobacter baumannii complex*);

j) 苛养菌:流感嗜血杆菌(*Haemophilus influenzae*),副流感嗜血杆菌(*Haemophilus parainfluenzae*),溶血嗜血杆菌(*Haemophilus haemolyticus*),啮蚀艾肯菌(*Eikenella corrodens*);
k) 厌氧菌:脆弱拟杆菌(*Bacteroides fragilis*),厌氧消化链球菌(*Peptostreptococcus anaerobius*),艰难拟梭菌[*Clostridioides*(*Clostridium*) *difficil*,原 *Clostridioides difficile*],产气荚膜梭菌(*Clostridium perfringens*);
l) 弯曲菌属:空肠弯曲菌(*Campylobacter jejuni*);
m) 酵母样真菌:白色假丝酵母(*Candida albicans*),热带假丝酵母(*Candida tropicalis*),近平滑假丝酵母(*Candida parapsilosis*),光滑假丝酵母(*Candida glabrata*),克柔假丝酵母(*Candida krusei*),乳酒假丝酵母(*Candida kefyr*),新生隐球菌(*Cryptococcus neoformans*),罗伦特隐球菌(*Cryptococcus laurentii*),格特隐球菌(*Cryptococcus gattii*);
n) 丝状真菌:烟曲霉(*Aspergillus fumigatus*),黄曲霉(*Aspergillus flavus*)/米曲霉(*Aspergillus oryzae*),土曲霉(*Aspergillus terreus*),卷枝毛霉(*Mucor circinelloides*),马尔尼菲篮状菌(*Talaromyces marneffei*),尖孢镰刀菌复合群(*Fusarium oxysporum complex*)。

参 考 文 献

[1] GB/T 3358.1—2009 统计学词汇及符号 第1部分:一般统计术语与用于概率的术语

[2] GB/T 29791.1 体外诊断医疗器械 制造商提供的信息(标示) 第1部分:术语、定义和通用要求

[3] GB/T 33864—2017 质谱仪通用规范

[4] YY/T 0316—2016 医疗器械 风险管理对医疗器械的应用

[5] YY/T 0466.1—2016 医疗器械 用于医疗器械标签、标记和提供信息的符号 第1部分:通用要求

[6] 陈东科,孙长贵.实用临床微生物学检验与图谱[M].北京:人民卫生出版社.

[7] 王辉,马筱玲,钱渊,等.临床微生物学手册[M].北京:中华医学电子音像出版社.

[8] CLSI.M58 Methods for the identification of cultured microorganisms using matrix-assisted-laserdesorption/lionization time-flight mass spectrometry [M]

ICS 11.100
C 44

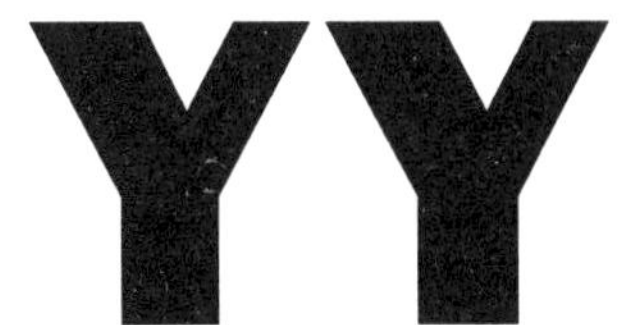

中华人民共和国医药行业标准

YY/T 1745—2021

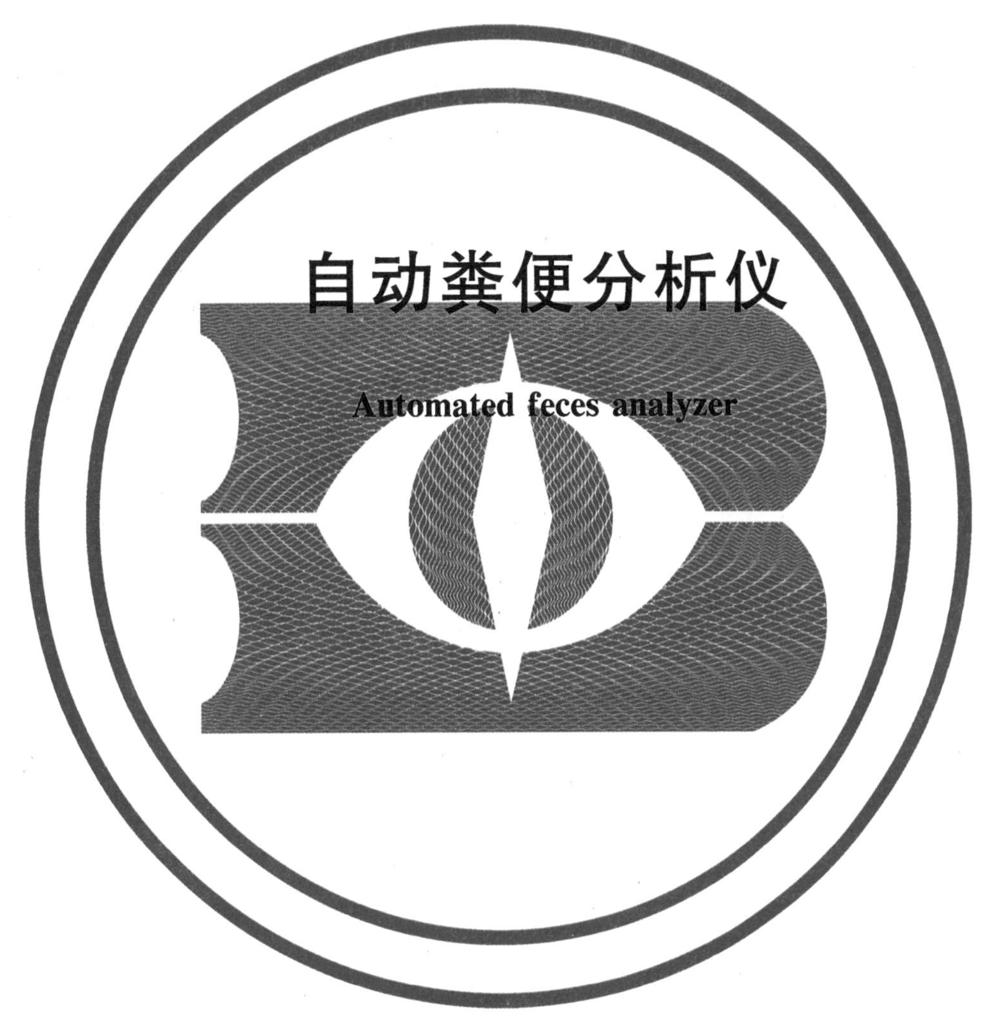

自动粪便分析仪

Automated feces analyzer

2021-09-06 发布　　2022-09-01 实施

国家药品监督管理局　发布

前　言

本标准按照 GB/T 1.1—2009 给出的规则起草。

请注意本文件的某些内容可能涉及专利。本文件的发布机构不承担识别这些专利的责任。

本标准由国家药品监督管理局提出。

本标准由全国医用临床检验实验室和体外诊断系统标准化技术委员会(SAC/TC 136)归口。

本标准起草单位:爱威科技股份有限公司、北京市医疗器械检验所、湖南省医疗器械检验检测所、厦门市信道生物技术有限公司、苏州海路生物技术有限公司、襄阳市科瑞杰医疗器械有限公司。

本标准主要起草人:周丰良、毕春雷、邓振进、廖清华、李降龙、王海波。

自动粪便分析仪

1 范围

本标准规定了自动粪便分析仪的术语和定义、要求、试验方法、标志、标签和说明书、包装、运输和贮存等内容。

本标准适用于对人类粪便标本的理学指标、有形成分等进行自动或人工辅助分析，并提供有形成分实景图像和其他相关信息的自动粪便分析仪。

2 规范性引用文件

下列文件对于本文件的应用是必不可少的。凡是注日期的引用文件，仅注日期的版本适用于本文件。凡是不注日期的引用文件，其最新版本(包括所有的修改单)适用于本文件。

GB/T 191 包装储运图示标志

GB 4793.1 测量、控制和实验室用电气设备的安全要求 第1部分：通用要求

GB 4793.9 测量、控制和实验室用电气设备的安全要求 第9部分：实验室用分析和其他目的自动和半自动设备的特殊要求

GB 4943.1 信息技术设备 安全 第1部分：通用要求

GB 9254 信息技术设备的无线电骚扰限值和测量方法

GB/T 14710—2009 医用电器环境要求及试验方法

GB 17625.1 电磁兼容 限值 谐波电流发射限值(设备每相输入电流≤16 A)

GB/T 18268.1—2010 测量、控制和实验室用的电设备 电磁兼容性要求 第1部分：通用要求

GB/T 18268.26—2010 测量、控制和实验室用的电设备 电磁兼容性要求 第26部分：特殊要求 体外诊断(IVD)医疗设备

GB/T 29791.3 体外诊断医疗器械 制造商提供的信息(标示) 第3部分：专业用体外诊断仪器

YY/T 0466.1 医疗器械 用于医疗器械标签、标记和提供信息的符号 第1部分：通用要求

YY 0648 测量、控制和实验室用电气设备的安全要求 第2-101部分：体外诊断(IVD)医用设备的专用要求

3 术语和定义

下列术语和定义适用于本文件。

3.1

自动粪便分析仪 automated feces analyzer

用于检测人类粪便标本，能自动或人工辅助分析粪便中的理学指标、有形成分等，并提供有形成分实景图和其他相关信息的仪器。

3.2

粪便理学指标 feces physical index

粪便标本中的物理学指标，包括粪便颜色和性状等。

3.3

粪便有形成分　feces formed elements

粪便标本中在生物显微镜下可见的所有有形物质的总称。在本标准中特指病理有形成分，包括细胞、寄生虫卵及其他生物体、真菌、脂肪球、淀粉颗粒等。

4　要求

4.1　正常工作条件

仪器的正常工作条件应符合如下要求：

a)　环境温度：按照分析仪说明书规定的温度条件进行；
b)　相对湿度：按照分析仪说明书规定的湿度条件进行；
c)　无霜冻、凝露、渗水、淋雨和日照等；
d)　大气压力：75 kPa～106 kPa；
e)　电源：AC220 V±22 V，50 Hz，功率符合分析仪说明书要求。

4.2　外观

外观应符合以下要求：

a)　仪器外观整齐、清洁，表面涂、镀层无明显剥落、擦伤及污垢；
b)　铭牌及标志应清楚。

4.3　功能

4.3.1　样本前处理功能

可任选下列两种方法之一：

a)　涂片法：标本加注稀释液，混匀，涂片；
b)　过滤回收法：标本加注稀释液，混匀，通过过滤网滤除粪便中大的杂质，然后对粪便中病理有形成分进行回收。

4.3.2　分析功能

分析仪应能分析以下项目：

a)　理学指标：能自动或人工辅助对粪便的颜色和性状等进行辨别；
b)　有形成分：采用显微镜检查方法对粪便中病理有形成分进行分析，并具有人工审核、确认功能；
c)　扩展项目：能扩展其他检测功能。

4.3.3　自检功能

仪器应具有开机自检功能。

4.3.4　故障报警功能

仪器对操作错误、机械及电路故障等应有相应报警提示。

4.4　仪器性能指标

4.4.1　检出率

分析仪对检出限样品（灵敏度质控品或模拟样本）的检出率应≥90%。

4.4.2 重复性

有形成分重复性见表1。

表1 有形成分重复性

浓度/(个/μL)	50～200	＞200
CV/%	≤20	≤15

4.4.3 携带污染

分析仪的携带污染率应≤0.05%。

4.5 临床应用指标——检出符合率

分析仪对各种病理有形成分与人工标准显微镜镜检方法比较，检出符合率应≥80%。

4.6 环境试验

环境试验应符合GB/T 14710—2009中按气候环境试验Ⅰ组、机械环境试验Ⅰ组的要求。

4.7 电磁兼容性

4.7.1 仪器主机电磁兼容性应符合GB/T 18268.1—2010和GB/T 18268.26—2010 Ⅰ组A类设备的要求。

4.7.2 若适用时，计算机及辅助设备电磁兼容性应符合GB 9254和GB 17625.1的要求。

4.8 电气安全

4.8.1 仪器主机应符合GB 4793.1、GB 4793.9和YY 0648中适用条款的要求。

4.8.2 若适用时，计算机及辅助设备安全性能应符合GB 4943.1中适用条款的要求。

5 试验方法

5.1 试验条件

按照4.1的试验条件进行，使用与仪器适配的试剂及耗材，并在试验之前按照制造商的使用说明将仪器调试好。

5.2 外观检查

以正常或矫正视力检查，应符合4.2的要求。

5.3 功能

按照说明书操作进行验证，应符合4.3的要求。

5.4 仪器性能指标

5.4.1 检出率

采用灵敏度质控品或参考附录A的方法准备浓度约为10个/μL的模拟样本，按照仪器正常测试方法测定 20 次，采用人工或计算机自动识别与分类，审核后得出仪器测定结果，统计结果大于 0 的次数 N，按照式(1)计算检出率(Dr)，应符合 4.4.1 的要求。

$$Dr=\frac{N}{20}\times 100\% \quad \cdots\cdots(1)$$

式中：

Dr ——检出率，%；

N ——统计结果大于 0 的次数，次。

5.4.2 重复性

参考附录 A 的方法准备浓度分别约为 50 个/μL 和 200 个/μL 的模拟样本，按分析仪正常测试方法分别测试每种浓度的样本各 20 次，将所得数据按式(2)计算变异系数(CV，%)，应符合 4.4.2 的要求。

$$\mathrm{CV}=\frac{s}{\bar{x}}\times 100\% \quad \cdots\cdots(2)$$

式中：

$s=\sqrt{\frac{\sum_{i=1}^{n}(x_i-\bar{x})^2}{n-1}}$；

$\bar{x}$ ——测量结果的算术平均值；

x_i ——每次实测结果；

n ——实测的次数。

5.4.3 携带污染

参考附录 A 的方法准备浓度约为 5 000 个/μL 的模拟样本和生理盐水，先对模拟样本连续检测 3 次，检测结果分别为 i_1、i_2、i_3；接着对生理盐水连续检测 3 次，检测结果分别为 j_1、j_2、j_3；按照式(3)计算携带污染率(C_i)，应符合 4.4.3 的要求。

$$C_i=\frac{i_1-j_3}{i_3-j_3}\times 100\% \quad \cdots\cdots(3)$$

5.5 临床应用指标——检出符合率

采集临床粪便标本不少于 200 例(其中阳性标本比例不少于 30%)，分别用分析仪和人工标准显微镜镜检方法对其进行分析，检出阳性标本的例数为 N_p，按照式(4)计算仪器和人工镜检的阳性检出率(Pr)，再将两种方法的阳性检出率进行比较，按照式(5)计算检出符合率(Cr)，应符合 4.5 的要求。

$$Pr=\frac{N_p}{N}\times 100\% \quad \cdots\cdots(4)$$

式中：

Pr —— 阳性检出率，%；

N_p ——检出阳性例数，例；

N ——标本总例数，例。

$$Cr=\frac{Pr_1}{Pr_2}\times 100\% \quad \cdots\cdots(5)$$

式中：

Cr ——检出符合率，%；

Pr_1 ——仪器的阳性检出率，%；

Pr_2 ——人工镜检阳性检出率，%。

注：当临床标本的阳性比例低于30%时可以增加标本收集并删除部分阴性标本，以保证阳性标本比例。

5.6 环境试验

按照 GB/T 14710 适用的条款进行试验，应符合 4.6 的要求。

5.7 电磁兼容性检测

5.7.1 仪器主机电磁兼容性试验

按 GB/T 18268.1、GB/T 18268.26 的要求进行试验，应符合 4.7.1 的要求。

5.7.2 计算机及辅助设备电磁兼容性试验

若适用时，查阅相应设备的随机文件，应符合 4.7.2 的要求。

5.8 电气安全

5.8.1 仪器主机安全性能试验

按 GB 4793.1、GB 4793.9 和 YY 0648 的要求进行试验，应符合 4.8.1 的要求。

5.8.2 计算机及辅助设备安全性能试验

若适用时，查阅相应设备的随机文件，应符合 4.8.2 的要求。

6 标志、标签和说明书

应符合 GB/T 29791.3 和 YY/T 0466.1 的要求。

7 包装、运输和贮存

7.1 包装

包装应符合以下要求：

a) 分析仪的包装应能保证仪器免受自然和机械性损坏；
b) 分析仪外包装上的标志应使用 GB/T 191 要求的符号；
c) 包装(箱)内应附有说明书、装箱清单及产品检验合格证。

7.2 运输

包装好的分析仪应按照合同规定的条件进行运输。

7.3 贮存

包装好的分析仪应按照说明书规定的条件进行贮存。

附 录 A
（资料性附录）
模拟样本配制方法

A.1 设备与材料准备

配制前，准备以下设备和测试所需要的足量材料：

a) 血球分析仪 1 台；

b) 移样枪及若干支替补头；

c) 烧杯等配液容器和量筒等工具；

d) 足量的备用标本。标本可以采用适当浓度的有形成分参考物质（如采用细胞或模拟细胞颗粒为材料的质控品、校准品等）或新鲜血常规（EDTA 抗凝）标本；

e) 等渗生理盐水或适合模拟样本稀释用的稀释液若干。

A.2 配制方法

各浓度模拟样本的配制按以下步骤进行：

a) 如采用新鲜血常规（EDTA 抗凝）标本，为降低后续稀释比例，可先预稀释 10 倍后作为待用样本，在经过校准的血球分析仪上检测 5 次，取均值作为理论靶值（若采用参考物质作为样本，可直接进入下一步）；

b) 将上述已知浓度的样本按适当比例稀释至各目标浓度的模拟样本。

注：如模拟样本浓度太低时，可考虑先稀释至合适浓度再稀释至目标浓度，以减少误差。

示例：

假定经过预稀释的血常规标本在血球分析仪上测得红细胞浓度（测试 5 次取均值）为 $4.0\times10^5/\mu L$（原液）。则配制各理论浓度模拟标本的方法见表 A.1。

表 A.1 模拟样本配制方法

序号	模拟样本浓度（个/μL）	配制方法	稀释倍数	浓度代码
1	5 000	原液 500 μL＋生理盐水 39 500 μL	80	A
2	200	A 液 1 000 μL＋生理盐水 24 000 μL	25	B
3	50	A 液 200 μL＋生理盐水 19 800 μL	100	C
4	10	B 液 1 000 μL＋生理盐水 19 000 μL	20	D

A.3 测试注意事项

配制好的模拟样本测试时需注意以下事项：

a) 模拟样本上机测试前应充分混匀，但细胞类模拟样本混匀不宜太剧烈，以免造成细胞破碎；

b) 如采用新鲜血常规（EDTA 抗凝）标本配制，则测试尽量在 4 h 内完成（如想放置更长时间，则需将红细胞进行醛化以固定其形态）。

参 考 文 献

[1] GB/T 9969—2008 工业产品使用说明书 总则

[2] GB/T 13384—2008 机电产品包装通用技术条件

[3] YY/T 0316—2016 医疗器械风险管理对医疗器械的应用

[4] YY/T 0996—2015 尿液有形成分分析仪(数字成像自动识别)

[5] YY/T 1441—2016 体外诊断医疗器械性能评估通用要求

[6] 《临床检验操作规程》第四版

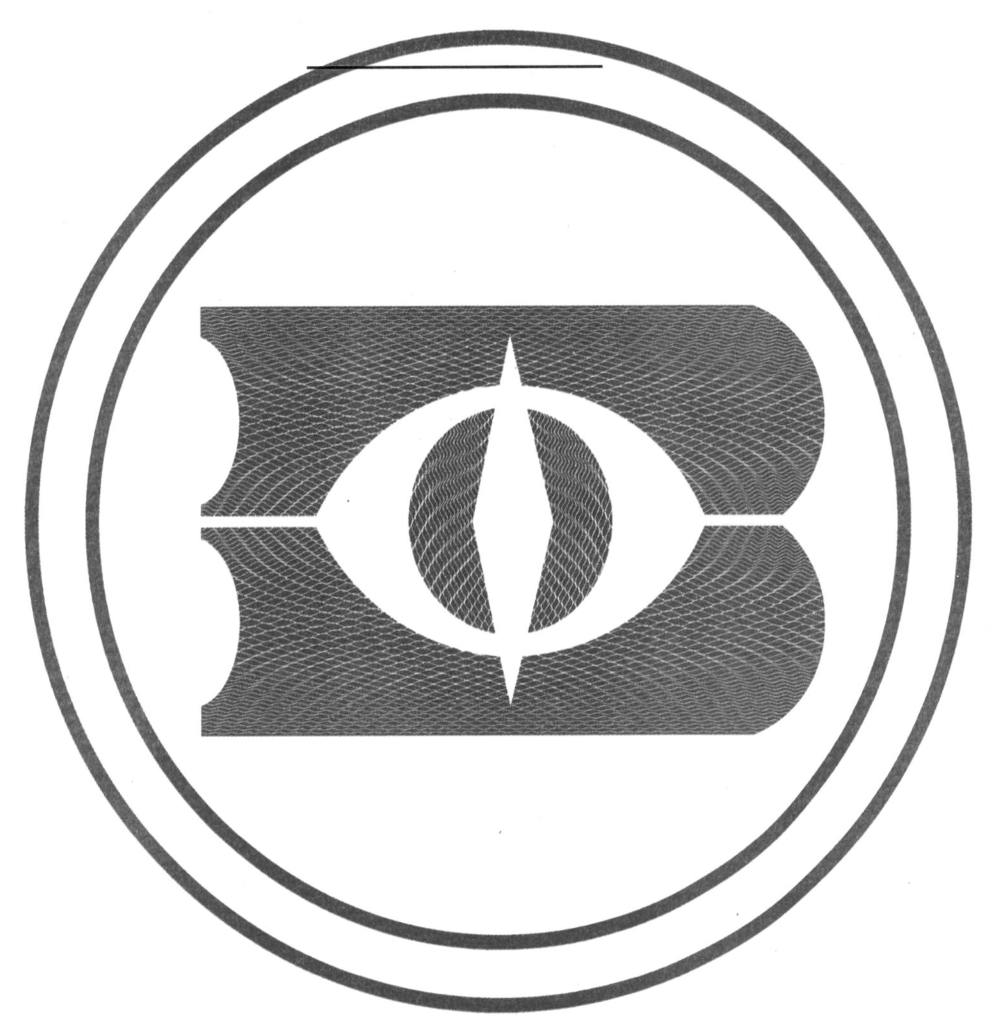

ICS 11.100.10
C 44

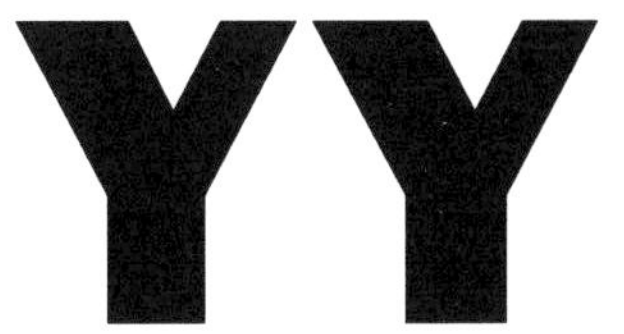

中华人民共和国医药行业标准

YY/T 1793—2021

细菌内毒素测定试剂盒

Bacterial endotoxin detection kit

2021-09-06 发布　　　　2023-03-01 实施

国家药品监督管理局　　发布

前　言

本标准按照 GB/T 1.1—2009 给出的规则起草。

请注意本文件的某些内容可能涉及专利。本文件的发布机构不承担识别这些专利的责任。

本标准由国家药品监督管理局提出。

本标准由全国医用临床检验实验室和体外诊断系统标准化技术委员会(SAC/TC 136)归口。

本标准起草单位:天津喜诺生物医药有限公司、北京市医疗器械检验所、北京市医疗器械技术审评中心、上海市临床检验中心、北京金山川科技发展有限公司、丹娜(天津)生物科技有限公司、湛江博康海洋生物有限公司。

本标准主要起草人:臧丹戎、杨忠、孙嵘、王敬华、何永胜、王保学、莫水晶。

细菌内毒素测定试剂盒

1 范围

本标准规定了细菌内毒素测定试剂盒的要求、试验方法、标识、标签、使用说明书、包装、运输和贮存等内容。

本标准适用于以鲎试剂光度法为原理，对人血清、血浆中革兰阴性菌产生的细菌内毒素进行定量检测的试剂盒。细菌内毒素化学成分为磷脂多糖-蛋白质复合物，脂多糖为细菌内毒素的组成成分，因此本标准也适用于以鲎试剂光度法为原理，对人血清、血浆中革兰氏阴性菌脂多糖进行定量检测的试剂盒。

2 规范性引用文件

下列文件对于本文件的应用是必不可少的。凡是注日期的引用文件，仅注日期的版本适用于本文件。凡是不注日期的引用文件，其最新版本(包括所有的修改单)适用于本文件。

GB/T 29791.2 体外诊断医疗器械 制造商提供的信息(标示) 第2部分:专业用体外诊断试剂

3 要求

3.1 外观

应根据产品的包装特点规定适当的外观要求，一般应有试剂盒各组分组成、性状；内、外包装、标签清晰等的要求。

a) 试剂盒应组分齐全，内、外包装均应完整，标签清晰；

b) 液体试剂无渗漏；冻干组分呈疏松体，复溶后液体澄清(无肉眼可见颗粒、无沉淀)。

3.2 装量

应符合如下要求之一：

a) 对于无需抽提直接加样测试的单人份液体试剂，液体试剂的净含量偏差应不超过±5%；

b) 对于多人份液体试剂，液体试剂的净含量应不少于标示值。

3.3 准确度

应符合如下要求之一：

a) 相对偏差：应不超过±20%；

b) 回收率：应在80%～120%的范围内。

3.4 线性

生产企业应规定试剂盒的线性区间，并符合如下要求：

a) 试剂盒线性区间上限应不低于0.16 EU/mL，下限应不高于0.04 EU/mL；

b) 线性相关系数$|r|$应不小于0.980。

注：若企业采用质量单位，则需明确指出质量单位与EU单位之间的换算关系。

3.5 空白限

空白限应不高于 0.02 EU/mL。

3.6 检出限

检出限应不高于 0.03 EU/mL。

3.7 重复性

重复测试至少 2 个浓度水平的样本，所得结果的变异系数应不大于 10％。

3.8 批内瓶间差（干粉或冻干试剂）

同批次 10 瓶试剂间的测试值无显著性差异。

3.9 批间差

批间差应不大于 15％。

3.10 分析特异性

制备浓度 400 pg/mL～500 pg/mL 的真菌（1-3）-β-D 葡聚糖溶液作为干扰物质，加入干扰物质前后的检测浓度差值的绝对值应不超过空白限。

3.11 稳定性

可选用以下方法之一进行验证：

a） 效期稳定性：生产企业应规定试剂盒的有效期。取到效期后一定时间内的试剂盒检测其准确度、线性、空白限、检出限、重复性、批内瓶间差、分析特异性，应符合 3.3～3.8、3.10 的要求。

b） 热稳定性：取效期内的试剂盒在 37 ℃条件下放置制造商声称的储存时间，检测其准确度、线性、空白限、检出限、重复性、批内瓶间差、分析特异性，应符合 3.3～3.8、3.10 的要求。

注 1：热稳定性不能用于推导产品有效期，除非是采用基于大量的稳定性研究数据建立的推导公式。

注 2：根据产品特性可选择 a）、b）方法的任意组合，但所选用方法宜能验证产品的稳定性，以保证在效期内产品性能符合标准要求。

4 试验方法

4.1 外观

在自然光下以正常视力或矫正视力目视检查，应符合 3.1 的要求。

4.2 装量

用通用量具测量，应符合 3.2 的要求。

4.3 准确度

建议按如下优先顺序，采用下列方法之一测定试剂盒的准确度，应符合 3.3 的要求：

a） 相对偏差

试剂盒测试可用于评价常规方法的有证参考物质（CRM）或其他公认的参考物质 3 次，按式（1）计算相对偏差（B，％）。如果 3 次结果都符合 3.3a）要求，即判为合格。如果大于或等于 2 次的结果不符合，即判为不合格。如果有1次结果不符合要求，则应重新连续测试20次，并分别按照式(1)计算相对偏差，如果大于或等于19次测试的结果符合3.3a)的要求，则准确度符合3.3a)的要求。

$$B=\frac{M-T}{T}\times 100\% \qquad \cdots\cdots(1)$$

式中：

M ——测试结果；

T ——有证参考物质或其他公认的参考物质的标示值。

b) 回收试验

在阴性样本基质中加入一定体积的标准溶液(所加标准溶液与阴性样本基质之间的体积比例应不大于1∶20，加入标准溶液后样本浓度在临界值附近)，各重复检测3次，取均值。根据式(2)计算回收率R，结果应符合3.3b)的要求。

$$R=\frac{C\times(V_0+V)-C_0\times V_0}{V\times C_s}\times 100\% \qquad \cdots\cdots(2)$$

式中：

R ——回收率；

C ——阴性样本基质中加入标准溶液后的平均浓度；

V_0 ——阴性样本基质的体积；

V ——加入标准溶液的体积；

C_0 ——阴性样本基质的检测浓度；

C_s ——标准溶液的浓度。

4.4 线性

用接近线性区间下限的低浓度样本稀释接近线性区间上限的高浓度样本，混合成至少5个稀释浓度(x_i)。用试剂盒分别测试以上样本，每个稀释浓度测试3次，计算其平均值，将测定浓度的平均值与理论浓度或稀释比例用最小二乘法进行直线拟合，并计算线性相关系数(r)，结果应符合3.4的要求。

4.5 空白限

用试剂盒测试空白样本(包括无内毒素缓冲液、细菌内毒素检查用水等)，重复测试20次，得出20次测量结果，计算其平均值($\overline{x}$)和标准差(s)，$\overline{x}+2s$应不大于空白限值。

4.6 检出限

制造商应提供试剂盒的空白限、检出限及参考区间等相关信息。根据制造商提供的信息，对5份浓度近似检出限的低值样本进行检测，每份样本检测5次，对检测结果按大小进行排序。低于制造商提供的空白限数值的检测结果的数量应小于或等于3个，即可认为制造商提供的空白限、检出限的设置基本合理，结果应符合3.6的要求。

4.7 重复性

用试剂盒测试至少两个浓度水平的样本，各重复测试10次，计算测量值的平均值($\overline{x}$)和标准差(s)。根据式(3)计算变异系数(CV)，结果应符合3.7的要求。

$$\mathrm{CV}=\frac{s}{\overline{x}}\times 100\% \qquad \cdots\cdots(3)$$

式中：

CV ——变异系数；

s ——10 次测量结果的标准差；

$\overline{x}$ ——10 次测量结果的平均值。

样本的选择可参考临界值，代表正常值和异常值水平。

注：正常值选择检测浓度低于临界值 30%范围以内，异常值选择检测浓度高于临界值 30%范围以内。

4.8 批内瓶间差

根据试剂盒的规则，按照下列方法进行测试：

a) 对于单人份试剂，不适用；

b) 对于多人份试剂，抽取 10 个样品，每个样品在重复条件下测试 3 次(2 人份试剂测试 2 次)，考虑测量系统随时间等因素引起的随机变异，3 次/2 次测量采用不同的顺序进行，例如 1、3、5、7、9、2、4、6、8、10、10、9、8、7、6、5、4、3、2、1、2、4、6、8、10、1、3、5、7、9 / 1、3、5、7、9、2、4、6、8、10、10、9、8、7、6、5、4、3、2、1。按照式(4)～式(12)计算 F。

$$\overline{x_i}=\sum_{j=1}^{n}x_{ij}/n_i \quad (4)$$

$$\overline{\overline{x}}=\sum_{i=1}^{m}\overline{x_i}/m \quad (5)$$

$$N=\sum_{i=1}^{m}N_i \quad (6)$$

$$SS_1=\sum_{i=1}^{m}n_i(\overline{x_i}-\overline{\overline{x}})^2 \quad (7)$$

$$SS_2=\sum_{i=1}^{m}\sum_{j=1}^{n_i}(x_{ij}-\overline{x_i})^2 \quad (8)$$

$$MS=\frac{SS}{f} \quad (9)$$

$$F=\frac{MS_1}{MS_2} \quad (10)$$

$$f_1=m-1 \quad (11)$$

$$f_2=N-m \quad (12)$$

式中：

$\overline{x_i}$ ——每个样品的测试平均值；

x_{ij} ——样品 i 的第 j 个测试结果；

n_i ——样品 i 重复测量次数；

$\overline{\overline{x}}$ ——全部样品测试的总平均值；

N ——测试总次数；

SS ——方差；

MS ——均方；

f ——自由度；

F ——F 检验值。

若 $F<$自由度为(f_1,f_2)及给定显著性水平 α(通常 $\alpha=0.05$)的临界值 $F\alpha(f_1,f_2)$，则表明样品内和样品间无显著性差异。

4.9 批间差

用 3 个不同批号的试剂盒测定临界值附近的样本，每个批号测试 3 次，分别计算每批 3 次检测的均值 $\overline{x}_i(i=1,2,3)$及 3 批检测结果的总均值，按式(13)、式(14)计算批间相对极差(R)。结果应符合 3.9

的要求。

$$\bar{x}_T = \frac{\bar{x}_1 + \bar{x}_2 + \bar{x}_3}{3} \quad \cdots\cdots (13)$$

$$R = \frac{\bar{x}_{max} - \bar{x}_{min}}{\bar{x}_T} \times 100\% \quad \cdots\cdots (14)$$

式中：

$\bar{x}_{max}$——$\bar{x}_i$ 中的最大值；

$\bar{x}_{min}$——$\bar{x}_i$ 中的最小值。

4.10 分析特异性

在阴性样本基质中加入一定体积的真菌(1-3)-β-D 葡聚糖溶液(所加溶液与阴性样本基质之间的体积比例应不大于 1∶20,加入溶液后样本真菌(1-3)-β-D 葡聚糖浓度在 400 pg/mL～500 pg/mL),各重复检测 3 次,取均值。计算加入干扰物质前后的内毒素检测浓度差值的绝对值,结果应符合 3.10 的要求。

4.11 稳定性

可选用以下方法进行验证：

a) 效期稳定性:取到效期后一定时间内的试剂盒按照 4.3～4.8、4.10 方法进行检测,应符合 3.11a) 的要求；

b) 热稳定性试验:取效期内的试剂盒在 37 ℃条件下放置制造商声称的储存时间,按照 4.3～4.8、4.10 方法进行检测,应符合 3.11b)的要求。

5 标识、标签和使用说明书

应符合 GB/T 29791.2 的规定。

6 包装、运输和贮存

6.1 包装

包装应符合以下要求：

a) 试剂盒的包装应能保证免受自然和机械性损坏；

b) 如适用,包装内应附有使用说明书及产品检验合格证,试剂盒应按生产企业的要求包装。

6.2 运输

试剂盒应按生产企业的要求运输。

6.3 贮存

试剂盒应在生产企业规定条件下保存。

参 考 文 献

[1] GB/T 26124—2011 临床化学体外诊断试剂(盒)

[2] GB/T 29791.1 体外诊断医疗器械 制造商提供的信息(标示) 第1部分:术语、定义和通用要求

[3] YY/T 0466.1 医疗器械 用于医疗器械标签、标记和提供信息的符号 第1部分:通用要求

[4] CLSI EP17-A Protocols for Determination of Limits of Detection and Limits of Quantitation; Approved Guideline

[5] 冯仁丰.临床检验质量管理技术基础. 上海科学技术文献出版社,2003.

[6] 尚红.全国临床检验操作规程. 人民卫生出版社,2015.

ICS 11.100.10
C 40

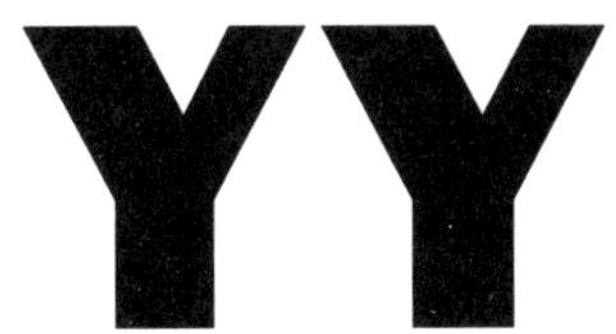

中华人民共和国医药行业标准

YY/T 1800—2021

耳聋基因突变检测试剂盒

Deafness gene mutations testing kit

2021-09-06 发布 2023-03-01 实施

国家药品监督管理局 发布

前　言

本标准按照 GB/T 1.1—2009 给出的规则起草。

请注意本文件的某些内容可能涉及专利。本文件的发布机构不承担识别这些专利的责任。

本标准由国家药品监督管理局提出。

本标准由全国医用临床检验实验室和体外诊断系统标准化技术委员会(SAC/TC 136)归口。

本标准起草单位:中国食品药品检定研究院、河南省医疗器械检验所、深圳华大智造科技有限公司、广州市达瑞生物技术股份有限公司、山东英盛生物技术有限公司、广州凯普医药科技有限公司、中生北控生物科技股份有限公司、广州市金圻睿生物科技有限责任公司、北京博晖创新生物技术股份有限公司。

本标准主要起草人:于婷、张娟丽、邹婧、吴英松、冯振、郑焱、黄茜、陈嘉昌、柳春霞、黄杰、曲守方、贾峥。

耳聋基因突变检测试剂盒

1 范围

本标准规定了耳聋基因突变检测试剂盒的要求、试验方法、标签和使用说明书、包装、运输和贮存。

本标准适用于芯片法、质谱法、PCR法(如荧光PCR法、PCR-荧光探针法、荧光PCR熔解曲线法等)等耳聋基因突变检测试剂盒,不适用于测序法为原理的耳聋基因突变检测试剂盒。

2 规范性引用文件

下列文件对于本文件的应用是必不可少的。凡是注日期的引用文件,仅注日期的版本适用于本文件。凡是不注日期的引用文件,其最新版本(包括所有的修改单)适用于本文件。

GB/T 191 包装储运图示标志

GB/T 29791.2 体外诊断医疗器械 制造商提供的信息(标示) 第2部分:专业用体外诊断试剂

3 要求

3.1 外观

制造商应根据自己产品的包装特点规定适当的外观要求。一般应有试剂盒各组分组成、性状,内外包装、标签清晰等的要求。

3.2 检测限

应符合以下要求:

a) 对于芯片法,检测限应不高于20 ng/反应或2 ng/μL;对于质谱法,检测限应不高于5 ng/反应或1 ng/μL;对于荧光PCR法(如荧光PCR法、PCR-荧光探针法、荧光PCR熔解曲线法等),检测限应不高于10 ng/反应或2 ng/μL,若PCR扩增后采用化学显色或者电泳-凝胶成像等方法对结果进行判读的试剂盒,检测限应不高于15 ng/反应或1 ng/μL;

b) 检测稀释至检测限浓度的试剂盒检测范围内国家阳性参考品或企业检测限参考品的结果应符合相应基因型别。

注1:其他原理试剂盒的检测限可参考3.2中的a)进行设定。

注2:检测结果可仅满足总反应量或者浓度两个指标之一。

注3:对于mtDNA 12S rRNA突变百分比的检测限暂不做要求,企业可根据临床样本实际突变百分比,进行系列稀释,自行确认试剂盒的突变百分比检测限。

注4:本标准中所涉及国家参考品说明可参考附录A,下同。

3.3 准确性

检测试剂盒检测范围内的国家阳性参考品或企业阳性参考品,结果均应符合相应的基因型别。

3.4 特异性

检测国家阴性参考品和试剂盒检测范围外的国家阳性参考品,或检测企业阴性参考品,结果均应为阴性或野生型。

3.5 重复性

检测企业重复性参考品，要求：

a) 对于质谱法、芯片法等检测原理的试剂盒，以及 PCR 扩增后采用化学显色或者电泳-凝胶成像等方法对结果进行判读的试剂盒，重复性参考品的检测结果应一致且型别准确；

b) 对于 PCR 法检测试剂盒(如荧光 PCR 法、PCR-荧光探针法、荧光 PCR 熔解曲线法等)，重复性参考品的检测结果应型别准确，且相应检测通道阈值循环数(Ct 值)[或解链温度(Tm 值)或关键性判读指标]的变异系数(CV，%)应不大于 5.0%。

4 试验方法

4.1 外观

在自然光下目视检查外观，结果应符合 3.1 的要求。

4.2 检测限

应包括试剂盒检测范围内的全部基因型别。

按照说明书中的操作方法，取国家阳性参考品中未包含的试剂盒检测范围内突变位点的企业检测限参考品，以及取试剂盒检测范围内的国家阳性参考品稀释至试剂盒声称浓度后，各检测 1 次，结果应符合 3.2 的要求；或取企业检测限参考品，各检测 1 次，结果应符合 3.2 的要求。

4.3 准确性

应包括试剂盒检测范围内的全部基因型别。

按照说明书中的操作方法，取国家阳性参考品中未包含的试剂盒检测范围内突变位点的企业阳性参考品，以及取试剂盒检测范围内的国家阳性参考品，各检测 1 次，结果应符合 3.3 的要求；或取企业阳性参考品，各检测 1 次，结果应符合 3.3 的要求。

4.4 特异性

按照说明书中的操作方法，取国家阴性参考品和试剂盒检测范围外的国家阳性参考品，各检测 1 次，结果应符合 3.4 的要求；或取企业阴性参考品，各检测 1 次，结果应符合 3.4 的要求。

4.5 重复性

应根据试剂盒检测范围内的基因种类及突变类型来确定重复性参考品，每种基因至少选择 1 个突变位点/类型。

按照说明书中的操作方法，取企业重复性参考品，重复检测 10 次，结果应符合 3.5 的要求。

5 标签和使用说明书

应符合 GB/T 29791.2 的规定。

6 包装、运输和贮存

6.1 包装

包装储运图示标志应符合 GB/T 191 的规定。包装容器应保证密封性良好，完整，无泄漏，无破损。

6.2 运输

试剂盒应按制造商的要求运输。在运输过程中，应防潮，应防止重物堆压，避免阳光直射和雨雪浸淋，防止与酸碱物质接触，防止内外包装破损。

6.3 贮存

试剂盒应在制造商规定条件下保存。

附 录 A
(资料性附录)
耳聋基因突变检测国家参考品说明

A.1 性状

干血片或DNA样本。

A.2 用途

用于耳聋基因突变检测试剂盒的性能评价。

A.3 组成

包括阳性参考品和阴性参考品,每份参考品独立包装,每包内含硅胶干燥剂。

A.4 基因及突变信息

现行批次耳聋基因突变检测国家参考品(360013-201701)的基因及突变信息详见表A.1。

表 A.1 现行批次耳聋基因突变检测国家参考品(360013-201701)的基因及突变信息

参考品	基因	国家参考品编号	突变位点	样本类型	浓度
阳性参考品	GJB2	P01	35 del G	干血片	—
		P02	176_191 del16	干血片	—
		P03	235 del C	干血片	—
		P04	299_300 del AT 176_191 del16	干血片	—
	GJB3	P05	538 C>T	干血片	—
		P06	547 G>A	干血片	—
	SLC26A4 (PDS)	P07	281 C>T	干血片	—
		P08	589 G>A	干血片	—
		P09	IVS7-2 A>G	干血片	—
		P10	1174 A>T IVS7-2 A>G	干血片	—
		P11	1226 G>A IVS7-2 A>G	干血片	—
		P12	IVS15+5 G>A	干血片	—
		P13	1975 G>C	干血片	—

表 A.1（续）

参考品	基因	国家参考品编号	突变位点	样本类型	浓度
阳性参考品	SLC26A4（PDS）	P14	2027 T>A	干血片	—
		P15	2162 C>T	干血片	—
		P16	2168 A>G	干血片	—
		P19	1229 C>T IVS7-2 A>G	DNA 样本，25 μL/管	约 10 ng/μL
	12S rRNA	P17	1095 T>C IVS7-2 A>G	干血片	—
		P18	1555A>G	干血片	—
		P20	1494 C>T 235 del C	DNA 样本，25 μL/管	约 1 ng/μL
阴性参考品	—	N01	野生型	干血片	—
		N02	野生型	干血片	—
		N03	野生型	干血片	—
注：每批次参考品信息根据实际情况将进行相应调整。					

参 考 文 献

[1] GB/T 1.1—2009 标准化工作导则 第1部分:标准的结构和编写

ICS 11.100.10
CCS C 44

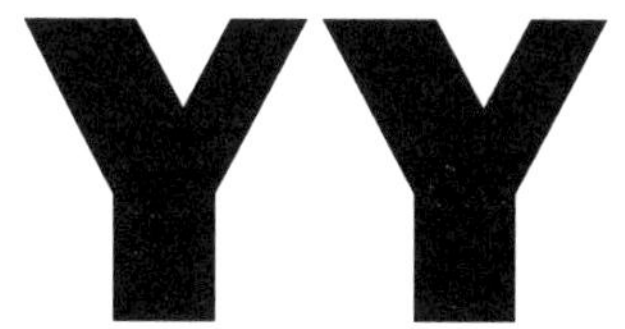

中华人民共和国医药行业标准

YY/T 1817—2022

甲状腺球蛋白测定试剂盒（化学发光免疫分析法）

Thyroglobulin testing kit（chemiluminescent immunoassay）

2022-05-18 发布　　　　2023-12-01 实施

国家药品监督管理局　　发布

前　言

本文件按照 GB/T 1.1—2020《标准化工作导则　第1部分:标准化文件的结构和起草规则》的规定起草。

请注意本文件的某些内容可能涉及专利。本文件的发布机构不承担识别专利的责任。

本文件由国家药品监督管理局提出。

本文件由全国医用临床检验实验室和体外诊断系统标准化技术委员会(SAC/TC 136)归口。

本文件起草单位:北京市医疗器械检验所、首都医科大学附属北京同仁医院、深圳市新产业生物医学工程股份有限公司、雅培贸易(上海)有限公司。

本文件主要起草人:刘艳春、孙雪晴、刘向祎、袁锦云、吴晓军。

甲状腺球蛋白测定试剂盒（化学发光免疫分析法）

1 范围

本文件规定了甲状腺球蛋白测定试剂盒的要求、试验方法、标识、标签、使用说明书、包装、运输和贮存。

本文件适用于以化学发光免疫分析为原理的定量检测人血液中的甲状腺球蛋白的测定试剂盒，包括以微孔板、管、磁颗粒、微珠和塑料珠等为载体的酶促、非酶促化学发光免疫分析测定试剂盒，包括手工操作法和仪器自动操作法。

2 规范性引用文件

下列文件中的内容通过文中的规范性引用而构成本文件必不可少的条款。其中，注日期的引用文件，仅该日期对应的版本适用于本文件；不注日期的引用文件，其最新版本（包括所有的修改单）适用于本文件。

GB/T 191　包装储运图示标志

GB/T 21415　体外诊断医疗器械　生物样品中量的测量　校准品和控制物质赋值的计量学溯源性

GB/T 29791.2　体外诊断医疗器械　制造商提供的信息（标示）　第2部分：专业用体外诊断试剂

3 术语和定义

本文件没有需要界定的术语和定义。

4 要求

4.1 外观

制造商应根据产品的包装特点规定适当的外观要求。一般应有试剂盒各组分、性状；内外包装、标签清晰等要求。

4.2 溯源性

制造商应根据 GB/T 21415 及有关规定提供所用校准品的来源、赋值过程以及测量不确定度等内容。

4.3 线性

在制造商给定的线性区间内（下限不高于 2 ng/mL，上限不低于 200 ng/mL），相关系数（r）应不小于 0.990 0。

4.4 准确度

可选用以下方法之一进行验证：

a) 相对偏差：使用可用于评价常规方法的有证参考物质(CRM)或其他公认的参考物质作为样本进行检测其测量结果的相对偏差应在±10.0%范围内；

b) 回收试验：回收率应在85.0%～115.0%范围内。

4.5 检出限

检出限应不大于1 ng/mL。

4.6 重复性

使用同一批次试剂盒重复检测试剂盒线性范围内高、低浓度样品至少10次，变异系数(CV)应不大于10.0%。

4.7 批间差

三个不同批次试剂盒分别重复检测试剂盒线性范围内高、低浓度样品至少10次，批间变异系数(CV)应不大于15.0%。

4.8 稳定性

可选用以下方法进行验证：

a) 效期稳定性：制造商应规定试剂盒的有效期。取到效期后一定时间内的产品，检测线性、准确度、检出限、重复性，结果应符合4.3～4.6的要求。

b) 热稳定性试验：试剂盒在制造商规定的热稳定性条件下放置一定时间，检测线性、准确度、检出限、重复性，结果应符合4.3～4.6的要求。

注1：一般情况下，效期为1年时选择不超过1个月的产品，效期为半年时选择不超过半个月的产品，以此类推，进行效期稳定性检测。但如超过规定时间，产品符合要求时也可以采纳。

注2：热稳定性不能用于推导产品有效期，除非是采用基于大量的稳定性研究数据建立的推导公式。

注3：根据产品特性可选择a)、b)方法的任意组合，但所选用方法宜能验证产品的稳定性，以保证在效期内产品性能符合标准要求。

5 试验方法

5.1 外观

在自然光下以正常视力或矫正视力目视检查，判定结果是否符合4.1的要求。

5.2 溯源性

制造商提供溯源性资料，判定是否符合4.2的要求。

5.3 线性

将接近线性区间上限的高值样本按一定比例稀释为至少5个浓度，其中稀释的最低浓度样本应接近线性区间的下限，对每一浓度的样本至少重复测定2次，将测定浓度的平均值与理论浓度或稀释比例用最小二乘法进行直线拟合，并计算线性相关系数(r)，判定结果是否符合4.3的规定。

5.4 准确度

5.4.1 总则

采用以下方法之一进行检测。

5.4.2 相对偏差

采用可用于评价常规方法的有证参考物质(CRM)或其他公认的参考物质进行3次重复测试,测试结果记为(X_i),按式(1)分别计算相对偏差(B),如果3次结果都符合4.4 a)要求,即判为合格。如果大于或等于2次的结果不符合,即判为不合格。如果有1次结果不符合要求,则应重新连续测试20次,并分别按照式(1)计算相对偏差,如果大于或等于19次测试的结果符合4.4 a)的要求,则准确度符合4.4 a)要求。

$$B=\frac{X_i-T}{T}\times 100\% \qquad \cdots\cdots(1)$$

式中:

B ——相对偏差;

X_i ——测试结果;

T ——参考物质标准浓度。

5.4.3 回收试验

在人血液低值样品(宜采用无抗甲状腺球蛋白抗体的样品)中加入一定体积标准溶液(标准溶液与低值样品体积比应不超过1∶9,加入标准溶液后的样品浓度在50 ng/mL～100 ng/mL范围内),每个浓度重复测试3次,按式(2)计算回收率,判定结果是否符合4.4 b)的要求。

$$R=\frac{c\times(V_0+V)-c_0\times V_0}{V\times c_s}\times 100\% \qquad \cdots\cdots(2)$$

式中:

R ——回收率;

c ——低值样品加入标准溶液后的检测浓度;

V_0 ——低值样品的体积;

V ——加入标准溶液的体积;

c_0 ——低值样品的检测浓度;

c_s ——标准溶液的浓度。

5.5 检出限

生产企业应提供试剂盒的空白限、检出限及参考区间等相关信息,根据生产企业提供信息,对5份浓度近似检出限的低值样本进行检测,每份样本检测5次,对检测结果按照大小进行排序,符合如下条件,即可认为生产企业提供的空白限和检出限的设置基本合理,结果符合4.5的规定。

——低于生产企业提供的空白限数值的检测结果的数量应小于等于3个;

——无高于生产企业提供的参考区间下限的检测结果的数值。

5.6 重复性

以3 ng/mL～6 ng/mL和50 ng/mL～100 ng/mL两种不同浓度的样品进行检测,按照说明书的步骤对同一试剂盒平行测定至少10次,计算测定结果的平均浓度($\bar{x}$)与标准差(s),按式(3)计算批内变异系数(CV),判定结果是否符合4.6的要求。

$$CV = s / \overline{x} \times 100\% \qquad (3)$$

5.7 批间差

以3 ng/mL～6 ng/mL和50 ng/mL～100 ng/mL两种不同浓度的样品，按照说明书的步骤对3批试剂盒各平行测定至少10次，计算3批测定结果的平均浓度($\overline{x}$)与标准差(s)，按式(3)计算批间变异系数(CV)，判定结果是否符合4.7的要求。

5.8 稳定性

可选用以下方法进行验证：

a) 效期稳定性：取效期后的试剂盒按照5.3～5.6进行检测，判定结果是否4.8 a)的要求；

b) 热稳定性：取有效期内试剂盒在制造商规定的温度放置规定时间，按照5.3～5.6方法进行检测，判定结果是否符合4.8 b)的要求。

6 标识、标签、使用说明书

标识、标签和使用说明书应符合GB/T 29791.2的规定。

7 包装、运输、贮存

7.1 包装

包装储运图示标志应符合GB/T 191的规定。包装容器应保证密封性良好、完整、无泄露、无破损。

7.2 运输

试剂盒应按制造商的要求运输。

7.3 贮存

试剂盒应在制造商规定条件下保存。

参 考 文 献

[1] GB/T 26124—2011 临床化学体外诊断试剂(盒)

[2] 尚红,王毓三,申子瑜.全国临床检验操作规程(第 4 版)[M].北京:人民卫生出版社,2015.

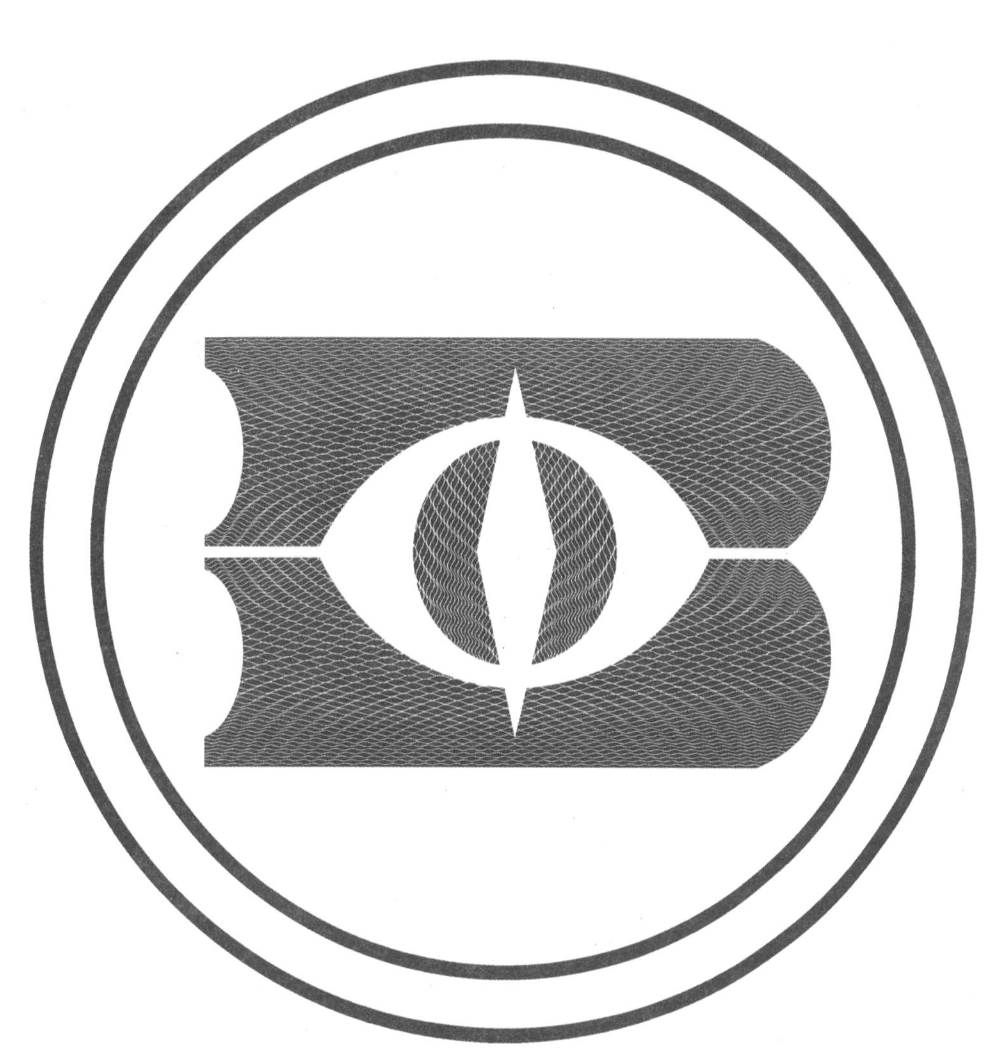

ICS 11.100.10
CCS C 44

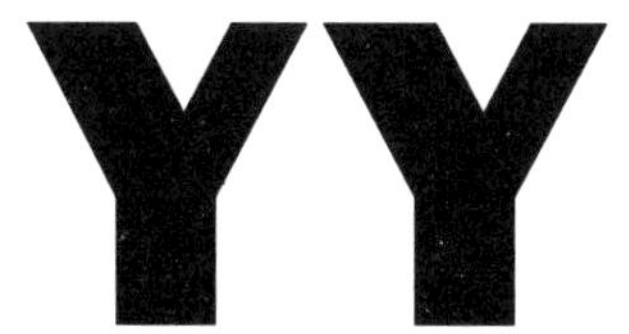

中华人民共和国医药行业标准

YY/T 1824—2021

EB病毒核酸检测试剂盒(荧光PCR法)

EB viral nucleic acids detection kit (fluorescent PCR)

2021-12-06 发布 2022-12-01 实施

国家药品监督管理局 发布

前　　言

本文件按照 GB/T 1.1—2020《标准化工作导则　第 1 部分：标准化文件的结构和起草规则》的规定起草。

请注意本文件的某些内容可能涉及专利。本文件的发布机构不承担识别专利的责任。

本文件由国家药品监督管理局提出。

本文件由全国医用临床检验实验室和体外诊断系统标准化技术委员会(SAC/TC 136)归口。

本文件起草单位：中国食品药品检定研究院、圣湘生物科技股份有限公司、江苏硕世生物科技股份有限公司、中山大学达安基因股份有限公司、上海复星长征医学科学有限公司、北京卓诚惠生生物科技股份有限公司、广东永诺医疗科技有限公司。

本文件主要起草人：周海卫、吴康、刘中华、蒋析文、夏懿、王雷、罗景燕。

EB病毒核酸检测试剂盒(荧光PCR法)

1 范围

本文件规定了EB病毒核酸检测试剂盒(荧光PCR法)(以下简称"试剂盒")的要求、试验方法、标签和使用说明书、包装、运输和贮存。

本文件适用于以荧光PCR法为原理,定性/定量检测人体全血、血清/血浆中EB病毒核酸的试剂盒。

2 规范性引用文件

下列文件中的内容通过文中的规范性引用而构成本文件必不可少的条款。其中,注日期的引用文件,仅该日期对应的版本适用于本文件;不注日期的引用文件,其最新版本(包括所有的修改单)适用于本文件。

GB/T 191 包装储运图示标志

GB/T 29791.1 体外诊断医疗器械 制造商提供的信息(标示) 第1部分:术语、定义和通用要求

GB/T 29791.2 体外诊断医疗器械 制造商提供的信息(标示) 第2部分:专业用体外诊断试剂

3 术语和定义

GB/T 29791.1界定的术语和定义适用于本文件。

4 要求

4.1 外观

外观应符合如下要求:

a) 试剂盒各组分应齐全、完整,液体无渗漏;

b) 中文包装标签应清晰、无破损。

4.2 核酸提取功能

核酸提取功能应符合如下要求:

a) 包含核酸提取组分的试剂盒,制造商应对核酸提取做适当要求,并对核酸提取功能进行验证;

b) 样本需要提取,但不含有核酸提取组分的试剂盒,由制造商说明或指定提取试剂盒,并提供验证或确认资料;

c) 样本无需提取,直接进行扩增的试剂盒,制造商应能提供充分证据,以证明其抗干扰性。

4.3 内标和(或)对照

制造商应对试剂盒的检测结果建立适宜的质量控制程序,宜根据其产品工艺特点,在反应体系中合理设置内标和(或)对照,内标和(或)对照宜与样本同等对待。

4.4 阳性参考品符合率

用国家阳性参考品或经标化的阳性参考品进行检测，结果应均为 EB 病毒阳性。

经标化的阳性参考品应尽量覆盖弱阳、中阳及强阳性等不同浓度水平，弱阳性应使用 1.5 倍～4 倍检出限浓度。

4.5 阴性参考品符合率

用国家阴性参考品或经标化的阴性参考品进行检测，结果应均为 EB 病毒阴性。

经标化的阴性参考品应符合以下要求：

a) 阴性参考品应纳入不在试剂盒检测范围内、易引发相似症状、种属相近或感染部位相同的其他病原体样本。参考品应包括不少于国家参考品的病原体类型。

b) 阴性参考品可包括但不限于以下病原体：乙型肝炎病毒、水痘-带状疱疹病毒、巨细胞病毒、人疱疹病毒 6 型、人疱疹病毒 7 型、人疱疹病毒 8 型、单纯疱疹病毒 1 型、单纯疱疹病毒 2 型、金黄色葡萄球菌、白色念珠菌、人类免疫缺陷病毒、梅毒螺旋体、甲型流感病毒、腺病毒等。

c) 建议在病毒和细菌感染的医学相关水平进行验证，通常，细菌感染的水平为 1×10^6 CFU(菌落形成单位)/mL 或更高，病毒为 1×10^5 PFU(空斑形成单位)/mL 或更高。

4.6 检出限

用国际参考品、国家参考品或经标化的检出限参考品进行检测，结果应符合试剂盒声称的相应要求。

经标化的检出限参考品浓度单位可使用 IU/mL 或 copies/mL，应能溯源至国际参考品。

4.7 重复性

用国家重复性参考品或经标化的重复性参考品进行检测，变异系数(CV，%)应不大于 5.0%；参考品为弱阳性浓度时，变异系数(CV，%)应不大于 10.0%。

经标化的重复性参考品应至少设置弱阳性、中强阳性两个水平，弱阳应使用 1.5 倍～4 倍检出限浓度。

4.8 线性

制造商应规定试剂盒的线性区间，用于绘制标准曲线的标准品应不少于 4 个浓度，宜包含线性区间上限和下限。在试剂盒线性区间内，用国际参考品、国家参考品或经标化的线性参考品进行检测，线性相关系数 $|r|$ 应不小于 0.980 0。

经标化的线性参考品浓度单位可使用 IU/mL 或 copies/mL，应能溯源至国际参考品。

注：4.8 仅适用于定量试剂盒。

4.9 准确度

用国际参考品、国家参考品或经标化的准确度参考品对至少三个连续 10 倍稀释浓度进行检测，绝对偏差应不超过 ±0.5 个对数数量级。

经标化的准确度参考品浓度单位可使用 IU/mL 或 copies/mL，应能溯源至国际参考品。

注：4.9 仅适用于定量试剂盒。

4.10 稳定性

可对效期稳定性和热稳定性进行验证：

a) 效期稳定性：企业应规定试剂盒的有效期。取到效期后一定时间内的试剂盒，检测外观、阳性参考品符合率、阴性参考品符合率、检出限、重复性、线性和准确度(若适用)，结果应符合4.1、4.4～4.9相应要求。

b) 热稳定性：在规定的加热条件下处理试剂盒，检测外观、阳性参考品符合率、阴性参考品符合率、检出限、重复性、线性和准确度(若适用)，结果应符合4.1、4.4～4.9相应要求。

注1：一般情况下，效期为1年时选择不超过1个月的产品，效期为半年时选择不超过半个月的产品，以此类推。但如超过规定时间，产品符合要求时也可接受。

注2：热稳定性不能用于推导产品有效期，除非是采用基于大量的稳定性研究数据建立的推导公式。

注3：根据产品特性可选择a)、b)方法的任意一种或两种，但所选用方法宜能验证产品的稳定性，以保证在效期内产品性能符合标准要求。

5 试验方法

5.1 外观

在自然光下以正常视力或矫正视力目视检查。

5.2 核酸提取功能

查阅制造商提供的资料。适用时，按照制造商提供的方法进行试验。

5.3 内标和(或)对照

查阅制造商提供的资料。

5.4 阳性参考品符合率

用国家阳性参考品或经标化的阳性参考品进行检测，按产品说明书进行操作。

5.5 阴性参考品符合率

用国家阴性参考品或经标化的阴性参考品进行检测，按产品说明书进行操作。

5.6 检出限

用国际参考品、国家检出限参考品或经标化的检出限参考品进行检测，按产品说明书进行操作。

5.7 重复性

取同一批号试剂盒，将国家重复性参考品或经标化的重复性参考品至少稀释至中高浓度和低浓度两个水平，各重复检测10次，计算10次检测Ct值(定性试剂盒)或浓度对数值(定量试剂盒)的平均值 $\overline{x}$ 和标准差SD，按式(1)计算变异系数CV。

$$CV = SD/\overline{x} \times 100\% \qquad \cdots\cdots(1)$$

式中：

CV ——变异系数；

SD ——标准差；

$\overline{x}$ ——检测结果的平均值。

5.8 线性

在制造商规定的线性范围内，用国际参考品、国家参考品或经标化的企业参考品进行检测，按试剂盒说明书进行操作，将每一浓度样本重复检测($n\geqslant2$)，计算每一参考品标示浓度的对数值与 Ct 值的均值，以浓度的对数值为 Y_i，Ct 均值为 X_i，进行线性拟合，计算其线性相关系数 r。

5.9 准确度

用国际参考品、国家参考品或经标化的准确度参考品进行检测，每个参考品重复测定($n\geqslant2$)，取测试结果均值(M)并计算浓度值的对数，按式(2)计算绝对偏差(B)。

$$B = M - T \qquad \cdots\cdots(2)$$

式中：

B ——绝对偏差；

M——测试结果均值；

T ——参考品标示值。

5.10 稳定性

可选用以下一种或两种方法进行验证：

a) 效期稳定性：取到效期后一定时间内的试剂盒，按产品说明书进行操作；

b) 热稳定性：将试剂盒在一定温度条件下放置一定时间，按产品说明书进行操作。

6 标签和使用说明书

标签和使用说明书应符合 GB/T 29791.2 的规定。

7 包装、运输、贮存

7.1 包装

包装储运图示标志应符合 GB/T 191 的规定。包装容器应保证密封性良好、完整、无泄露、无破损。

7.2 运输

试剂盒应按制造商的要求运输。在运输过程中，应防潮，防止重物堆压，避免阳光直射和雨雪浸淋，防止与酸碱物质接触，防止内外包装破损。

7.3 贮存

试剂盒应在制造商规定条件下保存。

参 考 文 献

[1] GB/T 21415—2008 体外诊断医疗器械 生物样品中量的测量 校准品和控制物质赋值的计量学溯源性(ISO 17511:2003,IDT)

[2] YY/T 0316 医疗器械 风险管理对医疗器械的应用(YY/T 0316—2016,ISO 14971:2007,IDT)

[3] YY/T 1182—2020 核酸扩增检测用试剂(盒)

[4] 中华人民共和国药典 2015年版 三部

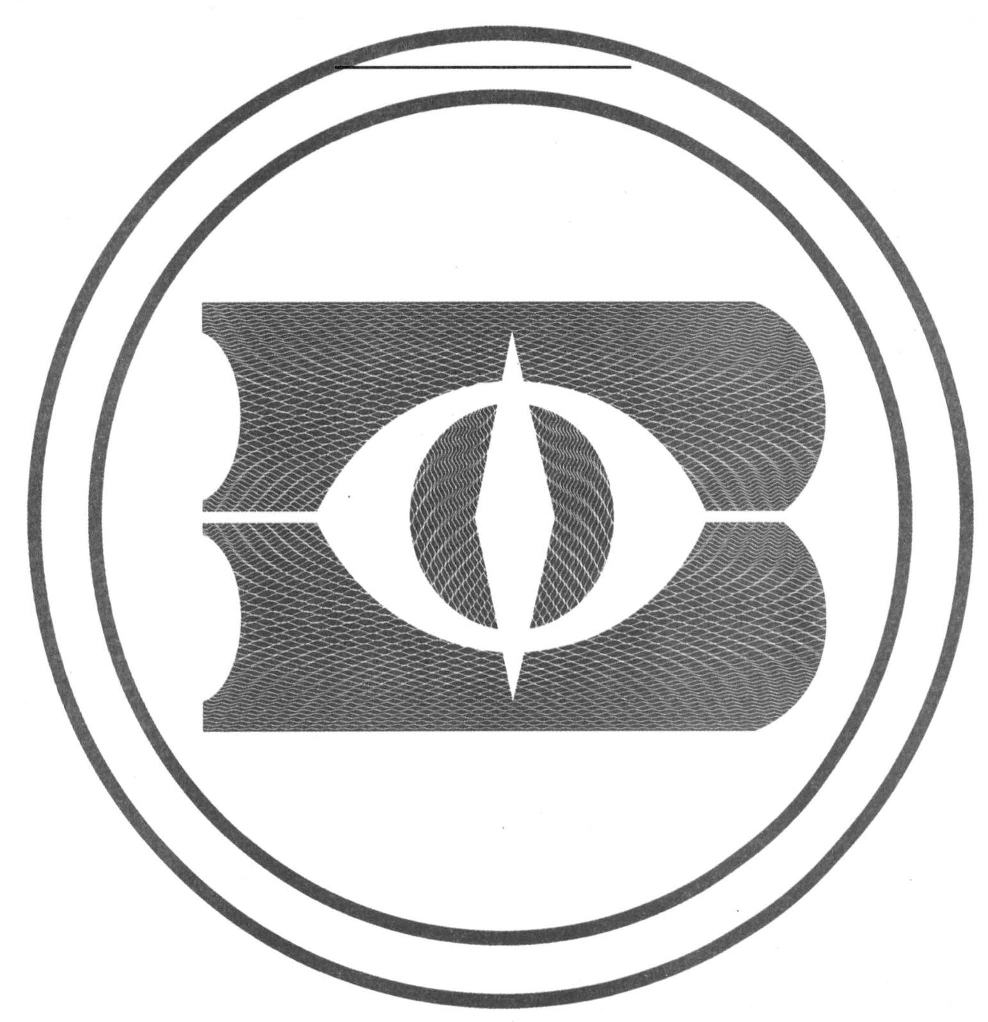

ICS 11.100.10
CCS C 44

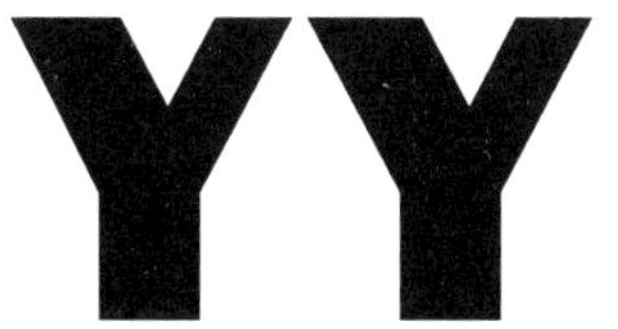

中华人民共和国医药行业标准

YY/T 1836—2021

呼吸道病毒多重核酸检测试剂盒

Multiple respiratory viral nucleic acids detection kit

2021-12-06 发布 2022-12-01 实施

国家药品监督管理局 发布

前　言

本文件按照 GB/T 1.1—2020《标准化工作导则　第 1 部分：标准化文件的结构和起草规则》的规定起草。

请注意本文件的某些内容可能涉及专利。本文件的发布机构不承担识别专利的责任。

本文件由国家药品监督管理局提出。

本文件由全国医用临床检验实验室和体外诊断系统标准化技术委员会(SAC/TC 136)归口。

本文件起草单位：中国食品药品检定研究院、北京市医疗器械检验所、梅里埃诊断产品（上海）有限公司、杭州杰毅生物技术有限公司、广州微远基因科技有限公司、上海捷诺生物科技有限公司、圣湘生物科技股份有限公司、苏州新波生物技术有限公司、中山大学达安基因股份有限公司。

本文件主要起草人：周海卫、刘东来、王瑞霞、汪少颖、韩序、许腾、程鲁向、任小梅、邓明文、蒋析文。

呼吸道病毒多重核酸检测试剂盒

1 范围

本文件规定了呼吸道病毒多重核酸检测试剂盒(以下简称“试剂盒”)的要求、试验方法、标签和使用说明书、包装、运输和贮存。

本文件适用于呼吸道病毒多重核酸检测试剂盒的质量控制,试剂盒适用的样本类型包括但不限于:鼻咽拭子、鼻拭子、咽拭子、肺泡灌洗液、痰液或其他呼吸道分泌物;适用的待检测的呼吸道病毒包括:甲型流感病毒(Influenza A,IFV A)、乙型流感病毒(Influenza B,IFV B)、呼吸道合胞病毒(Respiratory Syncytial Virus, RSV)、副流感病毒(Parainfluenza Virus, PIV)、人偏肺病毒(Human Metapneumovirus,hMPV)、腺病毒(Adenovirus,Adv)、呼吸道感染肠道病毒(肠道病毒/鼻病毒)(Enterovirus,EV/Rhinovirus,RhV)、冠状病毒(Coronavirus,CoV);适用的检测方法包括:荧光PCR法、液相/固相芯片法、PCR熔解曲线法、等温扩增法、PCR毛细电泳片段分析法及第二代测序技术等。

2 规范性引用文件

下列文件中的内容通过文中的规范性引用而构成本文件必不可少的条款。其中,注日期的引用文件,仅该日期对应的版本适用于本文件;不注日期的引用文件,其最新版本(包括所有的修改单)适用于本文件。

GB/T 191 包装储运图示标志

GB/T 29791.1 体外诊断医疗器械 制造商提供的信息(标示) 第1部分:术语、定义和通用要求

GB/T 29791.2 体外诊断医疗器械 制造商提供的信息(标示) 第2部分:专业用体外诊断试剂

3 术语和定义

GB/T 29791.1 界定的术语和定义适用于本文件。

4 要求

4.1 外观

外观应符合如下要求:

a) 试剂盒各组分应齐全、完整,液体无渗漏;

b) 中文包装标签应清晰、无破损。

4.2 核酸提取功能

核酸提取功能应符合如下要求:

a) 包含核酸提取组分的试剂盒,制造商应对核酸提取做适当要求,并对核酸提取功能进行验证;

b) 样本需要提取,但不含有核酸提取组分的试剂盒,由制造商说明或指定提取试剂盒,并提供验证或确认资料;

c) 样本无需提取，直接进行扩增的试剂盒，制造商应提供充分证据，以证明其抗干扰性。

4.3 内标和(或)对照

制造商应对试剂盒的检测结果建立适宜的质量控制程序，宜根据其产品工艺特点，在反应体系中合理设置内标和(或)对照，内标和(或)对照宜与样本同等对待。

4.4 阳性参考品符合率

用试剂盒检测范围内的阳性参考品进行检测，结果应均为相应病毒阳性，并与预期型别一致(如适用)。

阳性参考品应符合以下要求：

a) 阳性参考品应覆盖试剂盒声称可检出的呼吸道病毒型别和亚型；
b) 阳性参考品宜尽量覆盖弱阳、中阳及强阳性等不同浓度水平，弱阳性应使用1.5倍～4倍检出限浓度；
c) 可根据试剂盒特点，将包含不同病原体的参考品混合后作为阳性参考品使用。

4.5 阴性参考品符合率

用阴性参考品进行检测，不在试剂盒检测范围内的病原体应均为阴性。

阴性参考品应符合以下要求：

a) 阴性参考品应纳入不在试剂盒检测范围内、易引发相似症状或感染部位相同的其他病原体样本；
b) 宜在病毒和细菌感染的医学相关水平进行验证，通常，细菌感染的水平为 1×10^{6} CFU(菌落形成单位)/mL 或更高，病毒为 1×10^{5} PFU(空斑形成单位)/mL 或更高；
c) 可根据试剂盒特点，将包含不同病原体的参考品混合后作为阴性参考品使用。

4.6 检出限

用检出限参考品进行检测，结果应符合试剂盒声称的相应要求。

检出限参考品应符合以下要求：

a) 检出限参考品应包含试剂盒可检出的呼吸道病毒型别及亚型；
b) 病毒浓度单位可采用 $TCID_{50}$(半数组织细胞感染量)、PFU 或 copies/mL；
c) 根据试剂盒特点，必要时设置混合检出限参考品，对临床上常见的呼吸道病毒混合感染情况下(如甲型流感病毒与呼吸道合胞病毒)高浓度分析物对低浓度分析物检测的影响进行评估。宜使用同一反应体系内病毒或常见混合感染病毒，将一种最低检测限浓度的分析物和一种高浓度分析物混合作为检出限参考品。

4.7 重复性

用重复性参考品进行检测，结果应符合试剂盒声称的相应要求。

重复性参考品应符合以下要求：

a) 可不包含所有涉及的呼吸道病毒型别和亚型，但应选择多个临床较常见的型别；
b) 应至少设置弱阳性、中阳或强阳性两个水平，弱阳应使用1.5倍～4倍检出限浓度；
c) 可将包含不同病原体的参考品混合后作为重复性参考品使用。

4.8 稳定性

可对效期稳定性和热稳定性进行验证：

a) 效期稳定性:企业应规定试剂盒的有效期。取到效期后一定时间内的试剂盒,检测外观、阳性参考品符合率、阴性参考品符合率、检出限和重复性,结果应符合4.1、4.4～4.7相应要求。

b) 热稳定性:在企业规定的加热条件下处理试剂盒,检测外观、阳性参考品符合率、阴性参考品符合率、检出限和重复性,结果应符合4.1、4.4～4.7相应要求。

注1:一般情况下,效期为1年时选择到效期后不超过1个月的产品,效期为半年时选择到效期后不超过半个月的产品,以此类推。但如超过规定时间,产品符合要求时也可接受。

注2:热稳定性不能用于推导产品有效期,除非是采用基于大量的稳定性研究数据建立的推导公式。

注3:根据产品特性可选择a)、b)方法的任意一种或两种,但所选用方法宜能验证产品的稳定性,以保证在效期内产品性能符合标准要求。

5 试验方法

5.1 外观

在自然光下以正常视力或矫正视力目视检查。

5.2 核酸提取效率功能

查阅制造商提供的资料。适用时,按照制造商提供的方法进行试验。

5.3 内标和(或)对照

查阅制造商提供的资料。

5.4 阳性参考品符合率

用阳性参考品进行检测,按产品说明书进行操作。

5.5 阴性参考品符合率

用阴性参考品进行检测,按产品说明书进行操作。

5.6 检出限

用检出限参考品进行检测,按产品说明书进行操作。

5.7 重复性

取同一批号试剂盒,用重复性参考品重复检测10次,10次检测结果应一致,或计算10次检测结果的平均值$\overline{x}$和标准差SD,按式(1)计算变异系数CV。

$$CV = SD/\overline{x} \times 100\% \qquad (1)$$

式中:

CV ——变异系数;

SD ——标准差;

$\overline{x}$ ——检测结果的平均值。

5.8 稳定性

可选用以下一种或两种方法进行验证:

a) 效期稳定性:取到效期后一定时间内的试剂盒,按产品说明书进行操作;

b) 热稳定性:将试剂盒在一定温度条件下放置一定时间,按产品说明书进行操作。

6 标签和使用说明书

标签和使用说明书应符合 GB/T 29791.2 的规定。

7 包装、运输和贮存

7.1 包装

包装储运图示标志应符合 GB/T 191 的规定。包装容器应保证密封性良好、完整、无泄露、无破损。

7.2 运输

试剂盒应按制造商的要求运输。在运输过程中,应防潮,防止重物堆压,避免阳光直射和雨雪浸淋,防止与酸碱物质接触,防止内外包装破损。

7.3 贮存

试剂盒应在制造商规定条件下保存。

参 考 文 献

［1］ GB/T 21415—2008 体外诊断医疗器械 生物样品中量的测量 校准品和控制物质赋值的计量学溯源性

［2］ YY/T 0316 医疗器械 风险管理对医疗器械的应用

［3］ YY/T 1182—2020 核酸扩增检测用试剂(盒)

［4］ 中华人民共和国药典 2015 年版 三部

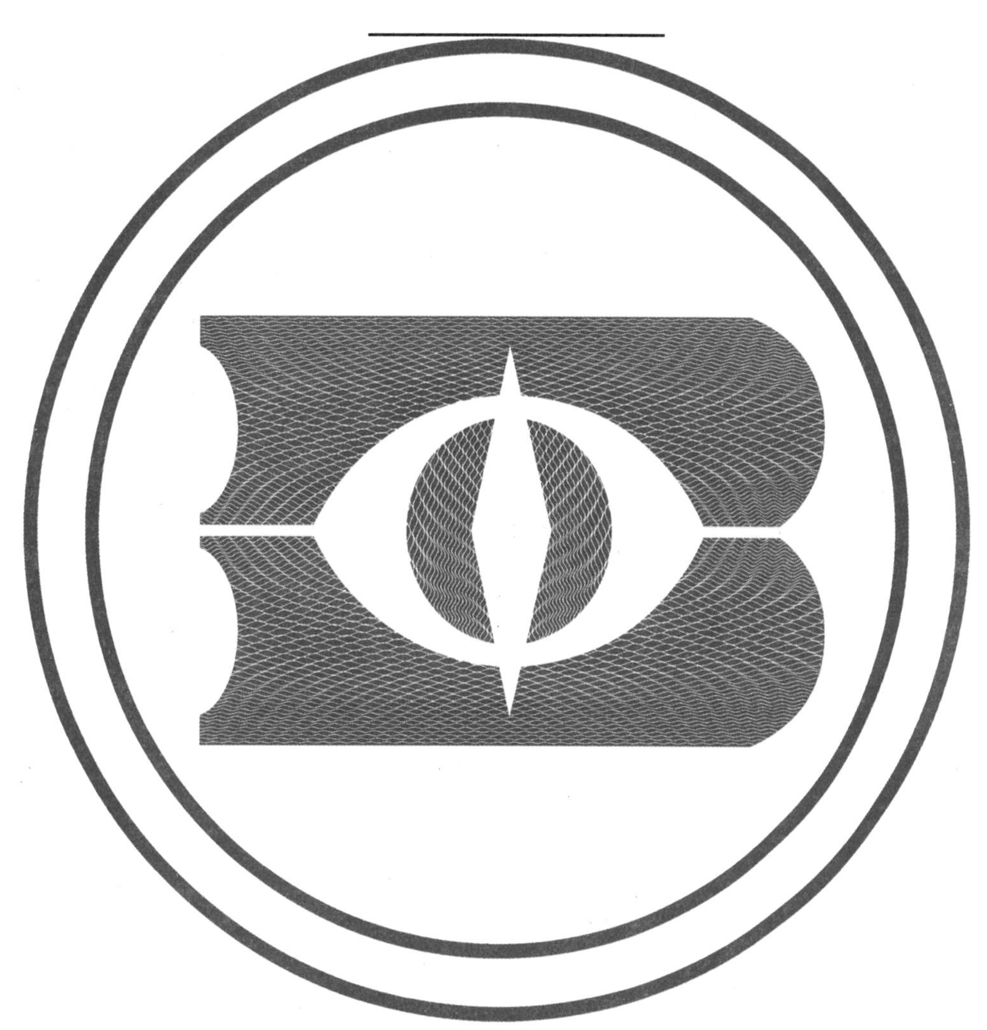

广告明细